AF834866

编者名单

主　　编： 侯立军　付小兵

执行主编： 徐　涛

副 主 编： 秦　超　刘建湖　金　海　张丹枫　郭彦谷

学术秘书： 郭彦谷

编　　者（按姓氏笔画排序）：

王　勇　王申浩　王冬梅　王君玉　王国栋　王承清　王春晖
王海坤　王皓阳　王毅欣　毛健宇　文　文　史建刚　曲笑霖
吕立权　朱　健　朱　磊　任善成　刘环海　刘国振　刘建湖
孙宁霞　孙璟川　李　玺　李　营　李一明　李旭霞　李维卿
杨　光　吴鉴今　何天啸　沈文妮　张　剑　张　婷　张　鑫
张丹枫　张正委　张腾飞　陈　文　陈　辰　陈　琨　陈吉钢
陈荣彬　陈俊楠　范晓强　金　海　金　辉　周海洋　赵　亮
胡　煜　侯晓翔　洪新杰　结　祥　秦　超　袁红斌　袁国良
聂少杰　桂　莉　贾　齐　徐　涛　郭彦谷　唐　华　唐佳炜
桑贤正　黄　潇　黄可南　萧　毅　曹万里　盛振新　崔　勇
梁才全　宿　玉　董九亭　蒋　磊　蒋　鑫　韩凯伟　蔡家伟
裴　度

水下冲击伤与舰船外科

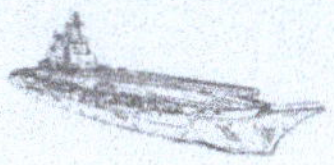

UNDERWATER BLAST INJURY AND
WARSHIP SURGERY

主 编
侯立军 付小兵

上海科学技术出版社

图书在版编目（CIP）数据

水下冲击伤与舰船外科 / 侯立军，付小兵主编．--
上海 ：上海科学技术出版社，2025.8
ISBN 978-7-5478-6435-7

Ⅰ．①水… Ⅱ．①侯… ②付… Ⅲ．①海战－军事医学－外科学 Ⅳ．①R821.8

中国国家版本馆CIP数据核字(2023)第236608号

水下冲击伤与舰船外科

主编　侯立军　付小兵

上海世纪出版(集团)有限公司
上 海 科 学 技 术 出 版 社 出版、发行
(上海市闵行区号景路 159 弄 A 座 9F－10F)
邮政编码 201101　www.sstp.cn

开本 889×1194　1/16　印张 34.75
字数 1000 千字
2025 年 8 月第 1 版　2025 年 8 月第 1 次印刷
ISBN 978－7－5478－6435－7/R・2904

内容提要

本书系统阐述了水下冲击伤的发生原理、损伤机制、病理特点和伤情评估方法，并针对伤情特征提出了舰船外科的理念。针对现代海上伤员救治的两大核心难题——批量伤员救治与精准分级救治，从建立舰船外科救治技术标准、研发舰船外科便携诊疗设备、构建舰船外科人员培训体系等方面出发，详细解析处理海上伤员的原则和操作技术，并提出了未来的学科发展方向，从而为海军医学人才的培养、轮训与能力提升提供新思路与新方法。

本书适合海军医疗救援人员、军事科学工程研究人员等阅读和参考。

序　一

我国是海洋大国，随着海洋资源的开发与海上贸易往来日趋频繁，海上作业方式也从近海走向远海。随之而来的是海上伤员的救护，数量越来越多，其伤情、伤类和伤因也呈现出新的特点，例如：远离岸基，救治和后送困难；作业集中在舰船等水上平台，短期内易出现批量伤员；以及较多的"水下作业"所致特殊的水下冲击伤等。这些都对伤员的救治和后送形成了新的挑战，提出了更高的要求。

侯立军教授团队在"九五""十五""十一五"期间围绕颅脑爆炸伤、海水浸泡伤、颅脑创伤合并伤和颅底创伤等进行了系统研究，创建了相关救治理论和技术，研发了救治设备和器材。在军队重大、重点项目经费支持下，围绕水下冲击伤与舰船外科进行的深入研究，发现了水下冲击伤的主要特征，特别是"内部损伤大于外部损伤，对救治设备要求高；伤势重，对救治时限要求高；伤情变化快，对诊断和监测技术要求高"，提出了舰船外科的核心救治理念——"批量伤员救治""精准分级救治"和"远程可视化救治"。"海上作业重要伤病防护与救治关键技术及其体系创新"获国家科学技术进步奖一等奖。

本书以前沿科学思想指导和团队自身实践为基础编撰而成，系统论述了水下冲击伤和舰船外科的特点，阐明了水下冲击伤与舰船外科的关系，并融入了现代临床精准救治理念和技术，内容丰富、翔实，专业性和实用性强，极具参考价值。

我向大家推荐此书，愿其成为航海医学的重要参考和工具书，平时为海上作业医疗保障提供依据，战时可作为军医在舰船上实施救治的实用指导，为发展海上经济、保障安全、保障作业人员的生命健康提供支撑。

中国工程院院士

2025 年 1 月

序　二

我国海域辽阔，海上作业活动日趋频繁，但是海上作业伤病救治仍存在较大难题。海军军医大学，为战而生，向海而行。军医的职能使命就是保障打赢。随着世界战争形态的转变和武器装备的发展，海战保障平台和保障模式也随之发展变化。从“九五”“十五”到“十三五”“十四五”，30年间，我们历经了从陆战到海战，从近海到远海；战创伤的伤情、伤因、伤型和伤类也在不断发展，从枪弹伤到爆炸伤，从合并伤到海水浸泡伤，再到水下冲击伤，舰船外科应运而生。

水下爆炸易造成水下冲击伤。水的密度是空气的800倍，且具有相对不可压缩性。因此，水下冲击波具有传播速度快、传播距离远及无典型的压缩区和稀疏区的特点，其致伤机制和损伤特点不同于气体冲击波。侯立军教授在军队重大和重点项目的资助下，系统研究了水下冲击伤的特点，发现“内部损伤大于外部损伤、损伤隐匿，难以发现”等特征，并针对性发明了便携式神经内镜和远程交互诊疗系统等，解决了水下冲击伤与舰船外科诊断和救治难题。

以此为基础，侯立军教授组织编撰了本书。书中系统阐述了水下冲击伤的特点、致伤机制，回顾了历史上的重大舰船与海战相关事件并汲取宝贵的经验，通过严谨的实验研究阐释不同部位、不同平台水下冲击伤的损伤特点和致伤机制，并针对性提出了水下冲击伤和舰船外科救治理论与技术体系。

通过对水下冲击伤与舰船外科的系统研究和阐述，本书为相关领域的研究人员和实践者提供了宝贵的理论指导和实践参考，为提高海上作业的安全性和救治水平作出了重要贡献。

我愿将此书推荐给广大同行。本书内容丰富，科学实用，不仅是军队现代海战医疗保障的理论依据和技术支撑，而且对于平时海上灾害救援也极具实用价值。

中国工程院院士　李兆申

2025年1月

前　言

我国海域辽阔，海岸线长，蕴含丰富的自然矿产资源与宝贵的水道航线资源。随着工业与科技的进步、全球跨国贸易与海上作业的繁荣发展，以及严峻多变的国际形势，海上作业相关性损伤、海战伤的出现频率和复杂程度日益增加。而水下爆炸在国防和经济上具有广泛应用，尤其在现代海战中，新型作战理念与方式的实施和水下高爆性武器运用等呈现出新的特点，伤员伤情、伤型也呈现新的特征：① 海上人员集中，短时出现批量伤员；② 伤员后送困难，对舰船外科一线救治要求高；③ 水中兵器广泛应用，水下冲击伤成为现代战争重要伤型。这些问题对海上作业伤病救治提出了新的要求和挑战。因此，加强水下冲击伤与舰船外科的研究对于提升舰艇生命力与海上医学救援能力意义重大。

迄今为止，国内外已经开展了诸多水下爆炸冲击研究，也取得了相当大的成果与进展，但是仍有许多难题尚待攻克。我们团队围绕海上作业伤病救治进行系统研究，“九五”“十五”“十一五”期间，研究并创建了颅脑爆炸伤、海水浸泡伤、颅脑创伤合并伤、颅底创伤救治的理论和关键技术；“十二五”“十三五”期间，又在军队重大、重点项目的资助下，研究发现了水下冲击伤与舰船外科的特点，主要表现为“内部损伤大于外部损伤、伤情隐匿、变化迅速、对伤情可视化要求高”，并提出了舰船外科救治理论和关键技术为“批量伤员救治”“精准分级救治”和“远程可视化救治”。结合多年的临床经验与舰船外科实际，我们团队提出“舰船外科”海上作业伤病救治理论与实践体系，为解决远离陆基的医疗救治问题提供了重要的理念与技术方法。舰船外科狭义上是指在舰船上开展外科手术，实际上是一门研究平战时海上各类舰船平台战创伤发生、发展规律和开展连续救治的理论、技术和方法的学科。舰船外科从创伤外科、野战外科学中发展而来，但并不是野战外科理论在舰船条件下的简单应用，其面临着海上理化环境恶劣、仪器设备高度集成、舰船电磁情况复杂、伤员转运困难等诸多问题。大力发展舰船外科体系，对提升一线救治能力，保护人民群众海上生产生活安全，维护国家海洋权益，保障新时期人民军队遂行各种海上任务具有重大意义。

本书主要从“水下冲击伤”与“舰船外科”两大方面着笔，系统阐述了水下冲击伤的研究方法、毁伤机制、病理特点、损伤判据、评估防护等，可为军事工程科学研究者提供一定的参考；针对这一独特的伤情特征，结合国外海上卫勤力量的理论与技术，提出了舰船外科的概念、内涵与关键技术；以舰船外科救治体系、平台、人员培训与设备为切入点，详细解析了全流程处置海上伤员的原则与实操技术，并结合当今医学前沿技术展望舰船外科的未来发展趋势；在为广大医务工作者提供日常训练规范与实际工作运用指导的同时，抛砖引玉，以期为更多的同道在该领域进行深入研究提供参考。本书不仅内容丰富，而且实用，大部分篇幅阐述了水下冲击伤的损伤特点、致伤机制和救治措施，不仅是我军现代海战卫生勤务保障的重要依据和技术支撑，对于平时防灾、减灾和救灾也具有十分重要的实用价值，对于促进世界一流军队建设和社会经济发展具有重大的军事和社会意义。

值此《水下冲击伤与舰船外科》出版之际，衷心感谢海军军医大学、中国船舶科学研究中心、北京理工大学及相关单位和学科同仁对本书出版的积极参与与大力支持，由衷感谢上海科学技术出版社对本书编撰和出版过程中各环节的指导与把关。由于本书涉及的领域较为专业，内容相对复杂，局限性与不足之处在所难免，恳请各位读者提出宝贵的批评与建议。

中国人民解放军海军军医大学第二附属医院

中国人民解放军总医院

2025 年 1 月

目　录

第一篇　总　　论

第二篇　水下冲击伤的毁伤机制、研究方法、评估与防护

第一篇

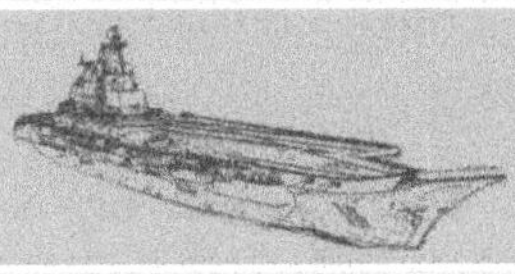

总　论

第一章

现代战争与水下冲击伤

第一节　水中兵器的广泛应用是现代海战的重要特征

我国既是陆地大国，也是海洋大国，拥有1.8万多公里大陆海岸线、1.4万多公里岛屿岸线、300多万平方公里管辖海域，拥有广泛的海洋战略利益。进入新世纪以来，各国制海权的争夺日渐激烈，一个强大的国家，离不开制海权，更离不开一支强大的海军。全面建成世界一流海军，是实现中华民族伟大复兴的必然要求，是关系国家和民族前途命运的大事。全面建成世界一流海军，才能为实现中国梦、强军梦提供坚强力量支撑。因此，熟悉和掌握水中兵器性能，发展相对应的救治技术，是建设一支强大的中国海军的重要条件，在维护国家海洋权益中的作用也愈发凸显。

舰艇作为现代海战的主要作战平台，是敌我双方攻击的主要目标。舰艇的生命力是其在海上作战中的基本前提，而随着现代兵器技术的快速发展，舰艇的生命力面临着来自多方面的威胁，包括导弹、炸弹、炮弹、鱼雷、水雷和深弹等。其中，水中兵器由于其特有的隐蔽性和突袭能力，对舰艇构成了极大的威胁。水中兵器的广泛应用已成为现代海战的核心特征之一。水下爆炸在极短时间内释放出巨大能量，产生的高压冲击波和气泡脉动能够对舰艇结构造成毁灭性破坏。因此，对舰船在水下爆炸作用下的毁伤效应进行深入研究，已成为各海洋强国提升海军战斗力的重要举措。

一、水中兵器的类型与现代海战中的应用

在现代海战中，水中兵器的种类繁多，鱼雷、水雷和深弹等武器在战斗中被广泛应用。鱼雷自19世纪末开始投入使用，是现代潜艇战中最具威胁的武器之一。经过不断的技术革新，现代鱼雷已具备自主导航、高精度打击的能力，其隐蔽性和突袭能力使其能够对敌方舰艇构成致命威胁，潜艇携带鱼雷执行远程打击任务，极大地增强了海军的作战灵活性和威慑力。水雷则在战略封锁和防御作战中被广泛使用，通过布设水雷场，阻止敌方舰艇和潜艇的通过，从而达到封锁敌方海域或保护己方海域的目的。水雷的布设战略通常伴随敌方海域的侦察行动，以确保其最大化的破坏效果。深弹主要用于攻击潜艇，通过水下爆炸对潜艇施加毁灭性打击，其战术应用不仅限于防御，还包括积极的攻击任务。无人水下航行器作为新兴的水中兵器，在侦察、布雷、反水雷等任务中展现了广阔的应用前景。这些应用展示了水中兵器在不同作战环境中的多样性和灵活性，不仅对敌方舰艇造成直接威胁，也对敌方作战体系造成重大干扰。

在国防和经济领域，水中兵器的作用越来越重要。尤其在海战中，水雷、鱼雷和深弹等兵器在水下爆炸时产生的冲击波和气泡脉动压力，不仅能够毁伤舰艇的局部或整体结构，还可能导致舰员伤亡，使

舰艇丧失战斗能力。舰艇的生命力不仅取决于其结构的坚固性，还包括其抗爆抗冲击能力。为了提高舰艇的抗爆抗冲击能力，各国海军在水下爆炸载荷及其对舰艇毁伤作用的研究方面投入了大量资源，其研究内容涵盖水下爆炸基础理论、水下爆炸冲击试验、抗冲击仿真研究、冲击损伤评估(包括舰艇结构、人员和设备)、标准规范研究以及防护技术等方面。这些研究为提高舰船的生命力提供了科学依据和技术支持。水中兵器爆炸研究始于19世纪中期，美国的艾伯特将军指导进行了早期舰艇爆炸试验，并于1881年发表了试验总结报告。此后，基于此领域重要的军事意义，各海军强国纷纷投入了大量的人力、物力、财力研究水中兵器爆炸理论及相关技术。

二、各国海军对水中兵器的部署和使用策略

各国海军根据自身的战略需求和海洋环境特点，制定了不同的水中兵器部署和使用策略。美国作为全球海军强国，拥有世界上最强大的水中兵器库，其战略侧重于全球海域的控制和威慑，通过大规模部署潜艇、航母战斗群以及先进的水雷和鱼雷系统，确保制海权的掌握。美国海军特别重视鱼雷和无人水下航行器的联合运用，以增强对敌方舰艇的突袭能力。俄罗斯则更加注重利用水中兵器进行不对称作战，通过发展高超音速鱼雷和无人水下航行器，增强其在特定海域的作战能力。俄罗斯的水中兵器部署策略更多地依赖于在狭窄水域中的迅速打击能力，以达到战略性威慑效果。

三、水中兵器对未来海战的影响和发展趋势

随着技术的不断进步，水中兵器在未来海战中的作用将愈发重要。人工智能和大数据分析技术的发展，使得水中兵器具备更强的自主决策和精确打击能力。例如，智能鱼雷可以通过复杂的算法，自主选择目标并进行攻击，无需人工干预。这一发展趋势不仅可以提高作战效能，还将显著减少操作人员的风险。无人水下航行器的应用也将日益广泛，未来的海战中，它们可能承担更多高风险任务，如敌方海域侦察、布雷、打击敌方潜艇等。此外，网络战与电子战技术的融合，将进一步增强水中兵器的作战能力，通过网络攻击削弱敌方水下兵器的效能，进而占据战场主动权。

四、水中兵器应用的挑战与对策

尽管水中兵器在现代海战中具有广泛应用，但其在实际使用中仍面临诸多挑战。首先，随着探测技术的进步，水中兵器的隐蔽性正受到威胁，如何保持其隐蔽性和生存能力成为各国海军研究的重点。探测技术的进步使得敌方更容易识别并摧毁水中兵器，因此，增强隐身技术成为关键。其次，反制措施的发展也对水中兵器的应用提出了新的挑战，如反鱼雷系统的发展，极大地削弱了鱼雷的威胁。为应对这些挑战，各国海军正在积极研发新型武器和改进现有技术，如通过提高水中兵器的速度、机动性和智能化水平，增强其突防能力。此外，跨领域技术的融合，如量子通信技术的应用，将为水中兵器的发展提供新的方向和契机。在未来，水中兵器的发展将不仅仅依赖于单一技术的进步，更需要多学科技术的综合运用，以应对复杂多变的作战环境。

(侯立军　徐涛　金海)

第二节　水下冲击伤是现代海战的主要伤类

在人类海战几千年的发展过程中，随着海上作战的不断发展和演进，海战伤的种类和海战伤员的救治技术也在不断发展。从古代桨船时期的简单救护，到帆船时期依赖船舶医疗设施的系统救治，再到现代化舰船装备的出现与使用，海战的救护体系经历了重大变革。随着现代海战的复杂性和武器技术的发展，水下冲击伤已经成为现代海战中最为常见且严重的伤类之一。以下将从水下冲击伤的成因、特点、广泛性及其救治挑战等方面进行探讨。

一、水下冲击伤的成因与特点

水下冲击伤主要是由水中爆炸产生的冲击波和

气泡脉动压力所致，这些冲击波以极高的速度在水中传播，在极短时间内对舰艇结构及其内部人员造成毁灭性破坏。鱼雷、水雷和深弹等水中兵器在爆炸时，能够产生巨大的水下冲击力，使得舰艇结构发生严重变形甚至断裂，舰员受到剧烈的压力变化，导致内脏破裂、耳膜穿孔、气胸等严重伤情。导弹和高爆炸弹的水面爆炸效应同样会引发水下冲击伤，尤其是在舰艇近距离遭受攻击时，水下冲击波通过船体传递至内部，造成人员和设备的严重损伤。

现代战争的高新武器，尤其是导弹和高爆炸弹，已经彻底改变了海上作战的形式。远射程精确制导武器的应用，使得海上交战的距离大大超出了传统雷达探测范围，超视距作战和防区外打击已成为信息化条件下海上作战的基本交战方式。这种交战方式使得水下冲击伤成为海战中不可避免的伤类之一。与传统的舰炮和鱼雷不同，这些高新武器能够在极短时间内对敌方舰艇造成致命打击，其爆炸效应通过水面和水下的双重途径，对舰艇和舰员造成极大的冲击伤害。

二、水下冲击伤在海战中的广泛性

水下冲击伤的广泛性在现代海战中尤为显著。随着导弹等高科技武器的广泛应用，远射程精确制导武器已经成为海上作战的主体工具。这种武器的使用使得海上交战的距离大幅增加，交战的突然性和猛烈性显著提升，导致水下冲击伤的发生频率明显增加。鱼雷和水雷作为水下作战的主要武器，常常用于攻击敌方舰艇的水下部分，其爆炸产生的冲击波几乎无法防御。现代海战中的突袭性和高强度作战，使得水下冲击伤不仅发生在水面舰艇上，潜艇和其他水下作战平台同样面临着来自敌方的致命威胁。

第一次世界大战期间，英国投入了 83 艘医院船和卫生运输船用于战场救护，而其他参战国也相应配备了各类医疗船舶，这标志着海战伤员救治体系的初步形成。至第二次世界大战，各国在医疗船舶的投入上更加重视，甚至使用坦克登陆舰、登陆艇、小型辅助船运送伤员，并就地开展相应的救治。现代战争中的高精度武器和精确打击手段，使得舰艇和舰员面对的威胁更加多样化，水下冲击伤的广泛性和严重性也随之增加。

三、水下冲击伤的救治挑战

水下冲击伤因其复杂的伤情和极高的致死率，对医疗救治提出了巨大的挑战。首先，冲击伤常伴有多发性创伤，如骨折、内出血、器官损伤等，伤情复杂且进展迅速。随着高新武器的广泛使用，现代海战中 1 或 2 枚导弹或高爆炸力炸弹即可重创甚至击沉一艘护卫舰或驱逐舰，造成数十名舰员伤亡，尤其以烧伤和冲击伤为主。救治难度显著提高，要求在极短时间内完成急救、后送，并尽早进行确诊和治疗。在 10 分钟内实施急救（“白金时间”）和在 60 分钟内进行有效治疗（“黄金时间”）成为降低死亡率的关键。

现代海战通常是联合战役的重要组成部分，海军兵力在战场的全空间展开，形成海、空、天一体的作战模式，伤病员可能在水面、水下、空中和地面分别或同时发生。根据“以人为本”和“哪里有士兵哪里就有卫生人员”的要求，各个战斗部队或单元都应配备卫勤力量，在地面、水面、水下、空中实施伤病员医疗救护与后送、疾病预防与控制。信息化条件下，海上作战节奏快、战场情况多变，卫勤保障的不定因素和动态变化因素增多。卫勤准备时间短，要完成卫勤指挥机构的建立、保障力量的部署、保障物资的筹措与前送、伤病员救治与后送等任务，对卫勤保障的时效性提出了很高的要求。卫勤保障的成败在很大程度上取决于能否在战斗开始后快速积聚并释放卫勤能量。

四、水下冲击伤的应对与未来发展

面对水下冲击伤的高发性和高危性，各国海军不断改进救治技术和装备。首先是加强舰艇自身的抗冲击设计，通过改进船体结构、增强装甲防护和优化内部布局，减少冲击波对人员和设备的直接伤害。其次，在战场救护方面，推进战地急救技术的发展，如便携式医疗设备、快速止血和抗休克药物的应用，以提高救治的效率和效果。同时，无人救护系统和远程医疗技术的发展，为未来战场上的水下冲击伤救治提供了新的方向和可能性。这些技术的进步，将有助于降低水下冲击伤的致命性，并提升战场医疗救护的整体水平。

随着导弹等高科技武器的应用，远射程精确制导兵器已占据海上作战的主体地位。现代海战中的作战力量由水面舰艇、水下潜艇、空中航空兵、陆战部队及电子对抗部队等多种力量构成，并在海、空、天一体的作战模式下进行编组和展开。这种多维度的战场环境要求卫勤保障不仅要具备高度的机动性，还需在极端情况下保持对伤病员的救治和后送能力。

五、水下冲击伤的战略影响

水下冲击伤不仅对单舰作战单位构成威胁，更对整个战役的进程和结果产生深远影响。在现代海战中，一旦某支舰队的主力舰艇因水下冲击伤而失去战斗能力，将直接影响整个战场的态势，可能导致防御崩溃或进攻受阻。因此，各国在制定海战战略时，必须考虑如何有效应对水下冲击伤的威胁，包括提高舰艇抗冲击能力、加强救治体系建设以及制定灵活的战术应对措施。未来的海战中，随着武器技术的进一步发展，水下冲击伤的威胁可能进一步加剧，要求海军在技术、战术和战略层面做好全面准备。

（侯立军　徐涛　金海）

第三节　水下冲击伤的特征及研究意义

水下冲击伤是由水中爆炸引发的高压冲击波和气泡脉动压力所致，对人员和舰艇都构成了极大的威胁。现代海战中，随着水中兵器技术的迅速发展，水下冲击伤对作战人员的损伤特征日益复杂，如何有效应对这些伤害成为军事医学研究中的重要课题。深入探讨水下冲击伤的特征及其研究意义，对于提高舰艇防护性能和保障海军作战人员的生命安全具有重大意义。

一、现代兵器技术的发展与水下冲击伤的威胁

在两次世界大战中，水雷和鱼雷等水中兵器已经展现了其强大的战斗效能。数据显示，第一次世界大战中，被鱼雷和水雷击沉的舰船占总数的 49%；第二次世界大战中，这一比例为 38.5%。现代战争中，随着自导鱼雷、火箭助推鱼雷、超空泡鱼雷等技术的进步，水中兵器的爆炸当量和冲击持续时间显著增加，精确制导武器的命中率大幅提高，现代舰艇和人员面临的威胁愈发严峻。在 1982 年的马岛战争和 1991 年的海湾战争中，水下爆炸事件造成了大量人员伤亡和舰艇损毁，充分展示了水下冲击的巨大威力。

这些高科技兵器在水下爆炸时产生的高压冲击波可以瞬间穿透水体，以极快的速度传递，对舰艇结构和内部人员造成致命打击。冲击波对人体的伤害多种多样，包括内脏破裂、肺部损伤、耳膜破裂、骨折和气胸等严重创伤。这些损伤往往是多发性和复杂性的，并且随着爆炸当量的增加，损伤程度也呈指数级上升。

二、水下冲击伤的损伤机制与特征

水下冲击伤的损伤机制主要源于爆炸时释放出的巨大能量。水体作为一种几乎不可压缩的介质，其传播冲击波的能力远超空气。因此，当水中爆炸发生时，冲击波通过水体以高压形式传播，对处于水中的人员产生剧烈的物理作用。这种作用可能导致人体内的气体腔（如肺部、肠道）迅速收缩和扩张，造成严重的内部损伤。同时，爆炸产生的气泡脉动效应也会导致进一步的组织破坏，加剧损伤的复杂性。水下冲击伤在生物体内的损伤机制主要为气-液耦合效应、气-固耦合效应、液-固耦合效应等。其中，气-液耦合效应是肺、肠等空腔脏器损伤的主要机制，气-固耦合效应是副鼻窦和鼓室损伤的主要机制；液-固耦合效应是脑室管膜下损伤的主要机制。

水下冲击伤是水下爆炸时产生的冲击波对人员造成的损伤。其特征主要表现为内部损伤大于外部损伤，对救治设备要求高；伤势危重，对救治时限要求高；伤情隐匿变化速度快，对诊断和监测技术要求高。人员在水下爆炸中的损伤特征因爆炸位置、人员所在的深度、与爆心的距离等因素而有所不同。在较浅水域，人员更容易受到强烈的冲击波和爆炸气泡的双重打击，导致肺部和内脏的严重损伤。而在较深水域，水的巨大压力可能会加剧伤情，增加脑

震荡和气胸的风险。在生物体内，水下冲击伤的病理特征主要表现为生物膜性损伤、生物界面伤、细胞核损伤较重、血管壁损伤和血细胞损伤突出。因此，血液及其创伤标记物可为水下冲击伤诊治提供临床依据。水下冲击伤生物体内的病理生理特征主要表现为：呼吸暂停等脑干抑制现象；短暂性意识丧失多见；多发伤为主，伤势严重；内伤大于外伤，损伤隐蔽；伤情发展迅猛，易变多变；特征性颅内压/胸内压/腹内压改变等。这些特征使得水下冲击伤的救治变得异常复杂。

三、水下冲击伤的救治与防护挑战

救治水下冲击伤是军事医学领域的一个重大挑战。由于冲击波对人体的多发性和复杂性伤害，救治必须在极短的时间内进行，通常要求在10分钟内实施急救（"白金时间"），并在60分钟内进行有效治疗（"黄金时间"）。然而，战场条件的复杂性往往使得这一时间窗口难以保障。现代战争中，高强度作战节奏和多变的战场情况也增加了卫勤保障的不确定性和挑战性。

在防护层面，水下冲击伤的防护措施包括个人防护装备的改进和舰艇设计的优化。现代技术的发展使得开发更为先进的防护服装和设备成为可能，例如能够减轻冲击波对人体直接冲击的特殊材料，以及提高潜水器材在水下爆炸环境中防护性能的技术。此外，舰艇结构的抗冲击设计，如改进船体结构、增强装甲防护，也在不断发展，以减少冲击波对舰艇和人员的伤害。

四、水下冲击伤研究的重要意义

研究水下冲击伤的特征及其防护措施具有重要的军事和战略意义。首先，深入了解水下冲击伤的损伤机制和特征，能够帮助军事指挥官制定更有效的作战策略，最大限度地减少人员伤亡。其次，通过发展更为先进的防护技术和装备，可以显著提高战场上人员的生存率，增强部队的整体战斗力。最后，通过模拟和实验研究积累的数据，将为战场上的医疗救治提供科学依据，使得受伤人员能够在最短时间内得到最有效的治疗。

随着大国竞争的加剧和海战形式的复杂化，水下冲击伤的研究将对未来战争中的人员防护和舰艇设计产生深远影响。特别是对于中国海军来说，在全球战略格局不断变化的背景下，提升水下爆炸防护能力，深入研究冲击伤对人员的影响，将为提升我国海军整体作战实力提供有力支撑。

（侯立军　徐涛　金海）

第二章

海上卫生救援与舰船外科

第一节　海上救援历史

在漫长的人类航海史，特别是海上战争史中，艰苦的环境和残酷的杀戮总是会产生大量的伤病员。为了确保伤病员在海上能得到及时合理的救治，由此发展出了一类可以在海上收容、救治和后送伤病员的特殊船只——卫生船舶，而我们熟知的医院船便是其中之一。

一、雏形

卫生船舶最早的历史可追溯到公元前 431 年—前 401 年，古希腊和古罗马舰队指定一些船只用于救治伤病员（雅典海军有一艘名为 Therapia 的船，罗马海军有一艘名为 Aesculapius 的船，这些名字表明它们可能是担任救护职责的船只）；16 世纪，西班牙无敌舰队开始配备卫生船舶；直到 17 世纪，配置卫生船舶成为各国海军的常见做法。1715 年，俄国首先在波罗的海舰队配备了“圣・尼古拉”号医院船，1718 年配备了“斯特拉弗尔德”号医院船，在 1722 年的“列格拉蒙特”号医院船上已有关于各种指令性编制、供给项目和工作程序的记载，1741—1743 年俄国的“新希望”号等医院船参与了对瑞典的战争。

在 1803 年和 1804 年的黎波里海盗盛行时期，美国海军准将普雷布尔将被俘船只“无畏”号指定为承担医院职责的船只。1859 年，美国一部分由外国港口返回的海员发生了黄热病，但被纽约海洋医院拒绝入院，因此寻找一个可以救治他们的地点成为迫切需求。而从英格兰返回的当地医生威廉・阿迪逊博士曾在浮船医院船“喀里多尼亚”号上学习，他建议使用类似的船只。在这一想法被接受后，港口当局投票购买了蒸汽船“猎鹰”号。它的发动机被拆除，并安装了其他必要的设施，使其改装为一个没有航行能力的“海上漂浮医院”，名字也改为“弗洛伦斯・南丁格尔”，一些患者开始在船上接受治疗。

二、诞生

世界上第一艘比较符合医学要求的医院船，是 1856 年英国在第二次鸦片战争中使用的“美女岛”号医院船；1860 年，英国海军在侵略过程中投入了医疗条件更好的“墨尔本”号和“毛里求斯”号蒸汽船，它们由医务人员团队负责。这些船只为患者提供了相对宽敞的住宿，具有良好的卫生条件，并配备了手术室。克里米亚战争期间，英国军队在克里米亚半岛战斗的唯一军事医院是在达达尼尔海峡附近的斯库塔里。塞瓦斯托波尔围城的过程中，有近 15 000 名受伤的部队从巴拉克拉瓦港口被一个改装后的医院船队运到那里。

美国南北战争期间，一艘侧轮式蒸汽船（“红色漫游者”号）被用于援助双方受伤的士兵，为密西西比中队提供服务。1862 年被美国陆军军需部改装，于当年 11 月接收了第一个患者(患霍乱的士兵)；当年圣诞节后该船被卖给海军，从此“红色漫游者”号被认为是美国海军的第一艘医院船。“红色漫游者”号上有洗衣房、电梯、手术室、病房，配有 30 名左右的医护人员，除了照顾和运送伤病员外，还为舰队的其他海军舰船提供医疗用品，它的医疗任务直到 1865 年 11 月被解除。

三、发展

在北美，医院船因人道主义救援而闻名于世。在认识到卫生船舶的好处后，美国在随后的战争中投入并使用了更多的医院船。1898 年美国的“救护”号等医院船参加了对西班牙的战争，但一艘名为“密苏里”的担负医疗任务的货船因为在一次海上风暴中营救了大量妇女儿童而更加出名，得到社会认可。

在亚洲，19 世纪末医院船得到同步发展，但规模有限。1894—1895 年的中日甲午战争中，日本也投入了 2 艘医院船。随后的日俄战争中，双方都有使用医院船的记录。俄第二太平洋舰队有“鹰”号和“草人”号。其中，“鹰”号主要停靠在马达加斯加附近当作固定医疗站，而“草人”号则一直伴随舰队进行海上机动保障。日本方面有 5 艘医院船，2 艘属于海军部门，3 艘属于红十字组织，大部分还是作为卫生运输船使用。

在第一次世界大战和第二次世界大战期间，卫生船舶多由客船改装而成，并开始大规模使用。据统计，第一次世界大战期间约有 200 余艘卫生船舶从事海上救护和伤病员后送工作。其中，英国 100 余艘，德国 17 艘，法国、俄国各 16 艘，意大利 7～8 艘，美国 4 艘。除此之外，第一次世界大战期间，美国海军还诞生了第一艘专门建造的医院船“USS 救济”号(新“救济”号，“AH-1”，第一次世界大战末开始建造，1921 年投入使用)。在第一次世界大战中，卫生船舶主要起到医疗后送的作用，用于将伤病员从前线运送到后方医院。1931 年，我国长江流域遭受严重水灾，国际红十字组织也曾派遣“汉娜·莫尔”号医院船前来援助，当时主要用于防治传染病。

在第二次世界大战中，由于海上战役和海军陆战队作战行动的增加，大量的卫生船舶在参战各国服役。卫生船舶不仅在海军服役，在陆军中也有部分运用。因军兵种的不同，卫生船舶分化为医院船和卫生运输船两大类：海军卫生船舶是设备齐全的医院船，旨在直接从战场接收伤亡人员，并在船上进行损伤控制性医治，为岸上的进一步救治提供条件；陆军卫生船舶只是卫生运输船，没有装备医院船的医务人员和设备，不能在船上进行有效医治，其主要任务是从前线地区或战地医院撤离患者到后方医院(或母港)。在第二次世界大战中，据统计共有 25 艘医院船投入使用，英军先后投入 11 艘，美军 14 艘；在卫生运输船方面，苏联、英国、美国海军都配有卫生运输船。1944 年诺曼底登陆战役中，英国海军使用了 77 艘、美国海军使用了 104 艘由卸载后的坦克登陆舰充任的卫生运输船；在救护艇方面，诺曼底登陆战役中，美国海军将 60 艘海岸警卫队的汽艇运输到英国后改装成救护艇，救护了大量登陆舰和其他舰艇上的伤员，以及被击落的落水飞行员，发挥了较大作用。

在 20 世纪 50 年代的朝鲜战争中，美军使用了 3 艘医院船，并在“安慰”号上首次加建了直升机降落平台，开创了利用直升机将伤员直接由战场送往医院船的先例。越南战争时期，美国海军曾使用 2 艘医院船——“庇护”号和“安息”号，它们都是由第二次世界大战时的 15 000 吨级商船改装而成的，每艘都有 650 张固定的收治床位。

1982 年，英阿马岛战争中，英海军临时指派了“乌干达”号(16 910 吨，床位 1 044 张)和“堪培拉”号(44 807 吨，床位 1 737 张)2 艘医院船，以及 3 艘卫生运输船(由 2 700 吨的海洋测量船执行任务)；阿根廷方面仅投入 1 艘“帕拉伊索湾”号医院船(250 床)，该船和其航母一样，在战争中并未发挥其主要作用。马岛战争震惊世界的除了阿根廷使用的“飞鱼”导弹外，还有英国强大的动员能力。其对“乌干达”号的快速改装和投入使用引起了世界各国的关注。1991 年海湾战争中，美军使用了 2 艘由超级油轮改装成的 1 000 床位现代化医院船，在战争中对伤病员的救治也发挥了重要作用。

(侯立军　李玺　郭彦谷)

第二节 医院船的结构和舰船外科体系

美国是目前全球海军力量最强大的国家，先后发展使用了多种卫生船舶，还拥有目前世界上吨位最大的医院船“舒适”号和“仁慈”号。以下将详细介绍这两艘船的一些具体情况。

一、基本情况

1974 年，随着越南战争的结束，美国海军第二次世界大战中的最后一艘医院船“圣殿”号(AH-17)退出现役。20 世纪 70 年代末，随着快速反应部队的建立，1983 年美国驻黎巴嫩大使馆被炸以及美军大规模入侵格林纳达战争的发生，美军认为有必要再发展海上浮动医院基地——医院船。1983 年和 1984 年，里根政府相继购买了“价值”号和“玫瑰红”号两艘“桑克莱蒙特”级油轮，耗资 5 亿多美元改装成“仁慈”级医院船。

第 1 艘“仁慈”号(T-AH19)于 1986 年 11 月 8 日服役(图 2-1)，第 2 艘“舒适”号(T-AH20)于 1987 年 11 月 30 日服役。这两艘医院船都归美国海军部下的军事海运司令部管理，其中“仁慈”号医院船母港位于圣迭戈，主要担负印太地区保障；“舒适”号医院船母港位于诺福克，主要担负大西洋地区保障。

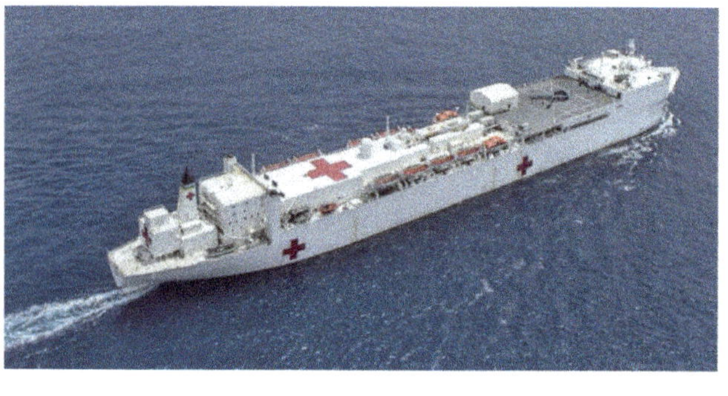

图 2-1 “仁慈”号医院船

“仁慈”级医院船战时为作战部队提供机动卫勤保障，尤其是为两栖特混部队、海军陆战队、快速反应部队和海外作战部队，以及陆军和空军提供医疗支援，收治各类伤病员。平时为灾区提供医疗救护，能在世界范围内实施救援，接收各种伤病员，给予急救和治疗。

该船长 272.6 米，宽 32.2 米，吃水 10 米，满载排水量 69 360 吨，航速 16.5 节，续航力 13 420 海里。动力装置为 2 台蒸汽轮机，功率 24 500 马力。舰上搭载了 12 艘救生艇。

船上总共有病床 1 000 张，24 小时内伤员最大收容量为 300 人，平均收容量为 200 人，可为 60% 的接收伤员进行手术。船上配备医务人员 1 207 名(该数字随船的改装而变化)，其中高级医官 9 名；此外还有船务人员 68 名。该船共有三种运行状态：减员运行(reduced operating status，ROS)、满员运行(full operating status，FOS)和其他状态(other，其他状态又有更细划分)。ROS状态下全船只要约 40 人进行运转维护，制定有一个 5 天动员计划(ROS-5)可将船从减员状态恢复至满员状态。

二、医疗舱室布局

“仁慈”级医院船共设 8 层甲板，与医疗相关区域主要集中在 03 甲、01 甲、主甲板以及 1～4 平台。03 甲中部为直升机起降平台，空运到船上的伤病员通过甲板前端的电梯送到主甲板(main deck)上的伤病员接收区(casualty reception area)；01 甲板分布有医疗仓库、药房及主化验室；主甲板由船头至船尾依次分布有伤病员接收区、放射室、手术区、复苏病房和特护病房，主甲板是该医院船运转的核心区；1 平台主要有牙科诊室、配镜室、舰艇伤员接收区(左舷)、病房和医务人员住舱等；2～4 平台主要有病房和医务人员住舱。

(一) 伤病员接收区

伤病员接收区位于主甲板，船舯部直升机平台的下方，设 5 个舱室，共 50 张床位，每张床位配置有氧气终端、吸引器和监护仪，伤病员可在此得到初步的分类和急救处置。

(二) 放射室

放射科设有 4 间 X 线室及 CT 室。

(三) 手术区

手术区位于甲板中部，由 12 个手术室组成，配有先进的手术设备，伤病员可在此进行紧急外科手术或早期手术治疗，以及部分专科治疗。手术区还设有1个可供6名伤员等待的手术等候区。

(四) 复苏病房

复苏室共20张病床，供伤员术后复苏观察。

(五) 重症监护病房(ICU)

ICU共有80张床，接收由复苏室、伤员接收区和病房转来的危重伤员，提供治疗和持续观察。ICU和复苏室共用血气检测室、医护人员办公室、仓库等。

(六) 其他病房

除上述的20张复苏病床和80张ICU病床外，医院船还配有900张其他病床，这些病床96%以上为双层病床。

1. *护理病床*(intermediate care)　280张，其中28张为单层病床，其余均为双层病床，共分布在7个大病房中。主要接收从复苏室和ICU转来的伤病员。

2. *轻护病床*(light care)　120张，均为双层病床，共分布在2个大病房中。

3. *有限护理病床*(limited care)　500张，均为双层病床，共分布在6个大病房中。

(七) 餐厅

船上伤病员就餐集中在02甲的餐厅。

三、伤员转运流程

(一) 接收伤员

医院船接收伤病员后(无论是从03甲的直升机送来还是1平台的船只换乘过来)，先送往主甲板的伤员接收区，在这里经过医务人员检查分类后，再直接分往各病房，或继续做进一步检查以决定是否手术。

(二) 后送伤员

当伤员需后送时，则可通过船尾处的电梯上03甲(直升机)进行转运。当本船有意外情况发生，伤员需迅速撤离时，主要从01甲登逃生艇撤离，直升机转运为后备选择。

四、平战时保障

(一) 战时为“救命天使”

在1990年发生的海湾战争中，“舒适”号接到命令后，即以完全工作状态准备保障“沙漠盾牌”作战。来自军事海运司令部的地方船员，海军医院、门诊部及其他海上司令部的军事人员都转成为船上人员，开始了8个月的部署；其间主要航行在阿拉伯湾和阿曼湾，在随后的“沙漠风暴”作战中，主要部署在离科威特很近的海面上，接近沙特阿拉伯沿岸。在整个部署期间，“舒适”号航行了35 000多海里，消耗300万加仑油，诊治了8 000余名门诊患者，入院治疗700名伤病员，外科手术337例，检验17 000次，配制眼镜1 600副，X线摄片1 340例，CT检查141例，直升机出动2 100架次。

在2003年伊拉克战争中，“舒适”号出发时首先有225名医务人员上船，随后由美国海军医学中心的800余名医务人员乘飞机，分3批上船，达到了满编工作状态。但其中很大一部分人员从未上过医院船，需要进行战救训练。因此，离开本土后，在海上每天都进行了各种救治演练，包括收治伤病员、外科手术、核生化防护、伤员去污染训练、弃船救生训练等。自2003年1月6日离开本土至5月底回国，前后长达4个月，在波斯湾停留56天。收治的战伤包括枪伤、榴弹伤、烧伤及颅脑损伤；并根据日内瓦公约规定，医院船有救治敌军伤员的义务。在战争期间，美军发生伤病员400余名，多为常规武器损伤，该船共收治600名伤病员，手术500多例，其中包括下肢截肢及下肢皮肤移植手术，大约有50%的伤员需要做整形外科手术；时间最长的手术是为1名美国士兵进行脊椎复位与固定，用时11小时。最忙的一天是24小时内收治20名伤员，收治的伊拉克伤员比英美联军的伤员还多，其中150名为战俘，其余为伊拉克平民。药房每天配备300～500 U静脉注射液，提供50～90个处方药品，分发4 000支吗啡，检验室完成4 729个样品化验，理疗室共进行了1 400多次医学评价与治疗，完成3 026次X线检查、311次CT检查，还进行了30次血管造影。重症监护室的1名护士要监护30名重症伤病员。医院船上伤病员与护士之比为4∶1。该船收治的重症伤病员比海湾战争时多，其中7名为严重烧伤；实际上，在美国本土也很少有1次收治7名烧伤患者的情况。在收治伤病员高峰期，曾占用了医院船医疗设施的50%。返回美国港口后进行了彻底的清洗、消毒、整理，以便保持 5 天内即可投入使用的战备状态。

在上述保障中，由于美军占有绝对优势，伤病员发生量较少，医院船收治量不大，最忙的一天仅收治了 20 名伤员，因此，工作量并不太大。但如处于劣势的一方，或实力相当的情况下，伤员的发生率可能要高得多，医院船伤病员的救治量将大幅上升，因此医院船设计时一定要考虑收治批量伤员的情况。

（二）平时扮演“外交官”

平时医院船主要是执行人道主义救援、前往友好国家进行医疗巡诊服务和军事交流等，扮演一种特殊外交工具的角色。

1. 正规化的日常训练　是保持医院船良好医疗水平的关键。美医院船每个季度都要进行为期 1 周不离开码头的“系留航行”训练，床位展开标准不低于 250 张。

2. 非战争军事行动的医学救援与训练　1994 年，“舒适”号为 1 300 多名海地移民提供了海上医疗救护。1994 年底，又为古巴关塔那摩海军基地的 3.5 万名古巴和海地移民提供了 250 张床位的医疗支援。2001 年 5 月底，在航渡过程中对船上所有设备进行了例行检查和物资消耗评估，利用直升机进行伤员换乘与后送演练。2001 年，“仁慈”号参加了为期 2 周的年度“核心闪电”演习。2002 年，“舒适”号参加了“2002 波罗的海挑战”多国演习，进行了 230 名伤员救治演练，并训练了 100 多名来自其他国家的医务人员，进行了模拟伤情处理；并根据美国驻立陶宛大使馆的人道主义请求，船上的外科医生通过卫星与在贝塞斯达国立海军医学中心的专家进行远程会诊，成功地为 1 名 13 岁的男孩切除了脑瘤。在 2001 年的“9・11 事件”中，参加了长达 18 天的营救烧伤伤员的任务。

3. 进行巡回医疗　1987 年，“仁慈”号改装完毕就进行了为期 4 个月的处女航，访问了菲律宾、巴布亚新几内亚和斐济，在 8 个港口展开了门诊治疗，每港停留 8～10 天，有 1 架直升机在门诊和医院船之间提供运输保障。共诊治了 62 000 人次，进行了 890 例大手术、1 108 例小手术，治疗牙病 17 500 例，对 6 000 名儿童进行了疫苗接种，捐赠了食品、卫生用品和眼镜等；修理医疗设备 600 多台，演讲 300 多场次。这次航行表明了医院船在世界范围内在非军事行动中的价值，同时也使医院船上人员获得了良好的训练机会。

2005 年初，“仁慈”号前往东南亚海啸灾区，提供灾后医疗服务，接待病员累计 10.8 万人次。此外，“仁慈”号还每 2 年展开一次“太平洋伙伴”之旅，救治亚太国家患者。“舒适”号则是主要在拉美和非洲等国家进行巡诊等任务。在美军组织的一些大型军演任务中也常见医院船参加，如 2 年一次的“环太军演”。

（侯立军　李玺　郭彦谷）

第三节　舰船外科理论发展

虽然医院船有悠久的历史，但海军战略家很少关注它们在海军和两栖作战中的战术作用。医院船的早期作战通常被用作浮动救护车，直到第二次世界大战的最后一次两栖作战战役，才将它们作为浮动外科医院使用。本节基于相关作战日志、战争日记、战争计划和其他官方记录，追溯了从瓜达尔卡纳尔岛到仁川的美军医院船使用方面的战术学说的演变。

一、早期的交通运输作用

第一次世界大战标志着医院船首次大规模使用，在战争期间共使用了 200 余艘。当时，美海军部署了 3 艘医院船。除此之外，“USS 安慰”号（AH－2）是当时典型的浮动救护车；1917 年 4 月至 1918 年 4 月，它三次前往诺福克海军医院，三次前往华盛顿海军医院，两次到新港海军医院，共计转运 3 600 多名患者。“安慰”号和它的姊妹船“舒适”号（AH－3）、“慈悲”号（AH－4）在第一次世界大战结束后、第二次世界大战尚未爆发时退役，取而代之的是“救济”号（AH－1）和第二艘“安慰”号（AH－5），这是 1941 年 12 月美国参加第二次世界大战时仅有的两艘在海军服役的医院船。

在战争的最初阶段，“安慰”号（AH－5）在太平洋舰队服役，“救济”号（AH－1）则在大西洋舰队。美国陆军希望大西洋舰队的医院船都能支持其在欧洲和非洲战区的行动，然而由于在地中海的距离很短，海军更倾向于使用加装医疗设施的坦克登陆舰（LST）和其他运输工具来疏散伤员。他们抵滩卸载完部队人员和装备后，空船返回母港时可以捎带伤员。但这种中途改变用途的做法使他们无法受到日内瓦公约和海牙公约的保护。美国陆军不倾向于用这样的方式撤离伤员，英国军队也断然拒绝接受这个做法。为了规避海军的政策，到战争结束时，美国陆军在地中海区域已经获得了相当多的医院船。尽管有军种间和国际压力，美海军似乎满足于在地中海继续使用各种两栖运输工具进行伤员撤离；然而，太平洋战区的情况并非如此。事实上，随着美国两栖部队向西穿越太平洋，受伤人数和疏散距离都增加了，迫使海军更好地利用医院船的医疗和外科能力，使它们成为医疗后送链中的重要环节。

二、太平洋战争中医院船战术改变

1942 年 7 月，南太平洋两栖部队（第 62 特遣部队）制订了 8 月在所罗门群岛南部瓜达尔卡纳尔岛登陆的计划。这些计划要求医疗连在该地区建立有 72 张床位的医院。滩头阵地安全后，海军陆战队第一师医疗连的先遣部队将用救护车和吉普车运送伤员，并将他们运送到海滩。从那里，他们将被装上船上，运送到停泊在近海的运输船。这些运输船将在海上与“安慰”号会合，并将患者转移到它那里，以便进一步后送到美国。

但由于瓜达尔卡纳尔战役前几天，野战医院几乎每天都是空袭或炮火的目标，因此有必要在实施手术和其他确定性治疗之前，将患者后送大约几百英里的距离，这对救护造成了相当大的延误。此外，岸滩上的医疗单位和后送控制船之间没有通信联系，相互间缺乏协调。一些船只挤满了伤病员，而另一些船则很空闲。例如“安慰”号直到 1942 年 8 月 14 日，也就是战斗开始 7 天后才从前方收到了伤员。它的战争日记总结了它有限而平静的角色：因为没有足够的船可以用来区分救治任务，医院船只能这样低效率地使用（所以说海军发展那么多专业保障船型，是为了提高保障效率）。直到 1943 年，“救济”号（AH－1）才被转移到太平洋舰队，有效地使两栖部队的医疗力量增加了一倍。海军军医局谈到问题和困难：“医院舰艇和安装伤员后送装置的船只数量不足以覆盖整个战区，而且由于敌人攻击的危险，它们被谨慎使用。”

随后的塔拉瓦战役中（1943 年 11 月），医院船的使用有了些许改变。“安慰”号 1943 年 11 月 24 日（塔拉瓦战役开始 4 天后）日记中记载着：“医院船可以在 D+1 天（行动发起第 2 天）执行后送任务，在 D 日（行动发起当日），‘救济’号可作为海上医院，收治‘安慰’号或者登陆舰从前方地区带来的伤员。”这表明它实际上执行了伤员收容舰（CRTS）的任务。

在 1944 年 10 月的菲律宾战役中，海军在太平洋上部署了 7 艘医院船，包括新服役的“舒适”号（AH－6）和“仁慈”号（AH－8），让陆军医务人员上船。在菲律宾作战时，计划让医院船在行动的第 2 天（D+1）进入战区，但只从早上 6 点待到晚上 6 点（每晚离开战区已经成为医院船标准的战术做法，否则它们必须根据日内瓦公约和海牙公约在夜间保持明亮的照明，但这又会暴露其他舰船）。尽管早期计划得到了医院船的支持，但当战斗开始时，它们恢复了作为漂浮救护车的传统角色。例如，“舒适”号于 1944 年 10 月 29 日抵达莱特岛外，并立即开始治疗伤员。下午 5 点 40 分，它已经收满了伤员，只能前往新几内亚霍兰迪亚的纳瓦尔医院转运船上的伤员。直到 1944 年 11 月 16 日，它才返回菲律宾接受更多的伤员。

医院船只远离战区的主要原因是，尽管有日内瓦公约和海牙公约的保护，但它们经常遭到意外或蓄意的攻击。菲律宾中部攻击部队（CTF77）指挥官托马斯·金凯德中将在一份行动报告中表示，这一危险如下：由于从第 4 天到第 12 天几乎连续的空袭，使用日内瓦公约保护的医院船从前方接收伤员是一个危险的事；战后第 5 天，这艘船和港口的其他船只一起遭到了空袭；第 20 天，一艘医院船在距离莱特湾 300 英里的地方遭到蓄意袭击。由于这些原因，那些配备了手术人员的登陆舰虽然不受公约保护，但在执行伤员急救和转运时则更灵活便利。

通过几次战役经验总结，指挥官们逐渐达成了使用增配有医疗设备的坦克登陆舰(LST)执行前沿救护任务的共识。每艘船增加了4名外科医生和27名医院人员,总共有5名医生和35名医院人员。这些船只可以收留大约350名伤员。尽管它们显著加强了伤员运力,但从医疗的角度来看,它们还有很多不足之处。例如,只有等装载的战斗部队和车辆卸下后,他们才能接收伤员;卫生设施和手术照明不令人满意;医疗队人手不足以照顾大量患者。

三、第二次世界大战中使用回程的坦克登陆舰转运伤员

在后续几项重大战役的谋划阶段,指挥官们认为需要采取措施提高太平洋两栖部队撤离的医疗质量和数量,需要真正像医院的船。1944年10月下旬,第三舰队海军中将威廉·F.哈尔西担心缺乏足够的医疗力量保障两栖部队伤员,给尼米兹提交了一封绝密信,这封信中的建议彻底改变了医院船的战术。哈尔西展示了对这些船只的医疗、法律和战术用途的敏锐见解,并提供了以下建议:两栖指挥官不喜欢在目标附近有灯火通明的医院船;然而,医院船在必要的情况下,如停靠在港口或与船队在一起时,自担被袭击的风险使船舶变暗并不违法。建议医院船在攻击发起后尽快到达,并尽可能靠近海滩,以实现更好的疏散性能。一旦第一个医院船收容严重的伤员数量达到500~600人,它将离开,并立即被另一个取代。换言之,医院船在攻击阶段早期应发挥浮动医院作用,而不是海上救护车作用。

尼米兹将哈尔西的信转交给当时已升任太平洋上所有两栖部队指挥官的特纳海军中将,其建议显然导致了后续两栖作战中医院船使用的重大变化。第一个改变的例子出现在进攻日本硫磺岛的作战计划中,大约在哈尔西向尼米兹提出建议2个月后最终确定。最初只有2艘医院船可用于这次行动,后来改为4个,最后改为3个。比医院船的数量更重要的是如何使用它们。从1944年12月第五舰队和第五两栖部队的硫磺岛作战计划中可以明显看出,那里的医疗计划比以往任何一次交战都更受重视。例如,除医院船外,还有四艘LST(H)是专门指定的后送控制船。每个LST(H)上的高级医疗官都被指示对伤亡人员进行筛查,并根据以下准则将其平均分配给可用的运输工具和医疗船:所有重伤患者和需要住院2个月以上的患者被送到医院的船上;伤势较轻的患者将被送往APH(专门为伤员后送配置的运输车);只有那些能够在不到2周的时间内返回工作岗位的人员才能在LST(H)上接受治疗。这种高效运作模式提升了医院船保障水平作用增加。随后,1945年2月发布的第五次计划修改进一步加强了它们的作用,其中规定:"联合远征军指挥官将要求第10军种司令部中队根据需要驾驶医院船前往目标。指挥官联合远征军将按照指挥官联合远征军的要求,将医院船返回马里亚纳群岛,向中太平洋前沿区指挥官报告,以便卸载并返回目标。"换句话说,医院船的主要任务改为在战区内收治伤员,而不是简单的后送。

尽管硫磺岛有超过21 000人伤亡,但实际上这次作战伤员的医疗救护实施得比以往都好,这主要归功于尽早将医院船投入战区开展前方伤员救护,以及在伤员后送中进行了后送分类。但由于伤员太多,医院船只得离开战区几天前往关岛和塞班岛转运伤员。为了避免这个问题再次发生,在后续更为重大的冲绳岛战役中,特纳海军上将的两栖部队有6艘医院船提供保障。每个运输船中队都增加1个医院船用于保障本中队。冲绳战役标志着试图最大化发挥医院船手术能力的初次尝试,并与之前使用的浮动救护车概念形成了鲜明对比。

四、朝鲜战争中开始使用直升机转运伤员

第二次世界大战即将结束时,美国海军有15艘医疗船在太平洋舰队服役。战争结束,活跃的医院船减少到2艘(大西洋和太平洋方向各1艘)。1950年6月,朝鲜爆发战争,各医院船再次服役。1950年8月16日,也就是第一批海军陆战队登陆两周后,"安慰"号在韩国釜山的车站重新启动部署和接收伤病员。到1950年10月,"休息"号和"庇护"号(AH-12)加入了"合并"号,为前线提供大约2 500张病床。在朝鲜战争中,医院船的收治能力得到了最高水平的发挥(因为对手太强大了)。

在海军少将多耶尔的指挥下,两栖部队应用了从第二次世界大战中吸取的关于医院船运作的所有教训,即:① 疏散控制船用于对伤员进行后送分

类；② 在攻击阶段伤亡率最高，医院船应被投入战区使用；③ 接受治疗后的伤员应通过运输船从医院船撤离至后方的岸上医院，以确保医院船有持续收治能力。

1951 年，“安慰”号返回美国安装直升机平台，然后从 12 月开始使用直升机进行岸-海间伤员转运。这种方式是医院船历史上第一次，具有里程碑意义，体现了医院船运行的一个新维度。随后的越南战争中，直升机被大量用于将陆上战区伤员送往医院船救治。

五、庞然大物的出场

1974 年，随着美军在第二次世界大战中建造的最后一艘医院船退役，美海军失去了提供海上救护及疏散战区伤员的能力，失去了在偏远的前沿基地运作易于部署、自给自足的医疗设施的能力，更重要的是失去了直接支持陆战队远征作战的能力（这种能力在第二次世界大战的多场两栖战役中发展出来，在朝鲜战争中得到改进，并在越南战争中得到完善），这对经常性全球用武的美国来说是无法接受的。于是海军作战部长批准将两艘 106 618 吨、894 英尺的超级油轮改装成医院船（现在的“舒适”号和“仁慈”号），并在 1983 财政年度开始了改装。“仁慈”号（T－AH19）和“USNS 舒适”号（T－AH20）分别在 1986 年和 1987 年服役，并被分配到军事海运司令部，海军海上医疗能力自此得到明显提升。美海军将这些巨型医院船的主要任务定义如下：“提供机动、灵活、快速响应的海上医疗能力，为两栖特遣部队、海军陆战队、舰队前沿部署的海军舰艇以及前沿部署的陆军和空军分队提供紧急医疗和外科护理。”并进一步明确指出：“在战时，医院船应能远离敌对的滩头阵地长期运行，并能够为作战提供昼夜伤员空运保障。”

（侯立军　李玺　郭彦谷）

第三章
从水下冲击伤到舰船外科

第一节　舰船外科是水下冲击伤的救治平台

舰船外科是一门研究平战时海上条件下人员战创伤发生、发展规律以及在舰船上开展外科手术的理论、技术和方法的学科。舰船外科可以视为野战外科学的一个分支学科，它不仅是野战外科学的理论、技术在舰船条件下的应用，而且还另具其独有的特性。舰船外科的特性包括海上理化条件（晃动、高盐高湿等）复杂、人员与仪器设备配置要求高、伤员前接和后送转运困难等。因此，舰船外科是水下冲击伤的关键救治平台。

舰船外科从狭义上说就是在舰船上开展外科手术，它是外科医学在舰船上的体现，是航海医学尤其是海军后勤保障的重要组成部分。在医院船尚未得到高度发展的时期，医院船的手术装备及外科技术不足以完成相对复杂的舰船外科手术。对于急需手术治疗的战创伤病员来说，早期后送至岸基医院是外科救治的首要原则。随着相关手术器械及外科技术的发展，医院船开始具备进行基本及较为复杂外科手术的能力，舰船外科的救治工作主要为转运至医院船上施行。现代海战中伤情紧急的伤员日益增多，随着舰船外科技术与装备的进一步发展，战创伤病员主要以在受伤舰艇上进行损伤控制性手术和紧急外科手术为主。这种紧急外科手术需求进一步推进了舰船外科的发展，并催生了诸多舰船外科领域的新理论。美国陆军最先创立的一种具有高机动性并能提供远期生命救助的手术团体，称为前沿外科手术队（forward surgical team，FST）。FST 通常由 20 名医务人员组成，相关医疗设备可建立在野战条件下并同时开展 2 台手术。一个 FST 配有 4 名外科医生、2 名麻醉医生、1 个先进的生命支持团队以及 4 个重症监护床位。经过不断的实战演练与发展，FST 拓展到海军部队后发展为舰队外科手术队（navy fleet surgical team，NFST）。NFST 是美国海军最突出的机动卫勤力量，其主要任务是施行紧急外科手术并完成伤员的转运任务。NFST 工作的主要原则为合理分配医疗资源、维持伤员病情平稳以及将伤员安全转运至下一级救护单位。美海军陆战队中有一支类似于 NFST 的紧急外科救治小组，称为前沿复苏外科手术系统（forward resuscitative surgical system，FRSS）。FRSS 是一支小型化并拥有高机动性的外科手术力量，作为部署在战斗最前沿的第二梯队医疗系统，其为美海军陆战队伤员实施紧急救治并提供前沿外科手术支持。随着舰船外科手术团队的精简与完善，舰船外科的相关手术装备也不断发展，移动舰船外科系统单元（mobile shipboard surgical suite，MSSS）应运而生。MSSS 为一种可在数小时内在舰艇狭小空间内构建出手术区域的外科系统单元，其可同时开展十几台躯干及四肢手术，并对伤员进行至少连续 48 小时的监测与护理。

一、舰船外科的治疗范畴

(一) 创伤

创伤包括的范围和意义较为广泛，是指外力作用于人体的局部或全身，导致人体多个组织器官的损伤，进而引起局部或全身的功能障碍，甚至危及生命。在现代海战中，水下高爆性武器的广泛使用，使得战斗人员的伤势重、伤情复杂。在创伤救治，特别是颅脑战创伤救治的方面，存在“白金十分钟，黄金一小时”的说法。而在传统情形下，此类伤员在等待转运中所耗费的时间将极大影响治疗的效果。因此，舰船外科将医院适宜技术前移到舰船上，可有效对伤员进行损伤控制性手术，挽救伤员的生命。

(二) 感染

感染为舰船外科主要聚焦的另一范围。海洋中存在多种致病微生物，在创伤发生后，海水浸泡可加重伤情，使患者产生感染。在海上条件中，感染可引起化脓、坏死、脓毒血症，即使感染局限也需外科的方法来处理，需要全面衡量，综合治疗。若等常规转运，往往使得伤员病情加重，甚至威胁生命。舰船外科将外科技术前移到舰船中，使得在舰船上处理此类问题不再是困难。舰船外科为感染灶的切除或切开引流、消除病灶，使感染向有利于病员好转的方向发展成为了可能。

(三) 功能障碍

功能障碍的范围比较广泛，包括舰艇艇员在远洋作战过程中可能面临的种种问题，如胆石症、尿路结石合并梗阻、气胸等急性功能障碍。目前，舰船外科可以在舰船中解决艇员的此类急性功能障碍，保障患者的生命。

(四) 其他疾病

舰船外科除了聚焦于以上三类问题，也可以涵盖肿瘤和畸形。

1. *肿瘤*　肿瘤是人体组织器官在内、外环境的影响下所产生的异常增生性病变。肿瘤一般不受人体各种因素的调节而自然增长，通常分为良性及恶性肿瘤两大类。良性肿瘤多数呈膨胀性生长，可对邻近组织、器官产生压迫而影响其他组织器官正常功能，其边界较清楚，常有包膜，只有极少数病例会发生恶性转变。生长在颅腔和其他重要器官的良性肿瘤，虽然是良性病变，但由于其有占位效应，也会对人体产生较大的危害，甚至危及生命。恶性肿瘤具有浸润、转移和全身恶病质等难以控制的恶性临床表现，故对人体损害极大，且目前治疗结果大多数仍不够理想，所以要科学对待，不可轻视。

2. *畸形*　在内外因素作用下所发生的组织器官改变，影响着人体正常成长。严重的畸形，可出现各种反常的改变，影响生活质量乃至危及生命。舰船外科可以处理常见的外畸形，如唇裂、腭裂、海绵状血管瘤、蔓状血管瘤等。

二、舰船外科发展史

(一) 从创伤外科到舰船外科

创伤外科学(traumatic surgery)在公元前 3500 年左右即初现雏形。其中，古埃及实施的截肢术、包扎伤口是现存记录最早的创伤外科技术。公元前 21 世纪，我国夏代已经形成了创伤的砭石疗法。公元前 500 年，古希腊希波克拉底创新创伤处理原则，撰写了《头颅外科学》。罗马帝国为军队设立了第一批医院。文艺复兴时期，法国外科医生昂布鲁瓦兹·巴雷著有《创伤治疗学》《外科学教程》等，标志着创伤理论的形成。第一次世界大战期间，提出了沿用至今的伤口清创术和阶梯治疗；第二次世界大战期间，将输血、抗感染、内环境引入到了创伤外科。战争形态的改变极大地促进了创伤外科的发展。

野战外科学(field surgery)是着重研究各类武器对人体的杀伤效应、致伤机制及防治措施，探索特殊环境条件下各类战伤发生发展规律的学科，是从伤员的救治实践中逐步得到发展的。汉末，外科学家华佗曾用麻沸散摘除死骨。16 世纪，法军就有了机动和固定两类战地医院。18 世纪，法国外科学家德索提出火器伤的清创术。19 世纪，埃斯马赫发明了急救包和止血带，强调保守治疗。第一次世界大战后，确定了火器伤二期处理原则，各参战国总结了医疗与后送相结合的战伤救治体制。第二次世界大战期间，休克、复苏措施的进步，显微外科技术的发展，以及新型抗菌药物的发现，使得战伤总死亡率大为降低。近现代，创伤弹道学、冲击伤、水下冲击伤也随着武器技术的革命而衍生发展。

科技革命使战争形态不断发生变化，使卫勤保障和医学救治不断演化和延伸。创伤外科学、野战外科学、海军医学、空中医学交叉融合，形成了舰船外科学。舰船外科的卫生勤务特点如下：① 伤员分布集中在单舰上；② 后送方式后送困难，必须通过舰载和空载；③ 分级救治主要为三级救治（单舰、航母和船坞登陆舰、医院船）。舰船外科的外科需求如下：① 手术时机难以把握，转运困难，损伤控制性手术提前；② 手术指征要求更高；③ 手术技术运用，如硬脑膜线性切开减压技术等创新技术；④ 手术条件简陋，空间狭小、环境复杂，医院适宜技术难以直接应用；⑤ 出血、感染等手术并发症发生率更高；⑥ 术后康复方面，后送康复时机较晚；⑦存在特殊伤类，如特殊海战伤，包括海水浸泡伤、水下冲击伤、创伤弹道等，暂无成熟、有效的治疗方法。

（二）舰船外科的过去（"舰船外科 1.0"）

在公元 5 世纪之前，欧洲部分国家的海军就发展出了医院船的雏形，当时古罗马和古希腊海军舰队指定部分船只执行海战伤员的救治任务。18 世纪以后，西方国家在大型舰队中编入了卫生舰船，以保障舰队在对殖民地的掠夺战中占据优势。在俄国与瑞典的战争中，3 艘医院船被编入了俄国舰队去执行海战伤员救治任务。在俄国与日本的战争中，俄国舰队配备了 4 艘医院船。直到 1856 年，英国海军舰队配备了世界上第一艘现代医院船的雏形——"美女岛"号医院船。1859 年，美国建成了第一艘医院船"红色漂泊者"号，并且在南北战争中得到应用。第一次世界大战中，英国海军的"麦乐勒"号和"贝勒姆"号医院船以及美海军的数十艘医院船执行了海上卫勤保障任务。第二次世界大战中，英国、美国海军均配备了更多医院船参与战创伤病员的救护任务。在朝鲜战争中，英海军的"缅因"号及美海军的"抚慰"号、"安息"号、"庇护"号 3 艘医院船均参与了海战及陆战伤员的医疗救助。在越南战争中，美海军也有 3 艘医院船参与医疗保障任务。美海军在经历科索沃战争、伊拉克战争等现代化战争后，为了适应海军面临的新挑战，在继续发展医院船的同时，在舰船外科紧急救治领域也取得了巨大进步。经过大量演习及实战检验，FRSS、NFST、MSSS 在战创伤外科救治方面表现出了无可比拟的优势。随着现代战争形态的转变以及世界各国海军面临的新挑战，FRSS、NFST、MSSS 得到了各国海军的高度重视，并在世界范围内广泛传播与学习。

（三）舰船外科的现在（"舰船外科 2.0"）

工业与科技进步迅速，全球跨国贸易与海上作业繁荣发展，这一现状对舰船外科救治提出了新的要求和挑战。海上理化条件恶劣（晃动、高盐高湿等），仪器设备集成度要求高，舰船电磁情况复杂，远离本土，后送困难。舰船外科的核心是批量伤员救治、分级救治及后送。1986 年，由邮轮改装而成的"仁慈"号医院船交付美国海军使用，为美军当下最先进的医院船。"仁慈"号医院船共有 8 层医疗区域，包括 12 间手术室、术前准备区和术后苏醒区等手术相关区域；配备达芬奇手术机器人、腔镜手术器械、数字减影血管造影（DSA）检查室等，神经外科、心脏外科等绝大多专科性较强的手术均能在其手术室开展。"安慰"号医疗船（USNS Comfort T-AH-20）服役于 1987 年，是美国第三艘以"安慰"命名的美国海军舰艇，是美国第二艘医疗船，也是由油轮改装而来的，船上有 1 000 张床位，配有 50 个急救室、12 个手术室和其他排污设备。相关设备均为"舰船外科 2.0"的标志性设备，对于将现代医院的先进设备转化为舰船外科适宜设备具有示范意义。

（四）舰船外科的未来（"舰船外科 3.0"）

舰船外科的发展趋势在于将现代医院的先进技术转化为医院船适宜技术，如线性硬膜切开减压技术、可视化技术、机器人手术技术、视觉定位技术、多模态影像融合技术、增强现实远程指导技术、5G 通信技术等。将关键成果转化为关键生产力，将临床关键技术转化为舰船外科应用技术，推动先进技术向实战性、实际性、实用性等方面的转化，是引领舰船外科未来发展的不竭动力与源泉。

三、舰船外科的先进技术

当前，要将舰船外科广泛应用还需要进一步发展。如何提高医疗资源分配的效益，解决围手术期安全性问题，提高救治能力、救治水平，是促进舰船外科发展的关键问题。随着数字医疗技术的成熟，以及患者需求的增加，其普及范围也在不断扩大。数字医疗在舰船外科的应用蕴含着巨大的潜能。

(一) 数字医疗

数字医疗是把现代计算机技术、信息技术和通信技术应用于整个医疗过程的一种新型的现代化医疗方式。数字医疗的发展和数字医疗设备是分不开的，常见的CT、MRI等医学影像的设备，就是结合计算机和信息技术出现的数字化医疗设备。这些设备无疑让医生更准确地诊断疾病。在5G通信技术的推动下，远程医疗、精准医疗、移动医疗的出现进一步提高了诊疗的实时性。

(二) 机器人舰船外科

机器人舰船外科与常规外科相比，它的优点包括优越的人体工程学、手术视野的光学放大、更高的灵巧性、更好的稳定性和更高的精确度。这些优点可以有效减少舰船摇摆产生的手术失误。当5G通信技术赋能于机器人手术系统时，实时化、精准化的机器人远程手术系统便诞生了。机器人远程手术系统可以将复杂伤情的伤员交给后方具有足够经验的医生进行治疗，或者是在前方医生进行手术时给予手术指导，提高救治率；同时，也可以由不同医生操作各自机器人手臂进行联合手术，达到更高效的合作，但这样的合作手术在当下复杂的战时环境是难以完成的。

(三) 远程舰船外科

1. *远程可视化诊治系统*　可视化诊治系统可以使肉眼无法看到的体内病变通过某些手段直观地呈现在医生面前，医生从而可以在此基础上进行疾病的诊断和治疗。神经内镜、腹腔镜、消化内镜等内镜诊治系统便是可视化诊治系统的一部分。就神经内镜而言，它与其他内镜类似，具有手术视角大、照明强度高、直视性强、手术创伤小、术中出血少、术后反应轻、住院时间短、预后好等特点。舰船外科医生通过可视化诊治系统可以更好地处理海战伤，提高救治率。当现代通信技术赋能于可视化诊治系统中，远程可视化诊治系统便诞生了。可视化诊治系统获取的可视化信息通过5G等通信技术实时传输到远端的后方医院，后方医院可以让更具经验的医生对前线舰船外科医生进行技术指导，从而解决前线遇到的技术难题。这对于提高舰船外科救治成功率起到了不可忽视的作用。

2. *远程超声*　海战伤的早期处理对于抢救和避免不必要的并发症是至关重要的。超声监测可以增强危重患者和受伤患者的床边护理，是一种不可或缺的工具。超声设备变得越来越小，且价格越来越便宜，但有丰富经验的超声医生和超声机器之间常常脱节，这是战场中常常发生的情况。除此之外，便携式超声仪是火线救护常用的装备，但是可能需要非专业的医疗工作者对其他伤员进行关键性诊断和侵入性治疗。因此，远程超声系统对于提高海战伤的早期诊断率和治疗率有重要的意义。

(四) 现代舰船外科适宜技术

1. *无线监护系统*　创伤伤员的初步评估、复苏和稳定是一项非常重要和具有挑战性的任务。紧急医疗服务提供者是创伤受害者的第一个照顾点，负责提供伤员的转运和恰当的医疗支持。这种医疗支持的质量对于提高患者的存活率非常重要，因此训练有素的人员和较为高效的装备是必不可少的。目前监护系统大多都是有线的、非便携式的，并且大多无法直接传递到后方救治医生手上，在遇到特殊状况时前线的救援队可能难以处理得当。无线监护系统由于其便携性，可以在前线救护的第一时间给予生命体征的监护，并且可以将数据实时传送到后方基地，这样既可以节省伤员分类的时间又可以指导前线救援队进行伤员救治。这对于提高战时医疗资源的利用效率有重大意义。

2. *电子伤票*　伤票是战时救治伤员最主要的医疗后送文书，在历次战争中发挥了重要的作用。但是在进行海战时，纸质的伤票容易破损、信息描述不完整、信息不统一，从而导致各救治阶梯重复验伤，严重影响医疗资源的分配，影响救治的连续性。在现代信息技术的支持下，电子伤票系统应运而生。电子伤票可以使得战场伤员伤情、救治等信息的采集、处理、储存、传输、利用更加快捷、准确和有效，极大提升战救作业能力，提升舰船外科的运行效率。除此之外，电子伤票记录的信息可以作为战场救治资料得到保存和利用。因此，电子伤票在舰船外科的应用将会产生巨大的军事效益。

3. *电子抗晕腕带*　晕船病是一种常见的航海疾病，表现为头晕、上腹部不适、恶心、呕吐等一系列自主神经反应的体征和症状。大量的调查研究表明，初次出海者晕船病发生率超过50%。战时情况下，舰船中很多医护人员都是从不同医院、不同科室抽调而来的，然后组成临时救援小组，这些救援小组可能很多人都是初次出海，因此必须加强此类人员的抗晕防治工作。电子抗晕腕带结合中医手法在防治晕动病方面具有良好的效果。抗晕腕带通过细微电流刺激心包经的内关穴位来预防晕动病，研究表明给予该穴位持续强烈的刺激可以产生显著的抗晕动病效果。舰船医护人员晕船的防治可以更好地提高伤员救治的效率，对舰船外科的开展有重大的意义。同时，电子抗晕腕带还可以监测生命体征，数据可以实时传输至后方的数据库平台，这样的数据可以为日后的舰船训练提供信息支持。

（侯立军　徐涛　金海　郭彦谷）

第二节　水下冲击伤促进舰船外科发展

我国海洋辽阔，领海线长，海上威胁是国家安全面临的主要威胁形式之一。在现代海战中，兵力投入、武器类型、致伤因素等呈现新的特点，主要表现为精确制导的高爆性武器应用多，战创伤较以往发生率显著增加且伤情严重。因此，海战中伤员伤情、伤势、伤因、伤类也会呈现出新的特征。火器导致的水下冲击伤成为主要伤型。在远离海岸的情况下，在舰船上开展以损伤控制手术为代表的外科手术对抢救海战伤员具有重要意义。基于舰船救治平台，实施早期、紧急的外科手术救治可以降低伤员尤其是危重伤员的致残率和致死率。水下冲击伤救治的急迫需求倒逼着舰船外科向前发展。

21 世纪海军的作战重点已从第二次世界大战时期的传统海战转向战争以外的作战，各国海军在和平支援行动(PSO)以及人道主义援助和救灾行动(HADR)等非作战行动的数量上呈逐年上升趋势，并且越来越多的部署在索马里海域以及亚丁湾等遥远的作战区域，随时面临诸如索马里海盗等非传统性威胁。因此，海军舰艇在这些部署时间长、环境威胁性高的作战环境中面临着诸多不同挑战，包括远离岸基医疗卫勤保障、孤立部署时间延长，这对海军卫勤保障尤其在舰船外科保障方面提出了更高的要求，需要在舰艇医疗卫勤人员数量、舰艇外科手术平台以及舰艇后勤保障之间作出平衡。既往，在医院船尚未得到高度发展的时期，战创伤病员的外科手术治疗主要为转运至岸基医院进行。随着医院船相关外科手术装备与人员技术的发展，各国海战创伤病员的外科手术逐渐转变为在医院船上进行。

但是，目前国内外对于舰船外科的理念、内容和现状仍缺乏全面、系统的认识，没有一个相对完整的认知。笔者回顾了舰船外科的发展史，以下将分析舰船外科面临的问题，主要包括海上环境和手术条件；并提出舰船外科未来的发展方向，主要包括舰船外科救治技术研究、医护能力培养和军队与地方融合发展等。

一、海上环境的不利因素

海上安全是国家安全的重要组成部分，医院船的列装使舰船外科水平有了明显提高，但因其所处位置、海洋气候、战场态势、组织协同、转运工具、保障能力等情况限制，医院船并不能解决所有海战伤员救治问题，可能更多的舰船外科损伤控制手术需要依靠大型战舰或舰艇的自身救治条件进行。因此，每艘舰船必须在其自己的独立区域中进行损伤控制外科手术等相关舰船外科手术。在手术条件方面，由于海上风浪的影响，船体摇摆、颠簸和振动，各种手术器械、设备和手术床随船晃动；同时，医护人员随船体运动，站立不稳，手术操作难以准确进行，手术安全性和效率均存在突出问题。

越来越多的海上任务部署在距基地更远的距离，或有更长的航行时间。由于距离或运力投送等原因，伤员的前接、后送和转运也显得十分困难，给伤员所在的舰艇造成巨大的伤员救治压力，舰船自身的外科救治水平显得尤为重要。

二、医疗资源的不利因素

在复杂的作战环境中开展舰船外科手术是许多国家海军的共同挑战。除了大型医院船配备较为充足的医务人员外，其他舰艇上开展舰船外科均不同程度地存在医务人员短缺的情况。在执行任务中，几乎没有机会定期更换医务人员或补给大量的医疗专用资源。在批量伤员等一些特定情况下，会造成医务人员和药品耗材不足等医疗资源短缺的情况，直接影响伤员的救治效率和成功率。

外科临床技术能力不足的人员很难完成满意的舰船外科损伤控制手术。同时，在普通舰艇中，医务室的配置有限、空间有限，缺乏负压吸引、高级生命支持、高级生命监测等仪器设备。舰艇还缺乏明确诊断战创伤的一些必要仪器设备。例如，针对颅脑创伤伤员，目前舰艇条件下主要依靠伤员症状体征进行判断，诊断依据不足，缺少头颅CT或其他替代性的便携明确诊断设备，这将直接导致颅脑创伤伤员的早期诊断率低，早期干预措施不及时，最终致死致残率居高不下。这些不利条件均对舰艇在战时或其他特殊情况下开展舰船外科手术造成了非常大的挑战。

三、加强舰船外科救治技术研究

1. *加强海战伤病的研究*　针对海战伤的伤类不同，开展包括烧伤吸入伤、冲击伤、电击伤、挤压伤、生物伤、新武器伤（激光、电磁、次声、微波）的致伤机制、诊断依据、治疗方法等相关研究，加强基础研究向临床转化的研究，形成海战伤舰船外科救治特色。针对海战伤中致死致残性损伤的救治难点，开展救命性手术的手术时机、手术方法等研究，为损害控制外科手术提供科学的基础医学与临床医学证据。同时，开展影响舰船外科持续性救治能力的因素分析与改进的研究。研究如何精简救治操作流程、简化操作难度，是舰船外科重点解决和突破的关键。

2. *加强舰船外科手术单元建设*　目前，流动舰船外科手术单元实现了海上卫勤保障从以舰船为中心到以任务为中心的跨越。将舰船外科手术单元预先部署到世界范围内的战略位置上，其可在数小时之内完成部署，为军事冲突提供重要的卫勤保障。由此可见，舰船外科手术单元是舰船外科未来的趋势之一，必须加强建设具有我军特色的舰船外科手术单元。

3. *加强舰船外科仪器设备研发*　目前医院中仪器设备种类多样、功能齐全，但大多不能满足舰船需求。舰船外科要求仪器设备便于固定、运行稳定性好、便携、易操作等，与医院内环境有较大差异。例如，民用CT机因其体积大和运行环境要求高，无法装配至舰船，导致目前舰船条件下颅脑创伤的诊断存在巨大短板。因此，必须加强实战化需求的舰船外科专用仪器设备研发。

四、加强舰船外科医护能力培养

除了不断升级医疗硬软件系统、平台和技术外，还应该重点培养医护人员的技能和知识，以使其胜任舰船外科的任务需求。一是必须全面掌握各科急救技术和损伤控制外科技术，具备能够在海战环境下迅速有效地救治伤病员的能力；二是必须迅速掌握新仪器、新设备等卫生装备的使用能力，使新装备迅速形成部队的保障能力；三是必须具备一定的创新能力，能够在实战化训练中发现问题、提出问题并通过科学研究方法解决问题，以医护人员的创新能力推动舰船外科的发展。

五、加强舰船外科军队与地方融合发展

军队与地方融合发展作为国家战略，在舰船外科的发展中也具有指导意义。一是加强大型民用船只在战时为舰船外科救治单元提供平台的论证与研究，研究大型民用船只在伤员后送过程中的损伤控制外科范畴和生命支持体系建设；二是加强各型民用船只在打捞落水伤员中的指挥与协同研究，以及舰船外科急救技术在民用船只上的推广应用研究；三是依托社会科研单位，加速舰船外科专用仪器设备研发和特殊类型海战伤的救治研究。

六、舰船外科的研究进展

美国海军装备精良，并且拥有完善的卫勤保障体系，尤其在舰船外科方面，代表了相当高的水平。美海军当前最先进的医院船当属“仁慈”号医院船，其具备全球部署及提供全面的舰船外科医疗保障的能力。“仁慈”号医院船共有8层医疗区域，包括12间手术室、术前准备区和术后苏醒区等手术相关区域。“仁慈”号医院船配备达芬奇手术机器人、腔镜手术器械、数字减影血管造影(DSA)检查室等，神经外科、心脏外科等绝大多数专科性较强的手术均能在其手术室开展。“仁慈”号医院船的手术器械、耗

材等储备量达到了国内三甲医院平时储备量的三倍，其医疗装备的整体水平超过了国内大多数大型三级甲等医院。在舰船外科领域，美海军除了在医院船上占据优势，在 FRSS、NFST、MSSS 等舰船外科紧急救助领域同样位居世界前列，当前研究的最前沿为 MSSS。2002 年 11 月，驻日美海军在 3 小时内组建了完整外科手术单元，同时将配备了全套手术设施和供给品的外科手术团队组建在某驱逐舰上，这标志着美国海军 MSSS 的正式诞生。MSSS 是舰船外科领域不断发展而产生的，并在美国海军的卫勤保障中至关重要。MSSS 可短时间内在狭小的舰艇空间中布置出合适的手术区域，并可同时开展 15 例躯干及四肢手术。MSSS 主要的救治对象为舰艇士兵及海军陆战队队员，其主要的手术设备，如麻醉机、术中监护仪、手术器械及一次性耗材等，均被设计成便携式。由于 MSSS 应对的伤员主要为骨科病员，因此其相关装备中单独设置了骨科急救包。MSSS 还提供一套高级生命保障系统以备不时之需。据悉，这套 MSSS 的总价值将近 30 万美元。MSSS 在多次联合行动中均成功部署，并为美国在伊拉克战争中提供了有力的外科保障平台。经过多次实战演练，MSSS 得到了不断的改进与提升，其作为美海军舰队最重要的舰船外科支援系统，为美海军艇员及陆战队队员的特殊作战任务提供了坚实的舰船外科保障。MSSS 设计轻便且易于装载，可以使用固定翼飞机、直升机甚至多用途卡车进行运输。经验丰富的外科手术团队在 1 小时内可完成装配，并在手术结束后快速回收。因此，MSSS 的快速部署能力可在舰船接收到伤员的同时立刻行外科治疗。MSSS 的快速部署、撤离及便捷运输能力使美海军舰艇外科救治能力产生了质的飞跃。自海湾战争、伊拉克战争之后，美海军所应对的问题已从传统海战转向应对恐怖主义袭击、PSO 以及 HADR 等非传统作战。当前，美军在发展全球快速打击系统(C－PGS)，同时也在开展将外科救治力量快速投送至全球任何战场的研究，并根据不同任务需求迅速完成部署并开展外科保障。美海军当前卫勤保障建设的重点为迅速远程部署外科救治力量，并且建设重点从大型舰队医院船向小型远程机动医疗队转变。MSSS 具有携带简便、易于操作和快速部署的特点，从而将美军的舰船外科保障任务从以舰船为中心向以任务为中心转变。美军认为应将 MSSS 的研究与发展作为海军卫勤保障建设的重点，如果将其提前部署在世界范围内可能发生紧急外科救治需要的战略要位上，将为反恐战争、PSO 和 HADR 提供可靠、及时的外科救治医疗保障。

七、总结与展望

舰船外科对海战伤员的救治具有重要意义，水下冲击伤也在不断推动着舰船外科的前进。笔者系统地阐述了舰船外科的发展史、目前面临的问题和未来发展方向，目的是为我国舰船外科发展提供参考。我国舰船外科未来发展的基础和趋势，笔者认为应首先在舰船外科伤病救治、舰船外科手术单元建设、舰船外科仪器设备研发、舰船外科医护能力培养、舰船外科军队与地方融合发展等方面加强攻关研究，以取得相关领域的突破性进展。未来可见，我国舰船外科必将取得高速发展和明显进步，建立一套适应我国不同舰艇类型、不同职能任务的舰船外科体系和力量建设标准，能够为国家海上安全和海上医疗安全作出重要的贡献。舰船外科救治力量也必将具备各类海战伤的高效救治能力和不可或缺的海上医疗支持。

（侯立军　徐涛　金海　郭彦谷）

第二篇

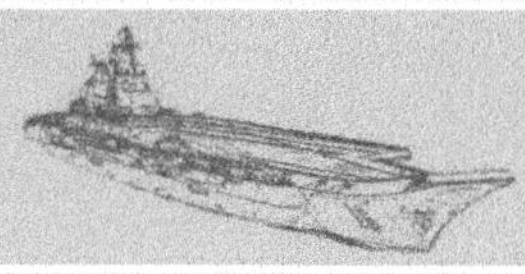

水下冲击伤的毁伤机制、研究方法、评估与防护

第四章
水下冲击伤概述

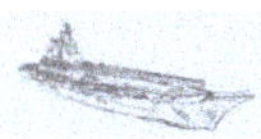

舰艇作为现代海战的主要作战平台，是敌我双方攻击的主要对象。舰艇生命力是舰艇在海上作战的首要前提和基础，随着现代兵器技术的快速发展，舰艇生命力面临着日益严重的威胁。鱼雷、水雷、深水炸弹、导弹、炸弹、炮弹等是现代海战中常用的武器，这类武器水下爆炸可在极短的时间内释放巨大的能量，其产生的高压冲击波及气泡脉动可使舰船等水中结构物发生毁灭性破坏。在本书中，因水下爆炸产生的冲击波和气泡脉动压力直接作用于机体和作用于舰船船体引起的基础冲击运动而产生的各种损伤统称为水下冲击伤。着眼于未来可能发生的海上冲突乃至海上战争，作战人员或舰船可能遭受来自空中、水面和水下武器的攻击，舰船人员和水下作战人员将面临各种武器在水中爆炸产生的水下冲击伤威胁。因此，水下冲击伤已成为当前各国海军和研究人员的研究重点之一。

本章首先系统阐述水下冲击伤研究现状，然后分析水下爆炸与空中爆炸差异，以及水下爆炸对人员冲击损伤，最后针对水下冲击伤的特点、分类等进行深入阐述。

第一节　水下冲击伤研究现状

欧美等军事强国早在第二次世界大战期间就对水下冲击伤开展了系统的研究。随后的几十年间，欧美等国的研究人员开展了一系列水下爆炸对生物的影响效应试验、人体对舰艇冲击运动的响应试验以及人体不同部位的冲击损伤实验，得到了许多宝贵的数据，并建立了多种人员水下爆炸冲击伤评估模型，形成了一系列的人员水下冲击伤评估方法、标准和阈值判据。我国在水下冲击伤领域的研究起步较晚，直到 20 世纪七八十年代才开始进行水下爆炸冲击伤的初步研究，目前国内对水下冲击伤的损伤机制、致伤特点、损伤限值、试验方法及设施和防护措施等研究均取得了显著的成果。本节将选取部分有代表性的研究对水下冲击伤的国内外研究现状进行简介。

一、国外研究现状简介

自第二次世界大战以来，西方发达国家海军便把水下爆炸产生的冲击运动对舰艇人员的影响与防护作为海军舰艇防护的重要课题。20 世纪七八十年代，苏联（1975 年）、德国（1985 年）和美国（1989 年）相继颁布了舰艇人员抗冲击安全限值的国家标准，规定了舰艇冲击运动中人体的抗冲耐受阈值，并作为舰船生命力评估的参考标准。

西方海军研究机构通过真人试验、大体组织标本试验、动物试验、模拟人试验(图 4-1)、数学模型等多种途径,积累了较为丰富的人体抗冲击加速度数据。随着研究工作的深入,近年来发达海军国家又对本国海军的抗冲击标准进行了多次修正,或以补充条款等形式进行了完善,但是受到保密的制约无法查阅其详细的内容,从相关文献的引用内容中可以推断其在舰船人员抗冲击防护领域已经具备了成熟的工程应用技术和经验。

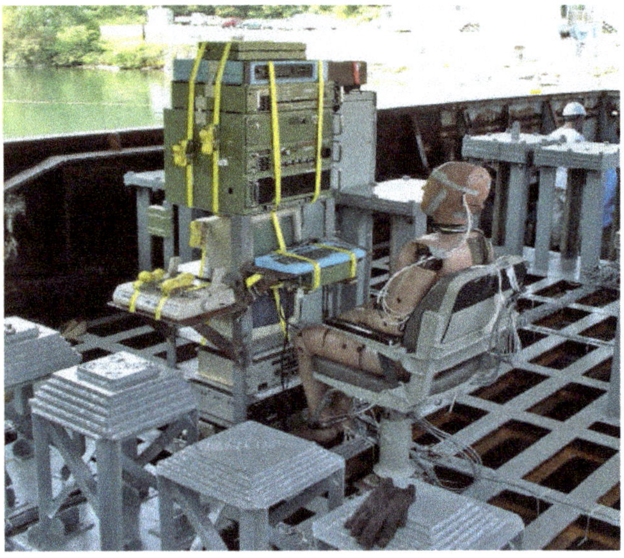

图 4-1 模拟人应用于舰船冲击试验

Edward 和 Stephen 等(2001 年)对已有水下爆炸对潜水人员影响的评估模型进行分析和总结,得到了不同评估模型中不同三硝基甲苯(trinitrotoluene, TNT)当量炸药水下爆炸时潜水人员的安全、受伤和致死距离,见表 4-1。

表 4-1 水下 TNT 爆炸下不同评估模型对应的特定距离

不同评估模型	药包质量(kg)			
	0.1	1	10	100
致死距离(m)				
$R_L = 3.17W^{0.5}$ (Bebb 和 Wright)	1	3.17	10	31.7
$R = 3.17W^{0.33}$, $P > 13\,800$ kPa 时(美国海军潜水手册)	1.47	3.17	6.8	14.7
$I_{50} = 812\ Pa - s$ (50%致死率公式, Richardson)	1.3	7.3	36.7	123
$I_1 = 516\ Pa - s$ (1%致死率公式, Richardson)	2.3	12.1	59.8	165

续 表

不同评估模型	药包质量(kg)			
	0.1	1	10	100
受伤(威胁)距离(m)				
$R_D = 18.1W^{0.5}$ (Bebb 和 Wright)	5.7	18.1	57	181
$R = 10.8W^{0.33}$, $P < 3\,450$ kPa 时(美国海军潜水手册)	5.0	10.8	23.3	50.1
$I_0 = 215\ Pa - s$ (0%致死率公式, Richardson)	6.4	31.2	133	272
安全距离(m)				
$R = 83.2W^{0.33}$, $P < 345$ kPa 时(美国海军潜水手册)	38.6	83.2	179	386
$I = 14\ Pa - s$ (Christian 和 Gaspin)	112	389	710	1 113
$R = 22.5W^{0.2}d^{0.33}h^{0.33}$ (Nedwell)	61.1	96.7	153	243

美国海军水面作战中心(Naval Surface Warfare Center)的 Rachel M. Lance 等(2015 年)针对美国现有的人员水下爆炸冲击伤评估模型和损伤限值之间差异较大的问题,分析研究了美国海军 34 份报告中 475 例水下爆炸伤员的数据以及 262 例公开人员幸存信息,通过对人员的损伤情况进行分级、重构爆炸过程,建立了以爆炸冲击波冲量为自变量的人员损伤概率模型。研究结果表明当人体遭受的水下爆炸冲击波强度达到 302 Pa·S±16 Pa·S 时致死率可高达 50%;当装药量为 20 kg TNT,爆距为 1 km 时,人员出现肺部损伤的概率为 20%,其主要研究成果如图 4-2 和表 4-2 所示。

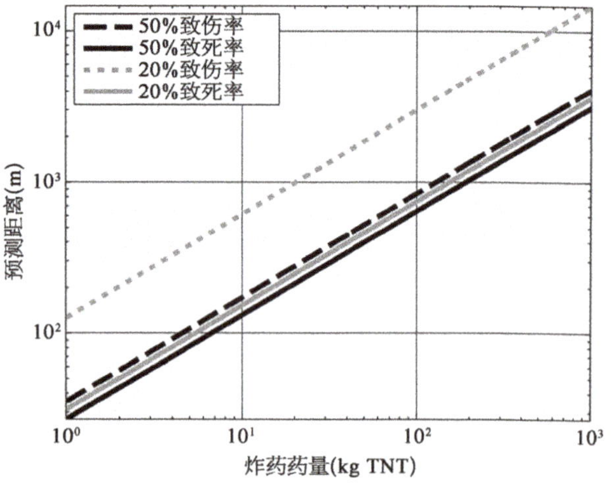

图 4-2 人员有 20%和 50%致死概率时预测距离与炸药药量的关系曲线

表 4-2　人体不同部位 10%和 50%的致死概率对应的冲击波冲量

	致伤冲击波冲量 (Pa·S)		致死冲击波冲量 (Pa·S)	
概　率	10%	50%	10%	50%
腹　部	30+56/−19	256+110/−77	607±44	767±33
肺　部	100±36	235±35	239±20	302±17

二、国内研究现状简介

杨志焕等(2004 年)利用泅渡状态下的成年杂种犬 61 只分别开展 200 g、500 g 和 1 000 g TNT 水下爆炸试验，观察水下冲击伤后 6 小时动物存活情况，并分析冲击波物理参数与伤情间的关系。试验结果显示 61 只犬中，死亡 23 只，死亡率为 37.70%，死亡原因主要为严重肺出血和肺水肿、胃肠道穿孔及肝脾破裂。通过对试验进行分析得到以下结果：试验犬的半数致死(5/10)对应的冲击波冲量为 337.7 Pa·s±14.3 Pa·s，引起试验犬轻度、中度、重度和极重度水下冲击伤的冲击波冲量分别为 140.6 Pa·s±34.2 Pa·s、199.2 Pa·s±25.2 Pa·s、247.8 Pa·s±69.6 Pa·s 和 478.7 Pa·s±183.8 Pa·s，并指出水下冲击伤早期救治的重点是积极有效地处理严重肺损伤、胃肠道穿孔和肝脾破裂等。

国内相关研究人员通过对国内外有关水下冲击伤的研究成果进行分析，给出了水下冲击波超压峰值与人员伤情的关系，见表 4-3。

表 4-3　水下冲击波超压值与人员伤情的关系

爆炸量 (kg)	轻微脑震荡 致伤距离 (m)	轻微脑震荡 超压值 (kPa)	胃肠出血穿孔 致伤距离 (m)	胃肠出血穿孔 超压值 (kPa)	出现死亡 致死距离 (m)	出现死亡 超压值 (kPa)
1	20～100	293～1 805	8～20	1 805～5 085	8	5 085
3	50～300	128～970	10～50	970～5 976	10	5 976
5	100～350	130～537	25～100	537～2 572	25	2 572
50	—	—	75～150	809～1 770	75	1 770
250	—	—	100～200	1 071～2 344	100	2 344
500	—	—	250～350	739～1 081	250	1 081

(裴度　张丹枫)

第二节　水下爆炸与空中爆炸差异

由于水和空气的物理属性差异以及与爆炸产物的界面作用效应不同，水下爆炸和空中爆炸之间存在较大差异。

一、水下爆炸载荷作用过程

(一) 水下爆炸概述

海水的密度约为空气密度的 835 倍，而压缩性只有空气的 1/30 000～1/20 000，因此与空中爆炸相比，水下爆炸具有自身的特点，其爆炸的破坏威力要比在空中爆炸强烈得多。本节从水下爆炸的基本过程、冲击波规律特性和类别特征三个方面对水下爆炸进行介绍。

(二) 水下爆炸基本过程

从水下爆炸的作用机制上看，对目标毁伤破坏主要是由水中冲击波、爆轰产物形成的气泡和气泡脉动形成的压力波以及其他力量作用的结果，主要载荷包括以波的形式传播的冲击波、以流的形式传播的滞后流，以及爆轰产物生成的气泡脉动压力。由此，可将水下爆炸过程分为炸药爆轰、冲击波的形成与传播及气泡脉动三个阶段，图 4-3 所示为典型水下爆炸过程。

1. *炸药爆轰阶段，释放大量的爆炸能量，产生高温、高压、高速的爆轰产物*　炸药属高能可燃材料，爆炸反应传播的主要类型是爆轰过程，这种类型的反应产生在处于初始状态的物质与高温高压的爆轰生成物之间的薄层内，产生的气体温度可达 30 000℃，爆炸中心压力可达数千兆帕。爆轰时化学反应的速度与反应时产生物理扰动的传播速度相等，这种急剧推进的突跃称为“爆轰波”，它在炸药内以每秒数千米的速度传播至炸药表面。

随着爆轰波在炸药内部的传播，未反应的炸药因受到爆轰波的强烈冲击作用而立刻发生化学反应，形成高温、高压爆炸产物并释放大量热量，其释放出的热量又推动爆轰波对下层爆炸物进行冲击压缩，爆轰波通过这样的形式能够不衰减而稳定地传播至炸药表层。

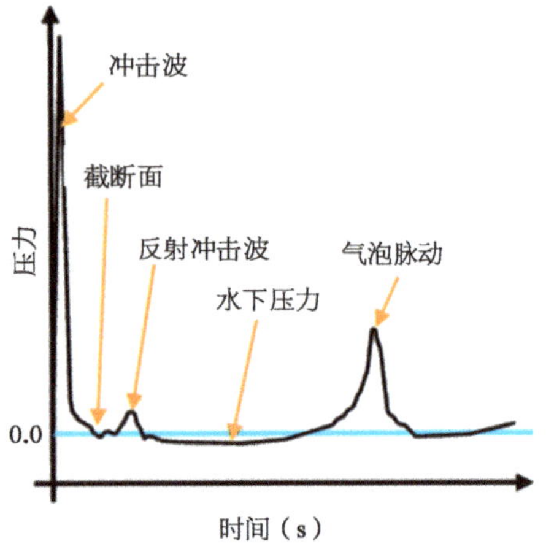

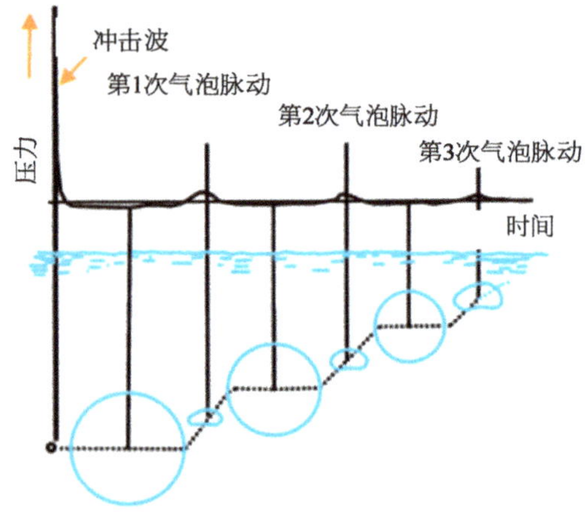

图 4-3 水下爆炸的过程

2. *冲击波的形成与传播阶段，作用时间极短，持续时间为毫秒级* 爆炸产物以极大的速度向外扩散，并强烈压缩周围的水介质，推动水介质向外快速运动，使水的压力呈现突跃式升高，形成初始冲击波。爆炸扩张波前面压力以球形的形式在周围流体中传播，冲击波的压力峰值大，呈指数衰减快速向外传播。一般情况下，把压力＞2.5 GPa 的区域称为强冲击波区，把＜2.5 GPa 且＞100 MPa 的区域称为中等强度区，把＜100 MPa 的区域称为弱冲击区。对于中强度及弱冲击波都可以近似认为是等熵过程。冲击波的初始速度远大于水中的声速，当压力衰减到几百兆帕时，冲击波速衰减成声速进行传播。当冲击波传播至水面时，自由液面会反射稀疏波，发生卸载作用，自由液面产生飞溅；当冲击波传播到海底时，发生反射，反射波的强度由海底泥沙和岩石的物理特性决定；当冲击波传播至舰艇等水中结构物表面时，发生极其复杂的反射、绕射和折射等物理现象。当结构为薄壳结构时，薄壳一方面受到冲击波作用发生局部加速运动，另一方面形成空化区，随空化区的逐渐缩小，薄壳产生二次冲击变形；舰艇结构受到冲击波和二次压力作用后，除了使舰艇局部结构发生变形、失稳，还会引起舰用设备的失灵。

3. *气泡脉冲阶段，压力峰值小，但持续时间长达秒级* 水下爆炸产生的气泡脉动压力同样具有非常强的破坏力。水下爆炸的能量以冲击波和气泡脉动的形式向四周传递，水下爆炸冲击波的能量约占整个爆炸能量的 53%，剩下 47%的能量消耗于气泡的脉动。水下爆炸气泡运动分为气泡膨胀和气泡收缩两个阶段，高温高压气泡在体积迅速膨胀过程中推动周围的水向外流动。随着体积膨胀，气泡内的压力不断下降，当降到周围水的静压力时，由于惯性作用，气泡作“过度”膨胀，直到最大半径。这时，气泡内的压力低于周围介质的平衡压力。接着，周围的水开始反向运动，即向中心聚合，气泡被压缩。同样，聚合水流惯性运动的结果使气泡“过度”压缩。其压力又高于周围的平衡压力，流场的动能转化为气泡的势能，直到流场的动能小到一定的程度，两相流动达到新的平衡。于是，气泡膨胀和压缩的第一次循环结束。但此时气泡内的压力比周围介质静压大，于是产生第二次膨胀和压缩的脉动过程。与此同时，气泡因浮力而向水面浮动，水深足够时，气泡周而复始地脉动有时达 10 次以上，在周围水域中引起一种脉动压力场。每次气泡达到最大半径时，相应产生稀疏波；而最小半径时则相应产生压缩波。

在水下爆炸的某一测点，首先到达的是水中冲击波，随后是脉动压力波（二次压力波）。第一个脉动压力波最大，其峰值压力虽然只有冲击波峰值压力的 10%～15%，但其作用时间远大于冲击波作用时间，因此其冲量可达冲击波冲量的 1.5 倍左右，在爆炸气泡所及距离内的载荷不可忽视。

（三）水下爆炸冲击波

舰艇在其服役期内不可避免地会面临冲击问题，包括海上风浪、水下接触性与非接触性爆炸以及自身发射武器时的反冲击等，这些冲击往往会给舰体和舰上设备造成不可忽视的损伤和破坏。由前文水下爆炸的基本过程可知，水下爆炸载荷分为爆炸前期的冲击波载荷和后期的气泡载荷。而了解水下爆炸冲击波的形成特点与传播规律，则是研究水下爆炸冲击伤的基础工作。

炸药在水下爆炸瞬间可释放巨大的能量，使爆心处的压力和温度急剧升高，并借周围的水迅速向四周传播，由此形成一种高压和高速的波，这就是水下爆炸冲击波。炸药在均匀、静止的水中爆炸时，高压爆炸产物向外急剧膨胀，便在水中形成初始冲击波，而在爆炸产物中反射一道稀疏波，以相反的方向往爆轰产物中心运动。与空气相比，水的可压缩性小，在一般的压力下，水几乎是不可压缩的。但是在爆炸产物的高压作用下，水成为可压缩的，因而形成水下冲击波。水的密度大，可压缩性小，使得爆炸产物的膨胀要比在空气中慢得多，水下冲击波的初始压力也比空气中大得多，同时这也是由水的波阻抗接近于爆轰产物波阻抗这一特点决定的。装药附近冲击波的初始传播速度比爆轰波速度低 20%～30%，可达 6 000 m/s 左右，是声速的数倍。但随着波的推进，冲击波波阵面的压力传播速度下降很快，因此，水下冲击波传播到一定距离之外，对于水下冲击波的传播和反射可以采用声学近似。水下爆炸的正压区作用时间比同距离同药量的空气冲击波正压区作用时间短，前者约为后者的 1/135，这是因为水下冲击波阵面速度与其尾部速度相差较小。水下冲击波经过介质时，由于水相对来说是不可压缩的，水的温度不会显著上升。所以，水下爆炸能很少转变为热能而消耗，绝大部分用于推送水运动。

水中爆炸冲击波的传播规律是研究在气泡表面与冲击波阵面之间水的非定常流动问题。和大多数爆炸现象一样，品种和装药密度相同的炸药包在水下爆炸时产生的冲击波效应遵循几何相似的规律，无论从实验还是从量纲分析的方法都可证明这一点。据此，可以显著缩小实验的规模，在实验室内模拟冲击波的产生、衰变和对结构的作用，以代替大湖、大海中的现场实验。

声音在水中密度和速度的增加意味着当水下发生爆炸时，产生的冲击波和压力波比在空气中传播得更有效且更远（1948 年 Cole）。因此，水中的爆炸据报道会在距离爆炸源 3.2 km（2 英里）处造成不适和伤害（1947 年 Wright）。与空气冲击波不同的是，即使是理想的水下冲击波，也可能不会产生一个可通过类似 Friedlander 方程来描述的波形。水下冲击波的波形受许多参数影响，包括装药深度、底部深度、仪器深度、底部反射率和爆炸后的气泡波动。自 20 世纪 40 年代初以来，这些变量对冲击波波形的影响已经被详尽地研究过了，一些变量仍然是热门研究的主题（1948 年 Cole，1951 年 Bebb，1959 年 Slifko 和 Farley，1968 年 CRC，1974 年 Christian 和 Gaspin，1988 年 Ridah，2008 年 Nakahara 和 Nagayama 等）。尽管一些文献确实提供了简单的方程来描述冲击波的峰值压力和初始衰减（1948 年 Cole，1972 年 Kedrinskii，1977 年 Rogers），但这些方程都假定波形呈指数衰减。该假设仅对衰变的单个时间常数有效，并不包含后续波形或气泡的作用。因此，这些公式通常被认为可用于计算波形的预期峰值压力，但即使是它们的作者也认为不足以完全描述冲击波的影响。

同样，对于中等或更高压力（>65 kPa）的水下理想冲击波，标度律也得到了开发和验证。然而，未受保护的人员即使身处极低的压力范围中，也会因水下冲击波导致严重的创伤和死亡。在较低的压力范围内验证这些定律的有限数据表明，这些定律高估了这些区域的暴露脉冲。

关于水下冲击波物理学，有两个要点至关重要：① 迄今为止，没有任何研究组织提出一个类似 Friedlander 方程来准确地描述一个完整的水下冲击波波形；② 水面反射回水体的张力波或稀疏波，在两者相交处会降低主波形的压力。从水面反射回来的稀疏波会导致靠近水面的测量点的峰值压力和总脉冲急剧下降。这些减少的量在既往描述的无保护人员的创伤中起到重要作用，因为大多数有记载的人类暴露于水下冲击波的事件都发生在水面或水面附近。与空气冲击波一样，水下冲击波中的正压波会在密度较高的表面（如建筑物或海底）被反射，但这种效应在人类暴露中并不常见，除非暴露发生在浅水或密闭空间中。由于这些复杂性，如果没有先进的计算模型，描述性参数如峰值压力和脉冲通常难以预测。图 4-4 所示为两个理想化的水下冲击波波形的例子，包含其各个组成部分的鉴定。

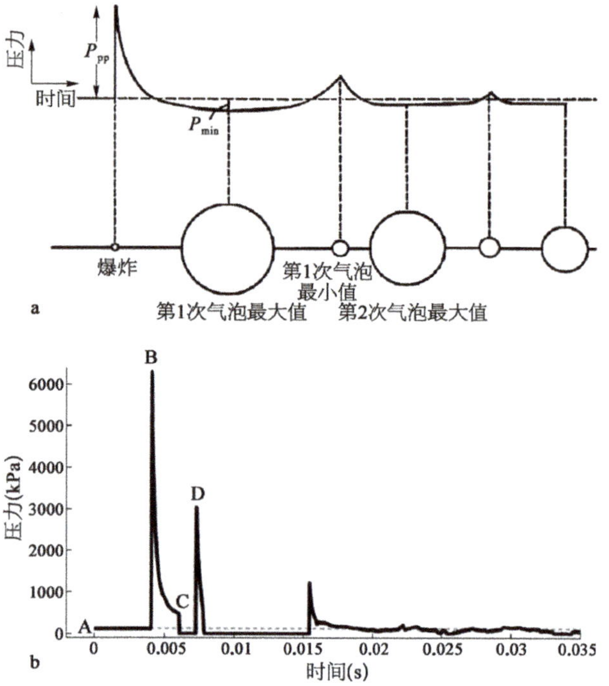

图 4-4　水下爆炸的理想化压力-时间曲线及有表面和底部反射的水下爆炸的压力-时间曲线。a. 水下爆炸的理想化压力-时间曲线。b. 有表面和底部反射的水下爆炸的压力-时间曲线实例。A：环境压力。B：峰值正超压。C：表面稀疏波带来的压力下降的开始。D：来自底部反射的次要峰值

（四）水下爆炸类别特征

对于舰船而言，水下爆炸一般都出现在战争时期，鱼雷、水雷、深水炸弹等水下武器的攻击是产生水下爆炸载荷的主要原因。不同攻击武器爆炸方式的不同所引起的载荷形式不同，结构响应的物理问题也不同。因此客观真实地描述水下爆炸载荷的类别与特征，将不同的载荷形式与相应的物理问题区分开来，是研究水下爆炸毁伤的前提与关键。

根据舰船结构毁伤特性的不同可将舰船水下爆炸分为接触爆炸和非接触爆炸。水下接触爆炸的冲击波压力可达数百兆帕，对船体结构形成高强度的局部破坏，还会波及部分舱内设备。非接触爆炸冲击波载荷相对较小，结构往往仅发生塑性变形或小范围破坏，破坏舰载设备并杀伤艇员，使舰船丧失生命力。按照不同的载荷形式和作用特征，水下爆炸又可进一步分为：水下接触爆炸、近场水下爆炸、远场水下爆炸三类。通过改变水下爆炸源药包质量和距目标舰船的初始爆距，将引起的水下爆炸载荷特性及目标舰船的结构响应和破坏特征改变。目前，对于水下爆炸的分类方法尚无统一的认识，在实际工程应用中，多采用如表 4-4 所示的方法对水下爆炸问题进行分类，其本质是为了反映某一固定装药重量随着爆距的改变带来的不同水下爆炸载荷物理特征和不同的舰船毁伤特征。如图 4-5 所示，远场爆炸主要引起舰船总纵强度的破坏，近场爆炸主要是激起船体局部板架结构的变形损伤，而接触爆炸将使舰船距爆源最近的结构产生破口毁伤。正是由于三类问题的载荷环境和结构毁伤特性的差异，其中每类问题的研究结果难以推广至其他。下面就上述三类水下爆炸问题的标志性特征、主要载荷、工程问题、舰船毁伤特征等做简要论述。

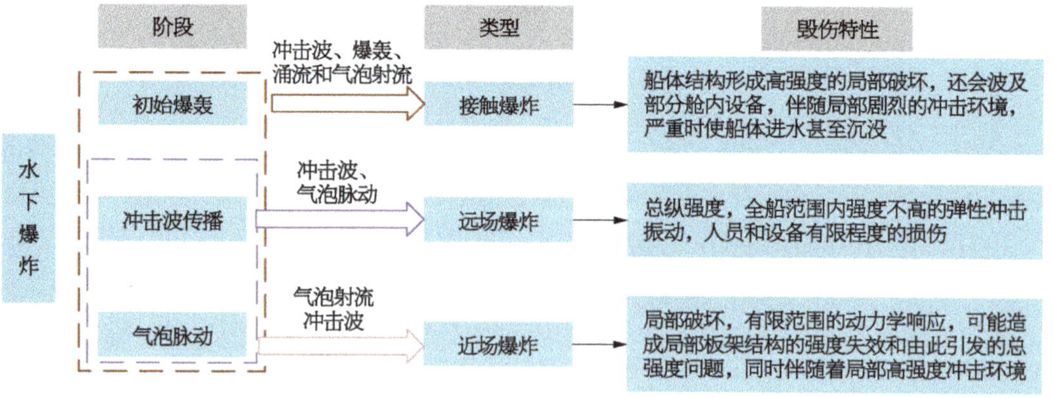

图 4-5　水下爆炸类别

表 4-4　水下爆炸类别

判断参数	水下接触爆炸	水下近场爆炸	水下远场爆炸
爆距/药包半径(r)	$0 \leqslant r \leqslant 10$	$10 \leqslant r \leqslant 25$	$25 \leqslant r$
爆距/自由场水下爆炸气泡半径(r)	$0 \leqslant r \leqslant 1$	$1 \leqslant r \leqslant 2$	$2 \leqslant r$
结构响应和破坏特征	高压冲击破坏	塑性动力学响应	弹性或弹塑性变形

1. 远场爆炸　舰船承受水下远场爆炸的标志性损伤特征是：全船范围内的强度不高的弹性冲击振动，人员和设备有限程度的损伤，船体梁总体的鞭状运动。主要载荷形式为冲击波和气泡脉动压力，在某些情况下还需要计入自由面、海底反射等边界效应。远场爆炸主要的攻击武器为水雷，其具有装药量大、爆距远的特点。相应的工程问题主要涉及两类：其一是船体冲击环境计算，远场爆炸的冲击环境是全船性的，可能引起大面积的设备与系统的损伤和失效；其二是气泡脉动作用下船体鞭状运动引起的总纵强度问题。前一个问题目前研究已经比较成熟，包括各种通用有限元软件的仿真计算方法和工程化的快速预测方法可以满足舰船设计各阶段的需求；对于第二个问题，国内外也进行了比较详尽的研究。

2. 近场爆炸　舰船在近场爆炸攻击作用下的结构损伤特征是：有限范围的板架塑性动力学响应，可能造成局部板架结构的强度失效和由此引发的总强度问题，同时伴随着局部高强度的冲击环境。主要载荷类型包括冲击波和气泡射流载荷（不同于远场爆炸的气泡脉动载荷）。近场爆炸主要的攻击武器为鱼雷、火箭上浮水雷、漂雷等，此类武器具有装药量大、近距离触发的特点。相应的工程问题主要涉及三类。其一是舰船冲击环境计算，近场爆炸冲击环境有明显的局部特征，在距离爆心附近的部位冲击环境强度很高，其他部位衰减很快，但近场爆炸冲击环境计算方法与远场水下爆炸相同，目前已经成熟。其二是船体局部强度，在这个问题中涉及板架变形范围和大小、破口的大小等计算，目前这方面的研究还不完善，其中的关键问题包括：气泡射流的形成条件和射流载荷的计算方法，目前基于数值分析和模型试验研究已有相当进展；板架结构塑性变形的工程计算方法，目前除了有限元仿真方法之外，结构塑性动力学方法将是一种有前景的研究方法。第三是船体总强度，当局部变形和破损发生在船体梁重要剖面时，船体梁总强度受损，需要进行校核，但随着局部强度问题的解决，相伴而生的总体强度计算也有很多研究成果可以应用。

3. 接触爆炸　水下武器接触爆炸对舰船的损失特征是：船体结构形成高强度的局部破坏，还会波及部分舱内设备，伴随局部剧烈的冲击环境，严重时使船体进水甚至沉没。主要载荷类型包括冲击波、高速弹片载荷、破损结构涌流、爆轰产物涌入破口后的膨胀作用和近壁面的气泡射流载荷。水下接触爆炸的主要攻击武器为鱼雷，在一定爆距范围内爆炸可认为是接触爆炸。相应的工程问题主要涉及两类，破口大小的计算和船体内部结构损伤的计算（另外一种类似问题是船体接触爆炸极限药量的计算），船体破损后剩余强度计算。相比水下远场和近场爆炸，水下接触爆炸问题的难度是最大的，主要表现在如下几个方面：一是船体结构的毁伤不再是弹塑性破坏，而属于高压冲击破坏；水和钢的描述不再采用传统的方法，需要采用冲击绝热线的方法；二是载荷类型多且作用位置和大小难以确定，边界条件复杂且与破坏过程强烈耦合；三是涉及液体、固体和气体三相多层介质耦合，且介质几何尺度差异巨大，数值计算困难。目前，接触爆炸的研究还在起步阶段，但已开展了一定数量的简单缩比模型的试验研究和仿真计算研究，其结果用于实际结构的考核还缺乏足够依据。理论分析主要采用不计中间过程的能量法以及基于实战统计资料得到的经验公式。能量法虽具有简单、方便的优点，但精度仍不能令人满意；而经验公式所依据的资料过于老旧，可能对现代舰船已不适用。上述几个关键问题如果得到解决，接触爆炸问题将获得突破。

二、水下爆炸与空中爆炸载荷特征对比

（一）空中爆炸载荷作用过程

炸药在空气中爆炸时产生高温、高压的爆轰产物，且爆轰产物在空气中以极高的速度向四周膨胀，不断压缩周围的空气，将爆轰产物的高能量传递给周围空气，使空气介质的密度、压力、温度产生“突变

或跃变”，从而形成初始空气冲击波。

爆轰产物的能量和速度随着传播距离的增加而迅速衰减，直至爆轰产物的压力降至与周围未扰动空气介质初始压力相等；但是由于惯性作用，爆轰产物继续向四周膨胀直至最大体积，此时爆轰产物的平均压力低于未扰动空气介质初始压力而产生负压区，使爆轰产物停止膨胀而往回运动，使其压力不断升高，图 4－6 所示为爆炸中心附近压力波随时间的变化曲线。

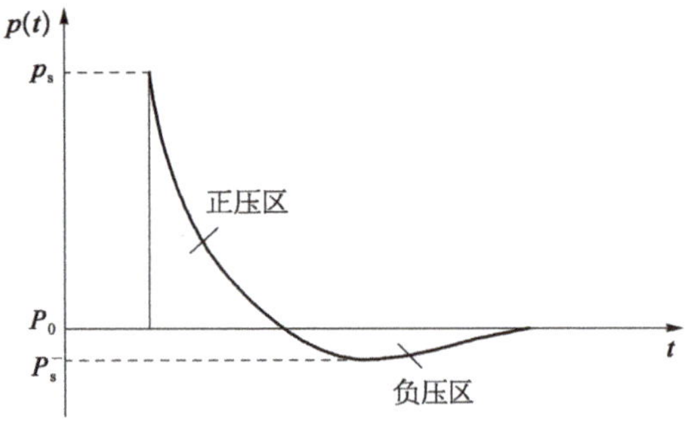

图 4－6　爆炸中心附近压力波随时间的变化曲线

一般认为，当爆轰产物第一次往回运动时，空气冲击波与爆轰产物分离并独自继续向四周传播。随着空气冲击波向前传播距离的增大，被压缩的空气介质质量不断增加，而且波阵面表面积也不断变大，冲击波的平均能量迅速衰减，使得冲击波压力和传播速度迅速衰减，即随着传播距离的增大，冲击波的压力不断衰减，但是正压作用时间变长（正压区变宽）。图 4－7 所示为空气冲击波随传播距离增大的运动情况。

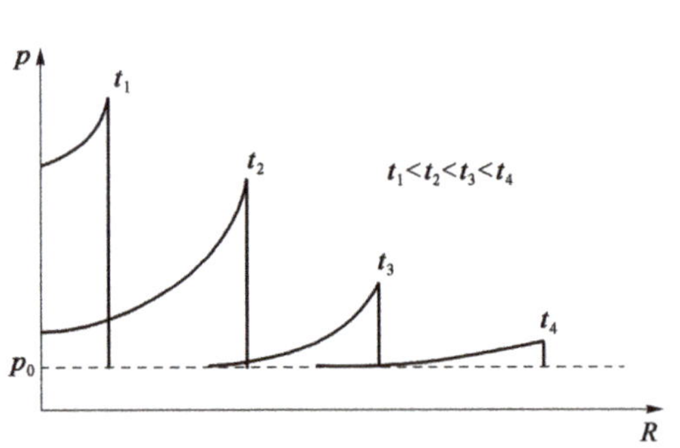

图 4－7　空气冲击波的运动情况

（二）水下爆炸与空中爆炸载荷特征对比

1. 冲击波峰值超压与冲量　根据大量的试验和爆炸相似率的分析，对于铸装 TNT 球形药包，水下爆炸冲击波的峰值压力（Zamyshlyayev，1973）及其冲击波的冲量和能量（Cole，1960）可以用以下公式简单地表示：

$$P_m=\begin{cases}4.41\times 10^7\left(\dfrac{W^{1/3}}{R}\right)^{1.5}, & 6\leqslant \dfrac{R}{R_0}<12\\ 5.24\times 10^7\left(\dfrac{W^{1/3}}{R}\right)^{1.13}, & 12\leqslant \dfrac{R}{R_0}<240\end{cases}\tag{4-1}$$

$$I_{sh}=5\,768\times W^{1/3}\left(\frac{W^{1/3}}{R}\right)^{0.89}\tag{4-2}$$

$$E_{sh}=8.14\times 10^4 W^{1/3}\left(\frac{W^{1/3}}{R}\right)^{2.05}\tag{4-3}$$

式中：W 为药量（kg）；R 为爆心距观测点的距离（m）；R_0 为药包的初始半径（m）；P_m 为峰值压力（Pa）；I_{sh} 为冲击波单位面积的冲量（N・s/m^2）；E_{sh} 为冲击波在单位面积通过的能量（J/m^2）。

空中爆炸冲击波的研究历史比较长，自从发明炸药以后，就开展了对空中爆炸冲击波的广泛研究，得出了一些冲击波压力的经验公式，比较权威的有萨道夫斯基公式、阿连绍夫公式和亨里奇公式。其中亨里奇公式的适应范围比较宽，可以计算从药包开始到较远距离范围内的冲击波参数。炸药在无限空间爆炸时超压峰值的亨里奇经验公式如下：

$$P_m=\begin{cases}10^5\left(\dfrac{14.071\,7}{\bar{R}}+\dfrac{5.539\,7}{\bar{R}^2}-\dfrac{0.357\,2}{\bar{R}^3}+\dfrac{0.006\,25}{\bar{R}^4}\right), & 0.05\leqslant\bar{R}\leqslant 0.3\\ 10^5\left(\dfrac{6.193\,8}{\bar{R}}-\dfrac{0.326}{\bar{R}^2}+\dfrac{2.132\,4}{\bar{R}^3}\right), & 0.3\leqslant\bar{R}\leqslant 1\\ 10^5\left(\dfrac{0.662}{\bar{R}}+\dfrac{4.05}{\bar{R}^2}+\dfrac{3.288}{\bar{R}^3}\right), & 1\leqslant\bar{R}\leqslant 10\\ 10^5\left(\dfrac{0.67}{\bar{R}}+\dfrac{3.01}{\bar{R}^2}+\dfrac{4.31}{\bar{R}^3}\right), & 10\leqslant\bar{R}\leqslant 70.9\end{cases}\tag{4-4}$$

其中：$\bar{R}=R/W^{1/3}$。

冲击波的正向作用时间如下。

$$t_d=1.35\times 10^{-3}W^{1/3}\bar{R}^{0.5}\tag{4-5}$$

对于空中爆炸冲击波的比冲量，亨里奇经验公式如下所示：

$$I=\begin{cases}\left(6\,630-\dfrac{11\,150}{\bar{R}}+\dfrac{6\,290}{\bar{R}^{2}}-\dfrac{1\,004}{\bar{R}^{3}}\right)W^{1/3}, & 0.4\leqslant\bar{R}\leqslant0.75\\ \left(-322+\dfrac{2\,110}{\bar{R}}-\dfrac{2\,160}{\bar{R}^{2}}-\dfrac{801}{\bar{R}^{3}}\right)W^{1/3}, & 0.75\leqslant\bar{R}\leqslant3\end{cases}\tag{4-6}$$

式中：P_m 为冲击波超压峰值(Pa)；$\bar{R}$ 为等效爆距；W 为 TNT 装药量(kg)；R 为距爆炸中心的距离(m)。

根据上述水下爆炸和空中爆炸的冲击波峰值压力和冲量计算公式可知，水下爆炸冲击波峰值压力和冲量基本随距离线性衰减，空中爆炸冲击波超压峰值和冲量以距离的一次方、二次方和三次方组合的关系衰减，空中爆炸冲击波超压峰值和冲量的衰减都要快得多。

图 4－8 给出了 900 kg 铸装 TNT 球形药包在自由场中爆炸时，距爆心 6 m 处的水下和空中爆炸冲击波典型压力时程曲线计算结果。由图 4－8a 可知，当水下爆炸冲击波传播到目标处时，冲击波压力迅速到达峰值，约为 96.7 MPa，随后冲击波压力呈指数衰减。由图 4－8b 可知，当炸药在自由场空中爆炸时，冲击波压力时程曲线正压阶段与水下爆炸冲击波传播规律相同，超压峰值为 2.1 MPa，比水下爆炸该点处的峰值压力小很多；冲击波压力由峰值衰减到标准大气压后，继续衰减，即出现负压区。相对正压阶段，负压阶段压力较小，在简化空中爆炸冲击波荷载时，往往可忽略负压区，只考虑正压超压作用。

图 4－9 给出了水下和空中爆炸冲击波传播的峰值压力和冲量对比。在近爆区域，由于试验测量误差较大，数值模拟得到的水下和空中爆炸冲击波峰值压力和冲量与经验公式得到的峰值压力和冲量存在一定差异。而随着爆心距的增大，数值模拟得到的数值与采用经验公式得到的数值较接近，说明了数值模拟技术的可靠性。由图 4－9a 可知，在距炸药中心相同距离处，水下爆炸冲击波峰值压力远大于空中爆炸，在距爆心 1 m 处，水下爆炸冲击波峰值压力达 1 661 MPa，而空中爆炸时，冲击波峰值压力衰减至 88 MPa，冲击波压力在空气中衰减较快。水下爆炸冲击波峰值平均压力是空中爆炸下的 55.7 倍(经验平均比值为 60.4)，主要由于水的密度大，压缩性较小(通常认为是不可压缩的流体)，而空气密度小，可压缩性大，冲击波在空气中传播时能量大量且快速地耗散在空气中。由图 4－9b 可知，在距炸药中心相同距离处，水下爆炸冲击波冲量远大于空中爆炸，在爆心距 1 m 处，水下爆炸冲击波冲量达 324 kPa·s，而空中爆炸时，冲击波压力冲量已衰减至 7 kPa·s，冲击波压力在空气中衰减较快。水下爆炸冲击波平均冲量是空中爆炸下的 66.5 倍(经验平均比值为 62.3)。

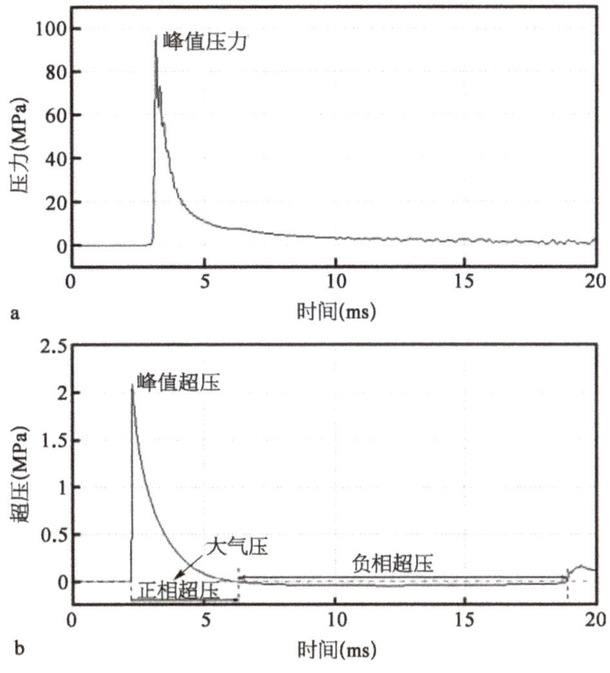

图 4－8　距爆心 6 m 处的水下爆炸冲击波和空中爆炸冲击波压力时程曲线对比。a. 水下爆炸。b. 空中爆炸

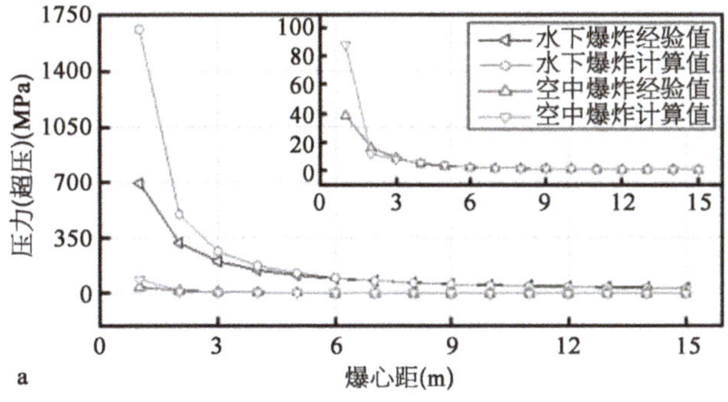

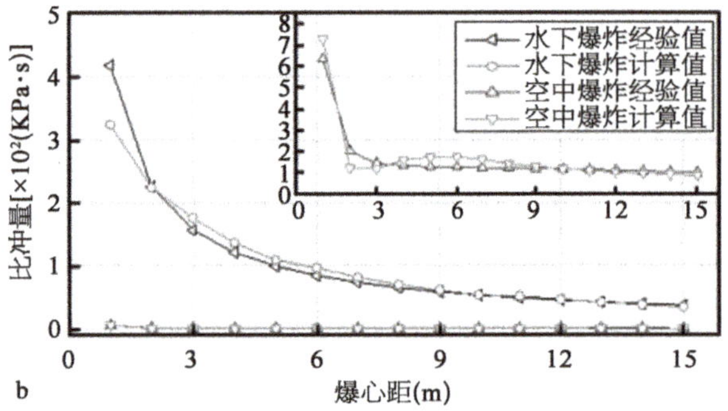

图 4-9　水下和空中爆炸冲击波传播的峰值压力和冲量对比。a. 爆心距。b. 冲量对比

2. *冲击波传播速度与传播距离*　图 4-10 给出了水下和空中爆炸冲击波传播到不同爆心距处的时间对比。由图 4-10 可知，在近爆区域，空中冲击波传播速度较水下快，主要由于空气可压缩性较大，冲击波在空中传播的初始阶段几乎是以炸药的爆轰速度传播的，而水的可压缩性较小，冲击波传播速度在水下衰减较快，使得近爆区域冲击波在空中传播速度比在水下传播快。而随着爆心距的增加，由于空中爆炸能量耗散较快，冲击波传播速度很快衰减至空中声速，故水下冲击波传播速度较空中快。

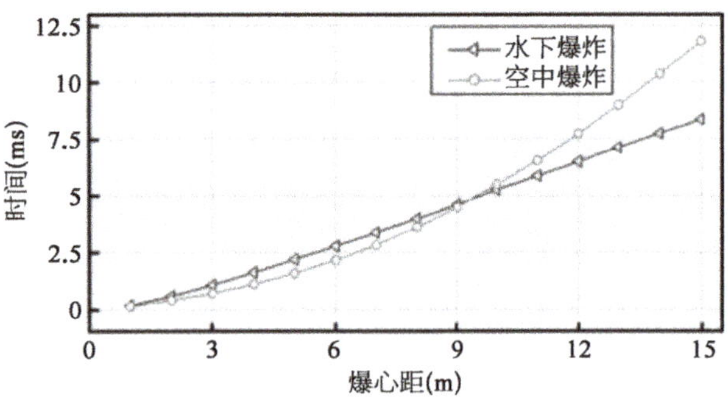

图 4-10　不同爆炸方式下爆炸冲击波到达时间对比图

此外，由于水的密度是空气的 800 多倍，并具有相对的不可压缩性，所以冲击波在水中的传播距离相比空中的传播距离远得多，水下冲击波的致死范围约为空气冲击波的 9 倍。

3. *水下爆炸的自由面效应和底部效应*　冲击波传至水的底部或其他刚性障碍物的表面时，会引起发射，从而加强冲击波的效应。但是，由于入射波和反射波很少同时到达同一点，因此相互加强作用通常不明显。相关试验表明，在 9 m 深的水池里，用 0.23～3.60 kg 的炸药放在水面下 3 m 的位置爆炸，结果并未发现有明显的底部反射作用。水下爆炸的底部效应如图 4-11 所示。

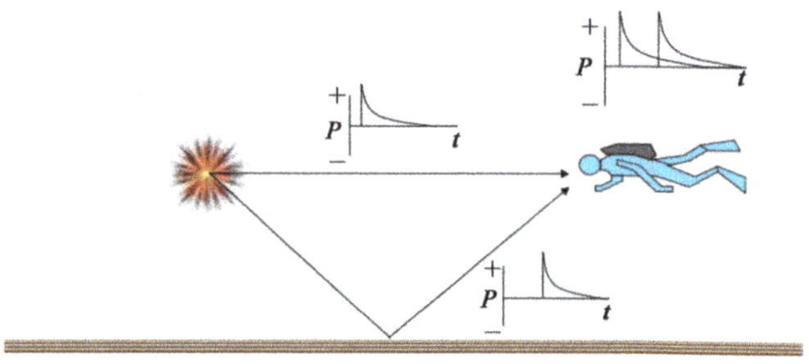

图 4-11　水下爆炸冲击波的底部效应

水中冲击波传至水与空气的界面时，会反射回来而在水中形成拉伸波。由于反射拉伸波的作用方向与入射冲击波相反，入射波的作用有所削减。此外，爆炸点或作用点的深度不同，拉伸波的影响效果也不同。水下爆炸的自由面效应如图 4-12 所示。

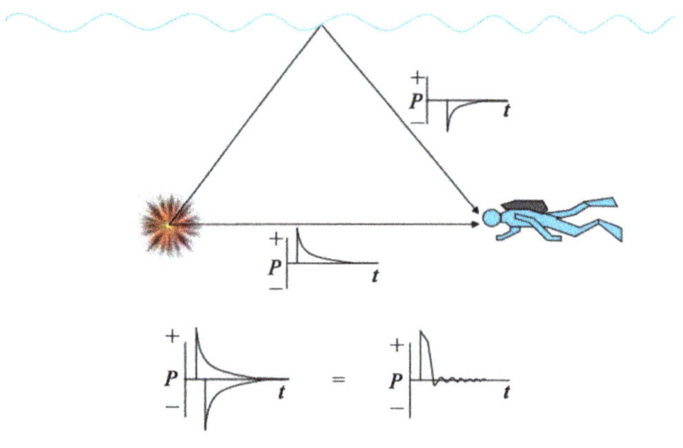

图 4-12　水下爆炸冲击波的自由面效应

将在水中距离爆源位置相等的两点分别标记为 A 点和 B 点，A 点离水面较 B 点近。当水中冲击波传播时，被水面反射的拉伸波先到达 A 点，到达该点的入射波也更早地被拉伸波所截断。结果就是虽然 A、B 两点有相同的压力峰值，但 A 点的正压作用时间比 B 点短，即 A 点的冲量比 B 点小。

爆点深度不同对同一作用点的效应也与上述的情况相似。水中炸药 1(离水面较浅)和炸药 2(离水面较深)至水中 A 点的距离相等，处在较浅处的炸药 1 爆炸后形成的拉伸波较早到达 A 点，故 A 点处的入射冲击波会较早地被截断，因而形成的能量较小；而炸药 2 因所处的位置较深，爆炸后形成的拉伸波较晚达到 A 点，故入射冲击波被截断很少，甚至不被截断，因而形成的冲量较大。

因此一般认为，水下爆炸发生时，人员所处的位置越浅越安全。所以，如水下人员预计爆炸即将发生时，应尽快游到水面去，并尽可能将身体（特别是头部）露出水面。

（裴度　张丹枫）

第三节　水下爆炸对人员冲击损伤

与空气冲击波相比，水下冲击波具有传播速度快、传播距离远及无典型的压缩区和稀疏区等特点，所以其致伤机制和损伤特点不同于空气冲击波。水下冲击波经舰体转变成为固体冲击波后，其致伤方式、致伤特点及损伤程度也发生了明显的变化。因此，在海战中，人员所处的战位不同，其损伤机制、损伤程度往往也不同，主要分为舰艇冲击伤和水下冲击伤两种。

一、舰艇冲击伤

在水下冲击波和气泡脉动等载荷的作用下，舰船发生剧烈的冲击运动。当作用在舰艇艇员身上的力、加速度或位移等超过人体能够承受的最大限度时，就会导致人体发生损伤，这称为舰艇冲击伤。舰艇冲击伤员轻者丧失战斗能力，重者可死亡，其中最主要的原因是冲击加速度。冲击产生的破坏力沿下肢、骨盆、脊柱向上传导，可以造成骨骼系统的严重损伤。在冲击加速过程中，人体组织器官产生的相对位移大于其承受能力时，会出现变形、撕裂等损伤。另外冲击加速后人体会飞离甲板，可能与舱室天花板、周围设备等碰撞，这也会造成脑外伤、骨折、淹溺等二次损伤。结合实战中人员损伤情况及实验研究结果，舰艇冲击伤具有如下特点：① 骨骼系统损伤明显，主要表现为承重骨的损伤，如下肢、骨盆、脊柱等；② 损伤与冲击时人员姿势有关，站姿易致下肢骨折，坐姿易致骨盆骨折；③ 内脏器官损伤严重且以实质性器官为主，表现为肝脾撕裂伤、肺挫伤、肾出血等，常为闭合性损伤，通常“外轻内重”，容易漏诊；④ 飞离甲板后产生的碰撞、淹溺等二次损伤多见。

水下爆炸的类别不同，对舰艇造成的毁伤也大不相同，主要包括接触爆炸、近场爆炸和远场爆炸这三种情况对舰艇结构的冲击毁伤。

二、水下冲击伤

水下爆炸所致的损伤多出现在岛礁登陆作战时，主要是对水下蛙人、弃船落水人员的损伤。研究表明，水下冲击波主要通过动压和超压对机体造成损伤，负压也有一定的致伤作用，如导致肺、肠道等含气器官的扩张、组织过度机械性拉伸等，强度远远大于空气冲击波，因而有着较高的死亡率。水下冲击伤具有以下特点：① 一般情况下，冲击波由水进入空气后能量会大大衰减。因此，冲击波对水中人员的损伤主要集中在水面以下的人体部位，如腹部空腔脏器与肺，而实质脏器与颌面部损伤相对较少。② 肝脏偶尔发生病变，但大多数损伤发生在肺和肠道。肠道损伤的高发生率和严重程度是水下爆炸损伤所特有的。

空气冲击波易损伤含气组织，如肺部、肠道和耳腔等。由于肺部或肠道中的气体密度比周围的组织小得多，冲击波经过时可能会损伤敏感的肺部或肠道组织。肺部损伤通常是由肺泡表面破裂导致的肺部出血，表现为咳嗽、呼吸困难、咯血和呼吸暂停等。腹部损伤可见于大肠和小肠的任何位置，多倾向于回盲部，一般包括穿孔、裂伤、血肿或瘀斑等。

水下冲击伤文献报道较少，受多种变量影响，包括峰值正超压、超压时间、爆炸的总能量等。水下冲击波压力-时间曲线下的最大面积称为冲力，可因初始冲击波后的底部反射或气泡作用而进一步增大，这些因素通常会使冲力至少增加 25%，甚至可能比单独的冲击力增加 150%。准确预测合理暴露范围内的水下冲击伤风险需要多个变量，研究中通常使用 3 个物理标准之一来描述水下冲击波强度：① 炸药重量和范围；② 爆炸(爆炸)冲力；③ 峰值正超压。

峰值正超压和正相位持续时间不能单独用于水下爆炸的复杂波形，与空气爆炸不同，因为整个曲线的形状变化更大，正相位持续时间值往往难以确定。因此，脉冲值是对整个爆炸波形的更全面描述。精确计算或预测冲量的困难导致大多数研究人员根据范围或峰值压力来规定伤害风险准则，尽管这些因素早已被认为是不够的。

水下冲击伤肺部损伤特点与空气冲击伤非常相似。肠道损伤在水下爆炸中很常见，但在空气爆炸中通常只有在肺部受到某种方式的保护时才会表现出来，一般是穿着防弹背心时。水下冲击伤的具体伤情特征将在后文中具体阐述。

三、水下冲击伤的分类、描述与伤情分级

随着水下高爆性武器的大规模装备和使用，水下冲击伤成为现代海战重要伤类。早在第二次世界大战时，就发生了数千例水下冲击伤，并注意到可因水下冲击伤而致死亡，当时称为“浸没冲击伤”(immersion blast injuries)，但由于认识和技术不足，当时未做深入研究。水下冲击伤不是一个单一的病理生理事件，而是一个复杂的疾病过程，包括由原发和继发性损伤机制造成的结构损伤和功能缺陷。欧美发达国家的海军从第二次世界大战的海战损失中意识到了增强舰艇和舰员抗冲击能力的紧迫性，把水下爆炸产生的冲击运动对舰艇舱室人员的影响及防护作为海军舰艇防护的重要课题。

水下冲击波的致伤程度与人体接受的爆炸冲量、能流密度和所处水深有关，且随着爆炸物当量及水下冲击波超压峰值加大，机体损伤部位增多，损伤程度加重。水下冲击伤不仅发生在损伤瞬间，而且在其后的数分钟至数天内，由于血流量、腔内压力的改变引起继发性损伤。而且水下冲击伤也会导致很多的后遗症，严重影响伤员的生活质量。

(一) 水下冲击伤的分类

目前国内外对于爆炸冲击伤的分类多采用根据第二次世界大战时期 Zuckerman 方法改进而来的分类法。该方法将爆炸冲击伤分为四类：第一类冲击伤、第二类冲击伤、第三类冲击伤和第四类冲击伤。

第一类冲击伤是指由冲击波的超压、动压和负压等物理因素直接作用于机体所致的损伤。由于气体容易被压缩和扩张的原因，原发冲击伤常见于肺、中耳、胃肠道等含气的器官。在水下爆炸中，潜水和泅渡人员主要遭受此类伤害。

第二类冲击伤是指由爆炸冲击波所引发的弹片、破片、碎玻璃、碎石以及其他飞溅碎屑所导致的机体损伤，多为穿透伤和撕裂伤，可见于体表、内脏器官、四肢等部位。在水下爆炸中，只有当武器在接触爆炸时才会产生此类伤害，本书暂不讨论。

第三类冲击伤是指由爆炸冲击致人员抛掷所导致的撞击伤，工事和建筑物等倒塌所导致的压砸伤等，可引起躯体任意部位的穿透性与钝性损伤、骨折、创伤性离断、挤压伤和挤压综合征等。在水下爆炸中，舰艇舱室内人员受到的伤害属于此类伤害，包括舰艇基础冲击伤和舰艇二次冲击伤。

第四类冲击伤是指由爆炸产生的闪光、火、有毒气体、灰尘、溺水、精神因素等所导致的机体损伤，可出现在身体的任意部位和器官。对于潜泳和泅渡人员来说，水下爆炸时可能存在溺水现象；而只有武器在舰艇舱室内爆炸时，舱室内人员才可能会受到闪光、火、有毒气体和精神因素等所导致的机体损伤，本书暂不讨论。

总体来说，由于水的密度较大，水下爆炸所产生的弹片、破片等在水中的运动阻力很大，速度衰减非常快，很难对机体造成损伤；同样爆炸产生的闪光、火、有毒气体和灰尘等在水下环境中也很难对机体造成损伤。因此，水下冲击伤主要包括第一类冲击伤和第三类冲击伤。其中，第一类冲击伤主要指水下爆炸冲击波产生的超压和气泡脉动产生的脉动压力等直接作用于机体所致的损伤；第三类冲击伤是指爆炸冲击波传导至船体结构后，使船体结构产生冲击运动并作用于机体而产生的损伤，以及船体或甲板冲击运动导致人员跌倒、坠落和碰撞产生的二次损伤。

(二) 水下冲击伤的致伤载荷的分类及描述方法

结合上文水下冲击伤的分类，水下冲击伤的致伤载荷可分为造成人员第一类冲击伤的冲击波载荷、气泡脉动载荷；造成舰艇人员第三类冲击伤的水面舰船(对人员)基础冲击载荷、潜艇(对人员)基础冲击载荷，以及产生二次损伤的立姿人体抛离载荷、立姿人体横向冲击跌倒载荷、高空坠落载荷和碰撞载荷等几类。

对于造成人员第一类冲击伤的冲击波载荷和气

泡脉动载荷来说，本书中采用气泡脉动压力峰值和冲量来描述其大小。

对于造成舰艇人员第三类冲击伤的水面舰船(对人员)基础冲击载荷和潜艇(对人员)基础冲击载荷，目前采用冲击响应谱的方法描述其大小。水下爆炸条件下，舰船基础的运动包含复杂的频域信息，直接用冲击加速度、冲击速度和位移来描述冲击环境在工程中并不方便，对于在生命周期内可能会受到各种各样攻击的舰艇，就需要既带有普遍意义，又能直观地反映舰艇冲击环境的描述方法。一种大家普遍能接受的方法是冲击谱，它是安装在同一基础上，经受同样的冲击加速度和冲击速度的一系列不同固有频率的无质量线性振子响应的最大幅值与其固有频率的关系曲线，通常用四对数坐标系表示。水下爆炸典型冲击谱曲线如图 4－13 所示。

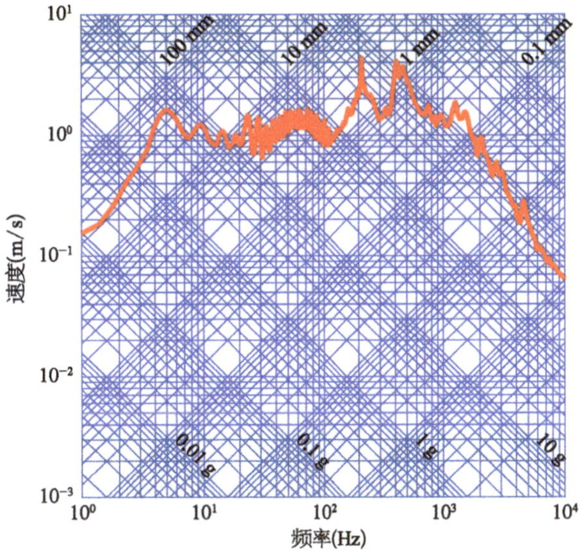

图 4－13　水下爆炸典型冲击谱

对于造成舰艇人员二次损伤的立姿人体抛离载荷、立姿人体横向冲击跌倒载荷来说，目前学界尚未有统一的结论，中国船舶科学研究中心的研究人员通过研究分别给出了基于冲击谱的方法描述人体抛离载荷和横向跌倒载荷的公式。水下冲击伤的致伤载荷的分类及描述方法如图 4－14 所示。

(三) 水下冲击伤伤情分级

在医学领域，通常从临床上将冲击伤伤情分为轻度、中度、重度和极重度。

1. 轻度伤　听器伤、内脏轻度挫伤和体表擦伤等；对战斗力影响不大，无须特殊救治。

2. 中度伤　内脏较大范围挫伤(片状出血或血肿)、较轻的肺水肿、大片软组织伤、单纯脱位、个别无明显变位的肋骨骨折、脑震荡等；预后多良好，一般不需要后送，对战斗力影响较小。

3. 重度伤　内脏破裂、骨折(股骨、脊柱、颅底和多发性肋骨骨折)、较严重的肺水肿、肺出血等；伤势危重，伤情复杂，不积极治疗会有生命危险，无法重返战斗，短期内丧失战斗力。

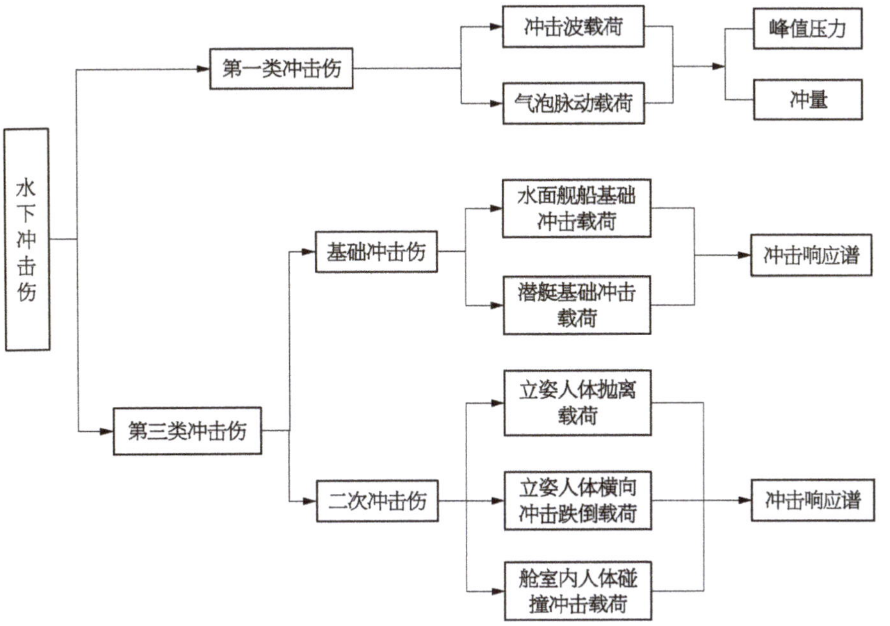

图 4－14　水下冲击伤的致伤载荷的分类及描述方法

4. *极重度伤* 严重颅脑和脊髓损伤、胸腹腔破裂、广泛而严重的肺出血、肺水肿、大血管破裂、肢体离断伴有大出血等；伤势极为严重，如不大力抢救，一般在24小时内死亡。

(四) 水下冲击伤的损伤特点

水下冲击伤因其致伤载荷的不同导致其损伤特点也有很大的差别。因此，以下从不同类型的水下冲击伤分别描述其损伤特点。

1. *第一类冲击伤* 由于传播介质特性的不同，水下爆炸的第一类冲击伤相比空中爆炸的第一类冲击伤具有以下特点。

(1) 致死率高：由于介质的特性不同，相同当量的炸药发生水下爆炸时，距离爆心相同距离处所产生的超压值远大于在空气中爆炸时的超压值，产生的冲量也高于空气冲击波，因此水下爆炸的直接冲击伤致死率相对较高。空中爆炸直接冲击伤的死亡率大多在20%以内，而水下爆炸直接冲击伤的死亡率可达40%～70%。

(2) 致死范围大：水下冲击波的致死范围约为空气的9倍。0.5 kg TNT 水下爆炸的致死边界与40 kg TNT 空中爆炸相当。

(3) 含气脏器损伤严重，实质脏器、含液脏器损伤发生率较低：大量的实践和临床观察均证明，含有气体的脏器在水下冲击波的作用下常发生较严重的损伤，可能与这类脏器的介质密度与水相差较大，冲击波通过这些脏器时作用时间长，吸收的冲击波能量较多有关。

在含气脏器中，肺是水下冲击波致伤的主要靶器官。肺组织因含有大量气体，冲击波在组织和气体界面产生能量释放，故易发生损伤。肺损伤程度与冲量密切相关，当冲量＞300 Pas时，死亡动物中极重度肺损伤的发生率可达91.7%；当冲量＜300 kPa/ms时，死亡动物中极重度肺损伤的发生率仅达7.7%。

(4) 腹部损伤远较空气冲击伤严重：人员无论在水下或俯卧于水面，由于腹部直接与接触且腹壁较柔软，因此发生水下爆炸时，腹部脏器(主要是胃肠道)较空中爆炸时更易发生损伤，伤情也更加严重。

(5) 体表损伤和多发伤极少：水下爆炸后，一般不会出现大量的继发投射物，人员不会或极小因继发投射物而受损伤。爆炸后，水下或水面上的人员通常不会或极少摔倒在坚硬的物体上，故体表不易发生外伤。

2. *第三类冲击伤*

(1) 损伤部位与体位有明显关系，且损伤多偏于一侧：如站姿人员的下肢骨骼和关节易受损伤且某一侧较严重，而坐姿人员脊柱易受伤。

(2) 易发生间接损伤即二次损伤：主要表现为人员被抛掷或横向位移时因碰撞导致的软组织损伤、骨折以及脑组织承受冲击加速度导致的脑震荡等，此外还有飞离甲板后的淹溺伤，且二次损伤重于一次损伤。

(3) 内脏器官损伤严重且以实质性器官为主：表现为肝脾撕裂伤、肺挫伤、肾出血等，常为闭合性损伤，通常“外轻内重”，容易漏诊。造成这种损伤的可能原因是冲击加速度使内脏器官发生变形和位移，从而使器官与骨骼、肌肉、韧带等发生挤压、碰撞和牵拉等造成损伤，尤其是肝、脾的损伤。

(裴度 张丹枫)

第五章

水下冲击伤的研究方法与模型

本章在回顾水下冲击伤研究历史的基础上，对水下冲击伤研究方法进行了归纳和总结，主要比较分析提出了志愿者、动物、假人、大体标本试验和数学模型研究方法之间的适用条件和局限性，并对一些重要的数学模型研究进行了介绍。

第一节　水下冲击伤研究方法概述

在第一次世界大战和第二次世界大战期间，出于对军舰安全性的考察，各国专家开始对水下爆炸这一课题进行大量的研究，包括理论研究和试验研究。20世纪70年代之后，仿真模拟的方法逐渐开展。

一、理论研究方法

对水下爆炸的理论研究很早就得到了发展，最具代表性的就是 20 世纪 50 年代 Cole 所著的《水下爆炸》(*Underwater Explosion*)一书，其全面系统地阐述了水下爆炸的构成要素、载荷及其作用形式、试验和测量技术，并提出了一些计算的经验公式，尤其是水中爆炸冲击波的计算方法至今仍被广泛使用。在此基础上，现今对水中爆炸冲击的研究基本集中在对不同类型水中炸药爆炸时的爆轰机制，对经典理论进行修正，并从理论上进行分析说明等。

非接触爆炸下结构响应的研究首先从简单结构开始，侧重于采用解析能量理论预报结构在爆炸作用下的永久变形，研究学者分别对固支圆板、简支方板、梁、无限长圆柱壳、球壳在爆炸载荷作用下的动响应进行了理论研究。接触爆炸结构毁伤比非接触爆炸更为复杂，例如在接触爆炸载荷作用下，随着爆炸载荷的施加，板的破坏过程可以分为 3 个阶段：首先是板的凹陷阶段，在这一阶段，板在接触爆炸载荷的作用下出现大的塑性变形而未断裂；其次是凹陷圆盘化阶段，在这一阶段，环向断裂出现，第一阶段的凹陷处形成与板脱离的圆盘状分离体，板上出现初始破口；最后是裂纹扩展阶段，在这一阶段，随着载荷的施加，初始破口边缘的环向应变达到最大，板开始出现径向裂纹，最终形成花瓣形的破口。这一复杂过程给相应理论研究带来一定困难。

总体而言，目前分析舰船受水下爆炸冲击载荷作用理论方法主要局限于经验法和解析法。其中经验法是根据一些标准冲击曲线，如半正弦波、梯形波等，进行冲击试验，得到一些经验公式和图表来估算结构的冲击加速度响应，这种方法比较简单，但是精度差，不适合要求高的情况。解析法是详细分析水下结构受爆炸冲击载荷作用后表面吸收的压力，再分析结构的动态响应，这种方法精度比较高，但是适合分析结构和几何边界比较简单的问题。由于水下爆炸对目标的毁伤问题涉及流体力学、固体力学以及高等结构力学等学科和流固耦合等问题，用经验法和解析法精确求解水下复杂结构受爆炸冲击载荷作用后的动态响应问题是比较困难的。

二、试验研究方法

水下爆炸试验是研究舰船冲击响应最直接、最准确的方法。根据试验对象的不同，试验研究可以分为模型试验和实船试验两种。对于模型试验而言，由于水中目标一般由板、壳组成，因此在水下爆炸的模型试验中一般考察圆板或方板在水下爆炸冲击载荷作用下的动态响应，或者把潜艇或大型鱼雷等目标等效成圆筒结构。根据爆炸波产生方式的不同可分为自由场爆炸试验和激波管试验；根据实验样本的差别分为动物实验、大体组织标本实验和物理替代模型实验。

实船水下爆炸试验可分为两种，第一种是对退役舰船开展爆炸试验以研究舰船的毁伤机制，为舰船抗冲击的相关研究提供试验数据支持；第二种是对即将服役的舰艇开展爆炸试验以考核新舰的抗冲击性能并指导后制舰的抗冲击设计。由于实船水下爆炸试验需要大量试验人员的配合和巨额经费的支持，且试验中容易对船体造成不同程度的毁伤，因此英国、意大利、荷兰、韩国等大部分国家仅对退役舰船开展了实船爆炸试验。美国非常重视舰船的抗冲击性能，自第二次世界大战后一直坚持对首制舰进行实船水下爆炸验收试验，包括航空母舰、护卫舰、驱逐舰、巡洋舰、扫雷艇，甚至两栖船运输舰等辅助船只都需要在交船后进行例行水下爆炸冲击考核试验。并且无论是水面舰艇还是潜艇，其重要设备均应进行冲击试验。自 20 世纪 40 年代以来，美国已开展了 200 余艘舰艇的实船爆炸试验，其中包括 60 余艘新研舰艇的考核试验。80 年代末，英国海军开发了能对舰艇易损性进行评估的 SSVUL 程序，其中船体和设备破坏程度与后果判断采用带数据库的专家系统，达到了很高的水平。澳大利亚对舰船的抗爆研究始于 20 世纪 80 年代，并在 90 年代实施了海上实船爆炸毁伤试验，曾用 MK-48ADCAP 鱼雷攻击退役的 Torrens 护卫舰，使该舰沉没，如图 5-1 所示。自 2000 年巨型核潜艇“库尔斯克”号沉没后，俄罗斯更是投入了大量经费用于舰艇生命力的研究。美国于 2009 年对一艘已经退役的航母进行了海上爆炸毁伤试验，爆距由远及近，直至该航母被炸沉。

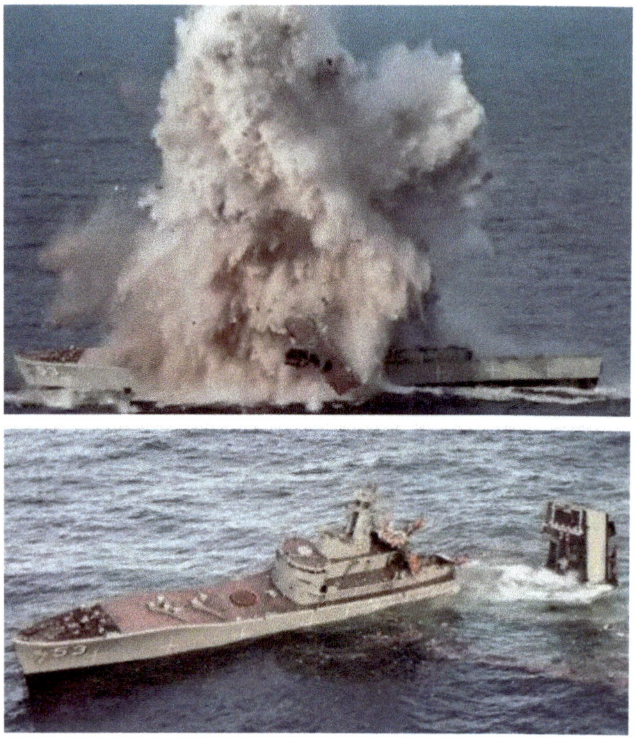

图 5-1 澳大利亚 Torrens 护卫舰水下爆炸试验

总之，世界主要海军强国在历次海战中积累了大量的宝贵数据，投入巨大的精力开展了大量的实船水下爆炸试验，并不断完善舰船抗冲击的军用规范，以保证新研制的舰船具有良好的抗水下爆炸的能力。例如，美国制定了严格的舰艇抗冲击标准(MIL-S-901)指导舰船的抗爆设计，并在实战中得到了充分验证。在波斯湾冲突和“沙漠风暴”行动中，美国“斯塔号”号护卫舰(FFG 31)、“塞缪尔”号护卫舰(FFG 58)、“的黎波里”号两栖攻击舰(LPH 10)、“普林斯顿”号巡洋舰(CG 59)经过反舰导弹和水雷不同程度的打击均没有造成致命伤害，体现了较强的生命力。

自由场爆炸试验能较好地模拟真实的爆炸条件与环境，但是实验成本高、耗时长、危险性高、不环保，干扰因素多，受试验现场条件限制明显，且爆炸所产生的火球、电磁干扰、爆炸噪声、高速破片会使实验环境复杂化，使得爆炸波对生物力学响应的结果无法精确评价。利用压缩气体作为驱动源的激波管具有可控性、可重复性的优点，但是无法模拟爆炸破片所导致的损伤，而且容易受冲击波反射、折射等的影响。动物实验是目前研究水下冲击伤较常用的方法，但是由于动物大脑等组织的形状、大小、头皮和头骨的形态与人类相比存在较大差异，在模拟人体水下冲击伤方面仍有缺陷。死亡后人体标本能够解决人员颅脑冲击伤真实情况，但也存在伦理、社会舆论及实验样本少、实验成本高等缺点。物理替代模型具有可加工性强、实验重复性高、实验成本低等优点，但是不能够完全再现人类对爆炸波引起的生物力学反应。

三、仿真模拟方法

仿真模拟的方法可以较好地解决理论研究和试验研究带来的不便之处，具有成本低、可控性强的优点，便于研究某种控制因素对系统的影响，但是难以模拟人体组织的动态本构模型和破坏准则。随着计算机硬件技术的发展以及计算方法的完善，水下爆炸对目标毁伤效应的数值仿真研究得到了很大的发展，已经成为研究水下爆炸的一个基本方法。水下爆炸仿真主要是进行水下爆炸对目标毁伤的物理、数学模型的研究，通过建立水下爆炸边界条件处理方法，研究水下爆炸数值建模技术、目标建模技术、水下爆炸的计算方法及仿真结果后处理技术。

理论研究仅适用于简单结构，对于舰船等复杂结构，则需要采用数值方法计算结构响应。对于舰船远场爆炸，双重渐近法已和 LS-DYNA 软件结合为 LS-DYNA/USA，成为国际上水下远场爆炸结构响应分析的主要软件，但该软件由于保密原因一直对我国禁运。另外一种远场爆炸的计算方法是基于声学近似的有限元法，结构和周围流场均需划分网格，计算量相对较大，但可以考虑气穴效应，该方法已集成于 ABAQUS 等通用软件中，对水下远场爆炸的结构响应分析具有较高精度。关于近场水下爆炸对结构的毁伤数值方法，有有限元方法、光滑粒子流体力学方法等。其中，有限元方法应用比较广泛，但在有网格方法中，对于接触爆炸引起的网格扭曲、计算发散等问题，仍有待进一步解决；无网格方法中，光滑粒子流体力学方法的适用性和鲁棒性较好，但其计算精度仍需提高。

由于接触爆炸的复杂性，其与远场爆炸在机制上存在着很大的差别，前者属于爆炸动力学范畴，后者属结构动力学范畴，对其进行模拟的数值技术远不如非接触爆炸数值技术发展得好，但目前仍采用大变形的弹塑性理论，主要有耦合欧拉-拉格朗日（Coupled Eulerian-Lagrangian，CEL）和任意拉格朗日-欧拉方法（Arbitrary Lagrangian-Eulerian，ALE）模拟舰船接触爆炸。耦合欧拉-拉格朗日方法通常采用欧拉法离散流体，用拉格朗日法离散结构，欧拉区域和拉格朗日区域的相互作用采用网格的映射或交界面的特殊处理实现。任意拉格朗日-欧拉方法在时间步的初始时刻计算拉格朗日运动，然后以网格的畸变达到最小化为原则重分网格，使网格的运动独立于物质。这两种方法均结合了欧拉法和拉格朗日法的优势，已成功应用于水下近场爆炸的结构响应分析。以上方法现已集成于 MSC/Dytran、LS-DYNA、AUTODYN、ABAQUS 等通用软件中，其中 MSC/Dytran、LS-DYNA 适合于近场爆炸，远场计算精度不够；AUTODYN 在模拟水下近场爆炸复杂问题时仍具有较高精度，但其计算效率较低，远场计算资源要求较高；ABAQUS 适合于远场爆炸，近场爆炸精度较低。此外，与鱼雷接触爆炸类似的物理现象还有沉底水雷近海底爆炸，此时水下爆炸气泡与边界相互作用，出现撕裂、不稳定、融合等特殊物理现象。目前，研究人员大多采用绝热假设、流体有限元、边界元理论以及相应的求解方法。

（一）DYSMAS 建模软件

动态系统力学高级模拟（DYSMAS）水码是一个代码系列，旨在对水下爆炸的复杂传播和结构效应进行建模，没有任何比例法所要求的简化。这组代码是由德国国防公司 IABG 和海军水面作战中心印度头爆炸物处理技术部（NSWC IHEODTD）合作开发的，并整合了利弗莫尔软件技术公司的代码包。该代码包含三个主要部分：ParaDyn 拉格朗日求解器、Gemini 欧拉求解器和标准耦合器接口（SCI）。该代码主要用于模拟水下爆炸传播，以分析和开发伤害风险曲线。

（二）Gemini 结构和功能

Gemini 是一个有限差分欧拉求解器。它可以独立用于模拟爆炸传播，也可以与拉格朗日求解器 ParaDyn 交互耦合。Gemini 被设计用来精确模拟水下爆炸所涉及的参数，特别是冲击波和气泡喷射等复杂情况（2011 年 Walters）。它的特点之一是能够使用广泛的状态方程，并对与复杂爆炸情景相关的场景进行建模，如部分化学反应和用户指定的燃烧率。在每个时间步骤，Gemini 使用高阶戈杜诺夫方法算法来寻找流体网格的解决方案。质量、动量和能量守恒方程以一维的方式通过一个主方向进行求解。网格大小由用户决定，在感兴趣的区域，如爆炸附近，可以给予更高的分辨率，而时间步长由程序决定，计算出稳定解所需的最小时间。

（三）软件验证

DYSMAS 水码已经得到了广泛的验证和测试。不幸的是，由 NSWC Indian Head 发表的许多技术文件不能直接无限制引用。然而，外部科学家也有大量公开的工作，将 DYSMAS 与实验结果进行比较。也许最全面的公开验证是由 Turner 在 2007 年进行的，对玻璃球体的水下内爆进行了研究。这项研究不仅成功地模拟了玻璃球的结构破坏，而且还模拟了结构崩溃后随之而来的压力波形、气泡的振荡以及包含试验装置的箱壁上的反射。其他参考文献验证了 DYSMAS 在空气中的爆炸、复杂结构环境中的爆炸以及人体组织简化模型的爆炸暴露中的应用（2006 年 Bennett、Heard 等；2010 年 Bewick 和 Flood；2011 年 O'Daniel、Harris 等；2012 年 Goeller、Wardlaw 等）。

四、TNT 的相对等效性

世界上有各种各样的爆炸物类型，有一个共同的标准，可以对许多独特的类型进行比较，以定量描述其破坏力，这是非常有用的。TNT 通常被用作这一标准，其他类型爆炸物的强度通常通过说明其 TNT 当量来描述，也被称为相对当量（RE）（1996 年 Cooper）。具体而言，一种炸药类型被赋予一个分数，即它的 RE，描述其相对于 TNT 强度的强度。RE 乘以炸药的装药重量，即可计算出产生同等威力的炸药所需的 TNT 估计重量。这种关系如式（5 - 1）所示。

$$W_{TNT} = RE \times W_{otherexplosive} \qquad (5-1)$$

大多数炸药的 RE 值在 0.8～1.2（1994 年 Cooper）。然而，需要注意的是，TNT 当量可以用多种方法测量，而这些测试方法的结果往往差别很大。诸如压沙试验和 Trauzl 铅块试验等试验有时被用来测量 RE 值，但这些试验方法的标准化程度不够，导致每种爆炸物类型的 RE 测量值差异很大（1994 年 Cooper，1996 年 Cooper）。等效值也可以通过将爆炸产生的峰值压力和冲力值与在相同距离上产生这些相同数值所需的 TNT 炸药重量来计算。这种类型的 RE 值显示出与炸药基质的固有化学特性而不是实验方法的变化有更大的关系，因此比其他测试要有用得多（1994 年 Cooper）。虽然一个装药类型的峰值压力和冲力当量会随着装药的比例距离而变化，但一般来说，对于理想的非发光装药类型，它们在一定的距离范围内是相当一致的。对 5 种可用装药类型的变化的测量表明，在一定距离范围内，每种装药类型与平均 RE 值的最大偏差为 11%（1994 年 Cooper）。

因此，TNT 当量和霍普金森比例可以用来评估无法通过实验构建的黑火药装药的估计产量，只要谨慎使用这些技术，并意识到测量类型固有的典型变化范围。

（裴度　张丹枫　郭彦谷）

第二节　水下冲击伤理论研究

水下爆炸载荷作用机制以及舰艇的响应与毁伤机制一直是兵工舰船工业、军事的热点研究问题，也是各军舰艇抗爆抗冲击研究的重要内容与基础，因此全面、准确的计算或处理方法对于舰艇水下爆炸冲击毁伤研究至关重要。此外，水雷和鱼雷等主要水下兵器的攻击方式以及战斗部的装药能量输出结构也在不断变化，且不同距离的水下爆炸对舰船目标的毁伤效果也不同，这也成为了水下爆炸冲击毁伤的研究热点。理论研究方法作为建立科学理论体系的基础，是水下爆炸载荷作用下舰船响应与毁伤研究的重点和最终目标，当前主要包括经验公式法、解析法和能量法。但由于水下爆炸载荷作用于舰船的毁伤过程是一个复杂的非线性动态过程，企图建立一个精确的数学公式而得到解析解是非常困难的，因此理论研究必须与试验研究和数值模拟方法相结合，才能为理论提供规律性认识，还可验证理论研究结果的正确性和可靠性。

一、水下爆炸冲击波载荷机制

水下爆炸研究在第一次和第二次世界大战得到了快速发展，形成了比较系统理论。其间，Cole根据大量的水下爆炸试验，于1948年对水下爆炸的冲击波经验公式和传播理论进行了系统研究和总结。

(一) 水下爆炸冲击波经验公式

Cole《水下爆炸》一书中给出了自由场水下爆炸冲击波载荷的经验公式，公式经过大量试验验证具有较高的精度，至今仍应用于水下爆炸工程计算和数值算法有效性验证等研究中。对于铸装TNT球形药包，爆炸冲击波的压力及峰值为：

$$P(t)=\begin{cases}P_m e^{-\frac{t}{\theta}}, & t\leqslant\theta\\ 0.368P_m\dfrac{\theta}{t}\left[1-\left(\dfrac{t}{t_p}\right)^{1.5}\right], & \theta\leqslant t\leqslant t_p\end{cases} \tag{5-2}$$

$$P_m=\begin{cases}4.41\times10^7\left(\dfrac{W^{1/3}}{R}\right)^{1.5}, & 6\leqslant\dfrac{R}{R_0}\leqslant12\\ 5.24\times10^7\left(\dfrac{W^{1/3}}{R}\right)^{1.13}, & 12\leqslant\dfrac{R}{R_0}<240\end{cases} \tag{5-3}$$

式中：W为装药等效TNT当量；R为爆源到观测点之间的直线距离；R_0为药包初始半径；P_m为冲击波峰值压力；$P(t)$是距离爆心R处的压力时程；t为时间(s)；θ表示冲击波衰减常数；t_p为冲击波正压作用时间。

装药水中爆炸时产生初始冲击波，并向爆炸产物中反射稀疏波，水中冲击波的初始参数取决于炸药的性质和水的特性。由于水的可压缩性很小，冲击波的初始压力很大，一般超10万个大气压，在这种情况下，不需要考虑爆炸产物等熵指数的变化，又因为向水中散射时爆炸产物的压力与密度不会急剧下降，因此可假设爆炸产物Pv^r=常数的规律膨胀，对于一维流动，界面处爆炸产物挂点速度为：

$$V_X=\frac{D}{\gamma+1}\left\{1+\frac{2\gamma}{\gamma-1}\left[1-\left(\frac{P_X}{P_H}\right)^{\frac{\gamma-1}{2\gamma}}\right]\right\} \tag{5-4}$$

水中冲击波阵面上的质点速度，当$v_0=0$时为：

$$V_X=\sqrt{(P_X-P_0)\left(\frac{1}{\rho_0}-\frac{1}{\rho_X}\right)} \tag{5-5}$$

式中：P_X、V_X分别为爆炸产物和水的分界面处爆炸产物的压力和质点速度，根据分界面连续条件，也就是水下冲击波的初始压力的质点速度；D为炸药的爆速；P_H为爆轰波阵面上的压力；γ为爆轰产物的绝热指数；ρ_X为水下冲击波的初始密度；P_0、ρ_0分别为未扰动水介质的压力和密度。由动力学的实验测定，当压力$0<P<450$ kbar时，水的冲击绝热方程为：

$$D_s=1.483+25.306\ 1\,g\left(1+\frac{v_s}{5.19}\right) \tag{5-6}$$

式中：D_s、v_s分别为水下冲击波波阵面速度和质点运动速度(mm/μs)。已知水下冲击波的动量方程为：$p=\rho_0 D_v$，代入后得到：

$$P_s=\rho_0\left[1.483+25.306\ 1\,g\left(1+\frac{us}{5.19}\right)\right]us \tag{5-7}$$

将以上诸式联解就可以求得水下冲击波的初始参数。

(二) 水下爆炸冲击波传播理论

以下重点介绍水中冲击波传播理论中的基尔克乌特-布林克里理论。基尔克乌特-布林克里水中冲击波理论发展了冲击波流体动力学基本方程的解法，尤其是能够把在某种距离或试验点附近所得冲击波参数实验数据推算到其他距离上，进行预测。这一理论根据在某一距离上测得的冲击波的能量-时间关系实验曲线，转化为常微分方程，结合流体动力学连续方程和运动方程，以及冲击波波头质量守恒条件，按数值积分法进行求解。

冲击波通过任一 R 点时所做的功，将全部变为增加流体内能的热。从能量观点出发，距爆源 R 时能量对时间的积分 $F(R)$ 可用数值压力-距离曲线值表示。按 $R\to\infty$ 积分，得：

$$F(R)=\int_{t(R)}^{\infty} r^2 Pu\,\mathrm{d}t=\int_{R}^{\infty} r_0{}^2\rho_0 h[P(r)_0]\mathrm{d}r_0 \tag{5-8}$$

式中：P 为超过流体静压力的超压；$u\mathrm{d}t$ 为时间 $\mathrm{d}t$ 内单元流体的位移；$h(P)$ 为冲击波通过单元流体内焓的增量。

当爆源初始半径为 a_0，流体静压为 P_0 时，冲击波波头通过单元流体所做的功为 W_0，W_0 取决于压力为 P，半径为 R 的圆球内流体的内能增加和在这一圆球表面所做的功的和，即：

$$W_0=4\pi\int_{a_0}^{R}\rho_0 r_0{}^2 E[P_m(r_0)]\mathrm{d}r_0+4\pi\int_{t(R)}^{\infty} r^2(P+P_0)u\mathrm{d}t \tag{5-9}$$

流体内边界移动时体积的增量 ΔV，与在半径 a_0 和 R 的身份表面间的流体体积向半径为 a'，R' 两表面间移动的和。可得：

$$4\pi\int_{t(R)}^{\infty} P_0 r^2 u\mathrm{d}t=P_0\Delta V+4\pi P_0\left(\int_{a'}^{R'} r^2\mathrm{d}r-\int_{a_0}^{R} r_0{}^2\mathrm{d}r_0\right) \tag{5-10}$$

又 $\rho r^2\mathrm{d}r=\rho r_0{}^2\mathrm{d}r_0$，引入焓增量，在时间积分为零的极限情况下，$F(R)$ 可表示为 P_m 和 R 的函数：

$$\frac{\mathrm{d}F}{\mathrm{d}R}=-\rho_0 R^2 h(P_m) \tag{5-11}$$

由于能量-时间试验曲线可近似地用 $R^2P_m u_m \mathrm{e}^{-\frac{t}{\mu}}$ 表示，其中：

$$\frac{1}{\mu}=-\left(\frac{\partial}{\partial t}\ln r^2 Pu\right)_{t=0} \tag{5-12}$$

微分后能量函数 $F(R)$ 可写成：

$$F(R)=R^2P_m u_m v(R)\mu \tag{5-13}$$

$$v(R)=\int_0^{\infty} f(R,\tau)\mathrm{d}\tau \tag{5-14}$$

$$f(R,\tau)=\frac{r^2Pu}{R^2P_m u_m},\ \tau=\frac{t-t_0(R)}{\mu} \tag{5-15}$$

再对能量函数偏微分后：可得 P_m 随 R 变化的常微分方程式：

$$\frac{\mathrm{d}P_m}{\mathrm{d}R}=\frac{\partial P_m}{\partial R}+\frac{1}{U}\frac{\partial P_m}{\partial t}=\varphi(F,P_m R) \tag{5-16}$$

二、舰艇冲击响应与毁伤机制

水下爆炸载荷下舰艇的响应与毁伤过程是复杂的非线性动态过程，属大变形、强非线性问题，涉及流体力学、气泡动力学、爆炸力学、塑性力学、塑性动力学、结构力学、断裂力学、结构振动学、水弹性力学及计算机应用等众多学科及相互之间的交叉。以下将对水下爆炸舰艇结构的冲击毁伤模式、流固相互作用机制和舰艇板架结构毁伤的能量法进行介绍。

（一）舰艇结构冲击毁伤模式

海军舰艇多种多样，但根据结构的不同，总体可分为板架和壳体两大类，水下爆炸对舰艇的毁伤方式与程度也因此各有不同。

1. 舰船结构冲击伤　在各国海战中，舰船在水面航行时会遭受各种水雷、鱼雷等武器攻击。现代水下武器的迅猛发展使得舰船结构遭受水下武器接触爆炸攻击的概率大大增加，因此研究水下爆炸作用下舰船结构毁伤特性是各国海军的一个重要课题。水中爆炸由于流体介质水的原因，相比空中爆炸周围空气介质的可压缩性要差，因此水下爆炸相对空中爆炸会引起结构更严重的毁伤。

水下爆炸过程中，对目标毁伤破坏主要是冲击波和气泡载荷。从已有的物理试验及战例来看，在近场非接触爆炸载荷作用下，由于爆点的不同，可造成舷侧、底部结构出现塑性大凹陷的同时，也可由气泡脉动载荷引起船体鞭状运动导致纵桁失稳，使整船丧失承载能力。在冲击波与气泡联合作用下，由于舷侧结构横向与纵向构件强度均较弱，而底部一般是双层底结构，横向与纵向构件相对舷侧结构较强，在冲击载荷不大时，底部结构毁伤程度弱于舷侧。区别于水下非接触爆炸，对于接触爆炸还需计及爆轰产物对其产生的直接作用。因此，当处于近场接触爆炸情况下，由于两者结构强度的不同，舷侧结构面板和加强筋一起出现破口，底部结构则是面板完全破坏的同时，加强筋不完全破坏的破口形式。

2. *潜艇结构冲击伤*　潜艇在遭受鱼雷、水雷等水下爆炸攻击时，耐压壳体结构在水下爆炸冲击载荷作用下产生总体、局部塑形大变形，导致失去对静水压力的承载能力，甚至破口导致潜艇倾覆沉没。非耐压壳体结构的总体、局部弹塑性变形和破损可导致压载水舱进水无法上浮，以致潜艇丧失生命力。因此，研究潜艇壳体结构冲击损伤动力学行为对掌握和提高潜艇的抗冲击能力有重要意义。

冲击波及气泡载荷联合作用，造成单、双层壳体损伤的过程十分复杂。从潜艇结构的角度，可将其分为横向强力构件的失效和纵向强力构件的失效两种；而从动力学过程方面，可以分为冲击失稳损伤和直接塑性损伤两种；从产生时间方面，又可以分为冲击波作用前期应力波效应引起的总体及局部损伤和后期结构运动响应引起的总体及局部损伤。在前期冲击波效应不明显的情况下，由于气泡脉动载荷的低频特性，将不存在前期的应力波损伤现象。同时，气泡脉动载荷在峰值上小于冲击波载荷一个量级，难以直接对耐压壳体结构产生总体冲击损伤，所以在冲击波阶段不产生总体冲击损伤的情况下，气泡脉动载荷引起壳体径向总体损伤的破坏形式一般是不存在的，必须要在与静水压力的联合作用下才能使壳体结构产生总体及局部损伤。实际情况下，这些损伤模式通常都是相互关联的，但是为了研究方便，将其做以下区分。

(1) 横向强力构件(横舱壁、实肋板、肋骨)在冲击波及气泡联合作用下的直接动塑性损伤而失去承载能力。

(2) 在冲击波及气泡联合作用下，耐压壳体产生大面积塑性凹陷损伤，甚至产生撕裂破口。

(3) 横向强力构件在冲击波作用下已经产生初始损伤，降低了临界压力后，由于静水压力作用产生动力或静力屈曲。

(4) 冲击波作用下，壳体结构产生总纵弯曲运动，在受压一侧产生失稳损伤，丧失总纵强度。由于冲击波球面波特性导致的结构上载荷的时空不均匀性，在壳体结构上产生冲击动弯矩，并在冲击波过后由于附加惯性力的作用产生刚体运动和总纵弯曲的自由振动，在受压一侧可能产生壳板的纵向失稳损伤，丧失总纵强度。

(5) 横向强力构件在前期冲击波作用下产生初始损伤，降低了临界压力后，由于气泡脉动载荷和静水压力的联合作用产生动力屈曲。当潜艇在深水中，尤其是接近极限水深工作时，一旦遭遇水下爆炸将十分危险。一方面，冲击波阶段对肋骨产生初始损伤，降低其临界应力；另一方面，低频的气泡脉动载荷将与静水压力叠加在一起，相当于潜艇继续增加了工作水深，同时由于动载荷的放大效应，潜艇结构容易产生环向的失稳损伤，丧失承载能力。

(6) 气泡脉动作用下，壳体结构产生总纵弯曲运动，在受压一侧产生失稳损伤，丧失总纵强度。

综上所述，在冲击波及气泡载荷联合作用下，圆柱壳结构损伤主要分为塑性损伤和动力屈曲两种形式，针对不同结构则有不同损伤特性。

(二) 流固相互作用机制

舰艇在水中受到爆炸冲击时与周围流场的瞬态相互作用有如下特点：一是早期瞬态(高频)响应主要是声辐射问题，即所谓平面波或曲面波近似解问题；二是后期瞬态(低频)响应主要是“虚质量”问题。处理瞬态流固相互作用的众多理论模型和工程方法均是以上述特点为基础建立的，用延迟势原理可以分别得出其早期(高频)近似式和后期(低频)近似式。

Geers 将双重渐近方法(doubly asymptotic approximation，DAA)用于水中结构分析，他的大量工作和成果对于水下舰艇结构在爆炸冲击条件下的流固相互作用问题做出了重要贡献。双重渐近方法就是用渐近展开匹配法导出能用于中间频率的流固耦合问题的微分方程式。其中，一阶双重渐近方法(DAA_1)在极高频和极低频分别用平面波假设和虚质量假设进行逼近，在中频段采用线性过渡，从而在高、中、低频段都有较好的精度。该方法可以与有限元相结合求解结构在水下爆炸作用下的动响应，但在中频段高估了流体阻尼，使计算出的结构在水下冲击作用下的中后期响应偏小。Geers 随后通过对流体模态的辐射能的分析，提出了二阶双重渐近方法(DAA_2)，该方法加进了模态频率矩阵，改进了中频段的精度。

一阶 DAA 离散化后的方程为：

$$\underset{\sim}{M}_f\dot{\underline{P}}_S+\rho c\underset{\sim}{A}_f\underline{P}_S=\rho c\underset{\sim}{M}_f\dot{\underline{u}}_S \qquad (5-17)$$

式中：$\dot{\underline{u}}_S$ 为散射速度矢量；ρ、c 分别为流体的密度和声波在水中的传播速度；$\underset{\sim}{M}_f$ 为结构湿表面的流体附加质量阵。根据在无黏性、不可压缩的无限流场内，由结构湿表面运动产生的无旋流的 Laplace 方程，运用边界元法可以得到此矩阵，并且它包含的均为非零元素。将其变换到结构坐标系下和结构质量矩阵叠加，即得到了水下结构运动的实际质量阵。

双重渐近近似法名称的由来是此法对水中舰艇冲击响应的高频段和低频段有良好的精度。

对于高频运动：

$$|\dot{\underline{P}}_S|>>|\underline{P}_S|,\ \underline{P}_S=\rho c\underline{u}_S \qquad (5-18)$$

对于低频运动：

$$|\dot{\underline{P}}_S|<<|\underline{P}_S|,\ \underset{\sim}{A}_f\underline{P}_S=\underset{\sim}{M}_f\dot{\underline{u}}_S \qquad (5-19)$$

对于入射声波的激励，散射速度与结构响应速度关系为：

$$\underset{\sim}{G}^T\dot{\underline{x}}=\underline{u}_I+\underline{u}_S \qquad (5-20)$$

通常，转换矩阵 G 的高度要远大于其宽度，因为结构自由度通常多于流体自由度。用标准的有限元法可得到结构运动方程式：

$$\underset{\sim}{M}_S\ddot{\underline{x}}+\underset{\sim}{C}_S\dot{\underline{x}}+\underset{\sim}{K}_S\underline{x}=\underline{f} \qquad (5-21)$$

式中，$\underline{x}$ 为节点位移矢量，$\underset{\sim}{M}_S$、$\underset{\sim}{C}_S$ 和 $\underset{\sim}{K}_S$ 分别为结构的总质量矩阵、阻尼矩阵和刚度矩阵，$\underline{f}$ 为作用在结构上的外力矢量。

对于水下结构所受到的声波激励，可以给出：

$$\underline{f}=-\underset{\sim}{G}\underset{\sim}{A}_f(\underline{P}_I+\underline{P}_S) \qquad (5-22)$$

式中，$\underline{P}_I$、$\underline{P}_S$ 分别为入射波和反射波在湿表面上的节点压力矢量，$\underset{\sim}{A}_f$ 为结构湿表面面积对角阵，$\underset{\sim}{G}$ 为结构个流体节点压力的转换矩阵。

将以上式联立后，得到二阶 DAA 离散后的方程如下：

$$\begin{aligned}&\underset{\sim}{M}_f\ddot{\underline{P}}_S+\rho c\underset{\sim}{A}_f\dot{\underline{P}}_S+\rho c\underset{\sim}{\Omega}_f\underset{\sim}{A}_f\underline{P}_S\\&=\rho c[\underset{\sim}{M}_f(\underset{\sim}{G}^T\ddot{\underline{x}}-\ddot{\underline{u}}_I)+\underset{\sim}{\Omega}_f\underset{\sim}{M}_f(\underset{\sim}{G}^T\ddot{\underline{x}}-\ddot{\underline{u}}_I)]\end{aligned} \qquad (5-23)$$

最终，得到二阶 DAA 和结构动力学方程的耦合形式：

$$\begin{cases}\underset{\sim}{M}_S\ddot{\underline{x}}+\underset{\sim}{C}_S\dot{\underline{x}}+\underset{\sim}{K}_S\underline{x}=-\underset{\sim}{G}\underset{\sim}{A}_f(\underline{P}_I+\underline{P}_S)\\\underset{\sim}{M}_f\ddot{\underline{P}}_S+\rho c\underset{\sim}{A}_f\dot{\underline{P}}_S+\rho c\underset{\sim}{\Omega}_f\underset{\sim}{A}_f\underline{P}_S\\\quad=\rho c[\underset{\sim}{M}_f(\underset{\sim}{G}^T\ddot{\underline{x}}-\ddot{\underline{u}}_I)+\underset{\sim}{\Omega}_f\underset{\sim}{M}_f(\underset{\sim}{G}^T\ddot{\underline{x}}-\ddot{\underline{u}}_I)]\end{cases} \qquad (5-24)$$

当给定了结构形式与参数，已知水下爆炸药量、爆距、水深、爆炸方位后，计算水下爆炸载荷，然后得出结构湿表面上的入射波压力场，将其作为输入量，采用交错迭代算法即可同步联合求解方程组，实现结构在水下爆炸冲击条件下的动响应和船体冲击环境计算。

(三) 舰艇毁伤的能量法

舰艇船体板架结构主要由板及加强筋构成，在船体不同的位置上，板架的加强筋密度和强度有很大程度的变化，在爆炸冲击波的作用下，其破坏的模式也不一样。由于加筋板架类型及破坏模式的多样化，采用解析的方法分析其在爆炸冲击条件下的动响应和破坏已十分困难。而采用能量法估算加筋板架在爆炸冲击条件下的永久变形，能够评估船体结构的局部损伤状态，并且十分简便、快捷，是目前较为理想的处理方式。从 20 世纪 40 年代开始，能量理论一直是分析板、梁等简单结构在爆炸作用下永久变形的简便且行之有效的方法，通常采用塑性铰线或移动塑性铰线的方法对结构进行研究，根据外载荷所做的功与结构的变形能相等预报结构永久变形。

1. *板架的分类* 采用梁和板抵抗塑性变形的抗力之比可以较好地描述加筋板架塑性变形特性。抵抗塑性变形的抗力 Q_p 定义为一定塑性变形下的变形能 E_p 与变形量 d_m 之比：

$$Q_p=\frac{E_p(d_m)}{d_m} \qquad (5-25)$$

假如一块板架宽为 a，加强筋之间距离为 b，每个面板板格的尺寸为 $a\times b\times h\,(a>b)$，根据塑性铰方法计算其抵抗塑性变形的抗力为：

$$Q_p=8M_{p0}\left(\frac{a}{b}+1\right) \qquad (5-26)$$

式中，$M_{p0}=0.25\sigma_s h^2$，为单位宽度板的塑性极

限弯矩。

每个加强筋的塑性变形抗力为：

$$Q_s=\frac{8M_{s0}}{a} \tag{5-27}$$

式中，M_{s0}为加强筋的塑性极限弯矩，计算时要考虑附连翼板的效应。

如采用$\xi=Q_s/Q_p$描述板架在冲击波作用下的破坏模式，当ξ较小时，表明面板的抗塑性变形能力强，加强筋的抗塑性变形能力弱，属于第一种类型板架；当ξ较大时，表明面板的抗塑性变形能力弱，加强筋的抗塑性变形能力强，属于第二种类型板架。通过对板架冲击破坏的调查，下述板架类型的定义比较合理：当$0\leqslant\xi\leqslant0.08$时，为第一种板架；当$\xi\geqslant5$时，为第二种板架；当$0.8<\xi<5$时，为第三种板架。当板架可以简化为第一类板架时，可以通过等效板的方法方便地计算其冲击破坏。

2. 板架变形计算　当钢板发生塑性大变形时，其弹性变形的影响可忽略，此时可假定钢板为刚塑性材料，采用能量法计算其永久变形。即认为钢板的变形能等于其吸收的爆炸冲击波能量，从而得到结构的塑性变形。

四边固支矩形板（$2a\times2b\times h$），满足边界条件的简化形函数一般形式为：

$$W=W_0\cos\frac{\pi x}{2a}\cos\frac{\pi y}{2b} \tag{5-28}$$

式中：W_0为薄板中面中点沿横向（垂直板面的z坐标方向）的最终位移，即中点残余变形量。

设u、v、w分别表示板内任意点在x、y、z坐标轴方向的位移，ε_x、ε_y分别表示x、y坐标轴方向的应变分量，γ_{xy}表示剪应变。当载荷为横向载荷引起薄板发生大变形时，x、y方向的位移u、v相对于z方向的位移w可以忽略，因此薄板变形的几何方程为：

$$\varepsilon_x=\frac{1}{2}\left(\frac{\partial w}{\partial x}\right)^2-z\frac{\partial^2 w}{\partial x^2} \tag{5-29}$$

$$\varepsilon_y=\frac{1}{2}\left(\frac{\partial w}{\partial y}\right)^2-z\frac{\partial^2 w}{\partial y^2} \tag{5-30}$$

$$\gamma_{xy}=\frac{\partial w}{\partial x}\frac{\partial w}{\partial y}-2z\frac{\partial^2 w}{\partial x\,\partial y} \tag{5-31}$$

根据前面的基本假设，$\sigma_z=0$，$\gamma_{yz}=\gamma_{zx}=0$，对于一个几何尺寸为$2a\times2b\times h$的薄板，在$x$方向有弹性范围内的初始应力$\sigma_0$、应变$\varepsilon_0$，材料的杨氏模量为$E$，则薄板变形能为：

$$U=\int_{-h/2}^{h/2}\int_{-b}^{b}\int_{-a}^{a}(\sigma_x\varepsilon_x+\sigma_y\varepsilon_y+\tau_{xy}\gamma_{xy})\mathrm{d}x\mathrm{d}y\mathrm{d}z \tag{5-32}$$

假设各分量相互独立，同时忽略弹性变形，则应力分量σ_x、σ_y及τ_{xy}表示为：

$$\sigma_x=\sigma_s+E_T\varepsilon_x \tag{5-33}$$

$$\sigma_y=\sigma_s+E_T\varepsilon_y \tag{5-34}$$

$$\tau_{xy}=\tau_s+G_T\gamma_{xy} \tag{5-35}$$

式中，σ_s表示材料的拉伸屈服极限，τ_s表示材料的剪切屈服极限，E_T为材料的塑性模量，G_T为材料的塑性剪切模量。整理后最终可得到：

$$U=\sigma_s h(mw_0^3+pw_0^2+qw_0) \tag{5-36}$$

$$\begin{cases}m=-\dfrac{2}{9}h\pi^2\left(\dfrac{a}{b^3}+\dfrac{b}{a^3}\right)\\[2ex] p=\dfrac{\pi^3}{8}\left(\dfrac{a}{b}+\dfrac{b}{a}\right)+\dfrac{1}{2}\\[2ex] q=2h\left(\dfrac{a}{b}+\dfrac{b}{a}+\dfrac{1}{2}\right)\end{cases} \tag{5-37}$$

上式右端第一和第三项为弯曲变形能项，第二项为拉伸变形能项。通过分析可以看到，当中心变形量远小于板的短边长度时，第一项为小量，可以忽略。外载荷对板所做的功为W_e，令$W_e=U$，可得计算板中心永久变形挠度的方程为：

$$mw_0^3+pw_0^2+qw_0-g=0 \tag{5-38}$$

$$\begin{cases}m=-\dfrac{2}{9}h\pi^2\left(\dfrac{a}{b^3}+\dfrac{b}{a^3}\right)\\[2ex] p=\dfrac{\pi^2}{8}\left(\dfrac{a}{b}+\dfrac{b}{a}\right)+\dfrac{1}{2}\\[2ex] q=2h\left(\dfrac{a}{b}+\dfrac{b}{a}+\dfrac{1}{2}\right)\\[2ex] g=\dfrac{W_e}{\sigma_s h}\end{cases} \tag{5-39}$$

采用上述方程可对复杂船体加筋板结构的各级板架进行爆炸条件下的永久变形计算。当W_e取为板所吸收的爆炸冲击波能E_s，则计算得到的是由爆炸冲击波所形成的板永久变形结果；当 W_e 取为板所吸收的爆炸气泡载荷能量 E_{bub}，则计算得到的是由爆炸气泡脉动压力载荷所形成的板永久变形结果。

三、水下兵器爆炸毁伤机制

水下兵器多种多样，以不同的方式作用于舰艇结构，这取决于装药量、船体离炸药的距离、舰船的大小和结构、爆炸的地点(船首、船尾、左舷、右舷)、爆炸深度、冲击波以及许多其他因素。以下将详细介绍水下兵器的分类以及对舰艇的毁伤情况。

(一) 水下兵器分类

在克里米亚战争期间(1853—1856)，俄国舰队首次使用水下炸药。随着技术发展，现代水下兵器已经是一种智能设备，能够移动并能自动埋在海底，使对方无法探测。现代水下兵器还配备了各种传感器，可对压力、磁场、电势和水动力场的变化做出反应，还能够根据环境条件进行自我调节。此外，这些水下兵器可以单独部署，也可以成组部署，从而形成一个智能地雷屏障。在众多的水下兵器分类中，如图 5 - 2 所示的基本分类是基于水下兵器在水中的位置及其对舰船的反应方式，表 5 - 1 所示是罗列的外军部分水下兵器参数。

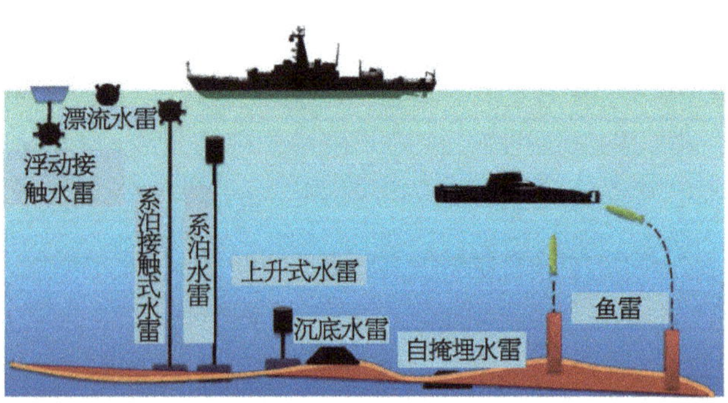

图 5 - 2 水下兵器基本分类

表 5 - 1 外军部分水下兵器参数

国 家	名 称	深度(m)	爆炸质量(kg)
美 国	MK - 48	366	295
	MK - 37	1～305	150
	MK - 67	100	230
	MK - 62/63/64	100	227/454/907
	MK - 50	900	163
	DM11 UMC	1～500	40
	FG1	60	535
俄罗斯	AGM - 1	13～100	262
	GM	100～200	300
	KAM	10～40	300
	KSM	10～210	300
	M - 08	6～110	115
	PM - 1	15～25	230
	PM - 2	45～290	245
	KRM	40～100	300
	SMDM1/2	4～150	480 800
	AMD - 1000	4～200	782
	MDM - 1	12～120	1 120
	MDM - 5	8～300	1 350
意大利	Manta	2.5～100	150～180
	MN102	5～300	630
	MRP	6～300	620

(二) 舰艇毁伤情况

2015 年，波兰海军学院列出了冲击波压力为 0～500 MPa 的舰艇毁伤影响，见表 5 - 2，该冲击波是由重量为 300～1 000 kg 的 TNT 炸药在水下爆炸产生的。可以看出，当压力波值达到 4 MPa 时，每艘舰船还会保持机动和作战能力，且不会造成重大损失；在高达 8 MPa 的压力时，设备和舰船主体会出现裂纹；在 12 MPa 的压力下，船体发生变形和裂缝；如果船体外板上的压力波达到 16 MPa，就会出现大面积裂纹，船舶可能沉没。

表 5 - 2 冲击波压力为 0～500 MPa 的舰艇毁伤

压力(MPa)	毁 伤 影 响
0～0.4	对所有船只安全
0～2	对军舰安全
2～4	照明灯开裂，敏感电子设备损坏，脆性材料制成的元件开裂
4～6	损坏电子产品、电器。机组人员受轻伤，可能部分丧失机动和作战能力
6～8	电子设备、配电盘、电器严重损坏，发电机故障，机械外壳开裂。机组人员多处受伤，机动和作战能力显著降低
8～12	船体变形和开裂。机械设备严重损坏，地脚螺栓断裂。船员中多人受伤，有死亡，失去机动性和作战能力，需要对接造船厂维修
12～16	船体和舱壁发生相当大的变形和开裂，舱室进水。破坏设备，多数船员死亡，完全丧失机动和作战能力，需要数月造船厂维修

续 表

压力(MPa)	毁伤影响
16～27	船可能沉没,舱壁开裂、机械设备广泛破坏,船员死亡人数较多。如果船没有沉没,可以考虑修理
250～350	船舶可能立即沉没,如果船不沉,则破坏已严重到无法修复
350～500	可能会破坏船只导致倾覆和下沉。若船不沉,也已破坏严重到无法修复
500 以上	立即下沉

利用描述冲击波的经验公式,可以计算出某一装药质量下船舶离炸药的安全距离,并确定特征压力值为 4 MPa、8 MPa、12 MPa 和 16 MPa 时的爆炸参数(质量和距离)。假设装药质量为小型水雷 150 kg,中型水雷和鱼雷 300 kg,大型水雷 500 kg 和 800 kg,最大的 1 200 kg,遵循 Cole 公式,便很容易根据船体离炸药距离的函数确定它们将造成的毁伤,如图 5-3 所示。因此,即使是 800～1 300 kg TNT 的水雷在 80 m 以上的距离爆炸也不会对军舰构成任何重大威胁。对于含有最多 150 kg TNT 的小型装药,安全距离为 50 m。炸药到舰船距离与装药质量及其对应的冲击波对舰船的影响见表 5-3。

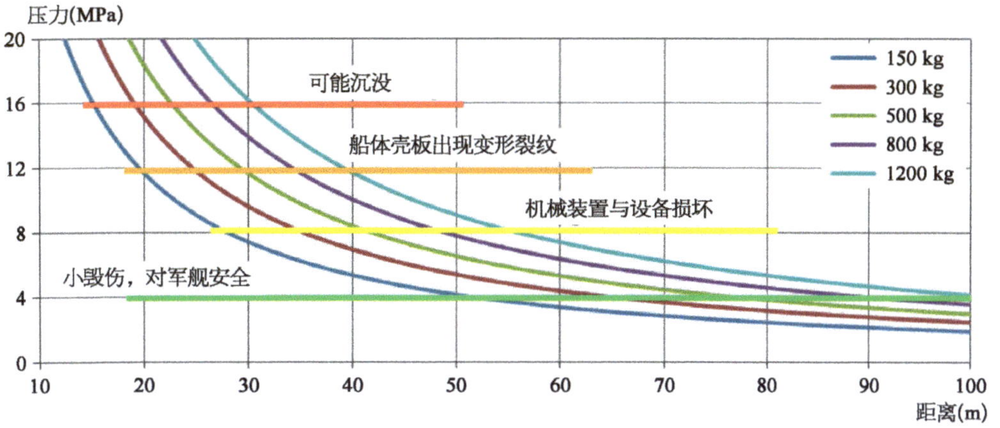

图 5-3 150、300、500、800、1 200 kg TNT 质量函数中冲击波对船体的影响

表 5-3 炸药到舰船距离与装药质量及其对应的冲击波对舰船的影响

冲击波压力(MPa)	炸药质量(TNT)(kg) Cole 公式下的距离(m)					毁伤效应
	150	300	500	800	1 200	
4	51	65	78	90	102	对军舰安全
8	28	35	42	49	56	机械装置与设备损坏
12	19	24	30	34	39	船体壳板出现变形裂纹
16	16	19	23	27	30	完全丧失机动和作战能力,可能沉没

1. 水中爆炸的缩放比例 最常见的爆炸效果缩放方法是霍普金森缩放法,也被称为"立方根缩放法"或相似性原则。水下冲击波的最关键行为遵循传统的缩放法则,因为峰值超压、持续时间和冲力的尺度可预测地与实验的整体长度尺度相一致。然而,通过霍普金森缩放法提供的方程来描述电荷的输出,信息量更大,更方便。为了应用这种缩放方法,经常使用电荷质量的立方根来调整其他因素,如与电荷的距离或时间,而不是形成真正的无维度 π 组。水下爆炸的峰值压力、冲力和时间常数的霍普金森缩放方程显示为式(5-40)～式(5-42)。

$$P_{\max}=k_{pressure}\left(\frac{W^{\frac{1}{3}}}{R}\right)^{\alpha_{pressure}} \tag{5-40}$$

其中,k 为缩放常数,α 为衰变常数,W 为电荷重量,R 为与电荷中心的距离,$P_{\max}$ 为峰值正超压。

$$Impulse=k_{impulse}W^{\frac{1}{3}}\left(\frac{W^{\frac{1}{3}}}{R}\right)^{\alpha_{impulse}} \tag{5-41}$$

$$\theta=k\,W^{\frac{1}{3}}\left(\frac{W^{\frac{1}{3}}}{R}\right)^{\alpha} \tag{5-42}$$

其中,θ 为初始衰减的时间常数(μsec)。

在三个方程式中都使用了相同的常数 k 和 α，但它们的数值是针对每个数值计算的，并且是根据每个爆炸物类型的经验确定的。例如，TNT 的峰值压力值的 $\alpha=1.13$，$k=52\ 390$（转换为 kPa、kg、m 的单位），而冲力值的 $\alpha=0.94$，$k=6\ 698$（转换为 kPa · ms、kg、m 的单位）。虽然不同类型爆炸物的 k 值不同，但峰值压力的 α 值往往非常相似，因为它们是由爆炸传播的物理规律和水中压力的衰减率决定的，而不是由每个独特的爆炸物的特性决定的。例如，TNT 和戊石的 $\alpha=1.13$，但 HBX 和 Torpex 的 α 仅有 1.15 的微小变化，尽管这些铝化炸药通常被认为威力更大。

霍普金森比例方程和经验 α 值与已建立的水下冲击波传播的分析解决方案，即 Kirkwood - Bethe 近似非常一致。就本文提出的工作而言，这些比例法的主要局限性是，它们通常主要应用于与结构破坏有关的压力区域，因此在相对较低的压力区域没有得到很好的验证，而这些压力区域仍然可能对没有保护的人类造成伤害（<65 kPa）。然而，现有的稀少数据与弱冲击传播的分析理论是一致的，该理论的结论是，在低压区域，压力值的衰减速度比 Kirkwood-Bethe 近似法和霍普金森缩放法的预测要快。因此，在低压区应用霍普金森缩放定律时，错误地高估了实际观察到的峰值压力，从而导致错误地推定安全隔离距离。

霍普金森定标没有使用适当的 π 组，也不是真正的无尺寸。然而，方法上的相似之处在方程的构建中是显而易见的，因为电荷重量取决于体积，因此立方根实际上是一个长度尺度。冲力是压力曲线在时间上的整合，因此增加一个额外的 $W^{\frac{1}{3}}$ 是合乎逻辑的，因为特征时间也与实验的特征长度尺度（L）成比例。

水下爆炸试验的一个注意事项是，气泡的作用可以为爆炸波形的后期部分贡献额外的冲力，但不能像试验的其他部分那样用相同的系数来缩放。这种无能为力是因为气泡的行为部分由重力决定，而重力是极难用试验来衡量的，部分由气体密度决定，如果不改变所使用的炸药类型，气体密度是无法衡量的。决定气泡行为的长度和时间尺度的 π 组显示为式（5 - 43）和式（5 - 44）。

$$L_{\mathrm{BUBBLE}}=\left(\frac{Y}{g\rho_0}\right)^{\frac{1}{4}} \tag{5 - 43}$$

$$t_{\mathrm{BUBBLE}}=\left(\frac{Y}{g^5\rho_0}\right)^{\frac{1}{8}} \tag{5 - 44}$$

其中，Y 为气泡能量，g 为重力，ρ_0 为初始气泡气体密度。

气泡能量（Y）是电荷重量（W）的一个直接函数。由于电荷重量是以试验长度尺度（L^3）的立方体为尺度，所以气泡的长度尺度是 $L^{\frac{3}{4}}$ 的函数，时间尺度是 $L^{\frac{3}{8}}$ 的函数。由于冲击波的特性直接与 L 成比例，而在试验中修改重力和初始气体密度是不现实的，所以实际上不可能同时对冲击波和气泡的行为进行比例调整。然而，本文中所描述的试验方法只对初始冲击波本身的描述应用了缩放方法。因此，在一般的水下爆炸物研究中，气泡行为的比例限制是一个需要考虑的重要限制，但与本文所述的试验没有直接关系。

2. 结构缩比和向结构中的传递 与全尺寸结构的爆炸相互作用在试验中可能是复杂而昂贵的，因此这些测试通常在空气和水中进行，根据相关的无尺寸参数缩小试验尺寸。这些按比例的试验必须利用几何相似性进行；具体来说，结构特征的所有尺寸必须按相同的长度系数缩减，以便结构保持其原始的几何设计。如果材料特性影响行为反应，那么模型和结构的材料特性也必须是相同的。试验比例经常被用来简化测试水下爆炸与船舶相互作用的试验，70 多年来一直是一种标准的试验方法。它是一个广泛使用的协议，用于评估对损害的敏感性和分析整个船舶对水下爆炸的反应运动。对于按比例进行的水下爆炸结构试验，时间也必须按与长度相同的因素进行缩放。

G. I. Taylor 首次描述了决定水下爆炸波撞击气垫结构行为的 π 组，主要是为了预测 TNT 深水炸弹对船只的损害。因此，他的推导与亨利号船体的爆炸互动问题极为相关。Taylor 的尺寸分析以及其他小组的后续研究得出结论，如果爆炸波的时间相关参数也是按比例计算的，那么爆炸波转移到结构中的动量可以按比例计算。决定动量转移量的无尺寸参数如式（5 - 45）和式（5 - 46）所示。

$$\epsilon = \frac{\rho c}{mn\sin\varphi} \quad (5-45)$$

其中，ρ 为结构前方介质的密度，c 为结构前的介质中的声速，m 为结构物的面积密度，n 为爆炸波衰减的时间常数，φ 为结构表面的角度（如果是圆锥形的话）。

$$\beta_s = \frac{\rho_s U_s t_i}{\rho_p h_p} \quad (5-46)$$

其中，ρ_s 为结构前材料的质量密度，U_s 为入射爆炸波的传播速度，t_i 为入射爆炸波的时间常数*，ρ_p 为结构的质量密度，h_p 为结构厚度。

进入结构的动量转移产生了该结构的运动。这种远离初始爆炸的运动导致结构前面的压力减少，而结构后面的压力增加。结构后面的压力增加，然后成为一个次要的波形，从反面传播。这种背面的爆炸波还没有得到很好的实验研究，但 Grujici 等的现代计算研究描述了真正的二次冲击波的传播，其上升时间在固体结构壁本身后面很急。这些模拟表明，背面的压力响应是结构壁对原始外部爆炸的快速运动的产物。因此，完全刚性的结构不会产生这样的波，而在柔性较好的结构后面，这种现象更加明显。这种背面波意味着，即使原始爆炸波在结构的正面材料界面上被大部分反射，结构后面的人仍有可能在足够近的距离上被足够大的炸药的传播冲击力所伤害或杀死，即使结构没有明显的损害。事实上，这两个研究小组的计算都是在假设结构本身没有损坏的情况下进行的。这两个研究小组的计算也是在假设爆炸波垂直于结构面的情况下进行的；然而，对船舶运动的研究表明，与结构成一定角度的爆炸的影响仍然可以用一个简单的 sin 校正来量化。

虽然最初看来，较厚的结构应该总是能提供更多的物理阻力和保护，以抵御爆炸波的二次冲击效应，但必须记住，这些 π 组只是试验的一个组成部分，必须作为一个整体进行缩放。墙体厚度只是模型的一个几何尺寸，因此必须按照结构其他部分的长度尺度进行缩放，这也决定了暴露在爆炸中的表面积。时间也按同样的比例调整，也就是说，如果墙体厚度增加 10 倍，那么超压持续时间必须增加同样的系数，而暴露的表面积将增加 100 倍。背面冲击波的产生也取决于墙体的运动；极厚的墙体将更接近于完全刚性，在这两种分析中都会有极小的 π 组值。因此，厚墙不会从初始冲击中吸收那么多的动量，而是会反映初始冲击，而不是弯曲并产生背面的波。

因此，如果从整个模型的整体角度来看，行为与板厚适当缩放的断言更有逻辑意义。

（裴度）

第三节 水下冲击伤试验研究

试验研究是水下冲击伤研究中最重要的研究方法，它是指通过试验获得人体的损伤效应和力学响应。试验研究也是验证理论分析和仿真计算结果是否正确的有效、直接的重要手段之一。试验研究的对象通常包括真人（也称志愿者）、假人、动物、大体组织标本等。各海军强国高度重视水下爆炸试验研究，均设有专门的水下爆炸试验研究机构，采用的方法主要包括冲击机试验、实船和模型水下爆炸试验。对于船舶设备，一般采用冲击机来模拟实际海况中可能遭遇的冲击情况，冲击机试验一般根据设备质量设定不同标准；为了检验舰船、其上设备及系统实际的抗冲击能力，可在特定水域内对实船或模型进行水下爆炸试验，特点是真实可靠，能有针对性地诊断结构薄弱环节并优化其抗冲击能力。可以说，实船试验研究是再现水下爆炸物理过程的最可靠手段，也是评估舰船遭受水下爆炸攻击下生命力的最具说服力的考量标准。但实船水下爆炸试验为毁伤性试验，需要消耗大量人力、物力和财力，且对水下

* 注：Kambouchev 等将此值称为入射爆炸波的持续时间。然而，这个 π 组出现在其他文献资料中，其变化最适合该组试验中描述的波形。Kambouchev 等研究的是空气中的爆炸，所以获取持续时间值很方便；但是使用冲击波的衰减时间常数作为时间尺度参数也很常见。由于时间常数与水下爆炸更为相关，因此在本文中，时间参数也被定义为如此。对于本次测试中测得的波形，其数值极为相似。

爆炸载荷的测量技术及数据分析带来了很大的考验。因此对于大多数国家而言，模型试验的比例相对较高。

一、动物实验研究

真人水下冲击伤研究风险较大，动物实验研究是研究水下冲击伤最常用的手段，国内外均开展了大量动物实验研究，并将实验数据过渡到人体。动物模型是研究水下冲击伤较为真实的方法，也是探讨水下冲击伤致伤特点、发生机制和诊治方案的基础。通过制备水下冲击伤动物模型，可以对水下冲击伤的发生发展过程、生物力学机制、病理生理学改变以及实验治疗学等方面进行深入研究，以便更有效地指导临床救治。

水下冲击伤动物模型分类方式多样，可分为在体实验和离体实验。按照冲击波产生方式又可以分为爆炸实验和水中激波管实验。在试验中多采用以下两种方法：① 研制一种特制的冲击波发生器，即激波管，利用激波管产生的冲击波进行冲击伤实验研究。② 采用现场水下爆炸动物实验法，将实验动物静脉麻醉后，将动物颈部固定于距爆心一定距离的漂浮夹具，头露出水面，胸腹部及四肢垂直于水面并浸没于水中。实验动物有犬、大白鼠、家兔和羊等，大多数爆炸实验选用成年雄犬作为研究对象。观察指标和方法有动物存活情况统计、大体解剖、光镜观察、电镜观察等。

（一）在体动物模型

水下冲击波遇人体时，一部分能量会被反射，另一部分被身体吸收。人体不同组织器官的结构和声阻抗不同，对冲击载荷的反应也不同。某些器官的局部损伤可能发展成全身损伤。因此，在体模型是目前主要采用的研究方法，便于分析冲击波全身反应。在体动物模型是研究水下冲击伤的主要方法，包括在实验室和外场环境中进行水下冲击波致伤实验。小鼠、大鼠、兔子、雪貂、猪和鱼类都可以作为水下冲击伤在体实验的受试动物。由于伦理、技术以及经费的限制，水下冲击伤研究一般难以使用系统发育水平较高的物种。但是，啮齿类动物无脑皮质，缺乏人类大脑中的脑沟和脑回。有学者认为，这一特征可能影响大脑对瞬态压力和加速度的反应，使得啮齿类动物难以模拟损伤引起的功能预后变化。猪和非人灵长类动物的大脑与人类更相似。然而，大型动物使用成本较高，非人灵长类动物同时还存在伦理问题，因此较少使用。动物种类也会影响如水下冲击波压力等实验参数的选择。颅骨的大小和形状（包括眼眶和鼻窦的解剖结构）、颅骨的生物力学特性以及组织学特征也会影响外力作用于大脑的方式。按照冲击波产生方式又可以分为爆炸实验和水中激波管实验。

1. 爆炸实验　爆炸实验能够较好地模拟真实的爆炸条件与环境，但实验成本高、耗时长、危险性高、不环保，干扰因素多，受试验现场条件限制明显，且爆炸所产生的气泡、高速破片会使实验环境复杂化，使得爆炸波对生物力学响应的结果无法精确评价。Cole 于 1948 年在《水下爆炸》一书中总结了 1941—1946 年世界范围内的多项实验结果。该书对水下爆炸的现象、物理化学变化特性、水下爆炸载荷传播及分布特点、水下爆炸的实验研究方法、水下爆炸载荷测试技术，对爆炸原理、实验仪器、实验设备以及实验现象进行了系统的总结和研究。

1967 年埃以消耗战争期间，一枚埃及导弹击中以色列 Eilat 驱逐舰，舰艇乘员弃艇，在水中时另一导弹在附近爆炸，获救的 32 人中，27 例有肺冲击伤，24 人有腹部冲击伤，探查发现其中 22 例有肠道穿孔，19 例同时有肺和胃肠道损伤，死亡 4 例。但有关水下冲击伤的实验研究直至 20 世纪 60 年代末美军在柯特兰建立水下试验场后才开始。他们探讨了不同动物（鸭子、鱼、羊、狗、猴等）对不同 TNT 质量和不同炸药入水深度水下冲击伤的损伤特点和量效关系，并根据研究结果，提出了生物体置于垂直体位时冲击伤的标准和安全限值。当水下冲击波的冲量为 33.79 kPa · ms 时，人员无损伤；引起人员阈值损伤、轻度损伤和中、重度损伤的冲量分别为 68.79 kPa · ms、137.93 kPa · ms 和 282.76 kPa · ms；引起人员 1%致死和 50%致死的冲量分别为 427.59 kPa · ms 和 596.82 kPa · ms；水下人员的安全距离压力值为 29.42 kPa（0.3 kg/cm^2）或冲量＜13.73 kPa · ms（0.14 kg · cm · ms）。

我国水下冲击伤研究起步相对较晚。20 世纪 80 年代初，在中国科学院力学所的协助下，原第三军医大学王正国院士研制出国内唯一、国际领先的系列生物激波管，首次解决了国内在实验室内开展冲击伤研究的难题，从而使冲击伤的实验研究进入了一个新的阶段。通过多次现场动物实验，揭示了水下冲击波的传播规律，发现水下冲击波传播的速度较空气冲击波快得多，传播的距离也远得多，同质量的 TNT 在水下和空气中爆炸，离爆心同一距离的水下冲击波压力峰值比空气冲击波约大 200 倍，冲量约大 10 倍；明确了水下冲击波的物理参数特点，即压力峰值高，持续时间较短，冲量大，前沿上升时间与空气冲击波大致相同；发现水下冲击波的杀伤范围明显大于空气冲击波，且伤情明显重。通过犬、羊、兔等批量动物实验，进一步明确了水下冲击伤的损伤特点，即发现除肺仍是水下冲击波致伤和致死的靶器官外，腹腔脏器损伤也远较空气冲击波常见，表现为胃肠道浆膜和黏膜下出血，浆膜层撕裂，甚至发生胃肠道破裂、穿孔，其中以结肠损伤最为明显，其次为小肠和胃，少数动物可发生肝破裂和胰腺出血；未见体表损伤和骨折；颅脑未见损伤；少数家兔可发生硬膜破裂。但在以上实验研究中，实验动物仅有胸腹部及四肢浸没于水中，而头露出水面，无法研究水下冲击波对颅脑的损伤，而且实验动物多处麻醉状态，无法观察水下爆炸后发生意识障碍实验动物比例。2003 年蔺世龙等对清醒状态下水下动物进行水下爆炸伤研究，发现水中冲击波可造成水下动物肺、肝、胃肠道、大脑、心脏、肾脏等脏器的损伤，其致伤程度与动物接受的爆炸冲量、能流密度和所处水深有关。水下冲击波不仅对人类造成水下冲击伤，对海洋生物也造成不同程度的伤害。因此，需要通过建模、动物实验的方法，研究海洋生物在水下爆炸时的安全范围和伤害区域。Jenkins 等研究了水下爆炸对太平洋鲭鱼的影响。实验中，将太平洋鲭鱼置于水深约为 19.5 m 的中深网箱中，并在 21～807 m 的距离处放置 C4 炸药（6.2 kg 净炸药当量）。致伤后，检查爆炸声学与物理效应之间的潜在相关性。在距爆源小于 333 m 处，超过控制水平[峰值声压级 226 dB，暴露声级（sound exposure level，SEL）196 dB，压力脉冲 98 Pa・s]，动物受到的主要影响是鱼鳔和肾脏损伤。在距离爆炸＜157 m 时，部分鲭鱼伤后死亡，所有鱼类都遭受了严重的伤害，特别是鱼鳔和肾破裂。logistic 回归模型表明，鱼的大小或重量在确定预判损伤程度时并不重要，峰值压力和 SEL 比压力脉冲能更好地预测损伤。

进行水下冲击伤动物实验所用的主要装置有：① 爆炸水池；② 安放和固定动物用的铁架；③ 供气装置，保证动物在水下可以呼吸；④ 压力传感器和数据采集仪器；⑤ 定量炸药及引爆装置。一般在动物体腔内（颅内、胸腔内、腹腔内、直肠内等）、体表等安装压力传感器，然后置于水下一定深度，距爆源一定距离。爆源当量根据实验需求设置，引爆后将动物马上从水下取出，检查动物的伤情并记录。水下冲击伤主要分布于器官的不同介质交界面，如肺、肠、脑、鼓膜等。因此，在观察动物伤情时，应着重观察不同介质交接面的损伤。原第三军医大学王正国课题组进行多次水下冲击波致比格犬损伤的动物实验。实验前动物用 1.5%戊巴比妥钠（20～30 mg/kg）麻醉后，颈部固定漂浮夹具，置于专用爆炸水池中，按分组位置垂直于水面布放（即头部露出水面，胸腹部在水下 0.3 m 左右，呈垂直体位）。爆源采用不同当量 TNT 炸药，置于水下一定深度。离爆心不同距离布放压力传感器。采用压电水下爆炸压力传感器测定冲击波物理参数，包括水下冲击波电压波形、峰值压力和正向冲量等。实验过程中，通过调节爆源与动物之间的距离，观察不同当量、不同距离水下爆炸冲击波对动物的致伤效应。伤后对动物进行检验（血氧饱和度、血糖等）、影像学检查（胸部 X 线、头颅 CT 平扫、胸部 CT 平扫、腹部 CT 平扫等）以及创伤和神经行为学评分，评估动物伤情。

也可将动物全身置于水下，由水面供给压缩空气。海军医学研究所蔺世龙等采用成年健康雄性家兔和小猪为受试动物。动物清醒状态下固定在实验架上，分别置于不同水深处，进行爆炸试验。爆源采用不同当量球形 TNT 炸药包。实验时，将炸药包放入网斗，雷管连接好电缆，置于水下预定深度，并与动物暴露的深度相同。启动手动小型发电机起爆炸药。水下爆炸后，通过 X－R510C 磁带机、电荷放大器（B2K635）和瞬态记录仪（Nicolet440）记录分析动物承受的冲击超压负荷及作用时间。冲击负荷传感器安装于动物固定架上，距爆心距离与动物所处位置相同。伤后对动物进行各项检验和检查，明确动物损伤情况及行为状态等，并进行大体解剖观察、取材、苏木精-伊红染色（HE 染色），以及病理组织学研究。实验时，由水面供给动物压缩空气，采用了钟罩样呼吸装置，即动物颈部以下裸露于水中，头部置于钟罩之内。观察动物距爆源不同距离、不同深度情况下的损伤情况。

为了进行海上水下冲击伤实验，海军军医大学侯立军教授团队又研究了一种动物水下实验装置（图 5-4），包括水下试验支架、水下呼吸系统和载体平台。水下试验支架包括固定框、吊杆、试验臂、动物固定支具；水下呼吸系统由压缩空气罐、通气管、水下呼吸面罩依次连接而成；相邻两个试验臂之间、固定框上设置有载体平台，可搭载其他科研设备。该发明不仅可以保证实验动物在水下的正常呼吸，而且装置全部采用钢体结构，稳定性高，抗爆性强，可至少承受水下 20 MPa 的冲击压力，5 个压缩空气罐同时供气，可供动物水下呼吸时间长，同时动物可布放位点多，可同时装吊多只动物。该装置结构简单、设计合理，可以利用吊车直接升降，适合广泛应用于减压病、水下冲击伤等潜水医学科研实验中。

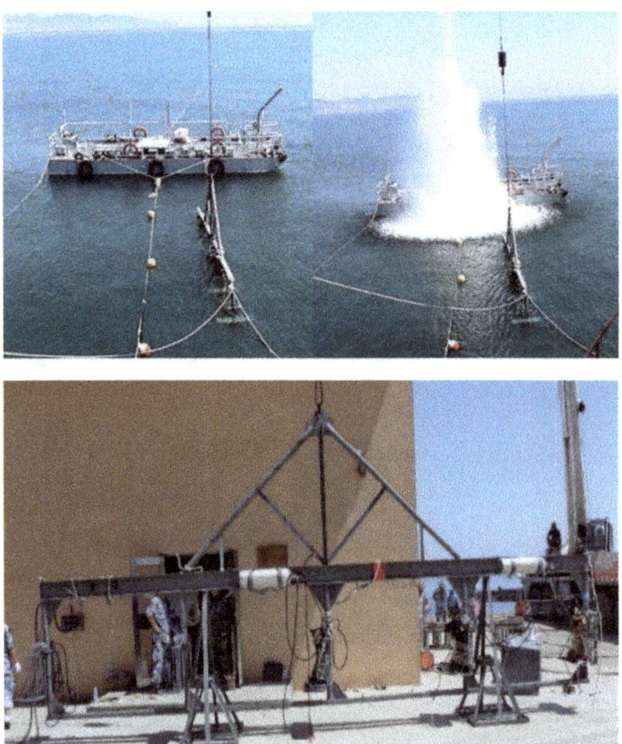

图 5-4　动物水下实验装置实物图和水下实验场景

自由场爆炸虽能模拟实际水下爆炸场景，但是也存在成本过高、组织实施困难、误差大、重复性差的缺点。为实现可重复的动物实验研究，有必要将相关试验条件调整，进行实验室内的水下爆炸动物实验（图 5-5）。前期国内外都进行了系列研究。侯立军等对水下冲击伤动物模型进行了系统研究，研发了水下冲击伤实验模拟装置，包括水下实验支架、动物固定支具和水下呼吸系统。水下实验支架

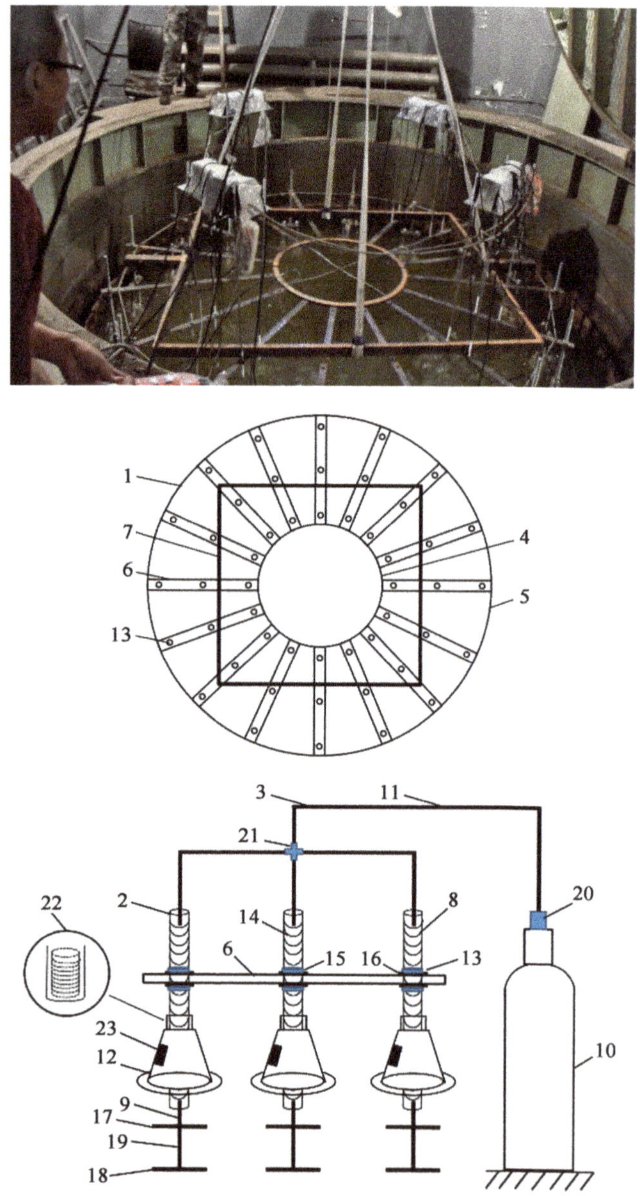

图 5-5　实验室内的水下爆炸动物实验实物图和设计图。

1. 水下实验支架；2. 动物固定支具；3. 水下呼吸系统；4. 内固定圈；5. 外固定圈；6. 辐条；7. 方梁；8. 钢管；9. 固定件；10. 压缩空气罐；11. 通气管；12. 水下呼吸面罩；13. 圆孔；14. 外螺纹；15. 螺母；16. 垫片；17. 上横杆；18. 下横杆；19. 竖杆；20. 减压阀；21. 四通快速接头；22. 内螺纹；23. 单向通气阀

包括内固定圈、外固定圈、辐条和方梁；内固定圈和外固定圈用于稳定水下实验支架的结构；辐条共16根，沿外固定圈直径方向均匀分布，用于固定动物固定支具；方梁用于吊装水下实验支架。动物固定支具由钢管和固定件焊接而成；钢管内部中空，用于输送压缩空气至面罩，固定件用于固定实验动物。水下呼吸系统由压缩空气罐、通气管、钢管和水下呼吸面罩依次连接而成。这种水下冲击伤实验模拟装置不仅结构简单、设计合理，而且模型可控、安全性高，适用于水下冲击伤等潜水医学科研实验。

Kato等还研究了可精准致伤的颅脑水下冲击伤动物模型的建立方法（图5-6），包括引爆装置、冲击波发生器、压力探测仪、大鼠和头部固定器。引爆装置包括Nd:YAG激光器和石英光纤；冲击波发生器包括爆炸舱和微型爆源；压力探测仪包括水听器、数据线和数字示波器。Nd:YAG激光器可激发脉冲激光，引爆微型爆源；椭球形爆炸舱可以反射冲击波，并将其聚焦于大鼠左侧海马CA1区；水听器位于爆炸舱侧壁，将测得冲击波压力数据传输至数字示波器。实验时，大鼠被麻醉后在颅骨钻孔，用头部固定器固定；头部固定器和爆炸舱内装满生理盐水，避免能量衰减。该装置结构简单、稳定性高、重复性好，可实现水下冲击波精准致伤和单纯颅脑致伤，适用于水下冲击伤等潜水医学科研实验。结果发现高超压（>10 MPa）冲击波暴露导致挫伤性出血，与TUNEL阳性神经元显著增加相关，表现为染色质凝聚、核分割和凋亡小体。最大增幅出现在冲击波作用24小时后。低超压（1 MPa）冲击波暴露导致神经元纺锤形改变和细胞核伸长，但没有明显的神经元损伤。Z-VAD-FMK可显著减少高超压冲击波暴露24小时后TUNEL阳性细胞的数量（$P<0.01$）。高超压冲击波作用24小时后，胞质中caspase-3活性表达显著增加；这种增加被Z-VAD-FMK预防。双免疫荧光染色显示TUNEL阳性细胞仅为神经元。Kato等认为，脑电波损伤的阈值在1 MPa以下，低于其他器官的阈值。高超压冲击波暴露导致脑损伤，包括由caspase依赖性途径介导的神经元凋亡。

2. 水中激波管　激波管是一种能够产生不同强度和持续时间的压力波的装置。水中激波管具有可控性、可重复性的优点，由于其能够产生类似于自由场爆炸中所见冲击波的可重复波形，因此它是迄今为止在水下冲击伤体内模型研究中最常用的模型。

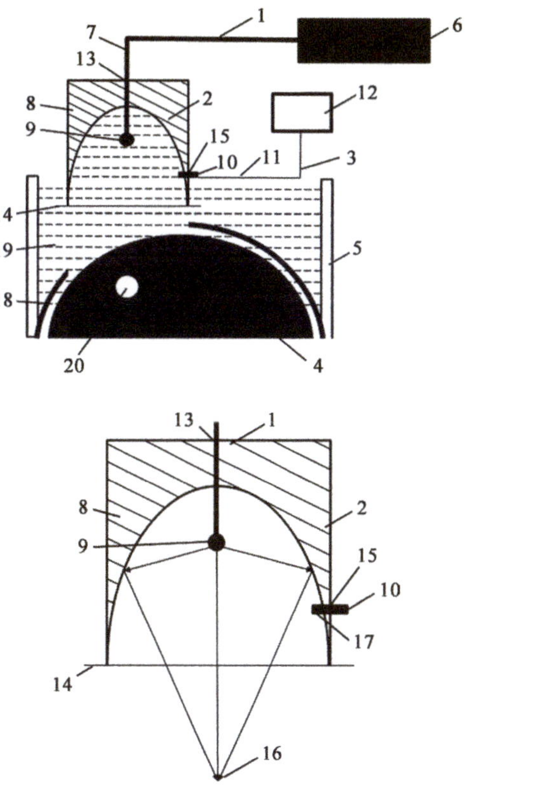

图5-6　可精准致伤的颅脑水下冲击伤模拟装置示意图。

1. 引爆装置；2. 冲击波发生器；3. 压力探测仪；4. 大鼠；5. 头部固定器；6. Nd:YAG激光器；7. 石英光纤；8. 爆炸舱；9. 微型爆源；10. 水听器；11. 数据线；12. 数字示波器；13. 上圆孔；14. 透波材料薄膜；15. 侧圆孔；16. 下焦点；17. 感测元件；18. 颅骨；19. 生理盐水；20. 左侧海马CA1区域

Elijah Courtney等研发了一种水下冲击波模拟方法，这些模型可用于促进水下爆炸传输的实验，确定海洋动物的伤害阈值，验证数值模型以及探索爆炸并清除的缓解策略。该方法结合了氧乙炔驱动的水下爆炸模拟器，可产生约1 860 kPa的峰值爆炸压力，平均标准偏差接近150 kPa。结果表明，通过调整与源的距离，可以获得460～1 860 kPa的峰值鼓风压力。

激波管模拟冲击波来研究其在实验室条件下对介质的影响。激波管最初是为了研究焊接件对不同强度冲击波的承受能力。在20世纪50年代，Clemedson和Jonsson对其进行了修改，以研究冲击波对兔子的血管、呼吸和神经系统的影响。激波管在20世纪90年代用于啮齿动物研究。在圆锥形或抛物线形的驱动部分引爆一个小的炸药，并允许爆炸波沿着驱动部分传播。爆炸的副产品，如烟雾和气体，可能导致第四级爆炸效应。此外，在实验室环境中处理和储存炸药还需要严格的安全考虑。由于这些原因，在实验室条件下，激波管通常比爆炸管更优。

大多数空气冲击波研究使用激波管。激波管是一个横截面恒定的长管。该装置分为两个由膜或隔膜分隔的腔室：高压气体驱动部分和低压气体驱动或主部分(大气压)。压缩气体(通常是空气、氦气或氮气)被载入驱动部分。隔膜破裂在基于隔膜的厚度和材料的特定压力下，可以自发触发或破裂(采用所谓的“双破裂”结构)。在隔膜破裂时，驱动部分和驱动部分之间的不连续压差产生冲击波，并沿驱动部分向试样传播。通过开放式配置，动物或标本可以放置在管内或外部。管内的测试确保了冲击波是平面的，但激波管必须是直径足够大的试件。在管外，试样应尽可能靠近管，以确保冲击波为平面。激波管可以被设计成根据峰值超压的大小、正相位的持续时间、脉冲和脉冲的形状来重现理想冲击波的任何特征。

与使用烈性炸药相比，激波管有几个优点。激波管允许爆炸超压效应。在受控的实验室环境中，激波管可以产生各种类似于自由场爆炸波的可重复的压力瞬变现象。此外，冲击管测试比自由场冲击管测试更经济和安全。然而，激波管只能再现现实生活中爆炸的某些方面；虽然它们复制了理想的压力波，但它们不能模拟非理想的复杂爆炸波，它们无法重现其他真实的爆炸效应，如热损伤。

为模拟水下冲击波对啮齿类动物的影响，Günther等利用可产生水下冲击波的激波管探讨了水下冲击波对啮齿类动物的神经行为学改变。激波管由聚乙烯管(PE100，内径 280 mm，厚度 18 mm，长度 1 500 mm)和铝底座(厚度 50 mm)组成。管中装满水，高度为 1.45 m。激波管用一个螺丝扣挂在天花板上，由一个动力装置控制的电磁控制激波管的升降。在激波管下方，放置一块平切花岗岩板，并将其固定在混凝土地板上一个稍大的孔中。将激波管提升至预定高度(最大 100 mm)，并通过电磁铁释放。当激波管撞击花岗岩板时，底部产生压力波，压力波通过管中的水向上传播。实验时，大鼠放置在水面以下 150 mm 处，鼻子朝下。大鼠的头部固定有脑电图监测设备，通过鼻部吸氧管持续供氧。在浸入过程中用橡胶手套制成的口罩固定气道。装置中产生的压力脉冲的最大压力由下降高度控制。从测量波形中量化脉冲的持续时间。水听器采样频率为 1 MHz，用于准确测定冲击波时间-压力分布。

该模型能够产生标准化的压力波(主峰持续时间 3.5 ms，持续时间 325 ms，平均冲量 141～281 kPa • ms，平均峰值压力 91～194 kPa)。通过对 31 只大鼠进行致伤发现，水中激波管落差和脑电图改变之间存在相关性($P=0.014$)，而各组之间血氧饱和度、心率、S100b 或流血情况无显著差异。显微镜观察发现，在肺、肠和脑膜中出现出血；水下冲击波会引起脑电图的变化，脑组织出现轻度出血，表明水下冲击波会影响神经系统功能。

目前国内尚无专门用于水下冲击伤研究的水中激波管，侯立军教授团队正在研制的水中激波管针对水下蛙人和水面泅渡位置，建立具有一定水下爆轰特点的生物级水中激波管和水槽的生物爆轰试验设施。

(二) 体外模型

离体模型，多在短时间内维持组织的结构和功能，在研究组织损伤特点及机制方面具有优势，但难以反映整体损伤情况。体外模型研究有多个优点：允许在细胞特征和生理条件如温度、pH 和营养浓度等方面仔细控制实验环境，控制实验变量，并提高实验的可重复性。完成体外研究的时间通常比体内实验方案要短，这使它们比更复杂的模型更便宜。体外模型还允许对损伤的生物力学进行精确的控制和描述。

Sawyer 等利用由多种分化的脑细胞类型组成的脑细胞聚集培养分析水下爆炸对脑组织的影响。这些培养液被包裹在透析管中，暴露在低(约 300 kPa)、中(约 2 700 kPa)或高(约 14 000 kPa)强度的水下爆炸中，并在暴露后 1～28 天采集。冲击波暴露后即刻或数周，未观察到大体形态的改变，凋亡(caspase－3)或坏死(乳酸脱氢酶)细胞死亡均未增加。神经元(神经丝 H、乙酰胆碱酯酶和胆碱乙酰转移酶)和神经胶质(胶质纤维酸性蛋白、谷氨酰胺合成酶)终点没有发生变化。然而，Akt(蛋白激酶 B)磷酸化与时间和压力相关的显著增加，以及血管内皮生长因子水平的下降，暗示了细胞生存机制中涉及的途径。在冲击波暴露期间，聚集物的自由漂浮特性，加上它们高度水解的透析管容器，导致边界效应最小化，从而能够准确评估脑细胞对简化的冲击波诱导应力波的反应。这项工作表明，爆炸引起的冲击波在脑组织中产生了细微的变化。该研究对原发爆炸引起的外伤性脑损伤的研究具有一定的机制意义，并支持水下爆炸可能导致水下个体大脑发生细微变化的观点。1 年后该实验室又进行了另一项研究。他们利用模拟的空气冲击波处理悬浮液中的聚集体并封闭在球壳内，从而能够分析生物力学变化。将充满培养基的球体暴露于 15～30 psi（持续约 6～7 毫秒）的单脉冲超压下，并且在球体内固定部位的测量结果显示复杂且空间相关的压力变化。当脑聚集体暴露于类似条件下时，没有观察到细胞死亡，并且没有注意到几种常用的创伤性脑损伤（traumatic brain injury，TBI）生物标志物的变化。然而，与水下爆炸类似，在早期时间点（3 天）观察到蛋白激酶 B 信号通路的即时和瞬时增加。相反，少突胶质细胞标志物 2′，3′-环状核苷酸 3′-磷酸二酯酶以及血管内皮生长因子均表现出显著延迟（14～28 天）和压力依赖性反应。在单脉冲冲击波和目标脑组织之间施加球壳会大大增加损伤的复杂性。这项工作表明，脑组织不仅可以区分它所经历的压力变化的性质，而且它的一部分反应被显著延迟。这些结果对原发性爆炸诱导的 TBI 的研究具有机制意义，并且还强调了在原发性爆炸研究中严格表征目标组织所经历的实际压力变化的重要性。

Zander 等将 PC12 神经元培养在层膜涂层的基底上，浸入水中，并在受控环境中进行单次或多次暴露于 25～40 psi 冲击波下。观察细胞膜通透性、活力和细胞形态的变化。损伤细胞轴突珠状突起显著增加。此外，虽然单次损伤后细胞死亡最小，但反复爆炸后细胞活力显著下降。

然而，尽管有上述优点，但体外模型是相对简单的生物学模型，不能完全反映体内情况的细胞或组织系统。培养物通常来自年幼动物，它们的细胞可能没有完全分化，并可能表现出与成熟组织不同的表型。此外，人工控制的环境与细胞在体内的环境并不相同，这可能会影响细胞的形态和功能。因此，虽然体外模型是机制分析的有力工具，也是一种方便、经济、有效的筛选方法，但它们不能完全取代动物研究，体外研究的新发现必须通过整个动物的体内实验来验证和证实。

二、假人冲击试验研究

美国最早在 DDG474 型驱逐舰 FULLAM 和扫雷舰 MSB－11 遭受实船水下爆炸冲击试验中，分别采用 Alderson 实验室研制的坐姿模拟人 F－50、屈立姿态模拟人 C－50 和改进的直立姿态模拟人 C－50（在足底贴一块圆形牛排），开展假人冲击响应试验，并和并排放置的相同姿态真人的冲击响应比较，分析两者冲击响应的吻合性。此后，国际标准 Hybrid 系列假人被广泛应用到舰员抗冲击试验研究中，利用假人体内安装的多个传感器，获取了试验中假人头部、胸部、骨盆的 X 向和 Z 向加速度曲线，通过与相应的损伤标准比较，判定假人的安全性及损伤状况。

三、试验平台及技术方法

（一）水下爆炸试验研究机构

各海军强国都十分重视水下爆炸的试验研究工作，成立专门试验研究部门，建立各种专用试验设施装备。例如美军在圣弗朗西斯科南海湾建有船舰设备抗冲击试验基地，在世界最大的试验靶场阿伯丁试验场上建有专门的水中爆炸试验部门等。北约于 20 世纪成立了爆炸冲击研究中心，英国建有水下测试和评估中心，韩国也建有水中兵器爆炸试验和舰艇抗爆抗冲击试验研究中心，澳大利亚在防御科技中心设有专门的水中爆炸研究部门等，各机构在舰船抗冲击试验研究工作中发挥着巨大作用。

1. 美军水面作战中心水下爆炸研究部　美国在 1946 年 12 月成立了水下爆炸研究部门，该部门于 1961 年与美国海军水面作战中心的卡得罗克（Carderock）部门结盟，组建了舰艇生存能力与武器爆炸效应评估研究中心，成为美军水面作战中心卡得罗克部的核心。

（1）机构简介：卡得罗克部作为美国海军海上系统司令部水面作战中心的主要组成部分，由大约 2 000 名科学家、工程师等人员组成，从事 40 多项科学研究，涵盖与水面和海底平台相关的大量科学领域，从理论和概念到设计和采购，再到实施和后续工程，涉及提高船舶、潜艇、军用船只和无人驾驶车辆性能的所有技术方面以及军事后勤系统的研究。该部门总部位于马里兰州西贝塞斯达，拥有世界一流的设施和实验室，是美国海军最先进的船舶和船舶系统研究、工程、建模和测试中心。同时，它还是世界上同类机构中规模最大、最全面的机构，在支持美国海军和海运业方面发挥双重作用。此外，还在全国其他地点拥有独特的实验室、建模和模拟设施、海上资产以及大型陆基工程和测试站点。

(2) 核心能力：美国水面作战中心水下爆炸研究部(underwater explosion research division, UERD)位于卡得罗克总部，主要研究水下爆炸的特征、水下爆炸对舰船的破坏、舰船水下爆炸的动响应描述方法和分析方法、实船设备的破坏等方面。在行业理论和标准方面做了较多的工作，包括水下爆炸高效毁伤机制、水中舰艇目标易损性及毁伤评估、试验方法、测量评估标准等。其核心研究能力主要有：① 高级建模与仿真分析技术，预测水下爆炸对水面舰艇系统、设备和人员的破坏性影响；在开发高级抗冲击性和生存能力模型时了解武器效应毁伤机制。② 抗损伤结构和系统生存性设计指南，加固船体和设备以应对水下爆炸威胁；武器装载和有效性评估。③ 研究开发测试和评估可降低水面舰艇抗冲击并提高其生存性：开发先进的防护理念、技术和系统，以提高海军平台的损伤承受能力；分析和评估抗冲击和生存能力；开发针对动态载荷的船舶/潜艇保护概念。④ 冲击测试和跟踪，冲击试验、全船生存性试验以及完整和按比例缩放的系统/组件测试；水下和空气爆炸测试、试验和分析；开发替代测试方法和程序来模拟水下爆炸；保留关键和独特的抗冲击和生存能力设施，并提供测试范围和设备。

(3) 实验设施：表 5-4 罗列了位于卡得罗克部的部分主要设施。为满足美国海军舰艇和各种设备水中爆炸试验需要，马里兰州西贝塞斯达建有 2 个大型爆炸物测试水池。其中一个水池的直径达 1 000 英尺(约 304.8 m)，水深 150 英尺(约 45.7 m)，能进行 2 200 t 大型水面舰艇爆炸冲击试验，水池配有各种测量设备、水上及水下高速摄影设备。多年来逐步发展建立了完善的武器毁伤效应数据库，承担美国海军的实船爆炸与武器爆炸威力试验、测试及评估分析任务。

表 5-4　位于卡得罗克部的部分主要设施

设　施	地　点
大卫泰勒模型盆地(David Taylor Model Basin)	马里兰州西贝塞斯达
机动和适航设施(Maneuvering and Seakeeping Facility)	马里兰州西贝塞斯达
无回声流动设施(Anechoic Flow Facility)	马里兰州西贝塞斯达
深潜压力罐(Deep Submergence Pressure Tank)	马里兰州西贝塞斯达
爆炸物测试池(Explosives Test Pond)	马里兰州西贝塞斯达
结构评估实验室(Structure Evaluation Laboratory)	马里兰州西贝塞斯达
船舶材料技术中心(Ship Materials Technology Center)	马里兰州西贝塞斯达
磁场实验室(Magnetic Fields Laboratory)	马里兰州西贝塞斯达
大型空化通道(Large Cavitation Channel)	田纳西州孟菲斯
声学研究分部(Acoustic Research Detachment)	爱达荷州湾景
阿拉斯加声学测量设施(Southeast Alaska Acoustic Measurement Facility)	华盛顿州班戈和阿拉斯加州凯奇坎
南佛罗里达海洋测量设施(South Florida Ocean Measurement Facility)	佛罗里达州劳德代尔堡

2. 英国水下测试和评估中心(British Underwater Test & Evaluation Centre, BUTEC)　英国水下测试和评估中心位于斯凯岛以东的内湾，成立于 20 世纪 70 年代，主要为皇家海军和国防部测试和评估设备。之前由国防评估和研究局运营，直至 2001 年由国防承包商 QinetiQ 公司接管。

此中心长约 10 km，宽约 6 km，深度在 175～200 m，为机载、水面和水下装备、武器和目标等各种试验和训练活动提供了一个受控的安全环境。如果需要，该中心可以建立一个覆盖整个测试范围和通往岸上设施通道的空中区域，高度约 1 500 英尺(约 457.2 m)。水下测试和评估中心包括一个位于南罗纳岛以东的噪声靶场，以及一个位于拉赛岛和阿普克罗斯岛之间的内湾中心的鱼雷测试靶场。噪声靶场范围约 1 英里(约 1 609.34 m)长，分为 50 码(约 45.72 m)宽(标记为 A 到 Z)的区域，其中有大量传感器；鱼雷测试靶场受章程规定，禁止渔民在该范围内进行任何水下活动。在进行实弹试验时，安全船会放置在靶场周围，对潜艇、直升机、飞机和舰船等进行冲击测试，鱼雷还配备了声学跟踪和测量设备来代替弹头。典型活动包括：鱼雷试验、战术武器系统的海上测试试验、潜艇船员认证鱼雷发射、激光开发、声呐浮标测试等。

3. 荷兰普林斯莫里茨实验室(Prins Maurits Laboratory, PML)　荷兰应用科学研究组织(Netherlands Organization for Applied Scientific Research)的普林斯莫里茨实验室可为荷兰皇家海军(Royal Netherlands Navy, RNLN)提供舰船抗爆与抗冲击研究，可针对不同结构的抗爆要求配备不同的试验设备及模型，独创的一系列分析工具能为舰船提供平衡的抗爆设计。该实验室有专业人员340人，大多数的合同款来自荷兰国防部，为国防部提供应用技术知识，进行战略科学研究。

实验室下属的抗冲击研究室是一个独立的实验室，不隶属于任何制造商、代理商和政府机构，主要目的是提高舰船设备的抗冲击能力，设有爆炸风洞和爆炸试验舱。该实验室能够在一个装备有广泛检测设备并能进行复杂数据分析的独特的室内实验装置内进行实验。实验室提供各种试验用火炮(口径为25 mm、30 mm、50 mm和78 mm)，0.5 kg的发射体最大速度可达2.5 km/s。该实验室能够提供平台(舰船、近海平台)抗爆炸设计的快速全面分析，在设计与实现抗爆与抗碎片结构方面具有丰富的咨询经验，并可提供若干种已经过设计、确认、证实和应用于抵挡高级别爆炸冲击的专用结构元件，它们中的大多数已应用于现役舰船。

普林斯莫里茨实验室在舰船设计过程中使用了一系列分析工具用于易损性评估，这些工具在不同的舰船阶段被应用至不同的详细程度。例如顶层模型-舰船生命力快速评估程序，可从普通数据库导出武器损害的范围。它主要用于在整船层次上优化系统，下层工具用于分析设计细节并在后续阶段验证舰船设计和反馈武器损害效应信息。舰船生命力快速评估程序(PROGRESS)是一个用于系统生命力快速评估的模型，专门应用于舰船一类由舱室矩阵组成的结构。损害评估基于数据库中给定的武器舰船交互作用描述，可用于量化降低易损性措施(即改进系统布置或者应用损害抑制及防护措施)的效果。因此，它提供了系统生命力、爆炸效应评估和人员伤亡数量预测。此外，还有目标舰船的恢复力模拟程序、横截面剩余强度评估工具、内部爆炸损伤评估程序等。

(二) 水下冲击伤研究大型设备

国外尤其是欧美海军强国主要以冲击试验机对舰艇的中小设备进行冲击试验，积累了丰富的经验和大量数据，再结合大量的实船爆炸试验数据，制订了先进的冲击规范，同时设计了专门的舰载设备抗冲击试验设施，如轻型冲击机、中型冲击机、浮动冲击平台和潜艇冲击试验平台等。如图5-7所示，美军标MIL-S-901D中给出了不同重量设备的抗冲击测试设施。采用冲击试验机来模拟水下爆炸给舰船设备造成的冲击环境具有诸多优点：一是冲击试验机产生冲击载荷特性容易控制，并有精确的可重复性，可以对被试设备进行评估，对设备性能进行准确记录；二是可以模拟设备实际冲击环境的平均效应，采用冲击载荷的平均效应作为设备抗冲击设计载荷行之有效；三是冲击试验机安装地点灵活，可以配备各种测试监测设备，数据采集和处理方便；四是冲击试验成本低，对设计开发中的大量设备和零部件进行冲击试验经济可行。

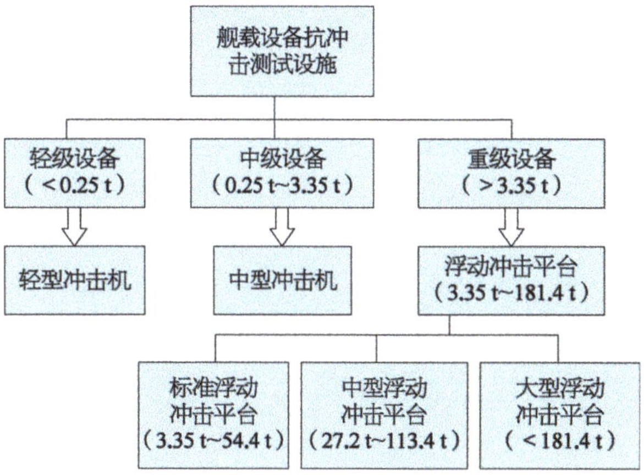

图5-7　设备抗冲击测试设施

1. 冲击机　1939年英国研制出第一台冲击试验机，它可以模拟设备在服役期间的冲击环境，试验载荷只有几百磅。此后，冲击机不断发展，根据测试设备重量可分为轻型和中型。

(1) 轻型冲击试验机：轻型冲击试验机(light weight shock machine, LWSM)是为设备冲击鉴定而开发的第一台试验设备，引发了抗冲设备在重量范围内本质上的变革。它主要用于测试重量高达

249.7 kg 的船体和甲板安装设备。图 5-8 所示为波兰海军学院实验室的轻型冲击机，锤子从固定高度落下对元件施加冲击。按照 MIL-S-901D 中规定的指南，部件在不同的安装方向上受到强度不断增加的多次“撞击”，冲击强度由液压锤的高度控制。

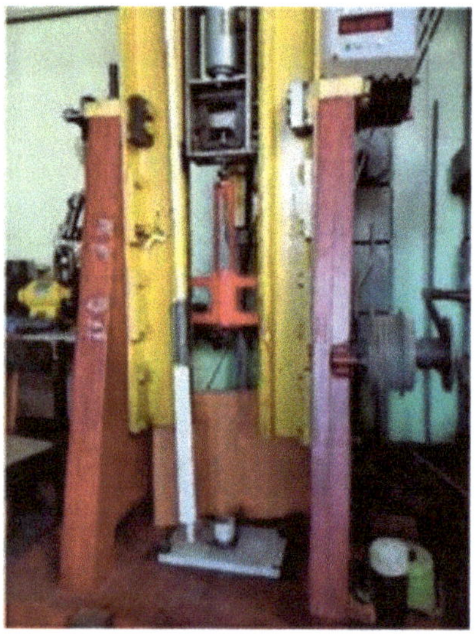

图 5-8 轻型冲击试验机示意图和波兰海军学院实验室的轻型冲击机

（2）中型冲击试验机：中型冲击试验机(medium weight shock machine, MWSM)于 1942 年首次开发，基于海军对轻型冲击机的满意以及对更重物品进行冲击鉴定的需要。中型冲击试验机可容纳重量达到 3 359.6 kg，图 5-9 所示。该冲击机主要部件有 1 362 kg 的摆锤和 2 043 kg 的砧台。设备用规定的安装夹具安装在砧台上，安装频率约为 60 Hz，摆锤的最大落高为 1.68 m。摆锤绕其转轴撞击砧台底部的波形器，使砧台获得一个向上最大冲击速度 3.4 m/s，测得冲击台加速度脉宽约为 1.2 ms，砧台允许的最大位移为 76 mm。整台冲击机安装在用弹簧与地基的相连钢筋混凝土质量块上，以免由于冲击试验给周边环境带来影响。

2. 浮动冲击平台　浮动冲击平台(floating impact platform, FSP)用于冲击试验中大载荷冲击试验设备，主要通过在水底不同深度的爆炸产生冲击波作用在平台上，实现水面舰船的大中型舰载设备(如轴系、管系、柴油机、燃气轮机等)的抗冲击考核试验。浮动冲击平台的结构形式为矩形平底驳船，两侧及艏艉是抗冲击围壁，设备安装于平台浮动冲击内部，顶部由防水幕布覆盖，如图 5-10 所示。美国浮动冲击平台按考核设备重量的范围分为三类：标准浮动冲击平台、中型浮动冲击平台和大型浮动冲击平台。其中美国海军研究所在 1959 年设计和建造的第一台浮动冲击平台可以测试 27 240 kg 的设备；1973 年建造的大型浮动冲击平台可以测试最大重量为 1.816×10^5 kg 的设备。现在美国海军还拥有其他试验设施对设备、船体等进行冲击试验，例如可沉潜艇测试平台用来评估潜艇及其设备。

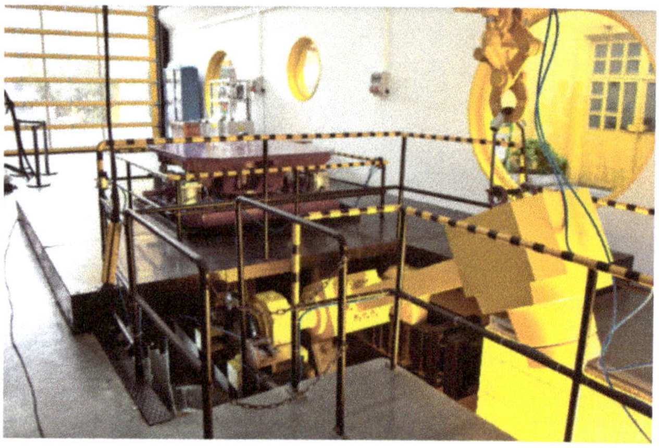

图 5-9 中型冲击试验机

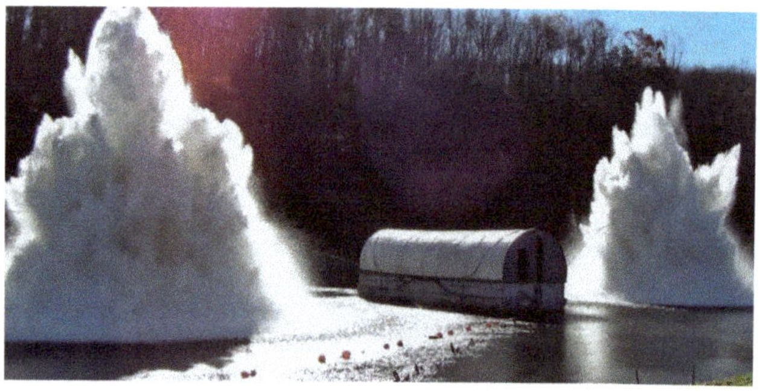

图 5-10 浮动冲击平台

利用标准浮动冲击平台测试时，将测试装备依规范规定固定于浮动平台上，将 60 磅(约 27 kg)的 HBX-1 炸药置于 24 英尺(约 7.32 m)水深中，在此水深下分别依次进行水平距离 40 英尺(约 12.19 m)(炸药置于艏艉向)、30 英尺(约 9.14 m)、25 英尺(约 7.62 m)及 20 英尺(约 6.1 m)(炸药置于船舯横向)等 4 次爆炸测试。利用大型浮动冲击平台测试时，将测试装备依规范规定固定于平台上，将 300 磅(约 136 kg)的 HBX-1 炸药置于 20 英尺水深，在此水深下分别依次进行水平距离 110 英尺(约 33.53 m)

(炸药置于艏艉向)、80 英尺(约 24.38 m)、65 英尺(约 19.81 m)及 50 英尺(约 15.24 m)(炸药置于船舯横向)等 4 次爆炸测试。浮动冲击平台试验与轻型和中型冲击试验机有很大程度的不同：一是试验涉及实际水下爆炸，而不是模拟脉冲；二是浮动冲击平台没有标准安装夹具；三是垂直方向和横向方向同时加载。需要注意的是，虽然浮动冲击平台没有标准安装夹具，但 MIL-S-901D 要求定制夹具满足特定阻抗特性：对于Ⅰ类部件(刚性安装)，夹具的设计应确保设备和夹具的系统在每个主方向上的固有频率为 25 Hz 或更高；对于Ⅱ类部件(弹性安装)，其设计应确保部件/夹具组件仅在垂直方向上具有 12～16 Hz 的固有频率。

3. 其他冲击设施　除上述设施外，近些年国外也开发建造了许多新型的冲击设施。以下将列举几种进行简要介绍。

(1) 美军锥形冲击管：锥形冲击管是海军水下作战中心纽波特分部的一个生存能力测试设施，可用于测试水下换能器及相关组件和材料对爆炸冲击的脆弱性。当将此设施与 MIL-S-901D 轻型冲击测试相组合时，这就相当于进行了一次 MIL-S-901D 重型冲击测试。因为当标准浮动冲击平台对爆炸做出响应时，重型冲击测试产生高达 18 MPa 的峰值自由场压力和惯性冲击运动。而冲击管可以模拟平行于锥形管轴的压力冲击波和惯性冲击波。如图 5-11 所示，被测传感器安装在活塞表面，可在圆柱形腔室中自由滑动，形成管的终端。冲击波撞击换能器后，爆炸产生的膨胀气泡使活塞加速进入腔室，对换能器施加惯性冲击。在操作中，小爆炸会产生压力冲击波，它沿着管子传播并撞击被测设备，类似于轻量级冲击试验机上的横向锤击完成了重量级冲击试验模拟。锥形冲击管设施提供的爆炸冲击测试成本仅是开放水域测试成本的一小部分，使用此设施可以节省执行开放水域爆炸冲击测试所需的时间、成本和协调工作。此外，锥形冲击管的使用通过抑制管内产生的所有爆炸和冲击波来减少对环境的影响。

(2) 美国舰载设备冲击测试仪 WOX7B：由于中型冲击试验机载荷不能满足重型设备冲击试验的需要，美国海军军械实验室研制了大型冲击试验机 WOX7B。该冲击机坐落在美国海军水面舰艇中心，类似摆锤式冲击机，主要由主支撑结构、摆锤、冲击台、摆锤液压缸、液压泵和控制系统组成，如图 5-12 所示。主支撑结构呈 C 状，固定在 450 t 的混凝土基础上。摆锤重量达到 4 994 kg，由液压缸提升到 1.7 m 高度，可对试件进行横向和纵向冲击。该冲击机台面尺寸为 3 m×3 m，最大自由行程为 165 mm，最大冲击速度为 4.57 m/s，可以对重量 3 632 kg 的设备进行垂向或水平冲击试验。与中型冲击机相比，其试验载荷大，并且冲击波形的可重复性好，实现简单。按照 MIL-S-901D 规范，试验载荷超过 2.7 t 应该到浮动平台上进行冲击试验。但 WOX7B 冲击试验机的研制很好地填补了中型冲击机和浮动冲击平台之间冲击载荷的空缺，说明美国海军在冲击试验装备发展方面已经突破了 MIL-S-901D 规范。

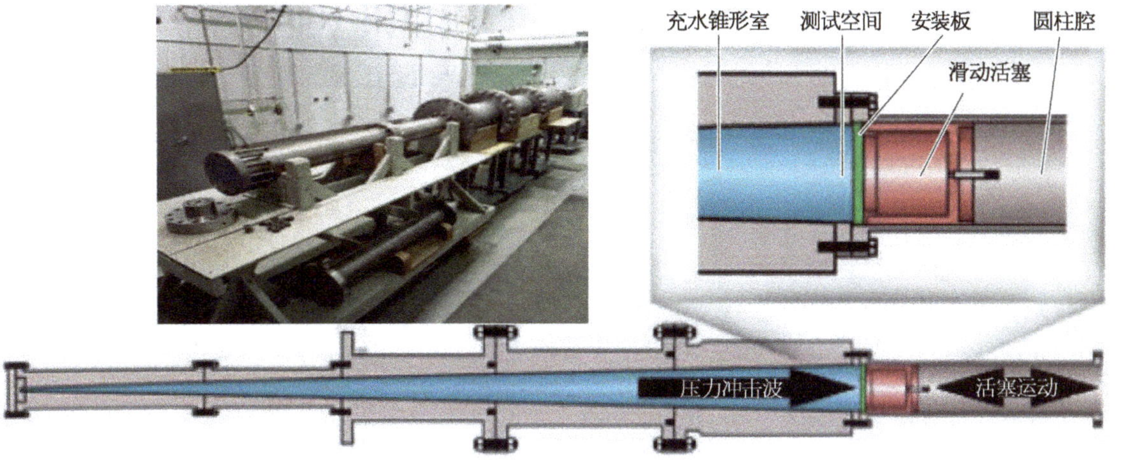

图 5-11　美军锥形冲击管

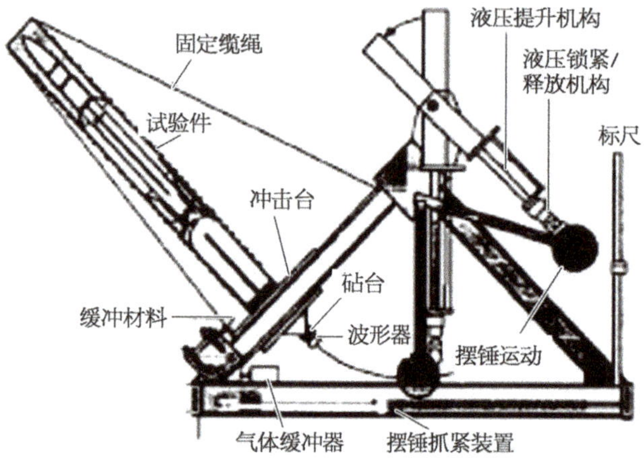

图 5-12 美国舰载设备冲击测试仪 WOX7B

(3) 英国 QinetiQ 冲击测试平台：QinetiQ 冲击测试平台是根据英国国防部的严格标准建造的测试设备，将模拟与非接触水下爆炸相关的初始动态冲击载荷，符合 UK Def Stan 08-120 和 NATO Stanag 4141 的要求，可供英国国防部和其他需要测试部署在皇家海军潜艇或舰艇上的设备使用。QinetiQ 的冲击测试能力包括两个冲击台：甲板冲击机和重新调试的 2TMC。甲板冲击机模拟安装在舰船或潜艇甲板上的设备的冲击运动，使用扭杆中存储的能量来产生代表甲板环境的阻尼衰减正弦波，并且可以配置为垂直或水平操作，有效载荷高达 900 kg，加速度高达 900 m/s^2。而 2TMC 利用压缩空气发射弹丸来撞击试验台的底部以产生冲击载荷，测试位于水面舰艇环境和大部分潜艇环境中的设备。如图 5-13 所示，其工作台尺寸为 2 300 mm×1 100 mm，加速度 2 000 m/s^2，有效载荷可达 2 000 kg。由于这台机器仅在垂直轴上发射，因此需要一个接口来测试其他两个方向的设备。

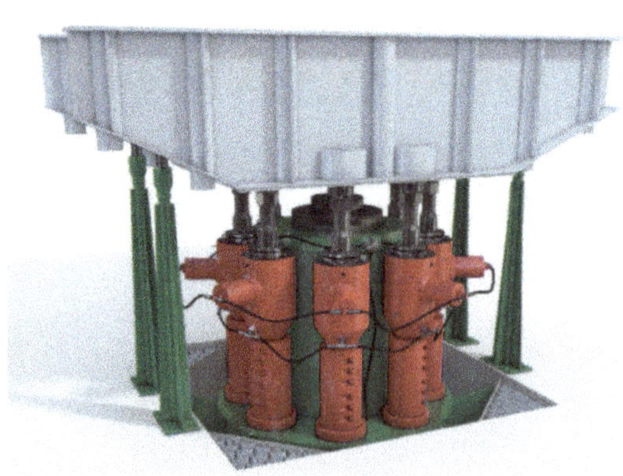

图 5-13 英国 QinetiQ 冲击测试平台

(4) 美国 Team 公司附属冲击测试系统：成本低廉、性能可靠的民用产品及技术已经成为民转军用的新潮流，同时也给商家带来新挑战。商用成熟的设备作为海军装备必须能承受作战环境的冲击，因此在实验室模拟冲击环境中考核和评估设备的抗冲击能力就成了海军认证机构的主要目标。为此，美国 Team 公司开发研制了一套附属冲击测试系统(Subsidiary Shock Test System, SSTS)，如图 5-14 所示，该系统能够重现 MIL-S-901D 中描述的由测试装药爆炸引起的整个加速时间历程，包括来自爆炸的初始冲击脉冲和大约 650 ms 后的“气泡脉冲”。这套系统通过计算机控制液压作动器产生多种冲击波形，对设备进行垂向和水平冲击，利用谐波失真缩减系统纠正液压作动器的固有波形失真以满足规定波形。此系统的核心技术是液压作动器系统，主要元器件采用 Team 公司自己开发的快速先导阀和随动阀(流量为 680 L/min)，响应频率分别为 500 Hz 和 300 Hz，最大冲击负荷为 272.4 kg，最大冲击速度为 3 m/s。

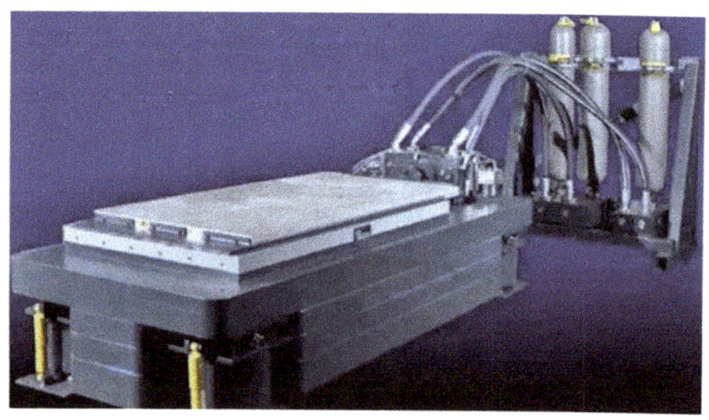

图 5-14 附属冲击测试系统

(5) 荷兰 TNO 双波冲击试验机：荷兰 TNO 双波冲击试验机旨在模拟非接触水下爆炸产生的冲击波影响，其主要特点是能够提供正负双向波，用以模拟水下爆炸的一次冲击(正向波)和脉动(负向波)。如图 5-15 所示，该试验机主要有 2 组弹簧组成，下面一组弹簧用于对试件施加向上的冲击力，上面一组弹簧对试件施加向下的冲击力。预压力由液压缸提供，剪切销突然断裂后，下面一组弹簧使试件得到向上的加速度。试验机台面尺寸为 1 m×1 m，试验设备最大质量为 500 kg，最大冲击加速度为 5 000 m/s^2，最大冲击速度为 4.8 m/s。

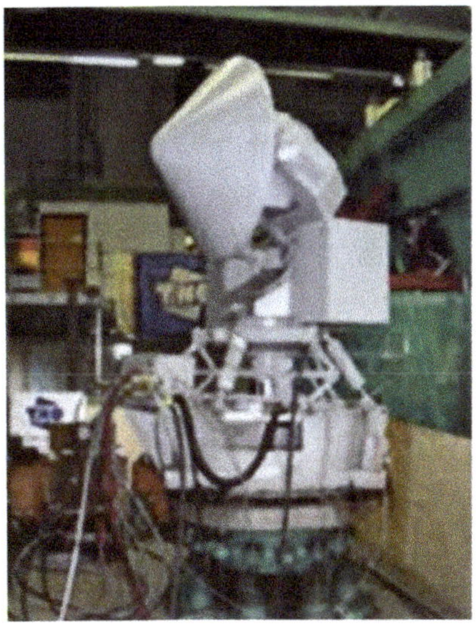

图 5-15 荷兰 TNO 双波冲击试验机

(三) 水下冲击试验测量技术

实船试验测量的数据决定着测量技术和方法的准备和优化。实船试验测量技术是实船水下爆炸冲击试验中的关键技术，可为毁伤机制研究提供科学有效的数据支持和研究手段。经过几十年的发展，实船试验测量技术已从早期的阴极或记忆示波器照相发展为现在智能化的计算机存储测试；从原来的模拟系统到现在高效、高速、高容量的大规模的数字系统。总体而言，目前水下爆炸测试主要有光测和电测两种方式。其中，光测法以高速摄影技术为主，电测法以传感元件为主，以下将以压力传感器为例展开研究。

1. 高速摄影技术　在水下爆炸的过程中将产生气泡和冲击波，浅水爆炸时，水面上还可能形成水冢和喷柱。为了完整记录这些现象的动态变化过程，并通过分析这些记录，从中获取大量定性和定量的相关资料，水下爆炸高速摄影技术因其响应速率及时间分辨能力高、可实现非接触测量等优势得到了广泛的应用。

高速摄影技术能够直观地观察水下爆炸冲击波对结构的冲击变形过程，是水下爆炸测量技术的一个重要方面。当冲击波在水中传播时，会产生相应的光学特性，高速摄像机以每秒几千帧甚至几万帧的速度拍下不同时刻的照片，根据时间和空间的关系，可以获得水中冲击波头部数据。之后再根据数值计算方法中相关数据拟合插值方法得到水中爆炸冲击波速度，联合水的状态方程即可获得冲击波压力信号。光测试验的精度虽然较高，但由于试验光路复杂，并且设备防护、实验室拍摄条件和爆炸洞许可用爆炸当量的限制，一般只能进行较小药量的试验。鉴于上述光测测量原理的限制，目前光测方式还只能间接获取到压力峰值，而不能获得整体压力时程，因此光测方式目前主要应用于近场高压测量。

2. 压力测量技术　水下爆炸自由场压力是水下爆炸测试的一个关键参数，通过测量自由场压力，可以确定舰船所遭受爆炸载荷的量级，评估各种炸药的爆炸威力，也是舰艇进行水下爆炸数值仿真计算必需的输入参数，因此对舰船抗爆研究及武器设计均具有十分重要的意义。炸药水下爆炸时产生的压力时程是一个高速变化的过程，因此用于准确测量压力的传感器必须具有很宽的频带宽度、较高的频率响应、坚固的机械强度、准确稳定的灵敏度、合适的量程、很小的噪声、良好的密封性及较强的防腐蚀能力等。可以说传感器技术水平直接决定了压力测量的精度。水下爆炸压力测量从测点所属的位置可分为自由场压力测量和结构物表面压力(亦称壁压)测量，自由场是指未受外界扰动的流场，壁压是指液-固界面处的压力；按压力幅值量级分为中远场载荷及近场载荷，中远场载荷一般小于几十兆帕量级，而近场载荷为百兆帕甚至达到吉帕(GPa)量级。以下将对近场、中远场和结构物表面三种情况的压力测量技术展开阐述。

(1) 中远场测量：美国海军军械实验室(Naval Ordnance Laboratory，NOL)、英国 NCRE 实验室等在 20 世纪 50 年代至 70 年代对晶体的涂覆材料进行了研究，发现蜡、硅胶、橡胶等会不同程度地影响传感器的线性度及频响，研究发现油封效果最好，可以使传感器的性能得到极大改善，也消除了蜡封传感器得出的尺寸效应及峰压平台效应。图 5-16 所示为使用该配置的美国海军压力传感器，现在美国海军传感器仍旧保留了大部分相同的配置。除性能优异外，坚持这种配置的最大原因是多年来使用这些传感器已经建立了一个大型数据库。据报道，单个传感器多次受到高达 50 000 psi 的冲击。

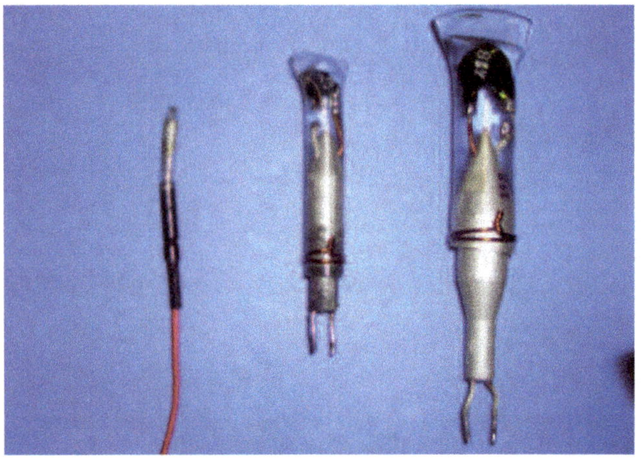

图 5-16 美海军压力传感器

电气石是目前最适合也是最广泛用于水下爆炸自由场压力测量的敏感材料，目前为止，几乎所有水下爆炸中远场压力传感器的敏感元件都是电气石。现被众多国家和机构广泛应用于水下爆炸压力测试中的美国 PCB 公司生产的 138 系列水下爆炸压力传感器即采用硅油密封，其电气石晶体封存在一个装满硅油的聚乙烯管中，晶体通过两根引线先连接一个内置放大器再连接同轴电缆，整体长度为 193 mm，具有较好的密封性，且为体积敏感性，对安装方向没有要求。目前除了 PCB 公司 138 系列外，英国 DRA 生产的 AWE TR2-5000、美国海军水面作战中心生产的 NoL 系列及德国国防部生产的 WTD-4000 也是水下爆炸自由场压力传感器。除了德国的 WTD-4000 采用碳阻外，其他都以电气石作为敏感元件。近些年来，PVDF 压电薄膜也应用于自由场压力测量，但技术还不成熟，尚处于探索阶段。

（2）近场测量：电气石压力测量虽已广泛应用，但因阻抗与水失配会产生高压破坏，最大可测量压力低于 100 MPa；其他高压测试用压电晶体传感器的使用上限为 200～300 MPa，所以常用于冲击波远场的测量。而普通锰铜压阻片的测量压力在 2 GPa 以上，常用于炸药边缘的高压区测试，但水下爆炸近场冲击波经历了从 10 GPa 至 100 MPa 量级的压力衰减，因此在 0.3～2 GPa 目前最可行的方法是使用聚偏氟乙烯（polyvinylidenefluoride，PVDF）压电薄膜，原因是含氟聚合物的冲击阻抗非常接近水的冲击阻抗。

（3）结构物表面的测量：结构物表面压力测量影响因素复杂，对传感器提出了更多的要求。难点主要体现在以下几个方面。一是结构物表面压力衰减较快。大量的研究结果表明壁压的波形相对于自由场压力来说，初始峰压部分更尖、更窄，而且对于发生明显位移及塑性变形的固壁来说衰减得更快，这就要求传感器具有较高的响应速度。二是传感器的安装。传感器应尽量贴近结构物表面，若敏感元件距壁面存在一定距离，则会出现初始入射峰及反射峰现象。若粘贴于固壁则涉及黏结剂的选择及厚度问题，而且由于壁面处冲击波的反射及可能的空化效应，传感器易脱落，这要求传感器的阻抗与水尽量接近且比较柔软。三是大部分薄膜类传感器在受到正向冲击作用时，随着结构物弯曲及变形，会产生应变效应，产生的电荷会叠加于压力波形上，引起一定偏差和干扰。

结构物表面压力传感器研究并不多见，涉及的传感器类型主要有电气石、镱、碳及 PVDF 压电薄膜。碳阻传感器一致性较差；电气石传感器可持续整个测量过程，但响应速度不够，且往往由于结构问题出现双峰现象；镱传感器响应速度快，上限压力高，更适合于初始结构物表面压力峰值的测量，但其由阻抗失配导致的脱落及有效持续测量时间短的问题也很突出。应该说，目前研究用到的几种测量壁压的传感器中，PVDF 压电薄膜是现阶段最具潜能担任水下爆炸壁压测量重任的传感器。

四、事故损伤案例分析方法

事故损伤案例分析法是通过对已有的事故案例进行分析，直接对人员的水下冲击伤进行研究，这种方法比较直观、高效，克服了试验研究受限于真人安全性的问题，但事故损伤案例分析研究法受限于事故案例记录和描述的准确程度。美国海军水面作战中心（Naval Surface Warfare Center）的 Rachel M. Lance 等（2015）针对美国现有的人员水下爆炸冲击伤评估模型和损伤限值之间差异较大的问题，开展了一项基于事故损伤案例分析法的研究。

五、小结

在水下冲击伤的实验研究中，真人无疑是实验研究最好的载体，它能够真实反映冲击环境下人体生理、心理及组织结构的真实响应。但是，真人实验也有缺陷：一是不能对真人开展可能威胁人身安全的爆炸冲击试验；二是人体内部的力学响应信息难以通过传感器测量得到。因此，寻找合适的人体代用品进行高强度的爆炸冲击试验，有助于进一步深入了解人体在爆炸冲击作用下的动态响应。

一般来说，大体组织标本是损伤生物力学研究的较好代用品，它具有与真人完全的解剖学结构，可以在人体内部安装传感器。但是，大体组织标本缺乏活体肌肉、组织的响应，缺少冲击对机体造成的生理、心理或病理反应的信息。动物实验是最早采用的一种传统实验方法，它可以做到冲击损伤水平，并通过手术的方法研究机体内部组织和器官的损伤特性，是探讨冲击损伤机制的有效手段。但是，动物体的解剖学结构、形态特征、材料学特性等与人体差异较大，导致动物实验的数据向人体推广具有一定的难度。假人基本上具有与人体相似的结构和外形（心脏、肝、肾、脾等内脏器官除外），在动力学响应方面与人具有相似性，尤其在假人的体内可以安装各种类型的传感器，能够实时记录假人多个部位的冲击响应信息。但是，假人与大体组织标本一样，也不具有人体肌肉、内脏、组织以及生理、心理等方面的反应。目前，利用计算机技术可以建立与人体解剖学结构、材料特性等较为接近的复杂人体动力学模型，并可实现在任何冲击环境下预报人体各部位的冲击响应信息。从理论上讲，人体模型与计算机技术结合可以实现上述目的。但是，人体结构的复杂性、材料特性的非线性、肌肉的主动性、人体的自我调节性等固有因素，决定了人体模型的发展将是逐步完善的、不断发展的。

上述每种研究方法都有其相应的适用范围和局限性，同时每种研究方法都能提供关于人体冲击研究的宝贵信息。例如，动物实验适用于冲击损伤机制的研究，假人实验则适用于评价技术研究，尸体实验在损伤机制和耐受限值研究方面有重要价值，志愿者实验主要应用于冲击响应和防护技术的研究，数学模型在冲击响应、评价技术研究方面有很好的适用性。因此，目前各种研究方法不能相互代替，方法的选择需要基于研究的内容来考虑，或者综合多种研究方法，才能获得较为准确的研究结果。

（裴度）

第四节　水下冲击伤仿真研究

一、数学模型计算分析方法

数学模型计算分析方法模型研究是通过建立人体仿真模型并采用有效的计算方法获取真实实验条件下的力学响应信息，它是生物力学研究的重要组成部分和发展趋势。常用的人体模型包括集中参数模型、多刚体动力学模型和有限元模型等。

20 世纪 70 年代，Payne 首先根据大体组织标本阻抗试验数据建立了坐姿四自由度集总参数线性模型。20 世纪 90 年代，刘新祥考虑到人体臀部的刚度是严重非线性的、座椅不是刚硬的等因素，将 Payne 的四自由度集总参数体系由线性系统改成非线性系统，来研究舰船甲板冲击运动对坐姿指战员的作用。此后刘新祥又将人体的臀部和脊椎采用非线性特性表达，将模型扩展到了七自由度的立姿人体非线性集中参数模型，并通过二阶 DAA 方法合并有限元法计算得到给定爆炸参数（炸药重量、爆炸距离、爆炸方向）的条件下坐姿和立姿舰员的动态冲击响应，与通过人体骨骼压缩实验获得的损伤标准比较，预测水下爆炸垂向冲击运动造成的舰员冲击损伤程度。

国外目前有比较成熟的多刚体人体模型和有限元人体模型。著名的关节整体人体（articulated total body，ATB）模型就是采用多刚体的建模思想，将整个人体根据人体解剖学结构特性，划分成 17 个刚体节段（头部，颈部，上躯干，中躯干，下躯干，左右大腿、小腿、脚，左右上臂、前臂、手），各刚体之间通过不同类型的关节（销、欧拉关节、球铰关节等）相互连接。Douglas 等采用模拟男性和女性舰员，研究水下爆炸引起的甲板冲击作用下人体的生物动力学响应，通过计算预报人体在有、无安全带作用下各部位的冲击响应信息，结果与人体冲击损伤标准相比，评估得到人员损伤可能性。

目前国内外使用较为广泛的有限元人体模型是由LSTC公司开发的HybridⅢ第50百分位有限元假人模型。该模型细分为256个部件，主要部件有头部、颈部、胸部、腹部、臀部和四肢等，共有1个弹簧单元、10个加速度传感器单元、256个梁单元、225 910个壳单元、225 602个实体单元和276 025个节点，假人各部分质量和转动惯量都符合试验用HybridⅢ第50百分位假人。坐姿有限元假人模型如图5-17所示。

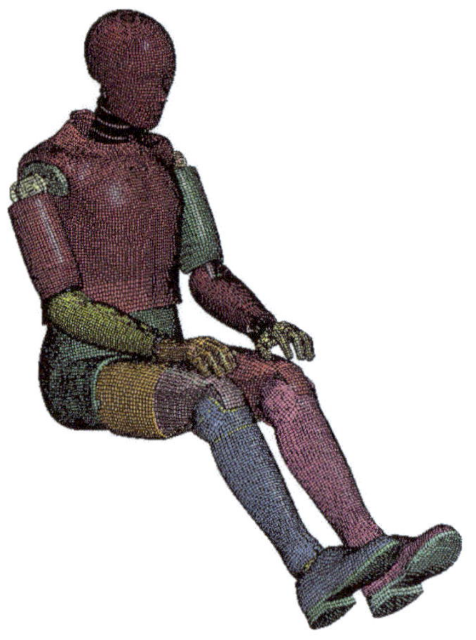

图5-17 坐姿有限元假人模型

二、水下冲击伤的数学计算分析模型

以下内容主要介绍刘新祥建立的站姿人体七自由度非线性集总参数模型、坐姿人体四自由度非线性集总参数模型和目前用于人体爆炸冲击伤研究的有限元仿真模型。

(一) 站姿人体非线性集总参数模型

站姿人体七自由度非线性集总参数模型的等效质量按头部、上躯干(脊椎)、内脏、骨盆、股骨、胫腓骨、跟距骨进行考虑，各等效质量间的刚度和阻尼值是在相关人体离体材料动态试验结果的基础上确定的，站姿人体集总参数模型如图5-18所示。

同时，表5-5和表5-6列出了双、单足站立的人体模型各个部位元件的力学参量。

(二) 坐姿人体非线性集总参数模型

坐姿人体四自由度非线性集总参数模型由Payne的四自由度集总参数模型改进而来，主要是将部分线性参数改为非线性参数，改进的原因有两个：① 人体臀部的刚度是呈严重非线性的；② 座椅不是刚硬的，针对“软椅”更符合实际。因此只对表征臀部的弹簧力与阻尼力的表达式做出修改即可。

弹簧力：

$$F_{\delta_1}=\begin{cases}2.702\,5\times10^{7}\delta_1^{3}, & \delta_1\geqslant0\\0, & \delta_1<0\end{cases}\tag{5-47}$$

阻尼力：

$$F_{D_1}=\begin{cases}688.984\dot{\delta}_1, & \delta_1\geqslant0\\0, & \delta_1<0\end{cases}\tag{5-48}$$

改进后的坐姿人体集总参数模型如图5-19所示。

坐姿人体非线性模型各个部件的力学参量见表5-7。如图5-20所示，非线性模型比线性模型优越。

(三) 水下冲击伤的数值仿真模型

目前，随着有限元方法的理论日趋完善和计算机技术的发展，数值仿真已成为人员冲击伤研究领域内一种不可或缺的手段。目前国外针对空爆冲击波引发的颅脑、胸部原发性冲击伤开展的数值仿真研究有很多，研究手段主要是利用CT或磁共振扫描获得人体组织断层影像和数据，再利用这些数据建立人体头部或胸腹部的模型，最后利用商用有限元软件开展数值仿真分析。对于水下冲击伤的数值仿真研究由于保密原因极少见到，但其研究手段与空爆冲击伤是一致的。

2013年，美国陆军研究实验室(Army Research Laboratory)的Amy M. Dagro、Philip J. Mckee等利用磁共振弥散张量成像(diffusion tensor imaging)技术建立了包含横观各向同性特性的大脑白质组织的人体头部三维有限元模型(图5-21)，并运用该模型分析了爆炸载荷作用下人体头部的损伤，并将大脑轴突应变作为预测人体头部弥漫性轴突损伤程度的标准。研究表明轴突应变和剪切应力在爆炸冲击波作用头部后的10～15 ms达到峰值，并且轴突应变随时间的演变表明头部的转动会加重轴突的损伤。

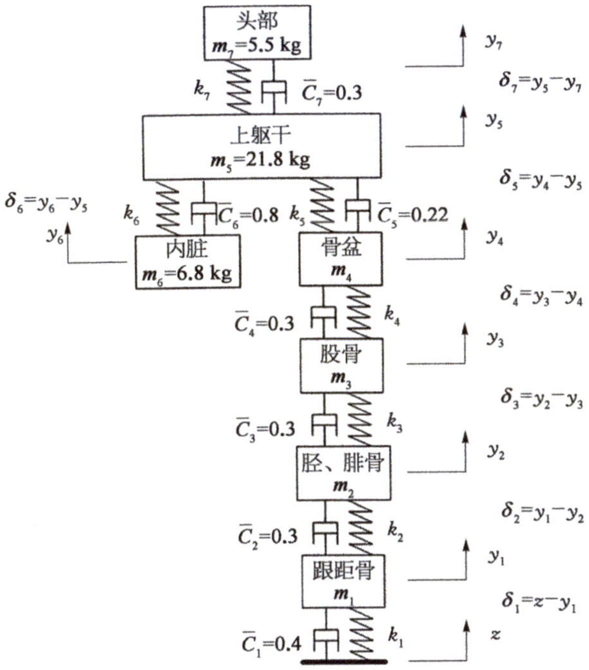

图 5-18　站姿无约束人体非线性集总参数模型

表 5-5　双足站立的力学模型参数

元件名称	刚度表达式(N/m)　$k_i(i=1, 2, \cdots, 7)$	质量(kg)	阻尼比 $\bar{C}_i$
跟距骨	$2\times0.8\times1.13\times10^6\times0.7$　当 $\delta_1\geqslant0$ 0　当 $\delta_1<0$	2.5	0.4
胫、腓骨	$2\times0.8\times\left\|(1.051\,8\times10^6+5.081\,58\times10^9\delta_2-0.925\,5\times10^{12}\delta_2^2)\right\|$　当 $\delta_2\leqslant0.004$ 0　当 $\delta_2>0.004$	6.64	0.3
股骨	$2\times0.8\times\left\|(2.884\,55\times10^6-0.089\,215\times10^9\delta_3-0.218\,75\times10^{12}\delta_3^2)\right\|$　当 $\delta_3\leqslant0.004$ 0　当 $\delta_3>0.004$	8.36	0.3
骨盆	$2\times3\times2.702\,5\times10^7\times\|\delta_4\|^2$	18	0.3
脊柱	$3.780\,6\times10^3+\|2\times5.45\times10^6\times\|\delta_5\|-3\times0.895\,6\times10^7(\delta_5)^2\|$	21.8	0.22
内脏	2 831.8	6.8	0.8
头部	202 286.1	5.5	0.2

注：δ_i 为第 i 个弹簧的压缩位移，单位为 m，且规定压缩时为正。

表 5-6　单足站立的力学模型参数

元件名称	刚度表达式(N/m)　$k_i(i=1, 2, \cdots, 7)$	质量(kg)	阻尼比 $\bar{C}_i$
跟距骨	$0.8\times1.13\times10^6\times0.7$　当 $\delta_1\geqslant0$ 0　当 $\delta_1<0$	1.25	0.4
胫、腓骨	$0.8\times\left\|(1.051\,8\times10^6+5.081\,58\times10^9\delta_2-0.925\,5\times10^{12}\delta_2^2)\right\|$　当 $\delta_2\leqslant0.004$ 0　当 $\delta_2>0.004$	3.32	0.3
股骨	$0.8\times\left\|(2.884\,55\times10^6-0.089\,215\times10^9\delta_3-0.218\,75\times10^{12}\delta_3^2)\right\|$　当 $\delta_3\leqslant0.004$ 0　当 $\delta_3>0.004$	4.18	0.3
骨盆	$3\times2.702\,5\times10^7\times\|\delta_4\|^2$	26.75	0.3
脊柱	$3.780\,6\times10^3+12\times5.45\times10\times6\times\|\delta_5\|-3\times0.895\,6\times10^7\times\|\delta_5\|^2$	21.8	0.22
内脏	2 831.8	6.8	0.8
头部	202 286.1	5.5	0.2

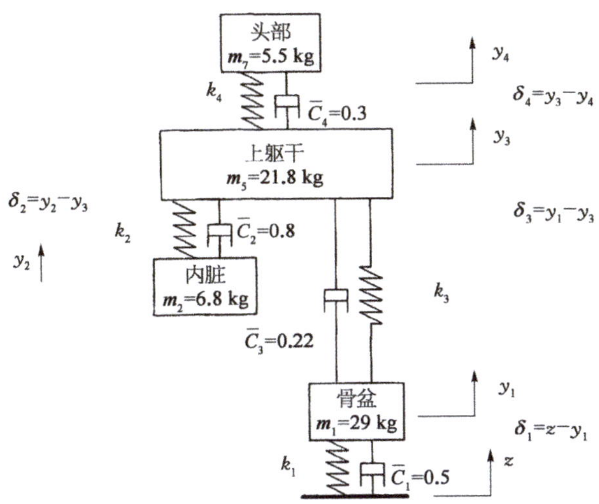

图 5-19　坐姿人体非线性集总参数模型

表 5-7　坐姿人体非线性力学模型参数

元件名称	刚度表达式(N/m)　$k_i(i=1, 2, \cdots, 4)$	质量(kg)	阻尼比 $\bar{C}_i$
骨盆	$3\times2.702\,5\times10^7\times\|\delta_1\|^2$　当 $\delta_1\geqslant0$ 0　当 $\delta_1<0$	29	0.5
内脏	2 831.8	6.8	1.0
脊柱	$3.780\,6\times10^3+\|2\times5.45\times10^6\times\|\delta_3\|-3\times0.895\,6\times10^7(\delta_3)^2\|$　当 $\delta_3\leqslant0.036\,576$ 77 043.561　当 $\delta_3>0.036\,576$	21.8	0.22
头部	202 286.1	5.5	0.2

注：δ_i 为第 i 个弹簧的压缩位移，单位为 m，且规定压缩时为正。

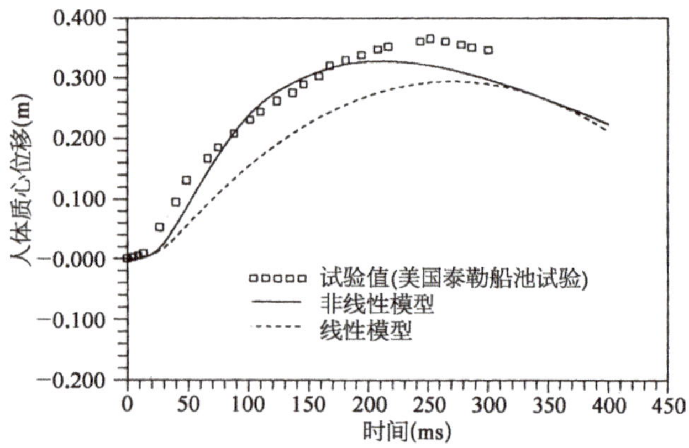

图 5-20　非线性模型与线性模型计算的人体质心位移响应运动与试验实测值的比较

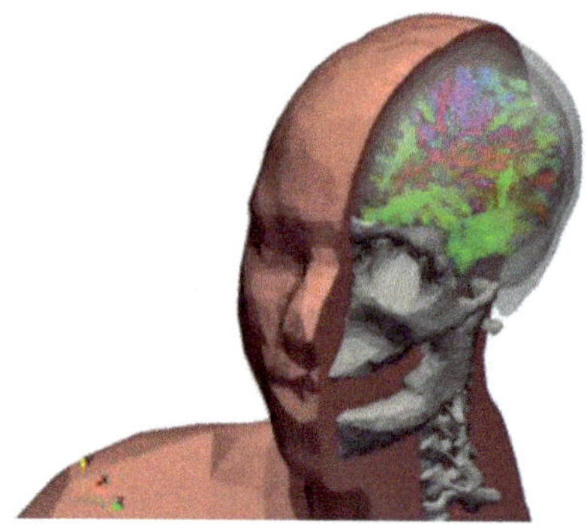

图 5-21　包含大脑神经组织的人体头部有限元模型

A. Rezaei 等建立了第 50 百分位的人体头部有限元模型(图 5-21)，对开放空间和封闭空间下的人体颅脑冲击伤开展研究，研究结果表明封闭空间的墙体对冲击波的反射作用会加重颅脑的原发性冲击伤。

X. G. Tan 等于 2017 年建立了包含头部详细模型(面部、颅骨、大脑、脑髓等)、颈部、躯干、肺部和其他相关组织的人体有限元模型(图 5-22)，并利用该模型对爆炸冲击时应力波在人体中的传递规律和颅脑冲击伤开展了相关研究。

J. C. Roberts 等通过对混Ⅲ型模拟人头颈部的物理模型和有限元模型分别进行改进，建立了人体头部替代模型和有限元模型(图 5-23)，并通过开展激波管试验和相对应的数值模拟对有限元模型和物理模型的响应差别进行研究。研究结果表明，载荷相同的情况下，颅内压峰值的有限元模型计算值与人体头部替代模型的试验值之间的误差在 25%以内，而大脑与颅骨的相对位移最大值的计算值与试验值之间的误差在 30%～40%。

三、水下爆炸数值计算方法

随着数值技术的迅猛发展，基于网格的数值方法广泛应用于计算流体力学和计算固体力学的各种工程实践中。欧拉法是一种基于空间坐标的描述方

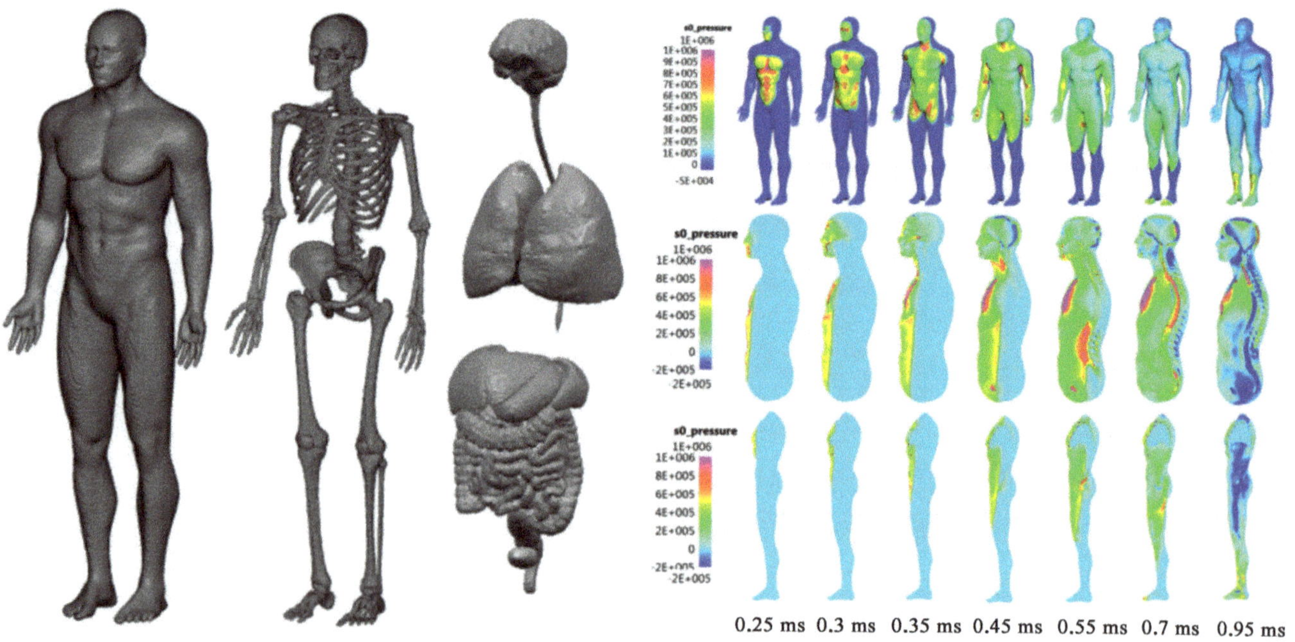

图 5-22　人体计算模型(左)和爆炸冲击波在人体中的传递过程(右)

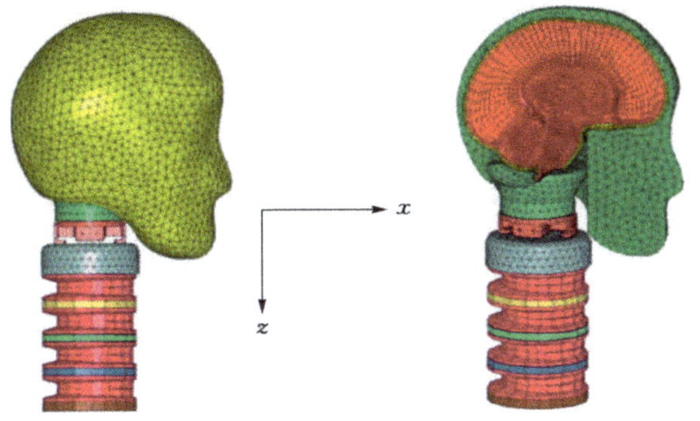

图 5-23　人体头部替代物理模型(左)和人体头部替代有限元模型(右)

法，以有限差分法为典型代表；拉格朗日法是一种基于物质坐标的描述方法，以有限元法为典型代表。此外，继承了欧拉法和拉格朗日法的优点的混合描述方法逐渐发展，如任意的拉格朗日-欧拉法和耦合的欧拉-拉格朗日法。在有限元法之后，边界元法逐渐发展起来，其可用较简单的单元准确地模拟边界形状，具有解析与数值相结合的特点，通常具有较高的精度。此后为了克服网格方法在求解水下爆炸中大变形、物质交接面等问题上的不足，无网格方法如光滑粒子流体力学方法逐渐发展起来。美国海军描述了水下爆炸的三个独立但相互联系的部分，包括水的响应、舰艇结构响应和材料对冲击波的响应，如图 5-24 所示，通过流程图方式描述了当前主要应用的水下爆炸仿真研究的数学模型和数值模拟方法。关于材料响应的本构模型在此处不作研究。

(一) 欧拉法

在数学和计算机科学中，欧拉法是一种一阶数值方法，用以初值问题求解，是一种解决数值常微分方程最基本的一类显型方法。在工程流体力学中，作为一种流体运动分析方法，欧拉法又称当地法、流场法和空间质点法。欧拉法着眼于流场空间点，在不同时刻，占据流场空间点的流体质点的物理量是不同的。此法采用固定于空间上的网格进行求解，以描述流体的质点经过求解流场中的各空间点时的运动，即将流场视为描述对象的一种研究流动的方法，物质的质量、动量和能量在网格间流动，在结构发生变形时，网格体积和形状保持守恒，因此，欧拉法在计算过程中不会出现网格相交过程，其适合处理爆炸及超高速撞击等扭曲严重的力学问题。将流场中足够多空间点的运动情况综合起来，就得到整个流体的运动状况。因此欧拉法表示的是流体物理量在不同时刻的空间分布。

质量方程：

$$\frac{\partial \rho}{\partial t}+\nabla\cdot(\rho u)=0 \tag{5-49}$$

动量方程：

$$\frac{\partial \rho}{\partial t}=-(u\cdot\nabla)u+v\,\nabla^{2}-\nabla p/\rho+f \tag{5-50}$$

式中，流场密度 ρ 可通过函数 $\rho=\rho(x, y, z, t)$

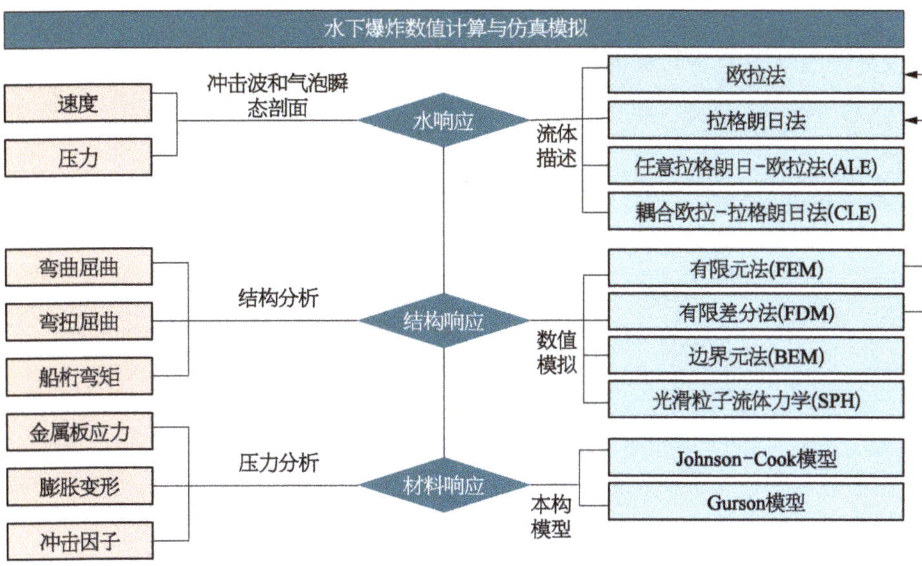

图 5-24　当前主要应用的水下爆炸仿真研究的数学模型和数值模拟方法

制定，p 为压强，f 为体积力，u 为流体质点的速度，v 为运动黏性系数。基于网格的欧拉法将上述方程在网格上进行离散，通过计算流场各固定点上物理量的变化来描述整个流场。

欧拉法的优点如下。一是克服了拉格朗日法在处理物质大变形过程中出现的网格畸变。流体速度、压力、动量、能量等不仅随空间变化，也随时间变化。欧拉法的思想关注空间点固定不变时速度、压力、动量、能量等物理量的变化，但考虑到流体质点本身存在速度，使其从当前空间点在下一时刻移动到下一空间点，需要采用对流项将因流体质点运动而引起的相应速度的变化考虑到欧拉方程中，这样就可以在不更新流体质点位置的前提下对固定空间点的物理量进行更新。因为不需要更新流体质点位置，因此网格也不会产生畸变了。二是欧拉法可追踪固定空间场上某点变量的时间变化，便于分析整个流场的物理特征。

欧拉法的缺点如下。一是因为不需要最终流体质点，因此流体质点变量的时间变化难以分析。二是对变化边界难以有效地分析，当物面边界或自由液面边界发生运动或变化，直接采用欧拉法也是难以处理的。因为欧拉法着眼于空间点，网格点的位置不随时间变化，显然不能处理运动的边界。三是在欧拉法计算过程中，需要计算物质流动的对流项，物质界面的区分不清楚，特别是存在多介质时，需要对混合网格加以特别处理，网格计算量将大大增加。

（二）拉格朗日法

拉格朗日法用于描述流体质点的运动，计算网格固定在物质上，网格随着流体质点的运动而运动，通过流体质点各物理量随质点运动及变形的变化规律来描述整个流场的运动状态。该方法通过拉格朗日坐标作为时间函数来描述流场的运动，假设在初始时间时刻，流体质点的初始位置为(x_0, y_0, z_0)，在 Δt 时间后，该质点的运动位置为

$$\begin{cases} x = x(x_0, y_0, z_0, t+\Delta t) \\ y = y(x_0, y_0, z_0, t+\Delta t) \\ z = z(x_0, y_0, z_0, t+\Delta t) \end{cases} \tag{5-51}$$

质量方程：

$$\frac{D\rho}{Dt} + \rho \nabla \cdot u = 0 \tag{5-52}$$

动量方程：

$$\rho \frac{D\rho}{Dt} = -\nabla p + \mu \nabla^2 + \rho f \tag{5-53}$$

将方程右边整理为一个力，则上述方程转化为牛顿第二定律：

$$a_i = d u_i / dt = f_i / \rho_i \tag{5-54}$$

式中 a_i 为质点 i 的加速度，u_i 为质点 i 的速度，f_i 为质点 i 所受到的合力，ρ_i 为质点所在流场位置的密度。在拉格朗日法中，对每个相对独立的粒子进行受力分析，并通过时间积分计算出下一时刻质点的位置及物理量的状态。拉格朗日法的运动方程比较简单，网格单元的质量保持守恒，动量和能量在不同单元间传递，不会出现对流项，容易建立具有较高精度且稳定的格式。同时，拉格朗日法跟踪固定的质点，可用于分析多重介质的系统，可以清晰地表达不同物质介质界面，对于自由面的处理也比较简单。但是在三维计算情况下，可能产生较大的网格扭曲现象，造成各网格之间相互交错，甚至发生网格畸变。因此，在处理简单的力学模型时，拉格朗日法是一种有效的方法。但在水下爆炸抗冲击领域，涉及流场及结构的大变形，拉格朗日法存在较大困难。

拉格朗日法的优点如下：一是拉格朗日法不需要计算对流项，也就避免了对流项带来的数值误差；二是拉格朗日法可给出流体质点的运动过程及其对应所有物理量随流体质点运动的变化过程；三是在物质边界及交界面处容易布置网格节点，设定边界条件；四是拉格朗日法追踪流体质点的位置，可以模拟动边界的问题，包括自由液面边界和运动的物面边界等。

拉格朗日法的缺点如下：在物质或动边界大变形时容易出现网格畸变，导致计算精度下降。具体来说，拉格朗日法追踪的是流体质点，更新流体质点所对应的压力、动量、能量等物理量时，流体质点本身的位置要通过速度一起更新。但是每个流体质点的速度是不相同的，因此每更新 1 次，网格就会发生变形，随着时域计算的进行，网格变形越来越大，甚至出现畸变。

（三）任意拉格朗日-欧拉法

由于模拟基于欧拉的固定网格模型的流体界面

固有的高计算成本，以及拉格朗日法在激烈的流体-结构相互作用方面的高失真，而这两个都是水下爆炸的典型特征，所以将两者结合成任意拉格朗日-欧拉法(arbitrary Lagrangian-Eulerian, ALE)在这一领域的研究中很常见，核心是将守恒方程用于流场网格速度和位移的求解。

质量守恒方程：

$$\frac{\partial \rho}{\partial t} = -\rho \frac{\partial v_i}{\partial x_i} - (v_i - u_i) \frac{\partial \rho}{\partial x_i} \quad (5-55)$$

动量守恒方程：

$$\frac{\partial v_i}{\partial t} = -(\sigma_{ij} + \rho f_i) - \rho(v_i - u_i) \frac{\partial v_i}{\partial x_j} \quad (5-56)$$

能量守恒方程：

$$\frac{\partial e}{\partial t} = -(\sigma_{ij} v_{i,j} + \rho f_i v_j) - \rho(v_j - u_j) \frac{\partial e}{\partial x_j} \quad (5-57)$$

式中 ρ 为质量密度，e 为能量，σ 为柯西应力张量，u 为网格速度，v 为物质速度，x 为质点位移。在拉格朗日格式下 $u=v$；在欧拉格式下 $u=0$。

任意欧拉-拉格朗日法继承了拉格朗日法中的网格重构方法，使网格畸变控制到最小，能够处理一些大变形问题，能够较完整地进行流固耦合模拟。但任意欧拉-拉格朗日法并没有完全克服欧拉法和拉格朗日法的缺陷，由于控制方程中存在对流项，在计算中需要对网格进行较精细的划分，计算时间步长选取较小，大大增加了计算时间，计算中频繁的网格重构也限制了任意欧拉-拉格朗日法的应用。另外一个重要问题是流体与结构单元的接触力的取值是接触刚度乘以穿透量得到的，如何选取合理的接触刚度是关键问题，接触刚度选取过小会导致非物理穿透过大，从而扰乱流场；接触刚度选取过大会引起计算中数值噪声。因此，在强冲击载荷下流固耦合计算中，为得到可靠的数值模拟结果，需要选取合适的流体域离散模型和接触刚度。

(四) 耦合欧拉-拉格朗日法

水下爆炸载荷作用下结构冲击响应过程是一个复杂的、非线性的流-固耦合问题，基于传统的欧拉法、拉格朗日法两种基本的数值求解方法，都无法单独、较好地模拟出水下爆炸问题。两种方法在计算中都有各自的优点、也存在较大的不足。相对来说，拉格朗日法能够较好地描述结构的运动和响应，而欧拉法适用于处理流体的大变形问题。因此，一种结合两种算法优点，将结构和流体分开处理，在接触面进行耦合的计算方法被提出，这种耦合欧拉-拉格朗日法(coupled Eulerian-Lagrangian, CEL)能更好地解决复杂的流-固耦合问题和大变形问题。计算中结构利用拉格朗日法求解，流体采用欧拉法求解，在耦合算法前，两者的计算是相对独立的，即使结构网格单元处于流体网格中，也不会干扰流场的流动，也不会承受来自流场的作用力，欧拉材料也不会穿透拉格朗日单元。

(五) 边界元法

边界元法(boundary element method, BEM)，也称为边界积分法，仅离散化由网格形成的控制体的边缘。由于网格的这种简单性，边界元法允许以较低的计算能力计算更复杂的积分方程，从而可能产生高度准确的输出。对涉及气泡冲击的问题进行建模特别受欢迎，因为它提供了有效的算法来表示从爆炸到坍塌的瞬态形状和压力。

流体与结构砰击的力学变化过程非常复杂，涉及流体的瞬时强非线性、结构湿表面的剧烈变化、自由液面的卷曲变形甚至分离破碎，还有可能涉及气垫效应、捕获气泡或气穴、空化初生、高速射流或薄层水膜、极大的压力和加速度、结构的弹塑性变形以及液体的可压缩性等物理过程。尤其是在波浪或洋流存在时，还要涉及波浪或洋流与结构运动相互耦合作用的问题。砰击过程中许多物理参数随时间空间剧烈变化，给流体与结构砰击问题带来了巨大的挑战。因为针对结构入水砰击问题的理论方法、数值模拟、实验方法应运而生，这些方法各有利弊，相互补充。一般而言，理论方法较为精确，但是对于流体与结构的要求较为苛刻，引入的假设较多；数值模拟比较灵活，各种类型和出入水均可模拟，但是需要进行有效性验证；实验数据被认为是最可靠的，但花费高昂，可重复性差，并且尺度效应明显；经验公式最为简便，但是其中的影响因子比较难取，相对精度较差。单纯针对数值模拟，也存在很多成熟的模拟方法，包括有限体积法、有限差分法、无网格粒子法和边界元法等。除边界元法以外的其他方法，均需要在整个计算空间内划分网格，大大增加计算时间，也不容易实现三维砰击问题的数值模拟。因此就砰击问题而言，最为常用的也最具优势的当属边界元法。这是因为尽管砰击过程中物理量剧烈变化，但是砰击影响的区域一般局限于相对较小的接触面积内。由于边界元仅在流体边界划分网格，无须考虑内部流域的网格划分和更新问题，大大节约了计算时间，尤其对于接触边界面积相对较小或者具有尖锐射流和流体薄层的砰击问题。边界元法在流体边界上可实现全非线性边界条件，也相对容易更新和重组网格。另外在边界元法中采用一些先进的数值处理方法，比较容易实现弹体、鱼雷等三维大型结构入水砰击问题的数值模拟。

(六) 光滑粒子流体力学

对于接触爆炸、近自由面爆炸、沉底爆炸等近边界水下爆炸，具有大变形、运动物质交界面、自由面、高度非均匀性等特征，采用上述软件集成的网格算法对其进行模拟时容易因网格的高度畸变导致计算结果的错误。随着为解决天体物理学问题而提出的光滑粒子流体力学(smoothed particle hydrodynamics, SPH)无网格方法在具有材料强度的动态响应问题和具有大变形的流体动力学问题上的成功应用，许多学者开始用其模拟水下爆炸，并发现其无网格性质适合解决水下爆炸产生的大变形问题，而其拉格朗日性质极易捕捉爆炸运动物质交界面和自由面，在水下爆炸的模拟上具有先天优势。

光滑粒子流体力学方法是无网格方法中应用较为成熟的典型代表，其基本思想是将问题域离散成一系列携带物质属性的粒子，通过支持域内粒子的近似，使粒子按照守恒定律运动。此方法是粒子近似和拉格朗日算法的结合，其粒子性使求解大变形自由流动问题时可不受网格的限制，其拉格朗日性使自由面、运动物质交界面等极易捕捉。光滑粒子流体力学方法基于以密度、速度、能量等为变量的偏微分方程组，它将描述场的函数用“核函数逼近”近似表达为任意函数和核函数的乘积的积分(实质为将某一点的属性用另一区域的属性来描述，核函数建立这两者之间的关联)，然后作“质点逼近”，用一系列粒子将这个场离散化(即积分式的级数表达)。由此，整个流场变成了一系列粒子的表达，每个粒子又由周围的粒子表达，所有力学量都由这些粒子负载。最后将流体力学基本方程化为数值计算用的方程组，粒子按照这些计算公式任意流动。一般分为两个关键步骤，第一步是积分的表达式也就是所谓的场函数的核函数逼近；第二步是粒子逼近。

1. *场函数的核函数逼近* 光滑粒子流体力学方法常用的核函数公式为：

$$W=\frac{\lambda}{h^{a}}\begin{cases}1-1.5(r/h)^{2}+0.75(r/h)^{3},\ 0\leqslant r/h\leqslant 1\\(2-r/h)^{3}/4,\ 1\leqslant r/h\leqslant 2\\0,\ r/h\geqslant 2\end{cases} \tag{5-58}$$

其中，h 为光滑长度，r 为两粒子之间的距离，a 为空间维数；归一化常数 λ 取值：一维问题为 2/3，二维问题为 $10/(7\pi)$，三维问题为 $1/\pi$。

2. *粒子逼近* 粒子初始化配置，即确定初始时刻粒子的空间坐标和质量。以后粒子的坐标随时间变化，但质量不变。

(1) 尽量保持粒子分布的均匀性：粒子间要有一定空间距离，以减少计算量(计算量与空间粒子数有关，粒子数目越多耗时越长)，但也要小于核函数定义的距离，以保证精度。

(2) 邻近粒子的搜索：采用适当的算法找出每个粒子各自相邻的粒子，用邻近粒子来表达自己，每个粒子都需要用别的粒子来表达。

(3) 粒子运动的控制：SPH 格式的三个守恒方程，加上介质物态方程及粒子运动位置方程，得到封闭方程组，且可显式求解，以此来控制粒子运动。

(4) 步长：以时间步长来控制计算的进行。每一步的时间跨度和每对粒子间距、当地音速、黏滞力及外力分布有关。

(5) 边界处理：自由边界(入口边界、出口边界作为特殊自由边界处理，界面处粒子压力幅值为 0 或一定的外压力值)、固体边界(设定固体边界上有粒子，且对真实粒子作用一定的力，或认为边界外围有虚拟粒子，和真实粒子一起构成粒子系统)、不同介质交界面处理(不同介质交界处，速度变换相对很小，以速度作为两种或多种介质面传递信息的渠道)。

表 5-8 为基于各建模方法对网格的依赖性级别的分类方法，表中总结了上述提到的每种方法的主要特征。因为无法以简单的方式表明哪一种方法在哪种情况下更合适，毕竟方法的选择对用户来说是主观的，还需要考虑到他们对特定软件的熟练度、可用的 CPU 功率、要求的精度水平和待分析的问题的边界条件。因此，相同的方法可以根据不同的情况呈现不同的复杂性。虽然上述各种方法都能够提供有效的结果，但科研文献倾向于用有限元法来再现舰船结构，用边界元法和光滑粒子流体力学法来模拟流体。

表 5-8　各数值计算方法对比

级别	方　法	主 要 特 征
1	有限元法 (FEM)	• 依赖网格 • 通常用于模拟材料和船舶结构的响应 • 可用于模拟非线性冲击 • 不适用于剧烈流动 • 如果考虑大变形，网格太细导致计算速度缓慢
2	体积元法 (FVM)	• 依赖于网格，但允许非结构化网格 • 单元遵守保守定律 • 在体积单元内无创应用边界条件
3	边界元法 (BEM)	• 由于网格的简单性，可以采用复杂的积分方程，因此具有较高精度 • 流体领域的速度势由平均湿体表上的源分布表示 • 适用于气泡的形成、增长和坍塌 • 适用于涉及应力集中的问题 • 在不规则冲击频率下，可能会给出不可靠的附加质量和阻尼值
4	光滑粒子流体力学 (SPH)	• 无网格 • 拉格朗日跟踪物质粒子的质量，并且难以设置边界条件 • 可以计算平流 • 适用于自由表面、界面和剧烈流动 • 质量、动量、角动量、能量和熵守恒 • 由于相邻元素数量较多，计算成本较高 • 易于并行，因此即使它比其他方法成本更高，它也有可能更快

研究发现，各国海军机构和官方军事报告也支持上述方法，进一步表明它们模拟水下爆炸的合理性。挪威船级社的研究者建议用有限元法来评估船体梁的抗冲击、加速度、应变和应力，从而提供一种快速有效的方法。美国船务局(American Bureau of Shipping)研究者利用非线性有限元法来设计冰荷载下的船舶结构。美国海军研究人员考虑将水下爆炸模拟领域划分为体积元单元，应用于不同维度和边界条件的问题。挪威船级社将边界元法视为解决潜在流动问题的最常见方法，而美国陆军则认为这种方法最适合模拟气泡的行为；澳大利亚国防部认为光滑粒子流体力学法适用于一些特殊军事问题的流体建模。

四、水下爆炸仿真模拟软件

由于上述数值计算的有效性，许多国家都投入大量的人力、物力进行仿真建模研究，开发了大量的非线性动力学分析工程软件，典型的应用程序有美国 ABAQUS 公司开发的 ABAQUS 软件、LSTC 公司开发的 LS-DYNA 软件、Century Dynamics 公司开发的 AUTODYN 软件、LOS ALAMOS 国家实验室开发的 SPHINX 软件和 SANDIA 国家实验室开发的 CTH 软件等。这些软件在水下爆炸研究中各有特长，如 ABAQUS 比较适用于远场计算，AUTODYN 比较适用于中远场计算，LS-DYNA 比较适用于近场计算。此外，美国、德国等西方海军强国结合上述软件还开发了专门的水下爆炸软件如水下冲击分析方法、设备抗冲击仿真动态设计分析方法，以及最新开发的舰船冲击损伤预测软件。

(一) 中远场水下爆炸模拟软件

ANSYS AUTODYN 是专门为军工行业开发的，应用主要集中在国防军工领域，其功能特色全是基于军工行业的需求而开发的，在国际军工行业占据 80%以上的市场，主要用户包括美国三大国家实验室、NASA、欧空局、美国陆军实验室、海军研究生院、以色列 Refal 实验室、新加坡国防实验室等著名军品研发机构。它配备了大量的求解器，包括拉格朗日求解器、欧拉求解器、ALE 求解器和无网格求解器等。

作为一款用于分析非线性时程响应(例如爆炸和撞击)的专用工具，与使用隐式求解器的有限元法分析工具不同，它使用不需要收敛计算的显式求解器，因此可以处理具有强非线性的问题，例如跌落和碰撞。此软件具有以下特点：配备了显式求解器，专门解决 ANSYS 公司开发的高速和超高速应变率问题；除了跌落和碰撞分析，它对爆炸和冲击波等超高速问题特别有效；可以使用各种模块，例如 CAD

界面、网格生成和优化；提供两种类型的图形用户界面：Workbench Mechanical GUI 和带有集成前/解算器/后处理器的专用界面；由于可以进行流固耦合分析，因此可以分析爆炸引起的结构损坏状态。

（二）近场水下爆炸模拟软件

LS-DYNA 是著名的通用显式动力分析程序，能够较好地解决水下爆炸模拟涉及的炸药爆炸膨胀、气泡脉动、结构破坏等大变形问题。此软件以显式求解为主，兼有隐式求解功能，以拉格朗日算法为主，兼有任意拉格朗日-欧拉算法和欧拉算法，以结构分析为主，兼有热分析和流体-结构耦合功能，以非线性动力分析为主、兼有静力分析功能，军用和民用相结合的通用非线性结构动力分析有限元程序，主要用于求解各种非线性结构的高速碰撞、爆炸和金属成型等结构非线性问题。用 LS-DYNA 流固耦合技术模拟近场爆炸时，炸药、水、空气采用多物质欧拉或任意拉格朗日-欧拉算法，舰艇结构采用拉格朗日算法。LS-DYNA 软件具有如下特点。

1. *历史悠久、应用广泛* 软件开发的最初目的是为北约组织的武器结构设计、防护结构设计服务。从理论和算法而言，这是目前所有的显式求解程序的鼻祖和理论基础，经过多年的发展已经成为功能最丰富、应用领域最广、全球用户最多的有限元显式求解程序，在高度非线性结构动力学分析领域具有领导地位。

2. *功能丰富* 融合了显式和隐式两种求解技术，不但可以进行动力分析，还能进行一定程度的静力分析；在显式求解技术方面，不但涵盖了传统的拉格朗日、欧拉和任意拉格朗日-欧拉耦合算法，而且提供了目前数值技术的先进技术——无网格算法，典型的是光滑粒子流体力学。

3. *强大的结构分析功能* 既提供了几乎所有结构相互作用所需的接触算法，也提供了所有显式程序中最全面的单元算法：拉格朗日、欧拉、任意拉格朗日-欧拉耦合、光滑粒子流体力学，所有这些单元算法都可以用于结构响应分析，其流固耦合功能也是侧重研究结构所受的冲击响应。

4. *强大的并行计算和二次开发功能* 具备完善的二次开发功能，不仅提供了材料和摩擦类型的二次开发功能，还提供了用户定义的程序控制、接口控制等多种接口功能。

（裴度）

第六章

水下爆炸对舰艇的冲击毁伤与防护

第一节　水下爆炸对舰艇冲击毁伤概述

水下爆炸的类别不同，对舰艇造成的毁伤也大不相同。本节将详细阐述接触爆炸、近场爆炸和远场爆炸这三种情况对舰艇结构的冲击毁伤。

一、接触爆炸冲击毁伤

接触爆炸发生在船体水线以下部分处于气泡作用范围内，即无论有多少炸药，爆炸都发生在 0～12 m 的距离内。最常见的情况是，由于船体被鱼雷或水雷击中，由接触或惯性引信直接在船体的壳板上爆炸。对于一艘小型的单舱船来说，这样的爆炸通常会导致其沉没，但多舱船在爆炸后可以控制浮力和稳定性。一个装有 100～200 kg TNT 炸药的接触地雷爆炸，会在船体壳板表面炸出一个半径为 1～3 m 的洞，最大形成半径为 10 m 的裂缝空间，高温气体和爆炸产物进入船体进一步放大了损伤。当船的前部发生爆炸时，它会围绕穿过船首的轴线旋转。即使是大型船舶，接触爆炸的影响也是非常严重的，即使船舶尚可修复，也将停止使用数月。如果炸弹在与船体接触后爆炸的那一刻漂浮在海面上，则对舰艇的伤害要小得多，因为爆炸能量的大部分消散在空气中，并且由此产生的孔径直径更小。在这种情况下，舰船不会下沉，还可保持移动能力，在船厂修理后可继续运行。图 6－1 所示为接触爆炸中的舰船破坏区域。

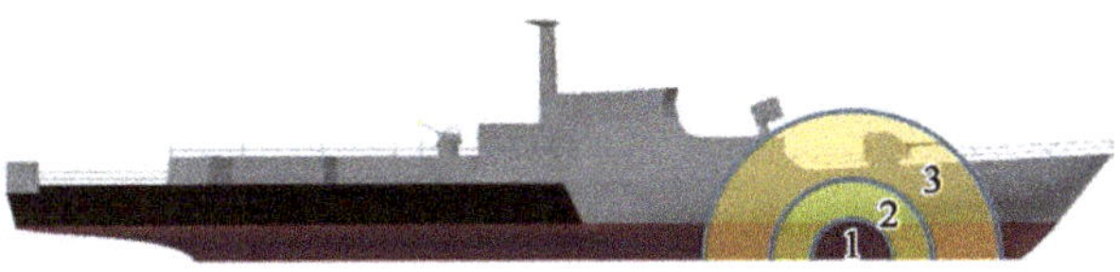

图 6－1　接触爆炸中的舰船破坏区域。1 区破裂，2 区结构爆裂，3 区结构和设备损坏

接触爆炸的一个典型例子是美国海军“的黎波里”号 LPH－10 两栖攻击舰于 1991 年 2 月 18 日在波斯湾被 LUGM－145 水雷击中(图 6－2)。爆炸的水雷重 145 kg，价值不到 1 000 美元，却造成了 16 m×20 m 的裂口。这艘船修理时间长达 1 个月，修理费用为 350 万美元。

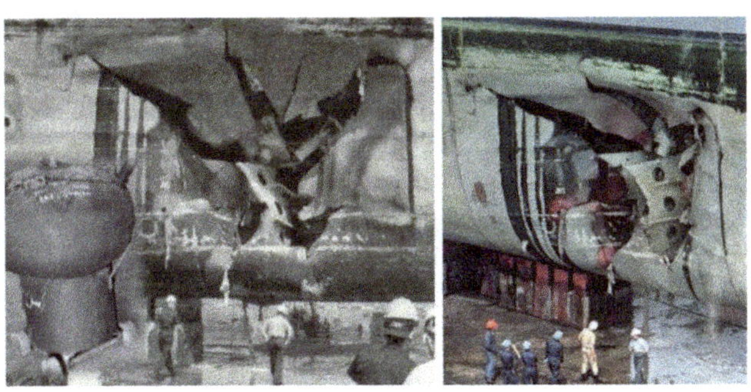
图 6－2　美国海军“的黎波里”号 LPH－10 两栖攻击舰水下爆炸损伤

二、近场爆炸冲击毁伤

近场爆炸发生在距离船体一定距离的地方，足

够长的时间使船壳不会被气泡接触到。在这种情况下，只有压力波作用于船体。近距离爆炸在2～20 m内，作用于船体的压力为8 MPa，会导致船体穿透。这种穿透具有线性特征，并且沿加强筋和纵骨发生。由于气泡不与船舶接触，爆炸产物不会进入船舶内部，也没有高温直接作用，但设备和器具通常发生移位和断裂，其外壳也会破裂。总之，在近距离爆炸中，其破坏区域比接触爆炸时大得多。图6-3所示为近场爆炸舰船破坏区域：1区为线性裂纹，2区为结构和设备损坏区。

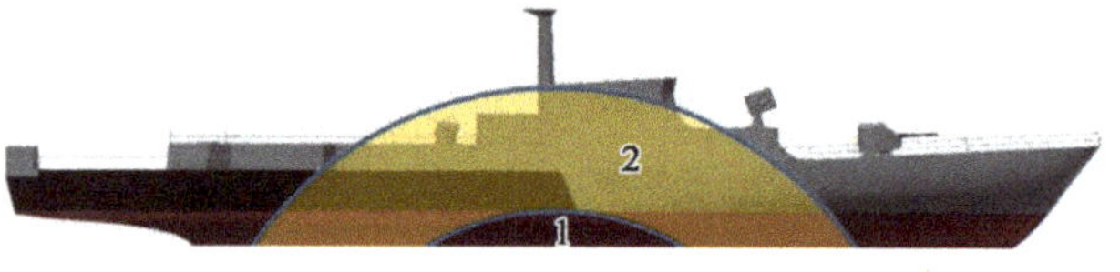

图6-3 近场爆炸舰船破坏区域。1区为线性裂纹，2区为结构和设备损坏区

近场爆炸的一个例子是美国提康德罗加级导弹巡洋舰"普林斯顿"号CG-59，于1991年2月18日在利比亚海岸附近被1枚MN-103曼塔水雷击中。水雷装载着170 kg爆炸物，价值约1 000美元。爆炸对船体和舰载设备造成的损坏估计为2 400万美元，维修耗时2个月。

三、远场爆炸冲击毁伤

在距船体30 m以上的距离引爆爆炸称为远场爆炸，船头、船中、船尾对爆炸效果的影响不像近场爆炸那样大。在远场爆炸中，船体板不会出现裂纹，但会以压痕形式发生变形。压力波作用在船体上，会使结构节点产生较高的加速度值，从而导致设备的损坏。损伤范围很广，几乎覆盖了整个船只，且损坏最大的是爆炸一侧水线以下的船体。图6-4所示为远场爆炸的舰船毁伤区域：2区为结构和设备损坏区。此外，在更远的地方和更高的甲板上，由于较低的加速度值，损坏的强度降低，图6-5所示为龙骨下方爆炸对舰船甲板远距离谱加速度特性的影响情况。

随着武装冲突的不断升级，军舰和水下武器都在不断发展。海军强国纷纷使用退役的船只或原型在船上进行水下爆炸冲击测试，以这种方式获得的数据极大地促进了舰艇防护设计。图6-6所示为此类冲击试验现场。

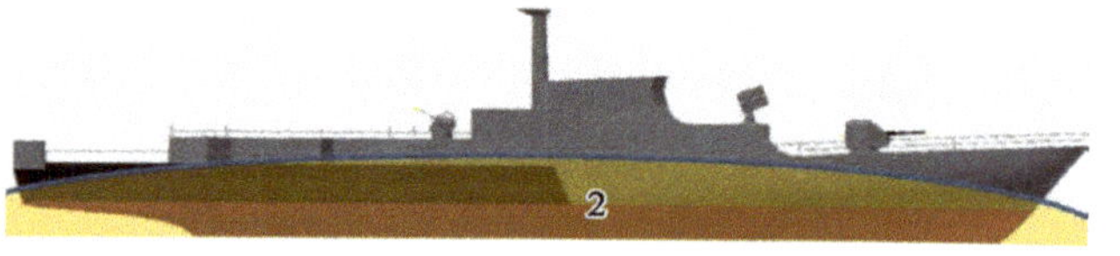

图6-4 远场爆炸的舰船毁伤区域。2区为结构和设备损坏区

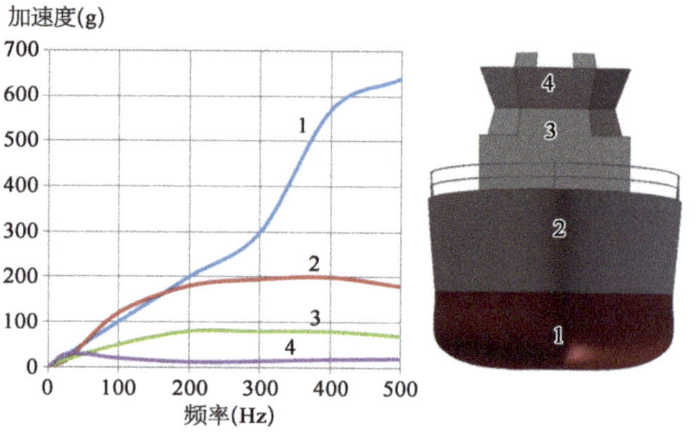

图6-5 龙骨下方爆炸对舰船甲板远距离谱加速度特性的影响情况。船只1～4部分分别与左边曲线对应

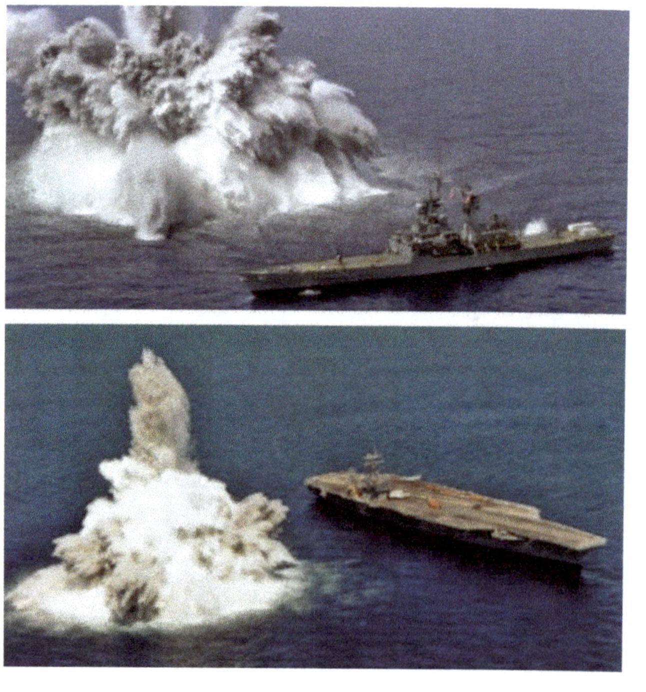

图6-6 远场爆炸试验

（金海）

第二节 水下爆炸冲击对舰艇毁伤的评估

各种水下兵器的广泛运用已成为现代海战的主要特点之一，由此带来的水下爆炸损伤给水面舰船、水中作业人员以及海洋生物都造成了严重的威胁。由于水下爆炸的致伤机制、致伤特点与陆上爆炸明显不同，因而对水下爆炸毁伤评估研究逐渐成为世界军事关注的热点与难点。毁伤评估是指依据作战目的对目标实施一定火力打击后，对目标毁伤效果或程度进行定性或定量评定。自20世纪中期开始，美国、苏联、荷兰、日本等国家已经深刻认识到毁伤评估的重要性，对毁伤评估做出大量的研究，包括很多理论计算、试验研究以及仿真模拟。本章将从舰艇结构毁伤和海洋生物损伤两个层面阐述外军水下爆炸冲击毁伤评估的相关内容。

水下爆炸舰艇毁伤评估是现代高技术条件下海战中关注的重要问题，是反舰武器威力和舰船目标生存能力评估研究的主要内容，也是一体化联合作战中的难点问题。由于舰艇目标的复杂性和攻击武器的多样性等因素，使得舰艇毁伤相关评估相对于其他武器平台具有其独特性和复杂性。

本节主要综述舰艇毁伤评估的主要方法和国外在舰艇毁伤评估方面取得的研究成果。

(一) 毁伤评估主要方法

与水下爆炸冲击研究类似，目前舰艇毁伤评估的方法也分为三种：理论解析法、基础试验法和数值模拟法。

1. *理论解析法* 在大量假设的情况下，应用某些评估理论经过十分严谨的数学推导进行毁伤评估，目前评估研究的主要理论有贝叶斯网络法、蒙特卡洛法、毁伤树分析法、层次分析法、模糊综合评判理论等。表6-1对当前国内外毁伤评估的几种主要理论解析法的原理及优缺点进行了总结。

表6-1 毁伤评估主要理论解析法

名 称	原 理	优 点	缺 点
贝叶斯网络法	用图形方式表达各要素间的概率关系	能根据不确定信息做出相对准确的推理	需要合理选择样本数据
模糊综合评判理论	对评价因素的权重进行量化	能对蕴含信息呈模糊性的资料做出科学评价	计算复杂，主观性强
层次分析法	将评价因素分层次系列化，先分解后综合	能处理定性与定量相结合的问题	只能在给定的方案中选择最优的
蒙特卡洛法	将问题转换为求解某相关事件发生的概率	模拟随机性质的事物或物理实验过程较理想	处理低纬度问题收敛速度慢
毁伤树分析法	把系统级的毁伤事件按照原因分级分析直到最原始无须再深究为止	用树形结构表示各部分的相互关系	工作量大

2. *基础试验法* 通过实际试验获得大量真实、可靠的数据从而进行毁伤评估，比如通过改变特定的条件，研究相关因素对毁伤效果的影响或者通过试验对理论解析或数值模拟的结果进行验证。基础试验是进行舰船总体生命力评估最为直观、准确的方法，国外虽有用报废和退役海军舰艇进行爆破试验的先例，但是出于成本考虑，几乎不可能通过实船打击与抗爆试验得到大量的样本数据从而实现舰船在水下爆炸作用下的全方位精确评估。因此，对于舰船的毁伤过程和毁伤程度进行全方位的数值模拟，而后利用实际船舶进行准确性验证与参数调整是最为切实可行的方案。

3. *数值模拟法* 仿真评估方法基于积累的丰富试验数据、经验数据，根据弹目毁伤机制的内在规律，结合理论分析方法，按照一定的数学模型，依托高性能计算机及程序，对目标毁伤的规律进行模拟计算，是当前提高武器设计水平，实现高效率、低耗费的武器系统研制和评估的必然趋势。在国外，舰船毁伤(生存能力)的仿真评估已经作为美国等国家新武器系统研制的标准程序，新的武器平台的研制必须经过战场生存能力的评估方能投入实战。

(二) 国外毁伤评估成果

舰艇作为海战中重要的作战平台，越来越受到各个国家的重视，推动了舰艇毁伤评估方法的研究发展。目前美国、法国、荷兰等国都在开发舰艇毁伤效能评估系统，主要功能包括：毁伤效能评估、终点效应仿真、舰艇生命力评估、损管体制评估、可视化显示、对毁伤效能评估所需的靶场态势布置、舰艇的毁伤判据设置以及功能结构毁伤树的设计等。

美国陆军研究实验室及海军研究实验室对目标毁伤评估，从终点毁伤效应、机制，到评估方法和评估程序、计算机应用技术等，做了大量深入细致的研究。如陆军研究实验室提出的“降阶态评估方法”实现了目标毁伤评估的数学描述。此外，还开发了多种针对各典型目标的毁伤评估模型及程序，如 SHOTGEN、COVART、VISTA、MUVES 等，并将研究成果应用于武器工程设计中，大大提高了目标的战场生存能力。

法国在目标毁伤效能方面开展较早，20 世纪 90 年代中期，在舰船毁伤评估方面已开发了成熟的评估软件 THETIS。THETIS 是一款专门从事舰船生存能力分析的程序，用于在舰船设计方案阶段的生命力评估，功能包括攻击武器直接命中效果和二次效应分析。分析效应包括破片、穿甲、爆炸、火灾等，分析范围包括武器精度、不效应毁伤区域、毁伤等级及其概率等。

荷兰普林斯莫里茨实验室在目标毁伤/武器威力评估方面开展了较深入的研究工作，在多个方面走在世界前沿，其研究成果及方法在近 10 年的国际弹道会议上受到国内外的广泛关注。在舰船生命力评估方面，开展了旨在提高舰船生命力的“灾害控制的先进概念”研究。针对舰船损管分析，建立了灾害控制评估模型（disaster control assessment model, DCAM），用于评估舰船的火灾等主要灾害控制能力。

（三）局部毁伤评估方法

水面舰船局部毁伤可分为局部破损毁伤和局部塑性变形毁伤，前者是由近距或接触爆炸作用引起的，后者是由非接触爆炸作用引起的。国内外通常采用安全半径和损伤半径来评估局部破损毁伤强度。局部塑性变形毁伤计算方法如下。

假设加筋板结构为四周固支，在爆炸载荷作用下加筋板结构发生大挠度变形，考虑到结构边界产生塑性铰线，最终变形的挠曲面可近似为正弦曲面。其挠曲面函数可取为式 6-1：

$$w(x,\ y)=w_0\sin\left(\frac{\pi x}{L}\right)\sin\left(\frac{\pi y}{B}\right) \quad (6-1)$$

1. 板架边界塑性铰弯曲变形能 U_1

$$\begin{aligned}U_1=2\Big(&\sum_{i=1}^{n}\frac{\pi}{L}\gamma_x M_{oi}w_0\sin\frac{\pi y_1}{B}\\&+\sum_{j=1}^{m}\frac{\pi}{B}\gamma_y M_{oj}w_0\sin\frac{\pi x_j}{L}\Big)\end{aligned} \quad (6-2)$$

2. 板架弯曲变形能 U_2

$$\begin{aligned}U_2=&\sum_{i=1}^{n}\frac{2\pi}{L}M_{0i}w_0\sin\frac{\pi y_i}{B}\\&+\sum_{i=1}^{m}\frac{2\pi}{B}M_{0j}w_0\sin\frac{\pi x_j}{L}\end{aligned} \quad (6-3)$$

3. 板架伸长变形能 U_3

$$\begin{aligned}U_3=&\sum_{i=1}^{n}N_{0i}\frac{\pi^2}{4L}w_0{}^2\sin^2\left(\frac{\pi y_i}{B}\right)\\&+\sum_{j=1}^{m}N_{0j}\frac{\pi^2}{4B}w_0{}^2\sin^2\left(\frac{\pi x_j}{L}\right)\end{aligned} \quad (6-4)$$

4. 结构初始动能 E_k　相对于结构响应时间，冲击波持续时间非常短，可近似认为炸药的冲击波能全部被结构吸收。在非接触水下爆炸条件下，可假设冲击波为平面波，由冲击波的能流密度表达式得到结构吸收的冲击波能，即冲击波作用后结构的初始动能：

$$E_k=k_s E_{sh}LB=k_s K_E W^{1/3}\left(\frac{W^{1/3}}{R}\right)^{\alpha_E}LB \quad (6-5)$$

其中，k_s 为结构吸收冲击波能量系数；K_E、α_E 为相似率系数。

5. 能量守恒原理　根据能量守恒原理有 $U_1+U_2+U_3=E_k$。将所有上式和参数代入，进行求解可以得到中心挠度 ω_0，进而可以得到整个加筋板结构的变形场。即：

$$A_0w_0{}^2+B_0w_0=E_k \quad (6-6)$$

其中，$A_0=\sum_{i=1}^{n}N_{0i}\frac{\pi^2}{4L}\sin^2\left(\frac{\pi y_i}{B}\right)+\sum_{j=1}^{m}N_{0j}\frac{\pi^2}{4B}\sin^2\left(\frac{\pi x_j}{L}\right)$；$B_0=2\left[\sum_{i=1}^{n}\frac{\pi}{L}(1+\gamma_x)M_{0i}\sin\frac{\pi y_i}{L}+\sum_{j=1}^{m}\frac{\pi}{B}(1+\gamma_y)M_{0j}\sin\frac{\pi x_j}{B}\right]$。

（四）总体毁伤评估方法

水下爆炸的舰艇总体毁伤包括总纵强度毁伤和剩余总纵强度毁伤两类。前者是由中近场大当量水下冲击波和气泡脉动压力作用下舰艇结构产生鞭状运动及近距爆炸产生的冲击振动与底部负压区使舰艇产生中垂状态的叠加作用等引起的；后者是在接触爆炸作用下造成舰艇的局部破口，引起舰艇结构间接的总体毁伤，属于舰艇结构破损剩余强度。当舰船在外载荷下发生总体弯曲变形时，纵向强力构件在剖面弯矩正应力的作用下发生失效，将可能使其整体折断，造成严重的后果。因此，总纵强度毁伤是舰艇总体毁伤评估的重要内容，常以舰艇总纵弯矩计算的经验公式方法进行评估。

由梁的理论可知船体梁横剖面内弯矩为：

$$M(x,t)=EI\cdot w''=EIb\cos\omega_1 t\phi_1''(x) \tag{6-7}$$

则船中弯矩为：

$$M(l/2,t)=EI\cdot w''=EIb\cos(\omega_1 t)\phi_1''(l/2) \tag{6-8}$$

船中最大弯矩为：

$$M_{sk}=EI\cdot b\cdot \phi_1''(l/2) \tag{6-9}$$

其中，E 为船体梁的弹性模量，I 为船体梁的惯性矩。

船体结构规范中极限弯矩 M_u 的计算公式为 $M_u=\sigma_s W_{yh}\times 10^{-1}$，$M_u$ 为船中极限弯矩，单位为 kN·m；σ_s 为所评估剖面距中和轴最远点刚性构件材料的屈服强度，单位为 MPa；W_{yh} 为假定距中和轴最远点构件的应力等于材料屈服强度时的最小剖面模数，单位为 cm^2·m，可用公式 $W_{yh}=\alpha KLBd(C_b+1.2)$ 计算得到，其中 L 为船长，B 为船宽，d 为吃水，α 为航区系数，C_b 为方形系数，K 为系数 $2.2/L^{0.26}$。根据以上理论，即可得到不同类型舰船的极限弯矩。

由于水面舰船同时受到波浪弯矩和冲击波弯矩联合作用的可能性很低，所以单独评估舰船所受的冲击波弯矩。采用极限弯矩来评估舰船的总纵强度，定义安全系数为：

$$n=\frac{M_u}{M_{sk}} \tag{6-10}$$

根据安全系数的大小来评估冲击波作用下舰船的总纵强度，当 $n<1$ 时，表明舰艇存在毁伤。

（金海）

第三节　水下爆炸冲击对海洋生物损伤的评估

美军经常展开实船水下爆炸试验，不可避免会对海洋生物产生损伤影响。2008 年，美国海洋渔业局（National Marine Fisheries Service, NMFS）东南区域办事处总结了水下爆炸对海洋生物（受保护的海龟、鱼类和海洋哺乳动物）的潜在影响，并给出了评估标准与方法。需要注意的是，此处的海洋生物指的是受保护的物种。

一、水下爆炸对海洋生物的损伤概述

水下爆炸会对海洋生物造成死亡、伤害、暂时性的阈值变化（暂时性听力丧失，可恢复）或行为反应，这取决于动物与爆炸发生的距离。此外，噪声也会导致海洋生物暂时性或永久性的听力障碍。以下将通过海龟、鱼类和海洋哺乳动物三类说明水下爆炸对其的损伤影响。

（一）对海龟的影响

1988 年，美国海洋渔业局研究了使用 23 kg（50 lb）硝基甲烷爆炸的影响效果，红海龟和肯普海龟在距炸药 213.4 m（700 ft）、365.8 m（1 200 ft）、548.6 m（1 800 ft）和 914.4 m（3 000 ft）的地方。最终在距离爆炸地点 365.8 m 以内的 4 只海龟失去了知觉，在 914.4 m 高度的 1 只海龟也失去了知觉，且所有爆炸

中的海龟都表现出泄殖腔外翻和血管舒张，持续时间为2～3周。另外，如果在爆炸后海龟不能在水中自我恢复，就会被淹死。

（二）对鱼类的影响

与海龟和海洋哺乳动物相比，有气囊的鱼类通常更容易因爆炸而受伤或死亡，这是因为无法从水面上有效地观察到它们，它们的数量相对更丰富且在生理上存在差异。爆炸导致鱼类死亡的主要原因通常是肠道和膀胱等充满气体的器官组织受损，其他器官的内伤是由于暴露在负压或冲击波的“空泡帽”下，导致迅速扩张。破坏的程度与鱼类个体相关，在相同的暴露水平下，体型较小的鱼群比体型较大的更容易遭受爆炸伤害。

（三）对海洋哺乳动物的影响

在近距离引爆时，海洋哺乳动物可能会发生致命和危及生命的伤害。随着爆炸距离的增加，冲击波的影响会减弱，但听力损失和行为反应等影响仍可能发生。有各种各样的因素可能会影响海洋哺乳动物，当其处于与爆炸相同或略高于爆炸的深度时，它们受伤的风险最大；在这一深度以上和以下，风险急剧下降。然而，取决于环境因素，爆炸产生的压力波的传播方式非常不同。此外，在相同的暴露水平下，小型海洋哺乳动物比大型动物更容易受到爆炸伤害。

二、海洋生物受影响区域界定的计算

确定影响区使美国渔业局和项目规划者能够估计可能受影响的地区，并为受保护物种确定适当的缓解措施。在确定影响范围时，应考虑不同的影响区域，如图6－7所示，描述爆炸的影响区域包括：死亡区、伤害区、危险区、听力干扰区、行为干扰区和监视区。确定影响区对于讨论对受保护物种的潜在影响很重要，也可以用来表示与炸药之间的距离，在此距离内可能发生死亡、伤害和干扰等。

1. 死亡区　在此范围内可能发生死亡。

2. 伤害区　在此范围内可能发生非致命伤害，但预计不会造成死亡。

3. 危险区　在此范围内可能发生伤害和死亡。

4. 听力干扰区　在此范围内可能发生暂时听力丧失。

5. 行为干扰区　在此范围内可能发生行为反应。

6. 监视区　额外的缓冲区，可对其进行监控，以检测向受影响区域移动的动物，监视区半径因爆炸类型和区域内可能出现的物种而异。

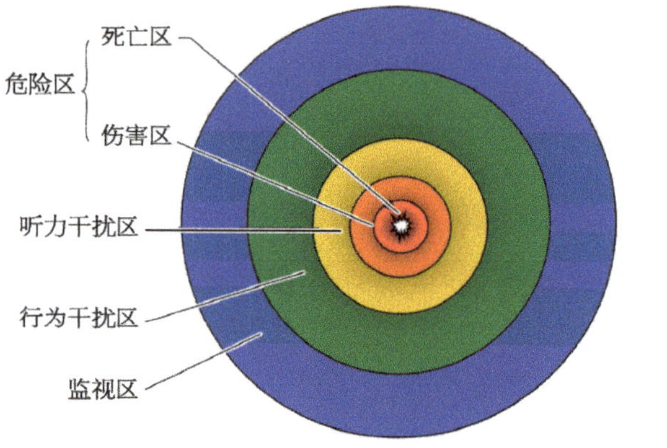

图6－7　海洋生物受影响的区域界定

美国海洋渔业局东南地区根据水下爆炸活动的类型，通常采用三种方法来计算影响区域：脉冲和压力阈值、开放水域爆炸、钻孔封闭爆炸。

（一）基于脉冲和压力阈值计算

海洋哺乳动物和海龟的阈值标准最初是为“海狼”潜艇和“温斯顿·S. 丘吉尔”号的舰船冲击试验制定的，此后美国海洋渔业局对这些标准进行了修订。其使用的标准脉冲和声学指标定义如下。

1. 峰值压力　通常用于测量脉冲源的最大正压力或峰值振幅，单位为psi。

2. 正脉冲　爆炸源的时间平均压力扰动，单位为psi－ms。

3. 暴露声级（sound exposure level，SEL）　压力除以声音持续时间的时间累积平方和，单位为dB。

4. 能流密度（energy flux density，EFD）　压力平方除以阻抗，单位是W/m^2。

5. 1/3倍频程带　受试动物听力最敏感的听力范围。

为了确定爆炸可能造成的身体伤害，根据动物体重计算压力阈值。压力通常测量为正脉冲或峰值压力。研究表明，随着动物体重的增加，导致肺损伤所需的压力也会增加。通过确定阈值水平，可估计可能发生损伤的严重程度，表6－2为水下爆炸对海龟和海洋哺乳动物的影响区域。海龟和海洋哺乳动物因爆炸而开始死亡的建议阈值水平计算如下：

1%的死亡率可通过 $\ln I = 2.588 + 0.386 \ln M$ 公式估算；50%的死亡率可通过 $\ln I = 3.019 + 0.386 \ln M$ 估算。

其中，I 为正脉冲(psi - ms)，M 为体重(kg)。

表 6-2　水下爆炸对海龟和海洋哺乳动物的影响区域

影响区域	标准定义	阈值水平
死亡区	严重肺损伤(1%动物；取决于体重)	$\ln I = 2.588 + 0.386 \ln M$
伤害区	永久阈值改变，丧失听力	≥46 psi；230 dB，或 198 dB
干扰区	暂时性听力损失	≥23 psi，224 dB；或 183 dB；1/3 倍频带的频率

对于鱼类而言，根据鱼的体重、在水中的位置和装药的深度，死亡区差异很大，因此很难确定适用于所有爆炸场景和所有大小类鱼的具体标准。根据爆炸区域内鱼类的最小权重计算影响区，可能是一个很好的预测指标，通常 40 psi 的阈值水平被认为是估计鱼类死亡率的保守范围。

(二) 开阔水域爆炸影响区计算

对于开阔水域爆炸影响区的计算，适用于建筑、拆除和其他海洋工程的各种爆炸。在不计算压力测量的情况下，无法计算出精确的损伤区域，所以这种方法相对保守。研究者根据观测到的安全范围(半径)开发了计算方程，并用于预测受保护物种的危险区域：

鱼类危险区域(英尺)=95[鱼的重量(磅)]$^{0.13}$(最大磅/延迟时间)$^{0.28}$[炸药深度(英尺)]$^{0.22}$

海龟危险区(英尺)=560(最大磅/延迟时间)$^{1/3}$

海豚危险区(英尺)=578(最大磅/延迟时间)$^{0.28}$

20 英尺鲸鱼危险区域(英尺)=327(最大磅/延迟时间)$^{0.28}$

上述估计危险区的公式是基于浅水开放水域，没有涉及严重伤害和死亡区域评估。但这一方法足以满足减少海洋生物损伤规划的目的，在水下爆炸项目规划期间，这是保护物种的有效缓解措施。在无法对影响区进行更精确的计算时，可避免部分伤亡。

(三) 钻孔封闭爆炸影响区计算

钻孔封闭爆炸是一种将炸药放入钻孔中并用惰性材料(如角岩或碎石)覆盖的方法，主要用于航道和港口加深过程。在开阔水域中爆炸会产生比封闭式爆炸更高振幅和更高频率的冲击波，因此与在开阔水域引爆相同炸药重量相比，钻孔封闭爆炸技术可以降低冲击波压力，并降低水生生物的死亡率。建议采用以下公式来估计影响区域：

危险区域半径(英尺)=260(磅/延迟时间)$^{1/3}$

骚扰区域半径(英尺)=520(磅/延迟时间)$^{1/3}$

监视区域半径(英尺)=死亡和受伤区域距离的 3 倍

根据迄今为止的研究，上述方程式在估算受保护物种的影响区域时被认为是高度保守的。与上述开阔水域爆炸方程一样，此模型的一个局限性在于它没有估计各种影响的阈值水平，而是估计了所有物种伤害和死亡的保守安全范围。

三、水下爆炸对海洋生物的影响评估方法

图 6-8 所示为评估海洋生物受爆炸影响的分析框架，它是保护海洋生物的有用评估工具，可以将一项活动分解为多个部分，从而识别环境中的潜在影响，最终确定所构成的危险水平。通过考虑许多因素，如噪声的传播特征、环境特征和栖息地类型以及区域内发现的物种，可以对每个影响因素进行表征。一旦所有因素都考虑在内，就可以进行风险评估以确定发生不良影响的可能性，进而采取措施来最小化或避免这些影响。这个分析框架利用数学模型或概念方法来评估对不同物种的潜在风险。通常考虑的影响类型包括伤害或死亡的可能性、发生干扰的可能性以及造成的栖息地影响。还需要考虑的信息包括物种数量、动物行为、听力能力、栖息地特征、关键栖息地以及区域的其他可用信息。例如，一个项目可以分解为所处的时间、持续时间、装药重量、每天爆炸的次数和其他变量。使用上述讨论的阈值标准或模型可以计算出影响区域，以确定对海洋生物可能产生的影响。

在展开水下爆炸之前，应向国家海洋渔业局提交活动的完整描述和爆炸物对受保护物种影响的评估，并请求咨询或授权。国家海洋渔业局评估水下爆炸活动所需的资料如下。

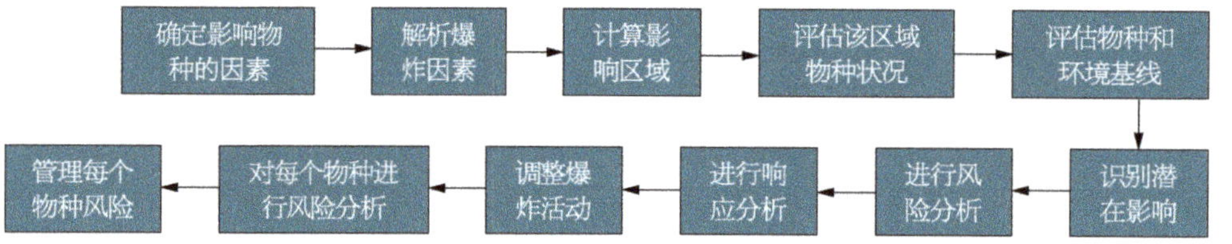

图 6-8 评估海洋生物受爆炸影响的分析框架

(1) 对使用炸药的目标或结构类型的描述。

(2) 使用的炸药类型。

(3) 使用延迟、拦截、装药位置和爆炸深度的详细信息。

(4) 总起爆次数和起爆顺序，以及每天的爆炸次数。

(5) 每次爆炸每 25 毫秒引爆的最大炸药重量。

(6) 每次爆炸之间的间隔时间。

(7) 计划爆炸的时间(月)以及预计发生水下爆炸的总天数。

(8) 使用炸药所在地的描述，包括深度、盐度、水温、基质类型和生物群。

(9) 项目区域内受保护物种和栖息地的描述。

(10) 活动对物种和栖息地的潜在影响的总结。

(11) 对海洋生物影响区域的估计，说明计算方法。

(12) 对海洋生物的影响分析。

(13) 分析对海洋生物栖息地和主要组成元素的影响。

(14) 为项目拟定的缓解计划。

(金海)

第四节 外军水下爆炸冲击标准规范研究

战斗舰船的作战使用及模拟试验的经验表明，与舰上有效的负载相比，船员及船体具有固有的高度抗冲击能力，舰上采用高度精密的复杂系统已使设备增加了对强冲击的敏感度。也就是说，非接触水中爆炸虽然难以对舰船结构和人员造成致命的损伤，但却能对舰上精密的复杂系统和设备构成严重的破坏。近 20 年来，随着水中兵器的发展，爆炸当量、冲击持续时间的明显增加和命中率的提高，使舰艇设备所受到的威胁更为严重，提高舰艇设备抗冲击能力已成为现代舰艇研制的迫切需求。因此，世界各海军强国已将舰艇设备抗冲击能力提高到了与舰艇生命力一样的重视高度，在长期研究的基础上，通过不断地总结归纳，逐步形成了一系列的舰船冲击标准规范，如美国的 MIL-S-901D《舰用机械、设备和系统冲击试验要求》、英国的 RNBASP1274/76《舰船冲击设计手册》、德国的 BV043/85《冲击安全性》等。本节将系统概述舰艇抗冲击标准规范情况，重点解读三个典型标准，综合剖析标准规范内容，最后归纳提炼抗冲击标准规范的发展特点。

一、舰艇抗冲击标准规范概况

舰船设备和系统的抗冲击能力是决定舰船战时生命力强弱的重要环节，在非接触爆炸条件下的破坏主要为设备系统的失效。而舰船在战斗中遇到的大量攻击为非接触爆炸，所以舰船设备的抗冲击能力是舰船整体抗冲击能力的重要指标。各海军强国均制定了舰船设备抗冲击标准，规范舰船设备的设计、制造和验收等全过程，以提高舰船抗非接触爆炸的能力。国外主要舰船设备抗冲击标准见表 6-3。美国海军的舰船抗冲击技术水平领先于世界其他海军强国，其标准规范也代表了世界先进水平，涵盖设计、试验、计算、验证等各个方面，主要包括美军标、海军文件、指示指令以及设计资料集等。

表 6-3 国外主要舰船设备抗冲击标准

文 件 编 号	标准规范名称	国家/组织
0902-001-5000	美国海军舰船通用规范	美国
MIL-S-901D	舰用机械、设备和系统冲击试验要求	美国

续　表

文件编号	标准规范名称	国家/组织
DDS 072－1	冲击设计值	美国
NAVSEA 0908－LP－000－3010	水面舰艇冲击设计准则	美国
NAVSEA 250－423－30	舰船设备冲击设计的动力分析法	美国
NAVSEA 250－423－31	舰船设备冲击设计	美国
NAVMAT Instruction 3900.16	作战生存能力	美国
NAVSEA 250－660－30	海军耐冲击设备设计导则	美国
OPNAV Instruction 9070.1	水面船舶的生存性政策和标准	美国
OPNAV Instruction 9072.2A	水面舰船冲击强度	美国
MIL－STD－798	管道的无损检测、焊接、质量控制、材料控制和鉴定以及高冲击试验要求	美国
MIL－STD－167A	舰船设备机械振动	美国
BV 043/85	冲击安全性	德国
STANAG 4137	水面舰艇水下爆炸试验的实施	北约
STANAG 4141	水面舰艇设备的冲击试验	北约
STANAG 4142	水面舰艇设备的抗冲击强度分析	北约
STANAG 4150	在浮动冲击装置中水面舰艇重型设备的冲击试验	北约
RNBASP 1274/76	舰船冲击设计手册	英国
BR 3021	冲击手册	英国
BR 8470	冲击和振动手册	英国
7610－17－104－1610	冲击手册 1	荷兰
7610－17－054－5176	冲击手册 2	荷兰
OCT B5.4346－1981	质量检查综合系统海军技术装备舰艇耐冲击标准及其试验规则	俄罗斯
063－76.4－002	耐冲击标准	俄罗斯

（一）MIL－S－901《舰用机械、设备和系统冲击试验要求》

MIL－S－901《舰用机械、设备和系统冲击试验要求》是美国海军进行冲击试验的基础标准，主要规定了设备的等级、分类、级别，试验分类，冲击试验机的类别，试验夹具的设计要求、安装方法和试验程序等。美军现在采用的 MIL－S－901D 是对上一版 MIL－S－901C 的升级完善，改进主要体现在以下三个方面。一是将大型浮动冲击平台也列为标准试验考核设施，试验考核的设备重量从约 27 t 扩大至约 181 t。二是弹性安装的设备提高了低频段的冲击载荷，要求减振隔冲安装的设备，只要抗冲隔离器在冲击时的变形量可能＞38 mm，则轻型设备（重量＜120 kg）必须在中型冲击机上考核；抗冲隔离器在冲击时的变形量可能＞76 mm，则中等重量的设备就需要在小型浮动冲击平台上去考核。三是将标准浮动冲击平台的爆炸考核次数从 5 次减为 4 次，除去了爆炸烈度最小的试验考核次数。

（二）DDS 072－1《冲击设计值》

DDS 072－1《冲击设计值》对装舰设备的抗冲击能力进行了严格的规定，并就设计输入载荷进行了详细的分类和规定，只有在极个别情况下才允许带一层隔冲元件进行抗冲击设计。美国海军舰艇设备的抗冲击能力远高于一般民用设备，装舰设备在不使用抗冲隔离器时就要求具备规定的抗冲击能力。

（三）0902－001－5000《美国海军舰船通用规范》

《美国海军舰船通用规范》是美国海军舰船研制最基本的规范，也是美国海上系统司令部出版物，是制定所有舰艇抗冲击要求的标准依据。规范各章对舰船抗冲击、防火、三防、损管、水密完整性都有明确的规定和要求，规定了各类舱室进行水气密试验、甲板冲洗防护和人员洗消站布置等要求。在抗冲击方面，规范将全舰系统和设备受到的冲击载荷分为 A、B、C 三级，并规定了进行或不进行抗冲击试验的相应要求；还规定了 A 级设备和系统均应按 MIL－S－901 的要求做冲击试验，基座应按动态设计分析方法来设计等。

（四）OPNAV Instruction 9072.2A《水面舰船冲击强度》

OPNAV Instruction 9072.2A《水面舰船冲击强度》由美国海军作战部长发布，规定所有水面舰船及设备在设计过程中的冲击考核验证问题，适用于有冲击强度要求的新建和在役舰船，并应用于该舰船以及构成综合舰船系统的所有设备和系统。对于新研舰船，在概念规划阶段就要考虑冲击强化问题，并将冲击强化问题列为顶层需求中的一项，在新研舰船的整个生命周期内加以执行。该指示还要求对舰载重要设备按照 MIL－S－901 中的规定进行冲击机和浮动冲击平台考核，对于整舰及舰上系统则须通过实船冲击试验进行考核。此外，该文件还规定了美国海军各部门在舰艇冲击强化工作中的相关职责。

（五）NAVSEA 0908－LP－000－3010《水面舰艇冲击设计准则》

NAVSEA 0908－LP－000－3010《水面舰艇冲击设计准则》属于美国海军海上系统司令部出版物，主要目的是向在结构动力学和应力分析方面受过一定教育或有经验的工程师转述海军对动力冲击分析的要求。在技术上，为海军审查和批准冲击设计计算提出冲击设计标准，提供有关动力设计分析方法应用方面的一般基础资料和教学资料。该报告主要详细规定了动力设计分析方法、基座冲击设计、可试验的B级项目或不可进行冲击试验的B级项目的动力设计分析方法、静态冲击设计、许用应力标准、审查和批准程序等。

二、舰艇抗冲击重点标准解读

以下将对国外最具代表性、应用最广泛的舰艇抗冲击标准规范进行分析解读，包括美军舰船设备抗冲击标准MIL－S－901、德国舰船冲击安全性标准BV043/85和英国舰船冲击设计手册RNBASP 1274/76。

（一）美军舰船设备抗冲击标准

1948年美军制定了《舰用机械、设备和系统冲击试验要求》，该规范随着后续的不断试验、改进和技术进步而一再进行修改，最初于1954年4月9日颁布了MIL－S－901B(海军)标准，1963年1月15日修订为MIL－S－901C(海军)标准，1989年3月17日再次修订为MIL－S－901D(海军)标准，这一标准在现阶段仍旧使用。2017年6月20日，美军发布了此标准的最新修订版本MIL－S－901E，共142页，增加了详细的生产和测试程序、广泛的图表和示例，以及陆上测试的规定等。该标准涵盖了除船舶机械、设备、系统和潜艇耐压船体设备之外的结构的冲击试验要求，目的是提供一种测试方法，用于验证船舶设备承受战争期间可能由于核武器或常规(常规)武器的影响而发生的冲击载荷的能力。以下将对此标准的主要内容进行介绍。

1. 设备分类　由于全舰使用的设备甚多且重量差异甚大，为便于测试执行与精确模拟水下爆炸冲击载荷，此标准将测试程序依设备重量区分为轻级、中级和重级，具体分类见表6－4。

(1) 轻级：轻级冲击试验在轻型冲击试验机上进行。

(2) 中级：中级冲击试验在中型冲击试验机上进行。

(3) 重级：重级冲击试验在浮动冲击平台上进行。

表6－4　按设备重量分类的试验方法

试验程序	重量(m)限制	试验方法
轻级	$0<m<249.5$ kg	利用摆槌式轻型冲击机加以试验，利用摆槌高度控制冲击规格
中级	249.5 kg$<m<$3.35 t	利用摆槌式中型冲击机加以试验，利用摆槌高度控制冲击规格
重级	3.35 t$<m<$181.4 t	用浮动冲击平台，以炸药重量、起炸距离方位等控制冲击规格

重级设备依据自身重量的不同，试验考核所使用的浮动冲击平台也不同，MIL－S－901中只给出标准和大型两种浮动冲击平台。由于大部分舰载设备不超过100 t，之后为满足舰载设备考核需求又出现了中型浮动冲击平台。当3.35 t≤设备重量<54.4 t时，使用标准浮动冲击平台；当27.2 t≤设备重量<113.4 t时，使用中型浮动冲击平台；当设备重量再大，超出中型浮动冲击平台的考核范围并小于181.4 t时，应用大型浮动冲击平台对舰载设备进行考核。当设备重量超出181.4 t时，不再进行试验考核，只按照设计冲击谱的抗冲击要求进行设计，通过仿真及理论计算进行考核。

2. 设备冲击等级　由于舰船的设备种类甚多，其重要性各有不同，故美国海军基于经济及各方面的考量，将作战舰艇依作战、航行和安全等因素，将船上设备分为A、B两个等级。

(1) A级设备(Grade A)：舰船保持安全及连续作战能力的基本必要设备，此类设备承受爆炸冲击载荷时，性能不能有严重影响，且设备的任何部分不能有脱离现象，以危害工作人员或维生设备。

(2) B级设备(Grade B)：非舰船保持安全及连续作战所必需，但这些设备必须能承受爆炸冲击载荷，且设备任何部分不能有脱离现象，以危害工作人员或维生设备。

如果没有指定设备冲击等级，默认为A级设备。依据上述分类，重要的A类装备有舰艇控制与推进系统、指挥系统、航海系统、通信系统、侦测系统、反制系统、直升机起降及加油系统、海上整补系统、武器储存及装填系统、扫雷系统、损坏管制系统等。

3. *设备类别*　如上所述，船上设备按冲击等级分 A、B 两个等级，这些要测试的设备按安装方式也分为三类：类别Ⅰ、类别Ⅱ、类别Ⅲ。

(1) 类别Ⅰ(Class Ⅰ)：舰船设备需要符合军规抗冲击要求，而不使用抗震垫安装在舰船设备和舰船结构或基座之间，可以理解为刚性安装设备。

(2) 类别Ⅱ(Class Ⅱ)：舰船设备需要符合军规抗冲击要求，且需使用抗震垫安装在船舰设备和船舰结构或基座之间，可以理解为弹性安装设备。

(3) 类别Ⅲ(Class Ⅲ)：若非特别说明，所有船舰设备有无使用抗震垫都能被定义为分类Ⅲ。因此类别Ⅲ的舰船设备需满足类别Ⅰ和类别Ⅱ的安装要求。

4. *冲击试验类型*　舰载设备依据冲击试验类型分为三类。

(1) 类型 A(Type A)：舰载设备中冲击试验的主要单元，也是首选的测试单元，主要是由船体结构直接支撑的构件，或者安装在管系、管道及其他由船体直接支撑的系统上的构件。主要单元的冲击响应主要是设备的刚度、质量及船上安装结构、船上安装位置和配置的函数，这类设备一般包括柴油发电机组、空调装置、配电盘、无线电发射机、蒸汽锅炉、导弹发射架及管系阀门等。在所有情况下类型 A 设备都需要冲击试验，除非设备重量或者尺寸超出试验允许范围。

(2) 类型 B(Type B)：舰载设备中的附属组件，是类型 A 中主要单元中的主要部分，附属组件的冲击响应主要受到与之相连的主要单元及其他所有关联附属组件的影响，反过来附属组件也会很大程度上影响主要单元及其他所有关联附属组件的冲击响应，例如柴油发电机组中的柴油机、空调装置中的电动机及无线电发射机中的供电装置等。当类型 A 中的设备由于重量或尺寸限制无法进行试验时，需对类型 B 的设备进行冲击试验。

(3) 类型 C(Type C)：舰载设备中的子配件，是类型 A 主要单元或者类型 B 辅助组件的一部分。子配件的冲击响应主要受到与之相连的主要单元及其他所有关联附属组件的影响，但子配件对主要单元及辅助组件的冲击响应影响很小。这类设备主要有温度计、测量仪表、继电器、电阻器等。当类型 A 中的设备由于重量或尺寸限制无法进行试验时，需对类型 C 的设备进行冲击试验。

5. *设备安装位置*　设备安装位置决定了哪些设备需要进行浮动冲击平台试验。根据此标准，舰载设备按安装位置划分为四类：船体安装、甲板安装、壳板安装和湿表面安装。其中，壳板安装和湿表面安装的设备必须进行重型冲击试验，即需要通过浮动冲击平台进行设备抗冲击试验考核。

(1) 船体安装：对于水面舰船而言，船体安装的设备指的是船舶主要结构构件，包括位于主甲板以下及船壳板水线面之上的结构舱壁和结构舱壁加强筋，如制冷和空调装置，包括制冷压缩机、蒸发器、冷凝器、空调器及其自动化控制元件等，以及配电盘，保证电力拖动设备及全船生活、照明、信号及通信等功能的各种设备。对于潜艇而言是指潜艇的主要结构构件，包括船身构架、结构舱壁及结构舱壁加强筋。

(2) 甲板安装：对于水面舰船而言，甲板安装的设备指甲板和主甲板之上、平台及主甲板之下不用于结构上的舱壁，例如船舶主机，包括为主机服务的各种泵和换热器、管系等，以及其他安装在内底板上的齿轮箱、锅炉、燃气轮机、柴油机等。对于潜艇而言是指安装在甲板、平台和不用于结构上的舱壁的设备。

(3) 壳板安装：对于水面舰船而言，壳板安装设备指在水线面以下的船壳板(船内侧)，如水线面以下船内侧的泵、管系等。对于潜艇而言是指安装在船壳板(潜艇内侧)的设备。

(4) 湿表面安装：对于水面舰船而言是指安装在水线面之下的船体外部的设备，如船体外部的轴、声呐、螺旋桨、舵设备等。对于潜艇而言是指安装在耐压壳之外的设备。

6. *设备冲击试验要求流程*　与 MIL-S-901D 不同，MIL-S-901E 标准中对水面舰船和潜艇的设备抗冲击测试流程根据安装位置和设备类别等进行了详细的规划，如图 6-9 所示。分为 A(轻型冲击测试类，如图 6-10 所示)、B(中型冲击测试类，如图 6-11 所示)、C(重型冲击测试类，如图 6-12 所示，包括 D、E、F 三类，如图 6-13～图 6-15 所示)、G(备用设备冲击测试，如图 6-16 所示)和 H(中型甲板模拟器冲击测试类，如图 6-17 所示)。

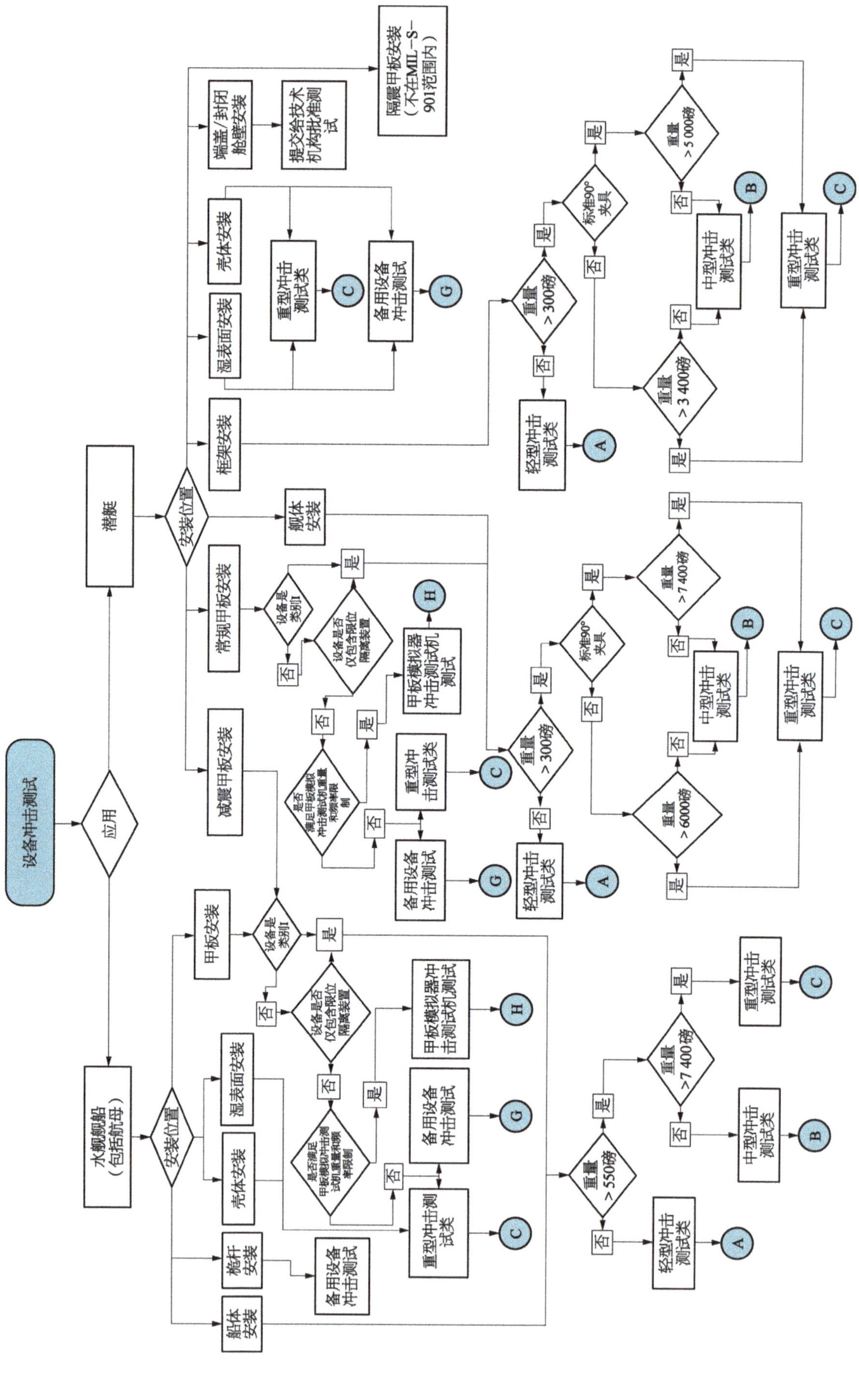

图 6－9　设备冲击试验要求流程

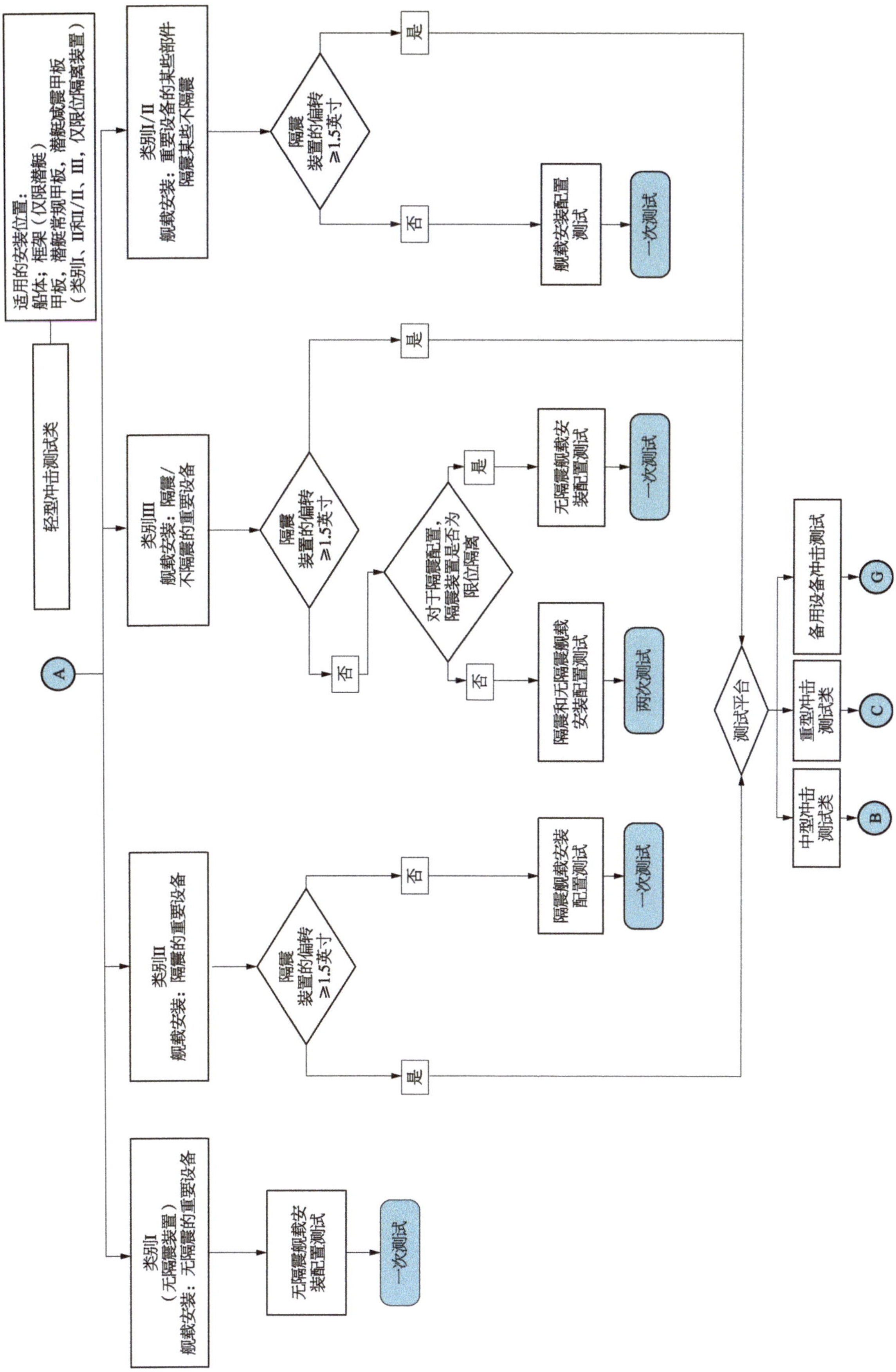

图 6-10　轻型冲击测试类

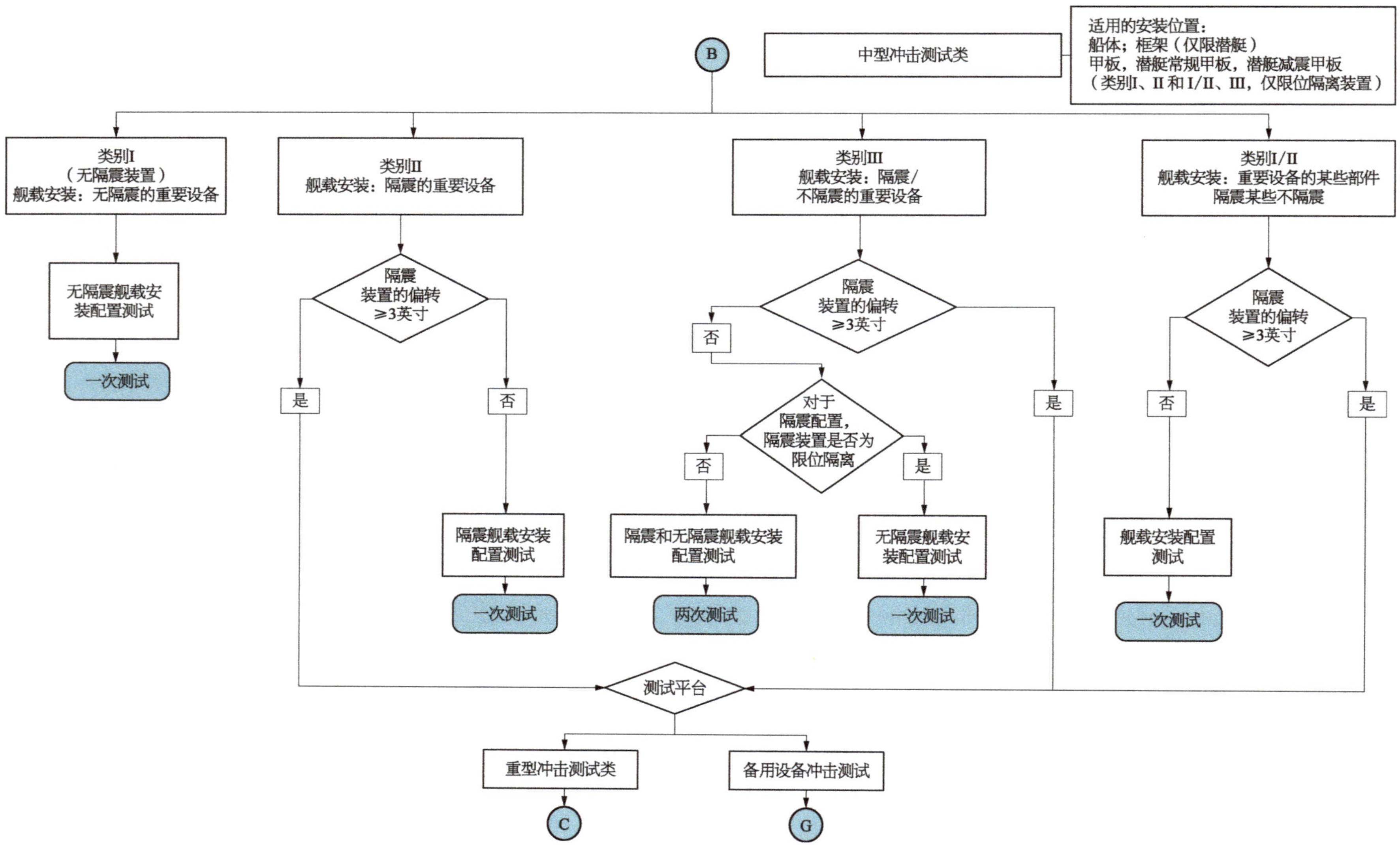

图6-11 中型冲击测试类

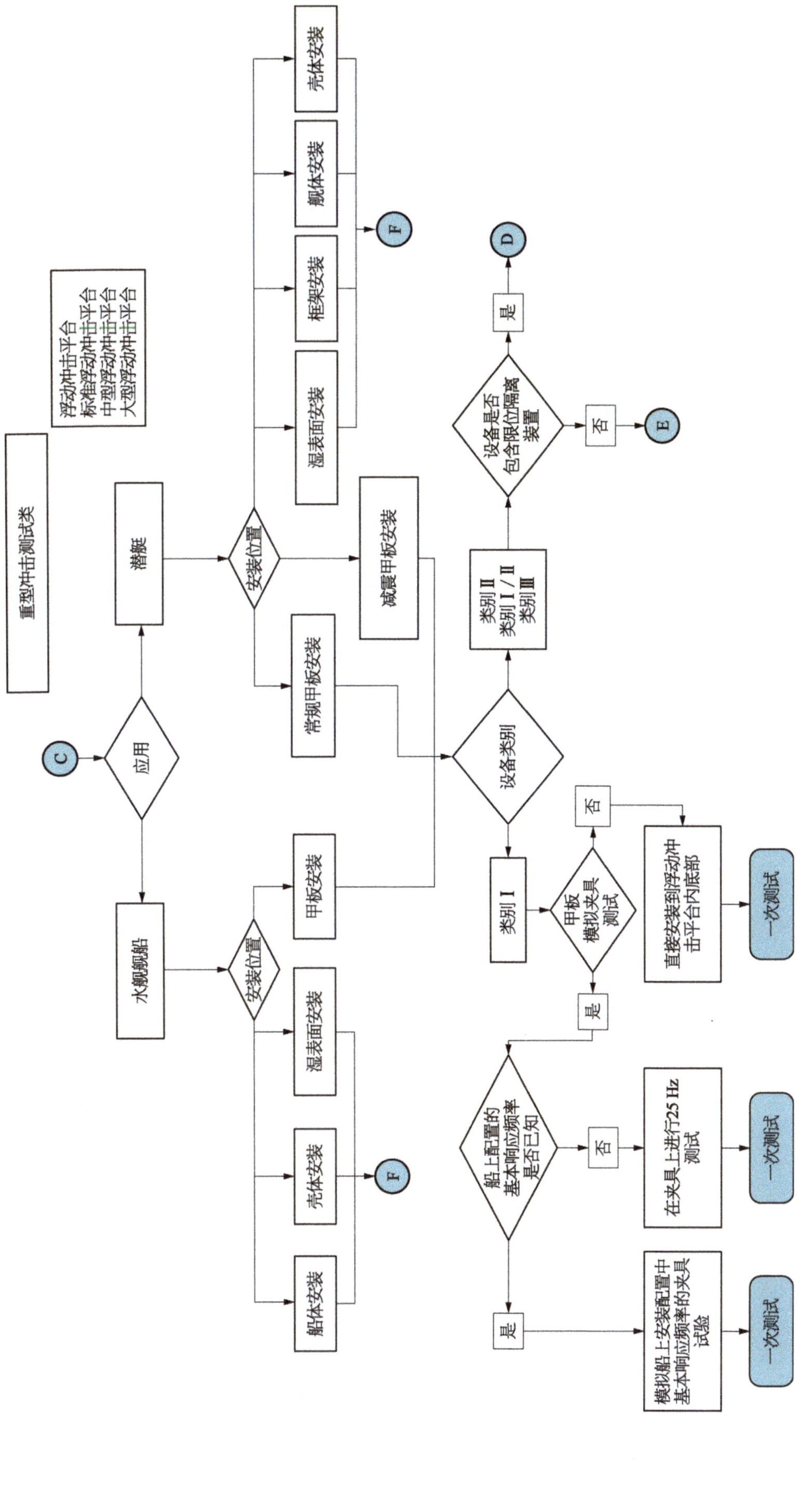

图 6-12　重型冲击测试类

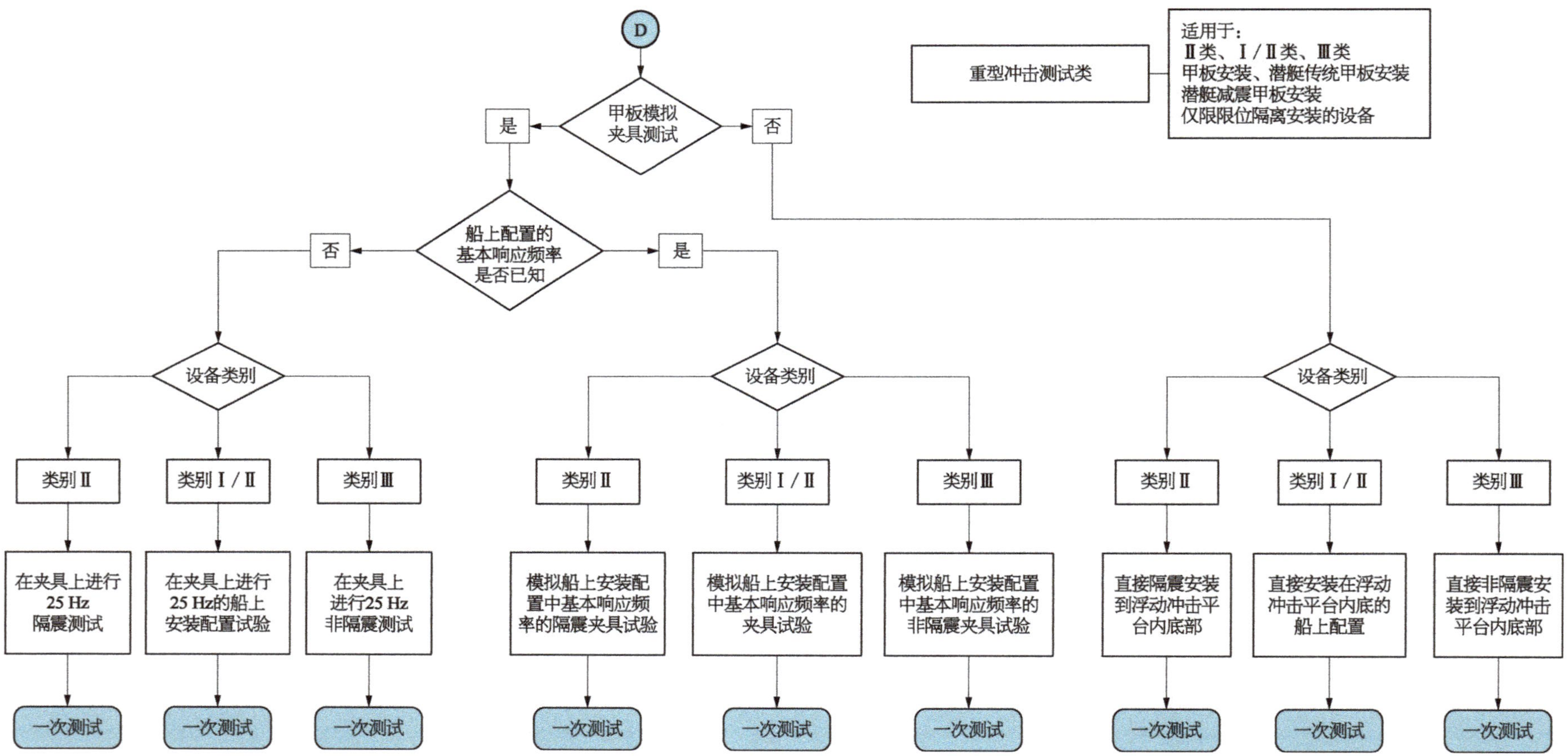

图 6-13 重型冲击测试类 D

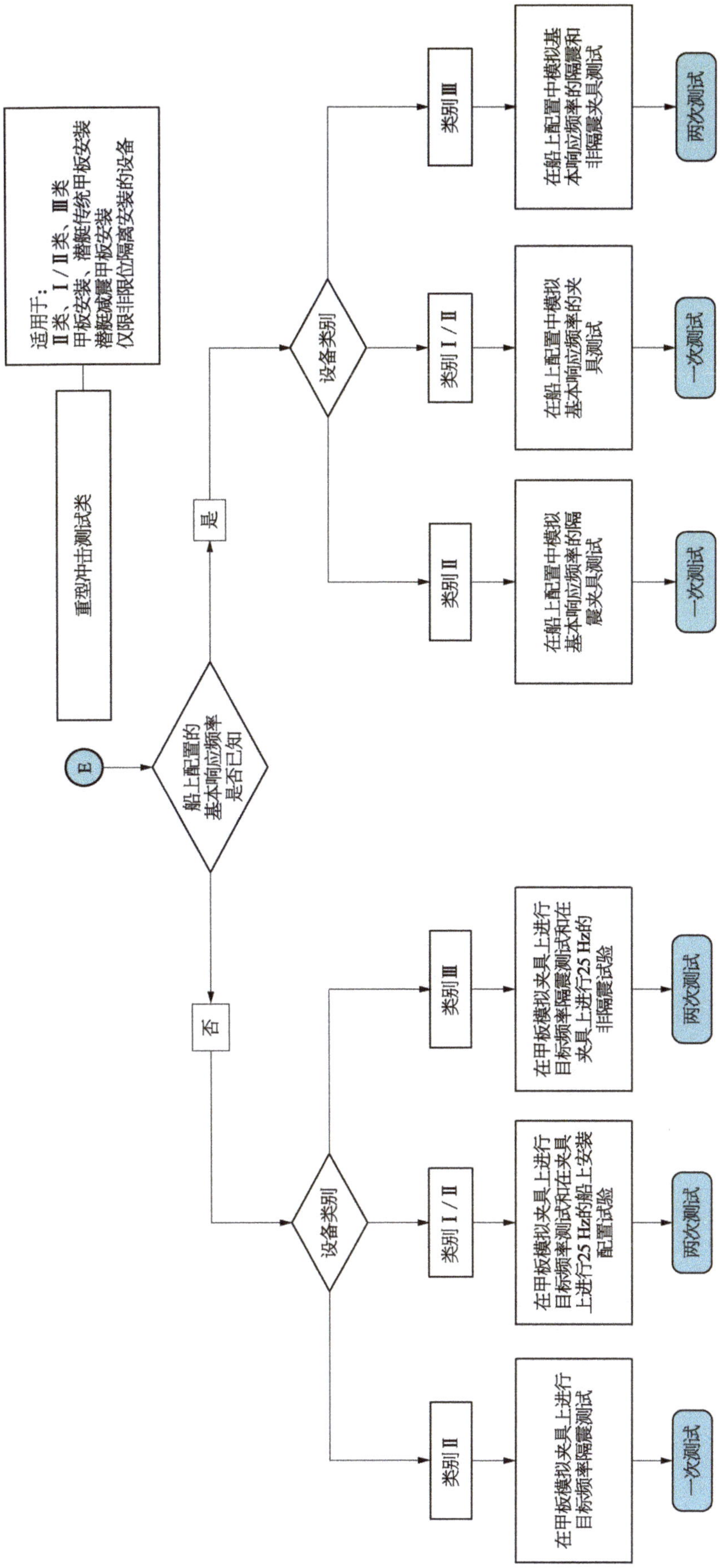

图 6－14　重型冲击测试类 E

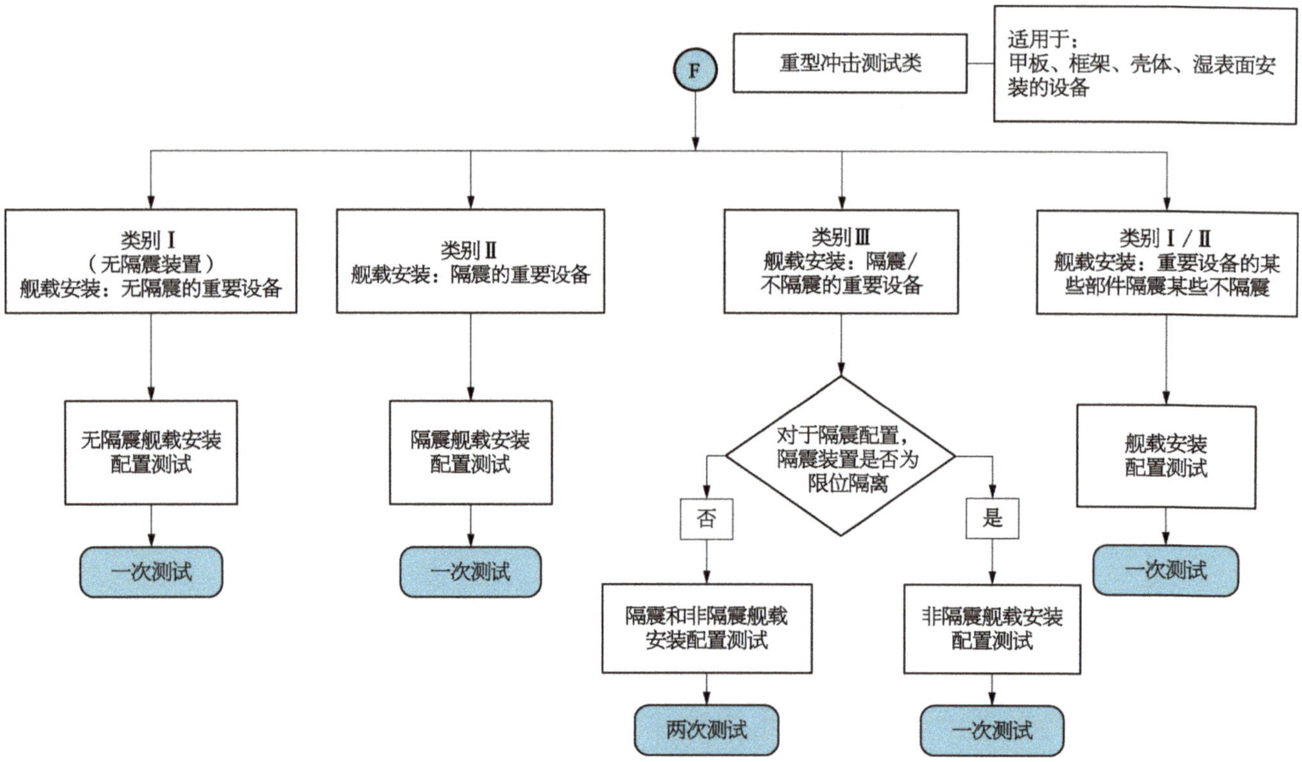

图 6-15 重型冲击测试类 F

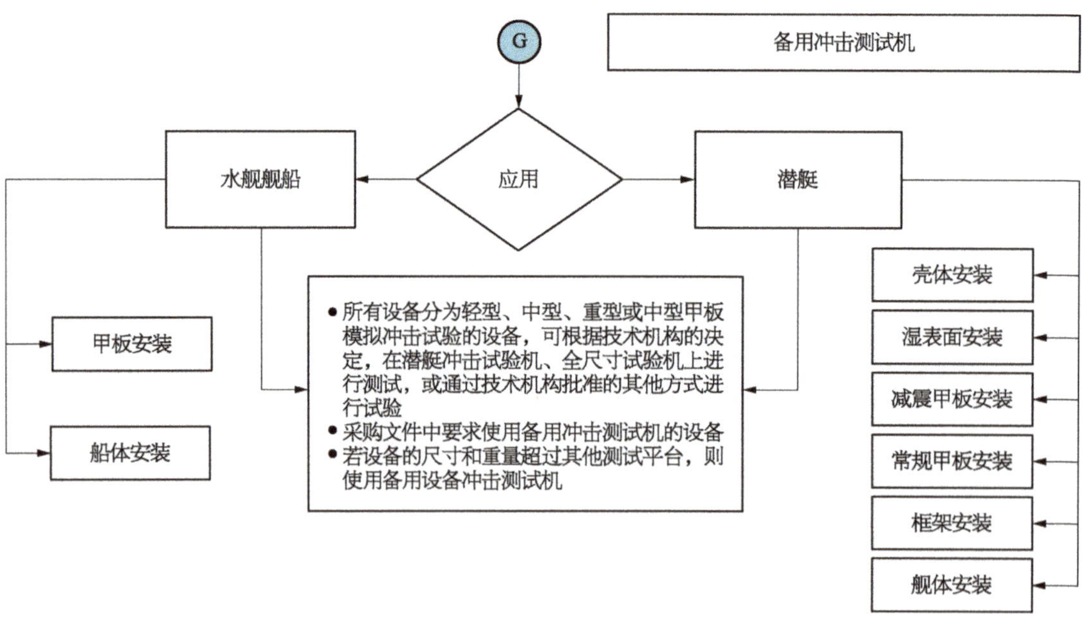

图 6-16 备用设备冲击测试

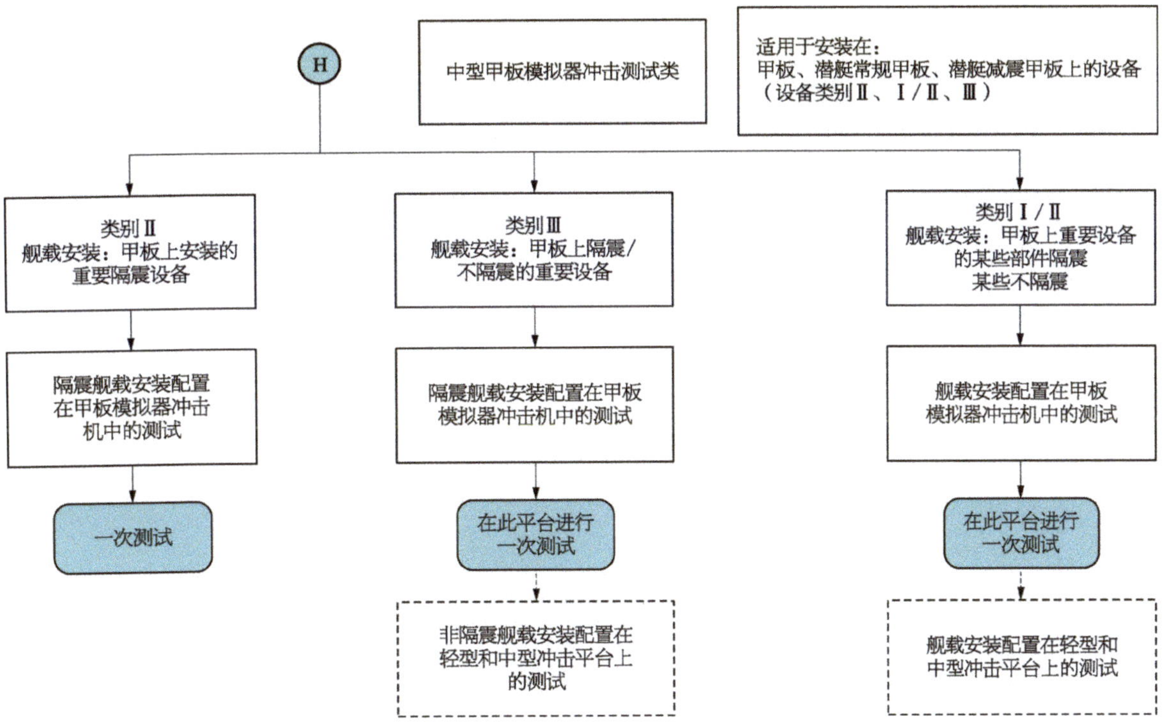

图 6-17　中型甲板模拟器冲击测试类

7. 浮动冲击平台工况设置　设备在船上的安装方向决定了浮动冲击平台的试验工况，根据此标准，标准、中型和大型浮动冲击平台的工况设置如图 6-18 所示。设沿浮动冲击平台长度方向为 x 轴，宽度方向为 y 轴，高度方向为 z 轴，坐标原点设置在水线面上，则标准、中型及大型浮动冲击平台试验工况设置见表 6-5。

表 6-5　标准、中型及大型浮动冲击平台试验工况设置参数

类型	工况	药量(HBX-1)(kg)	TNT当量(kg)	炸药位置 x(m)	y(m)	z(m)
标准浮动平台	1	27.2	37	−12.90	2.44	−7.32
	2			4.27	−9.14	−7.32
	3			4.27	−7.62	−7.32
	4			4.27	−6.10	−7.32
中型浮动平台	1	40.8	55	−13.41	3.05	−8.20
	2			6.10	−10.36	−8.20
	3			6.10	−8.53	−8.20
	4			6.10	−6.71	−8.20
大型浮动平台	1	136.1	184	−33.53	4.54	−6.10
	2			7.62	−24.38	−6.10
	3			7.62	−19.81	−6.10
	4			7.62	−15.24	−6.10

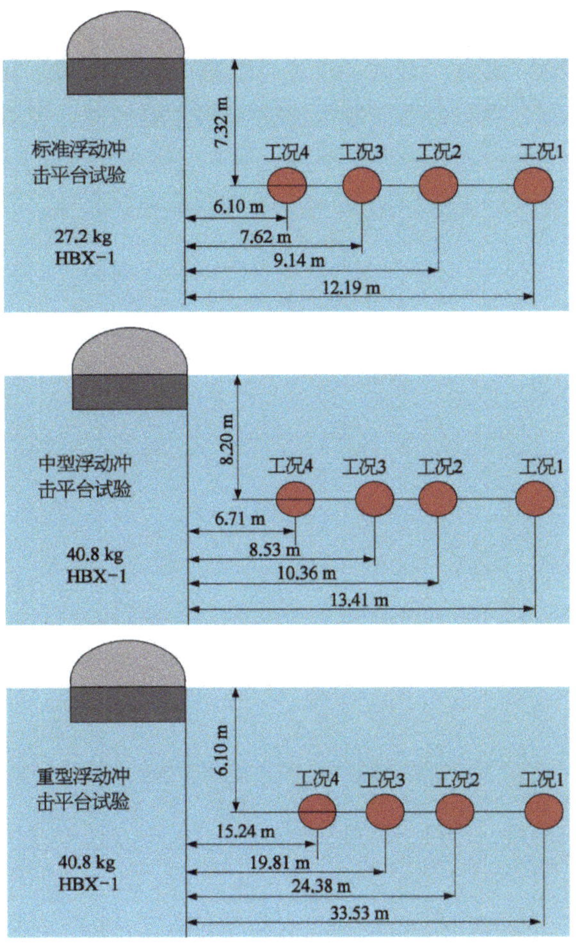

图 6-18　标准、中型及大型浮动冲击平台试验工况设置

（二）德国舰船冲击安全性标准

20世纪70年代，联邦德国海军制定了BV 043/73冲击标准，对舰艇建造中的抗冲击相关技术进行了严格的要求。1985年，在北约的组织协调和联邦德国海军部的主持下，该标准进行了更新和进一步提高完善，即发布了舰艇冲击新军标BV 043/85《冲击安全性》，并一直使用至今。应当注意的是，德国海军舰艇设备在冲击载荷很小时采用标准STANAG 4141；在冲击载荷较大时采用标准STANAG 4150；在公海上或在爆炸水池以及等效方式进行爆炸试验时，根据标准STANAG 4137进行。

BV 043/85标准要求通过冲击建模、仿真预测冲击响应，结合部分冲击试验进行校核，更加完善地给出了由位移、速度、加速度三者构成的冲击输入谱；冲击波形由原来理想的半正弦波、梯形波改为标准的全波；冲击载荷加大，并按照非线性方法进行计算。根据该项新标准，德国海军在冲击计算模型、研制符合新军标要求的隔冲器、现役舰艇的设备改装等冲击保护方面做了许多工作。表6-6为BV 043/85规范中最为严苛的冲击环境数据。从表中可看出，底板上横向和垂向冲击加速度和速度相差不悬殊，但位移相差比较大。甲板上和上层建筑的垂向和横向冲击环境的加速度、速度和位移相差比较大。

表6-6 BV 043/85规范中最为严苛的冲击环境数据

区域	方向	时间 t_1 (ms)	时间 t_2 (ms)	时间 t_3 (ms)	时间 t_4 (ms)	谱加速度 A_1 (g)	谱加速度 A_2 (g)	谱速度 V_0 (m/s)	谱位移 D_0 (cm)
Ⅰ	垂向	2.2	5.6	11.9	16.1	192	−102	5.26	4.55
	横向	2.2	5.4	9.7	12.5	170	−129	4.5	3.15
Ⅱ	垂向	3.9	9.6	15.1	18.8	96	−101	4.48	4.45
	横向	3.2	8.1	18.2	24.9	58	−28	2.3	3.12
Ⅲ	垂向	5.3	13.2	21.8	27.5	58	−54	3.74	5.45
	横向	5.4	13.5	30.4	41.7	34	−16	2.25	4.95

注：Ⅰ类安装部位指舰船外板和(或)外板扶强材，双层底顶板，主甲板以下隔舱壁；Ⅱ类安装部位指下甲板与主甲板，主甲板以下隔壁，主甲板以上隔舱壁；Ⅲ类安装部位指主甲板以上甲板，主甲板以上侧隔壁及中间隔壁。

对于设备质量小于5 t的隔离系统，安装在满载排水量>2 000 t的舰船时，抗冲击指标见表6-7。

表6-7 设备质量小于5 t的隔离系统的抗冲击测试指标

区域	方向	谱位移 D_0 (cm)	谱速度 V_0 (m/s)	谱加速度 A_0 (g)
Ⅰ	垂向	4.3	7.0	320
	横向	3.0	6.0	280
Ⅱ	垂向	4.2	6.0	170
	横向	3.0	3.1	100
Ⅲ	垂向	5.2	5.0	100
	横向	4.7	3.0	60

对于设备质量>5 t的隔离系统，冲击谱的谱速度和谱加速度需进行折减，折减的公式为：

$$\frac{A}{A_0}=\left(\frac{m}{m_0}\right)^{-0.537},\quad \frac{V}{V_0}=\left(\frac{m}{m_0}\right)^{-0.4} \qquad (6-11)$$

式中：m为隔离安装的设备质量(t)；m_0为质量常数，恒等于5 t；A表示折减后的谱加速度值(g)；V表示折减后的谱速度值(m/s)。

对于排水量<1 000 t级舰船的设备，BV 043/85的抗冲击要求暂不知。如果已知了满载排水量<1 000 t级舰船设备的抗冲击要求，根据BV规范，满载排水量在1 000～2 000 t的舰船，其设备抗冲击要求可在相应的特性曲线之间线性插入。

以上是德国关于水面舰船的设备抗冲击要求，对于潜艇设备，其抗冲击要求也是按照标准排水量(也即设计排水量)分为三类：小于1 000 t和大于2 000 t潜艇的设备抗冲击要求BV 043/85给出谱值，介于两排水量之间的也是通过插值获得的。潜艇设备的抗冲击要求根据设备的安装位置有所不同，按安装位置分为两类：一是外部连接件，包括耐压壳体结构及附属船体(主压载舱、指挥塔)液舱/压载舱隔壁、隔舱壁、强力甲板；二是内部连接件，包括隔舱壁、平台甲板(当不与耐压壳体刚性连接时)。此外，规范对于潜艇设备在垂向、横向和纵向的抗冲击要求也各不相同。

（三）英国舰船冲击设计手册

英国皇家海军建造局在1976年提出了RNBASP 1274/76《舰船冲击设计手册》，比美国的MIL-S-901C晚约15年，但比MIL-S-901D早13年。此标准是在进行了大量实船水下爆炸试验的基础上编制的，既适用于设计，也适用于试验。在设计中既可以采用频域计算方法，也可以采用时域计算方法，具有广泛的适用性。通过对各种舰船在水下爆炸作用下动响应资料的归纳总结，其将冲击运动具体规定为 7 个环境等级，对应水面舰艇和潜艇不同部位安装设备的冲击环境。

标准中对冲击波形分两段描述：

$$V(t)=\begin{cases}V_m[1-\cos(\omega_1 t)],\ 0\leqslant t\leqslant T_1\\ B\cos\omega_b(t-T_1)+k(V_m-B)e^{-\mu[\omega_2(t-T_1)+\phi]}\\ \quad\cos[\omega_2(t-T_1)+\phi],\ t\geqslant T_1\end{cases}\tag{6-12}$$

其中，$\omega_1=\pi/T_1$，$\omega_2=2\pi/T_2$，$\omega_b=4\pi/3$；$k=e^{\mu\varphi}/\cos\varphi$，$\varphi=arctan(-\mu)$。$B$ 为爆炸引起的船体沉降运动速度；T_2 为冲击脉冲持续时间；μ 为阻尼系数；V_m 为最大速度。一些常见的常数取值见表 6-8。

英国冲击标准等级分为 A、B、C、D、E、F、G 七个等级，A 级冲击等级是英国舰船中抗冲击等级最高级别。其中 A、B、C、D 四个等级对应于水面舰艇，有垂向和横向冲击环境，还对刚性设备进行修正。冲击的严酷度从 A 至 D 依次下降，分别对应壳板安装、外板加强结构和舱壁安装、甲板安装和上层建筑安装。E、F、G 三个等级对应潜艇的设备冲击环境，E 级为潜艇壳板安装设备的冲击环境，F 级为壳板加强结构和舱壁安装设备的冲击环境，G 级为甲板安装设备的冲击环境。NSS1 和 NSS2 分别对应水面舰军辅船的 1 级和 2 级抗冲击等级。表 6-9 为英国舰船设备抗冲击指标体系，与船型、安装位置和设备重量都有密切的关系。

表 6-8　常见的常数取值

级别	μ	k	φ	垂向 B (m/s)	横向 B (m/s)
A	0.5	0.887	−0.463 6	1.0	—
B	0.5	0.887	−0.463 6	1.0	—
C	0.2	0.980	−0.197 4	1.0	—
D	0.05	0.999	−0.050 0	1.0	—
E	0.5	0.887	−0.463 6	0.5	0.5
F	0.2	0.980	−0.197 4	0.5	0.5
G	0.2	0.980	−0.197 4	0.5	0.5

表 6-9　英国舰船设备抗冲击指标体系

级　别	方向	A_0(g)	V_0(m/s)	D_0(cm)	μ	T_1(ms)	T_2(ms)	m_0(kg)	f_A	f_V
A	垂向	735	10.1	7.0	0.5	2.2	29	500	−0.514	−0.28
	横向	400	5.5	3.5	0.5	2.2	29	500	−0.514	−0.28
A(修正)	垂向	350	7.6	4.7	0.5	3.5	21	5 000	−0.833	−0.316
	横向	220	5.8	4.5	0.5	4.2	32	5 000	−1.33	−0.786
B	垂向	490	9.2	5.6	0.5	3.0	23	500	−0.41	−0.28
	横向	295	5.5	3.0	0.5	3.0	23	500	−0.41	−0.28
B(修正)	垂向	205	6.3	5.0	0.5	5.0	25	5 000	−0.833	−0.316
	横向	200	5.2	3.5	0.5	4.2	26	5 000	−1.33	−0.786
C	垂向	135	5.4	5.5	0.2	6.4	36	500	−0.382	−0.176
	横向	57	2.5	2.4	0.2	7.0	35	500	−0.4	−0.25
C(修正)	垂向	90	4.5	5.0	0.2	8.0	36	5 000	−0.573	−0.2
	横向	44	1.9	1.6	0.2	7.0	29	5 000	−0.8	−0.5
D	垂向	42	3.9	7.7	0.05	15	63	500	−0.22	−0.10
	横向	15	1.4	2.5	0.05	15	63	500	−0.06	−0.075
D(修正)	垂向	53	4.0	7.0	0.05	12	59	5 000	−0.375	−0.16
	横向	28	1.9	2.3	0.05	11	47	5 000	−0.64	−0.5

续　表

级　别	方向	A_0(g)	V_0(m/s)	D_0(cm)	μ	T_1(ms)	T_2(ms)	m_0(kg)	f_A	f_V
E	法向	730	10.1	4.5	0.5	2.2	18	1 000	−0.78	−0.44
	切向	370	5.1	2.4	0.5	2.2	18	1 000	−0.78	−0.44
F	主轴	380	6.6	3.9	0.2	2.8	25	1 000	−0.78	−0.38
G	主轴	243	5.0	3.7	0.2	3.3	31	500	−0.43	−0.22
NSS1	垂向	400	8.0	5.0	0.5	3.2	25	500	−0.43	−0.27
	横向	220	4.4	3.2	0.5	3.2	28	500	−0.4	−0.27
NSS2	垂向	88	4.5	4.8	0.2	8.2	35	500	−0.2	−0.17
	横向	35	1.8	1.8	0.2	8.2	35	500	−0.23	−0.16

三、舰艇抗冲击标准规范分析

冲击研究是涉及舰船研制各个方面和舰船全寿命周期管理各个环节的全局性问题，研究涵盖面广、技术水平要求高、理论基础难度大，并需要有充分的试验数据。因此，从冲击试验验证到设计计算，以及缓冲隔振等方面都需要有一整套标准规范，以提供技术支撑和理论依据。

（一）抗冲击试验内容

冲击试验是对舰艇设备进行抗冲击鉴定的重要手段之一，也是设备进行抗冲击性能设计的主要技术依据。从各国抗冲击试验内容方面来看，规范均对冲击试验的实施、量值的确定以及样机试验、冲击试验场所和实施方法进行了明确规定。

对几个西方主要海军国家的舰船水下爆炸冲击试验的标准内容进行全面解析后发现，美国、英国、德国、荷兰、俄罗斯等国均属于同一个冲击试验体系——全面实战模拟考核体系。美国为实战模拟考核体系的主要代表，首制舰必须进行水下爆炸试验，考核的水下爆炸药量从 100 kg 至 20 t 不等；设备的冲击考核从小于 100 kg 的轻型设备到 181 t 的重型设备，分 4 种不同的重量等级，在不同的冲击试验机上进行；潜艇和水面舰的重型设备在不同的冲击平台上考核，重量超过 181 t 的设备仅按设计冲击谱的要求设计，进行计算考核。此外，英国还拥有专门的大型设备爆炸试验驳船，300 t 重量以下的设备都可以进行试验考核。德国海军除采用冲击试验机以外还强调可以采用模拟或与计算相结合的试验方法。在 BV 0432 中规定，水下爆炸对船上设备产生的机械载荷可以用冲击试验机或用浮动冲击平台通过爆炸进行模拟；在例外的情况下，可以采用与计算联合的试验法。

（二）抗冲击设计内容

综合所有标准的抗冲击设计内容来看，目前在舰艇设备抗冲击设计计算方面主要采用的方法有：等静力加速度法、动力分析设计方法、冲击响应谱法、基于冲击谱的动态设计分析方法、有限元法、瞬态统计能量分析方法以及非线性模态及局部化方法等。但是，由于各个国家的技术水平发展不同，抗冲击设计体系的构建形式不同，以至于所采用或提倡应用的设计计算方法与理念也有所区别。

美国海军规定对超出 MIL－S－901 规定的冲击试验重量限制范围的物件，或由于试验装置尺度限制而不能对某一物件进行试验时，需按照动态设计分析方法来设计。这是一种为了估计舰船上各种设备或结构承受冲击能力的分析计算方法，实质上是将设备或结构简化为承受特定冲击输入的质量——弹簧系统。动态分析准则及其相关的应力分析准则，以及动态分析的评审与批准程序在 NAVSEA 0908－LP－000－3010 中有规定。冲击设计值在设计资料篇 DDS 072－1 中有规定，包括弹性设计衡准，其适用于不允许因冲击而产生永久变形的设备、基座或结构的设计衡准；以及弹塑性设计衡准，其适用于允许因冲击而产生有限变形的设备、基座或结构的设计衡准。

德国海军对舰艇设备抗冲击设计计算也提出了一般要求，对许用应力和应变做出规定，包括紧固螺栓和基础螺栓、各类设备以及有抗冲击要求的支撑装置(如基础、托架、局部甲板、舱壁、动力输入部位等)。在技术指标上,有关于紧固螺栓和基础螺栓、对舰艇安全和连续作战能力所必需的设备及其支撑装置,均以静态屈服极限作为指标限度,规定了螺栓必须承受拉、弯曲和剪切载荷。对于材料中的比较应力给出了关于法向应力和剪切应力的方程式,并要求比较应力不得超过静态屈服极限,支撑装置上由冲击载荷产生的应力不得超过静态屈服极限。此外,在《耐冲击结构的设计特点》中对机械元件的耐冲击结构设计、电气和电子设备的设计特点以及冲击隔离提出了具体设计要求,包括结构设计规则、螺纹连接的设计原则、运动件的设计原则、电气和电子设备外壳设计、外壳刚性的提高、推入式底盘设计等。

(三) 抗冲击隔振内容

在冲击隔振内容方面,各标准都对舰艇设备安装过程中如何采用缓冲隔振装置做出规定,从而达到满足冲击安全性和降低结构噪声的适用性结果。美国海军在《美国海军舰船通用规范》中指出所有的缓冲装置均要有较大的偏移以吸收冲击能,因此要求在设备周围提供足够的间隙;应保证所安装的这些设备的固有频率不与甲板和基座的固有频率发生共振;每层甲板出现最大加速度的频率不同,因此这些缓冲装置应按特定位置设计;应考虑防止冲击而设置的减振元件在舰船正常运行期间的工作特性,以避免振动产生的不良频率;应评价为了隔振而安装减振元件的设备在冲击状态下的工作特性,以避免冲击运动产生的不良振幅等。但是美国海军不提倡使用缓冲隔振装置,在抗冲击标准和设备规范中也弱化了相应的要求。德国海军虽然也在BV 0438《采用隔振器进行抗冲击支承的方法》中指明了安装缓冲隔振装置的弊端,但还是汇总了各种不同类型的隔振器,明确了隔振器与设备的配置要求。分别用分级符号表示方法规定了各种不同类型隔振器对水面舰艇和潜艇中一定类型设备冲击隔离支承的合格程度,评价分为三种等级:合格度佳、合格和不合格。

(四) 舰艇抗冲击标准规范特点

通过上述对外军舰艇抗冲击标准规范的研究分析,可以发现外军在舰艇抗冲击工作有其明显的特点。

1. 对冲击问题高度重视,试验要求不断严苛

美军规定首制舰必须进行实船水下爆炸试验,不断发现问题不断改进,使舰船具有高安全性和强抗冲击能力;新研制的或试验期超过5年的舰艇设备都必须进行实验室冲击试验或冲击计算考核,几乎90%以上的机电设备必须通过试验考核才准其上舰艇。新标准对舰艇抗冲击能力的要求也在不断提高,如MIL-S-901D较MIL-S-901C就对设备的抗冲击性能提出了更高的要求,对试验手段和保障条件的要求也相应提高,要求具备对181 t重的设备进行试验考核的能力。此外还把最大位移响应作为衡量弹性安装的舰艇设备的抗冲击能力的重要因素之一予以认真考虑。

2. 标准规范的发展各有侧重、互有补充　通过以上的标准研究,发现各个国家根据其舰艇抗冲击技术发展水平和舰艇作战使命任务的不同,在舰艇设备抗冲击研究工作方面的侧重点略有不同,相互补充完善共同促进舰船抗冲击领域发展。例如美国海军侧重于非接触性水下爆炸的抗冲击性标准要求,而德国海军标准则全面覆盖了水冲击、结构冲击、冲击载荷等方面的内容;美国海军对缓冲隔振装置的使用限制最多、要求最严甚至不提倡使用,而德国海军在某种程度上提倡使用缓冲隔振装置,在标准中的规定最为详细、具体,无形中也降低了其对舰艇设备抗冲击性能的要求。

3. 标准规范体系配套完整,内容可操作性强

从上述标准中看出,尤其是美国,其舰艇抗冲击标准规范体系最具配套和完整性。不论是舰船设计、建造、试验的各个流程,还是仿真计算的模型、方法,以及全寿命周期全过程的监督、审批、合同等都做了全面细致的规定。此外,与标准相配套的有关部门的设置和职能也规定得非常清楚,甚至是对所提交的报告的内容和格式,以及对报告进行审批的时间、报告不合格的处理方法等都做出了详细的规定,例如对动态设计分析方法的程序及报告格式做出详尽规定。正是由于标准规范规定的内容十分全面、细致,所以易于执行和实施。

(全海)

第七章

水下爆炸对人员的冲击载荷

第一节　水下爆炸对水中人员的冲击载荷

药包在水中爆炸后首先产生冲击波，炸药变成高压的气体爆炸生成物，随着气泡的膨胀，气泡内的压力不断降低，冲击波的压力波头以指数的形式衰减。当气泡膨胀到内部的压力等于外部流体压力时，气泡的内外压力差变为零，气泡膨胀的速度达到最大。由于周围流体向外扩散的惯性作用，气泡继续膨胀，气泡内的压力小于流体静压，压力波出现负值，当流体的扩散动能消耗完毕时，气泡体积达到最大，压力达到最低。这时周围介质中流体的势能达到最大。流体在外部静压力的作用下，气泡开始收缩，等气泡内的压力等于流体静压力时，气泡收缩的速度达到最大。气泡在流体惯性的作用下继续被压缩，气泡内压力继续增高，压力变为正。当气泡收缩到最小时，气泡内的压力最大，达到气泡脉动压力的峰值。这时流体的动能转变为气泡的势能，如果这时气泡还没有破碎，可能进行第二次、第三次脉动。

水中兵器爆炸时，对水中人员的冲击载荷主要为冲击波和气泡脉动压力。由于水的阻力较大，破片速度在水中急剧衰减，杀伤范围有限，一般不予考虑。带壳装药与裸装药相比，冲击波能增大，气泡能减小。

自由面效应对于水面舰船的破坏有非常大的影响，自由面能够使冲击波产生截断效应，即把冲击波的尾巴截掉，减小了冲击波的冲量和能量，并使这部分能量转化为流体向上运动的动能。当爆炸的水平距离与爆深之比大于某一临界值时，还会削减冲击波的压力峰值。因此在应用上述水下爆炸载荷时要考虑自由面效应，自由面效应的分析可应用 Zamyshlyayev(1973)的方法进行分析。

底部效应对水下爆炸载荷也有很大的影响，底部能反射冲击波，也能吸收冲击波，当爆炸点和观测点都靠近海底时，要注意底部效应的分析，同样可应用 Zamyshlyayev(1973)的方法。分析时需要海底的反射系数图谱，该图谱须试验实测，通常无该数据。工程上对于沙质海底，取反射系数 0.4；岩石海底取反射系数 0.8。对于沉底水雷，反射波和入射波分不清，不能用海底反射理论分析。由于沉底水雷的爆炸能量大部分都释放在水中，通常简化为无限域爆炸问题，等效为 1.7 倍药量在无限域爆炸。这样的处理结果对于不靠近海底的测点精度良好，靠近海底的测点精度很低。

水中兵器通常采用特种装药，计算其水中爆炸载荷时，需先根据冲击波能和气泡能的 TNT 当量系数换算为等效 TNT 药量。

一、水下爆炸自由场载荷理论模型

通过大量的试验和爆炸相似率的分析，爆炸冲击波可以用公式简单地表示出来。对于铸装 TNT 球形药包，爆炸冲击波的峰值(Zamyshlyayev，1973)及其冲击波的能量和冲量(Cole，1960)为：

$$P_m=\begin{cases}4.41\times10^7\times\left(\dfrac{W^{1/3}}{R}\right)^{1.5}, & 6\leqslant\dfrac{R}{R_0}\leqslant12\\[2ex]5.24\times10^7\times\left(\dfrac{W^{1/3}}{R}\right)^{1.13}, & 12\leqslant\dfrac{R}{R_0}\leqslant240\end{cases}\tag{7-1}$$

$$I_{sh}=5\ 768\times W^{1/3}\left(\frac{W^{1/3}}{R}\right)^{0.89}\tag{7-2}$$

$$E_{sh}=8.14\times10^4\times W^{1/3}\left(\frac{W^{1/3}}{R}\right)^{2.05}\tag{7-3}$$

式中，W 为药量(kg)，R 为爆心距测点的距离(m)，R_0 为药包的初始半径(m)，P_m 为峰值压力(Pa)，I_{sh} 为冲击波单位面积的冲量($N\cdot s/m^2$)，E_{sh} 为冲击波在单位面积通过的能量(J/m^2)。

爆炸后，气泡在水中膨胀收缩震荡，气泡在大多数情况下是球形。气泡的最大直径、周期和气泡的上浮距离为：

$$D_m=7.0\times(W/z_0)^{1/3}\tag{7-4}$$

$$T=2.11\times\frac{W^{1/3}}{z_0^{5/6}}\tag{7-5}$$

$$\Delta H=13.2\times\frac{W^{11/24}}{z_0^{5/6}}\tag{7-6}$$

其中，D_m 为气泡最大直径(m)，T 为气泡脉动周期(s)，ΔH 为一个脉动周期内的气泡上浮位移(m)。

当流体的扩散动能消耗完毕时，气泡体积达到最大，压力达到最低，最大负压为：

$$P_{\min}=-0.312\ 9Z_0^{1/3}W^{1/3}/R(\mathrm{MPa})\tag{7-7}$$

脉动压力阶段为气泡收缩到最小并再次向外膨胀的阶段。气泡脉动压力峰值为：

$$P_{m1}=\begin{cases}\dfrac{133\times10^6+38P_0}{\bar{R}_{bc}}, & P_0<3.0\times10^6\ \mathrm{Pa}\\[2ex]\dfrac{101\times10^6\times P_0^{0.06}}{\bar{R}_{bc}}, & P_0\geqslant3.0\times10^6\ \mathrm{Pa}\end{cases}\tag{7-8}$$

式中，$R_{bc}=\sqrt{R^2+\Delta H^2-2R\Delta H\sin\varphi}$，$\bar{R}_{bc}=\dfrac{R_{bc}}{R_0}$。

气泡脉动压力的衰减时间为：

$$\theta_1=\frac{3.45R_0}{P_0^{0.41}}\tag{7-9}$$

式中，R_{bc} 为测点至气泡中心的距离(m)；φ 为爆心与观测点之间连线与水平线的夹角，其他符号与前面相同，P_0 为爆心处流体静压(Pa)。

二、水下爆炸的边界效应

(一) 自由水面对冲击波影响的线性理论

装药近水面爆炸时，自由水面对爆炸冲击波影响作用如图 7-1 所示。图中 O' 为装药 O 关于自由水面的镜像虚拟装药；U 为测点位置；H_1 为装药沉深；h_1 为 U 点的测深；L 为测点到装药的水平距离；r_1 为 O、U 之间距离；r_2 为 O'、U 之间距离。水下爆炸冲击波沿着 OK 到达自由面后，反射为沿 KU 传播的稀疏波。此稀疏波可视为虚拟装药 O' 产生。根据线性理论，稀疏波负压力的绝对值等于入射波达到水面时的压力。

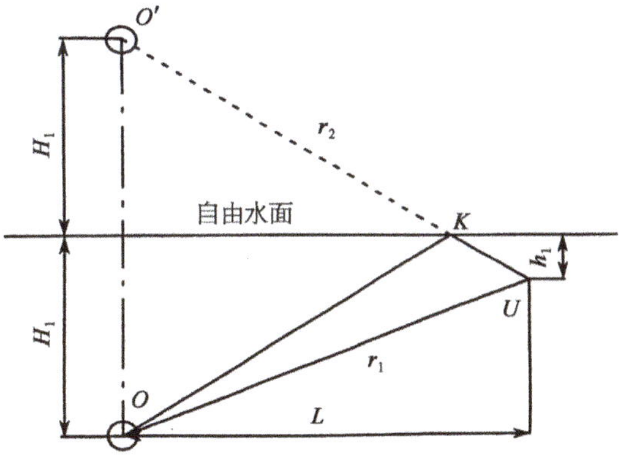

图 7-1　自由面镜像反射图

图 7-2a、b 分别为无稀疏波影响与受稀疏波影响时，测点处压力时程曲线。由图 7-2 的 b 线可知，水面下任一点 U 反射稀疏波作用后，测点处压力低于周围水介质的静压力，使冲击波波形削去一截。自由水面造成的“切断”现象，并未影响直达波波峰，仅使波的作用时间减少。在文献中，Paul van der Schaaf 描述了“水面切断现象”的过程。他的研究表明：切断作用过后，压力保持为 0，成为空化状态。

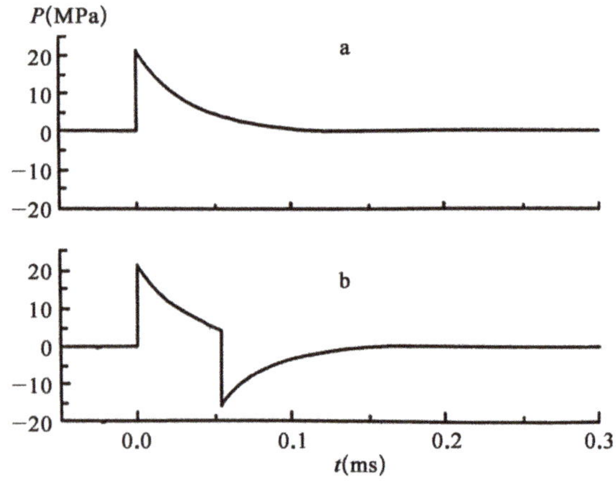

图 7-2 无稀疏波影响与受稀疏波影响时测点压力时程曲线比较

1. 冲击波自由水面规则反射与无规则反射

(1) 平面波在自由水面上的规则反射

1) 稀疏波反射角 δ_r：当稀疏波束的最大幅值到达时，直达波压力衰减到最低值。如图 7-3 所示，入射波在 K 点反射，形成一束中心稀疏波。入射角为 δ_i，反射角为 δ_r。Ⅰ为中心稀疏波波头；Ⅱ为中心稀疏波波尾。D_i 为入射冲击波波速，D_r 为中心稀疏波波速。入射波沿平行自由水面方向的分速度为 D_i/δ_i，中心稀疏波沿平行自由水面方向的运动速度与之相同。

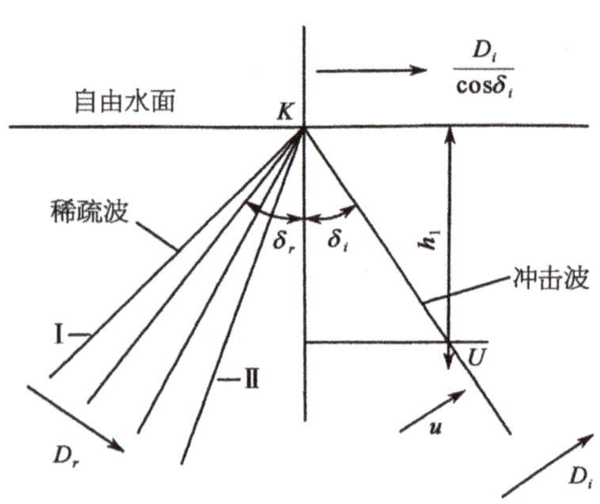

图 7-3 冲击波在自由水面的反射图

对弱冲波，公式如下：

$$\cos\delta_r=\cos\delta_i\left[1+\frac{n+1}{2nB}(p_i-\Delta p)-\left(\frac{n+5}{4}-\cos 2\delta_i\right)\frac{p_i}{nB}\right] \quad (7-10)$$

式中，Δp 为稀疏波造成的压力削减值；$B=304.5\ \text{MPa}$；$n=7.15$。

对于小角度入射角 ($\cos\delta_i\approx 1-1/2\delta_i^2$)，式 (7-10) 变为：

$$\cos\delta_r\approx\frac{1+\dfrac{n+1}{2Bn}(p_i-\Delta p)}{1+\dfrac{n+1}{4Bn}p_i+\dfrac{1}{2}\delta_i^2} \quad (7-11)$$

2) 稀疏波达到测点时间：当直达波到达 U 时（记 $t=0$），压力迅速上升到 p_i；而当稀疏波束中零幅值波到达 U 时（记 $t=t_0$），压力开始受到水面反射稀疏波的削减。当稀疏波束的最大幅值波到达时，直达波压力衰减到最低值。

中心稀疏波中零幅值波到达测点 U 的时间为：

$$t_0=\frac{2h_1}{a_0}\sin\delta_i\left\{1-\left[\frac{1+n}{4}+\frac{1}{2\sin^2\delta_i}\left(\frac{n-3}{4}+\cos 2\delta_i\right)\right]\frac{p_i}{nB}\right\} \quad (7-12)$$

中心稀疏波中最大幅值波到达测点 U 的时间为：

$$t_+=\frac{2h_1}{a_0}\sin\delta_i\left\{1-\left[\frac{1+n}{4}-\frac{1}{2\sin^2\delta_i}\left(\frac{n+5}{4}-\cos 2\delta_i\right)\right]\frac{p_i}{nB}\right\} \quad (7-13)$$

(2) 规则反射与无规则反射的临界角：试验观测到，无规则反射情况下，冲击波波形发生很大畸变，波形接近于压力峰值不太尖锐的圆突形，如图 7-4 中 1 点的波形所示。波的上升和下降几乎没有差别，近似为三角波形；正压作用时间比深水爆炸直达波大为缩短，压力的上升和下降都相当快。比较图中 1 点和 3 点波形可以看出，越接近水面，不仅冲击波作用时间相差很大，波峰也大为降低。这两者的过渡状态称为“变态面”(图 7-4 中Ⅰ)。图 7-4 中虚线是按声学处理的结果。

实验表明，当冲击波入射角 δ_i 较小时，从某一角度 δ_i^* 开始，稀疏波赶上并超过入射冲击波，产生无规则反射。δ_i^* 称无规则反射临界角，大小为：

$$\delta_i^*=\sqrt{\frac{n+1}{2nB}p_i} \quad (7-14)$$

当 $\delta_i > \delta_i^*$ 时，稀疏波不会赶上冲击波；当 $\delta_i < \delta_i^*$ 时，稀疏波将赶上冲击波，发生无规则反射。

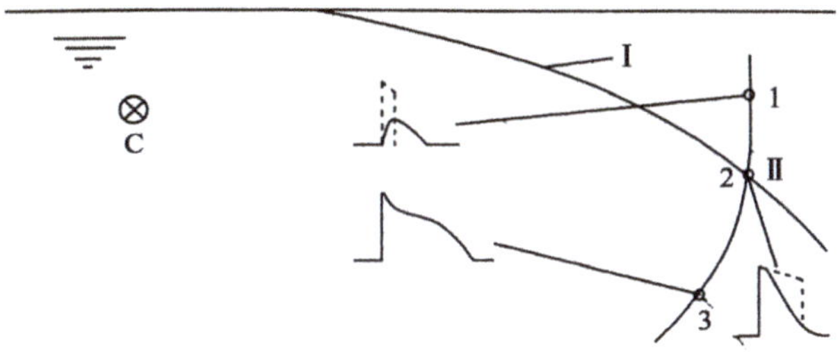

图 7－4　规则反射与无规则反射的临界状态示意图

根据测点位置不同，稀疏波与冲击波到达测点的时间有先有后，以下三种情况可能发生。

1）稀疏波零幅值特征线在直达冲击波波峰之后到达测点 U。测点峰值压力与无限水介质相同。

2）稀疏波零幅值特征线与直达波波峰同时到达测点 U。测点峰值压力与无限水介质中相同，但水面无规则反射影响测点的压力衰减过程。

3）稀疏波其他幅值（除零幅值之外）特征线与直达波同时达到测点 U。测点峰值压力比无限水介质中的要小，此处压力时程曲线也被扭曲。

据此，将自由水面对冲击波的反射分为三个区域，如图 7－5 所示。

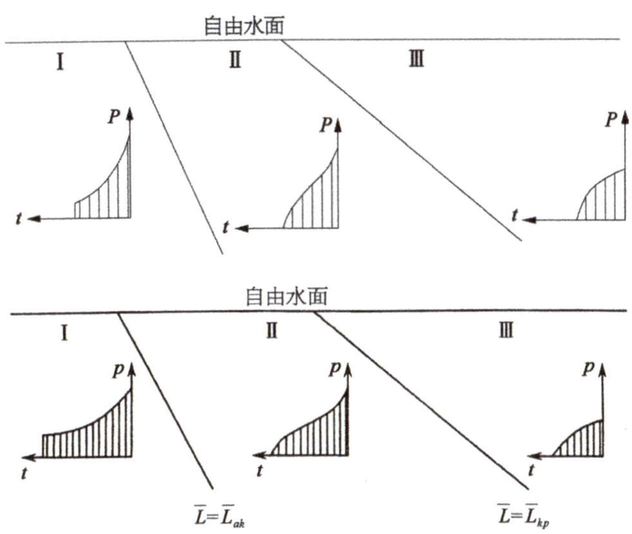

图 7－5　自由水面反射的三个区域

划分三个区域的临界距离由如下两条直线确定：

$$\bar{L}_{ak} \approx 0.1\bar{H}_1^{2.3}\left(1+0.5\frac{\bar{h}_1}{\bar{H}_1}\right) \qquad (7-15)$$

$$\bar{L}_{kp} = \bar{H}_1^{1.3}(0.31\bar{H}_1 + 1.3\bar{h}_1) \qquad (7-16)$$

式中，$\bar{H}_1 = \dfrac{H_1}{R_0}$，$\bar{h}_1 = \dfrac{h_1}{R_0}$；$R_0$ 为装药半径。

在Ⅰ区，$\bar{L} < \bar{L}_{ak}$，可以看到明显的水面切断现象；在Ⅱ区，稀疏波波头或零幅值卷入了入射波，冲击波峰值没有受到自由水面影响，但压力时程曲线尾部发生了畸变；在Ⅲ区，稀疏波卷入了冲击波，并削弱冲击波的峰值压力，发生了无规则反射。

2. 冲击波参数计算

（1）反射区Ⅰ冲击波参数的计算：该区域可以用线性理论精确地估算水下爆炸冲击波的参数。

1）压力计算：直达波和反射稀疏波在 U 点处的压力分别如下。

$$P_{dp}(t,\ r_1) = P_m(r_1) f\left(t - \frac{r_1}{c_0}\right) \sigma_0\left(t - \frac{r_1}{c_0}\right) \qquad (7-17)$$

$$P_{rp}(t,\ r_2) = -P_m(r_2) f\left(t - \frac{r_2}{c_0}\right) \sigma\left(t - \frac{r_2}{c_0}\right) \qquad (7-18)$$

式中，$r_1 = \sqrt{L^2-(H-h)^2}$ · $r_2 = \sqrt{L^2-(H+h)^2}$；$P_m(r_1)$、$P_m(r_2)$ 分别为直达波和反射波在测点处的峰值压力，a_0 为当地声速。

$$\sigma_0\left(t - \frac{r_1}{c_0}\right) = \begin{cases} 0 & \left(t < \dfrac{r_1}{c_0}\right) \\ 1 & \left(t > \dfrac{r_1}{c_0}\right) \end{cases} \qquad (7-19)$$

$$\sigma_0\left(t - \frac{r_2}{c_0}\right) = \begin{cases} 0 & \left(t < \dfrac{r_2}{c_0}\right) \\ 1 & \left(t > \dfrac{r_2}{c_0}\right) \end{cases} \qquad (7-20)$$

则 U 点处的压力为：

$$P = P_{dp}(t,\ r_1) + P_{rp}(t,\ r_2) \qquad (7-21)$$

2）正压作用时间计算：应用声学近似理论，如图 7－1 所示，正压作用时间如下。

$$t_{ak} = \frac{1}{a_0}\left|\sqrt{L^2+(H_1+h_1)^2} - \sqrt{L^2+(H_1-h_1)^2}\right| = \frac{r}{a_0}\left[\sqrt{1+\frac{4H_1h_1}{r^2}} - 1\right] \qquad (7-22)$$

(2) 反射区Ⅱ冲击波参数的计算：在Ⅱ区，假定零幅值波到达测点时（$t=t_0$），冲击波峰值压力与无限水介质中的一样；最大幅值波到达测点时（$t=t_+$）测点的最终压力为0；在 $t_0 \sim t_+$ 时间间隔内，冲击波波形视为抛物线，则该区域的压力可计算为

$$p(t)=p_{\infty}\left[1-\left(\frac{t}{t_+}\right)^n\right]|\sigma_0(t)-\sigma_0(t-t_+)| \quad (7-23)$$

式中，$n=\varphi/(1-\varphi)$；$\varphi=t_{ak}/(p_{\infty}t_+)=(1-e^{-\frac{t_{ak}}{\theta}})\dfrac{\theta}{t_+-t_0}$。

(3) 反射区Ⅲ冲击波参数的计算：在Ⅲ区，自由水面对冲击波的影响，使整个压力时程曲线值都受到影响。线性理论已经不能求解该区域内冲击波的参数。

(二) 水底对冲击波影响的线性理论

1. *冲击波与水底作用形成的波系* 水下爆炸冲击波与水底冲击作用使水底快速变形，并被压实，产生反射冲击波在水下传播；同时，产生弹性纵波和横波，在水底介质中传播。当这两种弹性波与水底的分界面相作用时，便会产生瑞利(Rayleigh)波，沿水底面在水下传播；瑞利波在水底的不规则反射，形成压力逐渐增加的前驱波。当入射冲击波水底方向的分速度小于纵波的速度时，纵波对冲击波的扰动形成头波，沿水底传播，发生第一次不规则反射；当入射冲击波水底方向的分速度小于横波的速度时，横波对冲击波的扰动形成侧波，沿水底传播，发生第二次不规则反射。假定装药在 O 处爆炸，图7-6所示为冲击波与水底作用时，水底附近产生的波系。

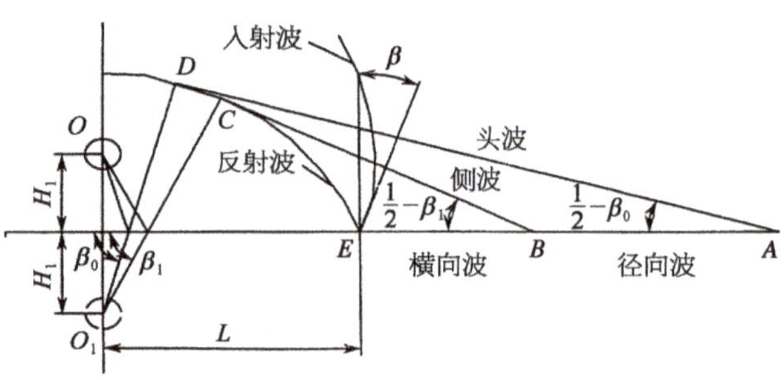

图 7-6 冲击波水底反射示意图

如图7-6所示，由 O_1 发出的射线 O_1C、O_1D 与弧 ECD 分别相交于 C、D，在 C、D 两点处分别作弧 ECD 的切线 CB、DA，B、A 分别为横向波与径向波的波头位置。

当冲击波到达水底时，除了形成反射波外，还会形成头波、侧向波、瑞利波和前驱波。由于这些波以地面波传播所致，故称震源波系。图7-7所示为震源波系示意图。

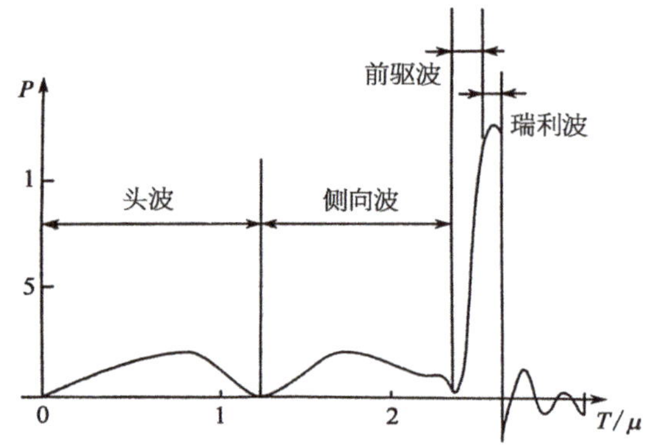

图 7-7 震源波系示意图

与直达波及反射波的幅值相比，除前驱波外，其余的震源波在实际问题中都可以不考虑其影响。因此，装药近水面爆炸时，流体中作用的波仅为入射冲击波、水底反射冲击波和前驱波等。

2. *冲击波水底规则反射与无规则反射* 装药、测点、水底之间的几何关系如图7-8所示。图中 H、h 分别为装药中心、测点距水底的距离，即炸高、测高；L 为测点到装药中心的水平距离。

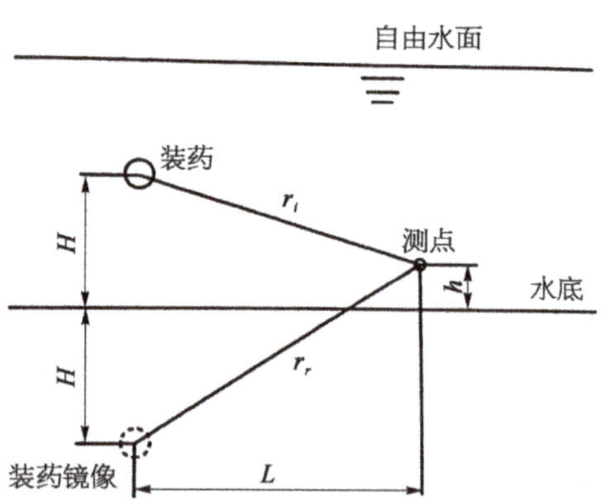

图 7-8 装药与测点的位置关系图

与自由水面对冲击波的影响类似，规则反射与非规则反射的判别也可用临界距离表示，其方程为：

$$\bar{L}_{kp}=\bar{H}^{1.3}(0.31\bar{H}+1.3\bar{h}) \quad (7-24)$$

式中，$\bar{H}$ 和 $\bar{h}$ 分别表示比例炸高和比例测高，

$\bar{H}=\frac{H}{R_0}$，$\bar{h}=\frac{h}{R_0}$。

当 $L<L_{kp}$ 时，入射波的峰值压力不受水底的影响；当 $L\geqslant L_{kp}$ 时，入射波的峰值压力在水底反射稀疏波作用下减小。

3. 水底影响下规则反射区压力计算 入射冲击波压力计算公式为：

$$P=\frac{14\,700}{\bar{r}_i^{1.13}}e^{-\frac{t-t_i}{\theta}} \tag{7-25}$$

式中，$\bar{r}_i$、t_i 分别为测点到装药中心的比例距离及直达波到达测点的时间。

$$\bar{r}_i=\frac{1}{R_0}\sqrt{L^2+(H-h)^2} \tag{7-26}$$

$$t_i=\frac{1}{a_0}\sqrt{L^2+(H-h)^2} \tag{7-27}$$

水底反射压力计算公式为：

$$P_r=k_r(\beta)\frac{14\,700}{\bar{r}_r^{1.13}}e^{-\frac{t-t_r}{\theta}} \tag{7-28}$$

$$\bar{r}_r=\frac{1}{R_0}\sqrt{L^2+(H+h)^2} \tag{7-29}$$

$$t_r=\frac{1}{a_0}\sqrt{L^2+(H+h)^2} \tag{7-30}$$

式(7-28)中，系数 $k_r(\beta)$ 是水底声学特性和冲击波入射角的函数，对于较典型的地表由试验确定，典型岩石底和泥沙底的反射系数如图 7-9 和图 7-10 所示。

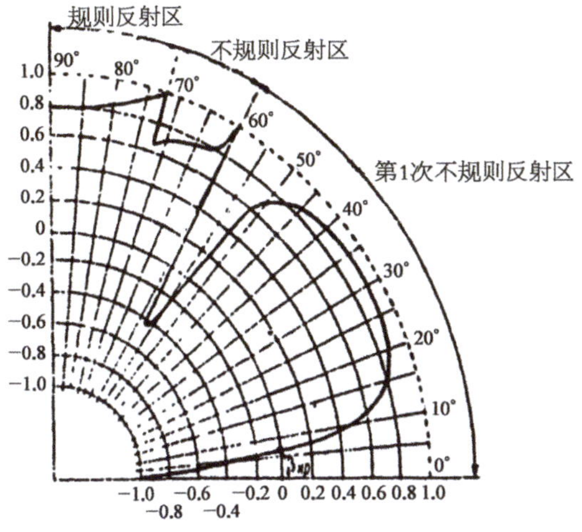

图 7-9 岩石底反射系数

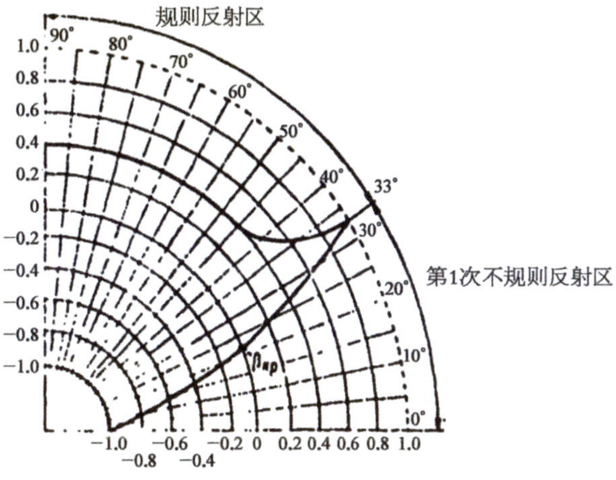

图 7-10 泥沙底反射系数

三、边界条件下水下爆炸气泡周期修正方法

(一) Cole 修正法

Cole 从能量方程式做出一系列简化的近似，通过逐次映像理论得出周期修正公式为：

$$T'=T\left[1+\frac{15.02\,(W)^{1/3}F(x)}{bP_0^{1/3}}\right] \tag{7-31}$$

$F(x)$ 为周期在自由面和水底影响下的修正函数：

$$F(x)=(1-x)\left[2x\sum_{n=0}^{\infty}\frac{1}{(2n+1)^2-x^2}-\ln 2\right] \tag{7-32}$$

式中，$x=(d-b)/(d+b)$，d 为药包距自由表面的距离(m)，b 为药包距水底刚性面的距离(m)。T' 为测量周期(s)，T 为无限水域周期(s)，W 为药包重量(kg)，P_0 为一定水深处流体静压(Pa)，$P_0=\rho gh+P_{atm}$。

装药离水面越近，自由面效应越显著，离水底越近，水底效应越显著，那么必然会存在这样一个位置，来自水面和水底的边界效应相抵消，暂且把这个深度称为最佳装药深度。Cole 修正公式给出的最佳装药深度为水池总深度的 0.63 倍时，此时修正函数 $F(x)=0$。但同时应看到，$F(x)$ 是以假设自由面为固定不动且水底为刚性面为基础的，而实际情况并不满足这两点的要求，所以必然带来一定的偏差。

(二) 瑞典实验修正法

瑞典学者根据 Cole 提出的周期修正公式，归纳出气泡周期与药量的关系。

无限水域时：

$$T = k_1 W^{1/3} \tag{7-33}$$

在存在水面和池底边界效应时：

$$T' = k_1 W^{1/3} + k_2 W^{2/3} \tag{7-34}$$

式(7-33)和式(7-34)中，T 为无限水域气泡周期(s)，T' 为水面和水底影响下的测量周期(s)，W 为药包重量(kg)，k_1、k_2 为修正系数。

与上述 Cole 的修正公式比较，瑞典学者的修正方法是把 $F(x)$ 项、爆源与池底距离 b 以及爆源处静水压 P_0 作为一个常系数，通过测量某一深度处不同药量的周期值，对数据进行最小二乘法近似计算，最终确定无限水域周期计算系数 k_1 及边界面影响下的修正系数 k_2。

瑞典学者的公式避开了修正函数 $F(x)$ 的具体计算形式，综合考虑了更多的实际环境影响因素，其修正精度决定于曲线拟合的样点数，即同深度下实验样点越多，修正结果越接近于无限水域的周期值。但不足之处是只能获得某一固定深度处的修正系数，而且所需的实验工作量比较大。

(三) 惯性修正法

C. L. Chahine 及 John R. Kriefer 等利用匹配渐近展开法提出有限水域的周期公式。

自由面影响时：

$$\begin{aligned} T_S^* &\cong 1.83\left(1-\frac{1}{4X}\int_{a_0}^{a_m} a(t)\mathrm{d}t\right) \\ &\approx 1.83\left(1-\frac{0.79}{4X}\right) \end{aligned} \tag{7-35}$$

水底影响时：

$$\begin{aligned} T_D^* &\cong 1.83\left(1+\frac{1}{4X}\int_{a_0}^{a_m} a(t)\mathrm{d}t\right) \\ &\approx 1.83\left(1+\frac{0.79}{4X}\right) \end{aligned} \tag{7-36}$$

式中，$X=\dfrac{x}{a_m}$，x 为爆点距自由表面或刚性表面的直线距离，单位为 m；a_0 为气泡初始半径，单位为 m。a_m 为气泡最大半径，单位为 m。a_{av} 为一个全周期内的气泡半径的平均值，单位为 m。T_S 为自由面影响下的测量周期，T_D 为水底影响下测量周期。$T_S^*=\dfrac{T_S}{a_m\sqrt{\dfrac{\rho_0}{P_0}}}$，$T_D^*=\dfrac{T_D}{a_m\sqrt{\dfrac{\rho_0}{P_0}}}$。$a_m\sqrt{\dfrac{\rho_0}{P_0}}$ 为特征时间；ρ_0 为水的密度；P_0 是气泡中心深度的静水压，单位为 Pa，$P_0=\rho_0 gh + Patm$。

Cole 提出的无限水域气泡下周期和气泡最大半径之间关系式：

$$T = 1.83a_m\left(\frac{\rho_0}{P_0}\right)^{1/2} \tag{7-37}$$

式中，T 为无限水域周期，将式(7-37)代入式(7-35)和式(7-36)中，则有：

$$T_S = T\left(1-\frac{0.79}{4X}\right) \tag{7-38}$$

$$T_D = T\left(1+\frac{0.79}{4X}\right) \tag{7-39}$$

式(7-38)及式(7-39)右边包括了两部分，T 为原始周期项，括号中的为修正项。首先仅考虑自由面影响下的周期，即式(7-38)。其次考虑水底影响，此时，可将 T_S 作为原始周期项，有：

$$T' = T\left(1-\frac{0.79}{4X_1}\right)\left(1+\frac{0.79}{4X_2}\right) \tag{7-40}$$

式中，T' 为有限水域受自由面及水底共同影响下的测量周期。

令水深为 H，d 为爆点距自由面距离，则 $X_1=\dfrac{d}{a_m}$，$X_2=\dfrac{H-d}{a_m}$，可以简化公式如下：

$$T_{SD} = 1.83a_m\sqrt{\frac{\rho_0}{P_0}}\left(1-\frac{0.79a_m}{4d}\right)\left[1+\frac{0.79a_m}{4(H-d)}\right] \tag{7-41}$$

根据式(7-37)可以计算出无限水域下的气泡半径 a_m，再通过式(7-41)可计算出有限水域下的气泡周期 T_{SD}。

进一步考察惯性修正法的最佳装药深度。式

(7-41)括号中的两项相当于修正系数，令 $\left(1-\frac{0.79a_m}{4d}\right)\left[1+\frac{0.79a_m}{4(H-d)}\right]=1$，可得装药最佳深度与水池总深度的比例关系为：

$$\frac{d}{H-d}=\frac{0.79}{8}\cdot\frac{a_m}{H}+1 \tag{7-42}$$

根据 Cole 提出的计算气泡最大半径的经验公式：

$$a_m=3.3825\left(\frac{W}{d+10}\right)^{1/3} \tag{7-43}$$

式(7-43)代入式(7-42)可得：

$$\frac{d}{H-d}=\frac{0.334}{H}\left(\frac{W}{d+10}\right)^{1/3}+1 \tag{7-44}$$

比较式(7-32)和式(7-44)可以看出，Cole 修正法计算的最佳装药深度只决定于装药深度和总深度，对某个特定水池而言只存在一个最佳深度。而惯性修正法计算的最佳装药深度不仅与深度有关，还与药量有关，不同的药量对应着不同的最佳装药深度。

四、自由表面和刚性底对气泡上浮的影响

刚性表面和自由表面的存在影响气泡脉动时的中心位移。定性地看来，边界的影响与流场惯性的变化有关。刚性表面的存在破坏了气泡附近水的径向流动。开始时，气泡内部压力大于静水压力，气泡表面朝障碍物方向的水较难发生位移，气泡遂离开障碍物。但是，气泡内部压力大于静水压力的时间占整个脉动周期的比例较小，且这个时间段内气泡较小，所以这种效应相当微小。当气泡内部压力小于静水压力时，朝向气泡表面的流的加速度，在靠近障碍物的一侧不容易发生，因此，流使气泡向障碍物靠近。这种现象比气泡内部压力大于静水压力时的排斥明显得多，以致气泡的主要运动是受到吸引。

自由表面对气泡的位移起相反的影响，因为这时表面附近的水可以自由移动，但是流体压力等于大气压。当气泡开始膨胀时，气泡上面的水惯性更小，比气泡下面的水更快地被替代，则气泡向上运动。当气泡内部压力小于静水压力时，由于自由表面的水特别容易得到朝向气泡的加速度，所以产生向下的水流，气泡被从自由表面向下推。

(一) 仅计及刚性底的影响的重力作用下气泡位移

根据 Sheffman 和 Friedman 的理论，气泡最小半径是的动量 $\bar{s}$ 的一般方程式为：

$$\begin{aligned}\frac{ds}{dt^*}&=\frac{d}{dt^*}\left[\frac{1}{3}a^{*3}(1+6f_2)\frac{db^*}{dt^*}-2a^{*3}f_1\frac{da^*}{dt^*}\right]\\&=\frac{a^{*4}}{2b^{*2}}\left[\frac{df_0}{d\alpha}\left(\frac{da^*}{dt^*}\right)^2-2\frac{df_1}{d\alpha}\left(\frac{da^*}{dt^*}\right)\left(\frac{db^*}{dt^*}\right)\right.\\&\quad\left.+\frac{1}{2}\frac{df_2}{d\alpha}\left(\frac{db^*}{dt^*}\right)^2\right]+\frac{1}{z_0^*}a^{*3}\end{aligned} \tag{7-45}$$

如果像计算周期时那样，可以不考虑气泡第 1 次膨胀时上升速度的影响，则对 s_m 可得：

$$\begin{aligned}s_m&=-\frac{1}{2b_0^{*2}}\int_0^{t_m^*}a^{*4}\frac{df_0}{d\alpha}\left(\frac{da^*}{dt^*}\right)^2dt^*+\frac{1}{z_0^*}\int_0^{t_m^*}a^{*3}dt^*\\&=-\frac{1}{2b_0^{*2}}\int_0^{t_m^*}\frac{a^{*5/2}\sqrt{1-a^{*3}-k^*a^{*-3/4}}}{\sqrt{1+f_0}}\frac{df_0}{d\alpha}da^*\\&\quad+\frac{1}{z_0^*}\int_0^{t_m^*}\frac{a^{*9/2}\sqrt{1+f_0}}{\sqrt{1-a^{*3}-k^*a^{*-3/4}}}da^*\end{aligned} \tag{7-46}$$

气泡最小半径是的动量 $\bar{s}$ 是第一次最大时的 s_m 值的两倍，可以得到：

$$\begin{aligned}\bar{s}=2s_m&=-\left(\frac{0.113}{b_0^{*2}}-\frac{0.019}{b_0^{*3}}\right)\\&\quad+\frac{1}{z_0^*}\left(0.704+\frac{0.148}{b_0^*}\right)\end{aligned} \tag{7-47}$$

Sheffman 和 Friedman 发现，重力和刚性的联合影响所引起的气泡位移 Δb^* 等于：

$$\Delta b^*=19\bar{s}(1-62\bar{s}^2) \tag{7-48}$$

(二) 表面附近气泡位移的近似公式

Helen 提出的考虑表面影响列出的动量垂直分量的方程式为：

$$\frac{d}{dt^*}\left[\frac{a^{*3}}{3}(1+6f_2)\frac{db^*}{dt^*}-2a^{*3}f_1\frac{da^*}{dt^*}\right]$$
$$=a^{*3}\left[\frac{df_0}{dl^*}\left(\frac{da^*}{dt^*}\right)^2-2\frac{df_1}{dl^*}\left(\frac{da^*}{dt^*}\right)\left(\frac{db^*}{dt^*}\right)+\left(\frac{\partial f_2}{\partial l^*}\right)\left(\frac{db^*}{dt^*}\right)^2\right]-\frac{1}{z_0^*}a^{*3}$$

(7-49)

气泡上浮速度 $\frac{db^*}{dt^*}$ 为：

$$\frac{db^*}{dt^*}=\pm\frac{3}{4}\frac{a^{*2}}{l^{*2}}\frac{da^*}{dt^*}-\frac{3}{2a^{*3}}\int_0^{t^*}\frac{a^{*4}}{l^{*2}}\left(\frac{da^*}{dt^*}\right)^2dt^*+\frac{3}{a^{*3}z_0^*}\int_0^{t^*}a^{*3}dt^*$$

(7-50)

其中，两个积分项分别为表面项和重力项：

$$\int_0^{T^*}a^{*4}\left(\frac{da^*}{dt^*}\right)dt^*=2\int_0^1 a^{*5/2}(1-c^{*3})^{1/2}da^*=0.74$$
$$\int_0^{T^*}a^{*3}dt^*=2\int_0^1\frac{a^{*9/2}}{(1-a^{*3})^{1/2}}da^*=1.86$$

(7-51)

这时，这两项的比可给出下列公式：

$$\frac{表面项}{重力项}=-0.20\times\frac{z_0^*}{2l^{*2}}=\frac{z_0}{2l^2}a_m \quad (7-52)$$

式中如改用量纲单位，就会得到长度的比尺因数，在所述近似中，这个比尺因数就是最大半径 a_m，距离 z_0 正好等于 $P_0/\rho_0 g$，式中 P_0 为爆炸深度处的流体静压力，而位移 Δb_l 可按 Helen 公式作近似计算：

$$\Delta b_l=\Delta b\left[1-\frac{P_0}{\rho_0 gl}\cdot\frac{a_m}{l}\right] \quad (7-53)$$

式中，Δb 为仅在重力作用下的位移。

五、气泡脉动形成条件

对于浅水爆炸，爆炸产物保持气泡的特性直至气泡达到水面并逸出空中。在这一时间，气泡的尺寸运动的状态，随初始深度都有非常大的变化，并且逸出现象随深度也有明显的变化。由于逸出的结果，出现了与爆炸生成物混合在一起的羽状飞溅。在不同的条件下，可将所产生的羽状飞溅分为两种截然不同的类型。

(一) 相对狭窄的羽状飞溅

高度和上升的速度变化取决于药包所在的深度。

(二) 放射型羽状飞溅

飞溅中的水经过水冢向四面八方喷射，羽状飞溅的数目和演变的特征取决于药包的深度。在有这种羽状飞溅出现的时候，它们与垂直羽状飞溅同时出现，或者较迟出现。

气泡第一次脉动时逸出的保守判据为，气泡中心距自由水面的距离小于气泡最大半径，即：

$$\frac{d}{a_m}<1 \quad (7-54)$$

水下爆炸气泡脉动时，不仅在大小上发生变化，而且位置也会发生迁移。气泡第二次脉动时逸出的判据为：

$$\frac{d-\Delta H}{a_{m,2}}<1 \quad (7-55)$$

式中，d 为爆点距自由表面的距离，单位为 m；a_m 为气泡第一次脉动最大半径，单位为 m；$a_{m,2}$ 为气泡第二次脉动最大半径，单位为 m；ΔH 为一个脉动周期内的气泡上浮位移，单位为 m。

对于 TNT 炸药，如果第一次气泡脉动过后的余能率 $\eta=0.34$，则第二次气泡最大半径为：

$$R_{m,2}=3.5\times(0.34W/z_0)^{1/3} \quad (7-56)$$

六、特种装药载荷计算

水中兵器通常采用特种装药，其水中爆炸载荷计算时，需先根据冲击波能和气泡能的 TNT 当量系数换算为等效 TNT 药量。常用鱼水雷装药的冲击波能和气泡能 TNT 当量系数列见表 7-1。

表 7-1 典型鱼水雷装药水下爆炸威力参数

装药种类	冲击波能的 TNT 当量系数	气泡能的 TNT 当量系数
RS211	1.46	1.52
GUHL-1	1.54	2.25
RBUL-2	1.53	2.39

RS211 装药的冲击波峰压、衰减时间常数、冲击波能流密度和气泡脉动峰压如下：

$$\begin{cases} P_m = 6.29 \times 10^7 \times \left(\dfrac{W^{1/3}}{R}\right)^{1.18} & \text{(MPa)} \\ \theta = 89.51 \left(\dfrac{W^{1/3}}{R}\right)^{-0.355} & (\mu\text{s}) \\ e_{sh} = 1.18 \times 10^5 \times W^{1/3} \left(\dfrac{W^{1/3}}{R}\right)^{2.04} & (\text{J/m}^2) \\ P_B = 3.82\ (W^{1/3}/R)^{0.56} & \text{(MPa)} \end{cases} \tag{7-57}$$

GUHL-1 装药的冲击波峰压、衰减时间常数、冲击波能流密度和气泡脉动峰压如下：

$$\begin{cases} P_m = 5.53 \times 10^7 \times \left(\dfrac{W^{1/3}}{R}\right)^{1.15} & \text{(MPa)} \\ \theta = 127.57 \left(\dfrac{W^{1/3}}{R}\right)^{-0.294} & (\mu\text{s}) \\ e_{sh} = 1.29 \times 10^5 \times W^{1/3} \left(\dfrac{W^{1/3}}{R}\right)^{2.04} & (\text{J/m}^2) \\ P_B = 4.39\ (W^{1/3}/R)^{0.49} & \text{(MPa)} \end{cases} \tag{7-58}$$

RBUL-2 装药的冲击波峰压、衰减时间常数、冲击波能流密度和气泡脉动峰压如下：

$$\begin{cases} P_m = 5.80 \times 10^7 \times \left(\dfrac{W^{1/3}}{R}\right)^{1.19} & \text{(MPa)} \\ \theta = 130.43 \left(\dfrac{W^{1/3}}{R}\right)^{-0.272} & (\mu\text{s}) \\ e_{sh} = 1.19 \times 10^5 \times W^{1/3} \left(\dfrac{W^{1/3}}{R}\right)^{2.04} & (\text{J/m}^2) \\ P_B = 3.84\ (W^{1/3}/R)^{0.50} & \text{(MPa)} \end{cases} \tag{7-59}$$

特种装药的气泡最大直径、脉动周期、气泡上浮位移的计算公式为：

$$D_m = 7.0\ (\eta_b W/z)^{1/3} \tag{7-60}$$

$$T = 2.11 \times \frac{(\eta_b W)^{1/3}}{z_0^{5/6}} \tag{7-61}$$

$$\Delta H = 13.2 \times \frac{(\eta_b W)^{11/24}}{z_0^{5/6}} \tag{7-62}$$

其中，W 为特种装药质量(kg)，η_b 为气泡能 TNT 当量系数。

（盛振新）

第二节　水下爆炸对水面舰船人员的基础冲击载荷

水下武器爆炸对舰载人员的伤害，首先来源于爆炸后引起的船体结构动响应，该响应也被多国海军用于评估人员位置的损伤程度，因此，准确获取舰载人员的基础冲击载荷是保障战时舰载人员安全的重要支撑。

一、基础冲击输入描述方法

水下爆炸下，爆源周围的水介质在爆炸产生的冲击波作用下快速被压缩，当冲击能量传递到船体结构时，与其发生相互作用，从而引起舰船的冲击响应，这个冲击响应即为船体的冲击环境，同时也是舰载设备和人员的冲击输入。冲击环境是设备和人员抗冲击研究的基础，冲击环境主要由冲击加速度、冲击速度和位移等参量描述。无论是实船试验还是数值仿真，通常得到的是舰上某部位的位移、速度、加速度的时历曲线。水下爆炸条件下，舰船基础的运动包含复杂的频域信息，直接用冲击加速度、冲击速度和位移来描述冲击环境在工程中并不方便，对于在生命周期内可能会受到各种各样攻击的舰艇，就需要既带有普遍意义，又能直观地反映舰艇冲击环境的描述方法。一种大家普遍能接受的方法是冲击谱，它是安装在同一基础上，经受同样的冲击加速度和冲击速度的一系列不同固有频率的无质量线性振子的响应的最大幅值与其固有频率的关系曲线，通常用四对数坐标系表示，其理论模型如图 7-11 所示。

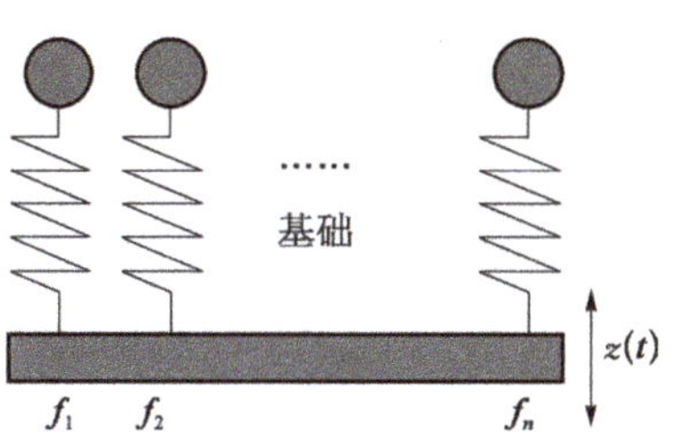

图 7-11　冲击响应谱计算模型

设圆频率为 ω_i 的第 i 振子绝对位移为 $y_i(t)$，相对位移为 $x_i(t)$，在基础运动 $z(t)$ 的作用下，振子的绝对运动方程为：

$$\ddot{y}(t)+\omega_i^2[y(t)-z(t)]=0 \quad (7-63)$$

将 $x(t)=y(t)-z(t)$ 代入式(7-63)，得到相对运动方程：

$$\ddot{x}_i(t)+\omega_i^2 x_i(t)=-\ddot{z}(t) \quad (7-64)$$

假设冲击条件下，初始条件为 $x(0)=\dot{x}(0)=0$，则式(7-64)可解得：

$$x_i(t)=-\frac{1}{\omega_i}\int_0^t \ddot{z}(\tau)\sin\omega_i(t-\tau)\mathrm{d}\tau \quad (7-65)$$

取 $x_i(t)$ 绝对值的最大值即为圆频率 ω_i 的振子的位移谱值：

$$D(\omega_i)=\left[\frac{1}{\omega_i}\int_0^t \ddot{z}(\tau)\sin\omega_i(t-\tau)\mathrm{d}\tau\right]_{\max\ \mathrm{on}\ t} \quad (7-66)$$

将式(7-65)进行一次微分，可得 $\dot{x}_i(t)$ 的表达式，同样地，取其绝对值的最大值即为速度谱。通过式(7-63)可以看出，相对位移和绝对加速度之间存在 ω_i^2 的关系。所以，只要确定了位移谱，速度谱和加速度谱也就可以确定，三者之间的关系为：

$$V_i=\omega_i D_i \quad A_i=\omega_i^2 D_i \quad (7-67)$$

其中，D_i 表示位移谱，V_i 表示速度谱，A_i 表示加速度谱。

将上述曲线绘制在四维坐标（横坐标和纵坐标分别表示频率和速度，此外还有分别与横坐标成 +45°和 −45°的坐标系，分别表示位移和加速度）中，便得到了用冲击谱表示的人员基础冲击载荷，典型冲击谱如图 7-12 所示。

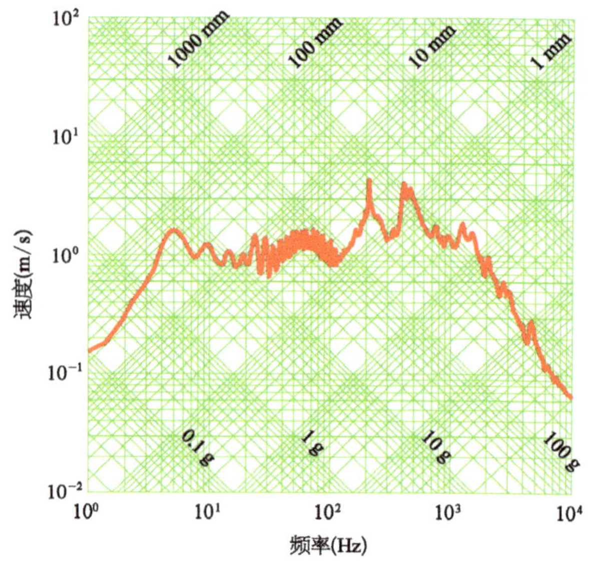

图 7-12 水下爆炸典型冲击谱

二、基础冲击载荷与简化冲击谱

上述冲击谱的描述方法，从频域上给出了水面舰船基础冲击输入的谱值，可用于描述人员位置的冲击载荷。但是由于基础冲击作用的复杂性，同时为了方便工程评估使用，需对冲击谱进行简化，且只有将冲击谱简化到只需少数参数便可描述，才能方便对比各种冲击及其对人员的作用。

试验发现，舰艇结构基础冲击作用时间对舰载人员的冲击损伤的判定来说是很重要的参数。一般而言，基础冲击作用时间较短时，速度峰值可以用于判定人员的损伤情况；而作用时间较长时，则需要根据加速度峰值来进行评估。

图 7-13 所示为简单的基础冲击输入矩形波载荷的时程曲线：加速度由一个矩形波脉冲和一条零线组成，其中矩形波峰值为 18 g，作用时间为 28.5 ms；加速度积分后便可得到速度时程曲线，基础冲击速度表现为在加速度正波作用时间区间内逐步增加，在加速度第二次达到零时刻（亦即 28.5 ms 处）达到峰值 5.0 m/s；在矩形脉冲结束时刻的位移值为 7.2 cm。

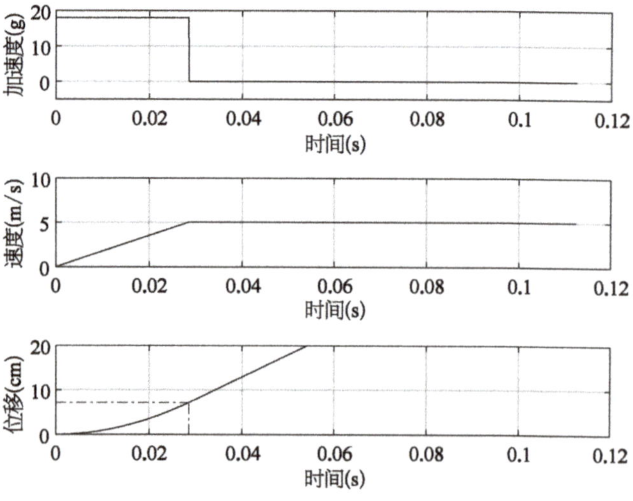

图 7-13 矩形脉冲基础冲击输入载荷

根据理论分析、大量仿真和试验数据可知，基础冲击作用只需两个参数即可确定人员抗冲击可用的简化冲击谱的等级，分别为：时域上的最大加速度 A_{max} 和最大速度 V_{max}，对于图 7－13 中的载荷曲线则分别为 18 g 和 5.0 m/s。

利用下式得到简化冲击谱在各频段的谱值：

$$\begin{cases} A_0 = 2A_{max} \\ V_0 = V_{max} \end{cases} \tag{7-68}$$

其中，A_0 为谱加速度，V_0 为谱速度。然后将上述参数绘制在图 7－12 所示的四维坐标系中，即可得到简化后的冲击谱，称为设计谱，该设计谱可以用于表征冲击过程和频谱的主要特性。图 7－14 中红色曲线展示的由图 7－13 中的基础输入冲击载荷按照式(7－68)的转换方法得到的典型简化冲击谱，其中谱速度 $V_0 = 5.0$ m/s，谱加速度 $A_0 = 36$ g。该图中黑色曲线则是图 7－13 中的加速度响应按照式(7－66)的方法得到的冲击谱曲线，可以看出两条曲线能够基本重合，且红色设计谱曲线基本能涵盖黑色冲击谱曲线，说明用式(7－68)的转换方法可以得到用于描述人员基础冲击载荷的简化设计谱值。

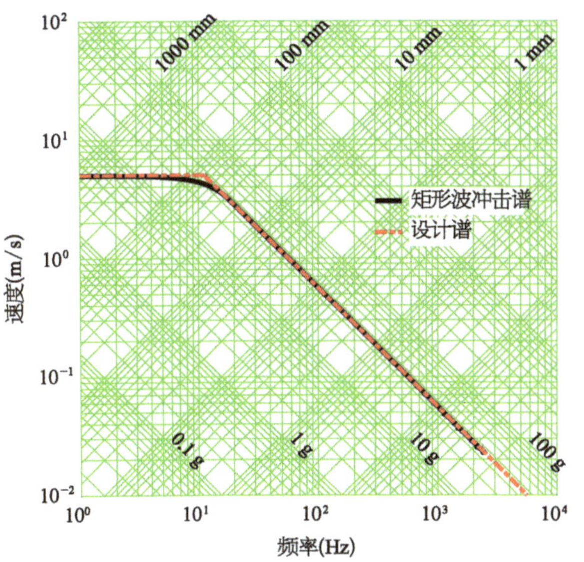

图 7－14　矩形脉冲基础输入冲击谱(黑)与设计谱(红)

因此，在图 7－13 所示半正弦波或图 7－14 所示冲击谱表示的基础输入情况下，应按照下式所示方法对人员安全性进行评估：

$$\begin{cases} \bar{A} = \dfrac{1}{2}A_0 \\ V_1 = V_0 \\ T_1 = \dfrac{V_1}{\bar{A}} \end{cases} \tag{7-69}$$

式中，$\bar{A}$ 为平均加速度，单位为 m/s^2；V_1 为时程最大速度，单位为 m/s；T_1 为达到最大速度时间，单位为 s。

水下爆炸发生后，首先遭受水下压力的水面舰船双层底结构最先开始剧烈振动，表现为加速度响应幅值大，高频信号丰富。然后船体结构中的动响应开始沿着外板、主横舱壁等强力构件往上传递。在传递的过程中，由于船体结构自身的动力学特征影响，高频信号快速衰减，船体的载荷传递至甲板后主要以中低频为主。此时耦合甲板结构较低的自身固有频率，使得载荷在向上层甲板传递过程中出现中低频响应变大的趋势。图 7－15 展示了典型水面舰船同意横剖面不同甲板上基础冲击载荷的变化规

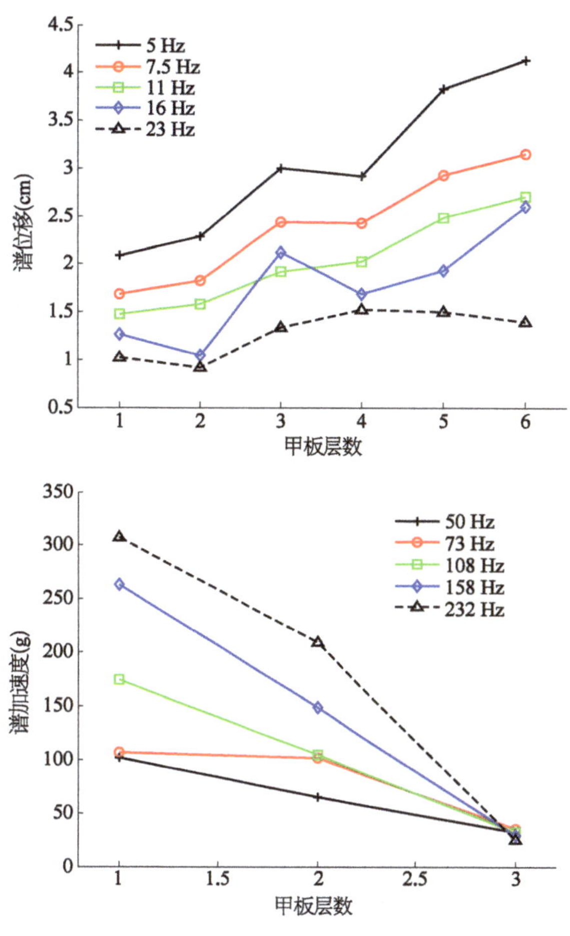

图 7－15　典型水面舰船冲击环境随甲板层数变化

律，基本表现为高频的谱加速度迅速减小，中低频的谱位移慢慢增加。

在 GJB 1060.1 - 1991 中明确给出了水面舰船垂向与横向基础冲击载荷之间的关系，在船体与甲板部位，横向的冲击加速度和速度均为垂向的 40%，而在外板部位，与船体相切的冲击加速度和速度则均为与船体垂直方向的 20%，众多的实船和模型水下爆炸试验以及仿真结果也多服从该规律。水面舰船不同部位垂向与横向基础冲击载荷之间的比例关系见表 7 - 2。

表 7 - 2 水面舰船不同部位垂向与横向基础冲击载荷之间的比例关系

水面舰船部位	冲击方向	加速度(g)	速度(m/s)
船体部位	垂 向	1.0	1.0
	横 向	0.4	0.4
甲板部位	垂 向	1.0	0.5
	横 向	0.4	0.2
外 板	与船体垂直	2.0	2.0
	与船体相切	0.4	0.4

三、人员抛起载荷

Hirsch 对爆炸冲击作用下甲板人员抛离问题进行了介绍，并根据试验研究给出了经验公式：

$$V_k/V_1 = 2.7\,(T_1/T)^{0.44} \qquad (7-70)$$

式中，V_k 为人员抛离速度，单位为 m/s；T 为人体自振周期(立姿为 0.1，坐姿为 0.167)，单位为 s。

为了研究水下爆炸冲击条件下人员抛起载荷，建立人员冲击垂向运动质量-弹簧系统，该系统需包括：① 尾椎和盆骨的整个躯干；② 向前弯曲上脊椎的上躯干。Harris 通过研究站姿和坐姿人体的机械阻尼，即作用于身体的动态应力与向人体传递振动的接触界面处速度值的复合比，认为低于 2 Hz 时人体可以看作是一个整体，坐姿人员的第一次共振峰在 4～6 Hz，站姿人员的共振则发生在 6～12 Hz。结合《振动与冲击手册》中引用的国外学者在实验室中的试验数据以及中国船舶科学研究中心开展的人员抗冲击试验数据，将基础冲击时的站姿和坐姿人体分别简化为 10 Hz 和 6 Hz 的弹簧-质量系统，如图 7 - 16 所示，其中 A - K - B 组成人体质量-弹簧系统，C 模拟甲板。

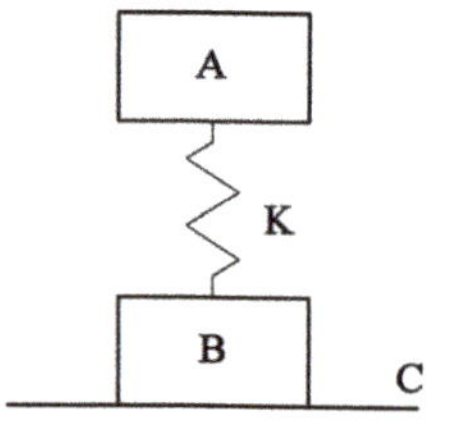

图 7 - 16 人体抛离计算模型

站姿人员抛离计算时，人体的质量由图 7 - 16 中的 A 模拟，取 75 kg，刚度由 K 模拟，取 1.97×10^5 N/m。B 模拟人员与甲板的接触点，赋予一个极小质量；C 模拟的甲板质量取人员质量的 10 000 倍，并将其设定为刚体，忽略其变形。在研究坐姿人体时，仅需将图 7 - 16 中刚度改为 7.1×10^4 N/m 即可。

表 7 - 3 为典型水面舰船设计谱描述的水下爆炸冲击条件下人员的抛离高度。通过表中数据对比，可以发现影响人员抛离的主要载荷形式为谱位移和谱速度，抛离高度均随两者的减小而降低；谱加速度的减小会导致抛离高度的略微增加，但是改变幅度没有前两者明显；相同基础输入载荷情况下，坐姿人员的抛起高度要大幅小于站姿人员。

表 7 - 3 水下爆炸下站姿人体抛离高度

序号	谱位移 D_0 (cm)	谱速度 V_0 (m/s)	谱加速度 A_0 (g)	站姿人员抛起高度 (cm)	坐姿人员抛起高度 (cm)
1	7.6	2.00	125	38.5	16.1
2	7.6	2.00	35	39.9	16.4
3	7.6	2.00	10	44.3	18.4
4	9.5	2.00	35	48.8	24.3
5	3.9	2.00	35	16.3	4.6
6	3.9	1.20	125	10.7	3.3
7	3.9	0.67	125	5.9	3.1
8	1.5	0.10	5	0.4	0.5
9	1.5	0.10	50	0.3	0.5
10	3.0	0.10	50	0.3	0.5
11	7.6	0.10	50	0.3	0.5
12	1.5	0.20	50	0.6	0.5
13	7.6	0.20	50	0.5	0.6
14	1.5	0.27	50	1.1	0.5
15	7.6	0.27	50	0.7	0.8
16	1.5	0.33	50	1.4	0.5
17	7.6	0.33	50	1.0	1.2

从表 7 - 3 中序号 8 至 17 的数据还可以看出，当设计谱速度 V_0 小于一定程度时，人员的抛起高度已经很小且随着谱值变化而改变的幅度较小。当设

计谱速度 $V_0 \leqslant 0.3$ m/s 时，设计谱位移和设计谱加速度的改变基本不会改变人员的抛离情况。

根据试验经验，当抛起高度<5 cm 时，可以认为人员基本不会因为抛起而受到二次伤害，因此定义抛起高度 5 cm 为人员抛离的阈值。将表 7-3 中的工况按照公式(7-68)至公式(7-70)进行计算，得到站姿和坐姿人员的抛起速度见表 7-4。

表 7-4　Hirsch 经验公式给出的人员抛离速度

序号	基础运动最大速度 V_1(m/s)	基础运动达到最大速度所需时间 T_1(ms)	站姿人员抛离速度(m/s)	坐姿人员抛离速度(m/s)
1	2.00	1.63	0.44	0.35
2	2.00	5.83	0.77	0.62
3	2.00	20.41	1.34	1.07
4	2.00	5.83	0.77	0.62
5	2.00	5.83	0.77	0.62
6	1.20	0.98	0.35	0.28
7	0.67	0.54	0.27	0.22
8	0.10	2.04	0.49	0.39
9	0.10	0.20	0.18	0.14
10	0.10	0.20	0.18	0.14
11	0.10	0.20	0.18	0.14
12	0.20	0.41	0.24	0.19
13	0.20	0.41	0.24	0.19
14	0.27	0.54	0.27	0.22
15	0.27	0.54	0.27	0.22
16	0.33	0.68	0.30	0.24
17	0.33	0.68	0.30	0.24

对比表 7-3 和表 7-4，如果按照 5 cm 高度作为人员的抛起的阈值，那么该阈值基本对应公式(7-70)中的 0.3 m/s 的人员抛离速度。

四、破片载荷

水下武器与水面舰船外板接触爆炸时，爆轰产物作用于外板上，在巨大的爆炸能量作用下使外板迅速向内运动，当变形达到一定程度时，外板结构出现撕裂，然后裂纹在爆轰产物作用下继续扩展，并最终形成结构破片。结构破片与弹片不同，主要表现在：① 破片数量不同，结构破片数量往往在数百片量级，而弹片则可以轻松达到数万甚至更多；② 破片质量不同，结构的破片质量一般远大于弹片，前者一般为千克级，后者多为克级及以下；③ 破片速度不同，结构破片的速度多数集中在几百米每秒的速度区间，爆炸中心点可能达到千米每秒级别，而弹片的平均初速基本都在几千米每秒的水平。造成上述主要区别的原因在于弹片来源于包裹炸药的结构，由炸药爆轰产物直接推动产生，而结构破片则是由爆轰后的产物在扩张过程中遇到舰船结构物的阻碍，迫使后者变形、吸能并破坏产生。结构破片对人员的杀伤效应主要与接触爆炸破片的数量、质量分布、空间分布、速度等特性相关。

中国船舶科学研究中心开展了典型装药水下接触爆炸舰船结构破片试验研究，图 7-17 所示为典型水下接触爆炸工况下结构破片的形貌，可直观展示结构破片的尺度和质量等宏观特征。表 7-5 则为该工况下结构破片的统计。

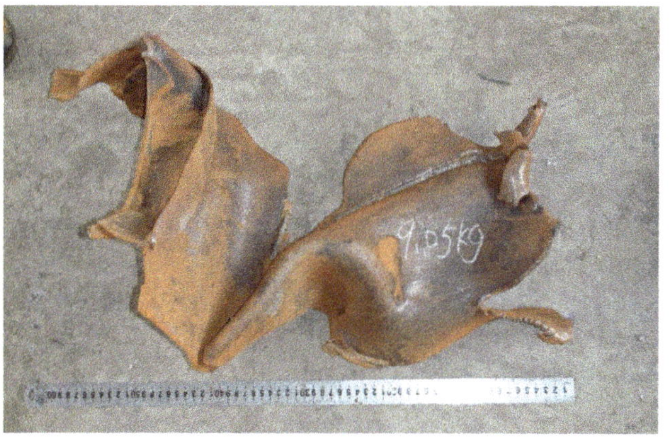

图 7-17　水下接触爆炸典型结构破片图

表 7-5　水下接触爆炸结构破片统计

主要参数	量值
飞片总数	325 块
飞片总质量	185 kg
最大飞片质量	9.05 kg
5 kg 以上飞片数量	7
1～5 kg 飞片数量	36
1 kg 以下尺度>0.2 m 的飞片数量	35
1 kg 以下尺度≤0.2 m 的飞片数量	247

根据外板吸能破坏原理，结合舰船水下接触爆炸试验，该团队还给出了结构破片载荷的计算方法。应用该计算方法，结合典型水下武器装药和舰船水下结构特征，给出了不同装药量武器水下接触爆炸下结构飞片的质量和最大速度曲线，见图 7-18 和图 7-19。

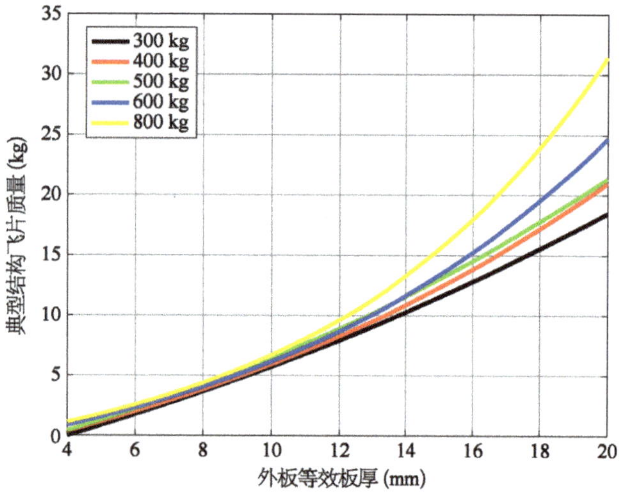

图 7-18 不同装药量武器水下接触爆炸典型结构飞片质量随外板等效厚度关系

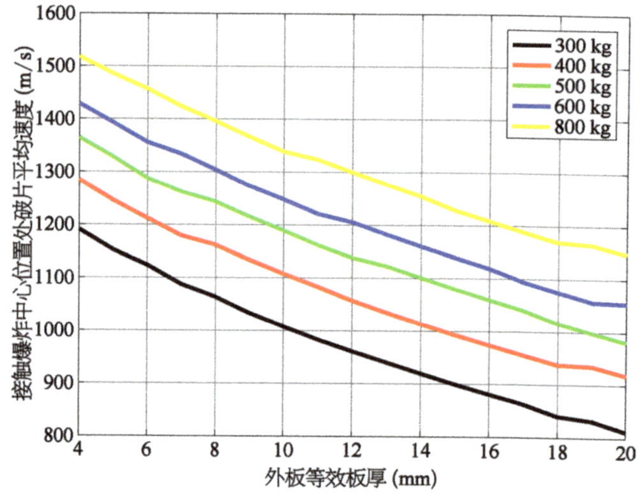

图 7-19 不同装药量武器水下接触爆炸中心位置处结构飞片平均速度随外板等效厚度关系

（董九亭）

第三节 水下爆炸对潜艇人员的基础冲击载荷

与水面舰艇不同，潜艇为完全浸水结构体。其在任何方位均有可能遭受水下爆炸冲击。潜艇人员以舱内底舱、甲板位置为主要地点。在遭受水下爆炸冲击时，爆炸载荷通过外部流场及流固耦合效应传递到结构上去，并通过结构的振动响应与人员相互作用，使得人员遭受基础冲击环境影响而发生人员冲击损伤，与顶部甲板、战位附近设备的碰撞、坠落、跌倒等，发生人员伤亡事故。

潜艇人员位置基础冲击环境主要由冲击波载荷引起的高频环境特征及其激起的结构振动频率特征，以及低频气泡脉动载荷引起的低频特征组成。冲击环境的残酷程度主要受壳板冲击因子、攻击角度、攻击位置、潜艇深度、人员战位等影响。

一、艇员遭受的基础冲击环境计算方法

潜艇人员位置基础冲击环境获取方法一般主要有两种。一种为实艇试验，冲击环境数据从试验直接得出，既能作为实战演练，又得到了可靠的数据，但这种方法费用较大，一般较难实施。另一种技术途径为充分利用现代计算技术的成果，采用数值计算与缩比模型结合方法。缩比模型用于验证数值计算方法，然后采用验证后的数值计算方法开展潜艇水下爆炸冲击环境计算，获取不同战位的冲击环境及其一般性规律。该方法的最大优点是经济实惠，是一种发展主流。

潜艇冲击环境计算方法，比较公认的成熟技术是美国海军的水下爆炸冲击分析模块（USA）。该模块是在 Geers 发展的双重渐近方法（DAA 法）基础上获取的。其方法被美国海军与结构求解模块 STAGS 结合，形成 USA - STAGS 算法。其后又与空化声学单元（CAFE 单元）结合，形成 USA - STAGS - CFA 算法。此外，该方法已嵌入 Dyna、Nastran、Abaqus 等商用软件，被欧美国家大量用于舰艇水下爆炸冲击环境预报。

$$
\begin{cases}
\mathbf{M}_s\ddot{u}+\mathbf{C}_s\dot{u}+\mathbf{K}_s u=-\mathbf{G}_s\mathbf{A}_s p \\
\mathbf{M}_c\dot{p}_{sc}+\rho c\mathbf{A}_c p_{sc}=\rho c\mathbf{M}_c\dot{u}_{sc} \\
\begin{cases}
\mathbf{Q}s+\mathbf{H}\psi=\rho\mathbf{A}_s\mathbf{G}_s^t u_s+\rho\mathbf{A}_d\mathbf{G}_{dc}\gamma_c u_c \\
\ddot{\psi}=\begin{cases} p-p^{\mathrm{H}}, & c^2 s>-p^{\mathrm{H}} \\ -p^{\mathrm{H}}, & c^2 s\leqslant -p^{\mathrm{H}} \end{cases}
\end{cases}
\end{cases}
$$

式中，$\mathbf{M}_s$ 为结构质量阵；$\mathbf{C}_s$ 为结构阻尼阵；$\mathbf{K}_s$ 为结构刚度矩阵；u 为位移列向量；$\mathbf{G}_s$ 为流体节点与结构节点间面力的转换矩阵；p 为结构湿表面总

压；$\mathbf{M}_c$ 为 DAA 边界流体附加质量阵；$\mathbf{A}_c$ 为 DAA 边界面积对角阵；p_{sc} 和 u_{sc} 分别为 DAA 控制点的散射压力和法向流体粒子速度；ρ 为流体密度；c 为流体速度；$\mathbf{Q}$ 为流体刚度阵；s 为密度化的流体动态压缩率；$\mathbf{H}$ 为流体质量阵；ψ 为位移势；p^{H} 为静水压力；$\mathbf{G}_{dc}$ 为 DAA 控制点与流体节点间的转换矩阵；$\mathbf{A}_d$ 为 DAA 边界流场面积阵。

二、艇员位置基础环境特征分析

本节采用基于 DAA 的潜艇冲击环境预报方法对艇员位置进行基础冲击环境计算。通过计算，首先获取设置部位的时域加速度，然后采用杜哈曼积分将时域曲线转化为冲击谱。针对人员战位主要在 6～12 Hz 的特点，在计算冲击谱上选取 10 Hz 处的冲击谱值作为人员位置的基础冲击环境，进行人员位置基础环境特征分析。

（一）攻击角度的影响

相同冲击因子下，攻击角度为－90°～90°，横向冲击环境为 0°攻角下引起的环境最残酷，±90°攻击时环境最小；垂向冲击环境为垂向攻击引起的冲击环境最残酷，横向攻击冲击环境最小。约在 45°攻角时，垂向和横向冲击环境相当。

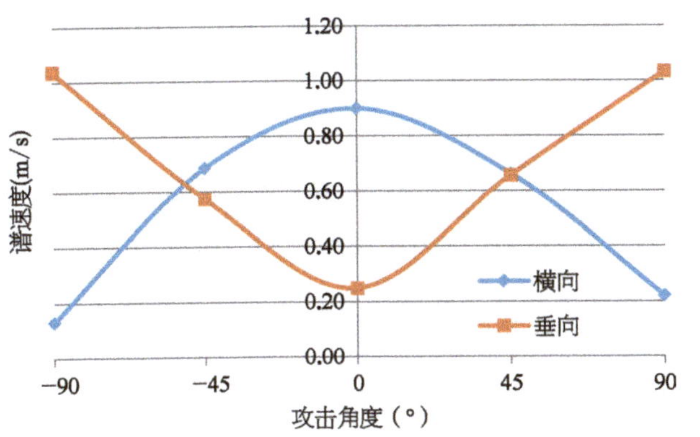

图 7－20　不同攻击角度下三舱上甲板位置冲击环境

（二）爆炸沿船长位置的影响

上甲板、下甲板的横向、垂向包络冲击谱如图 7－21和图 7－22 所示。各甲板位置基本遵循如下规律：当爆炸靠近船艏时，冲击谱为艏部最大，艉部最小；舯部爆炸时，艇舯位置爆距最小，激起的谱值最大，艏部和艉部较小；艇艉爆炸时，艇艉位置爆距激起的谱值最大，艇艏最小。

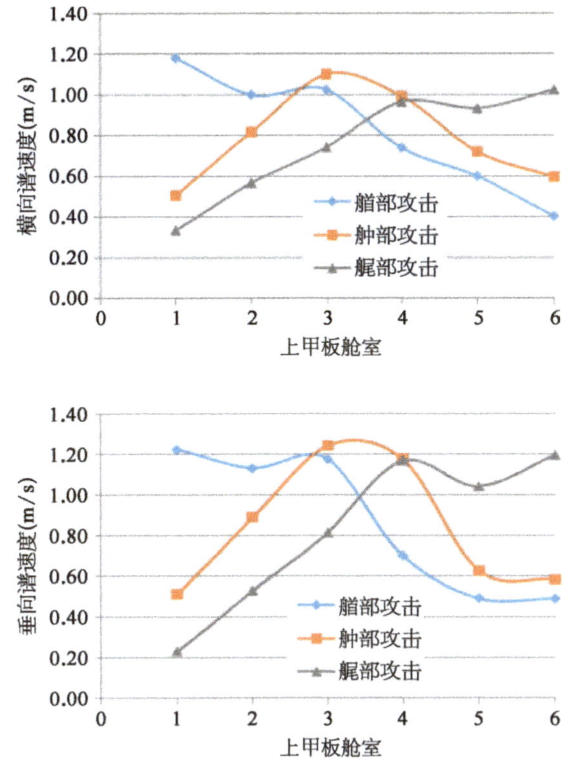

图 7－21　上甲板冲击谱随舱室位置变化图

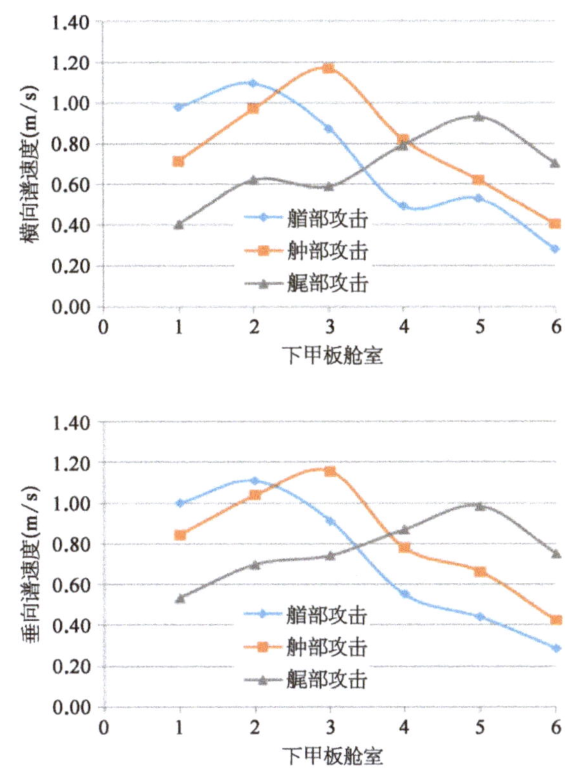

图 7－22　下甲板冲击谱随舱室位置变化图

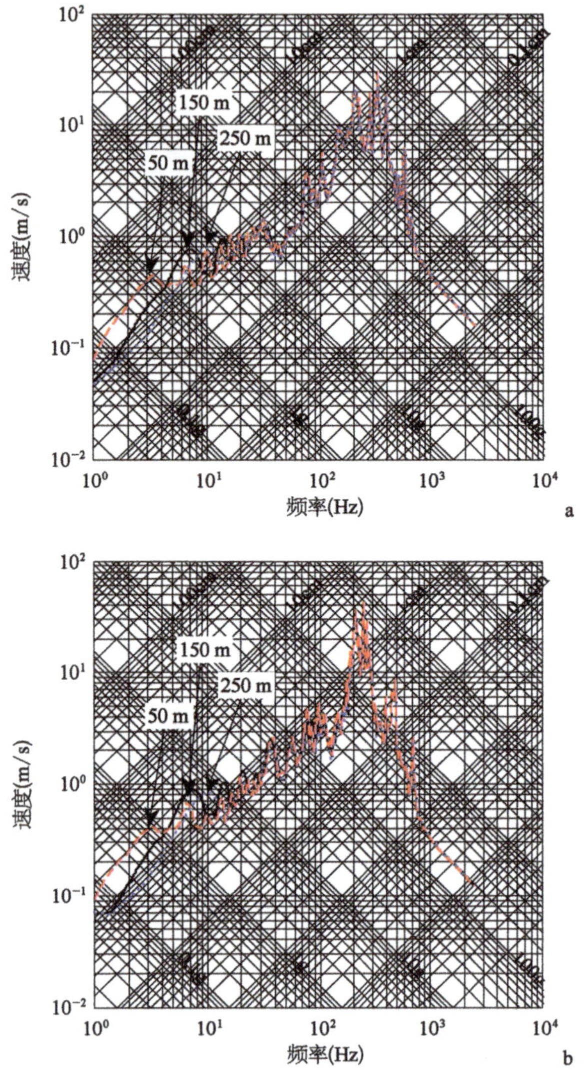

图 7-23 典型人员位置随爆深变化冲击环境变化。a. 横向；b. 垂向

(三) 潜深对人员位置的影响

当潜艇在不同潜深时，其遭受的水下爆炸气泡脉动载荷激励周期是变化的，潜深越大，周期越小，则激励频率越高。对于人员来说，由于其固有频率在 6～12 Hz，因此应尽量避开此区间的爆炸气泡脉动载荷冲击，否则容易对人员不利。

(四) 壳板冲击因子影响

对潜艇遭受的冲击强度一般采用壳板冲击因子描述。壳板冲击因子反映的是爆炸能量的总体强度效果，主要包含药量、爆距两个因素。研究分析表明，对同一位置的人员，在整个冲击环境频段，冲击因子越大，冲击环境越大，这个关系基本呈线性关系。

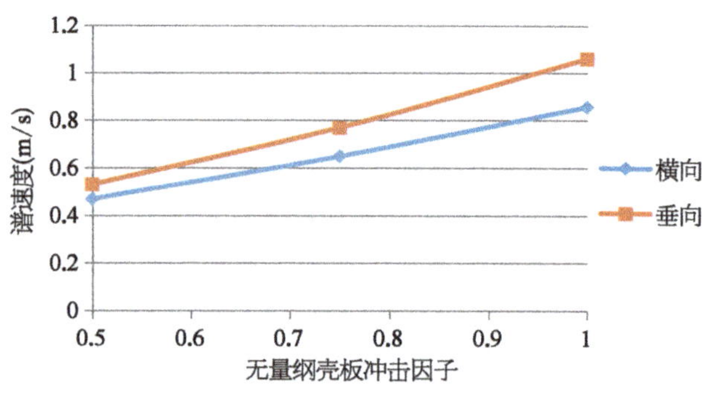

图 7-24 不同冲击因子下人员位置横向、垂向谱变化

(刘国振)

第八章
水下爆炸对人员的毁伤机制

第一节　水下冲击伤人员损伤机制

水下爆炸使舰艇产生剧烈的加速运动，对舰艇上的人员产生严重冲击作用，冲击产生的破坏力沿人体下肢、骨盆、脊柱向上传导，可能对人员造成严重损伤。水下爆炸冲击对人员来说是一种非常复杂的损伤机制，虽然冲击伤的病理生理学已经通过各种大小动物模型进行了初步研究，但是确切的损伤机制还需继续深入。尤其是原发性冲击损伤，由于没有明显的外部伤害特征，且与其相关的诊断处理和病理生理学是大多数临床医生不熟悉的机制，因此损伤机制研究对于展开损伤救治至关重要。国外在针对水下爆炸引起的舰艇冲击运动导致的人员冲击伤机制、生物力学响应、病理生理学等方面，通过各种模拟和仿真研究方法，取得了一定的研究成果。

根据爆炸损伤特征与致伤原因，可明确水下爆炸的人员损伤类别、分布与损伤机制。以下将从这三个方面展开论述。

一、人员损伤类别

如表 8-1 所示，美国海军将水下爆炸人员损伤机制分为四类：第一类为原发性损伤，由爆炸冲击波引起；第二类为继发性损伤，由爆炸引发的碎片或碎片造成的穿透伤；第三类为钝器伤，由压力冲击导致受害者撞击钝器所致；第四类为附带伤，如皮肤损伤、辐射损伤、烧伤、化学暴露和其他损伤等。

表 8-1　人员损伤类别

类　别	特　征	受伤部位	损 伤 类 型
第一类	高阶炸药的水下爆炸是由超压波对体表的影响造成的	充满气体的结构——肺、消化道和中耳是最易受影响的部位	肺气压伤 中耳损伤 腹部出血和穿孔 眼球破裂 脑震荡（无头部受伤体征）
第二类	由爆炸引发的碎片或碎片造成的穿透伤	身体的任何部位都可能受到影响	弹道或碎片穿透伤 眼睛穿透伤
第三类	压力冲击导致受害者撞击钝器所致	身体的任何部位都可能受到影响	骨折和创伤性截肢 闭合性和开放性脑损伤
第四类	所有与爆炸有关的伤害，或不是由第一、第二或第三机制造成的疾病，包括现有疾病的加重或并发症	身体的任何部位都可能受到影响	烧伤 挤压伤 闭合性和开放性脑损伤 哮喘、慢性阻塞性肺疾病或由灰尘、烟雾或有毒烟雾引起的其他呼吸问题 心绞痛、高血糖、高血压

二、人员损伤分布

很多水下爆炸事件中，受伤患者大都有几种机制的损伤叠加。以 2000 年美国海军"科尔"号驱逐舰 DDG-67 也门爆炸事件为例，"科尔"号驱逐舰在左舷吃水线附近被炸开了一个长 12 m、宽 6 m 的大洞，17 名船员在事件中丧生，35 人受伤。美军事后调查表明，死亡人员中钝器伤 14 例，溺水 3 例。死亡人员受到的损伤类型主要有挤压伤、结构撞击伤（以形态特征为证据）、垂直冲击力和溺水。35 名幸存者因爆炸而受伤 81 处，包括骨、眼、软组织、耳鼻喉、烧伤等。

表 8-2 美军“科尔”号驱逐舰爆炸事件幸存者受伤分布情况

患者编号	受伤机制	诊断	治疗
1	碎片伤	上肢蜂窝织炎和脓肿清创	抗生素
2	钝性冲击伤	闭合下颌骨骨折，结膜下出血	牙科接线，营养支持
3	钝性冲击伤，有毒气体暴露	锁骨骨折，胸壁挫伤，血胸，肩胛骨骨折，脾血肿，吸入性损伤，脊柱骨折，上肢开放性伤	胸膜穿刺术，补氧，吊带术，主动脉造影术，脑血管造影术，抗生素，清创术
4	钝性冲击伤，碎片伤	脑震荡，多处皮肤弹片伤	观察
5	钝性冲击伤，原发性冲击伤	鼓膜穿孔，浅结膜撕裂，角膜擦伤，脑震荡，耳鸣，肌肉、骨骼疼痛	鼓膜成形手术，头颅计算机断层扫描，听力学检查，眼科检查和治疗
6	钝性冲击伤	下颌骨骨折	骨折的初步观察与固定；后期取出硬件，治疗感染，固定
7	创伤应激	丧亲咨询	悲痛治疗
8	钝性冲击伤、烧伤、碎片伤	面及上肢Ⅱ度烧伤，角膜炎，下肢开放性创面，结膜异物静脉血栓形成，创面感染	头颅计算机断层扫描，眼部异物和烧灼睫毛取出，浅表烧伤创面护理，创面清创，双功超声
9	钝性冲击伤，碎片伤	开放性伤	足、踝关节清创术，抗生素，膝盖以下截肢
10	钝性冲击伤，有毒气体暴露，碎片伤	吸入性损伤，足部一级烧伤，下肢碎片伤	观察，浅表伤口护理
11	钝性冲击伤	多发性眼眶骨折，硬膜下血肿，颅内第四脑神经麻痹，头皮伤	伤口冲洗封闭，眼部检查，头部计算机断层扫描，观察
12	钝性冲击伤	臀挫伤，肩挫伤	观察
13	钝性冲击伤	有毒气体暴露，膝挫伤，吸入性损伤，膝积液	观察
14	原发性冲击伤	鼓膜穿孔	观察
15	钝性冲击伤	四肢挫伤	观察
16	钝性冲击伤，烧伤，原发性冲击伤	面部一级烧伤，角膜炎，鼓膜穿孔，牙齿骨折	观察，眼部检查和药物治疗，切除烧焦的睫毛
17	钝性冲击伤，原发性冲击伤	腕舟骨骨折，鼓膜穿孔	髋关节挫伤闭合性骨折复位术
18	烧伤，碎片伤，面部一级烧伤	角膜异物，角膜热损伤	浅表烧伤创面护理、眼部检查及药物治疗
19	钝性冲击伤，碎片伤	面部伤口	上肢挫伤伤口冲洗
20	钝性冲击伤	踝关节扭伤	踝关节支撑
21	钝性冲击伤，原发性冲击伤	闭合性颅脑损伤	头部穿孔鼓膜计算机断层扫描
22	碎片伤	头皮伤	创面冲洗与创面闭合
23	钝性冲击伤	腰扭伤	观察
24	钝性冲击伤	足部挫伤	观察
25	钝性冲击伤，碎片伤	面部伤口，多处擦伤，结膜出血	冲洗伤口，浅表伤口护理，眼部检查
26	钝性冲击伤	气胸，肩胛骨骨折，膝关节韧带受伤，肋骨骨折，膝盖积液	胸管，膝关节重建，膝关节磁共振成像
27	创伤应激	精神创伤	咨询与治疗
28	钝性冲击伤	脑震荡	计算机断层扫描
29	钝性冲击伤	脑震荡，面部头皮创伤	计算机断层扫描，创面冲洗闭合
30	钝性冲击伤	肘、膝扭伤，臀挫伤	观察
31	钝性冲击伤，碎片伤	面部伤口，下肢挫伤，牙齿骨折	撕裂伤初期闭合；后期夹板，观察，牙科护理
32	钝性冲击伤	开放性股骨骨折，韧带伤	膝关节髓内棒，清创术，冲洗伤口，膝关节重建术
33	钝性冲击伤	开放性股骨骨折，桡骨骨折，唇裂伤	清创术，伤口冲洗，唇裂伤修复术

续　表

患者编号	受伤机制	诊　断	治　疗
34	钝性冲击伤，肺原发性冲击伤，碎片伤	膝脱位，肺原发冲击伤，肺积血，肺挫伤，面部创伤，鼓膜穿孔，肋骨骨折	胸部计算机断层扫描，动脉造影，伤口冲洗封闭，补充氧气
35	钝性冲击伤	开放性胫骨骨折，腓骨骨折，胫骨平台骨折，踝关节粉碎性骨折	胫骨髓内棒，胫骨平台骨折手术复位和固定，踝关节骨折手术复位和固定，皮片移植，比目鱼肌皮瓣，磁共振成像和多次摄片

由表 8－2 统计可知，在 35 名幸存者中：

(1) 第一类原发性爆炸伤患者有 6 名(在 34 号患者中发现了两起单独的伤害)，6 名患者的鼓膜均发生穿孔。

(2) 第二类穿透性碎片或碎屑伤患者有 12 名，这些不同伤口的治疗包括清创(7 例)、观察和伤口护理(3 例)、眼部冲洗/碎屑清除(4 例)，以及因踝部伤口严重组织丢失而最终需要膝盖以下截肢(1 例)。

(3) 第三类钝器冲击伤患者 28 名。钝器冲击伤为最常见的损伤机制，这些损伤大多是骨科性质的。还包括闭合性头部损伤(6 例，无一例需要重新手术)，需要气管切开的气胸，需要胸膜穿刺术的血胸、颌面部骨折(2 例，都需要固定)，不需要探查的脾血肿和肋骨骨折。35 例患者中 17 例(49％)有不同程度的足底损伤，股骨开放性骨折 2 例，胫骨开放性骨折 1 例，复杂踝关节骨折脱位 2 例(开放性伤 1 例，闭合性伤 1 例)。

(4) 第四类附带伤患者 7 名，其中毒气暴露 3 名，烧伤 4 名。3 名有毒气暴露的患者均不需要插管，烧伤患者也不严重，包括 1 名面部和上肢二级烧伤，1 名足部一级烧伤，2 名面部一级烧伤。所有烧伤均采用超创面护理。

三、主要损伤机制

1. *原发性冲击损伤*　由冲击波(应力波)的作用造成，以直接或反射的超压力冲击机体表面而引起的生理变化为特征，含有气体的结构(如耳、肺、胃肠道)尤其危险。由于肺泡充满空气，且只有一层上皮细胞和脆弱的血管结构，所以肺特别容易受到这种形式的损伤，称为“冲击波肺”。通常受原发性损伤影响的其他器官还有肠道、耳朵和鼻窦。原发性冲击损伤的发生率和程度取决于所经历的超压峰值水平和暴露时间。需要注意的是，包括皮肤在内的人体器官能够抵抗来自爆炸的部分能量，有时严重的爆炸伤者可能没有明显的损伤痕迹。

2. *继发性损伤*　由碎片(主要是穿透性损伤，但也有钝性损伤)引起，通常会造成组织破坏和损失，导弹碎片和其他环境物体在爆炸后获得动能而造成穿透性损伤。如果优先考虑早期和主动管理继发性出血，可以挽救伤员生命。

3. *第三类损伤*　由爆炸造成，它会引起突然而剧烈的空气运动，导致身体被抛向障碍物，造成钝性伤害或建筑物倒塌和挤压伤。

4. *第四类损伤*　包含前三种类型中没有包含的所有内容，如烧伤或吸入性伤害以及受害者和旁观者的心理影响。

冲击波的致伤效能受各种因素影响，例如炸药尺寸、周围介质(水是一种低弹性的致密介质)和与爆源的距离(致伤效能与距离成反比)。此外，由冲击波产生的压力变化常伴随着高速气流。这种高速气流可以加速周围较轻的物体，使它们具有致穿透伤的危害。

爆炸伤的伤型特征取决于暴露于冲击波中的组织器官所具有的特征。当爆炸前沿(冲击波的前缘)到达人体时大气静压会瞬间升高，从而立即产生正压位移造成组织器官损伤。

人体组织器官损伤的严重程度与冲击波的持续时间成正比。冲击波在空气中是以声速传播的。当传播介质的声阻抗降低，例如水和密闭环境，冲击波所造成的伤害就会更大。

冲击波之后的负相位称为爆炸气流，也可能导致应力波和剪切波所造成的爆炸伤。在此相位，局部会变成真空状态，空气随之流入。冲击波后空气的这种湍流会导致碎片被抛到距离爆源很远的地方。

美国国防部习惯上将爆炸造成的损伤分为五类：一级损伤、二级损伤、三级损伤、四级损伤和五级损伤。但爆炸伤员往往表现出多处受伤，这一情况将分类变得模糊，于是我们用多维损伤来定义这种情况。

一级爆炸伤是由超压冲击波引起的，主要影响空腔脏器和其他含有气液界面或充满空气的器官，例如肺、血管、胃肠道和鼓膜。

二级爆炸伤是由炸弹碎片等物体飞溅造成的。这些物体受冲击波影响发生位移，造成的损伤一般为穿透伤和钝器伤的混合伤。

相较于一级爆炸伤，二级爆炸伤更为常见，因为碎片移动的距离远大于冲击波传播的距离。因此距离爆炸现场几百米或更远的人员通常表现为二级爆炸伤，而处在爆炸现场的人员通常表现为一级爆炸伤。

当人员受超压冲击波或爆炸气流影响，身体发生位移并撞到另一个静止的物体时，会导致三级爆炸伤。伤型往往是穿透伤或钝器伤，例如骨折、脑创伤、脊髓损伤。建筑结构的塌陷和压迫会造成挤压伤和骨筋膜室综合征。显然，爆炸的强度会决定受伤的严重程度。

四级爆炸伤包括除前几级爆炸伤之外的所有损伤。造成这类损伤的原因一般为暴露于明火（烧伤）、暴露于有毒物质（一氧化碳、氰化物）、辐射、环境致伤（热损伤）、窒息和心理创伤。

五级爆炸伤指的是爆炸后由环境污染（例如细菌、辐射）引起的损伤和疾病。五级爆炸伤是根据一系列案例报道提出来的，并加入爆炸伤的分类当中。例如在以色列发生的一次爆炸之后，多名患者出现过度的炎症反应，这些患者表现为高热、出汗、低中心静脉压和液体正平衡。

四、爆炸损伤机制

当考虑爆炸性武器的伤害机制时，首先考虑高爆炸药爆炸时发生的事件顺序。在引爆过程中，高强度的放热反应有助于引发爆炸材料的进一步反应。Cullis 报道过，1 kg TNT 爆炸时可释放的能量为 4 MJ，相当于 400 000 kW 功率（400 个发电站）在 10 微秒内所发出的能量。温度可以达到 7 000℃，在爆心被完全烧毁或在爆炸环境中被严重烧伤是非常有可能的。

在起爆到传播的过程中，产生了爆炸波——一个压力可达到 20 GPa（200 000 atm）的高压区。人体主要是由空气、液体和固体组成的。这些组分在体内偶尔会以不同的独立部分存在，例如内耳、血液和实质器官，但大部分情况下这三种相会同时存在于人体体内。动态超压波面会对含气的组织造成损害，如耳、肺脏和胃肠道。爆炸面与这些空腔脏器和组织之间的巨大压力梯度可以分别造成鼓膜破裂、肺泡损伤和肠道黏膜表面损伤的特征。

传统上，爆炸的伤害效应可被分为初次致伤机制和二次致伤机制，最初是由 Zuckerman 在第二次世界大战期间提出的；随后美国国防部在 2008 年做出了更详细的描述。虽然该分类受到广泛肯定，但它依然具有局限性，尤其是因为其理论建立在开放环境中的自由场爆炸的基础上。早期文献中也提出，不同的环境会导致不同的致伤模式，但是这一点在最近的文献中似乎不受重视。本书将在描述传统的分类方法后对此进行更详细的讨论。

（一）初次爆炸损伤

初次爆炸损伤是由爆炸超压造成的，它可以导致爆炸波直接穿过组织，同时造成压缩和加速效应，以及在不同密度和阻力组织的界面上产生不同的加速度。这可能导致组织的压缩、剪切应力和剥落。此外，也有人认为可能会发生更微妙的生物化学损伤机制，鉴于身体的复杂性质，很可能同时存在多种损伤机制，这些机制几乎肯定会产生互相影响和叠加效应。

以前人们认为，只有含气结构，如肺脏、耳和空腔器官会受到影响，但现在人们认识到，爆炸产生的超压也会影响到大脑、腹部实质器官、肌肉骨骼组织以及其他组织。确切的伤害程度和机制仍未被完全解明。

爆炸相关的肺部损伤可能是空气爆炸超压所产生的最重要的影响。从病理生理学的角度，可以观察到肺泡间隔破裂、肺出血和水肿的发生，从而导致气体交换障碍和缺氧，这可能是致命的。气胸和不断发展的肺挫伤还会进一步扩大对机体的影响。肺部损伤的确切原因尚不完全清楚，对微观和代谢的效应也没有详细的描述。对于爆炸后的幸存者，特别是危重患者，肺部损伤更加复杂，因为抢救、输血和通气策略也会使临床情况复杂化。

此外，人们认为血管内可能会出现大量的空气栓子，从而对心脏和中枢神经系统造成影响；这可能是没有外部损伤迹象的死亡机制（见下文）。有人提出，栓子是由肺部压缩气体的再膨胀造成的，它可以通过受损的微血管进入循环。

爆炸性肠道及鼓膜破裂与所处环境有关，当伤者处于水中时爆炸性肠道损伤更常见，特别是在半淹没的情况下，如穿上救生衣漂浮的情况。可能是由于与空气相比，冲击的力在几乎不可压缩的水中传播得更快、更远，导致对高于水的胸部和头部相对而言受到了保护。在最初的分类方式被提出后不久人们就认识到，爆炸波通过不同的物质相（气体、液体和固体）会产生不同的伤害。固体爆炸在下文将更详细地被论述。

虽然鼓膜损伤被认为是一种初次爆炸损伤，但它似乎与头部的姿态有关，也可能与正在佩戴的任何头部保护装置有关。它主要与头部损伤而不是其他初次爆炸损伤有关。事实证明，鼓膜破裂与显著的肺部损伤无关，而肺部损伤是爆炸超压所导致的最严重后果。

也有报道称，爆炸超压可影响骨骼系统，导致长骨骨折，这被认为是爆炸后创伤性截肢的始动事件。有人提出一种可能的机制是由于应力主要集中在干骺端交界处和碎裂效应。然而，这点目前还未被完全阐明，而且正如后文会提到的，这很可能是一种加速度因素和一种固体爆炸因素共同作用的结果；这也再次强调了这样一个概念，即特定的环境至少与之前提出的爆炸机制同样重要。

大多数爆炸后幸存者都受到了二次或三次伤害，一般来说，很少存在具有明显的初次爆炸损伤的幸存者，因为受到足够爆炸载荷的伤员通常会因各种因素的共同作用而立即死亡。这是由于爆炸波所携带的能量与爆炸距离的立方成反比：

$$E \propto \frac{1}{r^3} \tag{8-1}$$

其中，E 是能量，r 是爆炸距离。

然而，这似乎也与环境有关，密闭空间内初次爆炸损伤的发生率更高。Leibovici 等报告，所有在院内死亡的密闭空间内伤员都死于爆炸后的继发性呼吸衰竭。Katz 等注意到，在所有窗户都关闭的公共汽车爆炸案例中，初次爆炸损伤发生率高于预期。

（二）二次爆炸损伤

二次致伤效应是由被爆炸风加速的物体碎片所造成的；这些碎片可能来自爆炸装置本身（尽管是二次致伤效应，但有些作者仍混淆地将其称为初次致伤碎片）或其他环境物体，如石头或土壤，尤其当爆炸装置是埋藏式时。这些物体有时也被称为二次致伤碎片。弹片是一个特定的术语，而不是一个统称，它指的是含有火药的碎片，其被设计成杀伤性装置，以增加伤害性效果。碎片致伤才是爆炸后最致命的机制，其影响半径比爆炸超压的影响半径更大。这是因为与爆炸波不同，碎片携带的能量与爆炸距离的平方成反比：

$$E \propto \frac{1}{r^2} \tag{8-2}$$

其中，E 是能量，r 是爆炸距离。

（三）三次爆炸损伤

三次致伤效应与爆炸风所造成的身体位移或者身体与接触的固体物体的位移有关，一般来说与民用钝器的致伤效应相似，但通常伤害程度更大。头部损伤很常见（而且可能是致命的），骨折也是如此，挤压伤和建筑物倒塌造成的伤害也包括在这一组中。

最近，“固体爆炸”的概念被重构了，自第二次世界大战以来，这一概念在文献中被忽视。由于这与冲击波通过固体结构（如车辆地板或水下爆炸的船体）时的传递有关，所以不能根据自由场爆炸分类法进行完全分类；但它所导致的伤害模式主要是影响肌肉骨骼系统，与爆炸的三级致伤效应中所观察到的一致。此外，加速度也会造成伤害，可能是由于位置的相对固定，或是由于躯体的一部分相对于另一部分受到了保护（例如肢体）所造成的。很明显，固体爆炸也可以造成加速度，在最极端的情况下可能会导致创伤性截肢。这也再次说明在考虑爆炸伤害机制时需要考虑具体情况。

装甲后钝性创伤（behind armour blunt trauma，BABT）的概念可以很好地纳入三次爆炸损伤的范畴。BABT被定义为非穿透性损伤，是由于紧贴身体的装甲(如头盔或凯夫拉胸板)变形造成的，其损伤机制类似于“固体爆炸”，即能量从装甲传递给身体。尽管其伤害机制属于三次爆炸损伤，造成伤害的能量也可能来自初次和二次爆炸效应。

(四) 四次爆炸效应

四次致伤效应主要是指与其他类型无关的杂项伤害。这个类别是在原先的分类方法提出之后加入的。烧伤、吸入性损伤和其他毒性效应也被纳入这一类别。据报道，烧伤的程度和分布可归为两种不同的模式：一种是手和脸的暴露部位被烧伤，通常是最初起爆时造成的相对浅表的眼部灼伤；另一种则因爆炸后起火而造成了更广泛、更深的烧伤，在这种情况中，衣物所能提供的保护就少了很多。

最近有人提出，爆炸造成的二元效应也应纳入这一类效应里，主要包括非爆炸相关的效应，如辐射、细菌或病毒感染等。它们被称为“脏弹”。通过自杀式炸弹袭击的方式令人尤其担忧，袭击者可能会故意使自已被感染，并通过生物组织碎片来传播病原体。

(五) 爆炸后的死亡原因

人体致伤研究一直存在着无法控制的环境变量，缺乏具体致伤细节，以及缺乏死亡数据的问题。许多论文中最常见的死因是头部损伤，包括钝器和穿透性损伤，以及通常由于穿透性碎片而造成的出血。随着死亡后计算机断层扫描分析中的使用，将产生进一步证据，这将有助于理解伤员在没有任何外部伤害证据的情况下死亡的现象；据说这是在20世纪初对爆炸研究的最初动力之一。

基于阿富汗战场的英国军队死者的研究已经得出了一些计算机断层扫描研究结果，研究者比较了步行和乘车的服役人员，发现两者有不同的受伤模式，这也再次强调了考虑环境因素的必要性。徒步人员通常最有可能死于与严重下肢损伤有关的大出血，而在车内的人更有可能死于头部受伤，可能是由于三次致伤机制。值得重申的是，这可能只适用于埋在地下的简易爆炸装置这一特定的场景，同时必须考虑土壤对改变伤害机制的影响。而且值得注意的是，部分受害者可能并未受到爆炸超压的伤害，而且这些武器设计大多不是通过碎片进行致伤的。幸存者的受伤模式表明固体爆炸因素可能是主要的致伤因素，这一机制在经典的爆炸致伤理论中并未纳入考虑。

五、水下冲击伤的伤情分级

为了使冲击伤伤员获得准确的诊断和及时的救治，同时也为了便于进行资料统计和疗效的比较，有必要对冲击伤伤员的伤情进行分级，其主要依据是损伤的程度和部位。伤情不同，其临床经过和处理原则也有所不同。

(一) 轻度冲击伤

(1) 症状：头晕、头疼、精神紧张等，暂时性的耳鸣和听力减退、胸闷或腹部不适感，仅有体表擦伤。

(2) 体征：听器损伤(如鼓膜穿孔、鼓室少量出血、听小骨骨折等)。

(3) 辅助检查：白细胞计数轻度上升，中性粒细胞比例稍增高，红细胞计数和血红蛋白量无明显改变；头颅CT和X线检查无明显异常。

(4) 轻度冲击伤对战斗力影响不大，故一般无须特殊治疗。

(二) 中度冲击伤

(1) 症状：常有较典型的局部症状，部分伤员也可出现较明显的全身症状，短暂意识障碍(脑震荡)，呼吸困难，大面积软组织挫伤。

(2) 体征：呼吸急促、发热等生命体征改变，一般不出现休克。

(3) 辅助检查：白细胞计数常有较明显的增多，中性粒细胞比例较高，红细胞计数和血红蛋白水平可维持正常或略有下降，血钾和血磷含量稍降低，血糖和氯化物轻度增高，伤后早期乳酸和丙酸盐含量有较明显的增多，二氧化碳生成率也相应地降低，部分伤员出现肋骨骨折。

(4) 此类伤员预后较好，一般无须后送，短暂恢复后对战斗力影响较小。

(三) 重度冲击伤

(1) 症状：常见有明显的全身和局部症状，如呼吸困难、粉红色泡沫样痰、休克、昏迷、腹膜刺激症状、气胸、骨折部位肿胀和疼痛等。

(2) 体征：面色苍白、脉搏细数、血压下降等生命体征变化，骨折(股骨、脊柱、颅底和多发性肋骨骨折)，腹部压痛、反跳痛，肺部干、湿啰音，体温下降。

(3) 辅助检查：内脏(如肝、脾、胃肠、膀胱等)破裂，白细胞计数多有显著的上升，中性粒细胞比例增高，并可出现核左移，红细胞计数和血红蛋白水平可有一定的降低；血钾有持续性降低，血磷也有所减少，血中非蛋白氮含量略有升高，早期乳酸和丙酸盐的含量明显增多，二氧化碳生成率显著降低，有较严重的肺出血、肺水肿等，头颅 CT、B 超可有阳性表现。

(4) 此类伤员伤势危重、伤情复杂，如不积极治疗，大多有生命危险，因此是救治的主要对象。不经治疗，无法重返战斗，短期内丧失战斗力。

(四) 极重度冲击伤

(1) 症状：口鼻出血，昏迷，严重休克，软组织严重挤压伤，部分出现肢体离断等。

(2) 体征：体温常有降低；少数先有发热，不久后变为低体温；呼吸急促、缓慢或暂停，脉搏微弱或消失，血压下降，瞳孔散大等。

(3) 辅助检查：白细胞计数多有显著高，继而急剧下降，或一开始就有所降低，红细胞计数和血红蛋白水平常有显著减少；血钾、血磷显著减少，非蛋白氮增高，血清中乳酸和丙酸盐含量明显增多，二氧化碳生成率显著降低，动脉血氧分压降低，二氧化碳分压增高(因排出减少)或降低(因排出增多和生成减少)，CT 和 B 超发现严重的颅脑脊髓损伤，胸腹腔破裂及内部脏器严重破裂，广泛而严重的肺出血和肺水肿，大血管破裂。

(4) 此类伤员的伤势极为严重，如不大力抢救，一般均在 24 小时内死亡。

(金海)

第二节　爆炸冲击伤病理生理学研究现状

爆炸伤的性质和严重程度在很大程度上取决于爆炸当量和防护装备、防区外距离以及是否存在反射面。从损伤角度看，对原发性冲击伤最敏感的器官是空腔脏器(耳朵、肺和肠道)或组织密度有显著差异的器官。在最近的一些冲突中，胸部和腹部的防护装备得到显著改进，进一步减少了胸部和腹部二次(穿透性)创伤的发生率。因此肢体损伤(特别是创伤性截肢)与创伤性脑损伤(traumatic brain injury，TBI)是最近的冲突中最显著的损伤。胸部防护装备不仅可以有效防止穿透伤，还可以有效防止钝性创伤和超压性损伤。头盔的设计与胸部防护装备不同，其主要是为了防止弹道损伤，目前还没有发现其在防止钝性创伤或爆炸方面具有特别的益处。因此，三级(钝性创伤)损伤也可能是战斗中闭合性头部创伤高发的主要原因。

一、冲击波对主要生理系统的改变

以下就爆炸性 TBI 的病理生理为主题，对五个主要生理系统(听觉、呼吸、消化、脉管和神经系统)受伤的科学现状进行系统回顾。

(一) 听觉系统

未受保护耳朵的超压爆炸性损伤是战斗环境中常见的损伤之一，16%的爆炸伤患者存在鼓膜穿孔。鼓膜穿孔通常会导致部分听力损失，一半的患者同时存在耳鸣。然而存在鼓膜穿孔的患者无论是自愈还是手术治愈，有一半的患者仍然存在听力损失。除了遭受鼓膜穿孔外，当耳蜗基底膜移位时，爆炸对耳蜗的超负荷冲击也会导致感觉细胞从其支持细胞附着物上撕裂。当基底膜上形成瘢痕组织时，其物理特性会发生变化，并对受损区以外的耳蜗功能产生负面影响。

听觉系统冲击伤阈值是峰值超压和正相脉冲的函数。对于短时脉冲，听觉位移的阈值为每平方英寸 2 磅(2 psi)，鼓膜破裂的阈值为 5 psi，当听觉位移的阈值为 15 psi 时，鼓膜穿孔的概率为 50%。

存在爆炸性损伤的患者都应接受耳内镜检查。如果患者处于爆炸超压冲击波范围内，并出现鼓膜穿孔，那么该患者同样存在 TBI 或空腔脏器损伤的风险。虽然鼓膜穿孔是爆炸超压冲击伤的重要标志，但也不能排除其他临床相关的原发性爆炸伤。

(二) 呼吸系统

在过去 30 年中呼吸系统相关的超压爆炸损伤研究获得了大量的资助，然而肺爆炸相关损伤具有较高的死亡率，目前对于肺冲击波损伤的机制仍然存在争论。一些学派认为"冲击波肺"损伤是一种低频现象，其中冲击波在 2～3 ms 的时间内导致胸壁受压，产生剪切波并在固定的位置产生病变。这些横波在通过不同密度组织时以不同的速度移动，并导致肺泡-毛细血管界面被破坏。另一些学派认为爆炸性肺损伤是一种高频现象，超声应力波通过肺部导致肺泡内形成气泡，并导致肺泡破裂。肺损伤阈值是超压峰值和冲击波脉冲的函数。第一条损伤风险曲线于 1968 年公布，并被称为"鲍文损伤风险曲线"。

鲍文损伤风险曲线进一步增加了人们对于爆炸损伤风险的理解，但因其假设了 Friedlander 冲击波和胸部未受任何保护（现实中这两种情况少见），并不能提供关于损伤阈值的证据。20 世纪 90 年代，人们开发出了更为复杂的爆炸性肺损伤模型，但这些模型仍然只存在于爆炸试验的环境，并且仍然假设胸部未受任何保护。2012 年，Bass 等根据 1968 年以来 50 多个实验中收集的大型动物数据对鲍文损伤风险曲线进行更新，并对硬（Ⅳ级）装甲的冲击波衰减进行了调整。尽管这些曲线仍存在假设 Friedlander 爆炸波的局限性，但在大多数爆炸情况仍可提供保护装备对损伤阈值影响的初步估计。

爆炸性肺损伤是一种急性肺损伤（acute lung injury，ALI），其临床表现可隐匿或延迟数小时出现，炎症反应是其恶化的主要原因。爆炸性肺损伤的临床体征和症状为呼吸急促、发绀和咯血，早期胸部 X 线片可出现双侧肺门周围浸润，并出现"蝴蝶"征。爆炸性肺损伤早期需要密切观察病情，伤后 2 小时能维持自主呼吸的患者预后较好，一般不会发展到气管插管及机械通气的程度。

（三）脉管系统

血管损伤是爆炸冲击伤中一个重要且具有挑战性的部分。由于大多数可预防的死亡和院前死亡都是由出血引起的，所以任何重要的血管损伤都是受伤者早期护理的重点。

（四）神经系统

创伤性脑损伤是一些战争中的"标志性损伤"，闭合性头部损伤代表了"新"发现。据估计，来自阿富汗战争和伊拉克战争的退伍军人中有 15%～20% 患有 TBI。由于缺乏诊断轻度 TBI 的有效工具，这些数字还有待考究。在过去 15 年中，对 TBI 的关注主要集中在爆炸引起的 TBI，即原发性爆炸引起的 TBI。然而在战斗环境中爆炸的物理特性较为复杂，许多爆炸引起的闭合性 TBI 可能是由头部快速加速或钝性创伤引起的，而不是冲击波的直接影响。

钝性创伤和加速性创伤主要通过三种机制造成损伤：颅骨变形、平移和旋转运动以及颅内压（intracranial pressure，ICP）的变化。颅骨的弹性和塑性变形将压力传递到脑组织，导致撞击部位产生脑挫伤。当颅骨从变形中反弹到原形时，硬脑膜和颅骨分离并导致硬膜外血肿。脑组织在颅骨内的相对运动会导致颅内压升高。随着脑组织对头部加速度的反应而向颅骨移动，脑组织和颅骨之间的颅内压在局部增加，而在脑组织远离颅骨的远端，颅内压相应降低。颅内压压力梯度和脑组织运动产生的剪切力都会拉伸和扩大轴突，导致微管损伤并形成弥漫性轴突损伤（diffuse axonal injury，DAI）。

暴露于爆炸超压的病理生理效应是多种多样的，并且不同于从其他损伤（如钝性撞击）中观察到的效应。对于最严重的爆炸暴露病例，脑损伤包括脑水肿、颅内出血和血管痉挛。另外，在训练期间反复暴露于重型武器火力和冲击的情况下，会观察到短暂的神经系统影响长达 24 小时。训练中反复接触爆炸的症状包括记忆回忆缺陷、情绪失调（表现为波动性增加）、睡眠不足等。这些变化发生时，使用标准 CT 和 MRI 无法检测到大脑解剖结构的变化。影响神经反应大小的其他因素包括身体/头部朝向冲击波的方向以及防护装备的使用。

冲击波诱发 TBI 最显著的病理生理特征是脑水肿、颅内出血和血管痉挛。在严重冲击伤中，颅内高压是常见的，在伤后急性期出现脑组织充血和严重水肿。创伤性脑血管痉挛（traumatic cerebral vascular spasm，TCV）已在猪模型、非人灵长类动物和人类中观察到。爆炸产生的 TCV 可持续 30 天，是常规 TBI 产生 TCV 的两倍。外伤性脑血管痉挛与急性蛛网膜下腔出血呈正相关，可通过受损脑叶的数量和假性动脉瘤的存在来预测。假性动脉瘤伴创伤性脑血管痉挛的发生被认为是动脉损伤导致蛛网膜下腔出血的结果。在源自皮质、额纹状体、额顶叶和额颞通路的白质束中发现了由于纯粹应变引起的弥漫性轴索损伤。使用弥散张量成像(diffusion tensor imaging, DTI)在眶额白质、扣带回和钩突中观察到了其他异常。暴露在11～29 psi的冲击波载荷下，导致锥体神经元顶端树突变形，海马CA3区胞体萎缩和浓缩。海马CA1区的锥体神经元也明显减少。海马体的这些变化可能是某些脑外伤患者记忆障碍的原因。

(五) 肌肉骨骼系统

四肢是战斗爆炸中受伤最频繁的部位，与头部和躯干相比，其在转运过程中通常未受到保护。同时在严重的战斗爆炸中，四肢常出现巨大软组织损伤和多个肢体无法挽救的损伤。战斗爆炸造成的肢体损伤程度和性质在和平时期的创伤医学中很少遇到，除了一些极端情况下(如四肢的火车碾压伤)。

战斗爆炸中爆炸和弹片(即原发性和继发性爆炸损伤)相结合的肢体损伤较为常见。四肢暴露在防护装备以外和爆炸对四肢的超压损伤不仅会造成严重软组织损伤及肌肉组织缺损，还会对微血管系统造成微观损伤，增加愈合缓慢和感染的风险。同时四肢爆炸伤的感染率高，并合并广泛的软组织损伤、体积性肌肉缺失、神经损伤和复杂瘢痕愈合。因此爆炸相关四肢损伤会引起严重损伤并导致多次截肢。同时四肢伤口易被多种病原菌定植，复杂软组织伤口还会被侵袭性真菌感染。

爆炸相关四肢损伤的研究发现重大骨折和截肢并不会发生在关节处，而是发生在关节的上方和下方，如胫骨下方4～8英寸处及股骨上方。过去10年中对于假肢和软组织/肌肉再生领域的研究呈现爆炸式增长，并且推动了截肢和严重受损肢体功能恢复技术的发展。

二、冲击波引起全身性的潜在变化

由于冲击环境的复杂性(即可能与身体平行相互作用的多重爆炸效应)，爆炸伤涉及系统、局部和大脑对爆炸暴露反应的交织机制。即使多器官反应较轻，全身性变化也会显著扩大原器官损伤，并影响其严重程度和功能。空气栓塞、自主神经系统的激活、血管机制和全身性炎症是最重要的有害全身性变化，这些变化可以改变爆炸冲击引起的原始损伤。

(一) 空气栓塞

空气栓塞是冲击波穿过含有不同密度和成分的介质(即气体-空气、液体-血液和固体-实质)的身体和器官的结果。使用超声多普勒血流检测器，Nevison、Mason及其同事通过狗的颈动脉经受冲击管中的爆炸已经清楚地显示空气栓塞。有趣的是，由栓子检测器记录的空气栓子释放的动力学显示了一种循环模式，最初发生在爆炸后的第一个10秒，然后在爆炸后的大约2分钟和12分钟再次发生。值得注意的是，空气栓塞的释放、血流速度的急剧下降，以及可能由缺氧/缺氧引起的组织痉挛同时发生。其他人也描述了类似的实验发现，并得到临床研究的支持。事实上，在严重冲击伤的受害者中，已经报道了主动脉和间质中多个空气空间的大量压缩空气栓塞，包括肾脏中的集合小管和肺中的静脉空气栓塞。预计空气栓塞释放的速率取决于冲击波的强度，并且血流和氧合水平的后续变化也是分级的。

(二) 自主神经系统的激活

当入射的过压波通过身体传播时，它增加了器官内部的压力。随后肺部的突然过度充气刺激位于肺泡间质并受迷走神经纤维支配的近毛细血管J受体。由此产生的迷走神经反射导致呼吸暂停，随后出现呼吸急促、心动过缓和低血压(即暴露于冲击波后经常观察到的症状)。此外，由于肺泡受损、空气栓塞或触发的肺迷走神经反射导致的缺氧/缺血可激活心血管减压器Bezold - Jarish反射，从而显著增加迷走神经(副交感神经)向心脏的传出放电。这种反射会降低心率，扩张外周血管，导致血压下降，并可能加剧脑缺氧。事实上，Axelsson及其同事在他们用猪进行的实验研究中表明，爆炸引起的短期呼吸暂停与大脑的电活动减弱有关。大量的实验研究进一步证明了迷走神经介导的冲击波脑效应的重要性。

爆炸性环境是一个戏剧性的环境，并可能引发内分泌机制，被称为经典的"逃跑或战斗"应激反应。最近的一项实验研究证明了这一点，该研究显示儿茶酚胺生物合成的表达增加大鼠肾上腺髓质中的酪氨酸羟化酶和多巴胺羟化酶，以及冲击伤后6小时血浆去甲肾上腺素水平升高。因此，累积的实验和临床证据表明，爆炸引起的自主神经系统活动的变化顺序如下：交感神经系统激活引起的副交感神经反射瞬间触发，随后是神经内分泌变化。

（三）血管机制

结合前面描述的爆炸效应机制，很明显，冲击波能量传递的重要介质之一是血液。静脉包含大约70%的总血量。由此，内脏系统接收大约25%的心输出量（转化为大约20%的总血量），相比之下，动脉中为18%，而终末动脉和小动脉中仅为3%（Gelman，2008）。一般来说，静脉的顺应性是动脉的30倍，内脏静脉和皮肤静脉是所有血管中顺应性最好的。因此，这些静脉系统形成了人体中最大的血液容量库。爆炸引起的压力变化的结果与其极其复杂的相互作用形成了几个相互连接的回路。传递到身体的冲击波能量不仅会导致腹部和胸部压力的突然增加，还会导致壁内中心静脉压（central venous pressure，CVP）的增加。肺泡损伤引起的缺氧和随后气体交换表面积的减少，J受体激活引起的通气/灌注障碍，或Bezold－Jarish反射激活引起的心输出量减少等，增加了肺动脉阻力，这也可能增加ThorP（Gelman，2008）。升高的ThorP进一步放大了中心静脉压的增加。具有高密度的α_1－肾上腺素能受体和α_2－肾上腺素能受体，因此对肾上腺素能刺激高度敏感，静脉收缩和血容量的动员主要依赖于内脏循环。因此，随着颈动脉窦和主动脉区域的压力感受器对血管舒缩中枢的抑制性影响的降低，最初全身动脉压的突然下降通过迷走神经反射引起交感神经流出量的代偿性增加是非常可能的。冲击波引起的交感神经刺激增加会收缩静脉平滑肌组织，导致内脏血液向心脏流动。在中度或重度爆炸诱发的TBI的伤员中经常发现脑血管痉挛，比其他原因（如撞击、跌倒或加速/减速）引起的TBI的患者更常见。血管痉挛可以在早期出现，通常在受伤后48小时内，也可以在之后出现，通常在暴露后10～14天。值得注意的是，尽管脑血管痉挛通常是由蛛网膜下腔出血引起的，但爆炸诱发TBI的血管痉挛不需要出血。最近一项使用理论和体外模型的实验研究表明，单一的快速机械损伤能够诱导血管过度收缩和重塑，表明血管痉挛开始。此外，结果表明，在暴露于模拟冲击波的组织中，预期的过度收缩与血管平滑肌表型

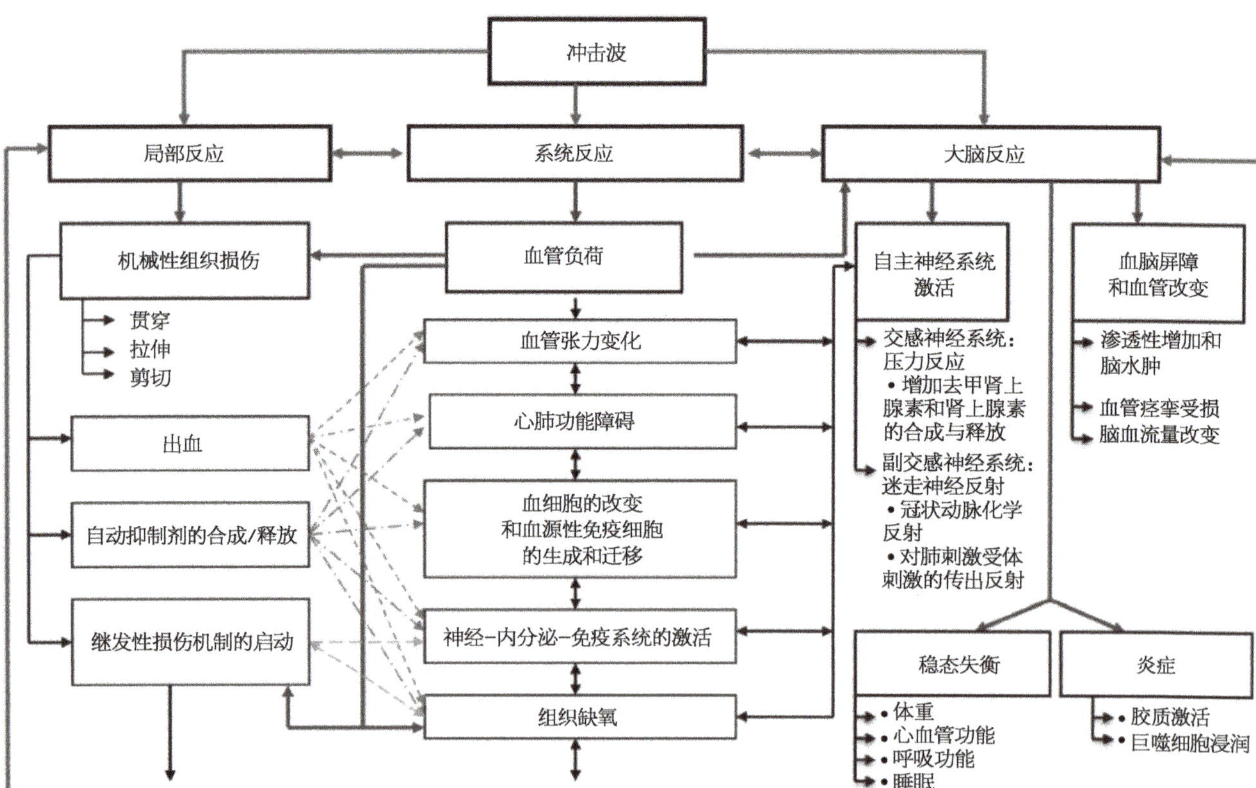

图8－1　全身、局部和大脑对冲击波暴露反应的同时激活，以及导致或促成BINT病理生物学的相互作用机制

的转换有关。这些发现表明了一种假设的情况，即当冲击波穿过脉管系统时，它与血管壁的细胞成分如内皮和血管平滑肌相互作用。由于这种相互作用，各种介质和调节剂被释放出来，导致过度收缩和随后的基因转换，从而加强血管重塑和脑血管痉挛。

（四）全身炎症

冲击波暴露可激活多种炎症机制。组织破坏刺激类胡萝卜素的合成和释放（即生物因子在其合成位点附近像局部激素一样作用，作用持续时间短）。事实上，已经在爆炸伤亡者的血液中发现了浓度增加的各种前列腺素、白三烯和细胞因子。这些抗体直接影响细胞和体液免疫的许多阶段，也作为反馈调节剂连接免疫反应的早期和晚期。事实上，它们可以刺激细胞向损伤部位的选择性迁移，并直接或间接改变T淋巴细胞和B淋巴细胞的更新、淋巴因子的产生或释放以及T辅助细胞或T抑制细胞的活性。有人提出，冲击波在体内传播诱导的全身性炎症细胞显著促成了大脑中冲击波诱导的炎症和相关的神经变性，这得到了其他实验数据的支持。据报道，冲击波暴露会导致神经内分泌系统发生显著变化，涉及多个下丘脑视端轴。免疫-非神经内分泌网络在损伤反应和炎症控制中的重要性已得到充分证实。因此，爆炸暴露极有可能通过多种相互交织的机制，对中枢神经系统造成巨大刺激，对生命功能的所有方面产生广泛影响。

（金海）

第三节　水下冲击伤的病理特征

水下冲击伤虽然可以损伤机体任何部位，但含气组织和组织密度相差较大的位置是其主要的致伤部位，如呼吸系统、消化系统、神经系统等。由于水下冲击伤具有外轻内重的特点，当体表损伤较轻甚至没有损伤时可能忽视内脏损伤。因此，本节主要从病理生理角度阐述水下冲击损伤的相关文献报道及本课题组实验时发现的效应器官的病理改变，使临床医师充分了解水下冲击伤时效应脏器的病理改变，避免临床救治不及时等问题。

一、肺部损伤

“冲击波肺损伤”是最常见的致命原发性爆炸伤。研究表明：冲击波会立即造成肺损伤，大体表现如图（图8-2a）所示：肺叶肿胀、出血、呈暗红色，全肺可见弥散的出血斑，做多个切面挤压后均可见淡红色液体溢出。镜下病理特征是脏层胸膜下出血，肺泡毛细血管破裂，肺泡腔内出血，偶见纤维蛋白渗出物；随后出现弥漫性肺内出血和肺水肿（图8-2b、c），类似于钝性胸部创伤造成的肺挫伤；由于肺泡间隔的断裂，肺间隔变薄，可出现肺大疱，严重时可发生肺气肿（图8-2d）。肺损伤的程度与爆炸暴露的程度有关，包括及时和延时反应两种，影响范围从亚临床微观瘀点到大面积汇合性出血。其

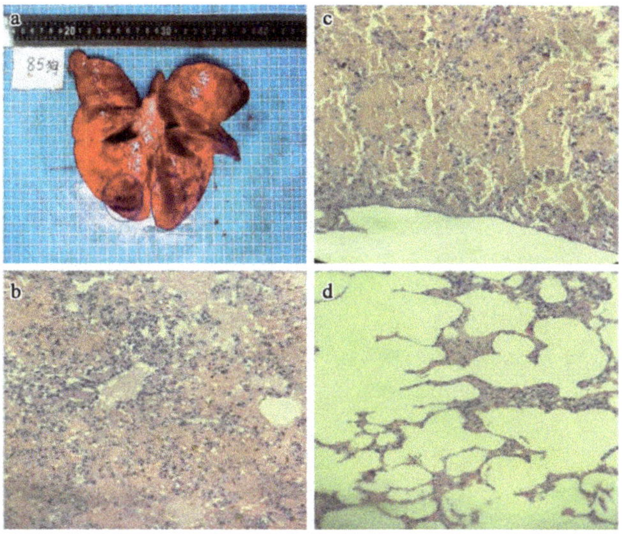

图8-2　冲击波肺损伤表现

延迟反应指的是并发症导致爆炸暴露后最初几小时和几天内初始肺损伤的恶化进展，影响肺部的并发症在最初的24～48小时内发生，在大约48小时达到高峰，这被认为是由于活性氧的积累以及和内源性抗氧化剂之间的不平衡。由于肺内出血，肺泡内有游离血红素和血红蛋白，导致自由基的形成、水肿和早期炎症反应的增强，炎症介质的积累和趋化以及自由基反应导致氧化损伤，可反过来导致白细胞积聚，可在损伤后3小时内表现出来，随后表现出上

皮细胞损伤(12～24 小时)、内皮细胞损伤(24～56 小时)和典型的成人呼吸窘迫综合征晚期水肿。此外,肺血管损伤也可能导致创伤性支气管静脉或肺泡腔瘘,导致空气栓塞,这是爆炸暴露后另外一种早期死亡的原因。

"冲击波肺损伤"的致伤机制可能有以下几种:① 剥脱效应,肺泡腔表面是含有表面活性物质的液膜,液膜下为肺泡细胞膜,当冲击波传导至肺泡腔的气液平面时会发生界面反射,由界面反射导致的压力差会致使液膜的剥脱中断和肺泡细胞膜的损伤,而表面活性物质的减少及肺泡细胞膜通透性增加会使肺泡萎陷,影响气体交换。② 惯性效应,当冲击波在不同密度组织间传播时会导致不同的加速度,从而在两种组织界面产生剪切应力,致使组织分离,在肺组织中则表现为支气管周围的肺泡剥脱,引起出血、水肿等。③ 内爆效应,冲击波的超压会大幅压缩肺内气体,而之后的负压则会使被压缩的气体极度膨胀引起爆炸效应损伤肺组织。

二、腹部损伤

腹部的水下冲击损伤相比肺损伤要少见得多,但不同组织密度界面处能量传递的机制极其类似。最初的损伤始于肠道黏膜表面,并穿过肠壁向外延伸,只有在较高的爆炸载荷下才会出现浆膜下出血或血肿。研究表明,一般在损伤后 30 分钟内可看到黏膜变化,大体表现为淤血点或瘀斑(图 8-3a),显微镜下表现与其他原因造成的腹部钝性损伤相似,从针状、点状出血到大小不等的环周出血带等(图 8-3b)。高爆炸载荷下可出现较为明确的浆膜下出血或肠周系膜下脂肪间的血肿及脉管内血栓(图 8-3c)。文献报道,直径>15 mm 的小肠病变和>20 mm 的结肠病变发生穿孔的风险最大。而最为受影响的是回肠区域,在不足以引起肺损伤的多次低强度爆炸暴露后,即可发生肠道病变。

肝、脾、肾、睾丸等实体脏器通常大体表现为被膜下血肿,当爆炸负荷足够大时,可出现实质脏器的破裂;镜下一般表现为被膜下的出血(图 8-3d)。

水下爆炸导致的胃肠道原发性冲击损伤比空气爆炸导致的更常见且更严重,水下爆炸的致命半径大约是空气中类似爆炸的三倍,因为爆炸波在水下传播

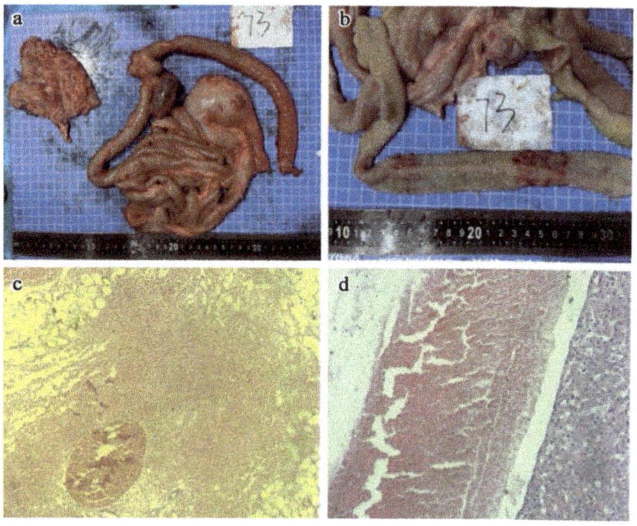

图 8-3 腹部的水下冲击损伤表现

得更快、更远,能量随着距离流失的速度更慢。腹腔脏器的充气部分也最容易受到剥脱效应的影响,这可能导致肠穿孔、出血(从小瘀点到大血肿)、肠系膜剪切伤、实体器官撕裂和睾丸破裂等。任何暴露于爆炸中的人,如有腹痛、恶心、呕吐、吐血、睾丸疼痛、不明原因的低血容量或任何急腹症的症状都会存在腹部爆炸损伤风险。但在并发症出现之前,临床表现可能不明显。腹部原发性冲击损伤没有可靠的无创检测方法,因此临床反复检查是诊断的关键。

三、中枢神经系统损伤

(一) 脑损伤

创伤性脑损伤(traumatic brain injury, TBI)可能有许多不同的原因,包括头部撞击、颅骨穿透性伤害、突然性迅速加减速运动或暴露于爆炸。其中,爆炸造成的冲击性脑损伤(blast traumatic brain injury, bTBI)已成为现代战争的特征性损伤类型。一项对 2007—2015 年的 100 万名美国退伍军人的回顾性研究表明约 10%患有 bTBI。临床上,bTBI 病例根据创伤的严重程度分为轻度、中度和重度,其中 85%的病例是轻度脑损伤。

冲击性脑损伤通常大体表现为脑水肿,当爆炸负荷足够大时,可出现局灶蛛网膜下出血,甚至脑膜下出血、血肿形成(图 8-4a)。显微镜下表现为蛛网膜下出血、血肿形成(图 8-4b);室管膜下区可见小血管充血,急性炎细胞围绕血管浸润(图 8-4c、d);白质

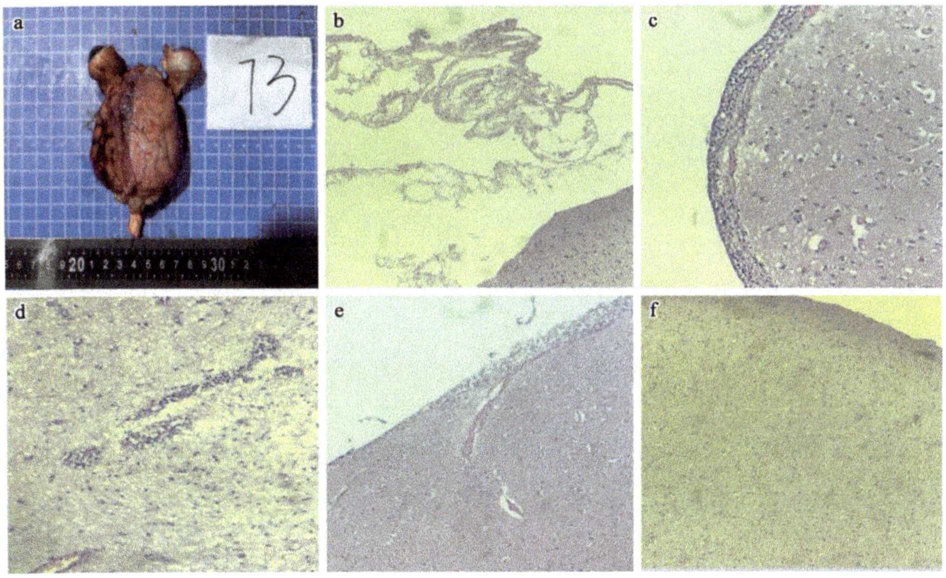

图 8-4　冲击性脑损伤表现

区海绵状疏松变性，可见胶质细胞、神经元肿胀；小血管周围间隙明显扩大，血管扩张充血（图 8-4e、f）。

bTBI 的致病机制可能包括原发冲击波穿透颅骨对大脑的直接作用以及通过脑脊液或血液传递至大脑的间接作用。冲击波还可引起弥漫性轴索损伤，血脑屏障破坏以及脑实质水肿、血管痉挛和炎症。研究表明：与非 bTBI 相比，bTBI 患者弥漫性轴索损伤更广泛且部位不一，包括大脑区域，如弥漫性轴索损伤主要影响大脑的额侧区、额顶叶、前颞区、小脑和视束；高强度冲击波还会导致少突胶质细胞和星形胶质细胞死亡，髓鞘结构紊乱。血脑屏障的破坏以及随之而来的血源性水肿是引起大脑继发性损伤的重要因素。血脑屏障由脑毛细血管内皮细胞、基膜和星形胶质细胞的终足等共同构成，血脑屏障的破坏会导致中性粒细胞和单核/巨噬细胞渗入大脑，同时脑组织损伤又可释放炎性细胞因子和激活小胶质细胞来传播神经炎症，脑组织损伤后释放的大分子蛋白质进入血液中还可导致凝血功能紊乱引起血栓等。脑血管痉挛是 bTBI 中另外一个突出的继发性损伤，但它通常与重度的脑损伤有关。分子改变始于代谢障碍，如葡萄糖代谢改变、脑内需氧途径向厌氧通路的转变、乳酸水平增加、能量储备下降和氧化应激的发展等。之后促炎性细胞因子表达增加引起的炎症反应以及凋亡级联反应导致神经变性。在 bTBI 动物模型中，炎症调控不足会对神经元的结构和功能产生负面影响。

尽管大部分 bTBI 症状较轻，但高强度冲击波暴露下的患者伤情相当严重，临床症状也更加复杂。严重 bTBI 的早期特征非常明显，包括颅骨骨折、脑水肿、颅内出血、脑实质挫裂伤、血管痉挛及颅内高压。暴露在爆炸冲击波中，患者如果出现意识模糊、嗜睡、意识丧失或其他神经功能障碍，应立即接受神经影像学检查。bTBI 患者与其他原因引起的闭合性头部损伤患者相比，更易且更早出现恶性脑水肿，通常于伤后 1 小时左右出现，而其他原因引起的闭合性损伤患者则需 24 小时以上才会出现。基底节内出血预后不良，通常预示颅内压可能升高，bTBI 颅内压升高可延迟 2～3 周。创伤性脑血管痉挛是重度 bTBI 的另一特征。相关研究显示，47%接受脑血管造影的 bTBI 患者发现有创伤性脑血管痉挛，并且血管痉挛的患者临床预后更差。一般来说，脑血管痉挛平均持续 14 天，但最长可达 30 天，创伤性脑血管痉挛最强的预测因子之一是脑叶损伤的数目。临床研究表明，尽快接受积极开放手术治疗的患者神经功能可明显改善。

（二）脊髓损伤

脊髓冲击伤也是容易忽视的冲击波损伤的类型，冲击波产生的拉力、压缩力和剪切力可引起脊髓不同程度的损伤。脊髓冲击伤可表现为硬膜外及蛛网膜下腔出血，气液交界处的脊髓挫伤，因脊髓内血管损伤而造成脊髓出血和缺血性损伤，以及弥漫性轴索损伤。镜下可见神经细胞水肿、变性、坏死，以及局灶或弥漫性出血、坏死和炎症的出现。在小鼠冲击波损伤模型中，轴突损伤主要为细胞骨架完整性的破坏，表现出三种不同的病理形式：微管断裂、神经丝致密化和钙蛋白酶介导的血影蛋白破坏。在冲击伤后的第1个24小时内，单个轴突通常仅表现出三种病理改变中的一种，通常皮质脊髓束的背侧轴突主要表现为微管断裂，而在外侧和腹侧白质中这三种病理均可见。在爆炸后的最初几天，神经丝凝结并常伴随着自噬反应，随后退化轴突开始碎裂。相应的运动障碍是轻微短暂的，但运动功能会在几周内逐渐恶化，这表明低水平的轴突变性在逐步进展。研究表明，脊髓冲击波暴露后自由基产生增多，如丙二醛、白介素-1β、白介素-6、肿瘤坏死因子-α等，这些细胞因子使脊髓细胞坏死凋亡进一步发展，诱导一系列生物化学反应引起脱髓鞘改变并产生更严重的免疫反应，进一步影响突触重塑及神经环路再生，成为脊髓损伤后修复的主要障碍之一。由于脊髓损伤主要损害下行轴突，所以大脑中的神经元也会受到脊髓损伤的影响。因此，每当脊髓受伤时，大脑通常也会受到威胁。同样，许多脑损伤也会损害下行至脊髓的轴突。大多数轴突损伤最终导致轴突变性，尽管可能存在永久性轴突损伤，但运动功能可能恢复到接近正常水平。但是即使是轻微的、没有明显持久影响的个别损伤，重复的创伤也可能产生累积的不良后果。

在后送和治疗中，甲泼尼龙可能能够有效缓解脊髓损伤引起的急性神经痛，阻止急性神经痛转变为难治性慢性神经痛，改善伤者的生活质量；并且配合神经营养因子的使用，可一定程度缓解轴突损伤。因此早期发现并迅速判断伤情特点，并尽快积极治疗，对于伤员后期的功能恢复具有重要的意义。

四、听觉器官损伤

听器冲击伤指爆震波直接作用于中耳和内耳引起的原发性损伤。冲击波致伤的同时通常伴随着噪声性致伤，两者密不可分。听器是冲击波作用下全身最敏感的部位，在弱冲击波尚不足以引起呼吸系统和其他内脏器官损伤的时候，听器即可出现明显损伤。听器冲击伤主要包括传导性听器损伤及感音性听器损伤。

传导性听器损伤一般随着冲击波压力的增加使听器损伤程度逐渐增加，主要包括鼓室积血、鼓膜损伤、蜗窗破裂、听骨链骨折和关节脱位等。其中引起鼓室积血和鼓膜损伤所需压力值最低。鼓膜损伤包括鼓膜出血或充血、边缘翻转和穿孔等，鼓膜充血在24小时内逐渐加重，48小时后逐渐恢复；鼓膜穿孔可表现为单发或多发穿孔。研究表明，鼓膜穿孔是爆炸冲击伤的重要标志，如果患者处于爆炸超压冲击波范围内，并出现鼓膜穿孔，那么该患者同样存在创伤性脑损伤或空腔脏器损伤的风险。因此，在临床救治中对于鼓膜穿孔的患者需要进一步进行内脏及脑部检查。

感音性听器损伤主要指内耳损伤。动物研究发现，低强度的冲击波作用于豚鼠耳蜗后，会引起螺旋韧带与血管纹充血，以及螺旋器上的外毛细胞排列紊乱；螺旋神经节、血管纹细胞和外毛细胞的电镜微观显示组织结构无明显破坏，细胞膜皱缩，胞质减少并出现空泡改变，线粒体轻度肿胀、数量增多，细胞胞核染色体固缩及染色体边集。而随着冲击波强度增加，耳蜗内毛细胞与螺旋神经节神经元的突触末梢损伤，突触小结损失，突触连接断离。冲击波致伤后，耳蜗微循环改变，血管纹微血管通透性增高，血管纹和基底膜的琥珀酸脱氢酶、苹果酸脱氢酶、钠钾泵、钙离子泵和碳酸酐酶等活性下降，而鼓阶外淋巴中乳酸脱氢酶和苹果酸脱酶含量增高，影响耳蜗内环境稳定和毛细胞的能量供应，甚至引起毛细胞死亡；耳蜗外毛细胞的静纤毛束损伤，钾离子交换受阻，内淋巴积液，过多的内淋巴液刺激毛细胞释放过量的谷氨酸，谷氨酸的兴奋性毒性导致离子和水进入突触，使突触肿胀、损伤、坏死。相关研究表明炎症反应参与了噪声性耳聋的过程，噪声暴露后，耳蜗中巨噬细胞及淋巴细胞增多，耳蜗细胞和血清中白介素-6、肿瘤坏死因子-α、Toll样受体-4和白介素-1β等浓度升高。这些细胞因子均与细胞炎症反应有关，这表明炎症反应参与了听器冲击伤的过程。感音性听器损伤的干预可通过抑制氧自由基形成、维持耳蜗血流、恢复细胞内外钙平衡、抑制损伤后7～10天出现的氧自由基形成等而实现。因此，抗氧化剂、血管舒张剂、神经营养因子等或可预防听力损伤。

五、眼损伤

眼部爆炸伤主要为爆炸时产生的原发冲击波损伤，同时经常伴随机械伤、异物伤和烧伤等多种损伤，多为双眼受累，其对眼部组织损害严重，且致盲率高。

冲击波可在眼内产生瞬间的压力差效应、剥脱效应、内爆效应和血流动力学效应等，同时眼眶壁对冲击波的反射作用及惯性效应对眼球后段的挤压会放大冲击波对眼球的损伤，造成玻璃体积血、视网膜脱离、视神经损伤甚至眼球剥离等。由于爆炸伤对眼睛的损害可导致视力明显下降，较易引起人们的重视。

相关动物实验显示眼冲击伤以眼底改变为主。视网膜是眼睛后部的一层非常薄的光敏神经组织，冲击波会诱导神经节细胞、内核细胞和视神经中的细胞凋亡，进而破坏来自光感受器通过视神经的信号转导。由于巩膜与视网膜和脉络膜密度差较大，在冲击波的作用下，眼底各层组织均受到不同程度的损伤，尤其是视感光细胞和色素上皮细胞均受到明显的损害，引起血-视网膜屏障破坏、视网膜水肿，这是伤后导致视力立即减退的主要原因之一。脉络膜内血管扩张、通透性增高、红细胞淤滞，脉络膜的微循环障碍继而又使视网膜内细胞缺血缺氧，加重视网膜损伤。眼部冲击伤中，偶尔还可见黄斑裂孔、视神经盘水肿及视神经挫伤和撕裂。眼前部损伤表现为角膜上皮的灶性或弥漫性剥脱、坏死以及水肿，前房内炎性渗出及出血，晶状体前囊破裂及囊下纤维水肿，虹膜睫状体充血、水肿，玻璃体内炎性渗出及出血。

六、心血管系统损伤

爆炸超压可通过多种机制诱导心脏损伤，包括心脏挫伤、病理性神经-心脏反射、细胞介导的损伤途径的启动和传导，以及空气栓塞或纤维蛋白聚集导致的冠状动脉栓塞。

冲击波可导致心包脏层或壁层破裂或出血，引起心包积血、心脏脱位或嵌顿，影响静脉回流，造成严重的循环功能障碍。当损伤冠状动脉壁或内膜时会引起动脉痉挛、动脉破裂、动脉瘘或血栓形成；心脏破裂部位多见于心脏的游离壁，右房破裂可发生在腔静脉入口部位。如果心肌挫伤严重，也可能会出现坏死、穿孔，发生继发性心脏破裂。急性心脏破裂时，由于血液迅速经心脏破口进入心包腔，患者可由于急性心脏压塞而死亡。如心包同时有撕裂，出血进入胸膜腔，患者可因失血性休克而死。室间隔急性破裂主要由冲击波产生的剪切力和扭力以及室内压力骤升所致，呈线形破裂；而延迟性破裂则由室间隔挫伤或梗死引起，破裂呈不规则形，并可出现多个破口。心内膜、心瓣膜和主动脉内膜可因冲击波的剥脱、内爆、惯性效应等出现出血、撕裂、剥离，引起血栓、气栓、出血及循环功能障碍，内膜下出血常出现在乳头肌底部的心内膜和周围的心室。相关动物实验中，心脏肿胀、出血、呈暗红色，剖开后见暗红色血液流出（图 8－5a）；镜下可见薄壁血管破裂、出血，毛细血管内皮肿胀，动脉腔内血栓形成；当爆炸负荷足够大时，可出现心肌纤维断裂（图 8－5b）。

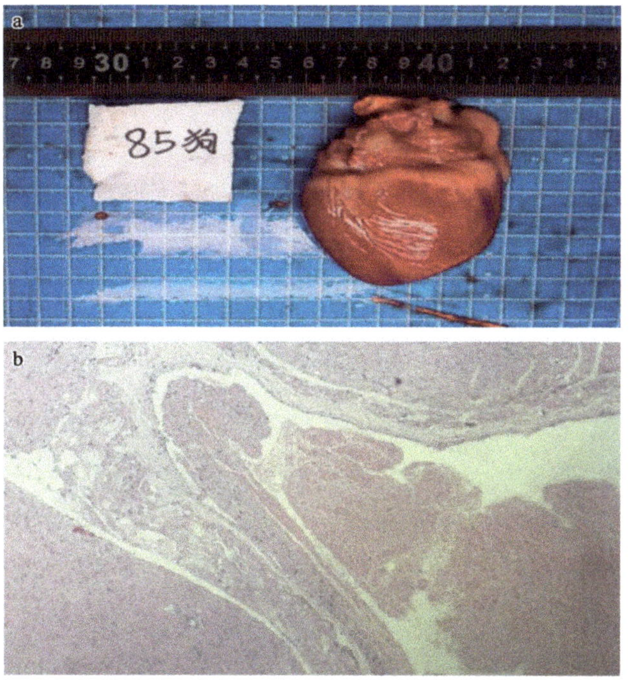

图 8－5　冲击波致心血管系统损伤表现

由于心脏及大血管的损伤致死性强，需要及时发现并立刻处理，因此每个怀疑有心脏及纵隔内大血管的损伤时都应行心脏超声等相关检查。

（李维卿　张正委）

第四节 水下冲击伤与凝血功能障碍

水下冲击伤引起的多种脏器组织损伤、出血会激活凝血、纤溶和抗凝途径，导致急性凝血功能障碍，也可由于流体力学改变等因素对血小板、血管内皮细胞、凝血因子等造成原发损伤，直接干扰出凝血平衡，严重者表现为创伤性凝血病(trauma-induced coagulopathy，TIC)。低体温、酸中毒、凝血病被称为创伤性致死三联征；而低体温、酸中毒又和组织损伤、休克、血液稀释及炎性反应一起，共同成为急性创伤性凝血功能障碍和创伤性凝血病的六个关键启动因素。可见，凝血功能障碍在水下冲击伤发展演进中扮演了重要乃至枢纽性的角色。水下冲击伤表现复杂、伤情重、内伤大于外伤，部分伤员病情演进隐匿而迅速。保持对水下冲击伤伤员凝血功能障碍的警觉性，综合运用现代化可视化监测手段，密切监测出凝血指标及血流动力学改变，运用新理念，采用新技术、新装备、新药物，按照分级救治、立体救护、综合施治的原则，通过早期损伤控制性手术等系列措施可有效改善预后，增加复杂重症水下冲击伤的救治成功率。对于特定战场环境下出凝血功能障碍机制的深入研究，有助于提出新的监测指标、监测手段和干预措施，乃至更新救治理念，进一步提升水下冲击伤的救治水平。

一、水下冲击伤诱发创伤性凝血病的机制

发病过程涉及全身多个系统及凝血系统的多个方面，这些因素之间相互作用使血管内皮、凝血因子、纤维蛋白原及血小板等数量及功能发生异常，打破了机体凝血、抗凝、纤溶的平衡，最终表现为急性凝血功能障碍和创伤性凝血病。

(一) 组织损伤

严重创伤导致机体组织受损，血管内皮细胞损伤，内皮下胶原蛋白Ⅲ暴露于血液被激活并释放组织因子，启动凝血、纤溶过程，是发生凝血功能障碍的基础。严重的组织损伤消耗大量凝血因子及纤溶系统过度激活，造成凝血系统功能紊乱。组织损伤也可以通过活化蛋白C影响相关凝血因子的活性，导致活化部分凝血活酶时间(activated partial thromboplastin time，APTT)/凝血酶原时间(prothrombin time，PT)延长，降低血凝块的硬度，出血时间延长。另外，血管内皮损伤后可释放大量组织型纤溶酶原激活物，增强纤溶功能，使纤溶亢进，纤溶酶原系统被激活，血浆中纤维蛋白原和纤维蛋白被水解，纤溶酶对凝血因子Ⅱ、Ⅴ、Ⅷ、Ⅹ、Ⅻ等也有一定的降解作用，最终导致凝血功能显著下降，出血量增加，加重凝血功能障碍。组织损伤，同时合并低灌注等引起的酸中毒，身体暴露、环境因素等所致的低体温等危险因素，在创伤早期形成以低凝高纤溶状态为主要特点的凝血功能紊乱、纤溶亢进，是创伤早期凝血功能紊乱的主要特点，好发于病情进展迅速且没有得到及时有效控制的创伤患者。

(二) 低体温

水下冲击伤伤员出现低体温的影响因素较多，如当多发伤患者发生低血容量休克时，机体组织摄氧能力及氧利用能力降低，无氧酵解导致机体产热能力减弱，出现低体温；部分伤员可能出现海水浸泡暴露于水下低温的情况；如果在早期复苏补液过程中不注意提前予以液体加温，大量输入低温液体也可进一步加重低体温的出现。低体温时氧消耗量及基础代谢率显著降低，凝血因子活性、凝血酶活性及反应速率均受到抑制，纤溶亢进，从而延长出血时间，加重凝血功能障碍。低体温还可引起血小板释放肝素样物质，增强抗凝作用。此外，低体温引发交感神经兴奋，抑制凝血途径，进一步增加凝血功能障碍的风险。

(三) 酸中毒

严重的水下冲击伤造成机体大出血，直接引起全身组织低灌注，机体氧运输能力减弱、摄氧及氧利用量减少，细胞、组织无氧酵解增强，导致乳酸堆积；冲击伤引起肺水肿、肺泡出血，进一步加重缺氧并加重酸中毒，进一步破坏人体酸碱缓冲系统，影响凝血酶活性，导致凝血酶生成减少，干扰血凝块的形成；代谢性酸中毒还可以引起血小板功能下降、

促进纤维蛋白原的降解，加重出血的发生，形成恶性循环。

（四）休克

水下冲击伤伤情隐匿却又复杂严重，部分患者早期即出现休克，休克出现组织低灌注时，激活血栓调节素-蛋白C通路，启动全身抗凝系统，增强纤维蛋白溶解活性，引起凝血功能紊乱。组织低灌注还可导致血管内皮细胞受损，从而释放血栓调节蛋白与凝血酶结合，抑制其活性，导致纤维蛋白生成减少，减弱凝血过程；血栓调节蛋白-凝血酶复合物同时还可以激活蛋白C途径，抑制纤溶酶原激活物抑制剂的活性，导致纤溶亢进，加重出血。

（五）凝血因子的消耗与血液稀释

水下冲击伤伤员如果发生大量失血，体内大量凝血因子及血小板直接丢失可导致消耗性凝血病。同时组织间液向血管内转移，大量纤维蛋白沉积和血小板聚集于毛细血管、小动脉及小静脉形成广泛的微血栓，导致纤维蛋白及血小板消耗性减少。同时液体复苏时补充的大量液体可进一步稀释凝血因子及血小板，补充的胶体成分干扰血小板的功能，影响纤维蛋白原的交联而使患者发生凝血功能障碍及出血，临床上称为稀释性凝血病。输液越多，稀释性凝血病出现的风险越大，血小板和凝血因子稀释越多，凝血功能障碍及出血程度就越严重。

（六）炎性反应

冲击伤发生后，机体多脏器和组织产生炎症反应，这些炎症以某些脏器产生为主，譬如肺出血、肺水肿、肠道水肿、颅脑损伤炎症，但由于炎症介质的释放，炎症可以影响全身。适度的炎症反应本身是机体的正常反应，但级联放大不可控的炎症却往往造成灾难性的后果，如与出凝血系统之间存在交互作用，则加重出凝血功能紊乱。创伤或出血时可引起促炎和抗炎因子、趋化因子、损伤相关模式分子的大量快速释放，同时激活补体途径。促炎因子可使血液中单核细胞和内皮细胞的组织因子数量增加，补体上调血栓调节蛋白（thrombomodulin，TM）表达与凝血酶结合形成TM-凝血酶复合物，可抑制纤维蛋白原的活化，使纤维蛋白生成减少，抑制血栓的形成及强度，还可以使蛋白C和血小板活化增强。活化的蛋白C（activated protein C，APC）可抑制V_a、VIII_a因子的功能，激活抗凝系统导致凝血功能紊乱，被活化的血小板释放大量炎症介质反过来进一步诱发炎症和免疫反应。凝血酶的激活也可引起炎症反应，导致内皮细胞损伤，内皮细胞受损及内皮细胞糖萼脱落释放的类肝素物质诱导了内源性肝素化，引起血液低凝状态，加重出血（图8-6）。

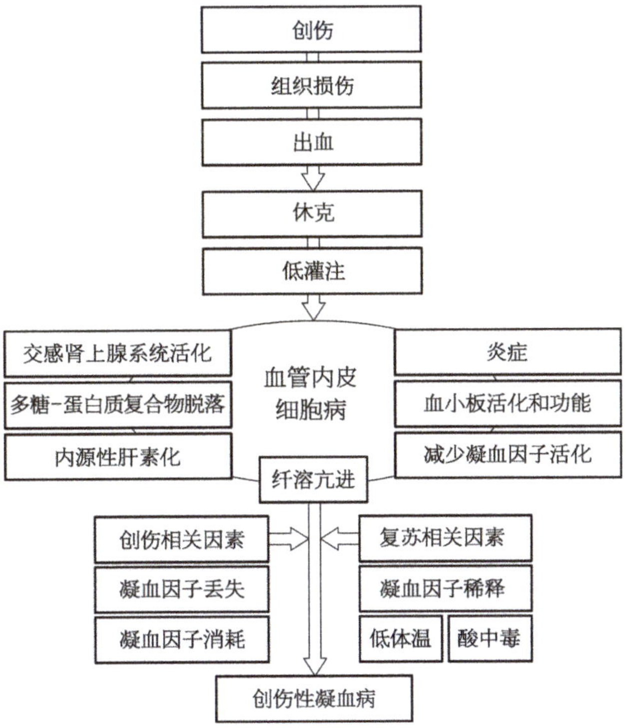

图8-6　创伤引起的炎性反应

二、诊断评估

目前创伤性凝血病（TIC）的诊断标准在国际上尚无统一定论，现临床上主要采用常规凝血试验（conventional coagulation test，CCT）及血栓弹力图（thromboelastography，TEG）两种常用的检测手段诊断TIC，见表8-3和表8-4。

表8-3　血小板、凝血功能指标对TIC的诊断标准

实验室指标		TIC分值（分）
血小板（PLT）	$<100\times10^9/L$	1
	$<50\times10^9/L$	2
凝血酶原时间（PT）	3 s<PT延长≤6 s	1
	PT延长>6 s	2

续 表

实验室指标		TIC分值(分)
纤维蛋白原(Fig)	Fig<1.0 g/L	1
D-二聚体(D-D)	≤4.0 mg/L	2
	>4.0 mg/L	3

表 8-4 血栓弹力图(TEG)对TIC的诊断标准

实验室指标		TIC分值(分)
凝血反应时间(R=5～10 min)	>9.6 s	1
凝血块形成时间(K=1～3 min)	>6.5 s	1
凝血块形成速率(Angle: 53°～72°)	<39°	1
血栓最大振幅(MA: 50～70 mm)	<39.5 mm	1

血栓弹力图(TEG)测定可以从整个动态过程来监测凝血过程,为临床带来了快速、准确的监测,已成为当今围术期监测凝血功能的重要指标,同时也是世界上先进国家进行血制品管理的重要工具(图 8-7)。仪器体积小,操作简单,过程快捷,实时动态,国内外近 4 000 篇临床文献从各个角度对它的临床诊疗效果进行了论证,说明通过 TEG 测定能够更早期诊断急性创伤性凝血功能障碍和创伤性凝血病。前期采用血栓弹力图检测实验动物(比格犬)在水下冲击伤前后即刻发生的出凝血过程变化,发现冲击伤模型在致伤后短期内血液表现为抗凝状态,这种抗凝状态主要是血小板因素(数量减少、聚集功能下降)、纤维蛋白原因素所致,凝血因子则表现为高凝倾向,短期内未见纤溶出现,提示纤溶等因素为后续继发改变。

三、治疗

考虑到水下冲击伤具有伤情复杂、程度较重、内伤重于外伤的特点,同时合并急性出凝血障碍的患者死亡率高,要密切观察病情、动态监测患者临床及实验室指标,时刻警惕急性创伤性凝血病出现的可能;一旦发现端倪,及早给予干预。水下冲击伤急性创伤性凝血病的治疗原则为:① 抢救生命优先于器官功能的保存;② 分类救治,分级救治,综合施治;③ 边救边送、环环相扣,救治方法与技术因地因时制宜;④ 密切监测临床与实验室结果,动态评估,适时调整。总之,既要有分级救治理念,不"恋战",早期以抢救生命和争取成功后送为基础;又要有连续性救治的观念,每一环节为后续环节争取更多时

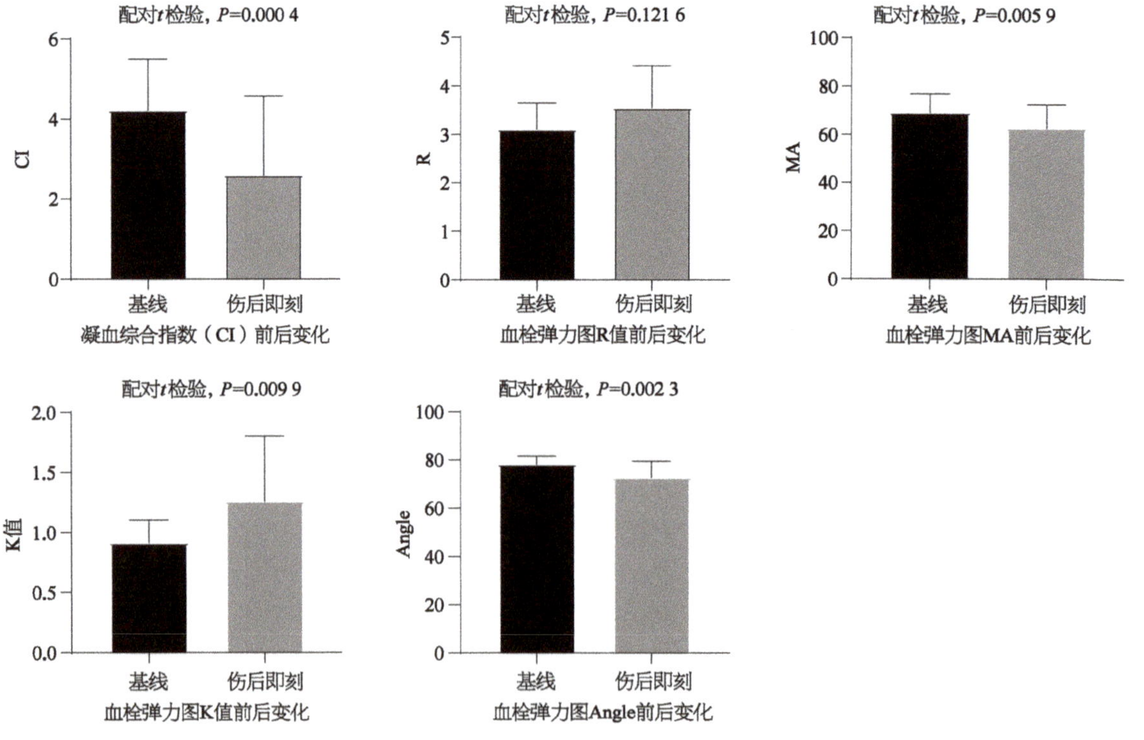

图 8-7 血栓弹力图

间和提供更多成功机会。必须始终有凝血功能损伤监测和调整的理念，维持血液流动，保持生命存在。

一般战伤按照分级治疗原则，救治级别分为一级（火线/战位救治）、二级（前沿外科手术队/舰艇编队救护所救治）、三级（医院船/码头医院救治）、四级（后方医院/专科医院救治）。四级救治要做到“环环相扣、无缝链接”。

（一）一级救治

火线/战位救治进行的战（现）场治疗，目的在于稳定生命体征，保护伤肢，便于伤员后送。有手术可能，故转运途中应禁食禁水。如潜艇艇员冲击伤后的战位救治在潜艇内开展，条件非常有限，需要一方面积极救治，另一方面努力尽快脱离潜艇，这一过程中还要注意预防骨折移位、断端刺破脏器组织及潜水病等并发症的发生。

具体措施如下。

1. *确保呼吸道通畅、心跳正常*　必要时进行环甲膜穿刺，建立静脉通路，包括中心静脉导管置入、骨髓穿刺留置输液。

2. *对于大出血或者可疑急性创伤性凝血病的伤员*　立即给与氨甲环酸（tranexamic acid，TXA）肌内注射，并且在后送过程中继续给予使用。相关报道显示，创伤早期（伤后 3 小时内）使用氨甲环酸治疗可使创伤患者出血发生率降低 15%，总病死率降低约 10%，而且血栓形成风险不会增加。对出血量大及有大出血风险的患者尽早使用氨甲环酸 1 g 静脉推注（至少 10 分钟），持续 8 小时再静脉注射 1 g，可降低出血风险，改善预后。对于出血严重者，同时应在上述抗纤溶治疗的基础上联合纤维蛋白原替代治疗。

3. *止血、固定，必要时实行损害控制性手术*　及时止血是预防凝血病发生、降低患者病死率、改善预后的关键措施。美国 PROPPR 研究的亚组分析显示，尽早止血可以降低患者病死率和并发症发生率，控制出血或纠正凝血病所需的时间每减少 15 分钟，就能更加有效降低患者病死率和多器官功能衰竭风险。在水下冲击伤现场急救处理中，有效止血方法有手动止血、绷带及无菌敷料加压包扎止血、伤口填充、骨盆及四肢绷带固定、止血带止血等。

4. *其他止血药物的使用*　如上述方法仍然不能止血，可以考虑尽早补充血液制品溶液，除上述提到的纤维蛋白原之外，凝血酶原复合物和重组活化人凝血因子Ⅶ都可以发挥止血作用。但是Ⅶ因子有可能增加患者并发血栓的风险，所以建议在危急时刻作为“最后手段”谨慎使用。

5. *补液复苏*　补液复苏是严重水下冲击伤重要的救治方法，特别是对于出现休克或者即将出现休克的患者，要努力保证终末器官的血流灌注，改善组织器官的微循环维持组织氧合，减轻器官功能损伤，确保机体血液灌注及氧利用量。但是，早期严重创伤时的补液要按照损害控制性复苏（damage control resuscitation，DCR）的策略实施，并且注意以下几点：① 强调止血性复苏、低压复苏、限制性液体复苏的三大复苏原则。虽大量补液可快速恢复血压、维持机体脏器血液灌注量，但血压升高速度过快可冲击刚刚形成的血凝块，不利于止血，并且可能导致再灌注损伤，同时大量补液可稀释血液中凝血因子，加重凝血障碍。② 首选液体为晶体液，慎用高渗液体及胶体液。③ 对于液体复苏无效、血压持续偏低的患者，可使用缩血管药来维持目标平均动脉血压，首选药物为去甲肾上腺素。④ 维持目标平均压的根本目的是维持足够的灌注压，改善组织器官微循环，减轻器官功能损伤，但如前所述，严重创伤早期一定程度和一定时间的低血压有助于止血，不强调短期内恢复到正常血压。与此同时需要注意的是，有动物实验研究表明，虽然最初阶段的低血压复苏可能有助于早期血栓稳定，然而 1 小时后恢复组织灌注的需要可以超过持续低血压的任何好处，这与冲击伤尤其相关。在冲击伤中，长期低血压耐受不良，救援及后送时间可能因军事限制而延长。因此，一线卫生勤务人员必须对早期复苏做出平衡的决定，需要充分考虑多个因素，包括冲击伤的存在、不受控制的出血的严重程度、血液制品的获取以及最终手术的预期时间。在严重出血控制之前，对于无颅脑损伤患者，可将收缩压维持在 80～90 mmHg，平均动脉压（mean arterial pressure，MAP）维持在 50～60 mmHg，合并严重颅脑损伤（GCS≤8 分）的失血性休克患者，平均 MAP≥80 mmHg 以保证脑灌注。

6. *保温和复温*　低体温对凝血病的发生有重

要影响，与酸中毒、凝血病一起被称为“致死三联征”，及时复温可有效预防创伤患者并发症及降低患者病死率。水下冲击伤伤员受伤后可能处于低温环境下，不利于凝血功能恢复，需要注意予以复温。在一级救治中，主要措施包括复温毯、输入液体适当加温等；前者并发症较少，后者有引起水电解质紊乱、心搏骤停的风险，注意监测、预防和及时处理并发症。对于合并颅脑损伤的患者，一旦其他部位的出血得到控制，可使用33～35℃的低温治疗并维持48小时以上以减少脑氧耗，减轻脑损伤。

7. 监测生命体征、实验室指标和移动超声的应用 如前所述，酸中毒是引发重症创伤患者死亡的重要因素，血钙是凝血重要的辅助因子，及时纠正酸中毒和血钙等电解质紊乱有助于促进凝血功能恢复。血栓弹力图可以全面动态实时监测血液凝血和纤溶指标，准确判断出凝血状态，指导临床救治。目前，电子手环等具有监测血压、心率及脉氧功能，在一线救治和伤员转运中方便使用。掌上超声可以实时监测胸腹腔及心包积液、游离气体，穿孔等，对于肝脏、脾脏破裂出血等灵敏性和特异性强；对于经过严格训练的医务人员，还可以监测肺部水肿、出血等变化，是实用性很强的辅助设备；还可以用来辅助进行穿刺引导。这些设备仪器体积小，使用简单、方便，而监测的指标又尤其重要。建议广泛装备部队，对一线人员进行严格培训，有助于提高救治的针对性和有效性。

8. 其他 对于大出血或存在大出血风险以及急危疑难重症患者，早期使用维生素 B_6 联用丰诺安新疗法能快速恢复机体与肝内酶代谢，促使凝血因子的产生和内源性凝血途径的快速恢复，达到逐步止血的疗效，为创伤性凝血病患者争取关键性治疗的时间，及时挽救危重症患者的生命。

9. 注意事项 ① 警惕血液高凝、防止血栓。对于严重创伤患者，活动受限、止血治疗、血管损伤等因素易诱发深静脉血栓形成，警惕后期血液高凝状态和血栓形成，在后送途中注意血栓形成的风险，可考虑使用抗血栓弹力袜。② 水下冲击伤伤情复杂，可能合并海水浸泡伤、开放伤及其他软组织挫伤，必要时预防性使用抗生素，警惕和预防脓毒症的发生。

提高水下冲击伤的救治成功率，需要不断更新战场急救的理念、模式、装备和疗法，要按照“快速反应、立体救护、有效救治”以及“医疗与伤病员同在”的理念，努力缩短急救反应时间，提高施救效率；要探索建立“信息化、网络化、整体化、环环相扣、无缝连接”战创伤四级救治模式；要把小型、便携、易用、集成的先进医疗设备装备部队，实现“科学化、智能化、自动化、可视化、立体化”的快速移动救援医疗；要把新的高效药物配给部队，同时提高一线医疗勤务人员的应急救治能力和水平，确保创伤现场急救“新理念”与“新模式”的转化落实。

（二）二级救治

为前沿外科手术队、舰艇编队救护所开展的紧急治疗，主要目的是接收和后送伤员，对伤员进行损伤控制性手术，收容治疗1周内可康复的轻伤员。

（1）继续加强临床伤情观察及实验室各项指标监测，对一级救治阶段由于各方面条件不具备而未获得的数据指标进行采集，对相关重要指标进行连续监测，以期实现精准干预。

（2）对于前期未能建立稳定的静脉通路的伤病员，建立稳定的静脉通路。

（3）继续加强止血、补液等措施。如果患者有大出血，血栓弹力图提示功能性纤维蛋白原缺乏或血浆纤维蛋白原水平低于1.5 g/L，则可输注纤维蛋白原，起始剂量为3～4 g；然后根据血栓弹力图和纤维蛋白原的检测水平指导是否继续输注。

（4）有需求和有条件的患者进行输血治疗，包括红细胞和血小板输注，输注红细胞使血红蛋白维持在80 g/L以上，至少保持在60 g/L以上；输注血小板维持血小板计数 $>50\times10^9$/L；至少保持在 20×10^9/L以上。

（5）进行清创手术和损伤控制性手术。

（6）纠正酸碱失衡、电解质紊乱，必要时补充钙剂。酸中毒是引发重症创伤患者死亡的重要因素，血钙是凝血重要的辅助因子，及时纠正酸中毒和血钙等电解质紊乱有助于促进凝血功能恢复。血栓弹力图可以全面动态实时监测血液凝血和纤溶指标，准确判断出凝血状态，指导临床救治。补钙：严重创伤患者容易出现血钙降低，与丢失、消耗、补液稀释等因素均有关，而钙离子又是凝血过程中不可或缺的辅助因子，因此适当补充钙剂并监测血浆钙离子浓度，使其维持在正常水平范围内，有助于纠正凝血功能紊乱。特别是很多血制品中利用枸橼酸盐抗凝，枸橼酸盐螯合钙离子，可能进一步恶化低钙血症。血钙低于 0.7 mmol/L 可以导致凝血功能障碍，因此建议至少维持在 0.9 mmol/L。

(7) 前期伤情较重的伤员还可能出现弥散性血管内凝血(disseminated intravascular coagulation, DIC)，要注意识别。高凝期主要表现为微血栓形成和微循环障碍，此阶段血小板和纤维蛋白原由于消耗而进行性减少、D-二聚体和纤维蛋白原降解产物(FDP)进行性升高，治疗上在创伤已给予有效控制、无明显出血的情况下予以低分子量肝素抗凝，同时适当补充血小板和纤维蛋白原。消耗性低凝期主要适量补充血小板和纤维蛋白等凝血成分。纤溶亢进期可考虑给予抗纤溶治疗。有效处理原发损伤是 DIC 干预的根本措施。

(8) 其他：继续注意保温复温；注意防治感染，必要时应用抗生素。

(三) 三级救治

三级救治为医院船和码头医院进行的早期治疗，主要任务是接收和后送伤员，对轻伤员和部分中度伤员进行确定治疗，稳定并转运中重度伤员。在对所谓轻中度伤员救治过程中，注意潜在血栓性疾病的预防。但也可能存在部分重度伤员，血流动力学不稳定，需要继续补液复苏抢救，如不能确保安全后送接受确定性手术，仍需要进行损伤控制性手术。此过程中可以给予输注血液成分等处理，其间尚需要注意后续血栓形成的风险。

(1) 明确出血部位的失血性休克患者，如果前期复苏无效，则应立即采取控制出血的措施；未明确出血部位的失血性休克患者，应立即进一步评估，对血流动力学稳定的患者，推荐使用 CT 进行进一步评估。

(2) 对于有合并症拟行手术的伤员，要及时进行交叉配血、备血，输注血红蛋白维持在 80 g/L 以上；输注血小板维持血小板计数 $>50\times10^9$/L；对于持续出血和(或)创伤性脑损伤的患者，建议将血小板计数维持在 100×10^9/L 以上；建议血小板输注的起始剂量为 8 U，或者 1 单采血小板；监测血常规、出凝血机制及血栓弹力图等指标，根据临床出血情况及指标，指导给予新鲜冰冻血浆、冷沉淀等血液制品及比例。

(3) 对于存在贫血，但生命体征平稳，排除活动性内出血的伤员而言，可以给予口服补铁、叶酸等促进贫血恢复；在补充造血原料的基础上给予 EPO 和罗沙司他等有助于造血快速回复。其间可以查血常规、网织红细胞、铁代谢、叶酸、维生素 B_{12}、EPO 等指导治疗。

(4) 警惕血栓性疾病的出现，特别是对于前期由于损害控制性手术行截肢等手术的患者，避免长期卧床等导致肺栓塞等疾病的发生，必要时给予阿司匹林抗血小板或者利伐沙班抗凝治疗。

(四) 四级救治

为后方医院和专科医院救治，主要任务是对伤员进行确定治疗，对伤员进行康复锻炼和疗养。包括严重软组织损伤重建与修复、骨折的最终治疗、骨缺损治疗、正规截肢手术、盆腔脏器损伤治疗以及其他确定治疗。其间注意前期治疗后延续的脓毒血症及后续血栓形成的风险。

(范晓强)

第九章

水下爆炸对人员的冲击损伤判据

第一节　水下爆炸对人员第一类冲击伤的损伤判据

一、国内外动物实验研究成果

Cameron、Short 和 Wakely 等(1943)利用浸入水中的猴子、狗、山羊和猪等开展了水下爆炸对动物的影响效应试验，试验药量为 145 kg TNT，药包布置在水深 15 m 的位置(水域深度为 27 m)。动物与药包的水平距离从 0 至 274 m 不等。通过统计试验发现在冲击波峰值压强为 4.5～13.7 MPa，对应冲击波冲量为 827～4 480 Pa·s 的区域，13 个动物中的 11 个动物直接死亡；在冲击波峰值压强为 3.6～4.0 MPa，对应冲击波冲量 550～690 Pa·s 的区域，动物严重受伤，且无法恢复；在冲击波峰值压强为 0.5～2.4 MPa，对应冲击波冲量 14～276 Pa·s 的区域，检查发现动物的肺部发生损伤，但这种损伤可以恢复。

Wright(1951)记录了一只山羊在 1.13 kg TNT 炸药正下方 3 m 处(冲击波峰值压强 12.2 MPa，冲击波冲量 620 Pa·s)承受水下爆炸后的病理学发现，山羊在受到爆炸作用的 25 分钟后由于肺部严重出血和肝脏损伤死亡。对浸入水中的大鼠开展的水下爆炸试验结果表明，当冲击波压强峰值为 10.3 MPa，冲击波冲量为 165 Pa·s 时，试验大鼠的致死率达到 80%，死因为肺部出血、盲肠和小肠严重挫伤。Rawlins(1974)分析了大鼠的受伤情况，提出对于浸入水中的大鼠来说，冲击波峰值压强达到 5.5 MPa 时，大鼠的致死率为 50%；冲击波峰值压强达到 83 MPa 时，致死率为 95%。

Bennett(1955)利用浸入水中的兔子开展了水下爆炸对动物的影响效应试验和防护材料的影响试验，爆炸药量为 1 g TNT，兔子和炸药布置在 0.91 m 的同一深度，兔子承受的冲击波峰值压强为 16 MPa，冲击波冲量为 462 Pa·s。试验结果表明无保护的兔子由于严重的肺部、腹部和肠损伤全部死亡。

Bebb 和 Wright(1952～1954)利用浸入浅水的动物(主要是羊)开展了大量水下爆炸对生物的影响效应试验。试验动物与药包的距离从 2.4 m 至 13.5 m 不等，试验药量为 0.57 kg TNT。在离药包最远的位置，冲击波峰值压强为 1.62 MPa、冲量为 241 Pa·s，对此处的动物尸体解剖结果显示“没有发现肉眼可见的伤情”；在距离药包 4.6 m 的位置，冲击波峰值压强为 6.2 MPa、冲量为 1 034 Pa·s，此处的动物均受伤严重；在距离药包 2.4 m 的位置，冲击波峰值压强为 13.1 MPa、冲量为 1 790 Pa·s，此处的动物直接死亡。Bebb 等根据上述试验结果总结出一个评估给定药量的水下爆炸致死距离公式。根据该公式，冲击波峰值压强为 12 MPa、冲量为 700 Pa·s 或冲击波峰值压强为 4.3 MPa、冲量为 4 900 Pa·s 时会导致动物死亡。

Fletcher 等(1976)对浸入水中的羊的试验研究结果表明,当冲击波峰值压强超过 690 kPa 时,羊会产生肺部挫伤、出血和动脉气栓等症状进而导致死亡。其中,动脉气栓往往伴随着肺部受伤发生在很多浸入水中的动物,包括人遭受水下爆炸作用时。Yelverton 等(1976)发现陆生哺乳动物发生动脉气栓时通常会导致死亡。

Richardson(1991 和 1995)根据 4 500 kg TNT 水下爆炸试验结果给出了幼年鼠海豚、成年鼠海豚、6 m 鲸鱼、17 m 鲸鱼的轻微受伤距离,分别为 2 300 m、1 700 m、1 600 m、700 m。根据爆炸相似定律可知,幼年鼠海豚、6 m 鲸鱼、17 m 鲸鱼的轻微受伤距离对应的冲击波峰值压强和冲量分别为 77 kPa 和 1 230 Pa・s、116 kPa 和 1 700 Pa・s、296 kPa 和 3 550 Pa・s。

Yelverton 等(1973,1976)利用浸入浅水的体重在 5～40 kg 的陆生哺乳动物(羊、狗、猴子等)开展了水下爆炸对生物的影响效应试验,提出冲击波冲量与动物的损伤程度是相关的,其试验结论见表 9-1。

表 9-1　不同量值的爆炸冲击波冲量对潜入水中的哺乳动物的影响

冲量(Pa・s)	影　响
276	没有死亡,高概率发生中重度爆炸伤,包括鼓膜破裂,动物能够自行恢复
138	高概率发生轻微爆炸伤,包括鼓膜破裂,动物能够自行恢复
69	低概率发生轻微爆炸伤,没有鼓膜破裂现象
34	没有受伤

Richardson(1995)引用 Yelverton 等的研究成果,将水下爆炸作用下鱼类的死亡率公式转化为典型大型潜水哺乳动物的死亡率表达公式。这些表达式给出了引起某个特定致死率的水下爆炸冲量 I(Pa・s)与生物体重 W(kg)之间的关系,上述表达式的应用可以扩展到水下爆炸对潜水人员或游泳者的影响,具体表达式为:

- 50%致死率 $\ln(I_{50})=5.01+0.385\,7\ln W$。
- 1%致死率 $\ln(I_1)=4.55+0.385\,7\ln W$。
- 0 致死率 $\ln(I_0)=3.68+0.385\,7\ln W$。

对于体重为 80 kg 的小型潜水哺乳动物来说,发生 50%致死率的冲击波冲量为 $I_{50}=812$ Pa・s,发生 1%致死率的冲击波冲量为 $I_1=516$ Pa・s,发生 0%致死率的冲击波冲量为 $I_0=215$ Pa・s。对于体重为 500 kg 的大型潜水哺乳动物来说,发生 50%致死率的冲击波冲量为 $I_{50}=1\,647$ Pa・s,发生 1%致死率的冲击波冲量为 $I_1=1\,039$ Pa・s,发生 0%致死率的冲击波冲量为 $I_0=436$ Pa・s。

杨志焕等(2004)利用成年杂种犬 61 只分别开展 200 g、500 g 和 1 000 g TNT 水下爆炸试验,观察水下冲击伤后 6 小时动物存活情况,并分析冲击波物理参数与伤情间的关系。试验结果显示 61 只犬中,死亡 23 只,死亡率为 37.70%,死亡原因主要为严重肺出血和肺水肿、胃肠道穿孔及肝脾破裂。半数致死(5/10)冲量为 337.7 kPa・ms±14.3 kPa・ms,提出了引起狗轻度、中度、重度和极重度水下冲击伤的冲量分别为 140.6 kPa・ms±34.2 kPa・ms、199.2 kPa・ms±25.2 kPa・ms、247.8 kPa・ms±69.6 kPa・ms 和 478.7 kPa・ms±183.8 kPa・ms。

二、国内外人员实验研究成果

Hirsh 和 Ommaya(1972)报告了 1 名 23 岁男性在水下游泳时突然受到爆竹爆炸冲击作用死亡的事件,爆竹在水下爆炸时紧挨着皮肤,并且离头部仅有 0.15 m 的距离,因此该男性头部严重受伤进而导致其死亡。对这次水下爆炸的重建模拟表明,该男性当时遭受的冲击波峰值压强为 3 034～12 410 kPa,冲量为 12 500～24 400 Pa・s。

Richmond(1977)利用多名志愿者开展了水下爆炸对人体的影响效应试验,志愿者被分为头部露出水面和浸入水面以下 0.3 m 两组。试验结果表明,当冲击波冲量为 1.7～9 Pa・s、峰值压强为 83～358 kPa 时,根据完全浸入水中的志愿者描述,水下爆炸对其的影响可以忍受,没有产生耳鸣。后来开展的 0.23 kg TNT 在水下 3 m 爆炸的试验结果表明,当冲击波冲量为 6.9～13.8 Pa・s、峰值压强为 331～490 kPa 时,对浸入水中志愿者的影响与之前开展的试验相同。

1941—1951 年,英国皇家海军生理学实验室(Royal Naval Physiological Laboratory, RNPL)开展了一系列水下爆炸对生物影响效应的综合性试验。作为该系列试验的一部分,Wright 等于 1950

年开展了一组潜水人员遭受较近距离水下爆炸的试验，试验药量为 2.27 kg TNT，药包水深约为 5 m。表 9－2 为这次试验的详细结果(表中的峰值压力和冲量是根据当时的爆炸相似定律公式计算而来，非试验测量结果)。

随后在朴次茅斯 Spithead 海域开展的潜水人员遭受水下爆炸的试验中，潜水人员与炸药的距离比之前开展的试验中的要远，试验结果见表 9－3。

表 9－2 2.27 kg TNT 水下爆炸时受试潜水人员对爆炸影响的评价(Wright，1950)

爆距		受试人员评价	爆炸冲击强度评估			
英尺	米		P(psi)	P(MPa)	I(psi・ms)	I(Pa・S)
110	33.5	强烈巨响声	160	1.1	75	516
100	30.5	强烈巨响，胸部遭受轻微冲击	175	1.2	85	585
90	27.4	胸部遭受严重冲击	195	1.3	95	654
80	24.4	头部和躯干遭受冲击，身体晃动，四肢短暂麻痹	220	1.5	105	720
75	22.9	身体遭受剧烈冲击，四肢短暂麻痹，胸骨疼痛持续 30 分钟至 1 小时	240	1.65	110	760
70	21.3	身体遭受剧烈冲击，四肢暂时性麻痹，胸骨疼痛持续数小时，听觉损伤，舌头撕裂，面罩脱落，轻微脑震荡	260	1.8	115	790

表 9－3 2.27 kg TNT 水下爆炸时受试潜水人员对爆炸影响的评价(Wright，1950)

爆距(m)	潜水深度(m)	I(Pa・s)	峰压(kPa)	受试人员评价(每组爆炸试验的评估结果基于 6 名潜水人员的描述)
411	3.05	50	83.6	小的冲击，腰部被挤压，被推；听到隆隆巨响声
411	15.25	50	83.6	震动，体内有震感；听到像饼干一样的沉闷的巨响
183	3.05	103	209	下半身感受到轻微的冲击和震动；响亮、尖锐、突如其来的巨响
183	15.25	103	209	浑身战栗，腰部以上感到猛推，比想象中更大的两声巨响
122	3.05	134	311	全身震动，轻度剧烈挤压，腹部感到相当于有力的重击；尖锐的爆炸声，低沉的隆隆声，相当大的巨响——两个截然不同的回声
122	15.3	134	311	全身晃动，全身感受到挤压，前胸和头顶被吹动，耳朵受压；巨大的爆炸声，两声非常响亮的隆隆声，大的闷声巨响

这些参加 Spithead 海域试验的潜水人员后来又参加了一次爆炸当量为 11.3 kg，爆距为 65.6 m 的水下爆炸冲击试验。在这次试验中，相当多的受试者出现胸部气喘的症状。

根据研究结果，Wright 提出了一个表征水下爆炸对潜水人员的威慑(人员受伤但不致死)的距离 R_D (m)和炸药的质量 W (kg)的关系式：$R_D = 18.1W^{0.5}$。同样地，Bebb 和 Wright 等还提出了一个给定水下爆炸药量下潜水人员致死范围的计算公式，令 R_L 表示致死距离(单位为 m)，W 表示炸药药量(单位为 kg)，则该公式为 $R_L = 3.17W^{0.5}$。

此外，Bebb 和 Wright 通过试验研究给出的结论和推导出的公式均是针对浅水区的潜水人员，他们也警告直接将上述结论和公式外推至其他情况是不合理的；实际上，对于不受冲击波反射作用影响的位于水面的游泳者来说，水下爆炸的威慑距离相对浅水区的潜水人员要减半；而对于潜水人员和炸药都位于更深的水域的情况，水下爆炸的威慑距离相对浅水区可能要增大 3～4 倍。

美国海军根据 Bebb 和 Wright 等的研究成果和海军武器试验室(Naval Ordnance Laboratory)1942 年开展的水下爆炸试验结果，在《美国海军潜水手册》(*US Navy Diving Manual*)(1970)中给出了遭受水下爆炸时潜水人员的损伤限值，见表 9－4。

表 9－4 水下 TNT 爆炸时潜水人员的损伤限值

峰值压强(psi)	峰值压强(kPa)	损伤程度
＞2 000	＞13 800	死亡
500～2 000	3 450～13 800	严重伤害

续 表

峰值压强(psi)	峰值压强(kPa)	损伤程度
50～500	345～3 450	受伤
<50	<345	安全

该手册同时给出了潜水人员遭受不同伤害对应的爆距与药量的关系式。

(1) 以爆炸冲击波峰压 13 800 kPa 作为判断某特定质量炸药致死距离的标准，则致死距离 R_L 与炸药的质量 W (kg)的关系式为：

$$R_L = 3.17W^{0.33} (P > 13\ 800\ \text{kPa}) \tag{9-1}$$

(2) 以爆炸冲击波峰压 3 450 kPa 作为判断某特定质量炸药威慑距离的标准，则威慑距离 R_D 与炸药的质量 W (kg)的关系式为：

$$R_D = 10.8W^{0.33} (P < 3\ 450\ \text{kPa}) \tag{9-2}$$

(3) 以爆炸冲击波峰压 345 kPa 作为判断某特定质量炸药安全距离的标准，则安全距离 R_N 与炸药的质量 W (kg)的关系式为：

$$R_N = 83.2W^{0.33} (P < 345\ \text{kPa}) \tag{9-3}$$

Yelverton 和 Richmond 等(1973,1976)利用浸入浅水的陆生哺乳动物(主要是羊)开展水下爆炸对生物的影响效应试验，提出了当冲击波冲量不超过 38 Pa·s 或峰值压强不超过 905 kPa 时，动物不会发生生理上的损伤。

Christian 和 Gaspin(1974)提出游泳人员的安全限值为爆炸冲击波冲量不大于 14 Pa·s，峰值压强不大于 345 kPa，该值被《美国海军潜水手册》引用。

与 Wright 在 Spithead 海域开展的试验结果对比，Christian 和 Gaspin 等提出的游泳和潜水人员安全限值相当保守，这是由于 Christian 和 Gaspin 是在非常浅的水域(到水面深度小于 10 m)开展试验的，人员承受的冲击波能量与药包和潜水人员的深度有很大关系。

Nedwell(1988)针对上述问题，提出了一个考虑药包和潜水人员深度的潜水人员水下爆炸作用下安全距离的计算公式，如下所示：

$$R = 22.5W^{0.2}d^{0.33}h^{0.33} \tag{9-4}$$

式中，W 为 TNT 炸药质量(kg)，d 为潜水人员所在深度(m)，h 为药包所在深度(m)。该关系式被英国标准 BS5607 采纳，用来评估水下爆炸作用下潜水和游泳人员的最小安全距离，即保证人员不会受到任何直接身体伤害的距离。

Rawlins 探讨了潜水人员在水下爆炸安全距离的问题及复杂性。在自由水域，深度为 6.1 m 的潜水人员，装药量不超过 9.1 kgTNT，致死 (R_L) 和安全临界 (R_D) 距离可通过以下公式进行估算：

$$R_L = 3.17W^{0.5} \tag{9-5}$$

$$R_D = 18.1W^{0.5} \tag{9-6}$$

式中，W 表示炸药药量(单位为 kg)。

Edward 和 Parvin 对欧美已有的水下爆炸对潜水人员的影响模型进行总结，得到采用 TNT 药量和爆距评估潜水人员受影响情况，见表 9-5。

表 9-5 水下 TNT 爆炸下不同评估模型对应的特定距离

不 同 评 估 模 型	药包质量(kg)			
	0.1	1	10	100
致死距离(m)				
(1) $R_L = 3.17W^{0.5}$ (Bebb 和 Wright)	1	3.17	10	31.7
(2) $R = 3.17W^{0.33}$, $P > 13\ 800$ kPa 时(《美国海军潜水手册》)	1.47	3.17	6.8	14.7
(3) $I_{50} = 812\ Pa \cdot s$ (50%致死率公式,Richardson)	1.3	7.3	36.7	123
(4) $I_1 = 516\ Pa \cdot s$ (1%致死率公式,Richardson)	2.3	12.1	59.8	165
受伤(威胁)距离(m)				
(5) $R_D = 18.1W^{0.5}$ (Bebb 和 Wright)	5.7	18.1	57	181
(6) $R = 10.8W^{0.33}$, $P < 3\ 450$ kPa 时(《美国海军潜水手册》)	5.0	10.8	23.3	50.1
(7) $I_0 = 215\ Pa \cdot s$ (0%致死率公式,Richardson)	6.4	31.2	133	272
安全距离(m)				
(8) $R = 83.2W^{0.33}$, $P < 345$ kPa 时(《美国海军潜水手册》)	38.6	83.2	179	386
(9) $I = 14\ Pa \cdot s$ (Christian 和 Gaspin)	112	389	710	1 113
(10) $R = 22.5W^{0.2}d^{0.33}h^{0.33}$ (Nedwell)	61.1	96.7	153	243

国内有学者在空气冲击波对人体影响作用限值的基础上，给出了水下冲击波超压峰值与人员伤情的关系，见表 9－6。

表 9－6　水下冲击波超压值与人员伤情的关系

爆炸量（kg）	轻微脑震荡		胃肠出血穿孔		出现死亡	
	致伤距离（m）	超压值（kPa）	致伤距离（m）	超压值（kPa）	致死距离（m）	超压值（kPa）
1	20～100	293～1 805	8～20	1 805～50.85	8	5 085
3	50～300	128～970	10～50	970～5 976	10	5 976
5	100～350	130～537	25～100	537～2 572	25	2 572
50	—	—	75～150	809～1 770	75	1 770
250	—	—	100～200	1 071～2 344	100	2 344
500	—	—	250～350	739～1 081	250	1 081

三、中国船舶科学研究中心关于人员损伤阈值的研究成果

中国船舶科学研究中心的研究人员利用比格犬开展了观测水箱和爆炸水池中的水下爆炸冲击试验，分别研究克级和千克级 TNT 水下爆炸时比格犬在泅渡状态和潜水状态下的冲击损伤阈值，最后将比格犬的水下爆炸冲击损伤阈值推及到人员，得到了人员的损伤阈值。

（一）泅渡状态的比格犬水下爆炸冲击损伤阈值

在水下爆炸致伤/致死阈值分析中，需要综合考虑冲击波、气泡脉动、负压等载荷的作用。而在浅水范围内气泡脉动压力与负压峰值基本呈线性相关，故选用冲击波、气泡脉动载荷来表征比格犬所受载荷，由于冲击波载荷脉宽相比气泡脉动载荷脉宽更“窄”，冲击波载荷即以冲击波冲量（I_{sh}）进行衡量，而气泡脉动载荷以气泡脉动峰值（P_{m1}）进行衡量。

模拟泅渡状态比格犬试验载荷与最终存活情况统计如图 9－1（$P_{m1}-I_{sh}$图）所示。

（二）潜水状态的比格犬水下爆炸冲击损伤阈值

模拟潜水状态比格犬试验载荷与最终存活情况统计如图 9－2（$P_{m1}-I_{sh}$图）所示。

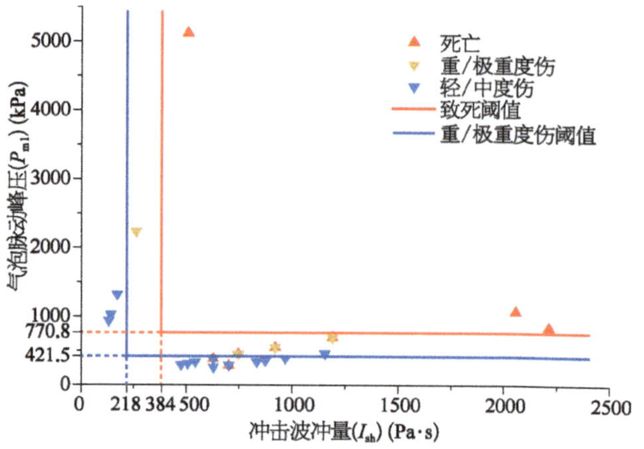

图 9－1　水下爆炸试验载荷与模拟泅渡状态比格犬存活情况统计图

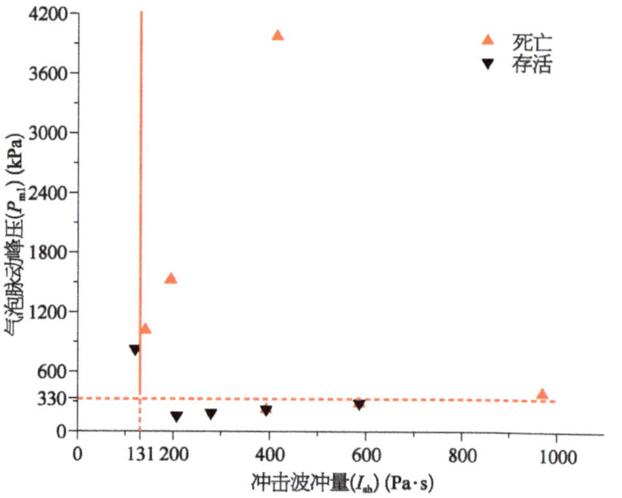

图 9－2　水下爆炸试验载荷与模拟潜水状态比格犬存活情况统计图

（三）人员水下爆炸冲击损伤阈值推算

根据相关研究结果，两种不同状态下的比格犬在克级、千克级水下爆炸下的死亡阈值见表 9－7。由体重与阈值之间的关系推算出两种状态下体重为 70 kg 的人员在克级、千克级水下爆炸下的死亡阈值，见表 9－8。在典型药量、深度条件下，体重为 70 kg 人员致死/伤半径见表 9－9。

表 9－7　比格犬水下爆炸下致死阈值

战　位	泅　渡		潜水
阈　值　＼　受伤程度	致死	重/极重度伤	致死
克级（冲击波冲量 I_{sh}，Pa・s）	384	218	131
千克级（气泡脉动压力 P_{m1}，kPa）	770.8	421.5	330

表 9-8　体重 70 kg 人员水下爆炸下致死阈值

战　位	泅　渡		潜水
阈　值 ╲ 受伤程度	致死	重/极重度伤	致死
克级(冲击波冲量 I_{sh},Pa·s)	813.4	461.8	277.5
千克级(气泡脉动压力 P_{m1},kPa)	1 632.7	892.8	699.0

表 9-9　体重 70 kg 人员在典型条件的水下爆炸下致死半径

战位	受伤程度	药量(kg)	0.1	1	10
		药包深度(m)	1.8	4	8
泅渡	致死	致死/伤半径(爆距,m)	1.9	4.3	9.4
	重/极重度伤		2.82	6.3	14
潜水	致死		3.45	7.7	17.2

(四) 小结

在观测水箱水下爆炸试验中,气泡以及负压载荷对距径比<3 的受试比格犬更多表现为从体外进行直接压缩、拉扯;对距径比>3 的受试比格犬更多表现为整体摆动;距径比约为 2 时比格犬胸腹部产生较为持续的脉动现象。

水下爆炸作用下,含气器官如肺、听器等,遭遇冲击波、气泡、负压等载荷的作用,损伤最为严重。此外,无论头部是否露出水面,脑部都会产生一定程度的损伤。

在同等水下爆炸条件下,且爆深和爆距之比介于 0.35～3.33 时,潜水状态比格犬的损伤半径约为泅渡状态的 2.5 倍。

模拟泅渡状态比格犬水下爆炸致死阈值约为冲击波冲量>384 Pa·s 且气泡脉动峰压>770.8 kPa,致重度伤以下阈值约为冲击波冲量<218 Pa·s 且气泡脉动峰压<421.5 kPa;模拟潜水状态比格犬水下爆炸致死阈值约为冲击波冲量>131 Pa·s 且气泡脉动峰压>330 kPa。

四、水下冲击伤人员损伤的风险评估典型研究案例

2015 年,由美国海军水面作战中心巴拿马城分部资助的一项研究认为,目前的水下爆炸损伤评估指南没有基于任何有组织的、人体数据或实验数据评估伤害风险。因此,基于公开文献中具有良好特征的人体水下爆炸损伤记录,本研究案例旨在使用实际数据来创建一个有意义的水下爆炸损伤风险评估指南。评估数据来源于 475 名水下爆炸人员的 34 份病例报告,最早可追溯到 1916 年,是迄今为止编制最大的水下爆炸损伤数据库。

(一) 案例背景

虽然水下爆炸比空气爆炸传播得更远,损伤也更容易,但目前美国海军的水下风险指南并不是基于实际的爆炸损伤数据的。相反,他们完全基于 1943 年发表的未经测试的假设,即由于水面在大约 3 440 kPa(500 psi)的水平上"碎裂"(形成一股羽状物),同样的压力准则也适用于人体损伤。他们提出了生命机体于垂直体位时水下冲击伤的标准和安全限值:当冲击波的冲量为 33.79 Pa·s 时,动物无任何损伤;当冲量为 68.79、137.93、282.76 Pa·s 时分别引起人员阈值损伤、轻度损伤和中、重度损伤;冲量为 596.82 Pa·s 时引起 50%人员死亡。这一推测自首次发表以来,一直在美国海军文献中传播,但从未通过实验、理论计算或任何其他手段更新。事实上,很少有水下爆炸损伤准则是以数据为根据的,即使是以数据为根据的准则彼此之间仍然存在不一致。此外,目前许多空气爆炸冲击波损伤评估标准使用峰值压力和正相位持续时间这两个参数来描述损伤风险,但对于水下爆炸产生的复杂波形,曲线的整个形状变化更大,且相位持续时间的正值往往难以确定。因此,实际脉冲值是对整个冲击波波形更全面的描述。

(二) 损伤分级

根据 475 项数据,总结出所描述的伤情包括轻微的腹部不适到咳嗽到几乎立刻死亡。许多病例研究包含的信息很全面,但通常提供的唯一医学信息是对症状的详细描述。由于现代损伤评级系统并不仅仅依赖于症状,因此对肺和腹部损伤的分级系统包括七个等级的严重程度。这些分级是基于报告的症状、手术结果和尸检报告。为了进行比较,损伤分级与肺部损伤和腹部损伤的简易损伤等级相关联。水下爆炸腹部损伤等级和肺部损伤等级评估见表 9-10 和表 9-11。

表 9-10 水下爆炸腹部损伤量表

腹部损伤量表			
等级	严重程度	症 状 量 表	小肠/结肠/直肠的 AIS 量表
0	无	—	—
1	轻微	X线检出；或轻度出血；或不适/疼痛；或局部僵硬；无全身僵硬	挫伤或血肿，但没有血行阻断；或部分撕裂，但没有穿孔
2	中度	中度出血；或不适/疼痛/全身僵硬的穿孔症状，根据受伤时的治疗标准认为不需要手术	裂伤小于周长的 50%
3	严重	严重出血；或根据受伤时的治疗标准，严重到需要手术的穿孔	裂伤大于周长的 50%，但没有切断
4	重度	多处或异常大的穿孔，在 1943 年严重的可能会导致死亡，但通过现代医疗手段很可能可以治疗	小肠/结肠切断，直肠全层撕裂并延伸至腹膜
5	危险	在 20 世纪 40 年代无法治疗，现在可能仍然无法治疗；主要采取姑息性措施	小肠/结肠内有节段性组织缺失的横断，或小肠/结肠/直肠内有血行阻断的节段
6	最高限度	接触后 30 分钟内死亡	最高程度损伤（目前无法治疗）

注：AIS，简明损伤定级标准。

表 9-11 水下爆炸肺部损伤等级

肺部损伤量表			
等级	严重程度	症 状 量 表	AIS 肺部量表
0	无	—	—
1	轻微	X线检出，但无症状	挫伤（单侧<1 叶）
2	中度	咳嗽，或呼吸短促	挫伤（单侧全叶），或撕裂（单纯性气胸）
3	严重	轻度咯血，或呼吸困难	挫伤（单侧>1 叶），或撕裂（持续>72 小时，远端气道漏气），或血肿（无肺内实质的扩张）
4	重度	症状严重，可通过现代医学手段治疗，可能康复或死亡	撕裂（大气道漏气），或血肿（扩张性血肿），或血管（主要的肺内血行阻断）
5	危险	严重发绀，或严重咯血，可能无法用现代医学方法进行治疗，通常具有致命性	血管（肝脏血行阻断）；或多叶肺撕裂并伴有张力气胸
6	最高限度	接触后 30 分钟内死亡	最高程度损伤（目前无法治疗）

注：AIS，简明损伤定级标准。

（三）风险模型

水下爆炸人员损伤没有简单的理论模型，但可以用有限元法和有限体积法精确地模拟。著名的建模软件之一是美国海军的动态系统力学高级仿真流体代码，即使在复杂环境中也可以精确地再现水下爆炸的影响，它使用 Gemini 欧拉求解器来计算每个爆炸伤员受伤位置的峰值压力和脉冲。需要注意的是，对于头部暴露在水面上的爆炸受害者，肺部大约在水面以下 10 cm，下腹大约在水面以下 30 cm。虽然这些差异通常比与装药水平距离短得多，但由此产生的压力时程而对水下每个器官在水下的距离很敏感。例如，由于水面反射的稀疏波，这 20 cm 的差距通常产生的峰值压力和脉冲值相差 2～3 倍。因此，同一个人的腹部与肺部损伤有显著差异。

将每个器官系统的损伤水平分为三组：无损伤组、损伤组和致命损伤组。针对上述损伤分级表，损伤严重程度 0 级和 1 级被归为“无损伤”；2 级至 4 级被归为“损伤”，因为这些级别的治疗方法相似，伤员生存机会很大；5 级和 6 级损伤被归为“致命损伤”，因为即使按照现代医疗标准，这些伤员也可能导致死亡。对每个器官系统进行参数生存分析后，得出四种基于总脉冲的爆炸损伤风险函数。风险函数为威布尔分布：

$$f(I)=\frac{\beta}{\eta}\left(\frac{I}{\eta}\right)^{\beta-1}e^{-(I/\eta)^{\beta}} \tag{9-7}$$

使用威布尔分布的累积分布函数可以计算出水下爆炸人员受伤或死亡的概率，也就是肺、腹部损伤和死亡风险函数。方程的系数见表 9-12，表 9-13 为 10% 和 50% 风险的计算脉冲值。公式如下所示：

$$F(I)=1-e^{-(I/\eta)^{\beta}} \tag{9-8}$$

表 9-12 风险函数系数

	损伤风险函数	致死风险函数
腹部	$\beta=0.885$；$\eta=386.6$	$\beta=8.048$；$\eta=802.5$
肺部	$\beta=2.197$；$\eta=277.5$	$\beta=8.068$；$\eta=316.5$

表 9-13　人体不同部位 10%和 50%的致死概率对应的冲击波冲量

	冲击波冲量(Pa·s)		冲击波冲量(Pa·s)	
致死概率	10%	50%	10%	50%
腹部	30+56/−19	256+110/−77	607±44	767±33
肺部	100±36	235±35	239±20	302±17

（四）研究结果

本研究案例提供了第一个基于人体损伤数据的水下爆炸损伤风险函数。图 9-3 所示为腹部和肺部的损伤数据峰值压力与脉冲对比，并将这一结果与目前美国海军的“安全限值”和“可能的损伤阈值”进行了比较。结果表明，目前美国海军“可能的损伤风险阈值”的峰值压力值高于大多数死亡评估，这两者之间的实质性差异强调了更迫切的水下爆炸评估准则的需要。利用这项研究中公布的指导方针，军事人员首次能够合理地估计水下爆炸造成的人员损伤或死亡风险。

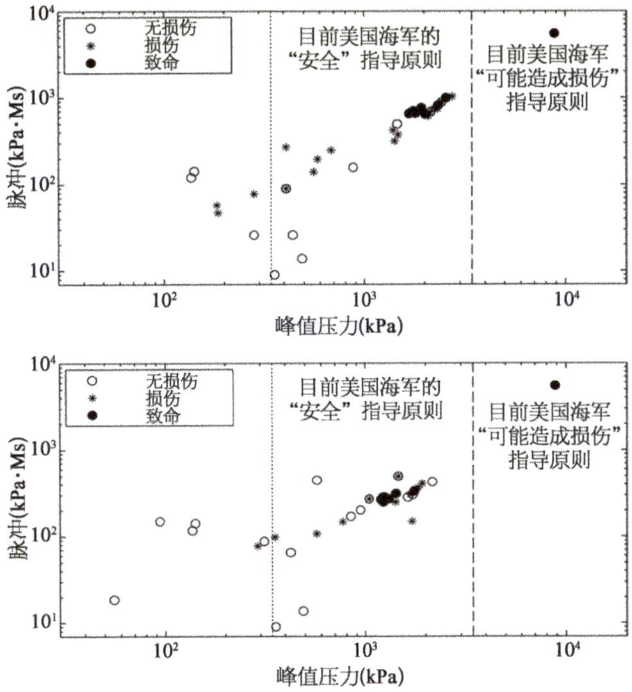

图 9-3　腹部(上)和肺部(下)的损伤数据峰值压力与脉冲对比

（裴度）

第二节　水下爆炸对舰艇人员的基础冲击损伤判据

一、人体主要骨骼和器官的冲击损伤判据

水面舰艇遭受水下非接触爆炸作用时，整舰将产生剧烈的舰艇冲击运动，其中尤以垂向运动猛烈，它可对舰上人员造成不同程度的冲击损伤，甚至危及舰员生命，严重影响战斗力。为了对舰艇人员的冲击损伤进行预报，必须有人体冲击损伤力学判据，而这些力学判据则必须通过开展动物、假人、大体组织标本或志愿者的相关试验获得。

目前，国际上广泛采用简明损伤定级标准(abbreviated injury scale，AIS)来描述人体损伤程度。该标准建立在解剖学的基础上(还有标准是建立在生理学基础上的)，最早于 1971 年建立，之后经历了 4 次修正(1976 年、1980 年、1985 年和 1990 年)。最初，该标准主要应用于交通事故的冲击、碰撞损伤的评判，后来经过历次修正，该标准应用范围扩展至其他损伤领域，比如灼伤、非尖锐性损伤等。1990 年修正后的 AIS 见表 9-14。

表 9-14　简明损伤定级标准(AIS)

AIS 代码	损 伤 描 述
1	轻度损伤
2	中度损伤
3	严重损伤
4	剧烈损伤
5	临界死亡
6	最高限度损伤(无法治疗)
9	无损伤

表 9-15 至表 9-18 列出了人体各主要部位损伤所对应的 AIS 值以及相应的康复周期、后遗症风险。

表 9-15　下肢损伤

损 伤 描 述	AIS 代码	康复周期	后遗症风险
脚踝扭伤	1	2~3 个月	低度
胫骨封闭性骨折	2	3 个月	低度

续 表

损伤描述	AIS代码	康复周期	后遗症风险
距骨封闭性骨折或粉碎性骨折	2	3个月或3个月以上	中度
跟骨封闭性骨折或粉碎性骨折	2	3个月或3个月以上	中度至高度
胫骨开放性骨折	3	3个月或3个月以上	低度至中度
腓骨骨折并影响到动脉血管或神经	3	3个月或3个月以上	中度至高度
截肢	4	3个月或3个月以上	高度

表 9-16 颈椎、胸椎、腰椎损伤

损伤描述	AIS代码	康复周期	后遗症风险
扭伤	1	2~3周	低度
椎间盘突出	2	1~3个月	低度至中度
稳定的椎骨骨折	2	1.5~4个月	低度至中度
脊髓封闭性挫伤	3	3个月或3个月以上	中度至高度
不完全的脊髓损伤综合征	4	3个月或3个月以上	高度
完全的脊髓损伤综合征	5	6个月或6个月以上	高度
不稳定的椎骨骨折	5	3个月或3个月以上	中度至高度

表 9-17 头部损伤

损伤描述	AIS代码	康复周期	后遗症风险
头骨骨折	2	4~6周	低度
脑震荡	2	1个月	低度
脑挫伤	3	3个月	低度至中度
开放性头骨骨折	4	3个月或3个月以上	中度
脑内出血	4	3个月或3个月以上	中度至高度
脑干挫伤	5	3个月或3个月以上	高度

表 9-18 听觉的和非听觉的过压损伤

损伤描述	AIS代码	康复周期	后遗症风险
耳膜破裂	1	4~6周	低度
小骨(锤骨、砧骨、镫骨)脱臼或破裂	1	1~3个月或以上	中度至高度
耳蜗内的毛细胞损伤	1	1~3个月或以上	中度至高度

续 表

损伤描述	AIS代码	康复周期	后遗症风险
气管内小量淤血	2	1个月	低度至中度
肠挫伤	3~4	2~3个月	中度
脾破裂	3	1~3个月	低度至中度
单肺爆炸震伤	3	4~6周	中度
肝脏破裂	4	2~3个月或以上	高度
双肺爆炸震伤	4	4~6周或以上	中度至高度
胸腔积血	4	4~6周或以上	中度至高度
肠穿孔	5	2~3个月	中度至高度

2005年，Horst指出可以用威胁-载荷-损伤模型(threat-load-injury model，TLI model)来建立三者之间的关系，如图9-4所示。从图中可以看出只要有人体的损伤判据，那么对于任何人体响应都可对其对应的损伤情况进行评估。

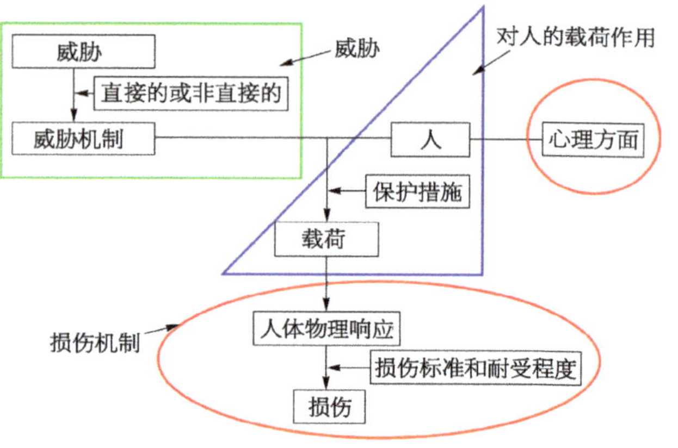

图 9-4 威胁-载荷-损伤模型(TLI model)

考虑到人体对冲击耐受能力受身高、体重、年龄、性别、体态等因素的影响，在制定人体对冲击耐受限值时，通常基于两个重要的损伤生物力学参数：损伤程度和损伤概率。通常根据发生AIS 2级(中度)损伤风险的最大概率不超过10%这个原则来定义人体的冲击耐受水平，这意味着AIS<2级的损伤被认为是安全的。

人体的每一个部分都有其特定的损伤机制和损伤响应，因此人体的局部各器官对冲击具有不同的损伤水平及耐受性，下文为人体各部位冲击损伤的力学判据调研结果。

(一) 小腿

下肢主要由四部分组成：大腿、膝盖、小腿、足。

各部分的骨骼分别是股骨(femur)、膝盖骨(patella)、胫骨与腓骨(tibia、fibula)、趾骨(phalanx)、跖骨(metatarsal bone)、跗骨(tarsal bone)。图 9-5 所示为解剖学上人体下肢骨骼图。

冲击来临时,人体下肢会承受来自甲板的冲击力,这可能导致人体胫骨、腓骨,特别是足跟发生骨折,同时也会造成软组织损伤。骨骼承受外力的能力取决于骨密度,而骨密度跟人的年龄、性别、体重密切相关。

1964 年,Hirch A. E. 利用大体组织标本、志愿者以及战争资料分析了站姿人体对冲击的响应,并给出了引起腿部冲击损伤的阈值曲线,如图 9-6 所示。

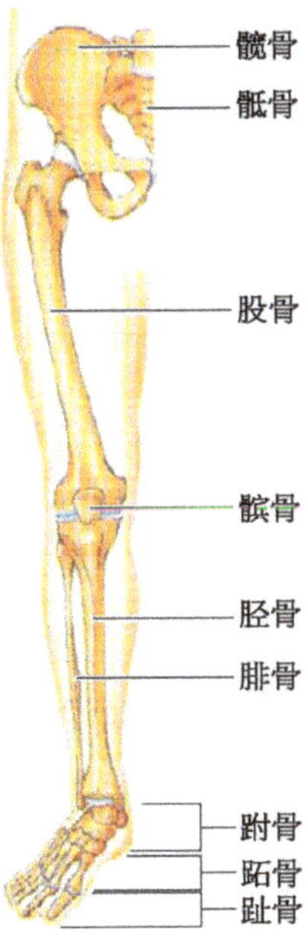

图 9-5 人体下肢骨骼图

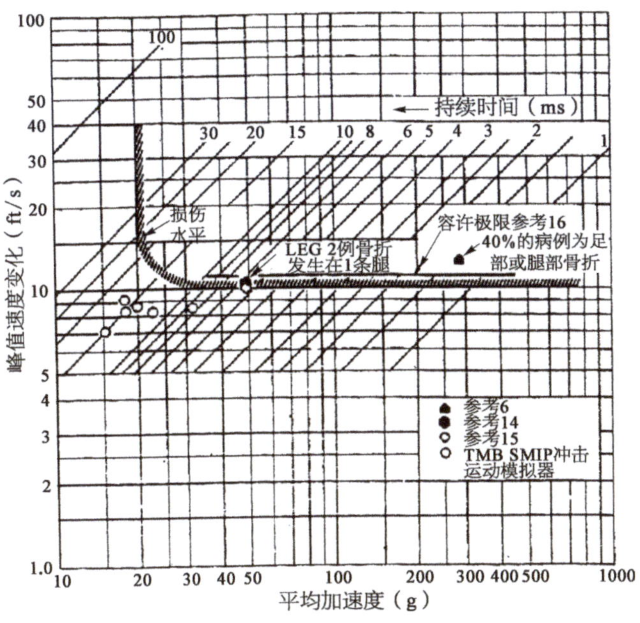

图 9-6 冲击情况下站姿人体安全限值及引起腿部冲击损伤的阈值曲线

图 9-6 中有关术语的含义如图 9-7 所示。

从图 9-7 可以看出当冲击持续时间>25 ms 时,人体能承受的平均加速度值为 20 g;当冲击持续时间<10 ms 时,则人体能承受的最大速度值为 3 m/s。

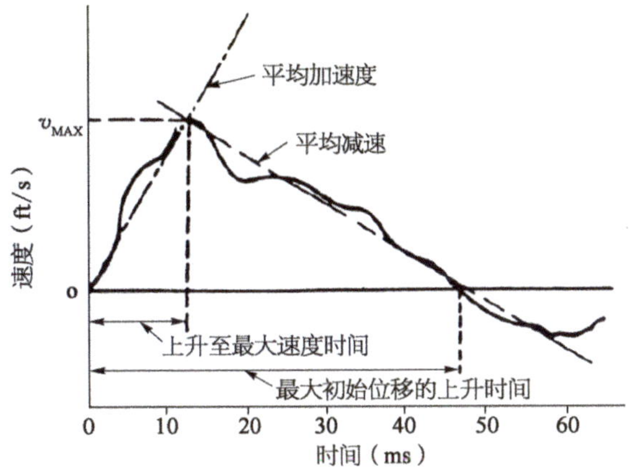

图 9-7 图 9-6 中的有关术语

德国武器与军火技术中心(The Technical Center for Weapons and Ammunition of the German Armed Forces)- WTD91 提出了下肢耐受值(lower leg threshold, LLth),该值把足/足踝发生骨折的可能性与冲击脉冲持续时间和幅值联系在一起。他们在研究中使用了 Hirsch 在 1964 年获得的数据。图 9-8 所示为他们给出的下肢耐受值曲线。

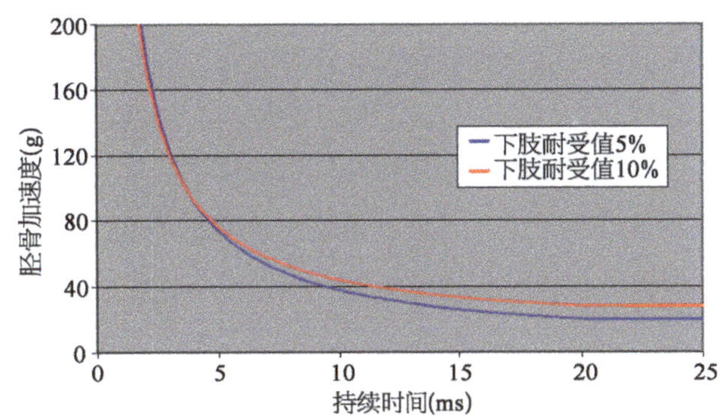

图 9-8 LLth 曲线

如果胫骨的加速度时程曲线低于给出的两条曲线,则表示足/足踝发生骨折的可能性<5%或 10%(AIS 2+)。

把 Yoganandan 的研究成果与 LLth 作一对比,可以得到以下曲线。

如图 9-9 所示,当冲击持续时间很小时,Yoganandan 给出的限值(5.4 kN,45 岁样本)与 LLth 相比太过保守。

(二) 脊柱

在冲击载荷作用下,脊柱是人体易损伤的部位,其损伤模式有骨折、韧带及肌肉损伤。1959 年,Eiband 把

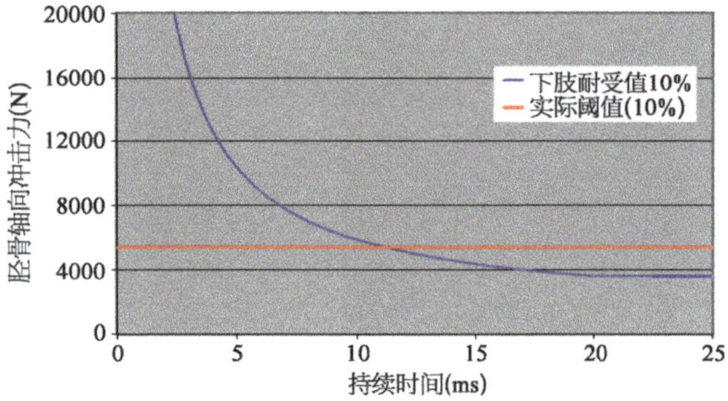

图 9-9 Yoganandan 给出的限值与 LLth 对比曲线

志愿者、公猪以及黑猩猩放在飞机弹射椅上进行试验研究，得到了脊柱的耐受冲击曲线，如图 9-10 所示。

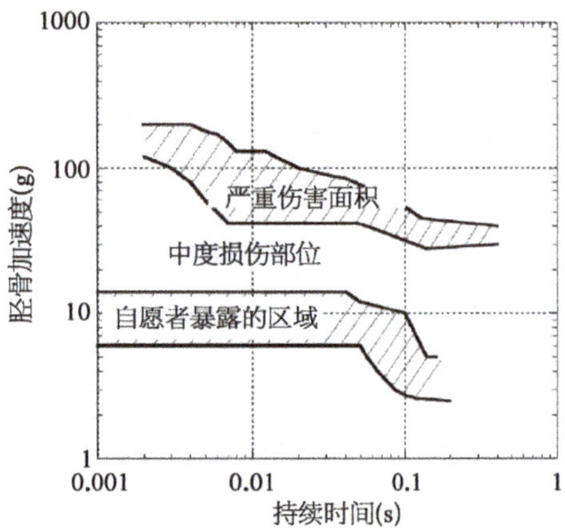

图 9-10 Eiband 耐受冲击曲线

1964 年，Hirsch 针对坐姿无约束舰员在冲击情况下响应提出了耐受值曲线，如图 9-11 所示。

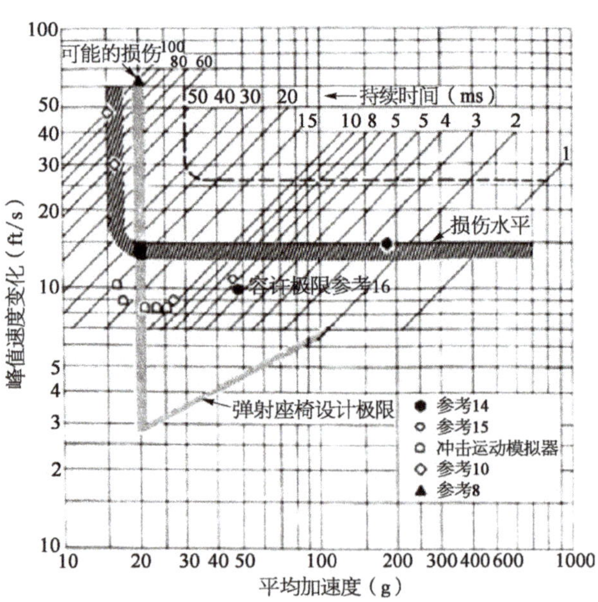

图 9-11 坐姿舰员对冲击的耐受值曲线

从图 9-11 可以看出当冲击持续时间>40 ms 时，则人体能承受的平均加速度值为 15 g；当冲击持续时间<20 ms 时，则人体能承受的最大速度值为 4 m/s。

1969 年，Stech 与 Payne 提出用一个单自由度的质量-弹簧-阻尼系统来计算人体脊柱的动力学响应指数(Dynamic Response Index，DRI)。考虑到横向与纵向载荷引起脊柱损伤的可能性较小，他们采用 DRIz 模型来模拟脊柱垂向受冲击载荷的情况。图 9-12 所示为 DRIz 模型图。

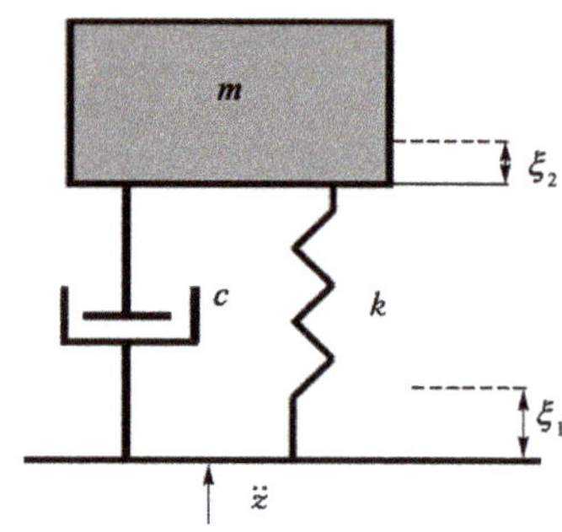

图 9-12 DRIz 模型图

模型的运动方程为：

$$\ddot{z}(t)=\ddot{\delta}+2\zeta\omega_n\dot{\delta}+\omega_n^2\delta \qquad (9-9)$$

式中，$\ddot{z}(t)$ 为垂向加速度；δ 为相对位移量，$\delta=\xi_1-\xi_2$，$\delta>0$ 表明压缩；ζ 为阻尼比，$\zeta=\dfrac{c}{2m\omega_n}$；$\omega_n$ 为圆频率，$\omega_n=\sqrt{\dfrac{k}{m}}$。

令 $DRIz=\dfrac{\omega_n^2\delta_{\max}}{g}$，由 ω_n、$\delta_{\max}$ 计算 DRIz。Stech 与 Payne 根据第二次世界大战时 Geertz 做的关于脊柱的实验数据得到了 DRIz 值与脊柱 AIS 2+损伤风险的曲线，如图 9-13 所示。

由图 9-13 可知，出现 10% AIS 2+损伤风险的 DRIz 值为 17.7，出现 50% AIS 2+损伤风险的 DRIz 值为 21.3。

2004 年，Dosquet 针对不同国家计算 DRIz 值采用的基础输入参考点不同的现状，为理清由此带来的 DRIz 值差异，他专门采用 ATD 进行了 63 次试验，试验时分别测量假人坐垫以及假人骨盆处的加速度值，然后计算 DRIz 值，计算结果显示以假人

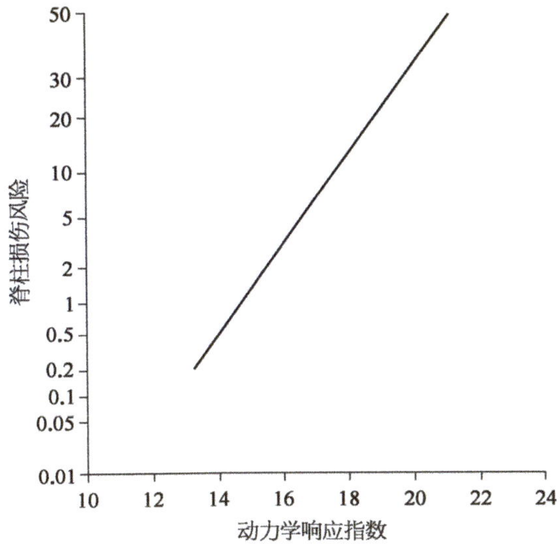

图 9-13　DRIz 值与脊柱 AIS 2+损伤风险曲线

骨盆处加速度值计算的 DRIz 值要略微偏小一点，但两者差异不是很大。

2003 年，Dosquet 研究指出，在大的垂向载荷作用下，人的骨盆也可能发生损伤，但是在相同载荷下，脊柱的损伤往往更加严重。

（三）颈椎

颈椎是颈部最重要的部位，由 7 块椎骨组成。在冲击作用下，颈椎可能发生多种模式的运动，如弯曲、压缩、扭转等，因此可能造成颈部多种形式的损伤。2002 年，Pike 把颈部损伤总结为以下三种：① 骨头损伤；② 软组织损伤；③ 神经损伤。

1978 年，Mertz 通过第 50 百分位的男性混合Ⅲ型假人的试验提出颈部前弯时人能承受的关于枕骨的等效力矩为 190 N·m，颈部后弯时人能承受的关于枕骨的等效力矩为 57 N·m。

Mertz 等用第 50 百分位的男性混合Ⅲ型假人对颈部在轴向压缩情况下的损伤情况进行了研究，并且得到了两条损伤耐受值曲线，如图 9-14 所示。

当轴向压力时程曲线有部分超越了图 9-14 中上面的一条折线，则认为可能会发生严重的颈部损伤；当轴向压力时程曲线有部分超越了图 9-14 中下面的一条折线，则认为不太可能发生颈部损伤；当轴向压力时程曲线没有超越图 9-14 中下面的一条折线，则认为不会发生颈部损伤。

1984 年，Mertz 利用第 50 百分位的男性混合Ⅲ

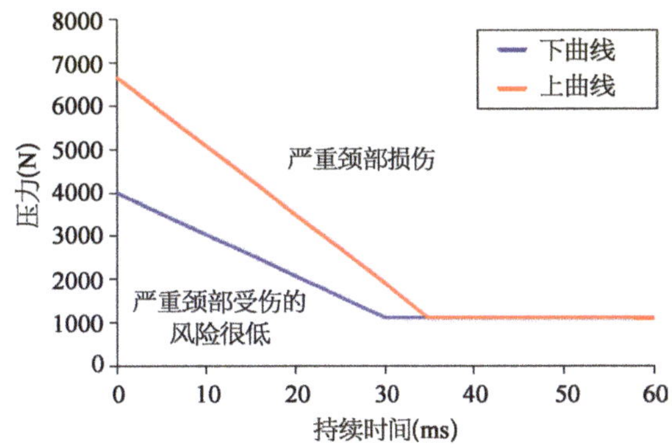

图 9-14　轴向压缩情况下颈部损伤耐受值曲线

型假人试验提出了颈部在轴向拉伸与横向受剪状态下的损伤耐受值曲线，如图 9-15、图 9-16 所示。

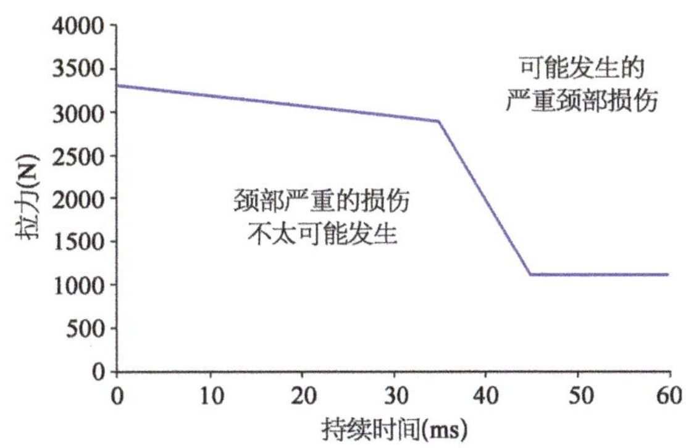

图 9-15　轴向拉伸情况下颈部损伤耐受值曲线

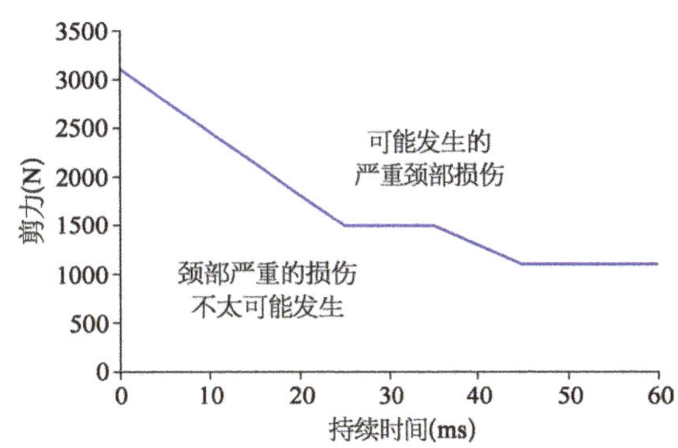

图 9-16　横向受剪情况下颈部损伤耐受值曲线

在汽车行业，为评估安全气囊的性能，通常引用颈部损伤标准（neck injury criterion，N_{ij}），该标准是由 Mertz 的研究成果发展而来的，通过载荷的线性叠加得到。

颈部伤害指标 N_{ij} 是用来评估颈部伤害程度的一种指标，其表达式为：

$$N_{ij}=\frac{F_z}{F_{zc}}+\frac{M_{ocy}}{M_{yc}}<1 \quad (9-10)$$

式中，i 为拉伸 t(tension)或压缩 c(compression)；j 为前曲 f(flexion)或后仰 e(extension)；F_z 为颈部力(拉伸或压缩，CFC1000 滤波等级滤波)；M_{ocy} 为颈部转矩(前曲或后仰，CFC600 滤波等级滤波)；F_{zc} 为颈部力指标因子；M_{yc} 为颈部转矩指标因子。

对于第50百分位的 Hybrid Ⅲ假人，F_{zc} =6 806 N(拉伸)或 6 160 N(压缩)；M_{yc} =310 N·m(前曲)或 135 N·m(后仰)；同时，要求峰值拉力不超过 4 170 N，峰值压力不超过 4 000 N。

(四) 头部

当人体头部与其他坚硬物体如舱室顶部、仪器表面、甲板等发生碰撞时，头部大脑损伤是导致死亡和残疾的主要原因，头部的冲击损伤最初表现为脑震荡等轻微损伤，但随着冲击强度的增加，会发生神经纤维、血管等破裂现象，出现长时间昏迷，甚至失去生命。一般认为，接触式直接撞击引起的线性加速度和非接触式惯性载荷引起的角加速度是引起颅脑伤害的两大主要因素。

1. 线性加速度耐受指标和 *HIC*(head injury criteria)评价 头部的损伤程度同头部线性加速度以及冲击碰撞时间有关。有很多关于头部加速度和作用时间的测量方法来量化头部冲击损伤的耐受值，其中头部损伤标准 *HIC* 是应用广泛的一种，该标准由 Mertz 与 Prasad 于 1997 年提出。*HIC* 计算公式如下：

$$HIC = \max\left\{(t_2 - t_1)\left[\frac{1}{t_2 - t_1}\int_{t_1}^{t_2} a(t)\mathrm{d}t\right]^{2.5}\right\} \tag{9-11}$$

式中，t_1 为碰撞过程中的任意时刻；t_2 为以 t_1 为起始时刻而使等号右边求得最大值的那个时刻；$a(t)$ 为碰撞过程中头部质心三向合成加速度。

任意时间间隔的 *HIC* 夸大了头部的损伤，加了 36 ms 限制的 *HIC36* 对伤害的评价得到改善，而 *HIC15* 的评价更为客观。根据美国 FMVSS208 法规(美国联邦汽车安全法规 208 号)，对于第 50 百分位的男性假人，任意时间间隔 *HIC* 和 *HIC36* 对应的人体耐受限为 1 000，而 *HIC15* 对应限值为 700。国际标准化组织(ISO)把计算时间间隔定为 15 ms(*HIC15*)。一旦获得 *HIC* 值，就可把 *HIC* 值与简易损伤等级 AIS 代码相关联，见表 9 - 19。

表 9 - 19 *HIC* 值与 AIS 代码的关联性

AIS 代码	严重程度	损伤类型	*HIC* 值
0	无损伤	无损伤	—
1	轻度损伤	表面损伤	<250
2	中度损伤	可恢复性损伤	<750
3	严重损伤	或许可恢复性损伤	<1 250
4	剧烈损伤	没有护理不能完全恢复	<1 750
5	临界死亡	没有护理不能完全恢复	<2 500
6	最大限度损伤	致命的	>2 500

除了 *HIC* 以外，Frank 等在研究面骨和头骨的冲击力与损伤之间的关系时，根据试验结果提出了头骨和面骨的冲击损伤阈值，见表 9 - 20。

表 9 - 20 面骨和头骨的骨折力阈值

部 位	区 域	极限骨折力(N)
头骨	正 面	4 000
	颞顶骨	2 000
面部	颧 骨	1 000
	上颌骨	670
	下颌骨	1 780
	侧下颌	890

2. 转动角加速度耐受指标 许多学者提出了各种基于志愿者实验和人体代用品实验的人体头部转动角加速度耐受指标，但是在如何将动物等伤害指标转化到对人体的评价时存在很多困难和不确定因素，所以此类指标的可信性较差。截至目前，仍没有经过验证的关于角速度的人体颅脑损伤极限。

(五) 胸部

胸部压缩量的标准出现于 20 世纪 80 年代，到目前已经作为人体胸部较为通用的指标，用于人体损伤的评价。FMVSS208 法规规定了比较典型的人体伤害指标，引用如下规定，人体胸部压缩量与伤害等级关系见表 9 - 21(CFC180 滤波等级滤波)。

表 9 - 21 人体胸部耐受限值

胸部压缩量(mm)	AIS 伤害等级
69	2
76	3
94	4

相对于胸部压缩量侧重于考察正面冲击对胸部的影响，胸部三向合成加速度是一个更适合判定胸腔内器官是否受到过量加速度冲击的指标。美国和韩国的汽车法规规定，胸部三向合成加速度达到60 g以上的持续时间不能超过3 ms。

(六) 大腿

人体大腿的结构和损伤情况相对简单，目前广泛采用的大腿伤害评价指标的试验基础是大腿骨的折断载荷。因此，大腿伤害情况相应采用FFC定义，它的意义是大腿轴向的压缩力。FMVSS208法规中规定了大腿受力的耐受限(CFC600滤波等级滤波)为10 kN。

(七) 中国船舶科学研究中心历史研究成果

中国船舶科学研究中心的刘新祥等根据已经做过的试验结果和国内外有关资料报道，提出了人体冲击损伤的力学判据，见表9-22，表中T为载荷作用时间，单位为ms。

表9-22　人体冲击损伤的力学判据

部位	载荷(kN)	损伤情况
跟骨	$F = 14.202T^{-0.1519127}$	最大载荷超过$0.5F$时，可能发生跟骨损伤 最大载荷值超过F时，则可能发生粉碎性骨折
胫骨	$F = 56.3939T^{-0.256873}$	最大载荷超过$0.8F$时，可能发生胫骨损伤 最大载荷值超过F时，则完全发生粉碎性骨折
股骨	$F = 54.15448T^{-0.314714}$	最大载荷超过$0.8F$时，可能发生股骨损伤 最大载荷值超过F时，则完全发生粉碎性骨折
脊柱	$F = 11.194347T^{-0.0537521}$	最大载荷超过$0.8F$时，可能发生脊柱损伤 最大载荷值超过F时，则脊柱完全损伤
膈	膈肌因无直接试验数据可以借鉴，引用文献中提出的反推结果： $F \geqslant 1.0$ kN时，可能发生膈肌断裂 $F \geqslant 1.2$ kN时，完全发生损伤	
颈部	发生损伤的概率较小，计算得到的载荷响应峰值也较小，不予考虑	

根据表9-22的判据和理论计算的响应最大载荷值，可以对站、坐姿人员损伤进行有效预报，这对实施人体抗冲击防护措施有很大意义。从表9-22中的载荷公式可以看出，人体受到的冲击载荷大小与载荷作用时间T的幂成反比，所以，只要延长载荷作用时间T，就能降低人体的损伤程度。

(八) AEP-55中基于Hybrid Ⅲ第50百分位假人的冲击损伤判据

AEP-55全称是《装甲车辆防护等级评定程序》，是北大西洋公约组织(简称北约)制定的针对装甲车辆防护等级评估的标准。该标准规定了使用Hybrid Ⅲ第50百分位假人进行试验时乘员损伤的评估准则，具体准则见表9-23。

表9-23　AEP-55中的乘员损伤评估准则

部位	损伤标准	损伤限值
头部	头部损伤指标(*HIC15*)	250
颈部	颈部压缩力 颈部拉伸力 剪切力 颈部前屈力矩 颈部后仰力矩	见图9-14 见图9-15 见图9-16 190 N·m 96 N·m
胸部	胸部压缩量	30 mm
脊柱	动态响应指标(*DRIz*)	17.7
股骨(大腿)	轴向压缩力	6.9 kN
胫骨(小腿)	轴向压缩力	2.6 kN(军用下肢) 5.4 kN

二、美国海军舰员冲击耐受限值

Eiband A. M.在多年对人体冲击耐受性做了大量试验研究的基础上，提出了人体冲击耐受性曲线，如图9-17所示。Eiband A. M.认为由于水下爆炸冲击的持续时间极其短暂，数量级在1～100 ms，在这个时间范围内人体的冲击耐受水平几乎是常量。坐姿人体的加速度耐受性标准是50 g，立姿为18 g。随着冲击持续时间的增大，人体对冲击的耐受能力快速下降。

Mahone将人体简化为单自由度弹性系统，经过理论计算得出坐姿和立姿人体的冲击耐受曲线如图9-18所示。当达到最大冲击速度的时间<20 ms时，立姿人体的安全限值是3 m/s，大于3.2 m/s后进入损伤区；坐姿人体的安全限值是4.73 m/s，大于6.04 m/s后进入损伤区；当达到最大冲击速度

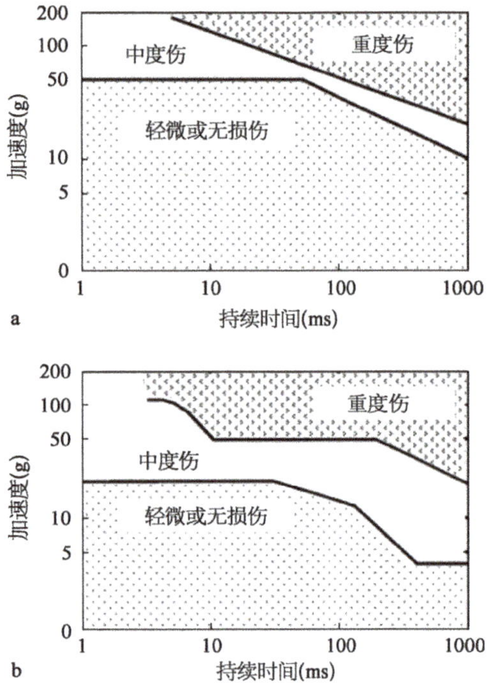

图 9－17　坐姿人体(a)和站姿人体(b)对冲击加速度的耐受型标准

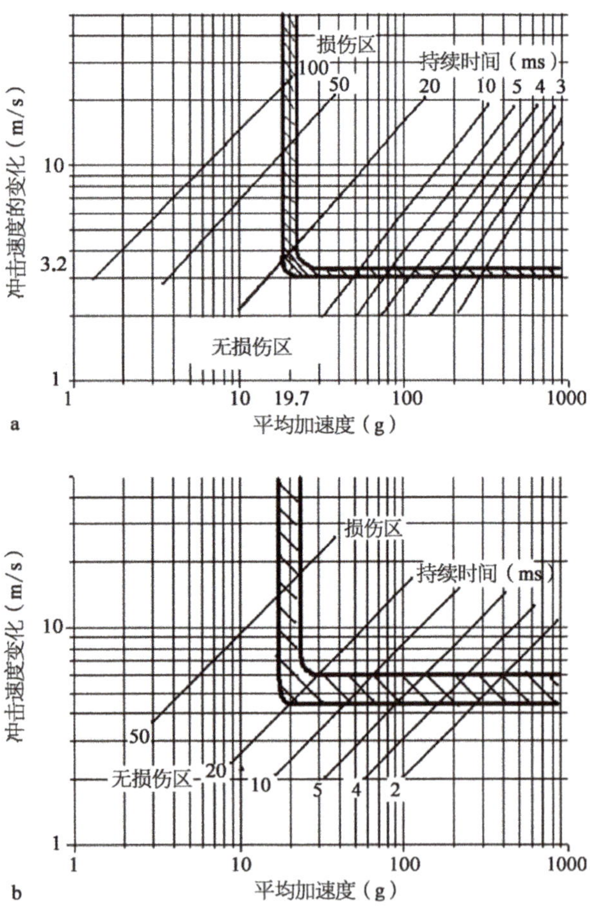

图 9－18　立姿人体(a)和坐姿人体(b)对舰艇冲击运动的耐受曲线

的时间＞20 ms 时，立姿人体的安全限值是 19.7 g，大于 22 g 后进入损伤区；坐姿人体的安全限值是 18 g，大于 23 g 时进入损伤区。

美国颁布的标准(1989)规定，站立人体对舰艇冲击的耐受值为：当舰艇冲击运动达到最大速度时间＜15 ms 时，安全限值为最大速度＜3.0 m/s；当达到最大速度时间＞15 ms 时，安全限值为冲击加速度＜20 g。

三、德国海军舰员冲击耐受限值

据联邦德国国防军《舰艇建造规范》BV043 冲击安全性中提出的人员冲击安全性 BV0437 的资料，根据最大速度和甲板(底板)运动或下部结构(底板)运动的平均加速度绘制了水面舰艇和潜艇工作人员因冲击载荷而伤害的极限曲线，如图 9－19 所示。它适用于下列舰员逗留区域，包括军事操作中心、控制台、舰桥、战斗指挥所、舰员起居室、住房、厨房等。

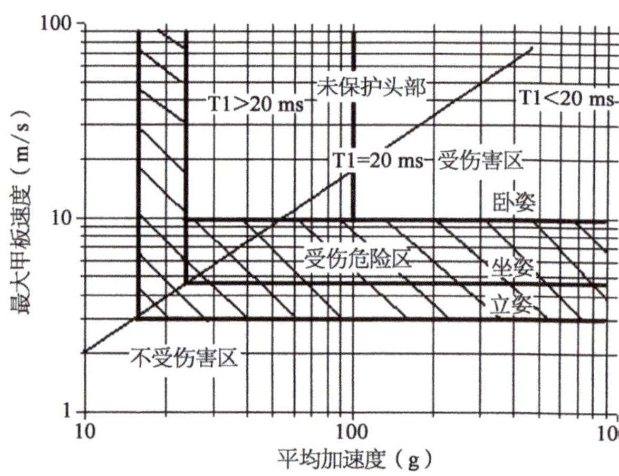

图 9－19　舰艇人员水下爆炸冲击损伤极限曲线图

图 9－19 中分别规定了站姿、坐姿和卧姿人员对应的不受伤害区、受伤危险区、受伤害区的耐受曲线，由此得到不同姿态的舰员对应的冲击安全限值和损伤阈值。当冲击的上升持续时间＞20 ms 时，立姿人体的安全限值是 15 g，坐姿是 24 g，卧姿是 24 g；当冲击加速度＞24 g 时进入受伤害区；当冲击的上升持续时间＜20 ms 时，立姿人体的安全限值是 3 m/s，坐姿是 4.5 m/s，卧姿是 10 m/s；其中冲击速度＞4.5 m/s 时立姿人员进入伤害区；＞10 m/s 时坐姿和卧姿人员进入伤害区。该标准还规定未受

保护的人员头部冲击加速度不超过 100 g。

四、小结

目前，人们对人体主要骨骼和器官的冲击损伤机制已经有了比较深入的认识，也提出了相应的损伤判据，但对冲击引起的神经损伤、内脏器官损伤及关节损伤的机制和判据有待进一步研究。此外，对冲击过程中人员抛起及跌倒引起的二次损伤研究也有待深入开展。

根据国内研究成果和国外相关文献，可以确定坐姿或卧姿人体对冲击耐受值大于站姿人体。

（裴度）

第三节　水下爆炸引起的舰船人员抛起载荷判据

Hirsch 对爆炸冲击作用下舰船甲板上人员抛离问题进行了研究，并根据试验结果给出了以下经验公式：

$$v_k/v_d = 2.7\,(t_p/T)^{0.44} \tag{9-8}$$

式中，v_k 为人员抛离速度，单位为 m/s；v_d 为基础运动最大速度，单位为 m/s；t_p 为基础运动达到最大速度所需时间，单位为 ms；T 为人体自振周期(立姿为 100，坐姿为 167)，单位为 ms。

为了研究水下爆炸冲击条件下人员抛起载荷，中国船舶科学研究中心的研究人员建立了人员冲击垂向运动质量-弹簧系统，通过计算得到了不同水下爆炸载荷作用下站姿和坐姿人体抛离高度，见表 9－24。

表 9－24　不同水下爆炸载荷作用下站姿和坐姿人体抛离高度

序号	谱位移 D_0 (cm)	谱速度 V_0 (m/s)	谱加速度 A_0 (g)	站姿人员抛起高度 (cm)	坐姿人员抛起高度 (cm)
1	7.6	3	250	38.5	16.1
2	7.6	3	70	39.9	16.4
3	7.6	3	20	44.3	18.4
4	9.5	3	70	48.8	24.3
5	3.9	3	70	16.3	4.6
6	3.9	1.8	250	10.7	3.3
7	3.9	1	250	5.9	3.1
8	1.5	0.15	10	0.4	0.5
9	1.5	0.15	100	0.3	0.5
10	3	0.15	100	0.3	0.5
11	7.6	0.15	100	0.3	0.5
12	1.5	0.3	100	0.6	0.5
13	7.6	0.3	100	0.5	0.6
14	1.5	0.4	100	1.1	0.5
15	7.6	0.4	100	0.7	0.8
16	1.5	0.5	100	1.4	0.5
17	7.6	0.5	100	1.0	1.2

研究结果表明，影响人员抛离的主要载荷形式为谱位移和谱速度，抛离高度均随两者的减小而降低；谱加速度的减小会导致抛离高度的略微增加，但是改变幅度没有前两者明显；相同基础输入载荷情况下，坐姿人员的抛起高度要大幅小于站姿人员。且人员抛起载荷对应的冲击响应谱速度 V_0 约为 0.5 m/s。

（裴度）

第四节　水下爆炸引起的舰艇人员横向跌倒载荷判据

舰艇上的站姿人员属于无约束状态，在遭受突然的横向冲击运动时很容易失稳或者跌倒，跌倒的人员与地板或者舱内其他设备在接触过程中可能会导致相当严重的碰撞伤。为避免舰艇站姿人员遭受横向冲击时可能出现的碰撞伤，首要问题就是得到横向冲击作用下站姿人员跌倒的载荷判据。由于假人试验和有限元计算均很难有效模拟站姿人员遭受横向冲击时的动响应，所以中国船舶科学研究中心的研究人员通过开展有限度的真人水平式强碰撞冲击机试验研究了该问题，试验结果见表 9－25。

通过对试验结果分析得到了站姿人员横向跌倒的载荷判据，为人员所在甲板位置的横向谱位移和谱速度的乘积≥31 cm·m/s。

表 9－25 站姿人员沿不同站立方向时的横向冲击跌倒阈值

站立方向	0°方向		45°方向		90°方向		135°方向		180°方向	
行程(cm)	8	10	8	10	8	10	8	10	8	10
谱位移 D_0 (cm)	11.5	13.7	11.8	13.0	11.9	13.2	11.3	13.1	11.6	13.2
谱速度 V_0 (m/s)	2.66	2.49	2.87	2.44	2.64	2.66	2.83	2.65	2.76	2.74

（裴度）

第十章

水下爆炸对人员冲击损伤研究

第一节　第一类冲击伤

海上特战力量从20世纪初开始出现在战场上，他们可以潜入港口、码头、近岸以及锚泊区，对军舰、商船和岸基设施实施破坏、在浅水海域进行布雷和反水雷作业，起到了海战中其他海军武器装备所不可替代的作用。水中兵器和导弹等武器在水下爆炸产生的冲击波非常容易使得水中人员出现水下冲击伤。水中冲击波等载荷直接作用于人体所造成的原发损伤称为爆震伤或原发冲击伤，危重伤多，死亡率高。目前，国内外研究人员对空气冲击波引起的冲击伤的致伤机制、防护和救治的研究比较深入，但是由于水的相对不可压缩性以及气泡脉动载荷的存在，水中冲击波与空气冲击波相比具有不同的载荷特性和致伤特点，通常水下冲击伤的伤情更为严重，防护和救治更为困难。因此，开展水下冲击伤安全防护的研究对提高海军卫勤保障能力有着重要的意义。

水下原发冲击伤对各主要脏器有不同的损伤特点。肺脏是损伤的主要靶器官；肠道损伤远较空气冲击伤重；脑部、神经等也会发生严重病变；实质脏器和体表损伤发生率低等。由各脏器损伤特点结合水下爆炸载荷特点，水下原发冲击伤有不同的致伤效应。王正国、蒋建新等得出了血流动力学效应、碎裂效应、内爆效应和惯性效应等，以及三种损伤形成机制：① 崩落，主要在爆炸波从高密度介质传播到低密度介质的时候发生；② 由于周围流体高压，充气空间内陷破裂；③ 组织密度的差异，产生组织间加速度差异，导致剪切力而撕裂。

为研究水下爆炸载荷与人员损伤的量效关系，给冲击伤预测和救治提供参考，学者们建立的水下爆炸人员/动物致死、致伤评估模型多达几十种。但是在改变药量和爆距推算时，各模型产生了不一致的结果。图10-1列出了20世纪50年代以来基于事故案例分析或动物水下爆炸试验、被广泛应用或引述的不同评估模型在0.1 kg、1 kg、10 kg、100 kg TNT药量下人员致死、致伤距离，显然各评估模型之间存在较大差异。此外，所有关于人员/动物所受载荷的描述均在以下物理量中选取：① 药量和爆

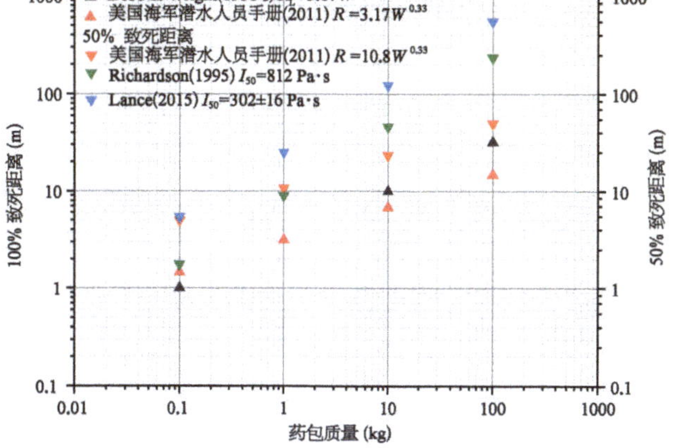

图10-1　指定药量下典型评估模型致死、致伤距离

距；② 冲击波压力峰值；③ 冲击波冲量。

综上所述，水下爆炸致死/致伤评估模型存在以下问题：① 基于药量和爆距的评估模型一般由特定药量给出，缺乏“药量-爆距”的普适性；② 基于冲击波压力峰值的评估模型忽视了水下爆炸冲击波载荷脉宽长度的差异；③ 基于冲击波压力峰值或冲量的评估模型则仅关注了水下爆炸冲击波载荷的效应，忽略了水下爆炸特有的气泡脉动载荷致伤效应；④ 多数评估模型未将人员头部是否露出水面分开，忽视了自由面效应以及人员/动物受载部位的区别。

根据头部是否露出水面将水中作战人员状态进行分类，主要有泅渡状态和潜水状态两种。为模拟水中作战人员遭受水中爆炸袭击造成的原发冲击伤，笔者所在团队使用试验专用比格犬作为人体替代物，分别在观测水箱、爆炸水池和指定海区中开展了水下爆炸试验，并根据比格犬试验结果推测了人员水下爆炸直接伤损伤阈值。

一、观测水箱水下爆炸试验

试验采用 10 只平均体重约为 8 kg 的比格犬置于观测水箱试验装置（1 m×1 m×1 m）中进行试验，均处于全身麻醉状态，并在水中保持躯干竖直，潜水状态比格犬采用气管插管的方式保持呼吸，泅渡状态比格犬保持头部露出水面。比格犬试验状态如图 10-2 所示。

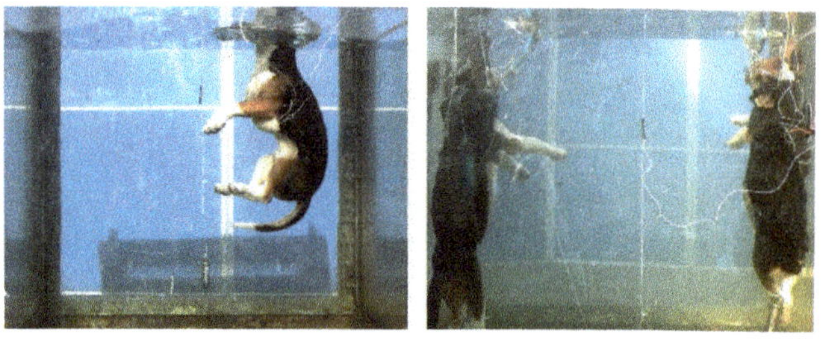

图 10-2　观测水箱水下爆炸试验比格犬受试状态

观测水箱内采用 1 g TNT 当量的雷管装药进行爆炸试验，爆炸气泡的最大半径约为 160 mm，因此 5 只模拟泅渡状态比格犬在距径比 0.75～3.38 范围，5 只模拟潜水状态比格犬在距径比 0.94～3.75 范围内进行了试验。试验拍摄采用高速摄像机完成，观察气泡载荷与动物的相互作用。试验情况如图 10-3、图 10-4 所示。

在观测水箱水下爆炸试验中，胸/腹部正对爆源的比格犬身体变形程度较大，因此胸腹水平向变形量可作为其受载过程的重要度量。试验现象表明，气泡以及负压载荷对距径比<3 的受试比格犬更多表现为从体外进行直接压缩、拉扯；对距径比>3 的受试比格犬更多表现为整体摆动；距径比约为 2 时

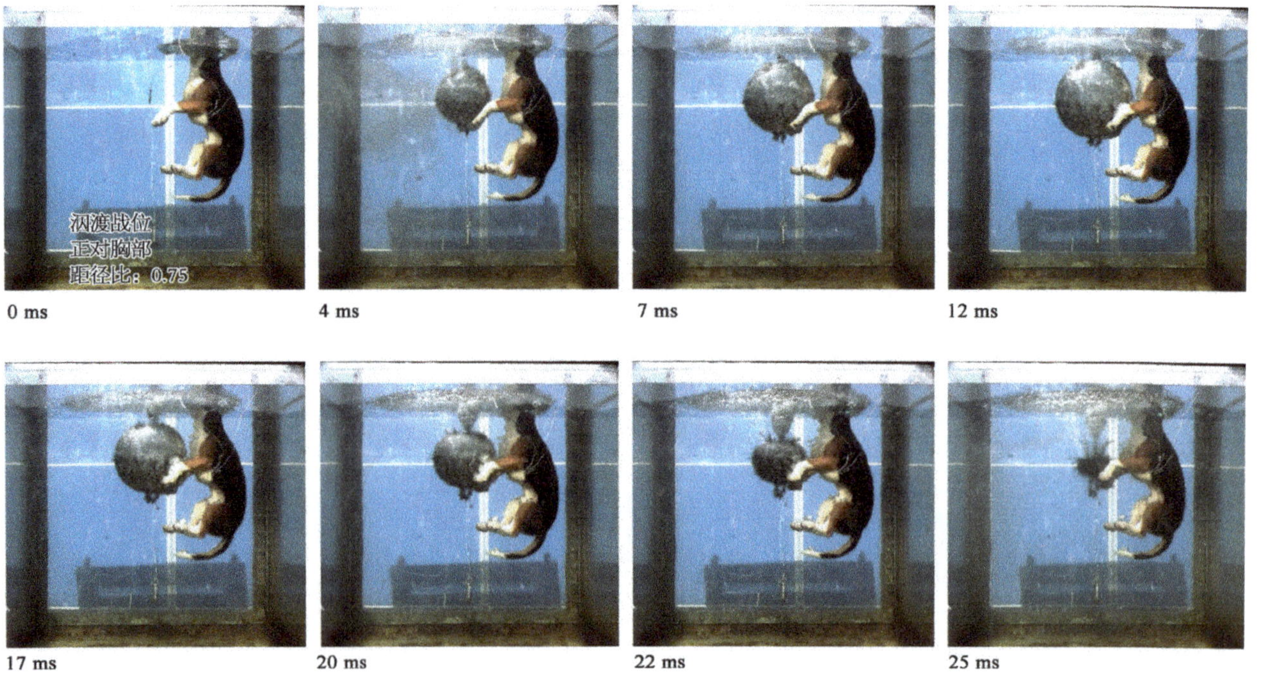

图 10-3　观测水箱泅渡状态水下爆炸试验拍摄结果

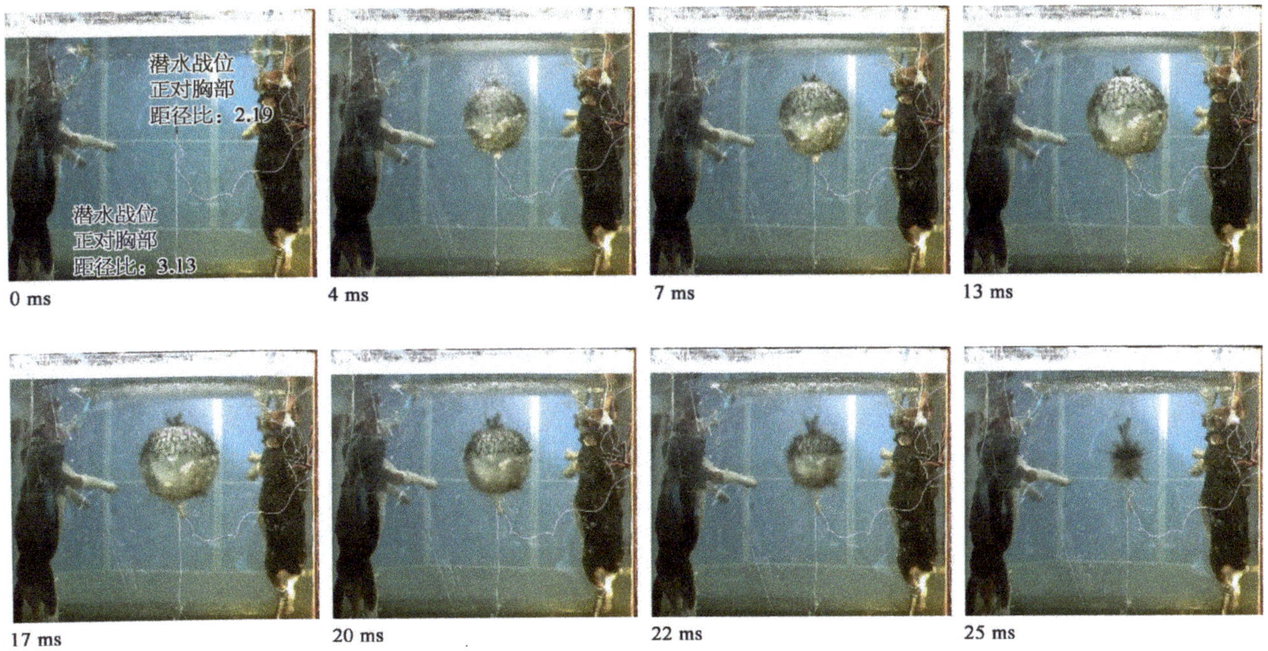

图 10－4　观测水箱潜水状态水下爆炸试验拍摄结果

比格犬胸腹部产生较为持续的脉动现象。

根据水下爆炸自由场载荷理论模型(见第七章)，本次试验载荷水平如下：冲击波峰压介于 6.2～38.4 MPa，气泡脉动峰压介于 829.1～5 120 kPa，负压峰值介于 25.27～126.6 kPa，冲击波冲量介于 120.6～505.0 Pa·s，气泡脉动冲量介于 287.5～1 437.7 Pa·s。经试验后观察、检查、解剖，试验载荷与动物伤情、存活情况如下。

(1) 水下爆炸作用下，含气器官如肺、听器等，遭遇冲击波、气泡、负压等载荷作用，损伤最为严重；出现了大量呼吸暂停、抽搐症状，解剖亦见脑部损伤。

(2) 泅渡状态比格犬头部不直接承受爆炸载荷，但水下爆炸压力载荷通过与大脑相连的结构如颈部血管、颈椎等传递至脑部造成损伤；潜水状态比格犬头部直接承受爆炸载荷，同时也承受泅渡状态的载荷，相比泅渡状态比格犬，潜水状态脑损伤更为显著，存活率更低。

(3) 在同等水下爆炸条件下，潜水状态比格犬的损伤半径约为泅渡状态的 2.5 倍。

二、爆炸水池水下爆炸试验

试验分别采用 1 kg、3 kg、3.5 kg TNT 装药进行试验，受试比格犬平均体重为 10 kg，水平爆距介于 3～24 m，共进行 42 犬次试验。试验时，受试比格犬在麻醉后放入试验水池，均处于模拟泅渡状态，现场部署示意见图 10－5。

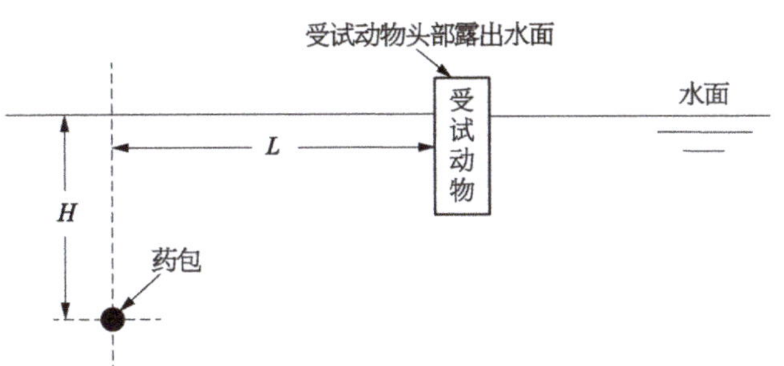

图 10－5　爆炸水池水下爆炸试验布置示意图

爆炸水池水下爆炸试验共死亡 15 犬次，存活 27 犬次。根据水下爆炸自由场载荷理论模型(见第七章)，本次试验载荷水平如下：冲击波峰压介于 1.9～13 MPa，气泡脉动峰压介于 257～1 073 kPa，冲击波冲量介于 474～2 215 Pa·s，气泡脉动冲量介于 1 604～6 047 Pa·s。死亡比格犬均显示含气脏器的损伤，如肺、听器、肠道等，其中以肺部损伤最为严重。

典型工况下，受试比格犬同等位置压力与颅内压力所测时域曲线如图 10－6 所示，可见水下爆炸过程中冲击波作用阶段和气泡脉动作用阶段均在比格犬颅内引起了压力响应，由此可知：① 比格犬颅内的压力响应总体随冲击载荷的增加而增大；② 在 1 kg TNT 水下爆炸试验的冲击波作用阶段，比格犬颅内响应峰压与环境峰压的关系通过数据回归大致呈对数变化趋势(图 10-7),而 3.5 kg TNT 水下爆炸试验中数据离散程度较高;③ 在各次水下爆炸试验的气泡作用阶段,比格犬颅内响应峰压与外部冲击载荷无明显对应关系。

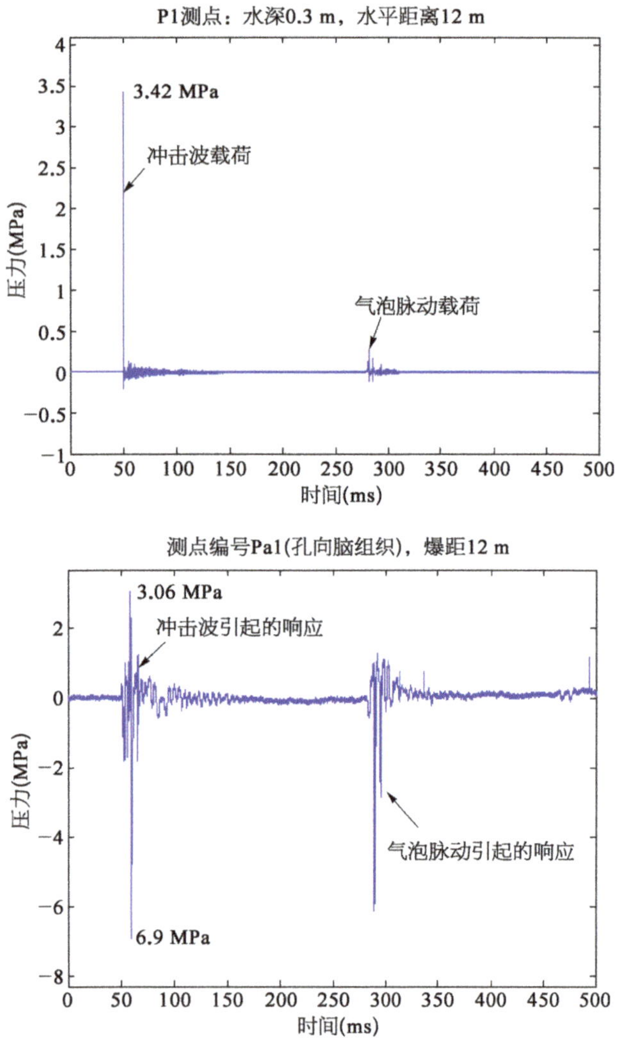

图 10-6 水下爆炸试验环境压力载荷和动物颅内的压力响应

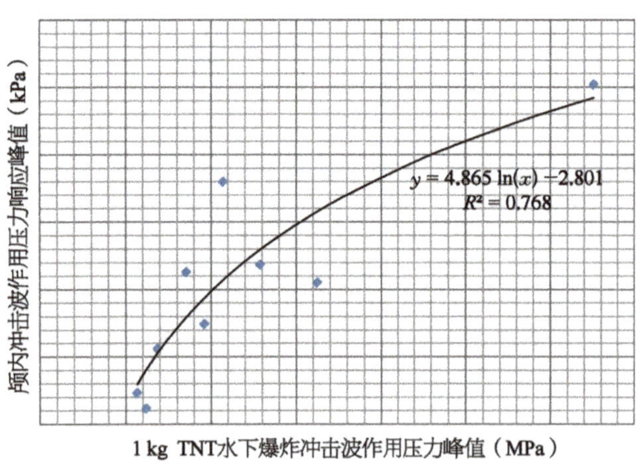

图 10-7 1 kg TNT 水下爆炸冲击波作用阶段时颅内峰压和环境峰压的关系

三、指定海区水下爆炸试验

指定海区水下爆炸试验装置(图 10-8)由水下实验支架、水下呼吸系统和载体平台构成。水下实验支架包括固定框、吊杆、实验臂和动物固定支具;水下呼吸系统由压缩空气罐和水下呼吸装置依次相连而成;相邻 2 个实验臂之间、固定框上设置有载体平台。采用 1 kg 当量的 TNT 作为爆源,通过高速摄影观察 TNT 水下爆炸时,水下冲击波与浸入水中的动物相互作用的过程。

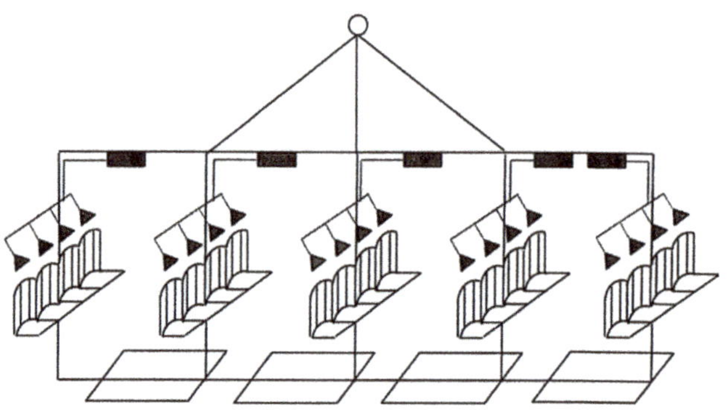

图 10-8 指定海区水下爆炸试验装置

指定海区水下爆炸试验总共进行 3 次爆炸,爆源为 1 kg 当量的 TNT,距水面深度为 1 m。水下高速摄影系统用于观测水下爆炸载荷作用于实验动物的瞬时过程。

取 18 只标准比格犬,雌雄不限,体重为 10～12 kg,身高为 40～55 cm,体长为 50～60 cm。根据比格犬到爆源的距离随机分为 6 组:5 个实验组(距离爆源 5 m、7 m、9 m、11 m、13 m)和 1 个对照组,每组 3 只。实验布设示意如图 10-9 所示。实验组比格犬用 3%戊巴比妥钠(1 mL/kg)腹腔注射麻醉后,戴上呼吸面罩固定于水下爆炸装置上,用岸上吊车升降使动物头颅在水面以下;对照组用同样的方法放入水中,不进行爆炸,将水下高速摄像系统固定于距爆源 5 m 组与 7 m 组实验动物之间,摄像方向朝向 5 m 组动物。比格犬受试情况如图 10-10 所示。

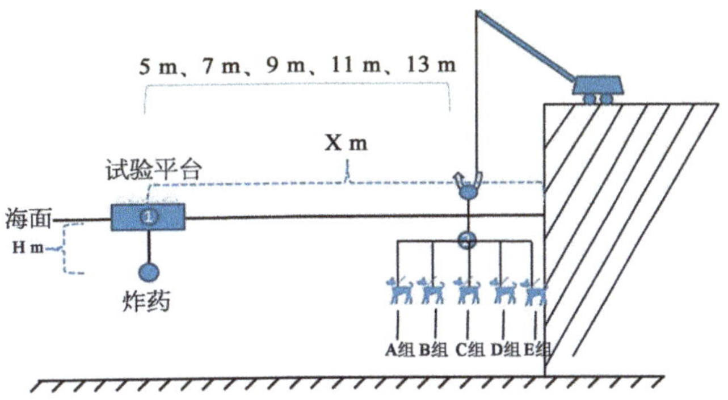

图 10－9　指定海区水下爆炸试验现场布置。试验平台 1：加装冲击响应测量系统、录像系统、传感器；试验架 2：加装录像系统、传感器

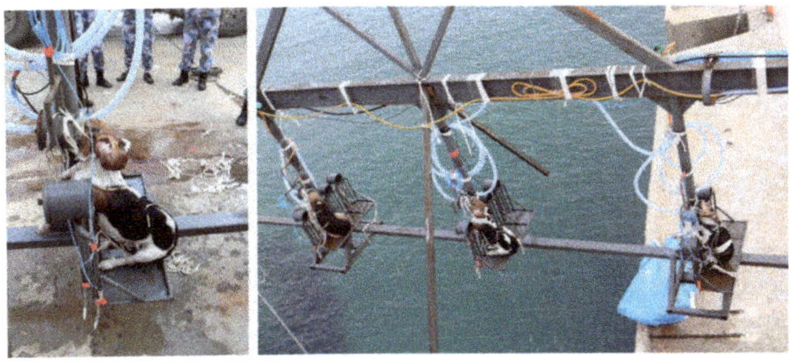

图 10－10　指定海区水下爆炸试验动物受试情况

爆炸后 6 小时对存活比格犬行头颅和胸部 CT 扫描检查，观察爆炸对比格犬颅脑和肺部的损伤情况。爆炸后现场立即对死亡比格犬解剖并取材，存活比格犬在爆炸后 24 小时放血处死。断头取脑，开胸取肺，观察并记录颅脑和肺的大体损伤情况。然后取海马组织及损伤的肺组织标本制作石蜡切片，行苏木精-伊红染色并观察。采用 SPSS 19.0 软件进行统计学处理。呈正态分布的计量资料以 $\bar{x}\pm s$ 表示，各实验组与对照组数据的比较采用两独立样本 t 检验。检验水准(α)为 0.05。

水下高速摄影拍摄频率为 500 帧/s，图 10－11 所示为水下爆炸对实验动物的毁伤，包括冲击波和气泡脉动 2 个过程，冲击波的作用使动物产生的位移更大。

由于试验爆深仅为 1 m，自由水面对载荷的影响不可忽略，不可继续采用自由场载荷理论模型进行计算，而应充分考虑自由面效应。本次试验气泡直径大于爆深，因此气泡破裂，根据自由水面对冲击波影响的线性理论（见第七章），实验组比格犬所受冲击波冲量介于 207.1～969.2 Pa・s。

爆炸后实验组比格犬总死亡率为 40.0%(6/15)，5 m、7 m 和 9 m 组分别死亡 3 只、2 只和 1 只；11 m 及其后的比格犬爆炸后 24 小时内均存活。爆炸后比格犬出现一过性呼吸心跳加速，随后逐渐恢复正常水平。各实验组比格犬均出现不同程度的肺部冲击损伤，主要包括出血、胸腔积液及气胸（图 10－12A），对照组比格犬肺部则没有明显伤情（图 10－12B）。各组比格犬均没有发现明显的颅内出血、骨折等。

头颅 CT 检查示，爆炸伤后 6 小时各实验组比格犬胸部 CT 检查均可见肺纹理增粗紊乱、肺大泡及胸腔积液、气胸等（图 10－12C），对照组未见明显异常改变。实验组和对照组比格犬均未见明显颅内出血、骨折、挫裂伤等（图 10－12D）。

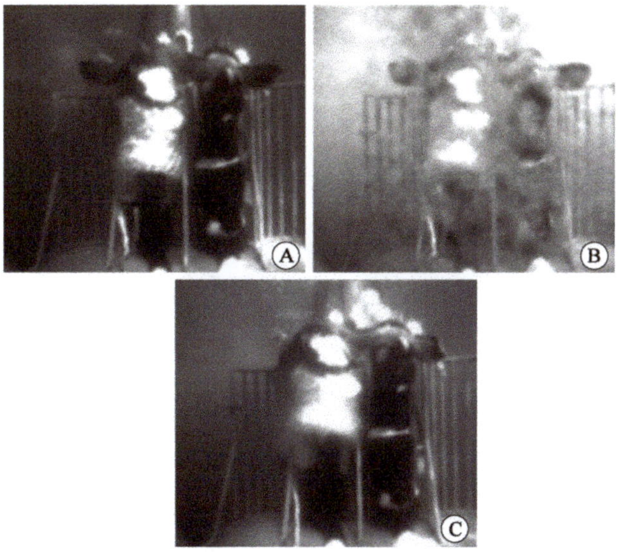

图 10－11　指定海区水下爆炸试验水下高速摄影

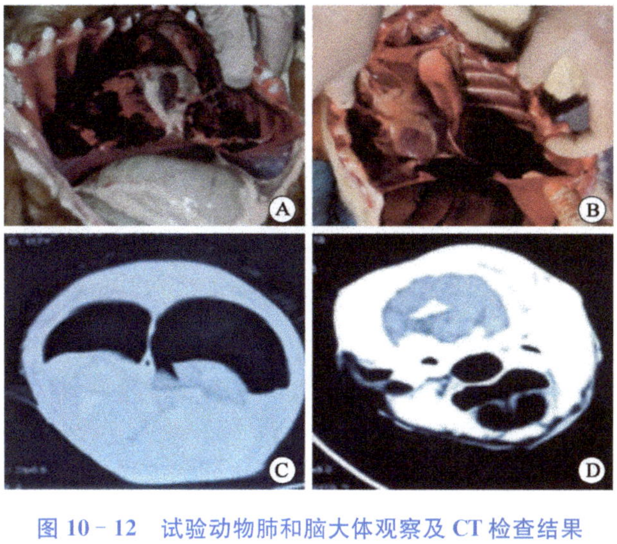

图 10－12　试验动物肺和脑大体观察及 CT 检查结果

实验组比格犬海马组织可见炎症细胞浸润，主要是淋巴细胞（图 10－13A）；肺泡腔可见红细胞淤积、肺小血管充血（图 10－13B）。对照组比格犬海马组织和肺组织均未见明显异常改变（图 10－13C、D）。

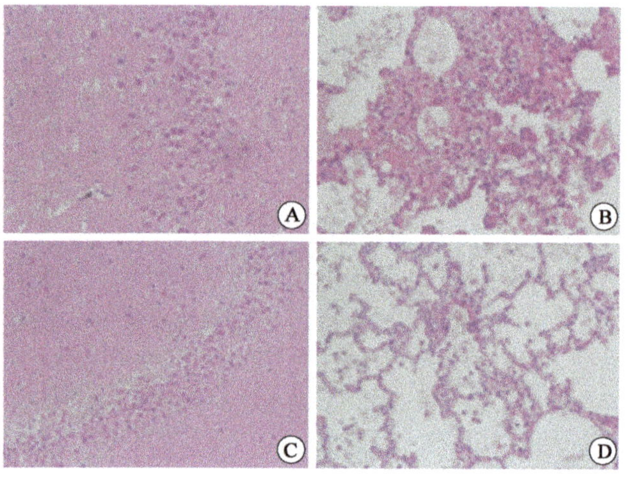

图 10－13 实验组与对照组比格犬海马组织和肺组织苏木精-伊红染色结果

四、比格犬损伤阈值分析

笔者参考以下原则对各位置受试比格犬进行伤情分级。

1. 轻度伤 听器伤、内脏轻度挫伤和体表擦伤等；对战斗力影响不大，无须特殊救治。

2. 中度伤 内脏较大范围挫伤（片状出血或血肿）、较轻的肺水肿、大片软组织伤、单纯脱位、个别无明显变位的肋骨骨折、脑震荡等；预后多良好，一般不需要后送，对战斗力影响较小。

3. 重度伤 内脏破裂、骨折（股骨、脊柱、颅底和多发性肋骨骨折）、较严重的肺水肿、肺出血等；伤势危重，伤情复杂，若不积极治疗，则有生命危险，无法重返战斗，短期内丧失战斗力。

4. 极重度伤 严重颅脑和脊髓损伤、胸腹腔破裂、广泛而严重的肺出血、肺水肿、大血管破裂、肢体离断伴有大出血等；伤势极为严重，如不大力抢救，一般在 24 小时内死亡。

爆炸水池水下爆炸试验根据上述分级方法中对战斗力、救治情况的描述，认为同一载荷工况下，多数死亡为重度、极重度伤，少数死亡或全数存活为轻度、中度伤。

（一）模拟泅渡状态

在水下爆炸过程中，受试比格犬连续遭受冲击波、气泡脉动、负压等载荷，由观测水箱试验可知，在气泡脉动、负压的作用下，比格犬胸腹部遭受了剧烈的拉伸和挤压，这一现象与肺部的巨大损伤形成了对应，可认为是肺等含气器官的过度膨胀、内陷而导致其损伤、破裂。因此，在水下爆炸致伤/致死阈值分析中，需要综合考虑冲击波、气泡脉动、负压等载荷的作用。在浅水范围内气泡脉动压力与负压峰值基本呈线性相关，故选用冲击波、气泡脉动载荷来表征比格犬所受载荷，由于冲击波载荷脉宽相比气泡脉动载荷脉宽更“窄”，冲击波载荷即以冲击波冲量（I_{sh}）进行衡量，而气泡脉动载荷以气泡脉动峰值（P_{m1}）进行衡量。

模拟泅渡状态比格犬试验载荷与最终存活情况统计如图 10－14（P_{m1}－I_{sh}图）所示。图中红线为试验比格犬致死阈值曲线，其中纵线取观测水箱试验 1 只死亡（肺破裂）与 1 只存活（肺水肿、右脑出血）所受冲击波冲量均值（384 Pa · s）；横线取爆炸水池试验/1 只死亡（双肺广泛淤血、鼓膜充血）与一工况（3 只死亡/双肺广泛淤血，1 只存活）所受气泡脉动峰压均值（770.8 kPa）。图中蓝线为试验比格犬重/极重度伤阈值曲线，其中纵线取观测水箱试验 1 只存活（肺水肿、右脑出血）与 1 只存活（B 超未见明显异常）所受冲击波冲量均值（218 Pa · s）；横线取爆炸水池试验一工况（3 只死亡/双肺广泛淤血、肝淤血、肠出血；1 只存活/试验后即刻全身痉挛）与一工

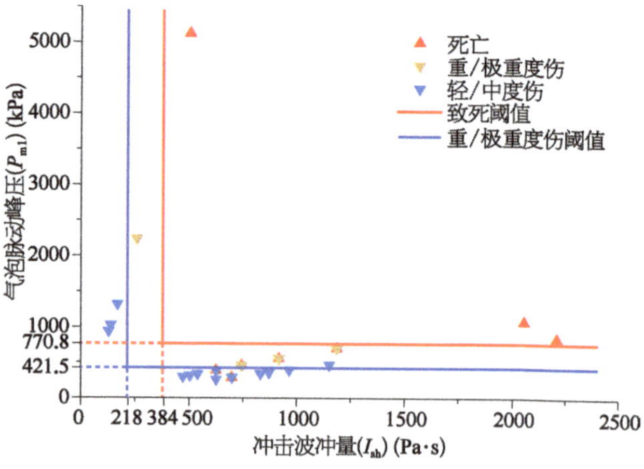

图 10－14 水下爆炸试验载荷与模拟泅渡状态比格犬存活情况统计图

况(3 只存活;1 只死亡/双肺广泛淤血、肝淤血)所受气泡脉动峰压均值(421.5 kPa)。图中蓝线以下为轻度、中度冲击伤区域,两线之间为重度、极重度冲击伤区域,红线以上为致死区域。

(二) 模拟潜水状态

模拟潜水状态比格犬试验载荷与最终存活情况统计如图 10-15(P_{m1}-I_{sh}图)所示。图中红线为试验比格犬致死阈值曲线,其中纵线取观测水箱试验 1 只存活与 1 只死亡(肺水肿、脑水肿)所受冲击波冲量均值(131 Pa·s)。由于指定海区水下爆炸试验自由面效应明显,所以参考观测水箱水下爆炸试验结论,比格犬的损伤半径约为泅渡状态的 2.5 倍,横线即根据泅渡状态致死阈值曲线进行推算,可得气泡脉动峰压阈值约为 330 kPa,图 10-15 中指定海区水下爆炸试验载荷对气泡脉动峰压进行了相应折减。

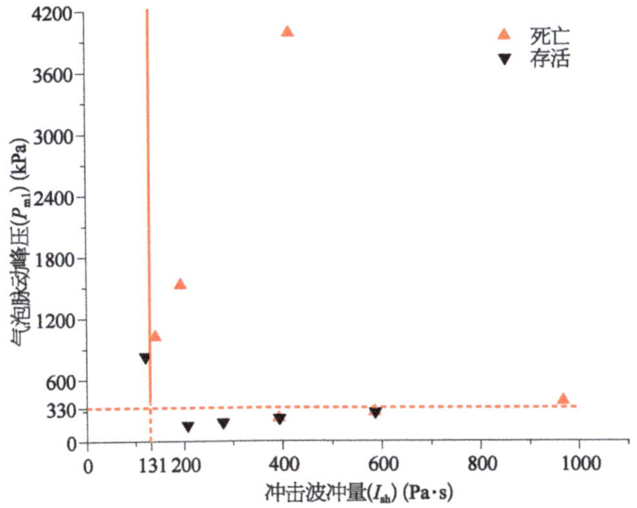

图 10-15 水下爆炸试验载荷与模拟潜水状态比格犬存活情况统计图

五、人员损伤阈值推算

Yelverton 等(1973,1976)利用浸入浅水的体重在 5~40 kg 的陆生哺乳动物(羊、狗、猴子等)开展了水下爆炸对生物的影响效应试验,提出冲击波冲量与动物的损伤程度是相关的。Richardson(1995)引用 Yelverton 等的研究成果,将水下爆炸作用下鱼类的死亡率公式转化为典型大型潜水哺乳动物的死亡率表达公式,可以扩展应用到水下爆炸对潜水人员或游泳者的影响,具体如下。

50%致死率为:

$$\ln(I_{50}) = 5.01 + 0.385\ 7\ln G \qquad (10-1)$$

1%致死率为:

$$\ln(I_1) = 4.55 + 0.385\ 7\ln G \qquad (10-2)$$

式中,G 为动物质量,单位为 kg。

可以看出,该表达式在冲击波冲量的自然对数 $\ln I_{sh}$ 与动物体重 G 的自然对数 $\ln G$ 之间建立了以 0.385 7 为系数的一次关系。在此基础上,类似地,气泡脉动压力的自然对数 $\ln P_{m1}$ 与动物体重的自然对数 $\ln G$ 之间也存在以 0.385 7 为系数的一次关系。因此,笔者通过平均体重为 10 kg 的比格犬的伤情可分别推算出克级、千克级药量以及两位置下致死/伤公式截距系数,从而分别获得与动物体重相关的致死/伤评估公式。

利用 Richardson 的换算方法进行人员阈值推算,可得两位置下比格犬在克级、千克级水下爆炸下的死亡阈值,见表 10-1;由体重与阈值之间的关系推算出两位置下体重 70 kg(中国成年男子平均体重)人员在克级、千克级水下爆炸下的死亡阈值,见表 10-2;典型药量、深度工况下,体重 70 kg 人员致死/伤半径见表 10-3。

表 10-1 比格犬水下爆炸下致死阈值

战位	泅渡		潜水
阈值 \ 受伤程度	致死	重/极重度伤	致死
克级(冲击波冲量 I_{sh},Pa·s)	384	218	131
千克级(气泡脉动压力 P_{m1},kPa)	770.8	421.5	330

表 10-2 体重 70 kg 人员水下爆炸下致死阈值

战位	泅渡		潜水
阈值 \ 受伤程度	致死	重/极重度伤	致死
克级(冲击波冲量 I_{sh},Pa·s)	813.4	461.8	277.5
千克级(气泡脉动压力 P_{m1},kPa)	1 632.7	892.8	699.0

表 10-3 体重 70 kg 人员典型工况水下爆炸下致死半径

战位	受伤程度	药量(kg)	0.1	1	10
		药包深度(m)	1.8	4	8
泅渡	致死	致死/伤半径（爆距，m）	1.9	4.3	9.4
	重/极重度伤		2.82	6.3	14
潜水	致死		3.45	7.7	17.2

六、小结

本节分别介绍了在观测水箱、爆炸水池、指定海区进行的水下爆炸试验，直接观察了气泡载荷与比格犬的相互作用过程，并结合医学检查进行了多种损伤模式分析，主要得到以下结论。

(1) 在观测水箱水下爆炸试验中，气泡以及负压载荷对距径比<3 的受试比格犬更多表现为从体外进行直接压缩、拉扯；对距径比>3 的受试比格犬更多表现为整体摆动；距径比约为 2 时比格犬胸腹部产生较为持续的脉动现象。

(2) 水下爆炸作用下，含气器官如肺、听器等，遭遇冲击波、气泡、负压等载荷的作用，损伤最为严重；此外，无论头部是否露出水面，脑部都会产生一定程度的损伤。

(3) 在同等水下爆炸条件下，且爆深与爆距比介于 0.35～3.33 时，潜水状态比格犬的损伤半径约为泅渡状态的 2.5 倍。

(4) 模拟泅渡状态比格犬水下爆炸致死阈值约为冲击波冲量>384 Pa·s 且气泡脉动峰压>770.8 kPa，致重度伤以下阈值约为冲击波冲量<218 Pa·s 且气泡脉动峰压<421.5 kPa；模拟潜水状态比格犬水下爆炸致死阈值约为冲击波冲量>131 Pa·s 且气泡脉动峰压>330 kPa。

(5) 由比格犬水下爆炸试验结果推算 70 kg 人员在两位置下的损伤阈值可得：泅渡状态水下爆炸致死阈值约为冲击波冲量>813.4 Pa·s 且气泡脉动峰压>1 632.7 kPa，致重度伤以下阈值约为冲击波冲量<461.8 Pa·s 且气泡脉动峰压<892.8 kPa；潜水状态水下爆炸致死阈值约为冲击波冲量>277.5 Pa·s 且气泡脉动峰压>699 kPa。

（沈文妮 陈吉钢）

第二节 第三类冲击伤

人员是舰船执行任务的主体，人员安全关乎舰船战斗力和生命力。海战中舰船遭受水中兵器的非接触水下爆炸，舰船会发生剧烈的冲击运动，这种冲击运动通过船体和甲板作用至人员，可导致人体骨骼、关节、内脏等器官和组织发生不同程度的损伤，甚至危及生命，大大降低人员的作业能力。在水下冲击伤中，舰船舱室内的人员伤害属于第三类冲击伤。冲击损伤引起的人员失效意味着舰船系统功能的丧失，因此人员的冲击安全性是评估舰船作战效能的重要依据，舰船人员冲击损伤研究是舰船抗爆抗冲击研究领域的重要内容，也是提高舰船抗爆抗冲击能力和作战能力的关键。

本节主要介绍水下爆炸引起的舰船冲击环境下舰员损伤的研究成果及方法，主要围绕基础冲击对人体的直接作用（基础冲击伤）和由基础冲击引发的二次损伤（二次冲击伤）。

一、人体姿态及致伤特点

舰船人员冲击损伤研究中，主要关注三种人体姿态：站姿、坐姿、卧姿。站姿和坐姿是舰员作业时的主要姿态，卧姿是舰员休息时的主要姿态。

舰船冲击环境中，舰员位置的基础冲击作用至人体时，一般沿下肢、骨盆、脊柱向上传导，可以造成骨骼系统的严重损伤，同时人体组织器官产生的相对位移大于其承受能力时，会出现变形、撕裂等损伤。人体骨骼的基础冲击伤主要与人体姿态有关，站姿易致下肢骨折，坐姿易致骨盆骨折。卧姿人体由于床垫的缓冲作用，基础冲击致伤情况要好于站姿和坐姿，但是舰船床铺的有效空间使其易于发生二次冲击伤。

二次冲击伤是舰员在基础冲击过程中被抛起、跌倒或坠落所导致的，一般以碰撞伤为主，造成脑外伤、骨折等二次损伤。舰船冲击发生时，作业过程中的舰员易与舰船舱壁结构或周围设备发生碰撞导致二次损伤，在铺位休息的舰员，易被抛起与上铺顶板、床铺护栏发生碰撞，甚至被从高处抛落到舱室地板或与舱壁撞击，造成更为严重或复杂的二次损伤。

舰船冲击容易造成人体内脏器严重损伤，且以实质性器官为主，表现为肝脾撕裂伤、肺挫伤、肾出血等，一般为闭合性损伤，通常表现为"外轻内重"，容易在救治过程中被忽视，造成严重后果。

二、舰船位置基础冲击致伤研究

第二次世界大战以来，西方发达国家的海军把水下爆炸产生的冲击运动对舰船人员的影响与人员防护作为海军的重要课题，花费大量的人力、物力对人体防护问题进行研究。20 世纪七八十年代，苏联(1975)、德国(1985)和美国(1989)相继颁布了有关舰艇人员抗冲击安全限值的国家标准，分别规定了舰艇冲击运动中人体的抗冲耐受阈值，并作为规范应用到舰艇的设计制造。上述标准主要规定了舰船基础冲击载荷与人员致伤情况的关系，具体指标详见第八章。

(一) 人体离体材料试验

人体离体材料主要取自新鲜尸体，与正常人体非常接近，是开展人体损伤强冲击试验比较理想的试验对象。人体离体材料试验主要是为了获取人体冲击损伤力学判据，用于支撑人员冲击损伤预报。20 世纪至今，国外通过对尸体、人体离体材料开展试验给出了人体下肢、脊柱、颈部、头部的力学损伤判据，并由此制定了不同损伤等级(详见第八章)。

1. 20 世纪 90 年代开展的人体离体材料试验

20 世纪 90 年代，中国船舶科学研究中心开展了人体离体材料动态极限承载能力试验研究。受试人体离体材料分为下肢骨骼和脊柱两类：下肢骨骼包括股骨、胫骨、腓骨、跟骨、距骨；每个脊柱截成 8 个功能脊柱段(functional spinal unit，FSU)；受试骨骼取自突然死亡的健康年轻(30 岁左右)男性新鲜尸体，从人死亡到取骨一般不超过 3 小时，骨骼取下后于−20℃以下保存。试验前，骨骼标本室温自然解冻，去除软组织，保留关节面软骨，测全骨长和重量，并进行损伤检查，骨骼两端采用牙托粉和牙托水制作固定平面，便于试验时加载，并尽量接近人体受力情况。

人体下肢骨骼试验分别在材料试验机和落锤式冲击机上实施，按照 0.08 m/s、0.5 m/s、2 m/s、3 m/s 的加载速度测试受试骨骼的极限压缩载荷值，测试结果统计见表 10-4。根据测试结果，随着加载速度的提高，下肢骨骼的破坏载荷相应提高，因此动态破坏载荷与静态载荷有很大差异。用 Ruff 法估算站立人体下肢受垂向冲击作用时所能承受的最大加速度。估算时人体体重为 62 kg，股骨、胫骨、腓骨、跟骨、距骨分别承受体重的 31%、43%、7%、50%、48%。表 10-5 为根据试验测试结果估算出站立人体所能承受的平均最大冲击加速度限值和平均破坏载荷随载荷持续时间的关系，由此导出的回归关系式如下：

$$\begin{cases}\text{股骨：}F=54.154\,48T-0.314\,714\,0\\ \text{胫骨：}F=56.393\,9T-0.256\,873\\ \text{腓骨：}F=4.672\,104T-0.173\,011\,5\\ \text{跟骨：}F=14.202T-0.151\,912\,7\\ \text{距骨：}F=15.567\,261\,18T-0.014\,378\,5\end{cases} \tag{10-3}$$

式中，T 为载荷持续时间，单位为 ms；F 为破坏载荷，单位为 kN。

表 10-4　下肢骨骼破坏载荷试验测试结果(20 世纪 90 年代)

测试参数		股骨	胫骨	腓骨	距骨	跟骨
静态破坏载荷均值(N)		8 800	12 681	1 482	13 916	6 430
加载速度 0.08 m/s	破坏载荷均值(N)	10 500	15 066	2 093	18 800	7 000
加载速度 0.5 m/s	破坏载荷均值(N)	16 100	20 700	3 800	17 200	9 100
加载速度 2 m/s	破坏载荷均值(N)	24 420	32 412	—	10 056	10 010
	载荷平均脉宽(ms)	5.5	3.84	—	9.42	7.7
加载速度 3 m/s	破坏载荷均值(N)	57 710	62 606	3 867	18 476	14 460
	载荷平均脉宽(ms)	3.76	2.96	2.1	5.0	4.9

表 10-5 站立人体下肢垂向冲击最大加速度估算值(20 世纪 90 年代)

骨骼名称	动态破坏载荷(N)	最大加速度(g)	载荷持续时间(ms)
股骨	57 710	300.6	3.76
	24 420	127.2	5.5
	14 600	55.6	20.0
	11 113	42.6	156.5
	8 820	33.7	>500
胫骨	62 606	254.4	2.96
	32 412	108.0	3.84
	19 467	66.8	20.0
	14 743	50.3	181.7
	12 940	43.4	>500
腓骨	3 867	89.9	2.1
	3 400	68.7	20
	1 847	37.5	183.3
	1 500	30.0	>500
距骨	18 476	62	5.0
	10 056	33.5	9.4
	17 733	57.2	12
	15 333	49.5	53.3
	14 270	47.9	>500
跟骨	14 460	46.5	4.9
	10 010	32.3	7.7
	8 267	26.7	12
	6 120	19.7	65
	6 430	20.7	>500

采用相同的测试方法和测试手段，通过对人体离体脊柱功能段进行试验测试，估算出坐姿人体所能承受的平均最大冲击加速度限值和破坏载荷值(表 10-6)。根据测试结果，腰椎动载荷与载荷持续时间的回归式为：

$$Y = 11.194\,347T - 0.053\,752\,196 \quad (10-4)$$

式中，T 为载荷持续时间，单位为 ms；Y 为破坏载荷，单位为 kN。

表 10-6 站立人体下肢垂向冲击最大加速度估算值(20 世纪 90 年代)

骨骼名称	动态破坏载荷(N)	最大加速度(g)	载荷持续时间(ms)
腰椎	11 793	35.0	1.22
	10 200	29.4	1.65
下部胸椎	8 264	33.3	1.18
	9 008	36.3	1.28
上部胸椎	6 720	54.2	1.05
	6 968	56.2	1.25

上胸椎与下胸段因数据量不够充足，无法回归出近似的回归公式，腰椎的回归式可近似作为脊柱破坏载荷的依据。

上述人体离体材料试验研究的意义在于，结合舰船人员抗冲击研究的目的，测取了人体骨骼动态极限承载能力数据，建立了冲击损伤判据，为相关标准的制定提供了支撑。

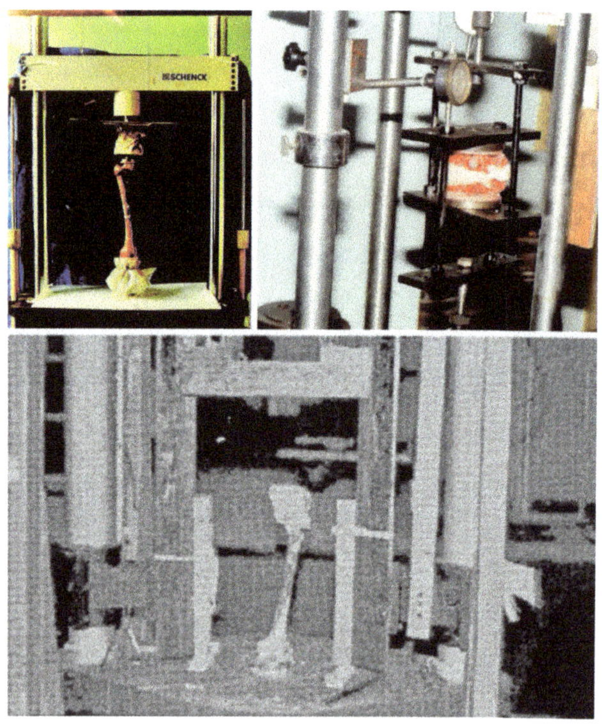

图 10-16 人体离体骨骼试验(20 世纪 90 年代)

2. 2007 年开展的人体离体材料试验 上海交通大学等采用与 20 世纪年代相同的试验方法开展人体离体下肢骨骼轴向压缩损伤特性研究。试验对象为从 12 例年轻男性尸体上取出的双侧成对下肢，含股骨、胫骨、腓骨、距骨、足骨各 12 对，其中 7 对用于在材料试验机上开展静态加载试验(加载速率为 10 mm/min，应变率介于 $3.8 \times 10^{-4} \sim 5 \times 10^{-3}$/s)，

5 对用于在中国船舶科学研究中心的落锤冲击机上进行动态测试，冲击速度按照水下爆炸试验的测试数据设定为 2.5 m/s，对应落锤冲击机的工况参数为锤重 40 kg，锤高 32 cm。

上述试验通过测得人体离体下肢骨骼在静态、动态受压破坏时的最大变形量（表 10－7），在假设人体质量为 66 kg 的基础上给出受试骨骼静态、动态测试的极限载荷，估算加速度和动静比（表 10－8），最后根据动荷系数计算公式给出受试骨骼的动荷系数（表 10－9）。

表 10－7　下肢骨骼静态、动态压缩破坏变形量（2007 年）

骨骼名称	静态测试结果		动态测试结果	
	最大压缩变形(mm)	最大相对压缩变形(%)	最大压缩变形(mm)	最大相对压缩变形(%)
股骨	7.62±2.91	1.73±0.63	10.66±0.69	2.31±0.15
胫骨	3.28±1.09	0.91±0.28	5.38±0.92	1.41±0.24
腓骨	2.50±1.33	0.71±0.36	7.87±0.26	2.11±0.07
距骨	1.8±0.41	5.44±1.35	3.64±0.16	9.53±0.42
跟骨	2.00±0.82	2.55±1.04	5.18±0.22	6.70±0.28

注：最大相对压缩变形＝最大压缩变形/骨骼长度。

表 10－8　静态、动态轴向压缩载荷测试结果（2007 年）

骨骼名称	负重体重比(%)	负载重量(N)	静态测试结果		动态测试结果		动静比
			极限载荷(N)	估算加速度(g)	极限载荷(N)	估算加速度(g)	
股骨	43	278	8 820±1 940	31.73±6.98	13 007±561	46.79±2.02	1.475
胫骨	48	310	12 681±4 126	40.91±13.31	20 313±1 788	65.53±5.77	1.602
腓骨	8	52	1 470±461	28.27±8.87	3 916±478	65.31±9.20	2.664
距骨	50	323	13 985±2 989	43.30±9.25	19 980±1 082	64.45±3.49	1.429
跟骨	48	310	6 301±1 617	20.32±5.22	11 893±553	36.82±1.71	1.887

注：取样尸体体重介于 62～68 kg，表中人体体重按 66 kg 设定。动静比＝动态压缩极限载荷(N)/静态压缩极限载荷(N)。

表 10－9　下肢骨骼的动荷系数（2007 年）

骨骼名称	下落高度 H (cm)	静扰度 σ (mm)	动荷系数 K
股骨	32	0.8	29.30
胫骨	32	0.17	62.37
腓骨	32	0.75	30.23
距骨	32	0.20	57.58
跟骨	32	0.18	60.64

注：动荷系数 $K=1+(1+2H/\sigma)0.5$。

国外文献中，Yamada 等通过试验确定股骨轴的轴向压缩失效载荷分别为 7.72 kN(男性)、7.1 kN(女性)，股骨颈发生骨折时的载荷分别为 7.99 kN(男性)、4.96 kN(女性)。Patrick 等通过尸体的冲击试验，确定股骨动态压缩载荷耐受值为 6.2 kN。美国联邦机动车辆安全标准 FMVSS 208 规定的大腿轴向负荷的损伤指标为 10 kN，当把股沟的两端填补以避免产生局部破坏时，胫骨轴的轴向压缩失效载荷分别为 10.4 kN(男性)、7.5 kN(女性)。Yoganandan 通过摆锤装置施加动态载荷到趾骨上，观察跟骨和远端胫骨的骨折情况，认为发生 50%可能性损伤的轴向力为 6.7 kN，当远端胫骨轴向载荷为 5.2 kN 和 6.8 kN 时，分别对应的骨折可能性为 25%和 50%。Mertz 等把小腿轴向负荷的损伤指标定位 8 kN。日本的 Minoru 通过人体离体跟骨跌落试验，测得冲击速度在 2.8～3.14 m/s 时，跟骨骨折峰值载荷在 9.0～11.0 kN。2007 年试验测得股骨静态、动态破坏载荷分别约为 8.82 kN 和 13.0 kN，胫骨静态、动态破坏载荷分别约为 12.7 kN 和 20.3 kN，跟骨静态、动态破坏载荷分别约为 6.30 kN 和 11.9 kN，测试结果与国外文献基本相当。

人体承受轴向压缩的耐受程度，很大程度上取决于下肢骨骼的轴向抗压强度。站立人体在垂向冲击加速度作用下，当下肢骨骼受到的压缩载荷超过其抗压强度（或损伤阈值）时，即可产生冲击加速度损伤，所以测试下肢骨骼的抗压性能可预测下肢骨骼损伤的可能性及其发生部位，为舰船人员冲击安全性评估提供重要的依据。

（二）人体试验

本节所述人体试验包括真人试验和假人试验。真人试验是人员冲击损伤试验研究中最为真实的试验手段，试验结果最为可信，但是此类试验具有一定的危险性，试验安全是必须要考虑的问题，试验的冲击强度必须限制在很小的范围内，因而无法开展强冲击试验条件的研究。真人试验主要用于反映基础冲击载荷在人体的传递规律，以及对舰员心理和神经功能的影响。

假人试验采用模拟人试验装置作为试验对象，这种试验装置在一定程度上模拟了人体，但是不可能完全模拟复杂的人体结构，假人试验适用于冲击环境较为严酷的试验研究，测试结果是对人体冲击损伤预报的有益补充。近 20 年来，假人试验多采用美国产的假人作为试验对象，美国产假人以欧美人体作为参照，与中国人体外形有着一定的区别。我国舰船冲击假人试验一般均采用美国第 50 百分位 HybridⅢ假人作为试验对象，美国第 50 百分位的人体参数与中国第 10、50、95 百分位的人体参数比较见表 10 - 10。通过比较可见：美国第 50 百分位对中国第 50 百分位体重参数偏差为 27.3%，身高偏差为 4.6%，坐高偏差为 2.6%，坐姿眼高偏差为 0.6%；而美国第 50 百分位与中国第 95 百分位的体重偏差为 0.1%，身高偏差为 0，坐高偏差为 2.7%，坐姿眼高偏差为 5%。从体重和身高上看，美国第 50 百分位的人体参数相当于中国第 95 百分位的人体参数。近年来符合中国人人体特征的假人模型已研制成功，并逐步应用于我国的人体损伤研究中。

表 10 - 10 美国人体第 50 百分位与中国成年男子人体尺寸比较

国别	百分位	体重(kg)	身高(mm)	坐高(mm)	坐姿-眼高(mm)
美国	50	75.1	1 755	932	803
中国	10	50	1 604	870	761
	50	59	1 678	908	798
	95	75	1 755	958	847

1. 人体跌落冲击试验　20 世纪 90 年代，中国船舶科学研究中心开展了人体跌落冲击试验，试验通过测量冲击加速度获取人体不同部位的传递特征，为建立和完善人体站姿和坐姿的动响应模型提供依据。

受当时条件所限，中国船舶科学研究中心首先按照人体跌落冲击试验的需求研发了一型人体跌落试验装置（图 10 - 17）。该型试验装置由支承平台、导向杆、基础框架和砂箱组成，支承平台由四根导向杆约束，只可做垂向运动；支承平台长 1 m、宽 0.8 m，最大承载能力为 150 kg，可进行人员站姿和坐姿跌落试验，跌落高度为 5～25 cm，按照 5 cm 间隔等距设置有 5 档；使用时，提升至额定高度支承平台在释放后垂直跌落在底部的砂箱内。装置在技术设计时着重考虑了工作台面的固有频率，支承平台的固有频率按照人体内脏局部固有频率（大致为 4～5 Hz）的 10 倍进行设计，平台固有频率不小于 60 Hz，以避免对人体测试结果产生干扰。

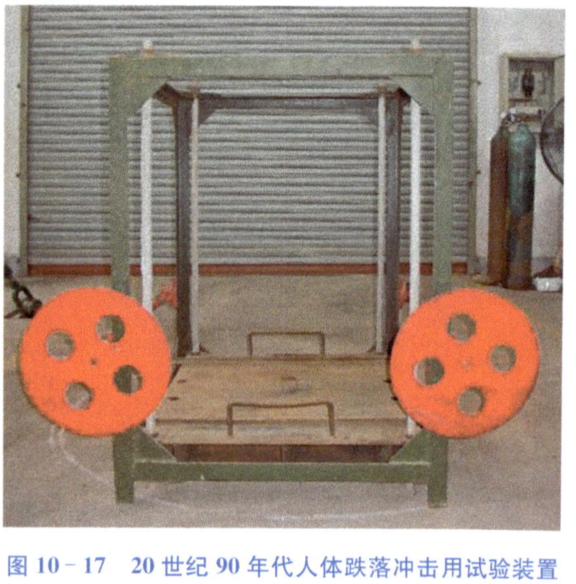

图 10 - 17　20 世纪 90 年代人体跌落冲击用试验装置

试验在自愿基础上，选择 6 名身高介于 1.72～1.75 m、体重介于 62.5～70.5 kg、年龄介于 19～22 岁的青年男子，分别按照站姿和坐姿，以及 5 种跌落高度进行冲击试验，最大冲击速度介于 1～2.5 m/s。试验时，受试者身上布置有 6 个加速度测点，支撑平台和座椅上各布置有 1 个加速度测点，如图 10 - 18 所示。

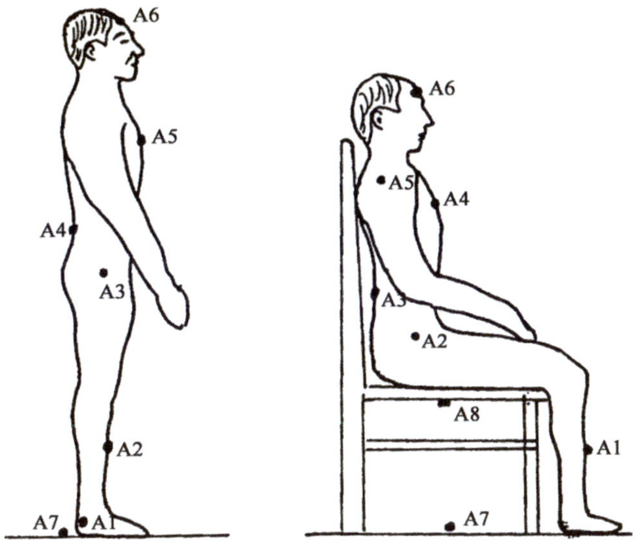

图 10-18　人体跌落冲击试验测点布置示意图

在当时，此次试验获得了珍贵的真人冲击加速度响应数据，为以后人员抗冲击研究提供了试验数据，典型测试结果如图 10-19、图 10-20 所示。在试验分析时，试验人员试图用传递函数法探索人体各部位的优势频率与最大冲击速度的关系，但是离散性较大，规律性不强，这也体现了人体的复杂性。

2. 水下爆炸冲击真人和假人的试验比对　2007 年开展的海上实船水下爆炸冲击试验中，首次在实船环境中将假人和真人结合在一起进行了人体冲击动响应试验测试。试验选用美国第 50 百分比 HybridⅢ假人和与假人身高、体重接近的舰员作为试验对象，假人和舰员均以坐姿受试，并布置在实船上相同的位置。

试验中主要测试假人、真人头部的三向加速度（Z 向为实船垂向、Y 向为实船横向、X 向为实船纵向）和坐垫 Z 向加速度，假人头部三向加速度传感器位于头部质心，真人头部三向加速度传感器采用绷带固定在被试舰员的额头。

试验采用沉底水雷进行水下爆炸试验，在 150 m、120 m、100 m 的爆距上各进行 1 次试验，测试结果统计见表 10-11，典型测试结果曲线如图 10-21 所示。从测试结果看，假人和真人的测试结果存在一定的差异，在冲击输入载荷接近时差异最小，产生差异的原因可能在于：一是传感器布置位置和方式不同，二是假人较真人无心理因素干扰。根据试验结果可见，假人可在舰船危险的冲击环境下替代真人进行试验，其测试数据一致性较好。

3. 实船水下爆炸试验中的舰员监测　在近年某次实船海上水下爆炸试验中，开展了舰员冲击响应试验研究。试验时，选取 9 名舰员作为对象，年龄为 21～55 岁，身高为 160～180 cm，体重为 48～78 kg，试验前经体检确认所有参试舰员均健康，另设置 1 名假人作为试验对象。

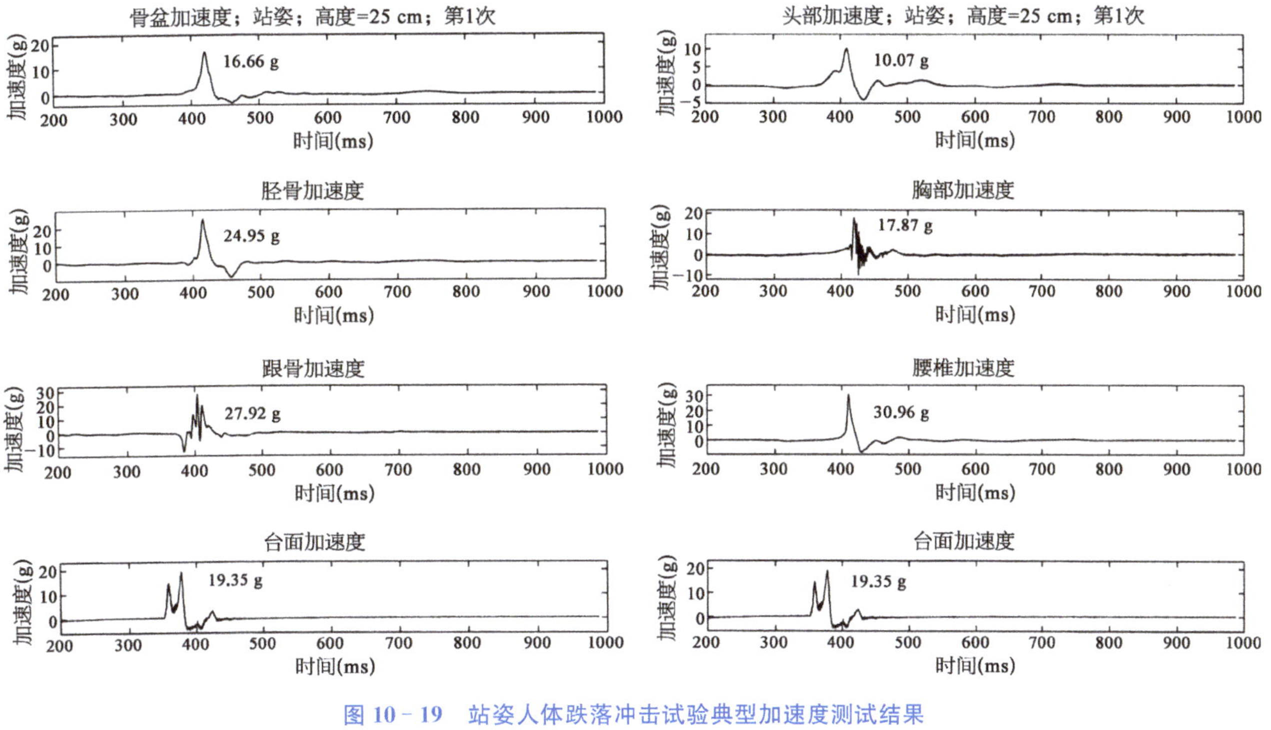

图 10-19　站姿人体跌落冲击试验典型加速度测试结果

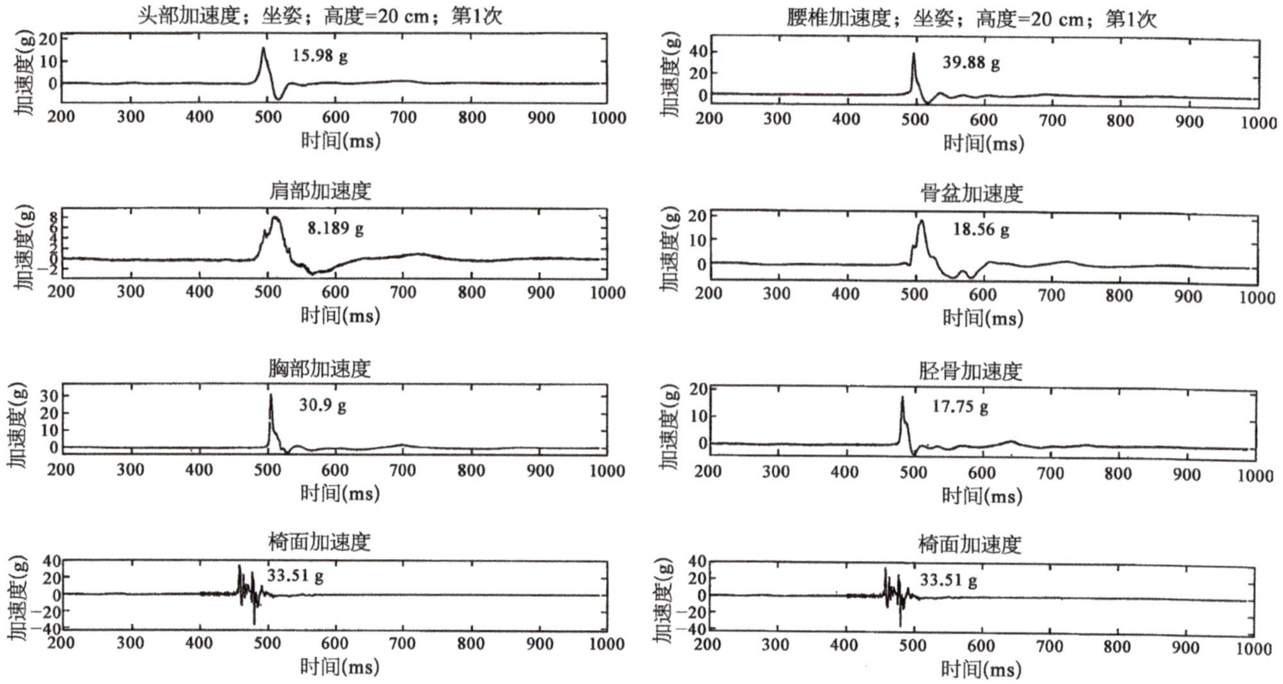

图 10-20　坐姿人体跌落冲击试验典型加速度测试结果

表 10-11　实船水下爆炸试验中假人和真人的测试结果

爆距(m)	三向合成加速度最大值(g)		比　对
	假　人	真　人	真人最大加速度/假人最大加速度
150	3.1	1.5	48%
120	2.65	1.59	60%
100	2.38	2.07	87%

此次试验采用 1 000 kg TNT 当量的沉底水雷在距离正常航行舰艇 100 m 处实施水下爆炸，试验时除位于指挥室的 1 名舰员取坐姿外，其余 8 人均为站姿，假人取坐姿，设置在坐姿舰员旁边，爆炸前站姿舰员同一采取屈膝姿势。参试舰员和假人均佩戴专门研制的动态多参数胜利记录检测仪进行生理参数及冲击加速度测试，舰员和假人佩戴检测仪的部位均一致，位于胸部中央。检测仪加速度测试的采样频率为 25 Hz，滤波截止频率为 10 kHz。

试验后，受试舰员体表心脏位置测得的垂向冲击加速度峰值为 2.17 g，横向冲击加速度峰值为 0.66 g，均在人体可承受范围内；假人胸部测得的垂向冲击加速度峰值为 1.92 g，横向冲击加速度峰值为 0.85 g，高于同一位置相同姿态的人体（垂向冲击加速度峰值为 1.59 g，横向冲击加速度峰值为 0.48 g）。

根据检测仪测得的指标，爆炸前 30 分钟部分试验人员心率明显增快，最快瞬时心率增至 107～171 次/min，相当于最大心率的 55%～96%（最大心率按“220－年龄”计算），最快心率为(125.67±14.26)次/min，最快心率出现于试验指挥人员。爆炸后 30 分钟参试舰员最快瞬时心率为 113～155 次/min，相当于最大心率的 60%～80%，最快心率为(129.44±14.26)次/min，最高心率出现于科研负责人员。爆炸后 30 分钟参试舰员平均心率较爆炸前 30 分钟明显加快。9 名舰员爆炸前 30 分钟有 3 人出现 8 次室性期前收缩，爆炸后 30 分钟有 4 人出现 5 次室性期前收缩。爆炸前后 30 分钟呼吸率均有增快，爆炸前 30 分钟最快呼吸率为 22～28 次/min，爆炸后 30 分钟最快呼吸率为 24～33 次/min，爆炸后最快呼吸率为(28.00±2.74)次/min，高于爆炸前的(25.89±2.57)次/min。参试舰员体表温度爆炸前后无明显变化。

试验期间对参试舰员进行了问卷调查。对于佩戴检测仪，7 人无不适感，2 人稍有不适感；爆炸临近时，5 人心率明显增快，2 人稍有增快，2 人基本不变，3 人呼吸明显增快，3 人基本不变；爆炸后，3 人心率恢复很快，2 人一般，4 人较慢，4 人呼吸恢复很

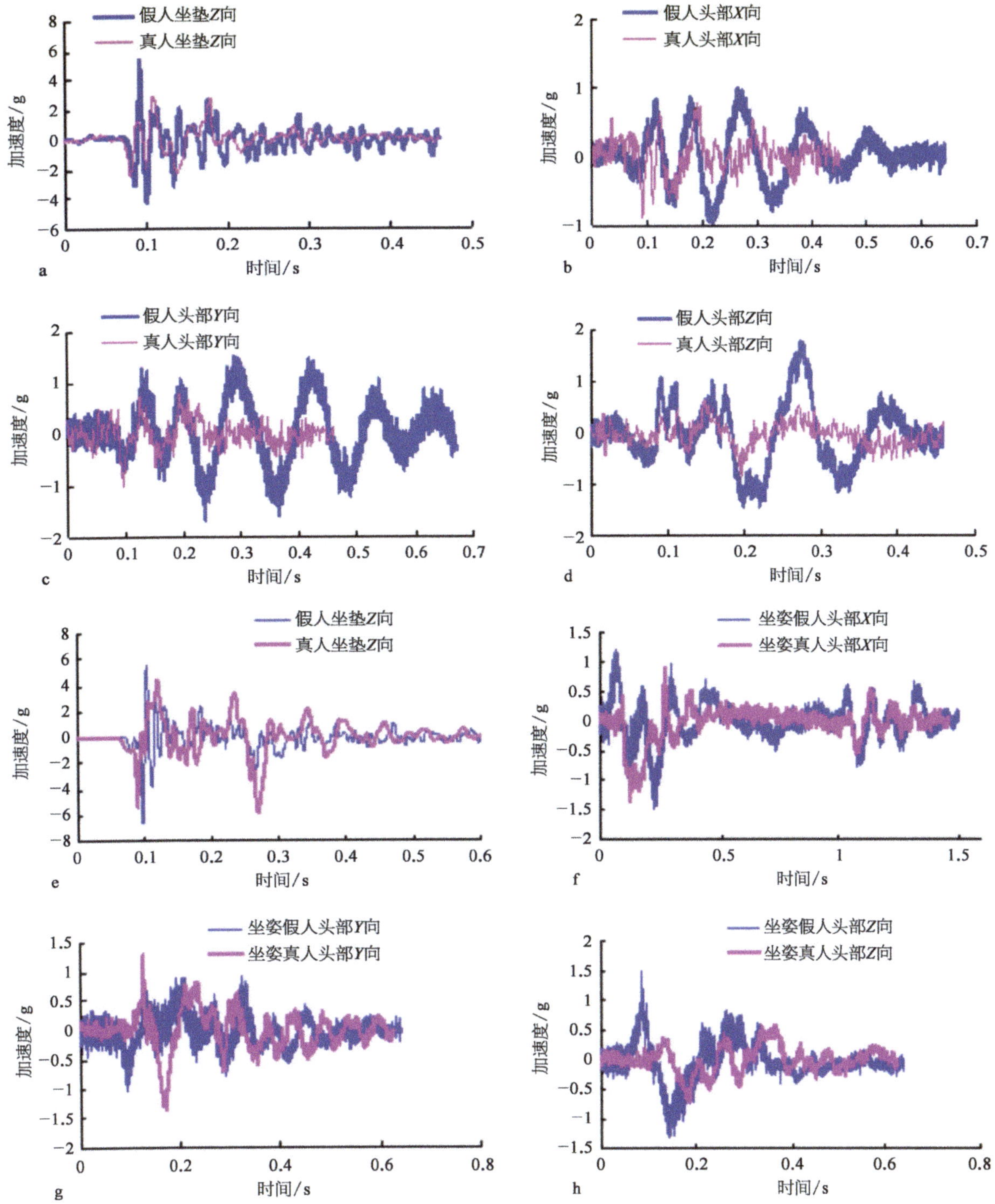

图 10－21　海上实船水下爆炸试验假人和真人加速度测试结果

a～d. 目标爆距 120 m 真人和假人冲击响应对比。a. 坐垫加速度；b. 头部 X 向加速度；c. 头部 Y 向加速度；d. 头部 Z 向加速度。e～h. 目标爆距 100 m 真人和假人冲击响应对比。e. 坐垫加速度；f. 头部 X 向加速度；g. 头部 Y 向加速度；h. 头部 Z 向加速度

快，2 人一般，3 人较慢；爆炸后 9 名舰员除自感心率、呼吸增快以外，无其他不适。

通过试验可见，实船海上水下爆炸试验对人体自主神经功能有较大影响，受试人员表现出较高的交感神经兴奋水平，表明人员处于紧张应激状态。

4. 围绕潜艇艇员抗冲击开展的假人试验研究　2017 年起，某研究中心围绕潜艇艇员冲击防护技术开展了较为系统的研究，其中就包含假人潜艇位置的水下爆炸冲击试验研究。试验采用美国的 FAA－HybridⅢ第 50 百分位假人作为试验对象，该型假人

通过转换组件可实现站立姿态和坐姿。假人各部件质量统计见表 10 - 12。

表 10 - 12 FAA - Hybird Ⅲ第 50 百分位男性模拟人各部件质量

部件名称	头部	颈部	上躯干	下躯干	上肢	下肢
质量(kg)	4.54	1.54	17.19	21.77	8.53	23.31

项目试验采用一型舱段模型(图 10 - 22)作为试验平台,该模型以典型潜艇舱段为原型,按照一定的缩尺比设计,采用特种钢材制作而成。整个舱段模型主要由中部的加筋圆柱壳段、两端的椭球封头和筒体底部基座组成。模型总长约 4.7 m,圆柱壳段内径 2.3 m,耐压壳板厚度 10 mm,耐压壳平直段长度约 3.3 m。由于试验的需要,耐压壳不能加工安装横舱壁,因此在横舱壁所在位置的耐压壳外表面用强 T 型材加强,模拟横舱壁处的边界条件。

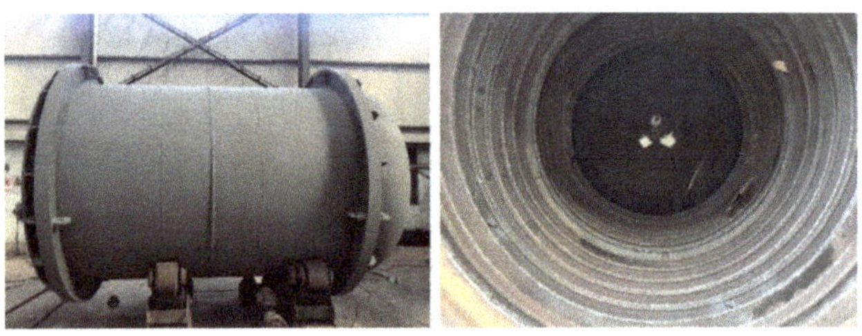

图 10 - 22 假人试验用潜艇舱段模型

项目试验中,假人分别按站姿、坐姿、卧姿在模拟潜艇的舱段模型中进行水下爆炸试验。假人以不同姿态受试时均配置了相应的防护装具(图 10 - 23):站姿假人穿戴具有较好减震性能的气垫运动鞋;坐姿假人安置在抗冲击座椅上并配置五点安全带;卧姿假人安置在缓冲床铺上,床铺上采用 75 mm 厚的乳胶海绵作为床垫。

项目基于相关标准要求潜艇耐压壳承受的常规武器 TNT 当量开展试验工况设计。参照潜艇的抗冲击设计要求,基于缩比关系,本次试验的爆炸载荷按照 0.4 的冲击因子设定(图 10 - 24)。试验药量选定的主要原则是药量不能过小,确保作用到舱段模型不同位置的能流密度差异不大,避免过大的局部效应。按照 0.4 的冲击因子,本次假人舱段模型水下爆炸试验选取 2 kg TNT 作为试验药量,最小爆距为 3.5 m。试验工况设置时考虑了三种装药相对于模型的攻角:0°、45°、−45°。0°攻角时,装药和模型中轴线处于同一水平面,试验时模型内的冲击载荷以横向为主;45°和−45°攻角时装药分别位于模型的斜下方和斜上方,试验时模型内垂向和横向冲击载荷耦合作用于受试对象。不同攻角的工况设置情况见表 10 - 13。

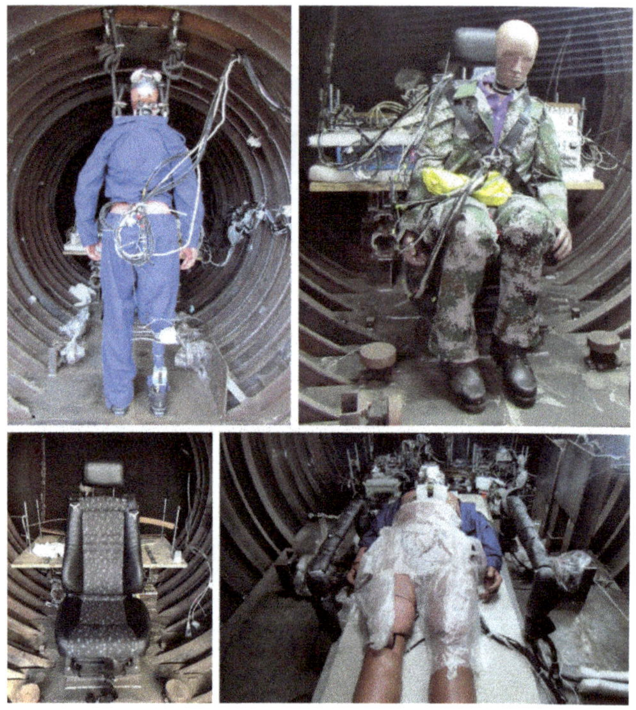

图 10 - 23 不同姿态带防护装具的假人

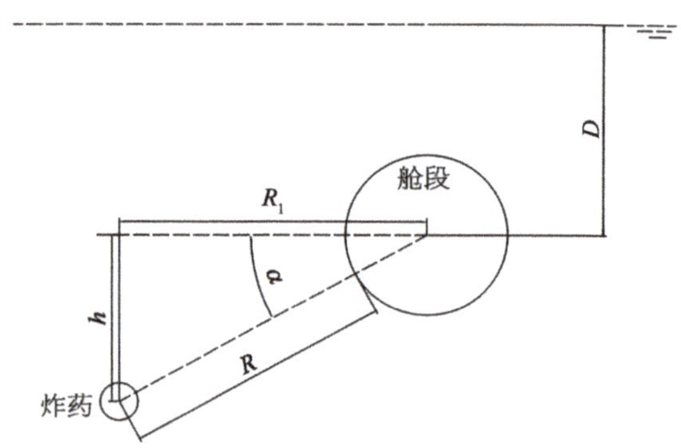

图 10 - 24 舱段模型水下爆炸试验爆炸方位示意图

表 10 - 13 假人舱段模型水下爆炸试验工况设置

攻角 (°)	冲击因子 *SF*	TNT 装药量 *W*(kg)	爆距 *R* (m)	假人受试姿态
0	0.2	2	7.0	站姿、坐姿
	0.3	2	4.7	
	0.4	2	3.5	

续　表

攻角 (°)	冲击因子 *SF*	TNT 装药量 *W*(kg)	爆距 *R* (m)	假人受试姿态
45	0.2	2	7.0	站姿、坐姿、卧姿
	0.3	2	4.7	
	0.4	2	3.5	
−45	0.3	2	4.7	卧姿
	0.4	2	3.5	

注：冲击因子 $SF = \sqrt{W}/R$。

试验测试工作由基础冲击环境测试和假人动响应测试两部分组成。基础冲击环境测试主要是对舱段模型假人布放基础位置开展三向冲击加速度测量，测量区域分迎爆面和背爆面。假人动响应测试除假人自带测试通道外，还对假人头部等位置开展了位移测量，以监测假人在试验过程中的位置变化。此外，模型内部还设置监测摄像头并配套了照明灯，用以拍摄模型位于水下时内部的情况。

试验后，不同攻角水下爆炸舱段模型内的最大冲击环境见图 10-25～图 10-27，假人冲击动响应测试结果见表 10-14。根据测试结果，此次试验得出以下结论。

假人各部位的动响应曲线均有三个较大的峰值，时间点分别位于冲击波作用结束阶段、一次气泡脉动结束阶段和二次气泡脉动结束阶段，如图 10-28 所示。

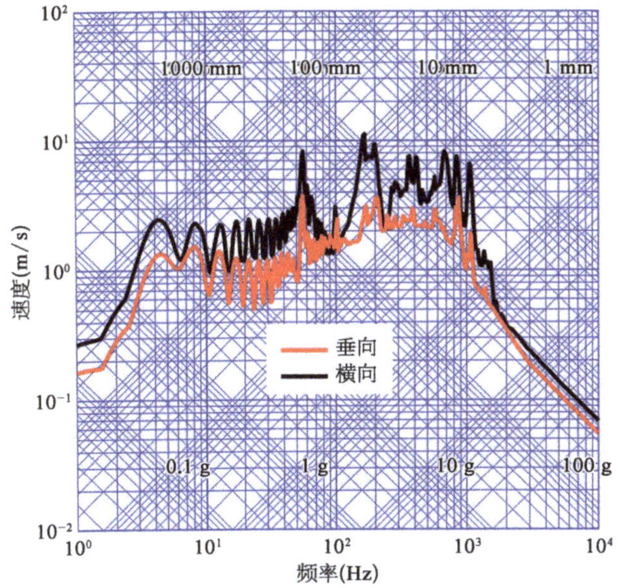

图 10-25　舱段模型水下爆炸试验冲击环境测试结果(攻角 0°)

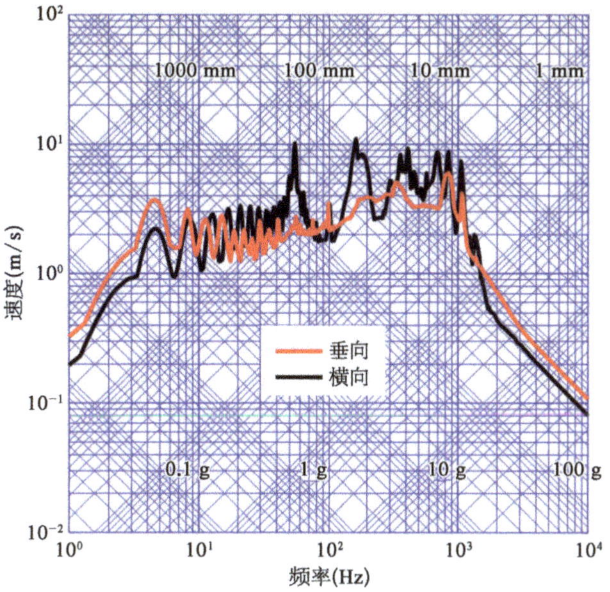

图 10-26　舱段模型水下爆炸试验冲击环境测试结果(攻角 45°)

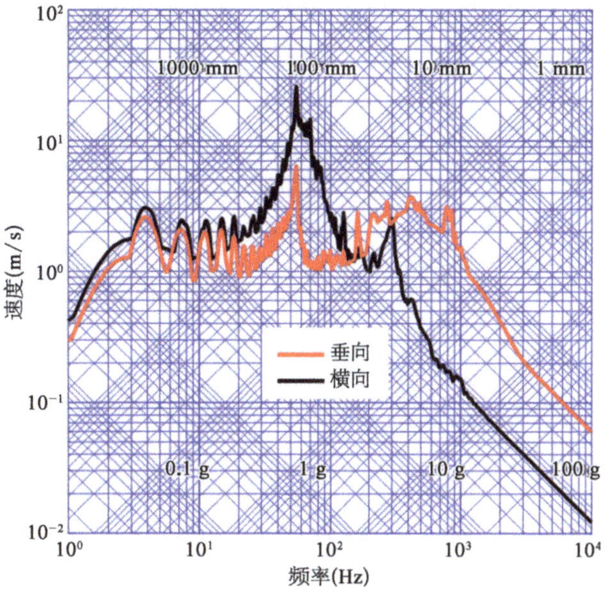

图 10-27　舱段模型水下爆炸试验冲击环境测试结果(攻角 −45°)

假人绝大部分部位在一次气泡脉动结束时的加速度和力响应峰值要高于冲击波作用结束时刻和二次气泡脉动结束时刻，这说明模拟人各部位的响应频率与气泡脉动的频率最接近。

相同冲击因子下，45°攻角试验工况中站姿假人的横向位移大于 0°攻角试验工况，且姿态变化更加明显，主要体现了横向和垂向冲击载荷的耦合效应。

表 10 - 14 舱段模型水下爆炸试验假人冲击动响应测试结果

攻角(°)	冲击因子 SF	测试参数	站姿假人	坐姿假人	卧姿假人	攻角(°)	冲击因子 SF	测试参数	站姿假人	坐姿假人	卧姿假人
0	0.3	头部 X 向最大加速度(g)	0.5	0.98	1.2	45	0.4	头部 X 向最大加速度(g)	2.7	3.8	3.0
		头部 Y 向最大加速度(g)	1.2	2.17	2.7			头部 Y 向最大加速度(g)	3.6	6.9	2.8
		头部 Z 向最大加速度(g)	1.2	1.54	1.2			头部 Z 向最大加速度(g)	8.2	12.9	2.8
		颈部 X 向最大力(N)	—	—	32.9			颈部 X 向最大力(N)	—	—	60.9
		颈部 Y 向最大力(N)	130	—	86.6			颈部 Y 向最大力(N)	170	260	59.3
		颈部 Z 向最大力(N)	230	—				颈部 Z 向最大力(N)	480	620	—
		颈部绕 Y 向最大力矩(N·m)	2.5	—	2.2			颈部绕 Y 向最大力矩(N·m)	43	11.9	5.1
		大腿 Z 向最大力(N)	900	—	—			大腿 Z 向最大力(N)	1 600	290	—
		小腿 Z 向最大力(N)	800	0.3	—			小腿 Z 向最大力(N)	1 500	2 010	—
		腰椎 Z 向最大加速度(g)	—	—	2.0			腰椎 Z 向最大加速度(g)	—	—	4.4
		腰椎 Y 向最大加速度(g)	—	—	2.2			腰椎 Y 向最大加速度(g)	—	—	2.1
		小腿 Z 向最大加速度(g)	—	—	3.3			小腿 Z 向最大加速度(g)	—	—	6.6
		小腿 X 向最大加速度(g)	—	—	2.1			小腿 X 向最大加速度(g)	—	—	3.2
		腰椎 X 向最大力(kN)	—	—	83.1			腰椎 X 向最大力(kN)	—	—	218.4
		腰椎 Y 向最大力(kN)	—	—	98.6			腰椎 Y 向最大力(kN)	—	—	82
0	0.4	头部 X 向最大加速度(g)	—	—	6.0	−45	0.4	头部 X 向最大加速度(g)	—	—	2.7
		头部 Y 向最大加速度(g)	—	—	2.2			头部 Y 向最大加速度(g)	—	—	2.5
		头部 Z 向最大加速度(g)	—	—	2.2			头部 Z 向最大加速度(g)	—	—	2.0
		颈部 X 向最大力(N)	—	—	117.4			颈部 X 向最大力(N)	—	—	42.9
		颈部 Y 向最大力(N)	—	—	84.2			颈部 Y 向最大力(N)	—	—	81.6
		颈部绕 Y 向最大力矩(N·m)	—	—	9.0			颈部绕 Y 向最大力矩(N·m)	—	—	2.9
		腰椎 Z 向最大加速度(g)	—	—	9.3			腰椎 Z 向最大加速度(g)	—	—	2.9
		腰椎 Y 向最大加速度(g)	—	—	2.6			腰椎 Y 向最大加速度(g)	—	—	2.0
		小腿 Z 向最大加速度(g)	—	—	8.2			小腿 Z 向最大加速度(g)	—	—	3.0
		小腿 X 向最大加速度(g)	—	—	1.8			小腿 X 向最大加速度(g)	—	—	1.9
		腰椎 X 向最大力(kN)	—	—	238.3			腰椎 X 向最大力(kN)	—	—	87.4
		腰椎 Y 向最大力(kN)	—	—	110.4			腰椎 Y 向最大力(kN)	—	—	156.3

注：X、Y、Z 分别对应舱段模型的艏艉向、横向、垂向。

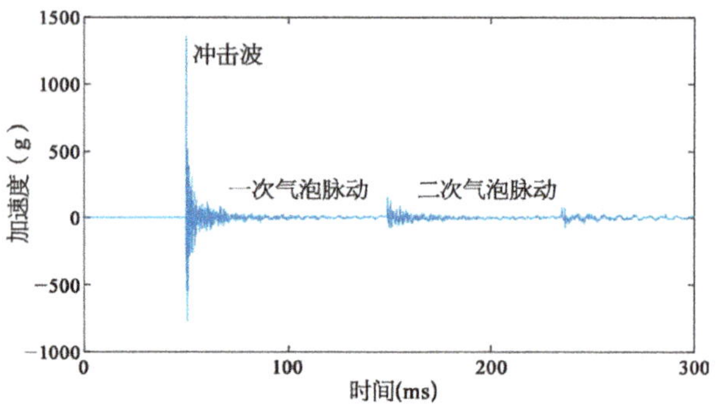

图 10 - 28 舱段模型水下爆炸试验典型加速度时程曲线

45°攻角试验工况中，站姿、坐姿假人垂向冲击响应大于其他两个方向，同一部位垂向最大冲击加速度峰值约为横向的 2～3 倍，同一部位垂向最大力值较横向差异更大；0°攻角试验工况中，坐姿假人垂向冲击响应与横向基本相当；卧姿假人垂向冲击响应均大于其他两个方向。

此次试验中，带防护装具的假人测得的冲击响应均远低于人体的损伤限制。

通过舱段模型水下爆炸试验方式，对多向耦合冲击下的假人动响应进行了测试，也是国内首次专门开展针对潜艇艇员抗冲击试验研究，拓展了我国舰船人员抗冲击研究的覆盖面，为潜艇艇员抗冲击防护装备的研制设计提供了数据支撑。

（三）动物试验

人员冲击损伤中，采用动物替代人体开展冲击损伤试验是一种常用的研究手段，在遵守动物伦理的前提下可以不像人体试验那样受限，并可开展强冲击试验损伤研究。但是动物与人存在较大差异，用动物试验说明人的问题存在一定的局限性，需要明确动物与人的相关性，将动物的受试情况推广至人体，这样动物试验结果才可应用于人体的冲击损伤研究。

国外曾研究过动物冲击与人冲击耐受能力的关系，20世纪60年代对于猫、鼠、猪与人对于垂向冲击耐受能力的研究表明：对于短时间冲击（<20 ms），最大速度变化与哺乳动物的尺度无关；但对于长时间冲击作用时，哺乳动物能够耐受的最大冲击加速度与其体型大小有关，加速度大小与哺乳动物体型大小成反比关系，即体型越大的哺乳动物耐受冲击能力越弱。

1. *国内早期开展的动物试验* 1975年起通过一型25 m高的跌落台，以尸体和动物作为对象开展冲击损伤试验研究，当时受试动物选用的是狗和猴子。

20世纪80年代起开展的实船水下爆炸试验中，受试船只上均安排了动物冲击试验，而后又在冲击爆炸试验室的中型冲击机上对猪、狗进行冲击试验。当时的研究结果表明，由于动物（兔、羊、猪、狗等）多取蹲伏姿势，爆炸冲击作用下，胸部肋骨受到冲击力作用后猛烈挤压内脏，故以内脏损伤居多，推断动物冲击耐限与人体冲击耐限值时以动物内脏损伤作为判据，而人耐限则主要以骨骼和脊柱损伤作为评判依据，并且所有的损伤皆以轻度损伤为评判依据。

1992年，采用纯种日本大耳兔在浮动冲击平台上进行了水下爆炸冲击试验（图10－29～图10－32）。浮动冲击平台是用于重型舰船装备冲击考核的专用试验设施，可模拟水下爆炸作用时舰船内部的冲击环境。试验中采用2 kg TNT装药，装药位于水下6 m处。试验工况根据不同的水平爆距分为两类：一类工况水平爆距按4.8 m设置，另一类水平爆距按7.2 m设置。同一工况下家兔分为试验组和对照组各进行1次试验，每组均含8只家兔。试验组的家兔通过无底铁笼放置在浮台内的甲板上，对照组的家兔放置在悬挂于浮台内部的铁笼中，尽量使家

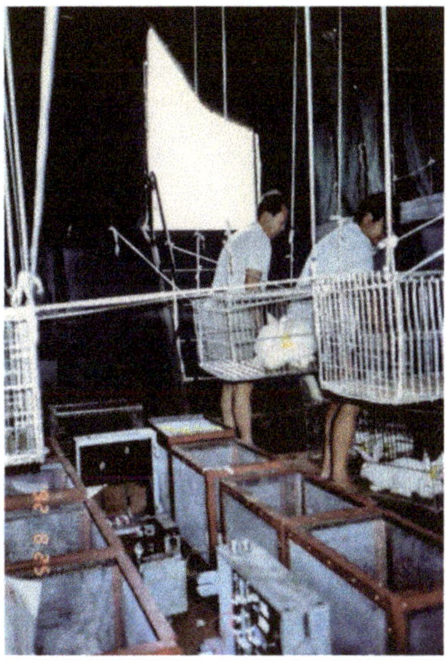

图10－29 对照组家兔布置入浮动冲击平台（1992）

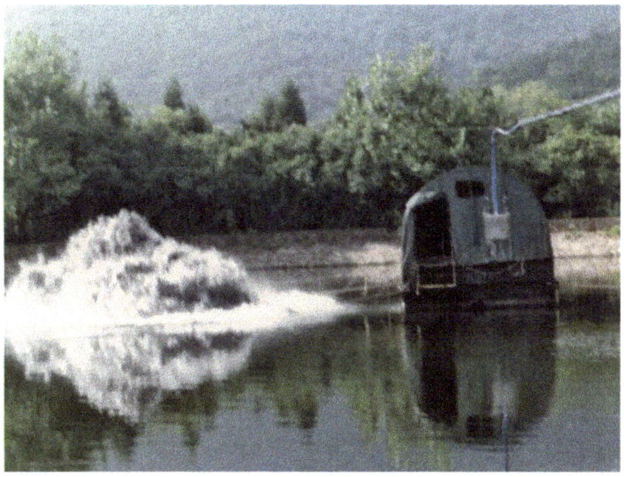

图10－30 家兔浮动冲击平台水下爆炸试验（1992）

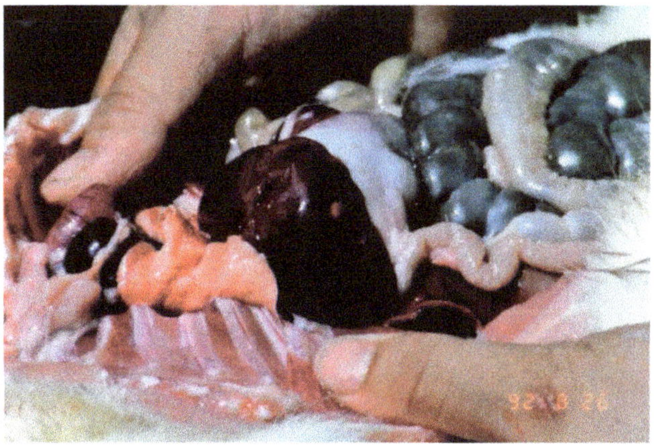

图10－31 家兔冲击后肝部损伤（1992）

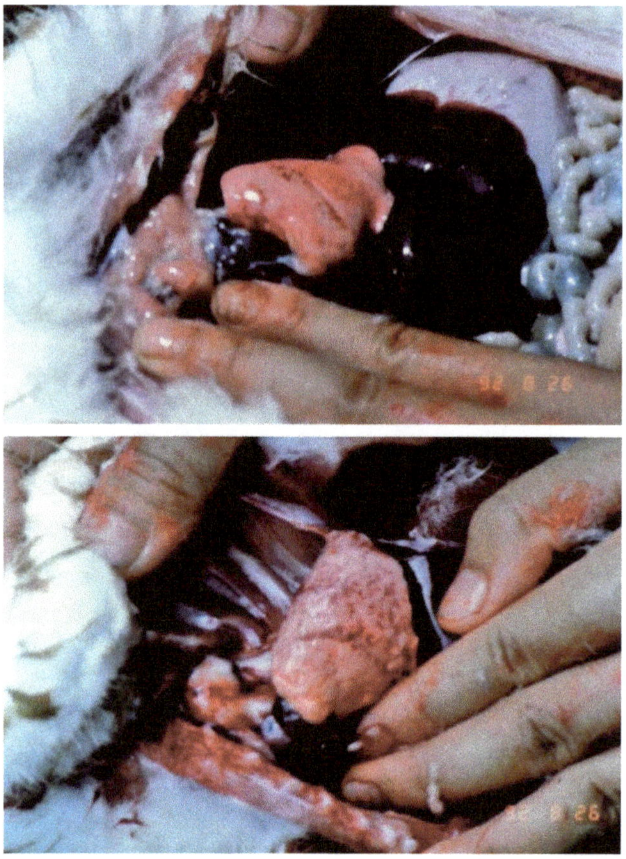

图 10-32 家兔冲击后肺部损伤(1992)

兔除了不承受冲击外其他试验参数和试验环境同试验组的家兔一样，以考察水下爆炸冲击造成的相对差异。试验中，主要测试参数有浮动冲击平台内底的冲击载荷、家兔响应加速度、试验后家兔结构性损伤检查以及生理生化指标测试和应激反应指标等。

根据试验结果，家兔浮台水下爆炸试验中浮台内底垂向、横向最大冲击速度分别达到了 1.56 m/s 和 0.84 m/s。试验后对照组家兔未达到预期效果，主要是由于当时采用悬挂的部署方式，浮台内的强冲击环境仍使得兔子和铁笼之间发生碰撞，使得对照组家兔出现了出血性损伤。项目研究结果表明，浮台内冲击环境不但造成家兔内脏较严重的损伤，而且造成家兔血小板、血糖、神经肽等发生显著变化，有迹象表明家兔内脏的损伤可能与水下爆炸产生的低频气泡脉动有关。试验中对家兔冲击响应的测试获取了一些数据，为研究家兔水下爆炸冲击作用的动力学反应提供了第一手资料，但是传感器的安装仍是家兔冲击响应测试的难点，家兔情绪不稳定时，传感器容易脱落。

通过对实船水下爆炸冲击等各类动物试验的结果进行分析总结，研究者给出了动物冲击轻度损伤的容限值(表 10-15)，并根据人在遭受水下爆炸冲击作用下的损伤容限曲线给出了动物冲击容限与人冲击容限的关系(图 10-33)。由于受条件限制，上述试验选用的动物均非纯种动物，个体差异较大，因此研究结论有待进一步完善、补充。

表 10-15 20 世纪八九十年代试验研究给出的动物冲击损伤容限值

动物种类	冲击加速度容限(g)	冲击速度容限(m/s)
狗	40	2.3
羊	30	2.9
兔	200	2.1
猪	10	3.3

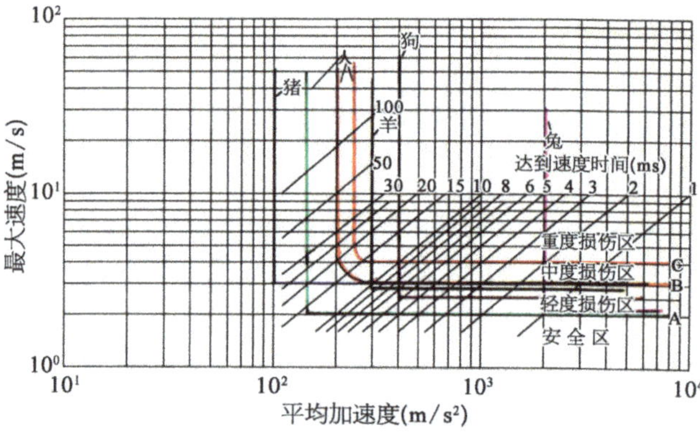

舰(艇)员和动物对水面舰艇冲击的耐力曲线：
A——舰(艇)员安全限值曲线
B——舰(艇)员中度损伤阈限值曲线
C——舰(艇)员重度损伤阈限值曲线

图 10-33 舰员和动物对水下爆炸舰船冲击耐受能力曲线

2. *动物冲击机试验* 各类冲击机是冲击试验研究的常用试验手段。轻型冲击机和中型冲击机专用于舰船冲击试验，两型冲击机是舰船装备冲击考核的标准设备，均用于模拟战时水下非接触爆炸载荷传递至舰船舱室产生的冲击环境，以此考核评定舰船装备的抗冲击性能。轻型冲击机(图 10-34a)适用于试件质量不超过 120 kg 的舰船装备，用以实施轻量级试验；中型冲击机(图 10-34b)适用于试件质量介于 120 kg～2.7 t 的舰船装备，用以实施中量级试验。

2016 年，采用比格犬进行了中型冲击机试验，主要考察舰船垂向冲击载荷对于比格犬的致伤情况。试验采用两条比格犬同时受试，一条以后肢站立的姿

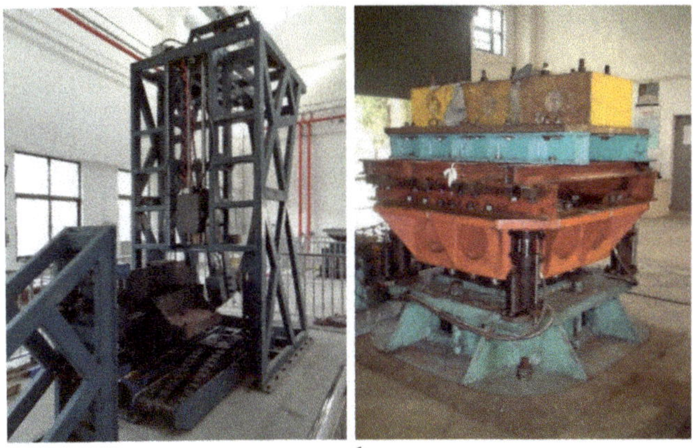

a　　b

图 10-34　舰船装备考核试验用冲击机。a. 轻型冲击机；b. 中型冲击机

态受试，另一条以坐立的姿态受试，试验时采用专门的过渡安装架将比格犬部署在中型冲击机的台面上（图 10-35）。试验按照 30 cm、45 cm、60 cm、90 cm、120 cm 的锤高依次对比格犬进行了垂向冲击试验，根据试验结果，比格犬布置位置的最大冲击加速度和最大冲击速度分别达到了 442 g 和 4.67 m/s（图 10-36）。此次试验为了确保比格犬的姿态稳定，试验前对受试比格犬注射了少量麻醉剂，所有试验完成后受试比格犬均存活，经数日观察状态无异常。

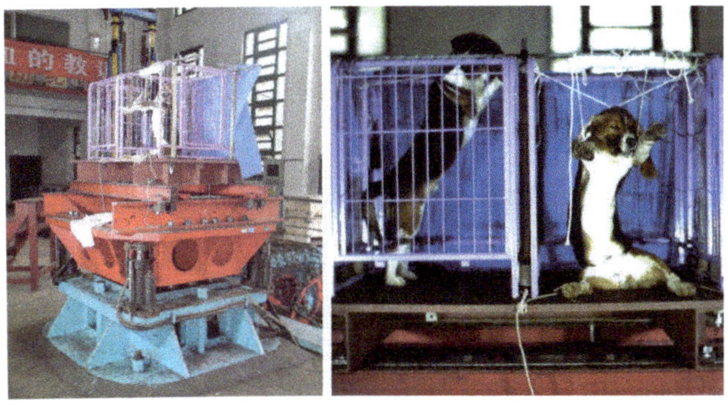

图 10-35　比格犬中型冲击机垂向冲击试验（2016）

2021 年，采用比格犬、家兔、羊进行了轻型冲击机试验，主要考察舰船水平向冲击载荷对于受试动物的致伤情况。试验时，选定了轻型冲击机的背向冲击模式，采用平台式标准安装架作为布放动物的平台，动物受试时考虑不同姿态，如图 10-37 所示。试验按照轻型冲击机的最大锤高 150 cm 对各受试动物分别进行水平向冲击。根据试验结果，平台式安装架的最大冲击加速度和最大冲击速度分别达到了 715 g 和 4.30 m/s（图 10-38）。试验后，所有受试

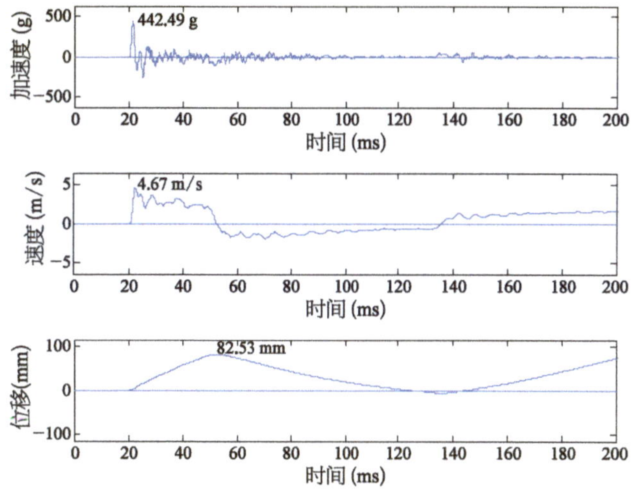

图 10-36　中型冲击机垂向冲击试验载荷测试结果时程曲线（2016）

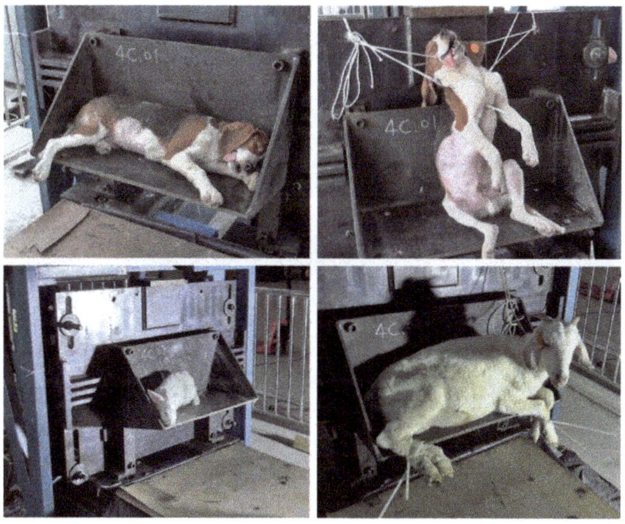

图 10-37　轻型冲击机冲击试验中动物的部署形式

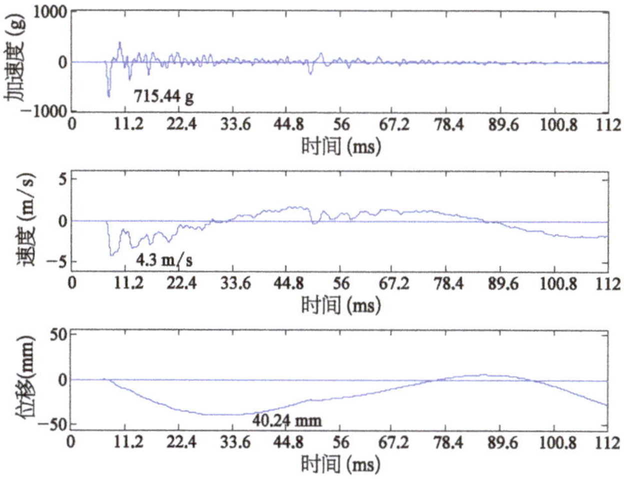

图 10-38　轻型冲击机水平向冲击试验载荷测试结果时程曲线

动物均存活，少数动物出现了食欲不振、精神萎靡或躁动症状。

2016 年和 2021 年的试验均采用高速摄像对动物在冲击机上的受试过程进行了拍摄。中型冲击机试验中，布放比格犬的装置顶部为开放式，避免了比格犬在垂向冲击作用下与装置顶部结构发生碰撞，同时采用尼龙绳对受试比格犬的姿态进行了约束，以避免其在冲击过程中与周边结构物发生碰撞，试验高速拍摄结果表明，试验过程中受试比格犬除遭受垂向冲击外，未与结构物发生碰撞。轻型冲击机试验高速摄像拍摄结果也表明，冲击过程中受试动物未与其他结构物发生碰撞或从安装架跌落。

按照相关标准规定的人体冲击损伤阈值曲线（图 10－39），中型冲击机试验垂向冲击载荷水平（平均加速度约为 1 700 m/s²，速度变化时间约为 3 ms）达到了舰艇人员的重度损伤区。

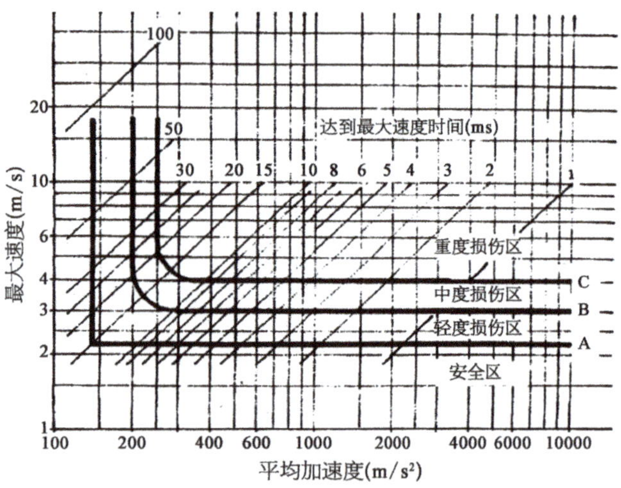

A——安全限值曲线　B——中度损伤阈值曲线
C——重度损伤阈值曲线

图 10－39　人体冲击损伤阈值曲线

因此，两型冲击机试验的结果表明，比格犬相对于人体对于基础冲击具备更高的耐受能力。

2021 年，为了研究基础冲击对于比格犬致伤的载荷等级，开展了动物跌落冲击试验。中国船舶科学研究中心为此项试验特制了一型特制的装置（图 10－40）作为试验平台。该装置采用了跌落式冲击机的结构形式，装置中的托架用于布放受试动物，托架可沿垂直树立的一对导轨运动，最大提升高度可到 12 m。试验时，托架提升至额定高度，释放后做自由落体运动，直至与装置底部的刚性质块发生碰撞，冲击载荷通过托架垂直向上施加给受试动物，以此实现基础对动物的垂向冲击。

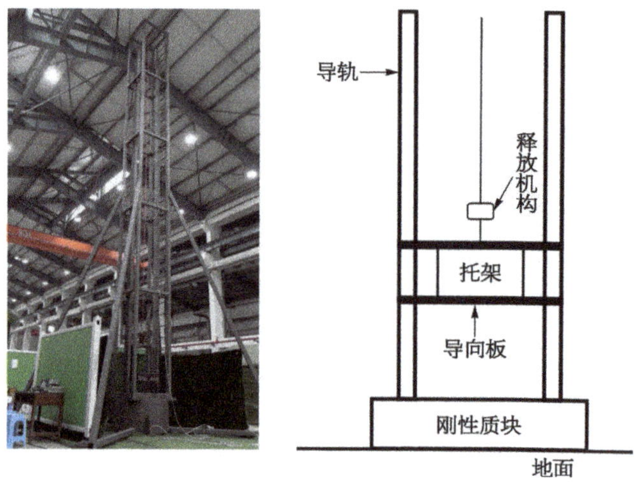

图 10－40　动物跌落冲击试验用装置

跌落冲击试验以比格犬作为受试对象，比格犬受试姿态分为站姿、坐姿、俯卧、侧卧，布放方式如图 10－41 所示。除站姿外，比格犬均在麻醉后受试。站姿受试时，比格犬处于正常站立姿态，脚掌与托架保持接触，以模拟其布放在舰艇位置的状态。坐姿受试时，比格犬两条后肢放平，臀部与托架保持接触，模拟人体的坐姿状态。俯卧受试时，比格犬俯卧，头部、胸腹部与托架平面保持接触。侧卧受试时，比格犬侧卧，基于心脏位置的不同，分为左、右两种情况，其中左侧卧时比格犬心脏离托架表面更近。

动物跌落冲击试验中，采用 21 条比格犬在 6～10 m 的不同高度上进行试验，共计 6 条比格犬发生死亡，受试情况统计见表 10－16。试验后的比格犬均得到了现场救治，存活的比格犬大部分发生重度损伤，表现为一过性意识丧失、脾周积液、脾破裂、肝挫裂伤和腹腔大量出血。

跌落冲击试验不同落高工况的冲击载荷按照相关标准规定的方式进行统计（表 10－17），主要有加速度峰值、脉宽、速度变化量、速度变化时间、平均加速度。加速度峰值、脉宽是冲击过程中的加速度最大值及其对应波形的脉宽，平均加速度根据速度变化量和速度变化时间计算所得。按照相关标准，跌落冲击试验各工况的载荷均达到人员的重度损伤区

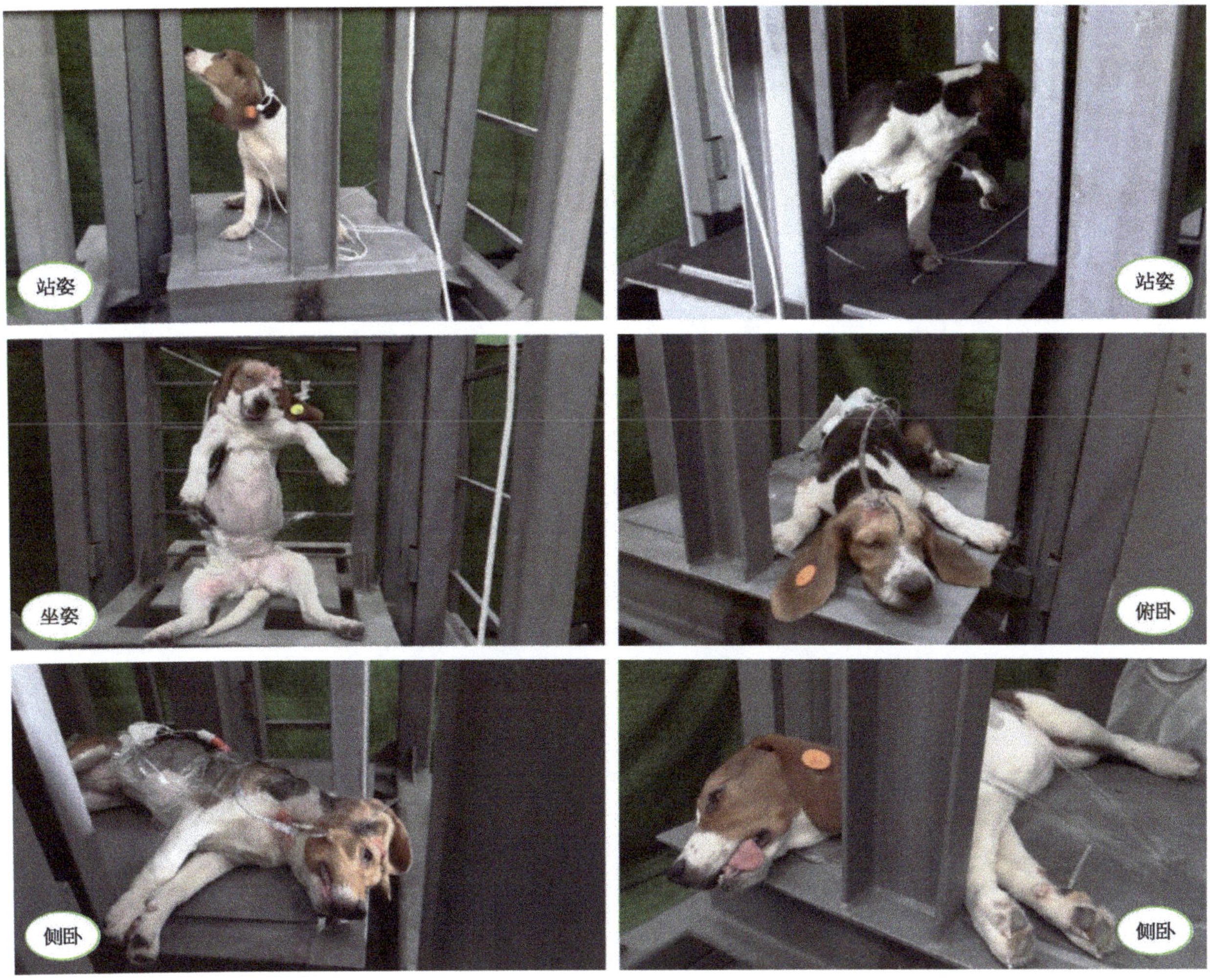

图 10-41　跌落冲击试验中比格犬不同受试姿态

等级,各工况试验载荷在人体冲击损伤阈值曲线上的分布情况如图 10-42 所示。

表 10-16　跌落冲击试验比格犬受试情况统计

跌落高度(m)	受 试 姿 态	样本数(条)	死亡数(条)
6	俯　卧	1	0
	站　姿	1	1
	坐　姿	2	1
	右侧卧	3	1
	左侧卧	4	0
7	俯　卧	1	0
	坐　姿	1	0
8	俯　卧	1	1
	坐　姿	5	1
9	俯　卧	1	1
10	坐　姿	1	1

表 10-17　跌落冲击试验冲击载荷参数统计

跌落高度(m)	加速度峰值(g)	脉宽(ms)	速度变化量 (V_Δ, m/s)	速度变化时间 (T_Δ, ms)	平均加速度 ($\bar{A} = \frac{V_\Delta \cdot 1\,000}{T_\Delta}$, m/s^2)
6	528	3.74	11.7	4.67	2 505
7	632	3.54	12.6	4.75	2 652
8	669	3.52	13.8	4.24	3 255
9	743	3.40	15.3	3.94	3 883
10	1 453	2.14	16.7	2.80	5 975

根据比格犬跌落冲击试验的情况,如果把跌落高度 6 m 的工况作为比格犬重度损伤的阈值线,结合动物中型冲击机试验和轻型冲击机试验的结果,在舰船舱室的冲击环境中,比格犬耐受基础垂向冲击的能力接近站姿人体的 3 倍。

(四) 数值模拟

数值模拟计算和科学实验都是工程应用研究的

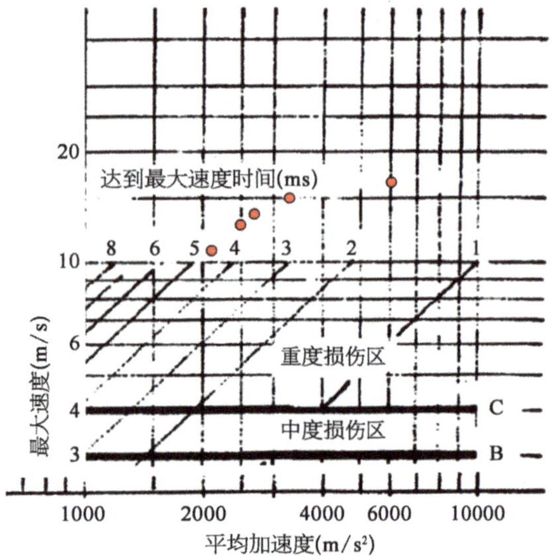

图 10-42　动物跌落冲击试验载荷等级

基本方法。数值模拟计算是研究人体冲击试验的一种强有力的代用方法，数学模型灵活、应用范围广，可以进行仿真研究，但是数学模型前提是以人体参数为基础，而人体的参数确定须由大量试验取得，因此数值模拟和试验是不能脱节的。

1. *人体椎间盘一维本构方程*　20 世纪 90 年代，根据 5 例人体脊柱功能段蠕变试验数据，采用最小二乘拟合得到了椎间盘黏弹性力学参数和本构方程，由于只考虑轴向载荷作用，故这种本构关系是一维的。椎间盘黏弹性行为适于采用三参数固体模型(图 10-43)表达，这已被许多国外学者所证实。

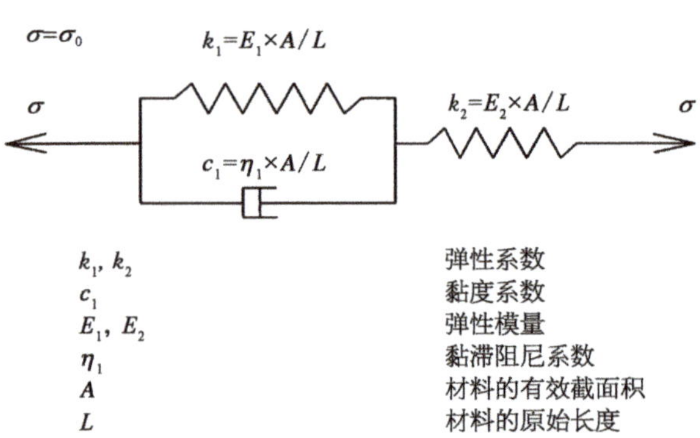

图 10-43　三参数固体模型

对于常应力条件下的应变时间关系，Flugge (1975)给出三参数固体模型的数学表达式：

$$\varepsilon(t)=A_1(1-e^{-\lambda_1 t})+A_2 e^{-\lambda_1 t} \quad (10-5)$$

式中，λ_1，A_1，A_2 是模型的三个参数，1980 年 Burns 推导出该模型的力学参数可以表示成：

$$\begin{cases}E_1=\sigma_0/(A_1-A_2)\\E_2=\sigma_0/A_2\\\eta_1=\sigma_0/\lambda_1(A_1-A_2)=E_1/\lambda_1\end{cases} \quad (10-6)$$

总应力 σ 与总应变 ε 的关系为：

$$\sigma+[\eta_1/(E_1+E_2)]\dot{\sigma}$$
$$=[E_1E_2/(E_1+E_2)\varepsilon]+[\eta_1E_2/(E_1+E_2)]\dot{\varepsilon} \quad (10-7)$$

按 Flugge(1975)给出的标准形式，式(10-7)可写为：

$$\sigma+p_1\dot{\sigma}=q_0\varepsilon+q_1\dot{\varepsilon} \quad (10-8)$$

式中：

$$\begin{cases}p_1=\eta_1/(E_1+E_2)\\q_0=E_1E_2/(E_1+E_2)\\q_1=\eta_1E_2/(E_1+E_2)\end{cases} \quad (10-9)$$

式(10-8)即为椎间盘一维本构方程的微分型表达式。

对式(10-5)，令 $A_1=A$，$A_2-A_1=B$，$-\lambda=c$，则式(10-5)化简成：

$$\varepsilon(t)=A+Be^{ct} \quad (10-10)$$

用 Maclaurion 公式将其展开成：

$$\varepsilon(t)\approx A+B\sum_{k=0}^{n}(ct)^k/k! \quad (10-11)$$

其余项为：

$$R_{n+1}=\left|B\cdot\frac{e^{ct}}{(n+1)!}(ct)^{n+1}\right| \quad (10-12)$$

令目标函数 J：

$$J=\sum_{i=0}^{m}\left(\varepsilon_i-A+B\sum_{k=0}^{n}(ct)^k/k!\right)^2 \quad (10-13)$$

要使 J 最小，那么 J 达到极值的参数 A、B、c 必须满足：$\frac{\partial J}{\partial A}=0$，$\frac{\partial J}{\partial B}=0$，$\frac{\partial J}{\partial c}=0$，即：

$$\sum_{i=1}^{m}\varepsilon_i=mA+B\sum_{i=1}^{m}\sum_{k=0}^{n}(ct_i)^k/k! \quad (10-14)$$

$$\sum_{i=1}^{m}\varepsilon_i\sum_{k=0}^{n}(ct_i)^k/k!$$

$$=A\sum_{i=1}^{m}\sum_{k=0}^{n}(ct_i)^k/k!+B\sum_{i=1}^{m}\left(\sum_{k=0}^{n}(ct_i)^k/k!\right)^2 \tag{10-15}$$

$$\sum_{i=1}^{m}\varepsilon_i\sum_{k=1}^{n}(c^{k-1}t_i^k)/(k-1)!$$

$$=A\sum_{i=1}^{m}\sum_{k=1}^{n}(c^{k-1}t_i^k)/(k-1)!+B\sum_{i=1}^{m}\left(\sum_{k=0}^{n}(ct_i)^k/k!\right)$$

$$\cdot\left(\sum_{k=1}^{n}(c^{k-1}t_i^k)/(k-1)!\right) \tag{10-16}$$

通过式(10－14)、式(10－15)、式(10－16)可以将三个参数 A、B、C 求出。进而求出 A_1、A_2、λ。代入式(10－6)和式(10－9)，可得到 E_1、E_2、η_1 和 p_1、q_0、q_1 等参数值。

由于人体脊柱试件材质的差异，采取对相邻功能脊柱段分组，取其均值。将人体脊柱试验数据分组拟合，得到平均意义上的本构方程参数见表 10－18。

将表 10－19 中参数代入式(10－8)，即可得到脊椎分段的人椎间盘一维本构方程及其适用范围，如表 10－20 所示。

2. 人体站、坐姿非线性力学模型　“八五”期间，建立了舰员人体站姿和坐姿非线性力学模型。

表 10－18　各椎骨蠕变量试验数据的拟合表达式

试　件	拟 合 表 达 式	试　件	拟 合 表 达 式
T_1－T_2	$8.990\,8\times t^{[0.728\,3-0.028\,5\times\log(t)]}$	T_7－T_8	$2.913\times t^{[0.930\,6-0.045\,1\times\log(t)]}$
T_2－T_3	$1.705\,6\times t^{[1.177\,2-0.079\,2\times\log(t)]}$	T_8－T_9	$1.614\,1\times t^{[1.029\,7-0.055\times\log(t)]}$
T_3－T_4	$4.165\,3\times t^{[0.828\,4-0.042\,5\times\log(t)]}$	T_9－T_{10}	$2.401\,5\times t^{[0.915\,9-0.041\,1\times\log(t)]}$
T_4－T_5	$21.248\,8\times t^{[0.291\,6+0.000\,7\times\log(t)]}$	T_{10}－T_{11}	$0.190\,3\times t^{[1.814\,4-0.121\,1\times\log(t)]}$
T_5－T_6	$2.538\,3\times t^{[0.947\,8-0.046\,9\times\log(t)]}$	T_{11}－T_{12}	$4.565\,4\times t^{[0.898\,5-0.057\,6\times\log(t)]}$
T_6－T_7	$5.772\times t^{[0.777\,1-0.037\,1\times\log(t)]}$	T_{12}－L_1	$6.531\,3\times t^{[0.630\,3-0.024\,5\times\log(t)]}$
L_1－L_2	$4.15\times t^{[0.666\,7-0.057\,6\times\log(t)]}$	L_3－L_4	$1.496\,5\times t^{[0.820\,3-0.027\,8\times\log(t)]}$
L_2－L_3	$7.762\,5\times t^{[0.527\,3-0.020\,5\times\log(t)]}$	L_4－L_5	$3.613\,2\times t^{[0.837\,4-0.045\,9\times\log(t)]}$

表 10－19　脊椎蠕变试验数据拟合得到的黏弹性参数和本构方程参数

脊柱分段	E_1	E_2	η_1	p_1	q_0	q_1
T1－T4	$0.301\,664\times10^5$	$0.431\,906\times10^5$	$0.396\,254\times10^7$	$0.571\,798\times10^2$	$0.172\,221\times10^5$	$0.227\,474\times10^7$
T4－T6	$0.413\,861\times10^5$	$0.491\,684\times10^5$	$0.508\,032\times10^7$	$0.590\,350\times10^2$	$0.192\,234\times10^5$	$0.270\,356\times10^7$
T6－T8	$0.516\,654\times10^5$	$0.516\,906\times10^5$	$0.561\,332\times10^7$	$0.684\,900\times10^2$	$0.171\,490\times10^5$	$0\ 270\,356\times10^7$
T8－T10	$0.276\,400\times10^5$	$0.475\,540\times10^5$	$0.434\,216\times10^7$	$0.594\,522\times10^2$	$0.337\,376\times10^5$	$0.273\,502\times10^7$
T10－T12	$0.186\,910\times10^5$	$0.532\,096\times10^5$	$0.319\,180\times10^7$	$0.519\,508\times10^2$	$0.136\,569\times10^5$	$0.198\,517\times10^7$
T12－L2	$0.353\,065\times10^5$	$0.382\,045\times10^5$	$0.488\,175\times10^7$	$0.731\,600\times10^2$	$0.155\,229\times10^5$	$0.212\,025\times10^7$
L2－L3	$0.216\,520\times10^5$	$0.288\,895\times10^5$	$0.815\,600\times10^7$	$0.470\,027\times10^2$	$0.144\,498\times10^5$	$0.298\,876\times10^7$
L3－L5	$0.216\,520\times10^5$	$0.458\,514\times10^5$	$0.344\,744\times10^7$	$0.550\,436\times10^2$	$0.319\,727\times10^5$	$0.221\,427\times10^7$

表 10－20　脊椎分段的人椎间盘一维本构方程及其适用范围

脊椎分组	本 构 方 程 式	适 用 范 围
T_1－T_4	$\sigma+57.179\,8\dot{\sigma}=0.172\,221\times10^5\varepsilon+0.227\,474\,0\times10^7\dot{\varepsilon}$	$\sigma\leqslant115$ MPa
T_4－T_6	$\sigma+59.035\,0\dot{\sigma}=0.192\,230\times10^5\varepsilon+0.270\,356\times10^7\dot{\varepsilon}$	$\sigma\leqslant110$ MPa
T_6－T_8	$\sigma+68.490\,0\dot{\sigma}=0.171\,49\times10^5\varepsilon+0.273\,502\times10^7\dot{\varepsilon}$	$\sigma\leqslant10.625$ MPa
T_8－T_{10}	$\sigma+59.452\,2\dot{\sigma}=0.337\,376\times10^5\varepsilon+0.273\,502\times10^7\dot{\varepsilon}$	$\sigma\leqslant11.466$ MPa

续 表

脊椎分组	本构方程式	适用范围
T_{10}- T_{12}	$\sigma+51.950\,8\dot{\sigma}=0.136\,569\times10^5\varepsilon+0.198\,512\times10^7\dot{\varepsilon}$	$\sigma\leqslant11.466$ MPa
T_{12}- L_2	$\sigma+73.16\dot{\sigma}=0.155\,229\,5\times10^5\varepsilon+0.212\,025\times10^7\dot{\varepsilon}$	$\sigma\leqslant10.00$ MPa
L_2 - L_3	$\sigma+47.002\,75\dot{\sigma}=0.144\,498\times10^5\varepsilon+0.298\,876\times10^7\dot{\varepsilon}$	$\sigma\leqslant10.00$ MPa
L_3 - L_5	$\sigma+55.043\,6\dot{\sigma}=0.319\,727\times10^5\varepsilon+0.221\,427\times10^7\dot{\varepsilon}$	$\sigma\leqslant8.00$ MPa

站姿人体非线性力学模型基于人体下肢离体材料动态压缩试验得到的动刚度关系建立，如图 10－44 所示。站姿模型分别考虑了两种情况：第一种情况是重心落于两足的双足站立模型，第二种情况是重心落于一足时的单足站立模型，主要模拟行走状态。坐姿人体非线性力学模型如图 10－45 所示。

基于两种姿态的人体非线性模型，开发了人体冲击动响应分析软件包，图 10－46 所示为当时开发的软件界面。该软件的计算结果与人体跌落冲击试验的实测数据进行了比对。数据比对时，将人体跌落冲击试验台面加速度激励信号积分为速度和位移作为输入载荷，用人体非线性模型进行理论计算，计算结果与相同姿态人体跌落试验的实测加速度峰值数据进行比较，比较结果见表 10－21。从比较结果看，仿真计算的结果是令人满意的。

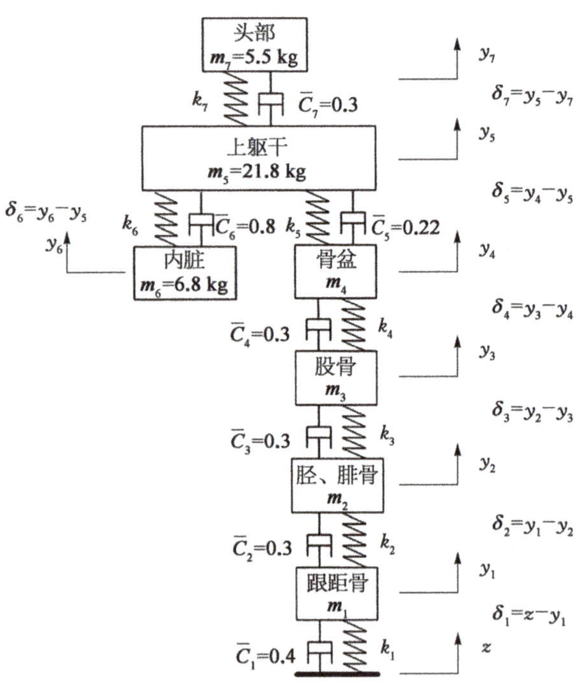

双足站立的力学模型参数

元件名称	刚度表达式(N/m) k_i $(i=1, 2, \cdots, 7)$		质量(kg)	阻尼比 $\bar{C}_i$
跟距骨	$2\times0.8\times1.13\times10^6\times0.7$	当 $\delta_1\geqslant0$	2.5	0.4
	0	当 $\delta_1<0$		
胫、腓骨	$2\times0.8\times\left\|(1.051\,8\times10^6+5.081\,58\times10^9\delta_2-0.925\,5\times10^{12}\delta_2^2)\right\|$	当 $\delta_2\leqslant0.004$	6.64	0.3
	0	当 $\delta_2>0.004$		
股骨	$2\times0.8\times\left\|(2.884\,55\times10^6-0.089\,215\times10^9\delta_3-0.218\,75\times10^{12}\delta_3^2)\right\|$	当 $\delta_3\leqslant0.004$	8.36	0.3
	0	当 $\delta_3>0.004$		
骨盆	$2\times3\times2.702\,5\times10^7\times\|\delta_4\|^2$		18	0.3
脊柱	$3.780\,6\times10^3+\|2\times5.45\times10^6\times\|\delta_5\|-3\times0.895\,6\times10^7(\delta_5)^2\|$		21.8	0.22
内脏	2 831.8		6.8	0.8
头部	202 286.1		5.5	0.2

注：δ_i 为第 i 个弹簧的压缩位移，单位为 m，且规定压缩时为正。

单足站立的力学模型参数

元件名称	刚度表达式(N/m) k_i $(i=1, 2, \cdots, 7)$		质量(kg)	阻尼比 $\bar{C}_i$
跟距骨	$0.8\times1.13\times10^6\times0.7$	当 $\delta_1\geqslant0$	1.25	0.4
	0	当 $\delta_1<0$		
胫、腓骨	$0.8\times\left\|(1.051\,8\times10^6+5.081\,58\times10^9\delta_2-0.925\,5\times10^{12}\delta_2^2)\right\|$	当 $\delta_2\leqslant0.004$	3.32	0.3
	0	当 $\delta_2>0.004$		
股骨	$0.8\times\left\|(2.884\,55\times10^6-0.089\,215\times10^9\delta_3-0.218\,75\times10^{12}\delta_3^2)\right\|$	当 $\delta_3\leqslant0.004$	4.18	0.3
	0	当 $\delta_3>0.004$		
骨盆	$3\times2.702\,5\times10^7\times\|\delta_4\|^2$		26.75	0.3
脊柱	$3.780\,6\times10^3+12\times5.45\times10\times6\times\|\delta_5\|-3\times0.895\,6\times10^7\times\|\delta_5\|^2$		21.8	0.22
内脏	2 831.8		6.8	0.8
头部	202 286.1		5.5	0.2

图 10－44 站姿人体非线性集中参数模型

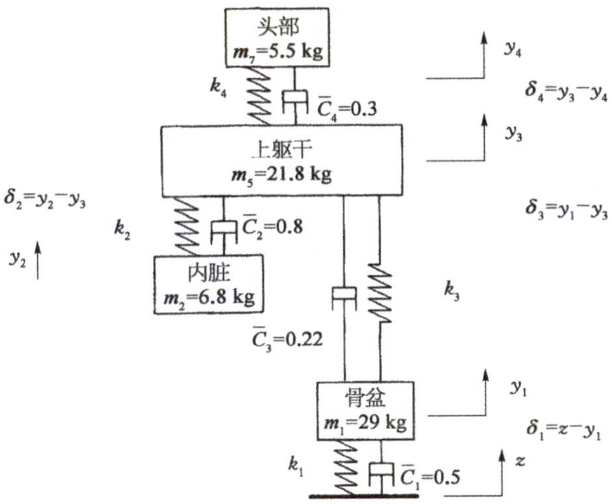

坐姿人体非线性模型的参数

元件名称	刚度表达式(N/m)　$k_i\ (i=1, 2, \cdots, 4)$		质量(kg)	阻尼比 $\bar{C}_i$
骨盆	$3\times 2.7025\times 10^7\times\lvert\delta_1\rvert^2$ 0	当 $\delta_1\geqslant 0$ 当 $\delta_1<0$	29	0.5
内脏	2 831.8		6.8	1.0
脊柱	$3.7806\times 10^3+\lvert 2\times 5.45\times 10^6\times\lvert\delta_3\rvert-3\times 0.8956\times 10^7(\delta_3)^2\rvert$ 77 043.561	当 $\delta_3\leqslant 0.036\,576$ 当 $\delta_3>0.036\,576$	21.8	0.22
头部	202 286.1		5.5	0.2

注：δ_i 为第 i 个弹簧的压缩位移，单位为 m，且规定压缩时为正。

图 10－45　坐姿人体非线性集中参数模型

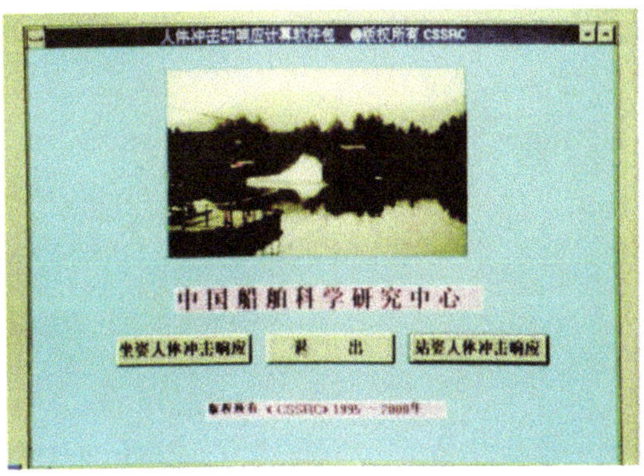

图 10－46　人体冲击动响应计算程序界面

表 10－21　人体模型仿真计算结果与试验实测结果的比较

人体姿态	人体部位	实测加速度峰值(g)	人体模型计算结果(g)
站姿	跟　骨	13.21	16.10
	胫　骨	18.86	17.25
	骨　盆	9.796	10.81
	上躯干	19.49	10.36
	头　部	16.08	15.17
坐姿	骨　盆	13.02	14.36
	上躯干	12.97	10.8
	头　部	20.01	13.78

建立了人体非线性力学模型，基于实船水下爆炸试验实测数据，首次开展了舰员人体冲击损伤预报研究。研究者采用坐姿人体非线性集中模型代表舰员，对 20 世纪 80 年代某型实船水下爆炸试验时各个典型位置上的人体时域动响应进行了理论计算，并对脊柱损伤和内脏损伤进行了理论估算。舰员时域动响应与所处位置的时域信号关系更大，人体时域动响应计算的目的是为了估计舰员发生损伤的可能，以及战时舰员受伤后的整船战斗力的影响，损伤评估基于人体离体材料试验获取的不同损伤阈值。通过结合实船典型位置冲击环境测试数据和人体模型理论计算结果，明确了实船底舱对于舰员是比较危险的位置，人体很容易出现损伤；而重型装备附近的位置，由于抑制了冲击烈度，所以是相对安全的位置；对于指挥室等空旷且无重型装备的位置，由于舰船板架共振较大，所以也是较为危险的位置。上述研究成果在当时是舰船人员冲击损伤研究中的一个突破(表 10－22 和表 10－23)。

3. 假人数值模型　在近年开展的潜艇艇员冲击防护技术研究项目中，在采用假人开展模拟潜艇舱段水下爆炸试验的同时，采用假人数值模型开展仿真计算，研究多向耦合冲击作用下人体冲击动响应的计算方法，并将计算结果与试验结果进行比对。

项目研究中，采用的假人数值模型为商用软件的人体模型。站姿假人数值模型的结构主要由一系列刚体通过运动铰连接而成(图 10－47a)，模型中只有部分结构可以由刚体转变为变形体，各个刚体的惯性特征和运动铰的运动范围来源于已有的人体生物力学数据。静力铰和动力铰的特性通过连接铰、万向节、点和六自由度约束模型等模拟。人体模型不同部位铰的特性和力学参数来源于经过志愿者及尸体冲击试验验证和修正过的人体生物力学数据。假人模型内部包含 52 个刚体，分别模拟头部、

表 10-22 站姿人体非线性模型计算结果与人体跌落冲击试验结果比对

类别	部 位	试 验	计 算	
响应运动	头部	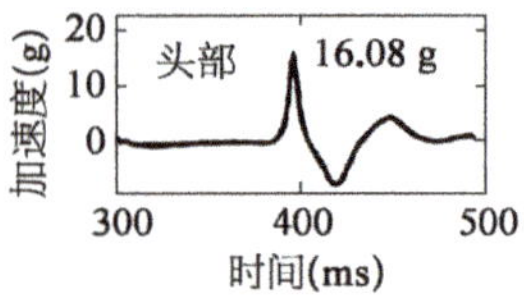	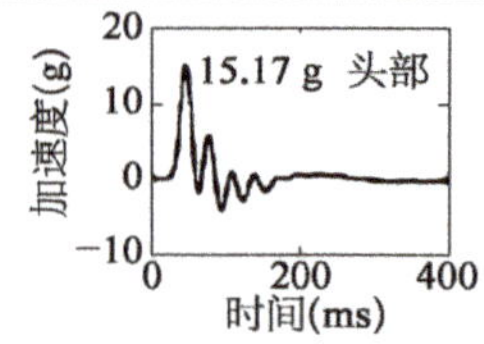	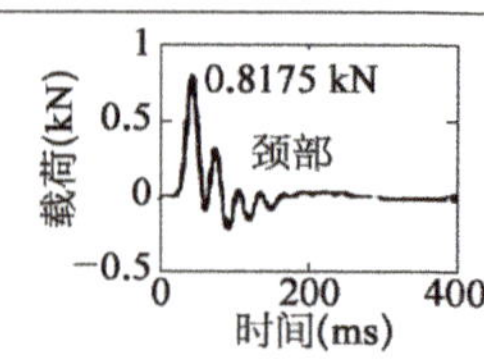
	上躯干	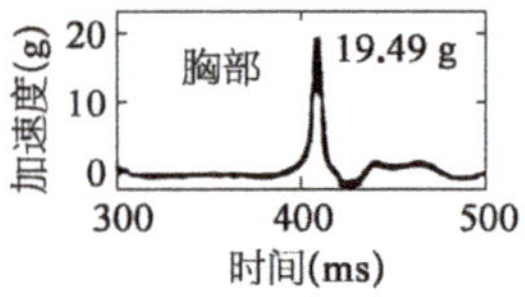	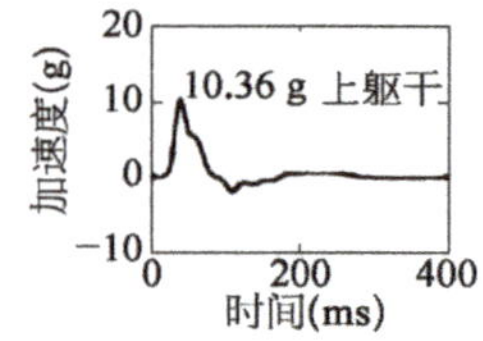	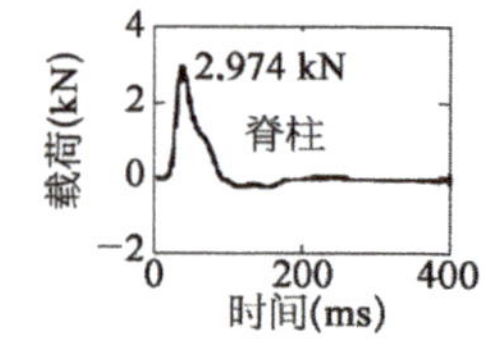
	腰椎	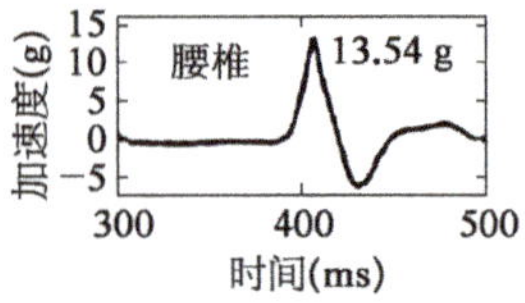	—	—
	骨盆	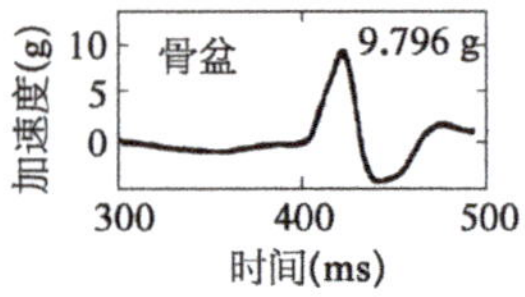	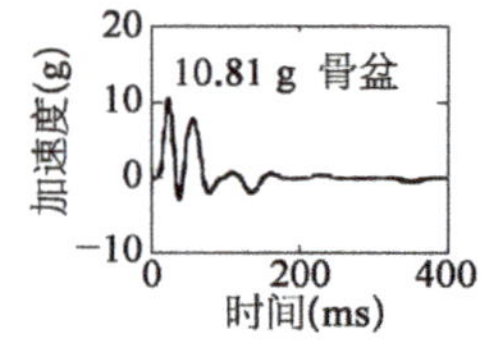	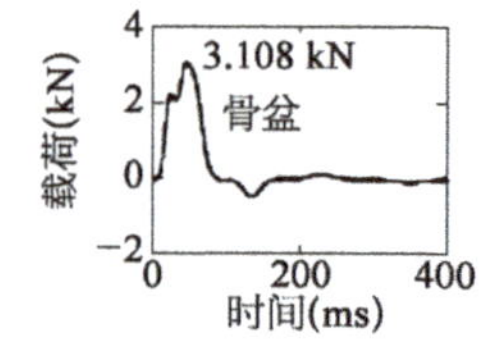
	股骨	—	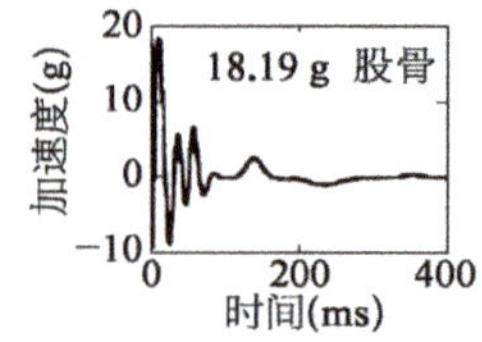	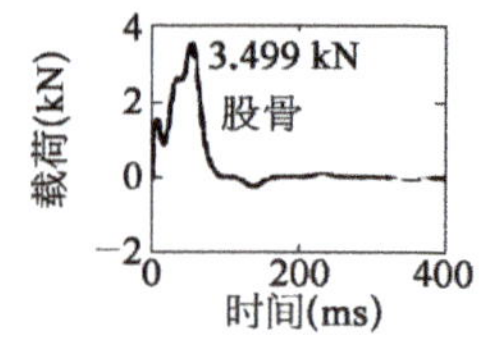
	胫、腓骨	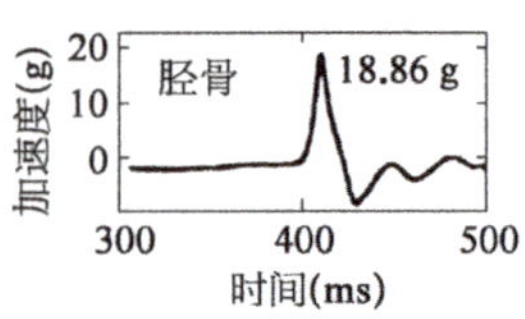	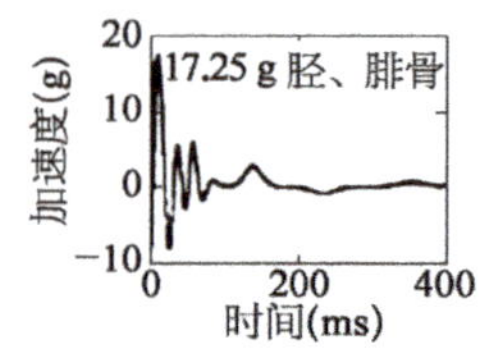	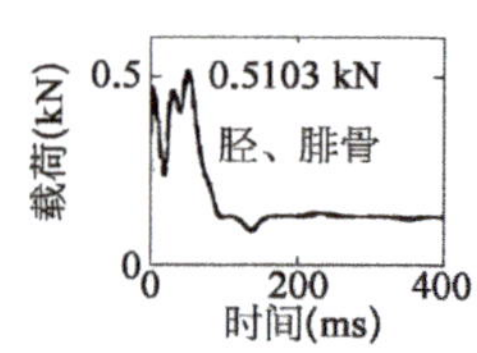
	跟骨	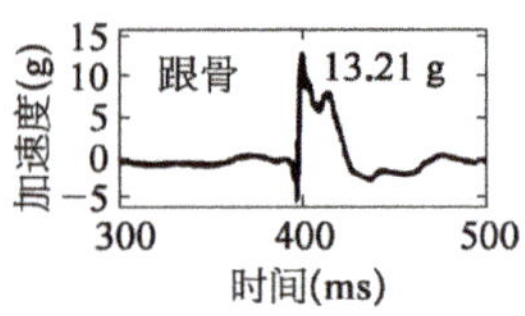	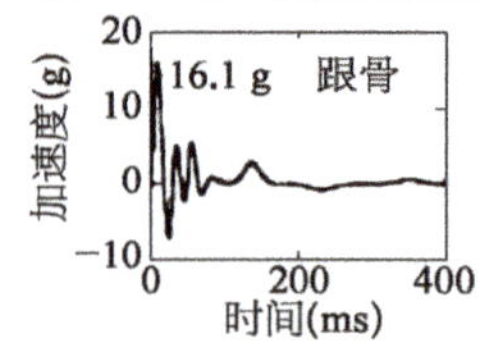	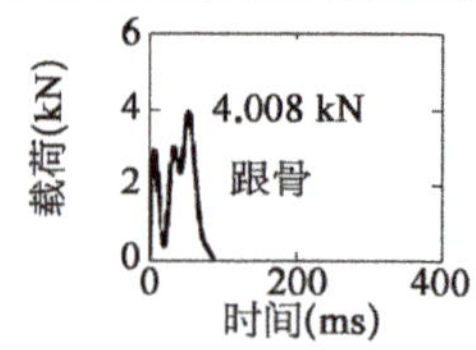
	内脏	—	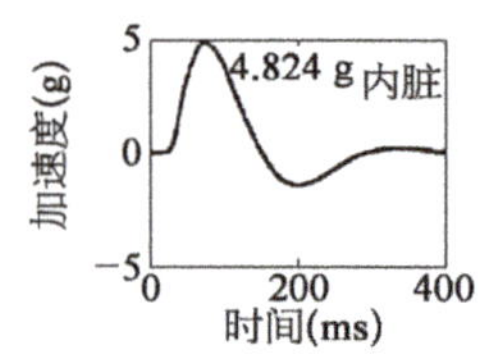	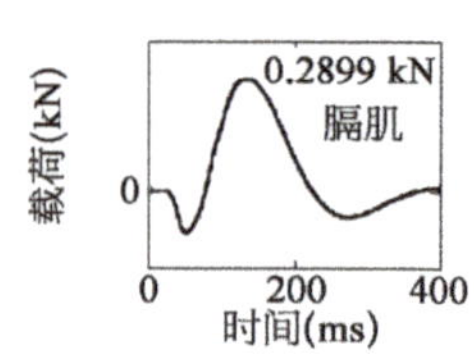
载荷	基础冲击输入	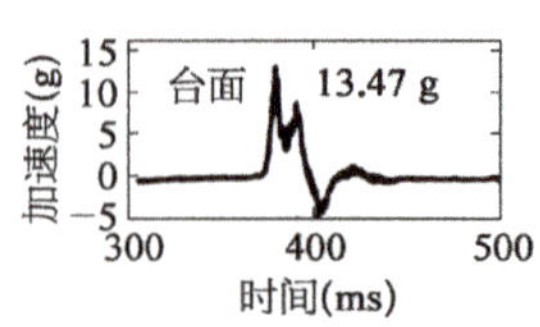		

表 10-23　坐姿人体非线性模型计算结果与人体跌落冲击试验结果比对

类别	部 位	试 验	计 算	
响应运动	头部	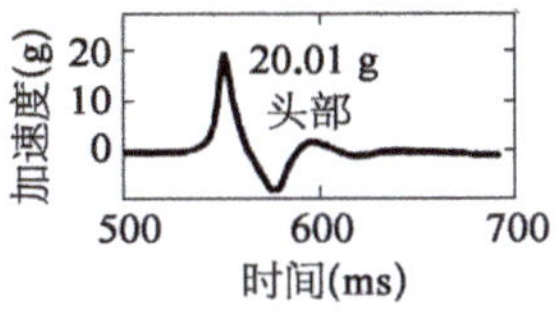	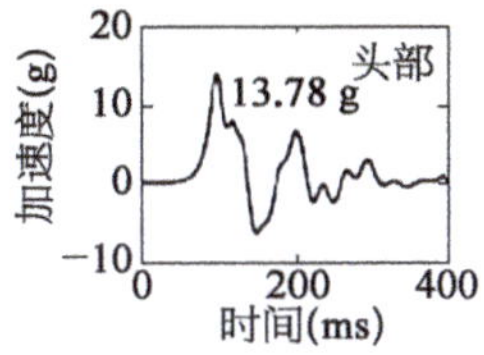	—
	肩部	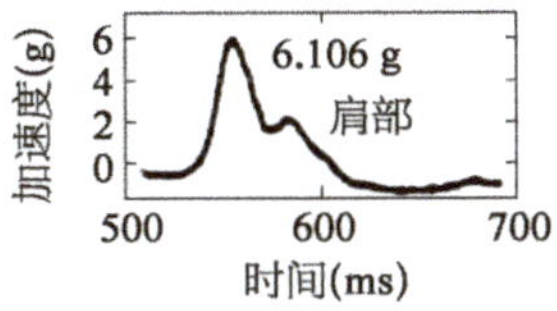	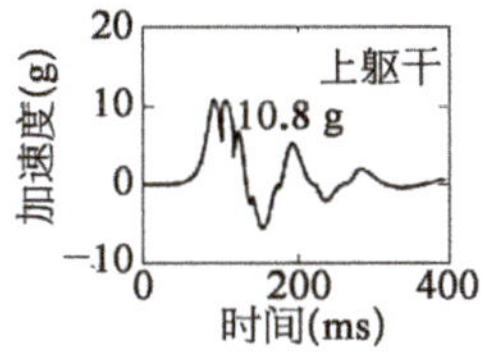	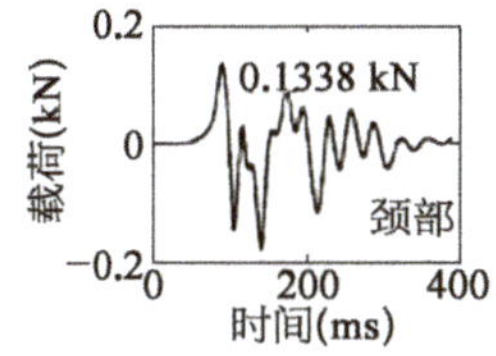
	胸部	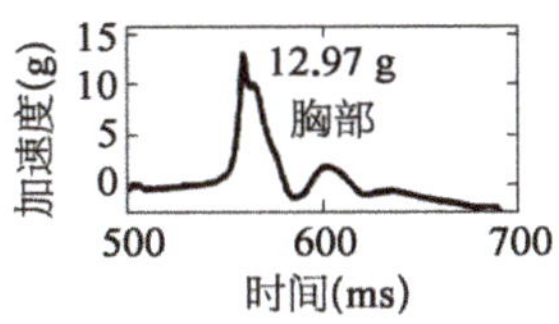	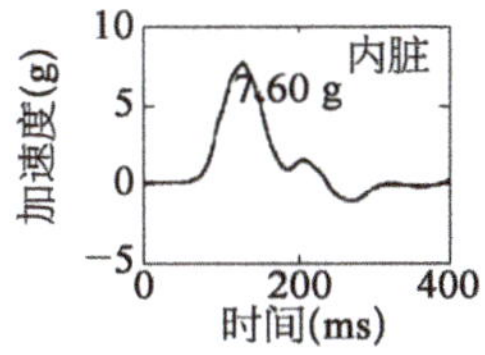	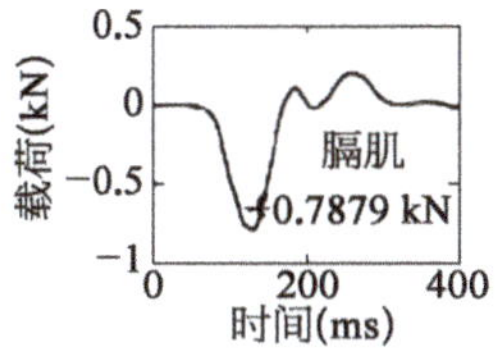
	腰椎	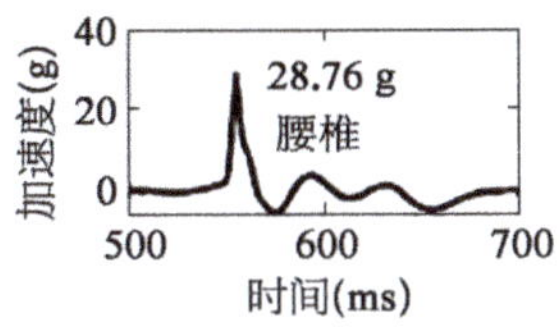	—	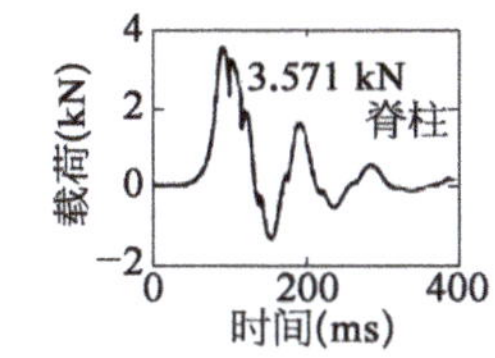
	骨盆	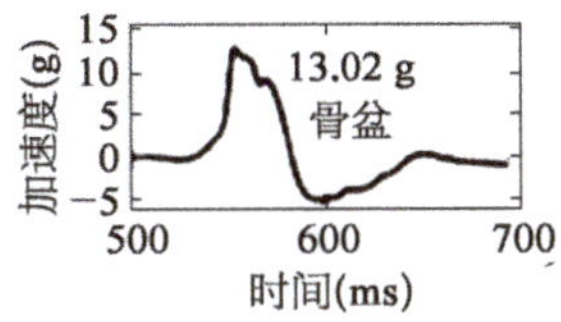	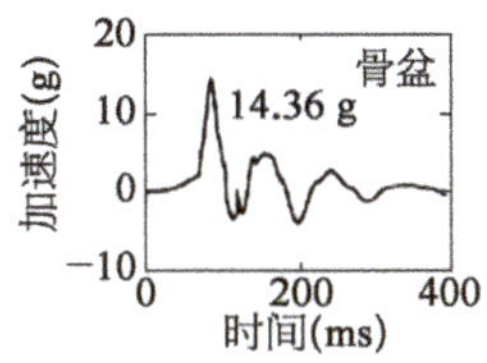	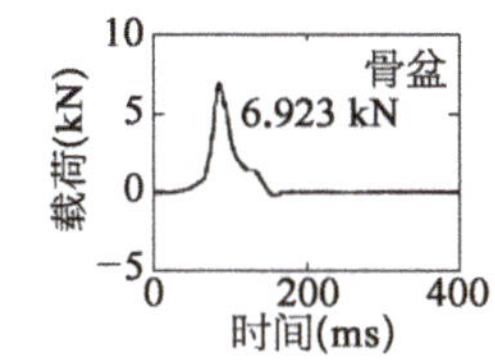
	胫骨	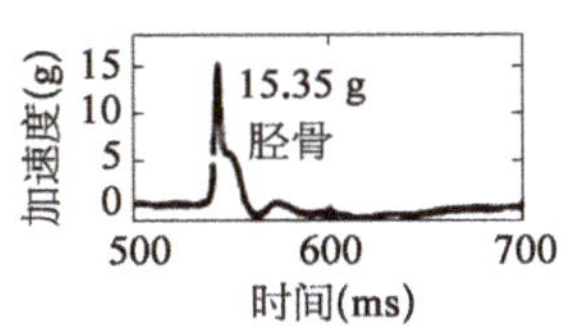	—	—
基础输入	椅面	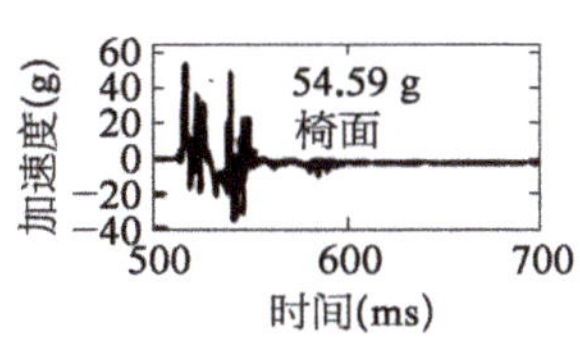		

颈部、脊椎、胸腹部、臀部、大腿、膝盖、小腿、脚踝、足部和鞋子。模型外表面由 64 个椭圆体和 2 个平面描述。坐姿和卧姿假人数值模型主体为 Hybrid Ⅲ 第 50 百分位有限元模型(图 10－47b 和图 10－47c)。这类假人数值模型细分为数百个部件,主要部件有头部、颈部、胸部、腹部、臀部和四肢等,假人各部分质量和转动惯量都符合试验用 Hybrid Ⅲ 第 50 百分位假人。胸部和颈部这些关键部位都设置成柔性,能对发生碰撞后假人的受伤进行评价。

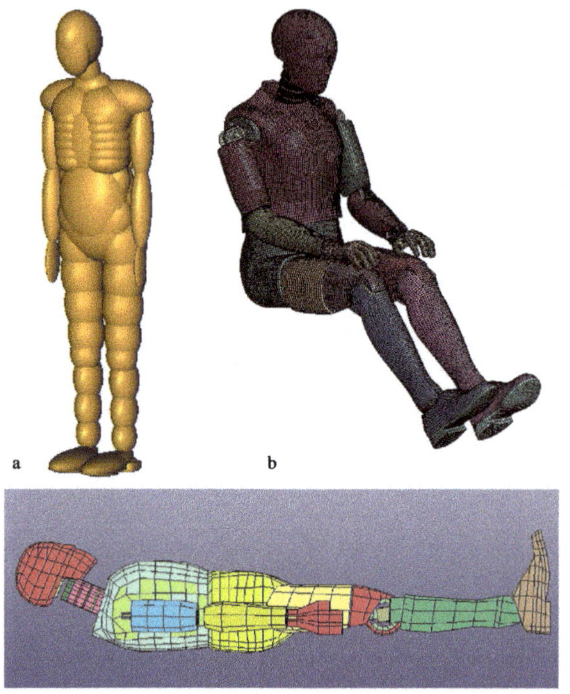

图 10－47 不同姿态假人数值模型

应用于项目研究前,对假人数值模型都进行了有效性检查,如站姿模型按照跌落试验的载荷波形进行动响应值计算比对。如图 10－48 所示,试验测得的假人小腿曲线与假人数值模型计算得到的曲线,从峰值、持续时间到波形一致性较好,证明了假人数值模型的有效性。

假人数据模型仿真计算的条件按照假人舱段模型水下爆炸试验的工况进行设置,计算过程中尽最大限度对假人的受试状态进行了模拟,并考虑防护装置的影响,必要时通过试验测试对防护装置的冲击特性参数进行了测量,测量结果参与仿真计算。通过最终的比对,仿真计算与试验测试结果的绝对偏差控制在 20%以内,导致偏差的主要原因是数值模型计算与试验的实际情况存在一定的偏差。典型的计算结果和试验测试结果比对统计见表 10－24,数据曲线比对如图 10－49～图 10－51 所示。

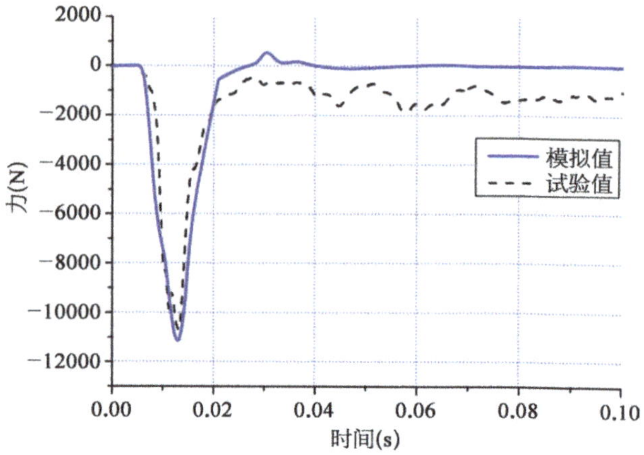

图 10－48 站姿假人数值模型小腿受力计算值与试验值比较

表 10－24 假人数值模型仿真计算结果与试验结果比对

姿态	比对项目	加速度峰值		计算值相对于试验值的偏差
		试验值	计算值	
站姿	小腿垂向加速度	10.2 g	11.7 g	＋14.7%
	腰椎垂向加速度	5.2 g	5.0 g	−3.8%
	头部垂向加速度	4.8 g	4.7 g	−2.1%
坐姿	骨盆垂向加速度	13.6 g	12.8 g	−5.9%
	股骨轴向加速度	0.28 g	0.23 g	−17.8%
	胫骨轴向力	2.0 kN	1.8 kN	−10%
卧姿	腰椎垂向加速度	3.9 g	4.4 g	＋12.8%
	腰椎横向加速度	2.1 g	1.9 g	−9.5%

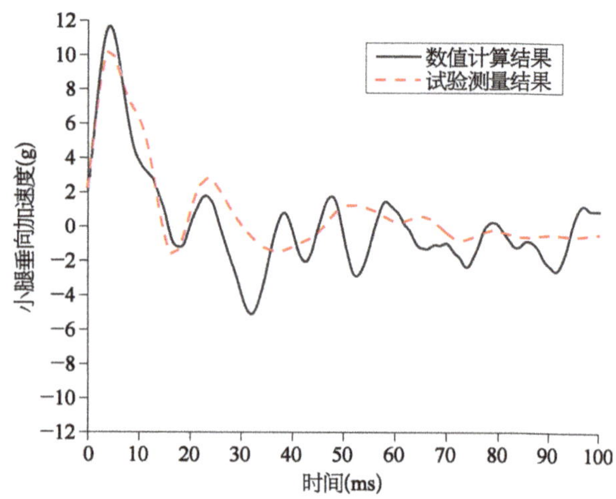

图 10－49 假人数值模型典型计算值与试验值比对(站姿,小腿垂向加速度)

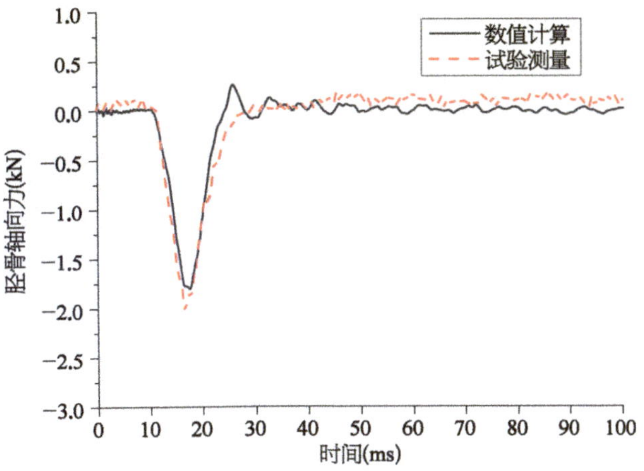

图 10-50 假人数值模型典型计算值与试验值比对（坐姿，胫骨轴向力）

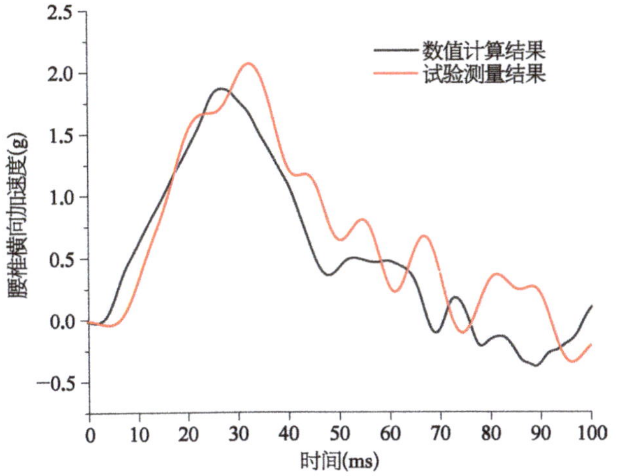

图 10-51 假人数值模型典型计算值与试验值比对（卧姿，腰椎横向力）

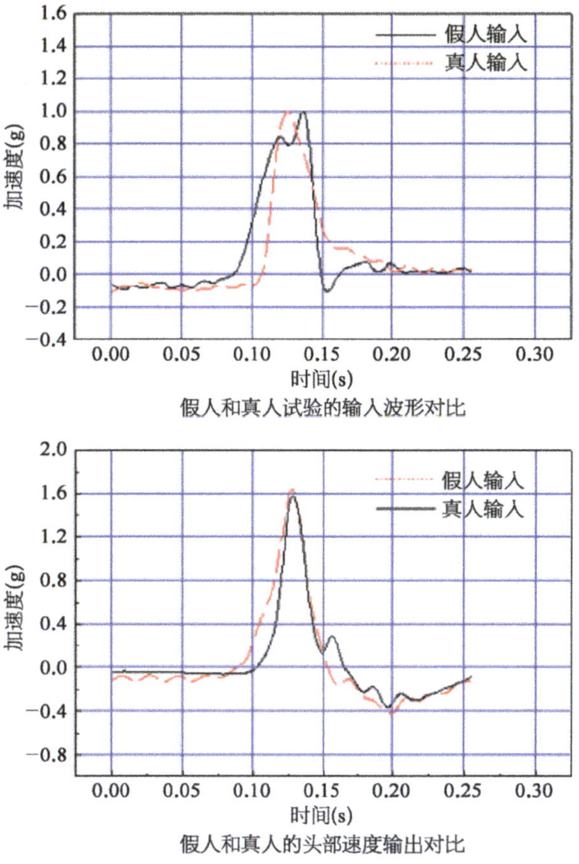

图 10-52 真人试验和假人试验典型测试结果比对

21 世纪初，开展了水下爆炸引起的垂向冲击作用对坐姿、卧姿人体动响应的试验模拟和仿真计算。首先是开展人体耐受范围内的低量级冲击，将假人试验的测试结果与真人试验的测试结果进行比对，再以此为基础，采用舰船装备冲击用的冲击机对 HYbridⅢ假人进行垂向强冲击试验，并基于试验冲击环境的测试数据开展假人数值模型仿真计算，再进行计算结果和试验结果的比对。通过上述真人试验-假人试验-仿真计算间的比较和传递，探讨人体在强冲击作用下的伤害情况。真人试验和假人试验的典型结果比对如图 10-52 所示，假人试验和仿真计算典型结果比对见图 10-53。

通过上述试验和计算分析，并结合已有的研究成果，人体对于冲击载荷的响应，表现出各向异性，人体胸-背方向的耐冲击能力高于其他两个正交方向，因此人体卧姿状态对于冲击载荷具备更好耐垂向冲击能力，也因此航天员在飞船返回舱中采取仰卧姿态。对于坐姿人体的试验和计算结果表明，爆炸冲击作用于舰员的垂向冲击加速度峰值在几十至上百重力加速度(g)之间，人体很可能被抛离座椅，舰船操作空间相对较小，由此引起的碰撞和跌落容易造成人员发生二次损伤。

三、舰船位置中的二次损伤

舰船内部人员作业、生活空间相对狭小，且结构负载、设备众多，水下爆炸引起的舰船位置基础冲击作用除了直接对人体的影响，更容易使得舰员发生跌倒、碰撞、坠落，导致人员发生不同程度的损伤，甚至危及生命。在早期的舰船人员冲击损伤研究中，研究者意识到了基础冲击载荷诱发的二次损伤问题，但是从可见的文献资料看来，研究的重点在于舰船基础冲击载荷对于人体的损伤和防护，关于二次损伤作用的资料很少。早期的文献资料中，给出了坐姿人

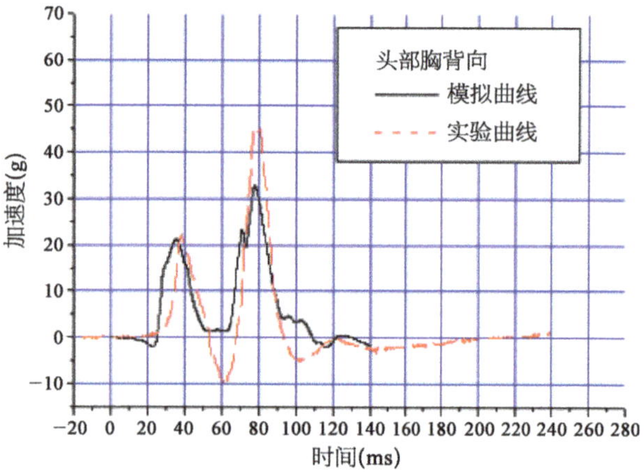

模拟计算与试验头部加速度曲线对比

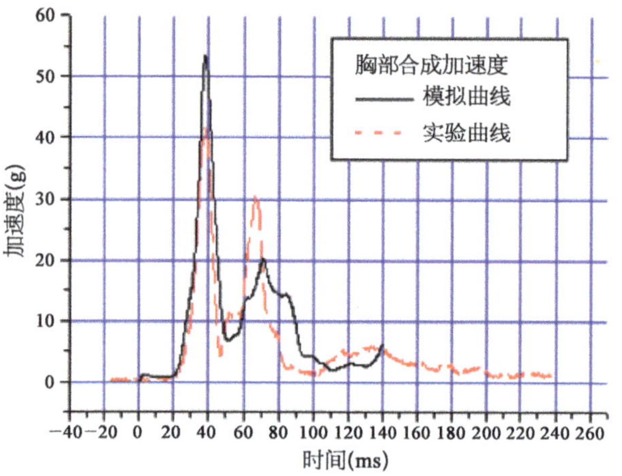

模拟计算与试验胸部加速度曲线对比

图 10 - 53 假人试验和仿真计算典型结果比对

体在舰船冲击环境作用下腾空飞起的计算公式：

$$V_k/V_{\max}=1.5\cdot(t_p/T)^{0.256} \quad (10-17)$$

式中，V_k 为人员腾空飞起的速度，单位为 m/s；$V_{\max}$ 为基础输入的最大速度，单位为 m/s；t_p 为基础输入达到最大速度的时间，单位为 ms；T 为等效的人体自振周期，单位为 ms，对于坐姿人体 T 为 167 ms。根据公式，当人体质心的速度超过 V_k 时，人员则腾空飞起。但是这一公式是为了确定基础冲击作用对人体的作用时间，认为人员腾空飞起后基础冲击对于人体的作用停止。近年来，一些对舰船位置中的二次损伤问题的研究工作正在开展。

(一) 舰船水平向冲击人员跌倒阈值

舰船上站姿人员属于无约束状态，在遭受突然的水平向冲击作用时很容易失稳而跌倒，跌倒后人员与甲板或其他结构物、设备发生碰撞可能会导致相当严重的损伤。要研究舰艇站姿人员遭受水平向冲击时可能出现的碰撞伤，首先就是要得到水平向冲击作用下站姿人员跌倒的冲击载荷阈值，2020 年围绕这一需求首次开展了试验研究。由于人体在失稳时会有应激反应来抵御可能发生的跌倒，这是目前假人试验、数值仿真计算无法模拟的，所以试验研究采用了真实试验的方式。

水平向冲击人员跌倒阈值试验在摆锤式水平冲击机上开展(图 10 - 54)，该型设备主要用于潜艇设备的冲击试验研究，工作台面最大负载为 8 t，台面最大冲击速度为 5.5 m/s。该项试验中，冲击机台面上设置了一型保护装置，装置主体为圆形护栏结构，表面采用了弹性材料进行包裹，避免受试人员因跌倒而发生碰撞伤害，确保试验安全。

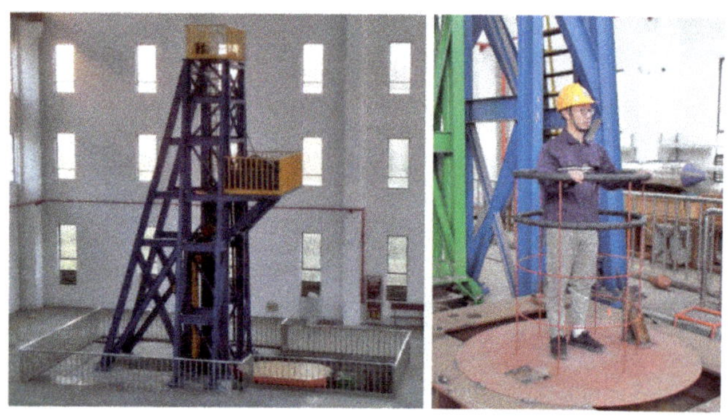

图 10 - 54 人员跌倒试验用冲击机及装置

本次试验的受试人员以志愿方式选定，挑选志愿者的原则为青年男性，共选定 3 名志愿者，基本信息见表 10 - 25。

表 10 - 25 人员跌倒试验志愿者基本信息

志愿者编号	年龄(岁)	身高(cm)	体重(kg)
1	29	175	65
2	30	173	60
3	26	180	70

试验中设置 5 种志愿者朝向和冲击方向的关系如下。

(1) 0°朝向：志愿者面朝摆锤，朝向与冲击方向一致。

(2) 45°朝向：志愿者面朝摆锤，与冲击方向呈 45°夹角。

(3) 90°朝向：志愿者面朝方向与冲击方向垂直。

(4) 135°朝向：志愿者背朝摆锤，与冲击方向呈45°夹角。

(5) 180°朝向：志愿者背朝冲击来向，朝向与冲击方向一致。

由于设置了保护装置，志愿者在试验过程不会发生完全跌倒，判断志愿者是否发生跌倒采用了志愿者个人感受、旁观者观察、高速摄像拍摄相结合的方式进行判定。试验时工况参数主要为摆锤高度和台面行程：摆锤高度用于调节冲击机台面输出的最大冲击速度，试验时根据志愿者的受试情况逐步提高，并确保人员安全；台面行程用于调节冲击机台面在冲击过程中的最大位移量，志愿者受试时台面行程分别按 8 cm 和 10 cm 设置，两种台面行程试验时对应的冲击环境谱位移约为 115 mm 和 130 mm。本项试验中各位志愿者发生跌倒的水平向冲击载荷参数统计见表 10－26。

表 10－26　水平向冲击人员跌倒载荷阈值

志愿者朝向		0°		45°		90°		135°		180°	
台面行程(mm)		115	130	115	130	115	130	115	130	115	130
1号志愿者	谱位移(mm)	122	137	124	127	115	132	119	132	118	132
	谱速度(m/s)	3.04	2.46	2.83	2.33	2.78	2.75	2.77	2.79	2.84	2.80
2号志愿者	谱位移(mm)	111	142	114	132	126	131	111	135	112	127
	谱速度(m/s)	2.58	2.46	2.79	2.50	2.41	2.78	2.74	2.80	2.64	2.80
3号志愿者	谱位移(mm)	111	131	116	131	115	132	108	127	118	138
	谱速度(m/s)	2.37	2.54	2.98	2.49	2.73	2.45	2.99	2.37	2.80	2.62

根据试验结果得到以下结论。

(1) 人员面朝冲击方向站立时，其横向冲击跌倒阈值相对最小；人员背对冲击方向站立时，其横向冲击跌倒阈值相对最大。

(2) 人员面朝冲击方向站立、面朝冲击方向的45°方向站立和背对冲击方向的45°方向站立时，跌倒限值由谱位移和谱速度的大小共同决定；人员面朝冲击方向的垂直方向站立和背对冲击方向站立时，其跌倒限值主要由谱速度的大小决定。

(3) 站姿人员横向冲击的跌倒阈值分别为：谱位移 115 mm 时对应的谱速度为 2.66 m/s，谱位移 130 mm 时对应的谱速度为 2.44 m/s。

(二) 舱段模型水下爆炸动物损伤试验

2021 年，开展了采用动物作为人体替代物的潜艇位置水下爆炸冲击试验，试验采用模拟典型潜艇结构的舱段缩比模型作为试验平台。

舱段模型水下爆炸试验按照冲击因子 0.6 设定工况，设置了水平(0°)和 45°两种水下爆炸攻角，采用不同装药共计开展了 4 次试验，各次试验的工况参数见表 10－27。

表 10－27　舱段模型水下爆炸试验工况表

工况序号	攻角 α (°)	TNT 药量 W (kg)	爆距 R (m)	模型水深 D (m)	药包水深 $D+h$ (m)	药包距模型中心水平距离 R_1(m)	冲击因子 SF
1	0	3	2.9	5	5	4.06	0.6
2	45	3	2.9	5	7.87	2.87	0.6
3	45	3	2.9	5	7.87	2.87	0.6
4	0	5	3.73	5	5	4.89	0.6

注：冲击因子 $SF = \sqrt{W}/R$。

舱段模型内部模拟设置了典型的潜艇位置，共有两种形式：第 1 次试验时，模型内设置了甲板位置和底舱位置，如图 10－55 所示；后续 3 次试验时，模拟内甲板上增设了两个支架，模拟舰艇内的吊床位置，如图 10－56 所示。由于动物对于基础冲击作用的耐受能力明显高于人体，因此设置吊床位置的目的在于重点考察动物的二次损伤情况。

该项目采用比格犬、绵羊、新西兰兔、大鼠作为人体替代物进行试验(图 10－57)，各工况试验时各位置动物的部署情况统计见表 10－28。

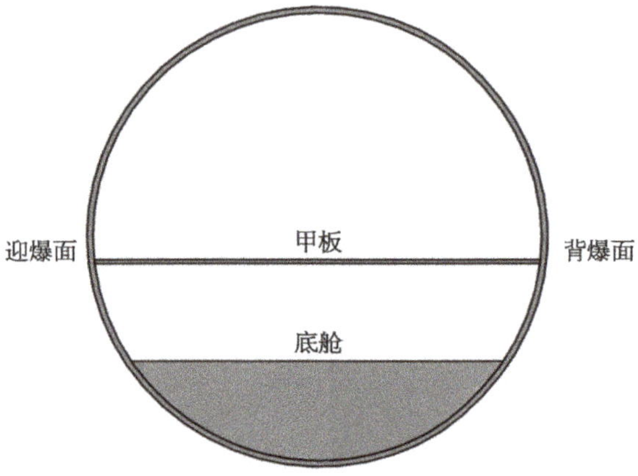

图 10-55 舱段模型内位置设置示意图（第 1 次试验）

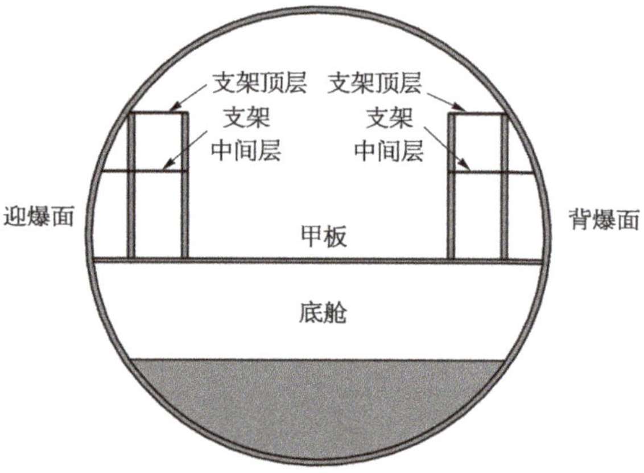

图 10-56 舱段模型内位置设置示意图（第 2～4 次试验）

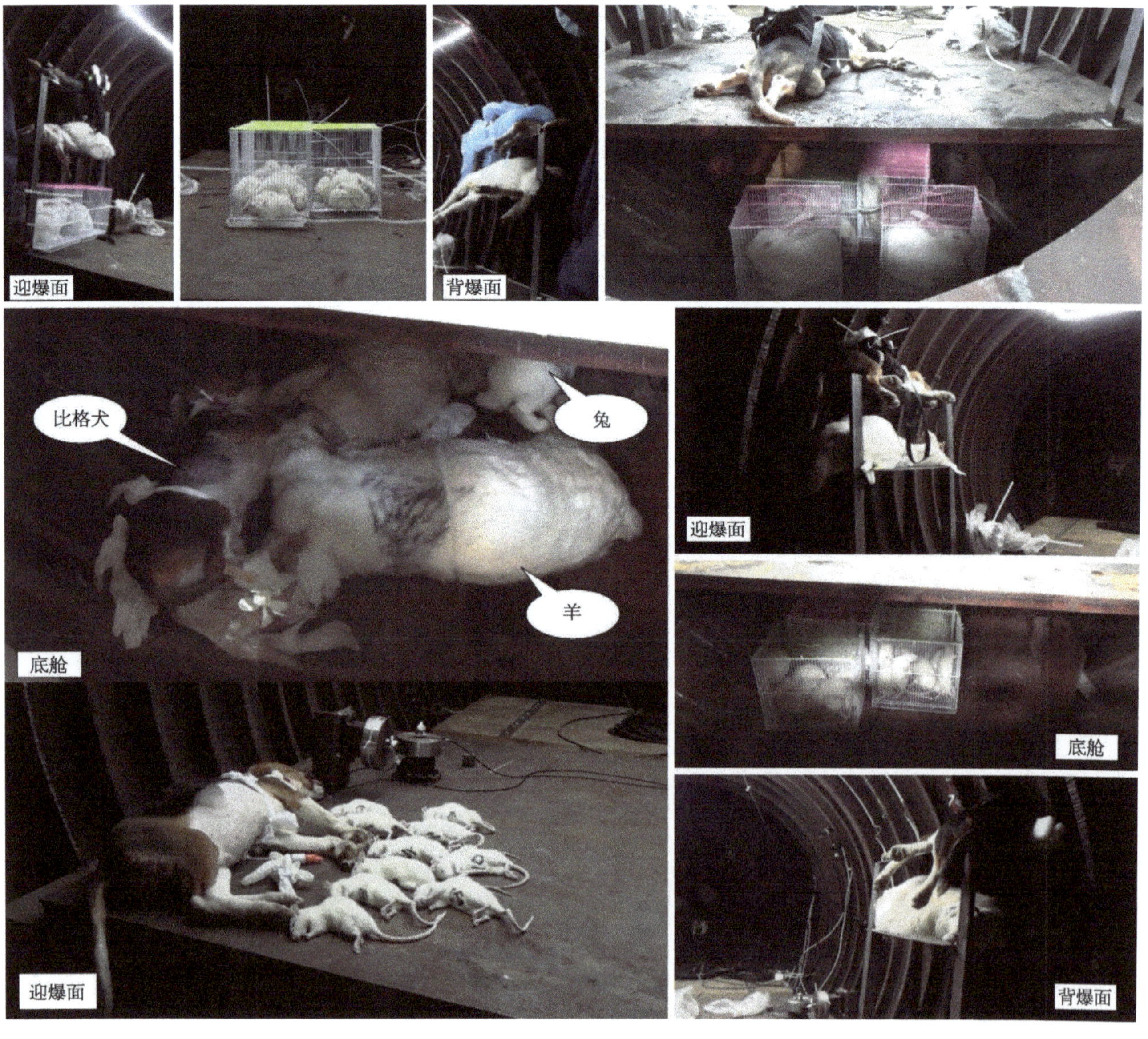

图 10-57 舱段模型不同位置动物布放情况

表 10-28 舱段模型水下爆炸试验各位置受试动物部署情况统计

工况序号	位置	部署情况
1	底舱	羊：数量 1 头，麻醉后布放 比格犬：数量 1 条，麻醉后布放 兔：数量 2 只，清醒状态下布放
	甲板	比格犬：数量 1 条，麻醉后靠迎爆面布放 羊：数量 1 头，麻醉后靠背爆面布放 大鼠：数量 10 只，麻醉后靠迎爆面布放
2	甲板	大鼠：数量 30 只，分三个笼子布置在甲板中间位置 兔：数量 2 只，分两个笼子布置在迎爆面支架底部的甲板上
	支架（中间层）	羊：数量 2 头，一头麻醉后布置在迎爆面的支架中间层上，另一头麻醉后布置在背爆面的支架中间层上
	支架（顶层）	比格犬：数量 2 条，一条麻醉后布置在迎爆面的支架顶层上，另一条麻醉后布置在背爆面的支架顶层上
3	底舱	大鼠：数量 30 只，分三个笼子布放 兔：数量 2 只，分两个笼子布放
	甲板	比格犬：数量 1 条，麻醉后布置在甲板中央
	支架（中间层）	羊：数量 2 头，一头麻醉后布置在迎爆面的支架中间层上，另一头麻醉后布置在背爆面的支架中间层上
	支架（顶层）	比格犬：数量 2 条，一条麻醉后布置在迎爆面的支架顶层上，另一条麻醉后布置在背爆面的支架顶层上
4	底舱	大鼠：数量 20 只，分两个笼子布放 兔：数量 2 只，分两个笼子布放
	支架（中间层）	羊：数量 2 头，一头麻醉后布置在迎爆面的支架中间层上，另一头麻醉后布置在背爆面的支架中间层上
	支架（顶层）	比格犬：数量 2 条，一条麻醉后布置在迎爆面的支架顶层上，另一条麻醉后布置在背爆面的支架顶层上

试验过程中，对模型内甲板的冲击速度进行了试验测量，并对模型内部进行了高速摄像。根据测得的冲击速度（表 10-29），此次水下爆炸试验测得的舱段模型甲板位置的垂向和横向的最大冲击速度均小于冲击机试验：模型内甲板位置垂向最大冲击速度为 3.52 m/s，较动物中型冲击机试验时的最大冲击速度降低了 25%；模型内甲板位置横向最大冲击速度为 3.68 m/s，较动物轻型冲击机试验时的最大冲击速度降低了 14%。结合动物冲击机试验的结果，单从基础冲击载荷量值上看，舱段模型内部的冲击环境无法对受试动物造成直接的伤害。

表 10-29 舱段模型水下爆炸试验甲板位置的冲击速度

工况序号	攻角	垂向最大冲击速度（m/s）	横向最大冲击速度（m/s）
1	水平	1.07	3.77
2	45°	3.52	3.30
3	45°	3.52	3.15
4	水平	1.07	3.68

但是，舱段模型水下爆炸试验后受试动物的损伤情况却与冲击机试验大相径庭。根据伤情统计，该项试验受试动物的总死亡率接近 30%：吊床位置死亡率最高，达到了 50%；甲板和底舱位置除在工况 1 试验后出现动物死亡（死亡率 20%），其余试验均未出现动物死亡。试验后，受试动物出现体温、脉搏下降，血压一过性升高，呼吸紊乱，部分动物出现颅压升高；超 40%存活的动物在损伤后出现精神萎靡、食欲不振、活动能力下降的表现，存活的比格犬和绵羊伤情严重。

验后解剖结果表明：受试动物出现了不同程度的颅脑损伤，主要包括脑沟变浅（消失）、脑回增宽、脑组织表面血管充血、颅内出血、脑挫伤等（图 10-58）；受试动物肺部损伤以肺淤血为主（图 10-59a），空回肠可见散在的出血点（图 10-59b），部分动物出现脾脏淤血（图 10-59c）；高倍镜下，伤后 24 小时受试动物大脑皮质、海马等多个区域可见炎症细胞浸润、神经元排列松散、细胞核固缩或者核溶解等急性变性坏死改变，肺泡腔可见红细胞淤积，肺小血管充血。

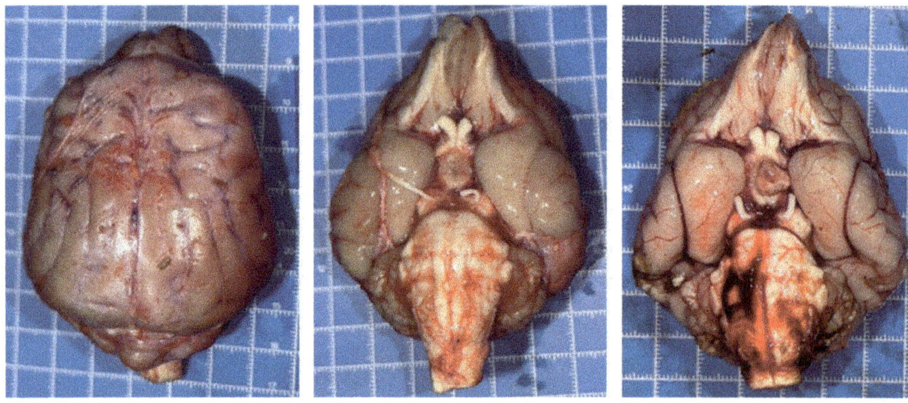

图 10 - 58 受试动物脑组织大体标本

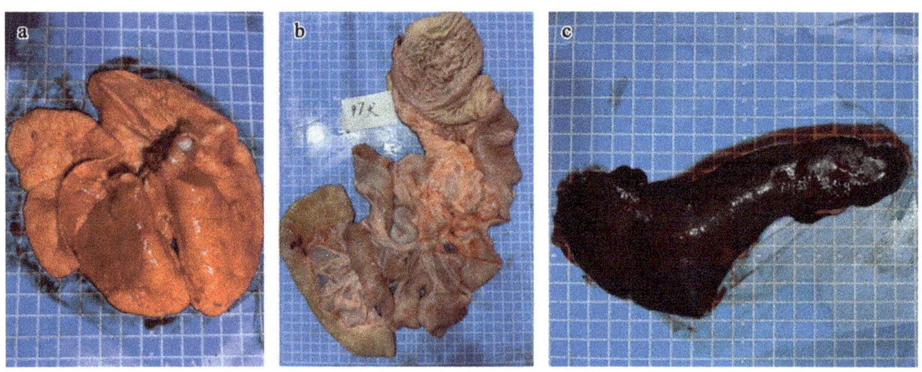

图 10 - 59 受试动物组织器官大体标本

试验时，舱段模型内高速摄像拍摄的是甲板位置和吊床位置，这也是受试动物死亡率最高的区域。高速摄像记录的模型内动物受冲过程(图 10 - 60 和图 10 - 61)说明了受试动物致伤致死的原因，主要是由模型内冲击环境带来的二次损伤所导致的。

(1) 试验装药起爆后，在水下爆炸冲击波作用阶段，位于甲板和吊床位置的动物均被抛起，吊床位置的情况尤其剧烈：支架顶层的动物与舱壁碰撞后从布置位置抛出，0°攻角的工况时呈水平抛出，45°攻角的工况时向斜上方抛出；支架中间层的动物与支架顶层钢制结构剧烈碰撞后，从布置位置跌落。

(2) 甲板和吊床位置被抛起后的动物处于下落阶段时，因水下爆炸气泡脉动载荷作用至舱段模型，拍摄画面出现剧烈晃动，说明水下爆炸气泡脉动引起的基础冲击环境未对抛起的动物有直接作用。

(3) 被抛起的动物在下落后，动物和结构物(甲板等)、动物和动物间发生碰撞，支架顶层的动物跌落高度最高，个别动物在撞击到甲板后又摔落至底舱。

(4) 位于支架中间层的动物二次损伤最为严重，试验后该处位置的受试动物死亡率达 100%，从拍摄情况看，致命原因在冲击波作用阶段与顶层支架钢结构的碰撞关系很大。

(5) 位于甲板的动物在试验过程中主要是在冲击波作用阶段被抛起后自由下落至甲板，因此伤情相对较轻，底舱虽不在高速摄像拍摄范围内，但就部署环境和试验结果，试验过程与甲板位置应基本相似。

上述试验中，舱段模型内部的基础环境严酷度低于冲击机试验，其垂向冲击环境在 45°攻角时大致相当于人员轻度损伤区，在 0°攻角时甚至远未达到人员致伤的程度。动物的受试结果说明，基础冲击载荷引起的损伤不容忽视，碰撞伤是二次损伤的主要模式。虽然动物耐受基础冲击的能力高于人体，但是对于碰撞伤害并未体现出比人体更高的耐受能力。

联系到实船环境，舰船内部的甲板、舱壁表面均设置有加强筋结构，有限的舱室空间内安装有各类机电设备，通道、平台周围设置有金属栏杆，舰员如果在基础冲击作用下发生腾空、跌倒或坠落，极易与上述设备机器和结构物发生碰撞而造成损伤。基于

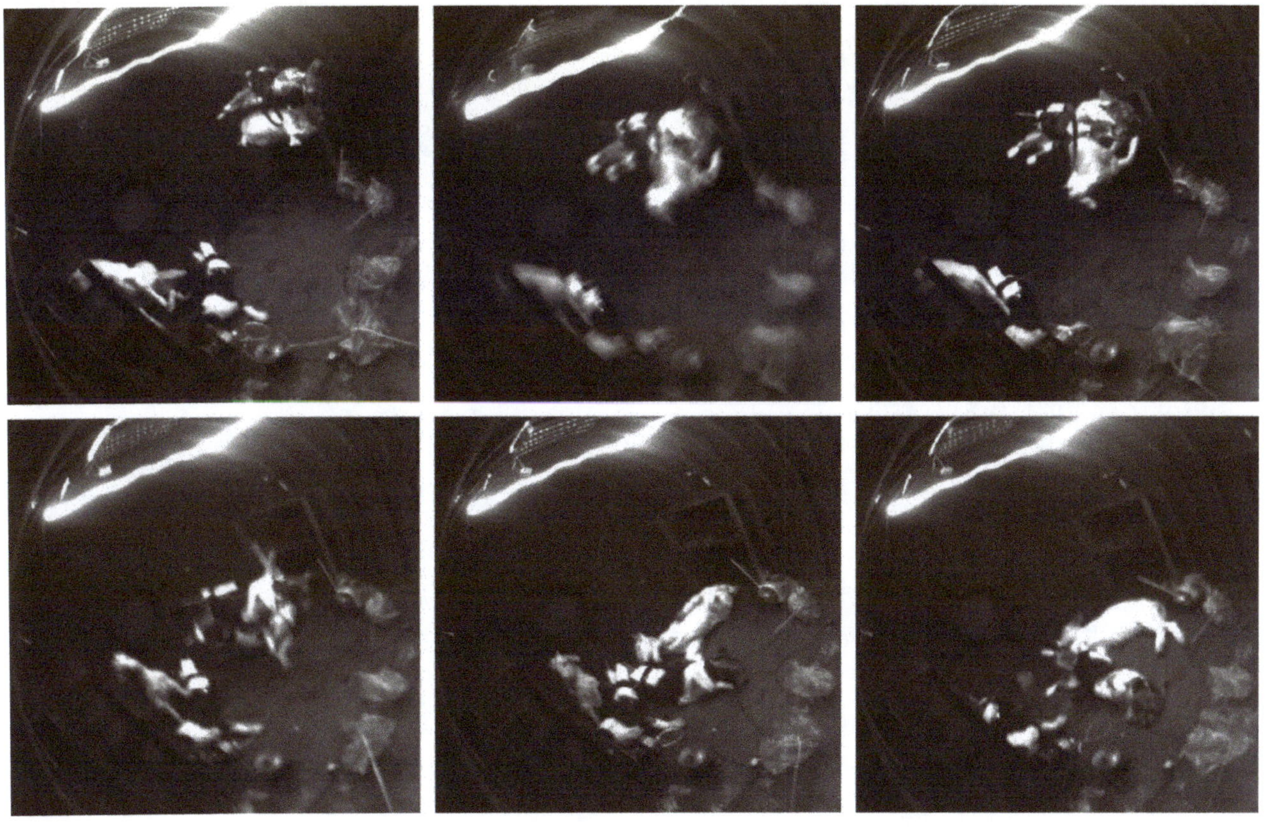

图 10-60　高速摄像典型拍摄结果 1(水平攻角)

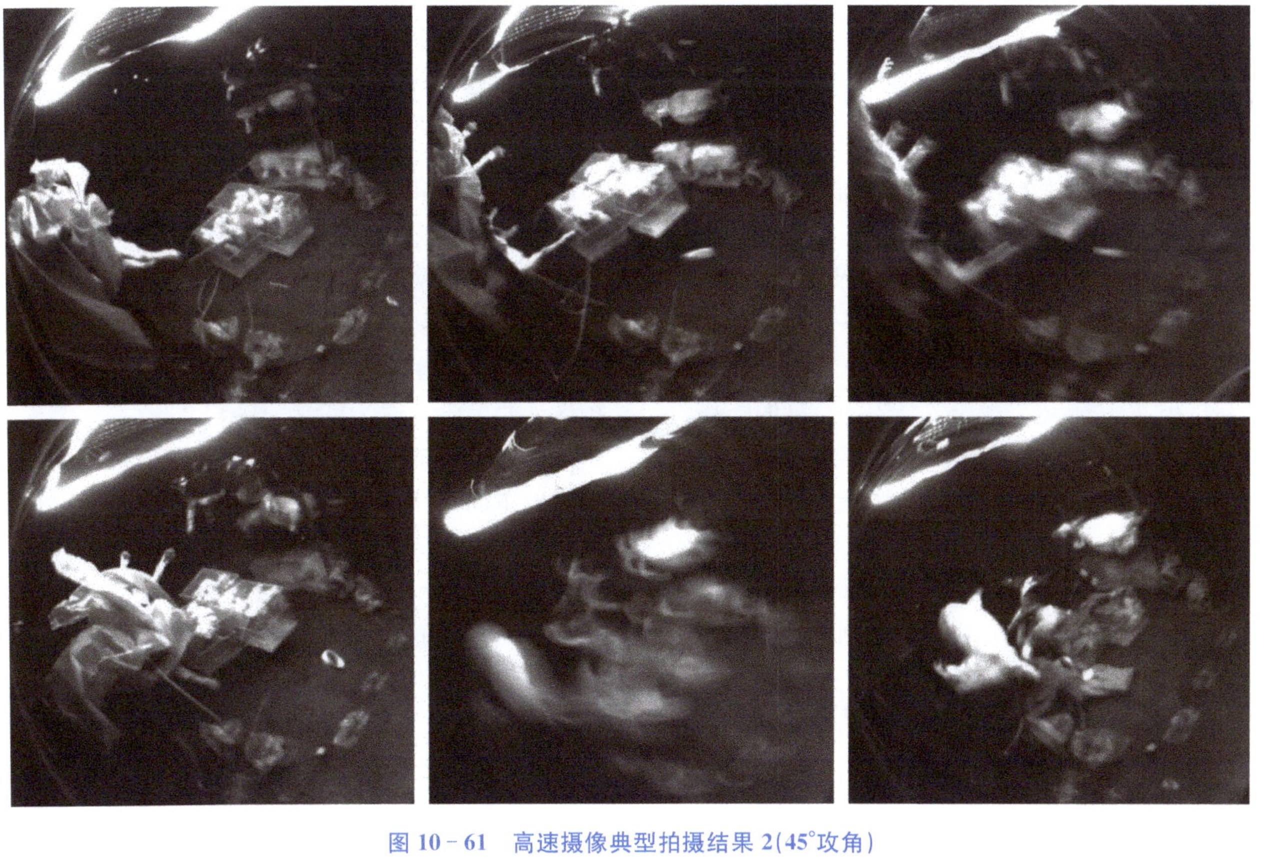

图 10-61　高速摄像典型拍摄结果 2(45°攻角)

试验研究的成果，舰员的跌倒阈值跟冲击时的速度和位移有关，由此导致的二次损伤可能会超过舰船冲击环境对于舰员的直接作用，伤情更为复杂，需要进一步深入研究。

四、舰员的抗冲防护

（一）舰员抗冲防护装具的研制

20 世纪 90 年代起，某研究所开展舰员防护装备的研制，主要有舰员抗冲击鞋、防护头盔、防护背心，能够基于潜在的危险源对舰员提供一定的抗冲防护。以抗冲击鞋为例，根据文献资料的测试结果，新型舰员抗冲击鞋较普通作训鞋在轻、中、重三种冲击强度作用下衰减率可达到 60%。经过抗冲击鞋的缓冲后，可将轻、中度冲击损伤降到无损伤，将重度损伤降到轻度损伤，以胫骨的压缩轴向载荷作为下肢损伤判定标准时，均可确保人员处于安全状态。

舰员抗冲击防护的另外一种措施是对舰员位置区域进行缓冲设计，如浮动地板和抗冲击地砖等。这些装置的主要方式是通过缓冲材质或缓冲元件使舰员工作区域具备一定的缓冲能力，设计的关键在于：一是整体质量的控制，二是日常使用中具备足够的支撑刚度，三是冲击载荷达到一定限制后能够快速吸收冲击能量。

（二）舰员抗冲防护建议

根据目前的研究成果，对于舰员的抗冲防护建议如下。

（1）舰船设计时甲板的固有频率避开 6～12 Hz 频段。

（2）作战中，舰员应正确穿着抗冲击鞋、防护背心、防护头盔等护具。

（3）坐姿舰员除护具外，应使用抗冲击座椅，并佩戴安全带，安全带可有效降低头颈部的损伤可能，建议将佩戴安全带作为坐姿舰员的强制要求。

（4）舰员的床铺应尽量使用较厚、较软的床垫，材质以乳胶海绵为佳，同时床铺应设置安全带，床铺舱顶板应考虑缓冲防护设计，床铺两侧设置护栏。

（5）舰船各位置应设置缓冲护栏。

（6）舰员作业有高坠风险的区域，应设置安全保护，如安全绳等。

（唐佳炜）

第三节　水下冲击伤人员损伤标准

海战时水下爆炸是导致水面舰艇破坏甚至丧失战斗力的重要因素，随着现代海战中各种水下高爆性武器的广泛应用，其对水面舰艇及舰艇人员的损伤成为世界关注的重点。当水下爆炸威力过大时，舰艇因急剧振动作用在人体上的力、加速度和位移会超过损伤阈值，导致舰上人员不同程度的损伤，轻则丧失战斗力，重则死亡，给整个舰艇造成巨大伤害。第二次世界大战期间发生了大量的水下冲击伤，造成了大量人员伤亡，但真正水下冲击伤的研究于 20 世纪 60 年代美军建立水下试验场后才全面展开，推动了水下爆炸人员损伤标准判断、损伤风险评估、防护救治等方面的进一步发展。

一、水下爆炸人员冲击损伤标准

损伤标准是指用测量的或预测的人体冲击响应来评估损伤可能性的一项指标，它的制定是以损伤机制的研究成果为基础的，主要来源于模拟试验，通过统计学方法寻找力/运动和损伤结果之间的某种关系而形成和发展，从而给出不同量级冲击载荷下的人体伤害严重程度。损伤标准是舰员抗冲击防护装备的研制和性能评价的依据，也是舰艇抗冲击防护设计的重要支撑。目前，国际上广泛采用简明损伤定级标准（abbreviated injury scale，AIS）来描述人体损伤程度，从 0 至 6 级依次表示无损伤、轻度损伤、中度损伤、严重损伤、剧烈损伤、临界死亡和最大限度损伤（无法治疗）。

（一）人体冲击损伤力学判据

人体的每一个部分都有其特定的损伤机制和损伤响应，因此人体的局部各器官对冲击具有不同的损伤水平及耐受性。通过模拟试验与冲击动响应计算程序的结合，可计算出人员身体各部分的载荷时域响应及最大载荷值。下面给出人体各部位冲击损伤的力学判据结果。

1. 头部 当人体头部与其他坚硬物体如舱室顶部、仪器表面、甲板等发生碰撞时，头部大脑损伤是导致死亡和残疾的主要原因，头部的冲击损伤最初表现为脑震荡等轻微损伤。但随着冲击强度的增加，会发生神经纤维、血管等破裂现象，出现长时间昏迷，甚至失去生命。一般认为，接触式直接撞击引起的线性加速度和非接触式惯性载荷引起的角加速度是引起颅脑伤害的两大主要因素。

(1) 线性加速度耐受指标和头部损伤标准(head injury criteria, HIC)评价：头部的损伤程度同头部线性加速度以及冲击碰撞时间有关。有很多关于头部加速度和作用时间的测量方法来量化头部冲击损伤的耐受值，其中头部损伤标准 HIC 是广泛使用的一种，该标准由 Mertz 与 Prasad 于 1997 年提出。头部损伤标准 HIC 计算公式如下：

$$HIC=\max\left\{(t_2-t_1)\left[\frac{1}{t_2-t_1}\int_{t_1}^{t_2}a(t)\mathrm{d}t\right]^{2.5}\right\} \tag{10-18}$$

式中，t_1 为碰撞过程中的任意时刻，t_2 为以 t_1 为起始时刻而使等号右边求得最大值的时刻，$a(t)$ 为碰撞过程中头部质心合成加速度。

除了头部损伤标准 HIC 以外，还提出其他有关面骨和头骨对碰撞损伤的耐受水平，如 Frank 等在研究面骨和头骨的冲击力和损伤之间关系的大量实验基础上，提出了头骨和面骨的冲击损伤阈值(表 10-30)。

表 10-30 头骨和面骨的冲击损伤阈值

部 位	区 域	极限骨折力(N)
头骨	正 面	4 000
	颞顶骨	2 000
面部	颧 骨	1 000
	上颌骨	670
	下颌骨	1 780
	侧下颌	890

(2) 转动加速度耐受指标：许多学者提出了各种基于真人实验和人体代用品实验的人体头部转动加速度耐受指标，但是在如何将动物等伤害指标转化到对人体的评价时存在很多困难和不确定因素，所以此类指标的可信性较差。此外，通过仿真模拟的方法得到人体旋转加速度的耐受指标结果也有很大差异，此类研究还需继续深入。

2. 颈椎和脊柱 在冲击载荷作用下，脊柱是人体易损伤的部位，其损伤模式有骨折、韧带及肌肉损伤。1981 年，研究表明脊椎所能承受之轴向力由颈椎、胸椎和腰椎向下增强，当颈椎承受 3 089 N，或上胸椎承受 3 020 N，或下胸椎承受 4 491 N，或腰椎承受 4 952 N 时，会造成脊椎骨的断裂。颈椎是颈部最重要的部位，由 7 块椎骨组成。在冲击作用下，颈椎可能发生多种模式的运动，如弯曲、压缩、扭转等，因此可能造成脖子多种形式的损伤，包括骨损伤、软组织损伤、神经损伤。表 10-31 总结了颈椎在轴向载荷下的耐受水平。

表 10-31 颈椎在轴向载荷下的耐受水平

载 荷 方 向	载荷阈值(N)
轴向压缩	6 000
压缩—屈曲	2 000
压缩—伸长	2 200
牵拉	1 450
牵拉—伸长	1 160

在大的垂向载荷作用下，人的骨盆也可能发生损伤，但是在相同载荷下，脊柱的损伤往往更加严重。从力学上看，骨盆是把头部、上肢和躯干的重量传递到地面的唯一途径，在碰撞中常见的骨盆损伤包括髂骨的骨折、髋臼骨折、骨盆内软组织和血管的损伤等。骨盆发生简明损伤等级为 2 或 3 级损伤的平均冲击载荷是 8.6 kN(男性)和 5.6 kN(女性)。根据受测试人员的体重进行调整后，提出 75 kg 男性的骨盆耐受值为 10 kN，女性的损伤耐受值为 4.6 kN。

3. 内脏 内脏因为含有空气与液体，所以对冲击波引起的超压最为敏感。内脏主要包括呼吸系统、肠胃系统，主要指胸、腹部和内脏器官。胸腹腔由肋骨和胸椎保护，但当遭受到足够大的冲击力时常导致肋骨和胸骨骨折、血管破裂，甚至损伤心脏等。不同的损伤类型可能同载荷施加的方式有关，当载荷缓慢施加时，主要产生胸腔的挤压变形损伤；当载荷快速施加时，损伤与冲击速度有关。1996

年，Axelsson 与 Yelverton 根据 1993 年 Yelverton 对 255 头绵羊的试验结果，提出了单腔单肺模型。由模型运动方程，可以得到胸壁的最大运动速度值 v，然后通过 $ASⅡ=(0.124+0.117v)^{2.63}$ 可计算出损伤严重性指数。表 10－32 为 ASⅡ值、胸壁的最大运动速度值 v 与简明损伤等级的相关性。

表 10－32 ASⅡ值、胸壁的最大运动速度值 v 与简明损伤等级的相关性

简明损伤等级	严重程度	ASⅡ	v(m/s)
0	无损伤	0～0.2	0～3.6
1～4	轻微损伤	0.2～1	3.6～7.5
2～4	中等损伤	0.3～1.9	4.3～9.8
3～5	剧烈损伤	1～7.1	7.5～16.9
6	＞50％致命	＞3.6	＞12.8

2004 年，美军军事行动医学研究计划（Military Operational Medicine Research Program，MOMRP）开发了一个预报肺部损伤的计算软件——INJURY。该软件的输入参数为冲击波载荷、体重、环境压力、开始与结束时间等，软件的输出为肺部损伤的可能性，包括严重、中等、轻微、迹象、无等五种情况。

4. 下肢　下肢主要由四部分组成：大腿、膝盖、小腿、足。各部分的骨骼分别是股骨、膝盖骨、胫骨与腓骨、趾骨、跖骨、跗骨。冲击来临时，人体下肢会承受来自甲板的冲击力，这可能导致人体胫骨、腓骨，特别是足跟发生骨折，同时也会造成软组织损伤。骨骼承受外力的能力取决于骨密度，而骨密度跟人的年龄、性别、体重密切相关。1964 年，Hirch A. E.利用尸体、志愿者以及战争资料分析了站姿人体对冲击的响应，并给出了引起腿部冲击损伤的阈值曲线：当冲击持续时间＞25 ms 时，人体能承受的平均加速度值为 20 g；当冲击持续时间＜10 ms 时，人体能承受的最大速度值为 3 m/s。

2013 年美国《骨科研究学会》发表了美国海军水面作战中心进行的水下爆炸人体下肢损伤风险研究成果。如图 10－62 上图所示，将三具 Hybrid Ⅲ假人安装在配备模拟舱壁、桌子和长凳的浮式冲击平台驳船上。试验分为 6 次，爆炸距离从 20 英尺（约 6.1 m）逐渐增加到 50 英尺（约 15.24 m），假人在 30 英尺（约 9.14 m）的距离处还配备了不同的鞋类和防弹衣组合，以研究它们的防护动态效应。如图 10－62 的下图所示为舱壁处假人模型 6 次试验中 4 次的下胫骨载荷读数，其中 NATO HFM－090 是北约针对陆地车辆下腹部爆炸的军事伤害标准，FMVSS 218 是美国基于汽车的标准。

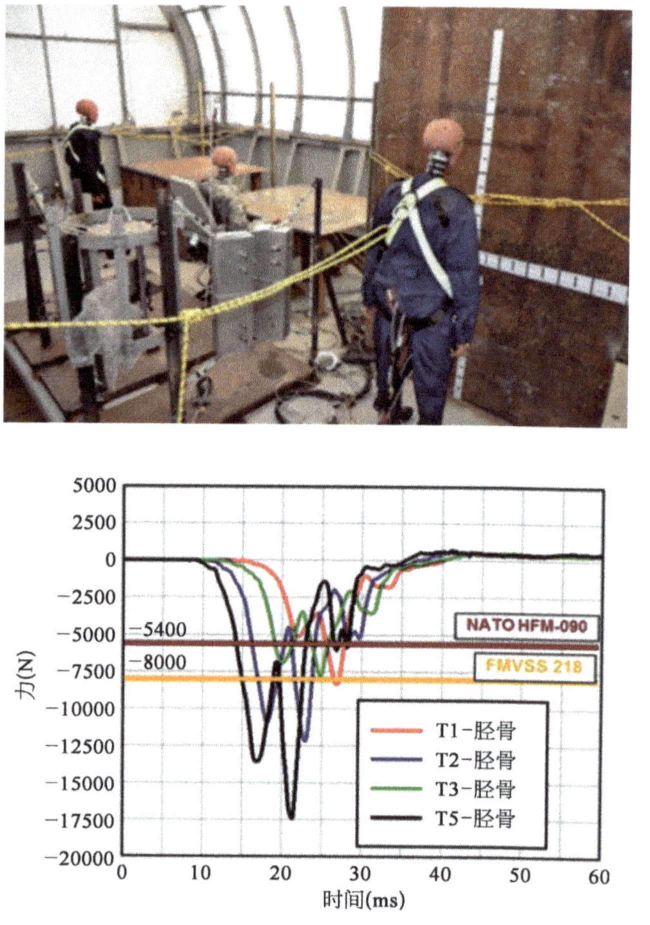

图 10－62　水下爆炸人体下肢损伤风险研究试验

有许多与 HybridⅢ假人相关的经过验证的损伤标准，此处应用的损伤标准包括胫骨压缩、胫骨指数、股骨轴向负荷标准和腰椎压缩阈值等，见表 10－33。将传感器收集到的数据与损伤标准进行比较后发现：假人模型的胫骨、股骨、腰椎和颈部负荷随着炸药距离的减小而增加，在 20 英尺距离处负荷急剧增加；下胫骨压力传感器都超过了损伤标准阈值，表明足踝和下胫骨受伤的风险＞10％；在 20 英尺和 30 英尺爆炸距离时，上胫骨压力传感器超过了损伤阈值；除了 20 英尺的爆炸距离外，腰椎传感器数值均低于损伤阈值。总之，结果表明：足踝和胫骨在垂直冲击载荷下受伤的风险最大，只有

在非常高的爆炸载荷下才有脊椎和头部/颈部受伤的风险。此外，结果还表明合适的鞋类可以显著降低肌肉骨骼负荷。

表 10-33 应用的损伤标准

部位	测量	标准	阈值
头部	加速度 x、y、z	峰值(g)	150 g
		HIC	700
	转动率	角加速度	—
颈部	力 x、y	拉紧	4 170 N
		压缩	4 000 N
	力 z	剪切	3 100 N
		扭矩	190 N·m
	力矩 x、y	拉伸	96 N·m
胸腔	加速度 x、y、z	脊柱(3 ms)	60 g
胸部	位移	峰值位移	47.7 mm
		黏性标准	1.0
腰椎	力 x、y	压缩	6 673 N
	力 z	剪切	10 540 N
	力矩 x、y	扭矩	235 N·m
	力矩 z	拉伸	370 N·m
骨盆	加速度 x、y、z	垂直(7 ms)	23 g
		DRI	17
股骨	力 z	压缩	9 070 N
膝盖	内侧/外侧	无	—
上胫骨	力 z	压缩	5 400 N
胫骨/踝关节下部	力 x、z	改良胫骨指数	1.0
	力矩 x、y	压缩	5 400 N

注：HIC，头部损伤标准；DRI，动力学响应指数。

(二) 美军舰员冲击耐受限值

耐受限值也称安全限值，是指舰员在保持健康和正常工作能力的条件下，人体整体或局部能够允许承受的最大的力或加速度水平等。1966 年，美国科学家 Mahone 对 26 名志愿者进行了 700 多次的人体冲击试验，得到人体弹离甲板的飞离速度公式，并将人体简化为单自由度弹性系统，经过理论计算得出坐姿和立姿人体的冲击耐受曲线，如图 10-63 和图 10-64 所示。曲线的左下区域表示无损伤区，右上区域属于损伤区，中间的阴影区属于损伤和无损伤的临界区。可以得到，当达到最大冲击速度的时间＜20 ms 时，立姿人体的耐受限值是 3 m/s，＞3.2 m/s 后进入损伤区；坐姿人体的耐受限值是 4.73 m/s，＞6.04 m/s 后进入损伤区；当达到最大冲击速度的时间＞20 ms 时，立姿人体的耐受限值是 19.7 g，＞22.0 g 后进入损伤区；坐姿人体的耐受限值是 18.0 g，＞23.0 g 时进入损伤区。

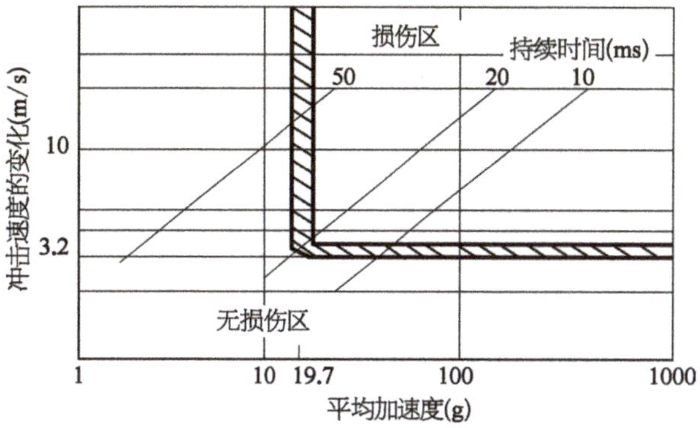

图 10-63 水下爆炸坐姿人体冲击耐受曲线

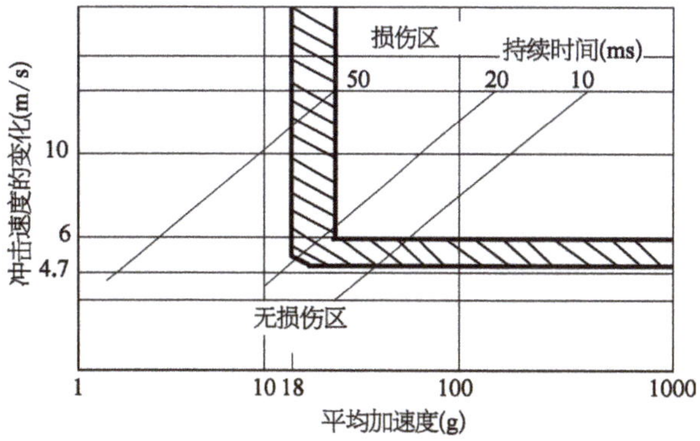

图 10-64 水下爆炸立姿人体冲击耐受曲线

(三) 德军舰员冲击耐受限值

德国标准 BV043《冲击安全性》中提出的人员冲击安全标准，根据最大速度和甲板(底板)运动或下部结构(底板)运动的平均加速度绘制了水面舰艇和潜艇工作人员因冲击载荷而受到损伤的标准曲线，如图 10-65 所示。使用的区域包括军事操作中心、控制台、舰桥、战斗指挥所、舰员起居室、住房、厨房和餐厅等。图中分别规定了站姿、坐姿和卧姿人员对应的不受伤害区、受伤危险区、受伤害区的耐受曲线，由此得出不同姿态的舰员对应的冲击安全阈值。当冲击的上升持续时间>20 ms 时，立姿人体的安全限值是 15 g，坐姿是 24 g，卧姿也是 24 g；当冲击加速度>24 g 时进入受伤害区；当冲击的上升持续时间<20 ms 时，立姿人体的安全限值是 3 m/s，坐姿是 4.5 m/s，卧姿是 10 m/s；其中冲击速度>4.5 m/s 时立姿人员进入伤害区，>10 m/s 时坐姿和卧姿人员处于伤害区。此标准还规定未受保护的人员头部冲击加速度不得超过 100 g。

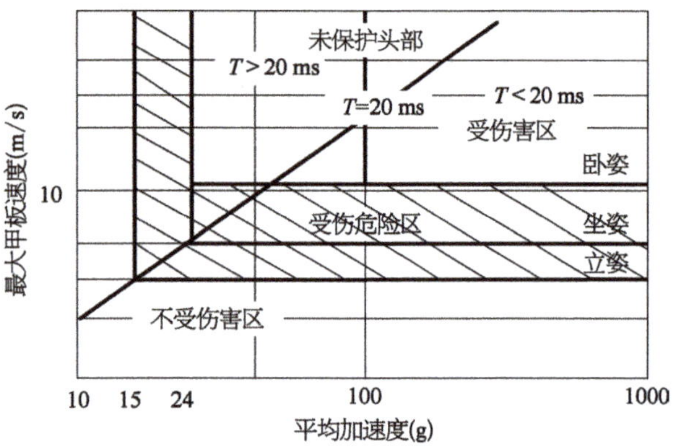

图 10-65 水面舰艇和潜艇工作人员因冲击载荷而受到损伤的标准曲线

二、水下爆炸伤害的人体伤害标准

(一) 引言

关于空气爆炸的肺部伤害和死亡风险评估的文献很多，其中一些工作是由潜在的核武器暴露(Bowen、Fletcher 等，1968 年)和长短峰值超压时间的军事暴露(例如 Bass、Rafaels 等，2008 年；Rafaels、Bass 等，2010 年；Panzer、Bass 等，2012 年)所驱动。最近，对于空气中的爆炸，已经得出了神经创伤的伤害和死亡评估(Rafaels、Bass 等，2011 年；Rafaels、Bass 等，2012 年)。这项工作的大部分是基于将动物风险评估扩展到人类暴露条件。由于空气/躯干和水/躯干之间的耦合性不同，目前还不清楚这些空气爆炸研究如何适用于水下爆炸伤害风险。

虽然水下爆炸比空气爆炸传播得更远，更容易造成伤害(Rusca，1915 年)，但目前美国海军的水下风险指南并不是基于实际的爆炸暴露数据。相反，它们完全基于 1943 年发表的未经检验的假设，即既然水面在大约 3 440 kPa(500 磅/平方英寸)时“粉碎”(形成羽流)，同样的压力准则也必须适用于撕裂人的肺部内部(Greaves、Draeger 等，1943 年)。自 1943 年最初发表以来，这一推测一直在海军文献中传播，并且从未通过实验、理论计算或任何其他方式进行更新(USN 2011)。事实上，很少有水下爆炸伤害指南是基于任何形式的数据，而那些基于数据的指南仍然明显地相互不一致(Lance 和 Bass 2015)。这种不一致很可能是由非理想的实验设置和缺乏适当的物种间比例造成的，在大多数这些实验中发现(Corey，1946 年；Richmond、Yelverton 等，1973 年；Richmond，1977 年；Yelverton 和 Richmond，1981 年；Richardson、Greene 等，1991 年)。尽管缺乏准确的指导方针，但军事任务经常使人员暴露在水下爆炸中，有无法量化的受伤或死亡风险。以下所述研究的目的是使用实际暴露数据来创建一个有意义的水下爆炸伤害准则。

(二) 方法

1. 致伤评分　与空气爆炸形成鲜明对比的是，关于水下爆炸的动物或人体暴露的实验数据非常有限(Cameron、Short 等，1942 年；Richmond、Yelverton 等，1973 年；Richmond，1977 年；Bebb、Temperley 等，1981 年；Han、Wang 等，2013 年)。

然而，在第二次世界大战期间，水下爆炸造成的军事伤亡与空气爆炸造成的伤亡至少一样多(Williams，1942 年)。军医发表了数以百计的水下爆炸暴露的病例报告，其中许多病例报告包含关于产生爆炸暴露的场景的广泛信息(Mathew，1917 年；Breden、d'Abreu 等，1942 年；Gordon - Taylor，1942 年；Auster、Willard，1943 年；Cameron，1943 年；Ecklund，1943 年；Gill、Hay，1943 年；Goligher、King 等，1943 年；Hamlin，1943 年；Gill 等，1943 年；Hamlin，1943 年；Martin，1943 年；Palma、Uldall，1943 年；Pinnock、Wood，1943 年；Pugh、Jensen 等，1943；Webster、Ross 等，1943 年；Ellis，1944 年；Moore，1944 年；Williams，1944 年；Gage，1945 年；Yaguda，1945 年；Corey，1946 年；Wright、Davidson 等，1950 年；Bebb，1954 年)。

这些文献大多基于第二次世界大战时期的经验，当时水中的水手暴露在深水炸弹的爆炸中，这些炸弹要么来自敌方船只，要么来自自己的船只沉没时引爆的引信。此外，还有一些更近期的人类实验和孤立的爆炸事件发表，其中包括暴露的细节（Hirsch、Bazini，1969 年；Huller、Bazini，1970 年；Weiler－Ravell、Adatto 等，1975 年；Richmond，1977 年；Theobald，1977 年；Adler，1981 年；Petri、Dujella 等，2001 年；Fothergill、Schwaller 等，2002 年）。这些案例被编入爆炸暴露的历史数据库。由此产生的数据库包括了 475 个在不同范围内接触到爆炸的人，使其成为迄今为止最大的水下爆炸伤害数据库。

报告医师描述的伤害从轻微的腹部不适和咳嗽到几乎瞬间死亡不等。许多案例研究包含全面的解剖学信息，但经常提供的唯一医疗信息是对症状的详细描述。由于现代的伤害评级系统不单单依靠症状，所以肺部和腹部伤害的评级系统被开发出来，包括七个严重程度的顺序等级。这些数字的严重程度评级是基于报告的症状、手术结果和尸检报告。严重程度的估计是由医师和生物医学工程师合作得出的，包括 1 名有几十年肠道异常治疗经验的结肠和直肠外科医师。为了进行比较，伤害评级与 AIS 的肺部伤害（Civil 和 Schwab，1988 年）和腹部伤害（Moore、Cogbill 等，1990 年）的创伤等级相关联。评定的目的是最大限度地减少不同病例的医疗护理差异的影响，依靠患者的最初表现而不是长期的预后。评分标准见表 10－34 和表 10－35。

表 10－34　水下爆炸造成的腹部伤害评级表

评分	腹部损伤量表(AIS)		
	严重程度	症状量表	小肠/结肠/直肠的AIS量表
0	无	—	—
1	轻度	X线证据；或轻微出血；或不适/疼痛；或局部僵硬；无全身僵硬	挫伤或血肿，但无血管破坏；或部分厚度的裂伤，但无穿孔
2	中度	中度出血；或不适/疼痛/全身僵硬，表明有穿孔，根据受伤时的治疗标准不需要手术$^{+}$	裂口<50%周长
3	重度	严重出血；或根据受伤时的治疗标准，严重到需要手术的穿孔$^{+}$	裂口≥周长的 50%，但没有横切
4	极其严重	多处或异常大的穿孔，在 1943 年可能严重到导致死亡，但在现代医疗实践中可能是可以治疗的	小肠/结肠横断；直肠全层撕裂并延伸至腹膜
5	紧急	在 20 世纪 40 年代无法治疗，现在仍可能无法治疗；主要是姑息性措施	横断小肠/结肠内有节段性组织缺失；或小肠/结肠/直肠内有血管缺失的节段
6	最大	暴露后 30 分钟内死亡	最大(目前无法治疗)

注：AIS 量表仅作为比较严重程度排名的参考，并不是为了比较两个独立量表之间的共同治疗方法。$^{+}$现代医学标准规定任何大小的肠穿孔都必须进行手术。相比之下，20 世纪 40 年代的手术有很大的感染风险，而且抗生素的供应/效果也很差。手术的决定是用来回顾性地评估患者发病时症状的严重程度，而不是表示可接受的现代医疗标准。

表 10－35　水下爆炸暴露造成的肺部伤害评级表

评分	肺部损伤量表(AIS)		
	严重程度	症状量表	肺部的 AIS 量表
0	无	—	—
1	轻度	一些 X 线证据但无症状	挫伤(单侧<1 叶)
2	中度	咳嗽；或浅呼吸	挫伤(单侧整个叶)；或裂伤(单纯气胸)
3	重度	轻度咯血；或呼吸困难	挫伤(单侧>1 叶)；或裂伤(持续>72 小时，远端气道漏气)；或血肿(未扩张至间质)
4	极其严重	症状严重，可通过现代医学手段治疗，可能康复或死亡	撕裂(主要气道漏气)；或血肿(扩大的血肿)；或血管(主要分支肺内血管破坏)
5	紧急	严重发绀；或严重咯血；现代医疗方法可能无法治疗；通常是致命的	血管(肺门血管破裂)；或多叶肺撕裂并伴有张力气胸
6	最大	暴露后 30 分钟内死亡	最大(目前无法治疗)

注：AIS 量表仅作为比较严重程度排名的参考，并不是为了比较两个独立量表之间的共同治疗方法。

在制订了评级表后，数据库中的伤害由 3 名不同的审查者独立地分配一个数字的严重程度：1 名有爆炸创伤经验的前陆军医师（BC）、1 名有丰富爆炸研究经验的生物医学工程教授（CB）和 1 名工程博士生爆炸研究者（RL）。每位评审员根据量表对每个损伤进行盲法和独立的评分，并计算科恩卡帕系数以确定医师和有经验的博士生评审员之间的评分可靠性（腹部评分为 0.42，肺部评分为 0.54）。博士生的评分仅作为平衡器使用，以确定审查员数值有冲突的病例的最终伤害值。对于腹部和肺部损伤，医师评审员的数值与最终数值之间的卡帕系数分别为 0.65 和 0.70，经验丰富的博士生评审员的系数分别为 0.71 和 0.77。这些高卡帕值表明，所制订的量表足够详细，能够一致地描述数据库中病例的损伤程度。

2. *爆炸评估* 许多案例报告包含了足够的细节，可以完全重建暴露情景，包括装药类型和与爆炸中心的估计距离。第二次世界大战期间发行的一些出版物没有包含关于炸药类型的详细信息，因为这些信息在出版时仍被认为是敏感信息，但可以根据事件日期、涉及的船只、地点和人员的国籍来追溯确定炸药类型。大多数爆炸是深水炸弹，它有一个预设的引爆深度或非常有限的用户可选择的引爆深度。根据深水炸弹的模型和船只被击沉时的战争类型，通常可以相当肯定地确定引爆深度。如果一个案例没有包含足够的信息来确定所有的情景参数，那么这个案例就会从最终的数据集中被剔除。

虽然没有简单的水下爆炸理论模型，但可以使用有限元和有限体积方法对其进行精确建模。这些计算程序可以说明使水下爆炸复杂化的许多因素（Shin，2004 年；Miller、Jasak 等，2012 年）。突出的建模软件之一是美国海军的 DYSMAS（动态系统力学高级模拟）水码，它使用 Gemini Eulerian 求解器来模拟水下爆炸产生的压力。该软件已被广泛验证，并被证明能够准确地从数学上再现水下爆炸的影响，即使是在复杂的环境中（Wardlaw、McKeown 等，1998 年；Mair，1999 年；Wardlaw、Luton 等，2003 年；McKeown、Dengel 等，2004 年；Ferencz、DeGroot 等，2008 年；O'Daniel、Harris 等，2011 年）。DYSMAS 提供了基于案例文献中的范围和炸药的一般压力时间史，以与观察到的水下爆炸伤害相关联。使用这个软件，可以准确地对爆炸进行建模，以包括所有已知的混杂变量，如底部深度、与表面的接近程度以及不同程度的底部反射率。

一旦暴露被重建，美国海军的 Gemini Eulerian 解算器被用来计算每个爆炸伤害受害者报告位置的峰值压力和脉冲。对于从颈部以下浸入水面的爆炸受害者，肺部被近似地认为是在水面下 10 cm，下腹部被近似地认为是在水面下 30 cm。尽管这些差异通常比与炸药的水平距离短得多，但所产生的压力时间历史对每个器官系统在水下的距离很敏感。例如，这 20 cm 的距离通常会产生峰值压力和脉冲值，由于稀疏波从水面上反射出来，这些值相差 2～3 倍。因此，对于同一个人来说，腹部的暴露与肺部的暴露有明显不同（峰值压力和脉冲值都是 $P<0.001$）。在一些案例研究中报告了水中的方向，但一般没有报告足够的频率或描述性细节来使用它来确定更精细的垂直位置。

结果对报告的表面距离变化的敏感性是通过将样本的子集变化±20%来评估的，并评估爆炸受害者看到的暴露水平的变化幅度。在雷达测距时代之前，经过训练的观察者在与本研究类似的范围内，用眼睛估计距离的准确性为 5%～10%（Turner 和 Fulmer，1917 年）。最近的报告包括未经训练的地面士兵的距离估计误差约为 10%（Gibson，1950 年），在评估与船只的距离时估计误差<20%（Galanter 和 Galanter，1973 年）。最近对军事人员的研究包括 Wright（1995 年）（9%～13%的估计误差），Lampton、McDonald 等（1995 年）（在 10 m 范围内误差<5%），以及 Sun、Campos 等（2004 年）（几项任务的误差<10%）。

这些保守的距离误差估计被纳入对炸药的距离和由此产生的冲力值的敏感性分析中。基于潜在的 20%的距离变化，对该研究中开发的每个风险评估进行了 100 个风险分析，每个冲动值都被一个高斯随机数所扰动，该随机数的平均值为 0，标准偏差为±20%距离变化时的计算冲动。因为脉冲的变化与距离不对称，较近的距离有较大的脉冲增加，而按比例较大的距离有脉冲减少。

3. *保护* 在整个历史文献中，作者反复陈述他们的信念，即救生衣应有助于减轻水下爆炸对肺部的伤害性影响（Greaves、Draeger 等，1943 年；Zuckerman，1969 年）。这些信念是在没有任何证据的情况下提出的，甚至早在 1943 年首次发表时就有争论（Pugh 和 Jensen，1943 年）。最近的调查显示，在空气爆炸中的现代个人保护措施为肺部提供了大量的保护（Wood、Panzer 等，2013 年），可能会增加腹部受伤的相对发生率（Cripps 和 Cooper，1996

年)；然而，所研究的保护措施覆盖了更多的胸部，比当时的“Mae West”或皮带式救生衣更贴身。

虽然已经进行了一些测试来确定救生衣的保护作用，但这些测试要么没有结论，要么确定保护区域需要覆盖整个躯干才有效(Friedell 和 Ecklund，1943 年；Greaves、Draeger 等，1943 年)。在没有实验数据的情况下，对暴露数据集进行了统计分析，以确定佩戴救生圈是否提供了保护作用。由于救生圈数据集相对较小，通过比较受保护和未受保护的穿戴者的腹部和肺部系统的相对伤害水平，研究了救生圈的保护作用。如果救生衣为肺部提供保护，那么在肺部伤害水平相当的情况下，穿戴救生衣的人员的腹部伤害应该比没有穿戴救生衣的人员更严重。

在报告使用救生圈的 187 个受伤数据点中，腹部受伤的严重程度被绘制成与肺部受伤严重程度的函数。在这一阶段的分析中，没有报告受伤的案例被排除。没有穿戴救生衣的人员和穿戴救生衣的人员被视为两个完全独立的群体，并对每组数据进行线性模型拟合。对这些线的斜率进行了比较，并对统计学意义进行了评估，以确定救生衣的影响。还对数据进行了方差分析，以及在每个肺损伤严重程度下的曼-惠特尼 U 检验。任何测试都无法检测到明显的影响，因此救生圈的使用被作为一个统计变量排除。以下是这些分析的结果。

4. 生存分析　每个器官系统的损伤程度被分为三组之一：非损伤、损伤和死亡。损伤严重程度 0 和 1 级被归入“非损伤”组，因为根据定义，1 级损伤是没有症状。伤害等级 2 至 4 被归类为“伤害”，因为这些等级的医疗手段是相似的，而且患者会有很好的生存机会。5 级和 6 级伤害被归类为致命，因为即使按照现代标准，这些患者也可能导致死亡。虽然有几个 4 级病例导致了死亡，但它们被归类为伤害，因为这些病例中有许多死于感染，而且用现代抗生素、影像学和外科技术可能可以治疗。

使用 Minitab(版本 17，© 2014，美国宾夕法尼亚州立学院)对每个器官系统进行了参数化生存分析，得出了四个基于脉冲的爆炸风险函数。风险函数采用 Weibull 分布的形式，如式(10－19)所示。

$$f(I)=\frac{\beta}{\eta}\left(\frac{I}{\eta}\right)^{\beta-1}e^{-\left(\frac{I}{\eta}\right)^{\beta}} \qquad (10-19)$$

在计算伤害风险函数时，严重程度 0 至 1 级被认为是右删减的未受伤，2 至 6 级被认为是间隔删减的伤害，可能的伤害值在 0 和计算的爆炸冲力之间。同样的程序被用来确定致命的风险函数，伤害≤4 级被认为是非致命的，伤害 5 至 6 级被认为是致命的。如果没有发生伤害或死亡，提供可能距离范围的案例被认为是从最小的可能暴露开始的右删减，如果发生了伤害或死亡，则在 0 和最大的可能暴露之间进行间隔删减。

受伤或死亡的概率可以用 Weibull 分布的累积分布函数来计算。该函数如式(10－20)所示。

$$F(I)=1-e^{-\left(\frac{I}{\eta}\right)^{\beta}} \qquad (10-20)$$

式中，F 为受伤或死亡的风险。

5. 范围预测　为了提供水下爆炸的安全距离估计，使用经实验验证的冲量比例法，将肺部和腹部伤害和死亡曲线的 20% 和 50% 风险值转化为范围与炸药重量的函数。腹部或肺部风险函数的伤害脉冲值较低，这取决于风险百分比，但肺部风险函数的死亡脉冲值总是较低。按范围计算的总体伤害或死亡风险是由在最低冲量值时给出最高风险的器官系统来计算的。

在此分析中使用了与 TNT 相对应的 k 和 α 值($k=6\,698$；$\alpha=0.94$)(Arons，1954 年)。虽然 TNT 本身很少用于现代军事目的，但它仍然是比较炸药强度的标准。由于从表面反射的稀疏波，只描述了完全浸入的情况，但其深度足以避免表面的保护作用。由于反射张力的压力降低，相比于淹没在水中的游泳者，在水面上的游泳者在更远的距离上将是更安全的。

(三) 结果

1. 敏感度分析　在 50% 风险水平下，所有合奏扰动风险计算的平均值都在肺部和腹部损伤及死亡的计算风险函数的 95% 置信区间内。在 50% 的风险下，肺部损伤脉冲的 100 个随机合奏值平均为 269 kPa±11 kPa，肺部死亡的脉冲为 422 kPa±138 kPa，腹部损伤的脉冲为 221 kPa±20 kPa，腹部死亡的脉冲为 839 kPa±77 kPa。因此得出结论，估计的距离可作为计算生存曲线的有效近似值。

2. 保护　图 10－66 所示为救生圈分析的伤害数据和回归拟合线。两条回归线对数据的拟合都是可

以接受的(斜率=0.58,截距=1.44,R^2=0.63,带救生圈;斜率=0.60,截距=1.09,R^2=0.55,不带救生圈)。图中标记的大小与这些位置的数据点的数量成正比。

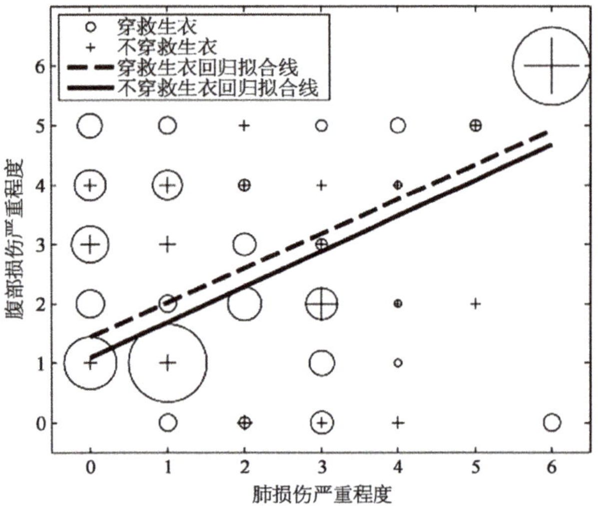

图 10-66 腹部损伤严重程度与肺部损伤严重程度的关系。对于在爆炸暴露时穿和不穿救生衣的两组人。标记的大小与数据点的数量成正比

虽然 R^2 值适中,但两条线斜率的 P 值(<0.000 1)证实,随着肺部损伤严重程度的增加,腹部损伤的严重程度有统计学意义。这个结果并不令人惊讶,因为从逻辑上讲,更严重的两个系统的伤害是由整体更高的爆炸暴露造成的。然而,线条的斜率之间没有明显的差异(P>0.46)。同样,方差分析证实了腹部损伤对肺部损伤的依赖性,但显示与救生圈的使用没有关系(肺损伤 P<0.000 1;使用救生衣 P>0.31;相互作用 P>0.90)。此外,在肺部损伤的每个等级类别中,对腹部损伤的分布进行了曼-惠特尼U检验。七次单独的曼-惠特尼U检验都没有显示出两组之间有统计学上的显著差异。因此,救生圈的使用被作为伤害风险的一个变量而被排除。

3. 生存分析 图 10-67、图 10-68 所示为两个器官系统的伤害数据与暴露的峰值压力和冲力的关系图。为简单起见,有一系列可能的距离的案例被显示在对应于平均距离的暴露值上。这些结果与目前美国海军的安全暴露水平和可能的伤害阈值指南进行了比较。

图 10-69 至图 10-72 所示为 Minitab 计算的肺部和腹部受伤和死亡的风险函数。方程的系数见表 10-36,计算风险的方程详见式(10-19)。

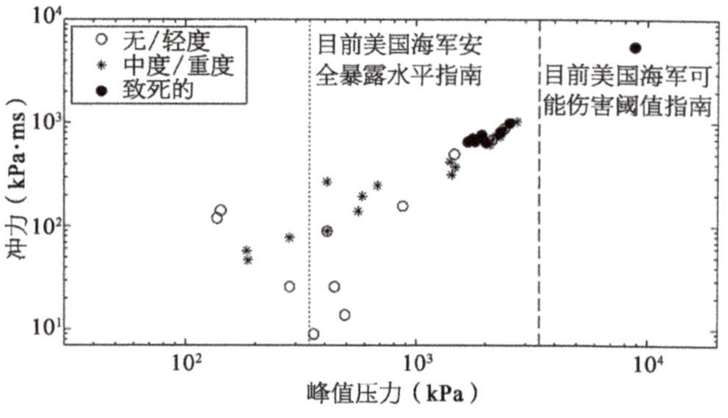

图 10-67 腹部损伤

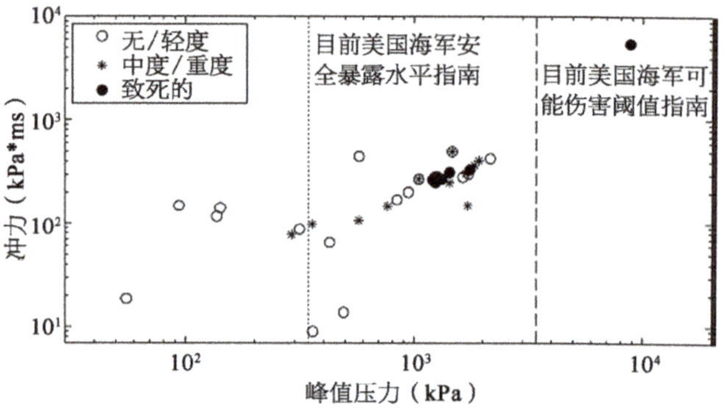

图 10-68 肺部损伤。伤害与暴露的峰值压力和冲力的关系图。点线和虚线代表目前美国海军"安全暴露"(50 磅/平方英寸,或 345 kPa)和"可能的伤害"阈值(500 磅/平方英寸,或 3 447 kPa)的指南

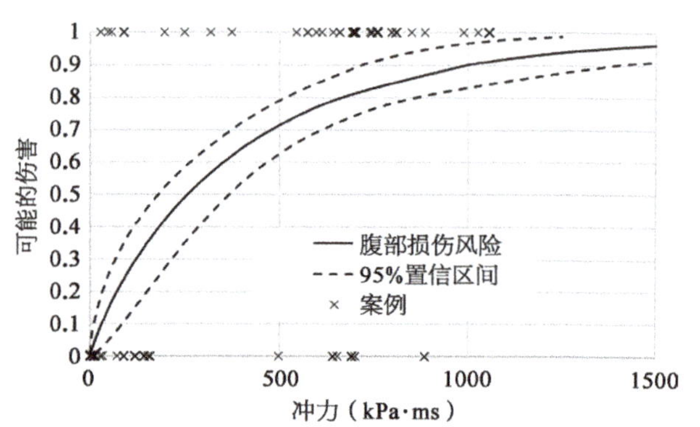

图 10-69 腹部损伤风险函数

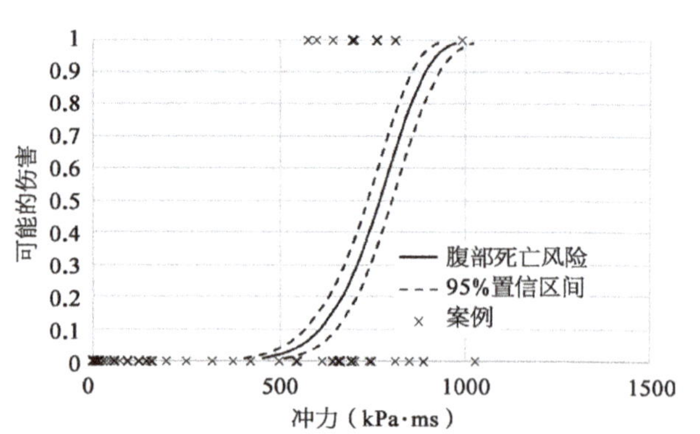

图 10-70 腹部死亡风险函数

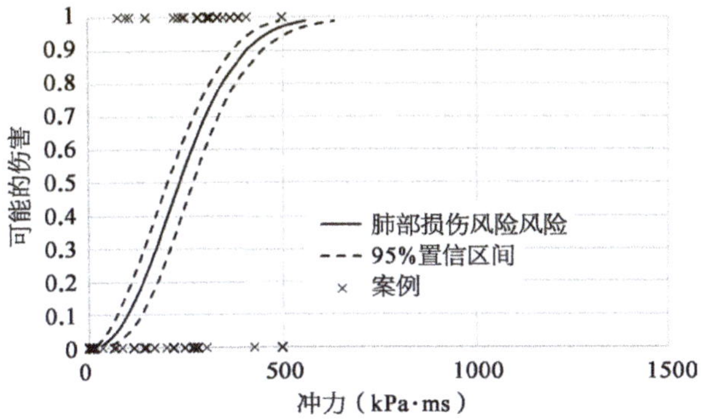

图 10-71　肺部损伤风险函数

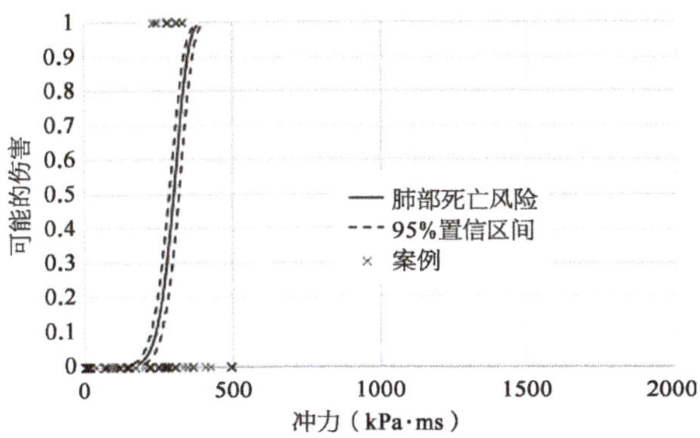

图 10-72　肺部死亡风险函数

表 10-36　风险函数常数和 50%风险值

项　目	损伤风险函数	死亡风险函数
腹　部	$\beta=0.885$；$\eta=386$	$\beta=8.048$；$\eta=802$
肺　部	$\beta=2.197$；$\eta=277$	$\beta=8.068$；$\eta=316$

	损伤风险(kPa·ms)		死亡风险(kPa·ms)	
	10%	50%	10%	50%
腹部	30+56/−19	256+110/−77	607±44	767±33
肺部	100±36	235±35	239±20	302±17

4. 范围预测　计算出的浸入式伤亡的范围准则如图 10-73 所示。

相应的常数保持不变($k=6\,698$；$\alpha=0.94$)(Arons，1954 年)，通过计算范围，重新排列以解决。TNT 的两个比例常数，k 和 α，从 Ref(Arons，1954 年)中发现的那些转换为公制值。这些曲线根据已转换为 TNT 标准的理想炸药的冲力来预测范围。对于相对冲力值较高的非理想炸药(如镀铝炸药)，这些范围预测很可能会低估安全范围。然而，对于

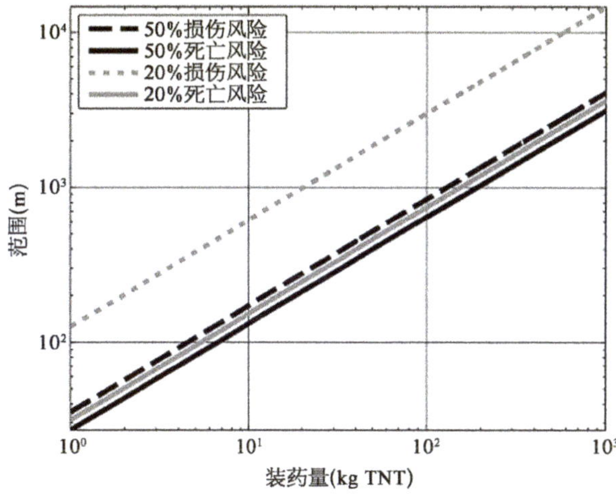

图 10-73　浸入式损伤的预测范围与装药重量的关系。20%和 50%的伤害和死亡风险曲线

峰值压力低于大约 133 kPa 的冲击波，这些比例法可能会高估所需的范围。此外，这些比例定律只适用于理想的、完全浸没的、没有明显底部反射的情况。计算非理想条件下的范围需要使用更复杂的建模技术。

(四) 讨论

目前美国海军 500 磅/平方英寸(约 3 447 kPa)的“可能的伤害”准则与本文的伤害评估结果有质的不同。水下爆炸暴露造成的最大一组人类死亡，其暴露水平低于美国海军的“可能伤害”准则。Richmond 等制订的安全准则(Richmond，1976 年；Richmond，1977 年)是迄今为止制定的最细致的标准，但即使这些准则也不是基于人体伤害数据。相反，它们只是为了断言安全水平而制定的，而且是基于从动物数据中推断出来的，然后给了一个安全系数。此外，Richmond 的实验中的测量仪位于水面下 30 cm 处，垂直受试者浸泡到颈部，因此测量仪没有测量更接近水面的器官所看到的暴露水平。靠近水面的暴露水平可能与深达 30 cm 的暴露水平有明显不同(深度为 10 cm，$P<0.001$)。爆炸评估。Richmond 等试图通过追溯计算较浅深度的暴露值来弥补这一实验缺陷；然而，在一个对微小变化敏感的区域，追溯计算永远不能被认为像实验测量那样可靠。

1. 钝性创伤与加速性创伤的机制　钝性创伤和加速性创伤主要通过三种机制造成损伤：颅骨变形、平移和旋转运动以及颅内压（ICP)的变化。颅骨的弹性和塑性变形将压力传递到脑组织，导致撞

击部位产生脑挫伤。当颅骨从变形中反弹到原形时，硬脑膜和颅骨分离并导致硬膜外血肿。

因大脑没有牢固地附着在颅骨上，并且其运动滞后于颅骨，因此脑组织的平移运动会导致脑组织损伤。在颅骨内板和脑组织之间撞击部位会产生脑挫伤（撞击损伤）。当头部停止运动时，脑组织会继续移动，从而在撞击点对面的一侧撞击颅骨内板后产生脑挫伤（对冲损伤）。还有两种损伤机制与旋转运动相关。由于脑干相对固定，头部和颅骨的旋转运动会导致脑组织移动受限，并导致枕骨大孔和腹侧额叶周围产生脑挫伤；大脑围绕脑干固定点的旋转运动也会导致相邻脑组织之间的界面产生剪切、撕裂伤。由于两种脑组织密度不同，移动速度也不同。这些撕裂伤在大脑表面附近最明显，此处运动最为剧烈；在大脑重心附近最不明显，因为大脑重心的运动相对最少。旋转运动越明显，剪切、撕裂伤就越深入大脑内部结构。

脑组织在颅骨内的相对运动会导致颅内压升高。随着脑组织对头部加速度的反应而向颅骨移动，脑组织和颅骨之间的颅内压在局部增加，而在脑组织远离颅骨的远端，颅内压相应降低。颅内压压力梯度和脑组织运动产生的剪切力都会拉伸和扩大轴突，导致微管损伤并形成弥漫性轴突损伤（DAI）。

2. 钝性创伤和损伤加速阈值 60 多年来，钝性创伤阈值一直是研究的热点。最常用的指标是头部损伤标准（HIC），该标准是根据 20 世纪 50 年代五具防腐尸体 23 次跌落试验中的颅骨骨折而制定的。Prasad 和 Mertz 利用尸体测试数据开发了颅脑损伤风险曲线，发现 1400 HIC 为 50%的致死性脑损伤率相关，700 HIC 与 5%的致命性脑损伤率相关。

除了颅脑损伤标准外，学者们还制定了其他损伤标准，但没有一项标准得到广泛应用。在认识到 HIC 应用于轻度 TBI 的局限性时，有学者提出了主要成分得分（wPCS）作为评估轻度 TBI 风险的指标。鉴于 HIC 仅设计用于平移运动，因此提出了颅脑损伤功率（HIP）标准，以说明平移和旋转动能的变化率，旋转损伤标准（RIC）和旋转颅脑损伤功率标准（PRHIC）均基于角加速度。现有的钝性创伤标准有助于开发颅脑保护装备，以降低颅骨骨折和颅内血肿的风险。然而目前仍缺乏轻度 TBI 阈值的标准。此外，大脑对损伤的敏感性随着反复撞击而增加，解释这种反复撞击效应的标准仍在制定中。

3. 冲击伤机制 实验室环境中爆炸载荷环境的不良复制阻碍了对大脑初级爆炸载荷损伤机制的阐明。激波管可以产生高度逼真的自由场激波，目前大部分研究都是使用激波管进行的。然而由于激波管被滥用，以及将测试样品放置在管外或使用的管太小，导致样品周围的扭曲流动模式会导致大量伪影。由于这些挑战，爆炸超压引起颅脑损伤的机制仍然是一个有争议的话题。目前有几个假设正在研究中，但都没有足够的数据来证明其可信度或得到实质性支持。一种假设是能量从冲击波传递到躯干：① 通过腹侧体腔和颅腔内的压力差对大脑造成损害；② 通过血管传输到大脑的压力波；③ 灌注压突然升高导致脑小血管和血脑屏障被破坏。另一个假设是，当冲击波通过颅骨传播时，它会在脑组织中引发应力波。这些应力波包括爆炸前 2 毫秒内的微观和宏观的撕裂，剪切波振幅在物质边界（如灰质和白质之间的界面）放大。以上相关的力被认为会造成巨大的损伤，特别是脑干和胼胝体的白质内。还有一种假设是，爆炸载荷下颅骨的弹性变形（“颅骨弯曲”）会引起压力梯度，增加颅内压，引发脑脊液微空化，并导致颅腔内的脑组织加速。

由于暴露于爆炸和人群中的混杂因素相关的大量变量，例如既往的 TBI 病史，现在正在使用大型动物模型来阐明暴露于爆炸的生理学和神经学影响并确定损伤阈值。使用这些模型，研究人员通过量化暴露强度、重复次数和暴露时间之间的关系来解释暴露于爆炸后脑组织的反应。大型动物中尤卡坦迷你猪是一个合适的模型，因为它们的大脑解剖结构与人类相似，这使得将研究结果从动物转化为人类相关负荷成为可能。大型动物模型的使用表明，炎症存在于亚阈值爆炸水平，表明大脑在低暴露水平对爆炸做出反应，但大脑可能补偿这些变化，从而使得我们无法检测到行为变化。随着爆炸强度和暴露次数的增加，神经变性的标志物开始表现出来。神经退行性标志物的表达似乎与暴露后 24 小时动物行为的变化有关。与人群研究类似，动物行为变化在 24 小时后趋向于基线。动物实验可得出结论：虽然动物行为趋向于恢复到暴露前的水平，但炎症、神经变性和其他标志物在暴露72小时后仍显示出可测量性。

暴露于爆炸超压的病理生理效应是多种多样的，并且不同于从其他损伤（如钝性撞击）中观察到的效应。对于最严重的爆炸暴露病例，脑损伤包括脑水肿、颅内出血和血管痉挛。另外，在训练期间反复暴露于重型武器火力和冲击的情况下，会观察到短暂的神经系统影响长达24小时。训练中反复接触爆炸的症状包括记忆回忆缺陷、情绪失调（表现为波动性增加）、睡眠不足等。这些变化发生时，使用标准CT和MRI无法检测到大脑解剖结构的变化。影响神经反应大小的其他因素包括身体/头部朝向冲击波的方向以及防护装备的使用。

冲击波诱发TBI最显著的病理生理特征是脑水肿、颅内出血和血管痉挛。在严重冲击伤中，颅内高压是常见的，在伤后急性期出现脑组织充血和严重水肿。创伤性脑血管痉挛（TCV）已在猪模型、非人灵长类动物和人类中观察到。爆炸产生的TCV可持续30天，是常规TBI产生TCV的两倍。外伤性脑血管痉挛与急性蛛网膜下腔出血呈正相关，可通过受损脑叶的数量和假性动脉瘤的存在来预测。假性动脉瘤伴创伤性脑血管痉挛的发生被认为是动脉损伤导致蛛网膜下腔出血的结果。在源自皮质、额纹状体、额顶叶和额颞通路的白质束中发现了由纯粹应变引起的弥漫性轴索损伤。使用弥散张量成像（DTI）在眶额白质、扣带回和钩突中观察到了其他异常。暴露在11～29 psi的冲击波载荷下，导致锥体神经元顶端树突变形，海马CA3区胞体萎缩和浓缩。海马CA1区的锥体神经元也明显减少。海马体的这些变化可能是某些脑外伤患者记忆障碍的原因。

4. 冲击伤阈值　与钝性TBI一样，因缺乏轻度TBI的诊断标准，确定爆炸性TBI的损伤阈值也较为困难。爆炸引起的TBI风险可使用加速载荷标准来估算，如头部损伤标准（HIC）。由于爆炸暴露的负载持续时间极短（<10 ms），基于加速度的标准不适用于爆炸场景。

由于同一物种个体之间反应的可变性，以及将一个物种的反应与人类等效性进行比例调整较为困难，只有少数研究可用来描述任何程度损伤的阈值。拉斐尔等（2011年）对兔子和雪貂进行了冲击试验来确定单次冲击爆炸伤的阈值。其使用逻辑回归并得出50%的致死概率曲线，并得出结论：大脑暴露于爆炸事件中50%的死亡风险远高于无保护胸部暴露于爆炸中99%死亡风险，在超压水平下大脑暴露于爆炸事件中50%的死亡风险亦远高于无保护胸部99%死亡风险。然而50%的轻度脑损伤发生的风险（定义为出血）与无保护肺损伤的阈值在相似的水平（表10-37）。

表10-37　对未受保护人员的短时一次爆破超压影响

压　力	影　响
2	听觉移位
5	鼓膜可能破裂
15	50%鼓膜破裂的概率
30～40	小概率肺损伤
80	50%肺损伤的概率
100～120	小概率死亡
130～180	50%死亡概率
200～250	可能死亡

最近部分学者正在制定停止工作和重返工作岗位的指南，其数据来自大型动物研究并用于制定爆炸阈值。爆炸阈值使用来自动物和人体研究的综合数据制定，包括爆炸强度、爆炸重复次数和爆炸暴露时间，数据使用的前提是：假设通过颅骨传输的能量与脑组织相互作用造成损伤，并且脑组织及颅骨都会对爆炸压力产生反应。目前研究已完成对于激波管条件下通过颅骨传递给脑组织压力的测试，测试得出的传递函数提供了一种在颅骨内产生类似压力的颅骨外等效入射压力的方法。并且研究人员开发出解释人类和迷你猪颅骨解剖结构差异的传递函数。此算法表明单次爆炸引起的短暂神经影响阈值低于呼吸损伤的阈值，同时还验证了多次爆炸会降低受试者的耐受值。同时研究人员还发现短暂神经系统效应并不影响部队士兵移动、射击和通信能力，然而暴露后的士兵需要付出更多的努力来完成任务。士兵在未承受超出合理军事范围的极高压力之前，爆炸超压本身不会造成严重的颅脑损伤。爆炸相关神经损伤可能是爆炸和冲击的综合原因所致，也可能是重复爆炸的积累所致，因此

我们仍需要更多的研究来量化这些因素的综合影响（表 10－38）。

表 10－38 伊拉克战争中爆炸相关损伤的比较：2003 年 3 月至 2004 年 12 月 *vs* 2005 年 1 月至 2006 年 10 月

损伤类型	2003 年 3 月至 2004 年 12 月	2005 年 1 月至 2006 年 10 月	*P* 值
患者数量	2 588	1 935	—
一级爆炸伤(%)	11.5	14.5	<0.01
鼓膜破裂(%)	8.7	10.3	NS
肺冲击伤(%)	3.1	4.6	<0.01
肠道冲击伤(%)	0.1	0.1	NS
死亡率(%)	1.4	1.5	NS

注：NS,无显著差异。

TBI 治疗的关键在于如何早期诊断。轻度 TBI 或脑震荡的症状轻微，因此应使用经临床验证的评估工具对任何接触过爆炸冲击波的人员进行 TBI 筛查，如军事急性脑震荡评估（military acute concussion evaluation，MACE）或运动脑震荡评估工具(SCAT5)。MACE 主要用于军事环境，SCAT5 是运动脑震荡评估工具，两者都是认知功能和平衡的临床测试工具。如患者评估后存在轻度 TBI/脑震荡的风险，需由上级医疗机构进一步评估以便做出 TBI 诊断。脑震荡患者通常为保守治疗，存在头痛、头晕、耳鸣和失眠等症状时应给予对症支持治疗，同时避免继发性脑外伤的发生。当患者脑震荡症状完全消失并且刺激性测试通过后才可恢复正常工作。

对于中度至重度 TBI 的患者给予高级医疗护理，在排除生命危险后转移到具有神经外科和神经重症监护的一级创伤中心。同时临床治疗应遵循重症 TBI 治疗指南，重点关注颅内压控制、血压和脑灌注压管理、气道和机械通气治疗、早期癫痫发作和深静脉血栓预防以及营养支持。目前尚不提倡使用类固醇激素及诱导性低温，去骨瓣减压术对于中度至重度 TBI 的患者仍需进一步研究。

（金海）

第四节 水下冲击伤人员损伤风险评估方法

水下爆炸人员损伤风险描述较少，通常是多个变量的函数，但历来使用炸药重量和范围、爆炸脉冲和峰值正超压物理量进行描述。因此，目前有三种类型的指南描述水下爆炸的人员损伤风险，但这三种类型的指南之间很难直接比较，因为它们测量的物理量不同。

一、基于峰值压力的评估

水下爆炸损伤最常见的评估指南采用峰值压力。研究人员试图应用基于峰值压力的评估原则，这源于成功地使用峰值压力和超压持续时间来预测空中爆炸的冲击伤害风险。然而，在空气爆炸中，整个爆炸波形通常可以用一个理想的超压 Friedlander 波和一个容易识别的持续时间来描述，而在水中却没有这种简单的公式来预测压力轨迹。水下爆炸产生的波形在很大程度上受到诸如爆炸深度、测点深度、海底深度和海底地形等变量的影响。没有一个方程能准确地描述水下爆炸的波形，表 10－39 给出了基于峰值压力的评估指南，为保持一致性，每个推荐的最大峰值压力都以 psi 和 kPa 表示。图 10－74 所示为峰值压力的发布年份函数，按出版年份没有明显趋势，在 10 年内公布的损伤严重程度水平几乎重叠。

表 10－39 基于峰值压力的评估指南

项目	参考文献	P_{max} (psi)	P_{max} (kPa)	范围 (m)
安全	Ellis，1944	25	172	315
	Christian，1974	125	862	139
	Navy Dive Manual	50	345	252
	Fothergill，2002	0.03	0.2	—
	Ainslie，2008	0.1	0.7	—
危险损伤	Corey，1946	300	2 068	60
	Draeger，1946	250	1 724	71
	Greaves，1943	500	3 447	41
	Navy Dive Manual	500	3 447	41
	Willians，1944	800	5 516	30

续 表

项目	参考文献	P_{max} (psi)	P_{max} (kPa)	范围 (m)
死亡	Bebb, 1951	650	4 482	35
		1 800	12 411	11
	Committee on Amphibious Operations, 1952	300	2 068	60
	Draeger, 1946	500	3 447	41
	Navy Dive Manual	2 000	13 790	9
	Rawlins, 1953	500	3 447	41
	Willians, 1944	1 300	8 963	18

这些参考文献大部分是基于未标度、汇总的动物数据，或根本没有参考数据。美国海军目前的损伤标准是 500 psi，这似乎是来自海军医疗机构几位著名研究人员的论文。他们在 1943 年的论文中声称，当一个 500 psi 或更大的压缩波到达水面时，"它会以粉碎的效果穿过空气，真正地'吹走'水面"。这一逻辑随后被扩展到人体，声称当一个＞500 psi 的压缩波通过躯干传输并到达肺内空气空间时，它倾向于"吹掉"组织表面。此后，这一指南作为水下爆炸损伤的最终指南传播了几十年。

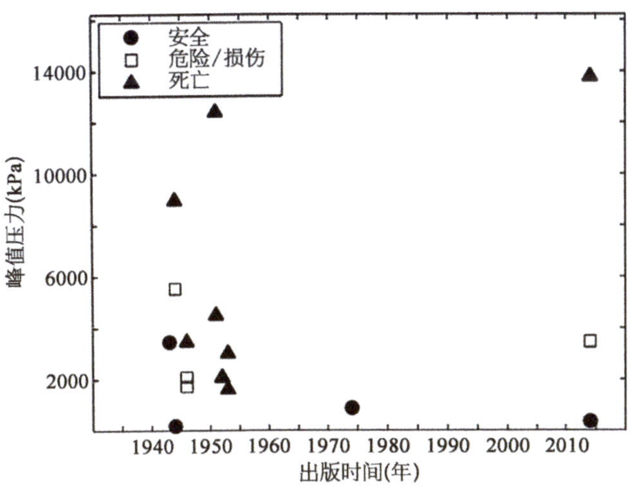

图 10－74 基于峰值压力评估的文献发布时间函数

二、基于爆炸脉冲冲量的评估

爆炸脉冲冲量是根据压力-时间曲线下累积面积的最大值来衡量强度的，它与传递给人的爆炸动量有关。在水下影响冲量的因素很多，导致冲量随环境的变化很大。此外在现代计算机出现之前，一些历史研究小组使用了不同的方法来计算冲量，这进一步增加了不一致性。像 TNT 和 C－4 这样的理想炸药在峰值压力和冲量之间表现出紧密的耦合，可采用二阶指数衰减函数拟合；但对于非理想炸药，如热压炸药、渗铝炸药和在反射面附近的爆炸，峰值压力和冲量可能基本上是独立的。水下爆炸波形的复杂性意味着，在建立有效的计算模型来预测水下爆炸之前，基于脉冲的评估准则效用有限。即使这些指南是基于实验的，它们也只能在与先前获得的测试数据相似的环境中使用。表 10－40 概述了基于脉冲的爆炸损伤指南，以及测试用例的计算范围。同样，图 10－75 所示为这些指南在一段时间内没有明显的趋势，并与其他评估类型保持一致性。

表 10－40 基于脉冲的爆炸损伤指南

项目	参考文献	冲量 (kPa·ms)	距离 (m)
安全	Christian and Gaspin, 1974	14	316
	Richardson Greene	0.212	319
	Richmond Yelverton	14～21	314～316
	Richmond, 1977	6.9	318
	Wright Davidson	138～276	263～289
	Yelverton and Richmond	1.4e～5	319
危险损伤	Zuckeerman, 1969	690	200
死亡	Richardson Greene, 1991	0.801	319
	Stuhmiller Phillips	600	212
	Zuckerman, 1969	827	183

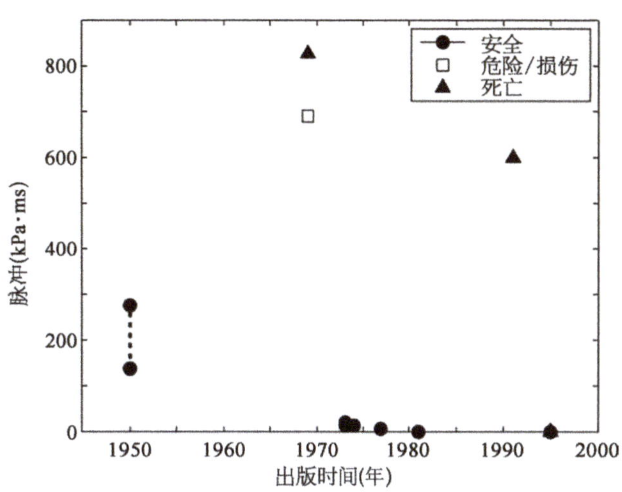

图 10－75 基于爆炸脉冲冲量评估的文献发布时间函数

长期以来，人们一直认为水下爆炸的真正破坏力和冲力的关系比与峰值压力的关系更密切，但这一论断还有待证实。脉冲量已经成为预测建筑物和其他结构破坏的标准，但文献中几乎没有找到实验数据来支持或反驳关于生理损伤的结论性断言。在水下爆炸中，理想炸药的峰值压力和冲量的作用似乎不太可能在统计上分离出来，因为这两个变量之间有很好的相关性。

三、基于装药重量和距离的评估

根据装药重量通过距离进行严重程度的评估这种方法非常有用，因为它无需复杂的计算就可以实现，并直接用于初步的临床严重程度评估。许多研究人员通常基于应用爆炸标度定律，表 10－41 概述了爆炸损伤评估指南，规定了基于装药重量的距离范围。图 10－76 所示为对应的基于装药重量和距离的评估指南，同样，指南没有明显趋势。

表 10－41　基于装药重量和距离的评估指南

	参 考 文 献	重量(W)(kg TNT)	给定距离(R)(m)	距离(m)
安全	Committee on Amphibious Operations, 1952	$R=25.4\times W^{1/3}$		131
	Ellis, 1944	2.3	10.1	—
	Greaves, Draeger, 1943	136 272	50 67	50 —
	Wright, Davidson, 1950	$R=18.1\times W^{0.5}$		211
危险损伤	Cameron, 1947	136	5～640	5～640
	Committee on Amphibious Operations, 1952	0.45 45	20 91	—
	Cudahy and Parvin, 2001	$R=10.8\times W^{1/3}$		56
	Ellis, 1944	136	229	229
	Nedwell, 1988	$R=22.5\times W^{0.2}$		686
	Rawlins, 1953	100	700	—
死亡	Auster and Willard, 1943	136	<91	91
	Bebb and Wright, 1951	$R=3.17\times W^{0.5}$		37
	Committee on Amphibious Operations, 1952	$R=17.5\times W^{0.5}$		204
	Willians, 1944	136		30

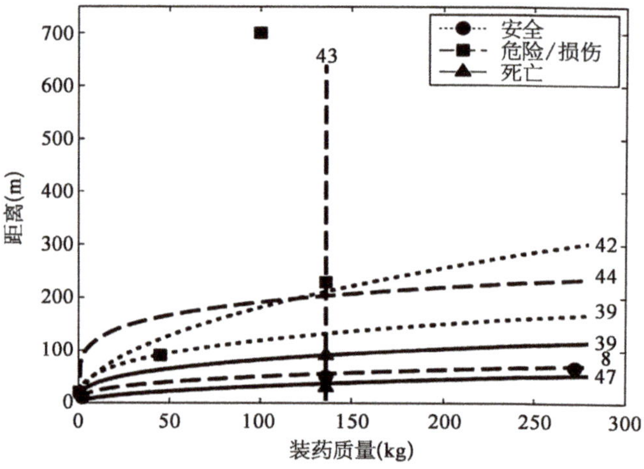

图 10－76　基于装药重量和距离的评估指南

上述指南有许多提供了基于装药重量的范围方程，但一些研究人员也给出了特定装药重量的精确范围，而没有外推到一个广义方程。虽然这些指南是基于人类数据的，但其只涉及水面上的伤员，水下压力波形发生巨大改变，这些数据不能用来建立任何水下浸泡冲击伤标准。由于水面反射出稀疏波，它可以减轻爆炸波的正压，因此即使在与炸药距离相同的地方，水面上的水手受到的损伤水平也比完全浸入水中的潜水员要低得多。除 Nedwell(1988 年)的指南外，所有的距离方程都是从对峰值压力指南中应用不同的标度定律推导出来的。到目前为止，美国海军 500 psi 准则是开发这些距离方程最常见的来源。

四、水下爆炸人员损伤评估研究总结

为了更好地了解上述参数对水下爆炸人员损伤的影响，表 10－42 总结了至今国外给出的水下爆炸人员的安全标准研究结果，这些研究大多是基于动物(绵羊、狗和猴子等)的一系列实验。但 1974 年英国皇家海军生理实验室进行的真人试验中，潜水员暴露在相对较高的峰值超压和脉冲水平下，戴着面罩以防止爆炸对耳朵的伤害。在 85～29 psi 的估计暴露下，潜水员经历了一声巨响，躯干受到轻微压力，但没有感到不适；在(120～150)psi～(35～45)psi 的估计暴露下，潜水员感到头部受到撞击，但耳朵或躯干没有不适；值得注意的是，在 300 psi～76 psi 的估计暴露下，潜水员头部和躯干受到严重打击，身体剧烈摇晃，但没有胸骨后疼痛。总结这几种研究后发

表 10－42　峰值超压和脉冲值的安全标准

参考文献	峰值超压	脉冲冲量
《美国海军潜水手册》(第 7 版)(海军海上系统司令部，2016 年)	<50 psi	未提及
游泳运动员在水下爆炸中的安全距离(Christian 和 Gaspin，1974 年)	<50 psi	<2 psi・ms
小型装药造成的远场水下爆炸伤(Richmond，Yelverton 和 Fletcher，1973 年)	<100 psi	<3 psi・ms
O'Keeffe 和 Young (Lewis，1996 年)	<100 psi	<2 psi・ms
美国海军 EODB 60A－1－1－37	<100 psi	<3 psi・ms

现，水下爆炸的人员安全标准限制在峰值超压 50 psi 以下和脉冲冲量 2 psi・ms 以下是足够安全的，但这些研究并未涵盖重复暴露或长期暴露的影响。除了安全限制外，还有一些参考文献定义了损伤标准，如《美国海军潜水手册》(第 7 版)指出，500 psi 的峰值超压波足以对肺部和肠道造成严重伤害(在某些情况下甚至致命伤害)，而超过 2 000 psi 的峰值超压波将导致死亡。

然而，目前关于水下爆炸人员损伤评估的指导方针极不一致，缺乏实验依据，并且在数量级上存在差异。自 1916 年水下爆炸事件以来，研究人员一直宣称要建立有效的标准，这种需求到现在仍然存在。如果没有有效的水下爆炸伤害或死亡风险标准，就不可能预测安全操作距离或设计防护设备。水下爆炸伤领域需要坚实的、基于数据的评估指南，可供操作人员和医务人员在现场使用。下一步最重要的应该是汇编现有的伤害数据，并对造成人体损伤的爆炸暴露水平进行切合实际的、经过定量验证的评估，类似于空气爆炸的伤害风险曲线。这种评估可以使用人类历史数据，也可以利用一系列实验中的动物数据进行。

(金海)

第五节　水下爆炸防护与人员救治

冲击伤在现代战争中比较常见，也将是未来高技术战争中的主要伤类。近 30 年来冲击伤已成为军事医学研究的重要课题，备受国内外军事医学研究人员的重视。冲击波是爆炸产生的能量释放的结果，使周围局部空气压缩并向外加速运动而形成。爆炸后冲击波压力骤升，呈类指数衰减方式传播，首先在周围空气形成一定的超压，随后呈现一定的负压，其负压峰值比正压峰值小。爆炸在水中同样可形成冲击波，由于水的密度远大于空气密度，因而水下冲击波的传播速度更快，距离更远，相同质量的爆炸在水下的损伤和致死范围是空气中损伤和致死范围的 3 倍。总体而言，相对于水面舰艇结构、设备的冲击防护研究，舰员的冲击防护研究工作较为滞后。深入分析水下冲击爆炸效应和毁伤机制，研究先进工程防护技术并建立先进的防护效能评估体系，对提升国防力量和促进民生发展具有重要意义。

一、水下爆炸与舰船防护

(一) 概述

目前，对舰船构成威胁的武器主要包括导弹、鱼雷、水雷、激光制导炸弹、炮弹等，还有非传统意义上的恐怖袭击如火箭弹、炸药包等，对于潜艇，还包括深水炸弹。由于爆炸发生时所处环境不同，各种反舰武器对舰艇的毁伤机制也有所不同。通常将爆炸分为空中爆炸和水下爆炸。空中爆炸主要表现为爆轰产物、空气冲击波、爆炸成型弹丸和自锻破片等对舰艇舰体局部结构、舰面系统和设备以及人员的毁伤；水下爆炸主要表现为水中冲击波、气泡及气泡脉动对舰艇局部或整体结构、整船系统和设备以及人员的大范围冲击毁伤。

以潜艇常见结构圆柱壳为例，如图 10－77 所示，给出了水下爆炸过程中冲击波与气泡脉动对圆柱壳结构作用过程，当冲击波作用在圆柱壳结构表面时必然会产生反射稀疏波，其与入射的冲击波叠加会降低圆柱壳结构附近水的压力，当压力小于水的空化压力时会使水产生汽化而在圆柱壳表面形成空化效应，如图 10－78 所示。空化区域在结构惯性力与静水压力的联合挤压下溃灭会使水对结构进行二次加载，Cole 的实验表明，空化二次加载作用对结构的毁伤效果十分显著。

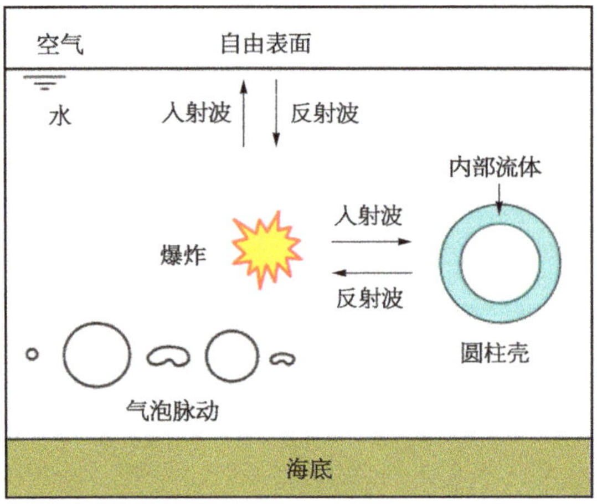

图 10-77 水中爆炸过程示意图

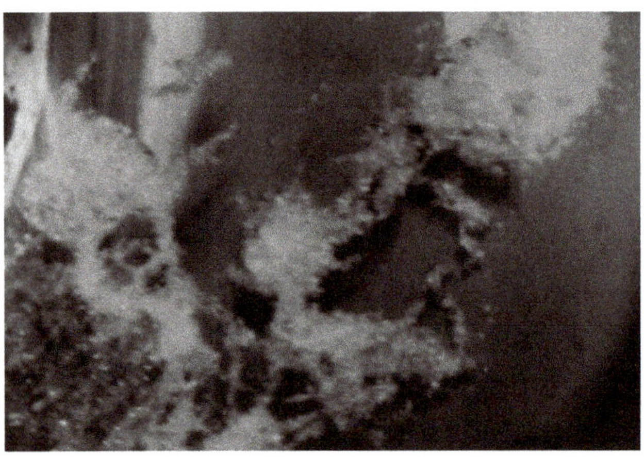

图 10-78 结构处的空化效应

目前还没有统一水下爆炸的分类标准，通常基于水下爆炸载荷对结构的毁伤效果，将水下爆炸分为非接触爆炸与接触爆炸，其中非接触爆炸又分为近、中、远场爆炸。① 当 $\bar{r} \geqslant 110$ 时，为远场爆炸；② 当 $30 \leqslant \bar{r} < 110$ 时，为中场爆炸；③ 当 $9 \leqslant \bar{r} < 30$ 时，为近场爆炸；④ 当 $1 \leqslant \bar{r} < 9$ 时，为接触爆炸。其中，$\bar{r} = R/r$，R 为药包与结构表面的距离，r 为药包半径。

接触爆炸主要考虑冲击波载荷及爆轰产物对舰船结构的破坏；非接触爆炸主要考虑冲击波及气泡载荷。冲击波和气泡脉动也是中远场爆炸的主要载荷形式，两者联合作用对舰船产生总体毁伤。近场爆炸载荷形式更加复杂，通常是爆轰产物、冲击波载荷、空化效应二次加载、气泡脉动和射流载荷及后期涌流载荷等多种载荷联合作用下对舰船结构产生威胁。

与舰船面临的爆炸冲击威胁相对应，相应的防护技术主要是指抵抗、衰减或降低其破坏效应的技术。根据爆炸时所处介质的不同可分为空中爆炸冲击防护技术和水中爆炸防护技术，根据防护对象的不同又可分为结构爆炸冲击防护技术、设备爆炸冲击防护技术和人员爆炸冲击防护技术等。

由于水下爆炸载荷的复杂性和严酷性，舰艇的防护技术研究显得尤为重要，其对提高舰艇抗冲击毁伤能力、提升舰船生命力具有重要意义，参照舰船防护的发展历程，以下拟从舰船防爆技术、防爆材料以及防护结构三部分展开综述。

（二）水下爆炸防护技术

舰艇水下爆炸冲击防护技术。不同水下爆炸类型涉及冲击波、气泡、爆轰产物不同程度的联合作用，冲击载荷与舰艇结构的作用形式也极为复杂，与不同船型和武器攻击方式密切相关。

舷侧泄爆技术是通过舷侧外板或者舰船的长通道等使爆炸冲击波传播距离和范围明显增大，因此准静态压力也会相应降低，可使爆炸冲击波及爆轰产物泄出爆炸当舱，降低重要舱室结构的损伤。美国新研制的 DDG1000 型驱逐舰已经在舷侧采用了新型双层壳防护结构(图 10-79)以及牺牲外壳的泄爆技术(图 10-80)。关于排气口对密闭舱室内爆炸冲击波超压影响的研究多数集中在氢气、甲烷爆炸等方面，其压力载荷特性对战斗部舱内爆炸泄爆技术的研究有一定的参考意义。目前关于有泄爆口的舰船结构在爆炸载荷下的响应及压力载荷特性方面的研究较少，刘晓明等开展了有泄爆口的防爆舱在爆炸载荷下的响应研究，分析了不同泄爆口大小和相同泄爆口大小下加筋高度对泄爆效果的影响。赵鹏铎等运用有限元分析软件建立泄爆舱室的仿真模型，研究了不同泄爆舱壁厚度下舱室破坏及舱内载荷的变化情况。Kong 等开展了多层防护结构舱内爆炸试验，对比分析了开有泄爆孔一侧的临舱舱壁的毁伤情况，表明爆炸产生的冲击波和准静态压力通过开有泄爆孔的舱壁而直接作用在相邻舱室的舱壁上。Zheng 等开展了内爆载荷作用下钢板动力响应的试验与数值研究，研究了泄爆口对板的变形模式的影响，表明泄爆口可以有效降低作用在板上的冲量，从而降低板的变形。

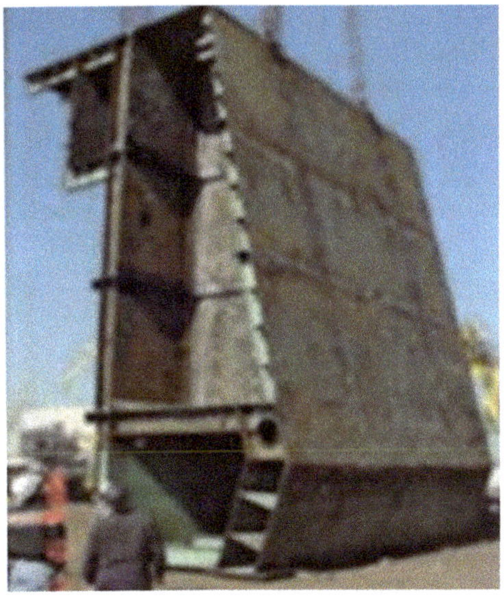

图 10-79 舷侧双层壳结构

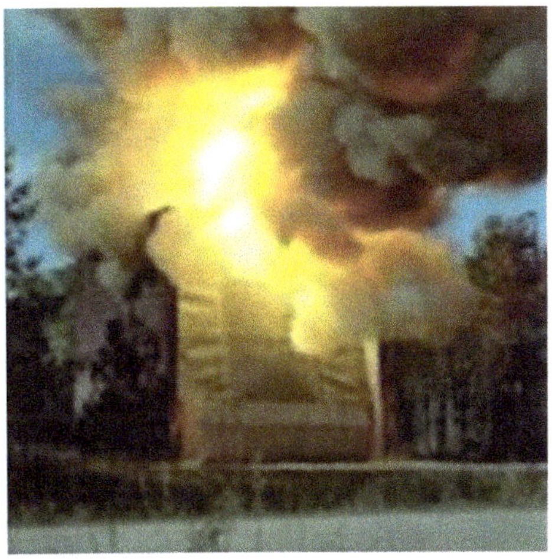

图 10-80 泄爆技术试验

水雾喷淋在军事上一般用来消防和红外隐身。水雾抑爆技术(图 10-81)实质是采用气液两相混合介质衰减耗散冲击波的新兴防护技术,对于一定尺寸的水雾微粒,其抑制冲击波的效果明显。其抑爆机制包括以下方面:① 将较大的液滴分解成更细的水雾,分解过程可从冲击波中提取能量;② 直接削弱冲击波;③ 减小周围舱壁和其他物体的反射冲击波压力;④ 减缓或熄灭炸药后续燃烧的化学反应;⑤ 降低舱室内爆炸性气体的浓度,从而防止二次气体爆炸或火灾。细水雾多应用在消防领域,并且有较多的研究成果,但其在抑爆方面的应用和研究较少。学者们在试验和数值模拟方面都开展了相关研究。Joseph 等通过开展激波管试验,研究了冲击波和液滴的相互作用,给出了液滴破碎机制。液滴破碎的模式可按照液滴形貌的变化进行分类,黄熙龙等开展了高速气流中的液滴变形破碎的试验研究,通过高速摄影测试技术获得了液滴的 3 种典型变形破碎模式:振荡变形、剥离破碎和爆炸破碎。在低速气流作用下,液滴发生振荡破碎;在低马赫数激波作用下,液滴的破碎模式为剥离破碎;在高马赫数激波作用下,液滴发生爆炸破碎。Willauer 等开展了舱内水雾抑爆试验,测定了有无水雾下的舱内超压的区别,结果表明冲击波超压、冲量和准静态超压分别衰减 40%、33%和 35%。李营等和陈鹏宇等均开展了水雾对舱内爆炸载荷抑制作用的试验研究,表明水雾对舱内爆炸冲击波的衰减作用明显;另外,由于两位学者采用的水雾形成方式不同,关于随着炸药当量的增加,水雾对冲击波的衰减效果的结论存在一定差异。目前研究均表明水雾对冲击波的抑制作用明显,但对其抑爆机制的研究尚不明确,对水雾的液滴尺寸、喷出时机、舱室尺寸等影响因素的作用效果还不明确,还需进一步开展相关研究。

(三) 水下爆炸防护材料

抗爆防护材料(图 10-82)是指在爆炸冲击等强非线性动态载荷作用下表现出高硬度、高强度、高韧性和轻量化等优异力学性能的工程材料。和防护结构机制相同,防护材料对爆炸冲击载荷的防护作用实质上也是对爆炸冲击能量的吸收、耗散过程。爆炸冲击所产生的高额能量一部分转换为动能,以宏观结构的运动表现出来;另一部分则使材料微观或宏观结构产生变化,以材料变形的形式表现出来,即应力-应变效应。从材料受载的时间历程上来看,任何材料的破坏都是微小变形和内部损伤的发展-演化-生长过程。当防护材料受载超过临界值,将产生难以挽回的塑性变形。由于爆炸冲击载荷的高速特点,材料内部变形尚来不及展开,其载荷作用已急剧下降,反映在材料的动态试验上就表现为材料屈服强度、极限强度和弹性模量的提升。

最早出现的抗爆防护材料是均匀单质材料,人们发现高强度的金属材料、高强度玻璃、木材等具有良好的防护能力,能够抵御一定的变形;随着复合材料制造技术的发展,诸多复合材料被挖掘出具有良好的抗冲击性能。聚苯乙烯、硅橡胶等高分子有机

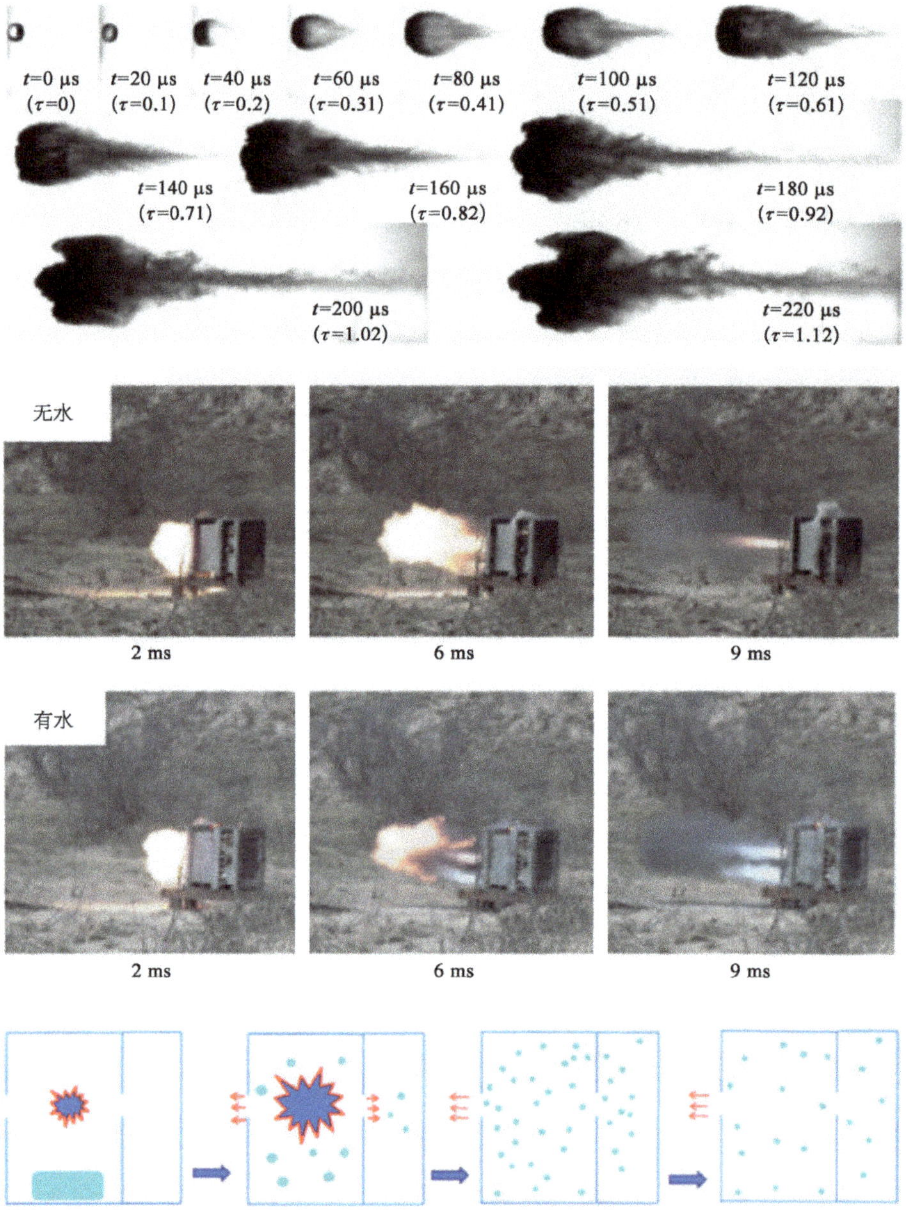

图 10-81　水雾抑爆技术。a. 冲击波作用下典型液滴变形；b、c. 抑爆机制

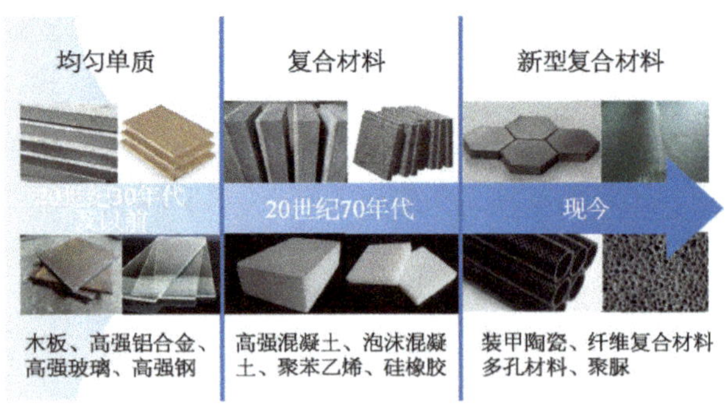

图 10-82　防爆材料发展趋势

物能够通过内部的塑性变形快速地吸收并耗散高速动载荷的能量，与其他高强度材料结合，能够实现抵御高强度动载荷，获得具有出色抗爆抗冲击性能的防护材料。基于此类方法，高强度混凝土、泡沫混凝土等被相继研发出来，在建筑抗爆领域表现出优异的抗爆能力。如今，学者们在不断探索新型的抗爆材料。其中最具代表性的有装甲陶瓷、纤维复合材料、多孔材料、聚脲弹性体等，这些材料被认为是有发展潜力的新型抗爆材料。与普通抗爆防护材料相比，它们具有显著的优越性。根据组成基体的不同，现阶段服役的防护材料主要分为水泥基防护材料、金属基防护材料、有机物基防护材料和陶瓷基防护材料 4 个类型。

目前广泛使用的纤维材料有玻璃纤维、碳纤维、芳纶纤维、玄武岩纤维等，它们都具有耐高温、高强度、高模量、抗压缩强度和剪切强度高的特点。因此，发展相应的纤维金属复合结构将会进一步扩展纤维-金属层合板的应用领域。纤维金属层合板在多样化、轻量化设计以及抗冲击性能等方面有着显著的优势，关于其在强动载荷下的力学行为研究是冲击动力学领域值得深切关注的前沿性热点。与传统的玻璃纤维相比，玄武岩纤维有着不逊于玻璃纤维的高比强度、高比刚度；与碳纤维相比，其有着更大的失效应变，更好的抗爆炸冲击加载性能，以及良好的环境友好性，因而玄武岩纤维复合材料作为替代玻璃纤维制品在工程应用方面具有巨大的潜力。

新型高强高韧陶瓷基材料也是新型复合材料的一个重要发展方向。由于陶瓷的脆断特性，陶瓷材料在装甲防护上的应用一般是与金属材料或高分子材料复合制成陶瓷复合装甲。

特种陶瓷装甲未来的主要研究方向包括以下两个方面。

1. *韧性方面*　可采用将金属与陶瓷复合的方法来提升装甲材料的韧性，例如 B4C 颗粒增强铝的应用等。此外还可以从工艺制造技术方面加以改进，如快速全面压实工艺的运用，可提升复合装甲的抗弹性和韧性。另外，塑料陶瓷的研发是进一步完善了陶瓷技术，在相关工艺技术制作下，特种陶瓷装甲可以具备更好的抗弹性能。此外，从材料的选择上入手也可以有效提高特种陶瓷装甲断裂韧性。

2. *梯度功能材料的应用*　该材料采用特殊的工艺技术，以精细的设计来完成陶瓷与金属复合物组分、结构等方面的连续性变化。此时所形成的复合材料，发生了由陶瓷侧性向金属侧过度的一种物性参数连续变化的过程。而目前在进行梯度材料的制备时主要采用的方法有化学气相沉淀法、薄膜叠层法、颗粒梯度排列法等。在实际的制备过程中发现，相较于其他方法，薄膜叠层法的制备效果最为理想。目前，采用相关制备方法可生产出 SiC－C、TiC－Ti、BesB－Be 等梯度功能材料。通过实验研究发现，采用 Be4B－Be 制作特种陶瓷装甲可有效提升装甲的抗弹性能。

(四) 水下爆炸防护结构

研究防护材料及结构的抗冲击性能对保障特种装备及人员的安全极为重要。传统装甲防护结构为金属、陶瓷或复合材料等单一实心结构，如何高效地利用各种材料特性并实现所需要的防护效果是目前研究的核心问题(图 10－83)。

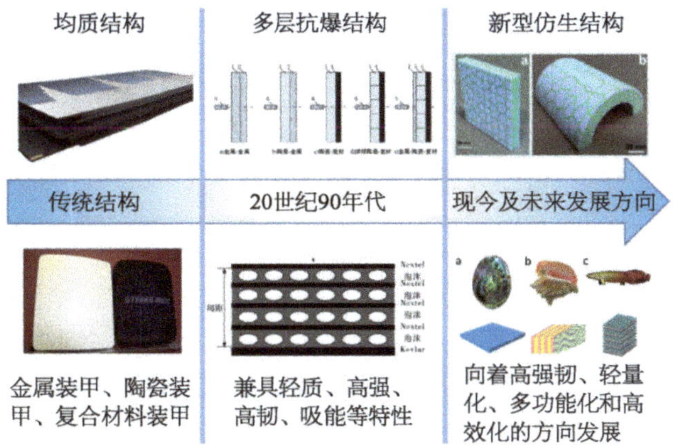

图 10－83　防爆结构发展趋势

夹芯结构由于高强度、轻质等优点被广泛应用于航空航天、交通运输等领域。与同质量普通加筋板相比，夹芯具有更强的抗爆抗冲击性能，将其应用在舰船上能有效提高舰体的抗冲击性能。

世界海军强国在舰船结构防护领域进行了大量研究，形成了可供工程应用的舰船防护结构。目前国际上应用最多的舰船结构防护形式主要包括三种：第一种为在舰船湿表面敷设超弹性覆盖层；第二种为采用夹层板或其他特殊结构形式代替原来的钢结构作为船体外板；第三种形式为在舰船舷侧布置防雷舱。这里重点介绍后两种结构。

夹层结构(sandwich structures)又叫夹芯结构，通常由上面板、上胶合层、芯材、下胶合层、下面板构成，如图 10－84 所示。与传统的均质钢板相比，夹层结构强度要高于单独的面板材料或芯材刚度、强度，重量、成本等均低于单一材料，且夹芯板的惯性矩增大，抗弯能力大大提高。大量研究结果表明，夹层结构在承受爆炸载荷时，可将大量的爆炸能量转化为自身的内能，从而具有良好的抗冲击性能和能量吸收特性，被广泛应用于建筑、公路运输、轨道交通、航空、传播、风电等领域。夹层结构具有轻质、比强度高、比刚度大、良好的吸能、隔声和隔热性能，在稳定性、缓冲性和抗穿透性方面要比传统结构更具优势。针对接触或较近距离水下爆炸，2002 年美国海军舰艇结构会议上率先提出了舰艇抗冲击双层结构，国外便开始了双层夹芯金属结构设计，并被证明优于相同面积质量的整体结构，能抵抗强度较大的接触性或近场爆炸，但变形后无法再次吸能，材料成本高，建造工艺复杂，修复周期长。此后，为了使海军舰艇抵抗高强度动态载荷，使防护结构重量轻、能量吸收效率高，并确保降低生命周期成本，开始采用复合材料夹层结构，如夹芯弹塑性结构开始广泛应用于舰艇冲击防护层方面，纤维增强聚合物复合材料和多孔聚合物泡沫被用于取代金属夹层结构。

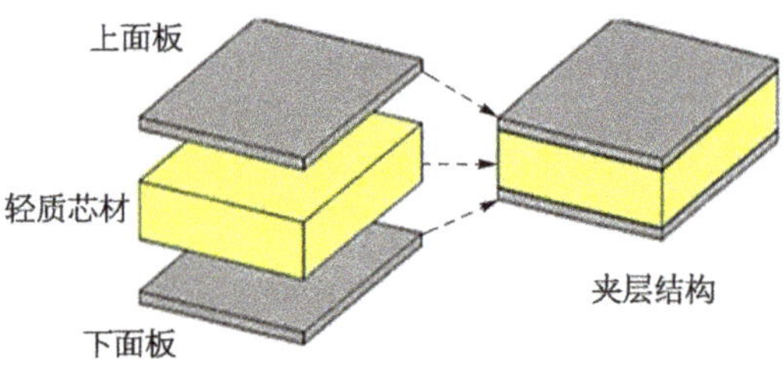

图 10-84 典型夹层结构

多舱防护结构是位于主船体舷侧部位的多舱室防护系统(图 10-85)，可使大型舰船遭受多枚鱼雷、水雷接触爆炸后，仍能保持平台性能，是其生命力和战斗力的重要保证，故也称为防雷舱。它综合利用各舱不同的结构形式、材料、填充物(空舱、液体或固体填充物)的阻滞、递减、吸能作用，降低水下近场或接触爆炸对舰船稳定性、机动性和战斗力的影响，实现对大型舰船的防护，防护原理完全不同于一般水面舰船和潜艇。国外大型舰船的多舱防护结构大体经历了从“四舱”或“五舱”向“三舱”发展的历程，以及液舱由前置向后置的过渡。但由于军事保密的原因，公开发表的文献甚少，对其具体结构形式、参数、防护机制等认识有限。

李汶蔚等研究了水下爆炸冲击载荷作用下金属夹芯结构的抗冲击性能问题，建立了反映金属蜂窝夹芯结构抗冲击性能随冲击强度和芯材相对密度变化的结构-载荷-性能量化关系。Li 等研究了夹层结构在冲击载荷作用下的解析解，并与有限元模拟结果比较好地吻合。针对传统桁架点阵性能受限和

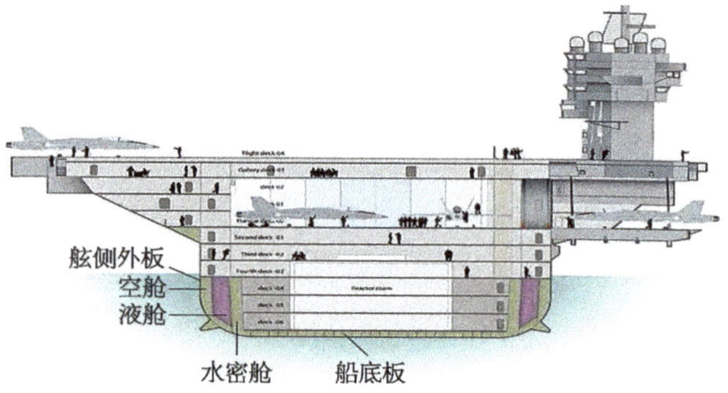

图 10-85 典型多舱防护结构

极小曲面结构构型设计单一的问题，Cao 等提出了新型的节点增强的点阵结构，并系统性地研究了所提出结构的静动态力学性能。研究结果表明，其所提出的新型结构具有更为优异的静动态力学特性，刚度、强度和能量吸收可以提高 40%。

从现有研究成果来看，轻质夹芯结构种类众多，与传统的单层结构相比，在抵抗爆炸载荷方面具有明显的优势，主要表现为芯层可以通过较好的塑性大变形能力缓冲并吸收较多的冲击能量。目前轻质夹芯结构静态力学性能的研究已经较为完善，其动态力学性能的研究仍有问题需要解决，相关动态理论模型仍需完善。另外，轻质夹芯结构制造工艺复杂，成本较高，目前在大型水面舰艇上实现应用难度较大，其工艺水平仍需优化。

国内外以往的爆炸冲击防护技术大多基于点对点防护思想、结构防护、设备防护、人员防护等。某研究院提出了在舰艇湿表面敷设超弹性覆盖层以减缓水下爆炸能量实现对舰艇整体进行面对体冲击防护的新概念，如图 10-86 所示，并系统研究了其耗能吸能机制、相应的计算方法、优化设计方法，实现了工程应用。美国海军研究生院的 Young SShin 教授在他发表在 *Ocean Engineering* 第 60 卷的论文中引用了我国相关成果，提出美国海军应进一步提高舰艇的冲击防护能力，其中利用敷设覆盖层进行整体冲击防护是一个非常有潜力的方向。

箱型框架式船体结构技术的典型特征主要包括：一是在船长 50%以上的船舯区域的强力甲板下设置多根纵向箱型结构；二是在主横舱壁处设置箱型横梁、箱型支柱等组合框架结构或双层横舱壁；三是底部设置双层底结构；四是在舷侧外板的水线附近

设置纵向强力构件。德国海军的 F123、F124 护卫舰采用了纵向多道箱型梁和双层水密横舱壁的类似结构。据有关资料分析，F124 舰能够抵抗 TNT 当量约 150 kg 的武器攻击。图 10－87 所示为德国 F124 舰箱型梁结构的示意图。德国劳氏军规(2004)已明确提出了可采取箱型结构作为提高船体剩余强度的措施，其典型横剖面如图 10－88 所示。美国的最新 DDG1000 驱逐舰在临近舷侧区域通过部分上甲板、部分加强后的下甲板、加强纵舱壁组成了大型箱型结构，如图 10－89 所示。国内目前尚处于初期研究阶段。

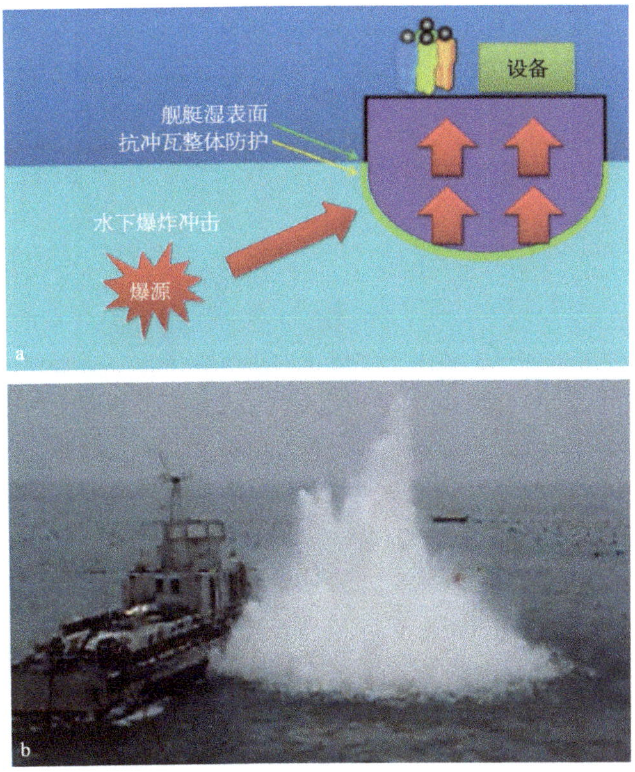

图 10－86　a. 抗冲瓦结构；b. 实船实验研究

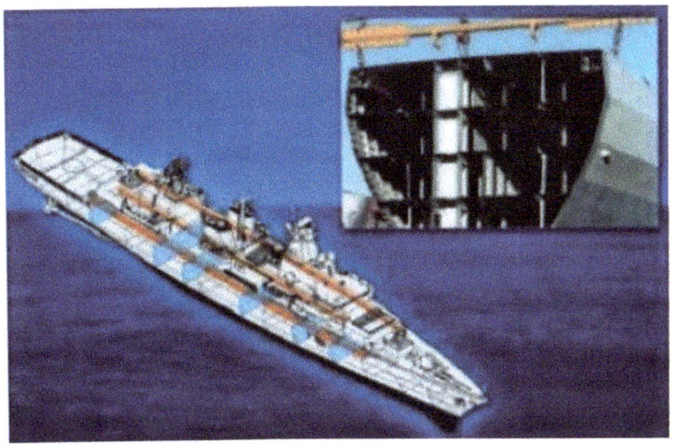
图 10－87　F124 箱型框架示意图

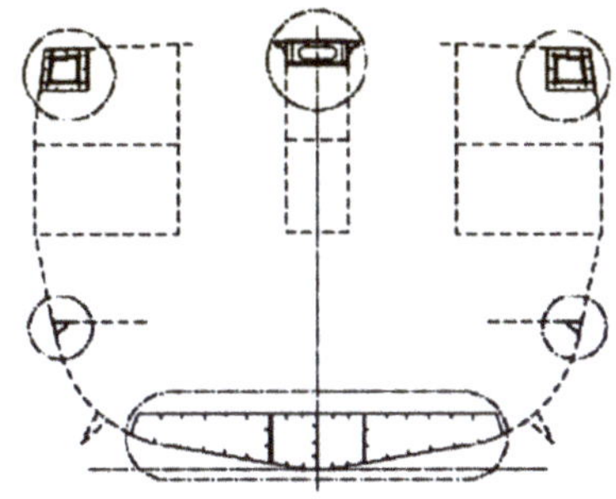
图 10－88　劳氏军规箱型结构图

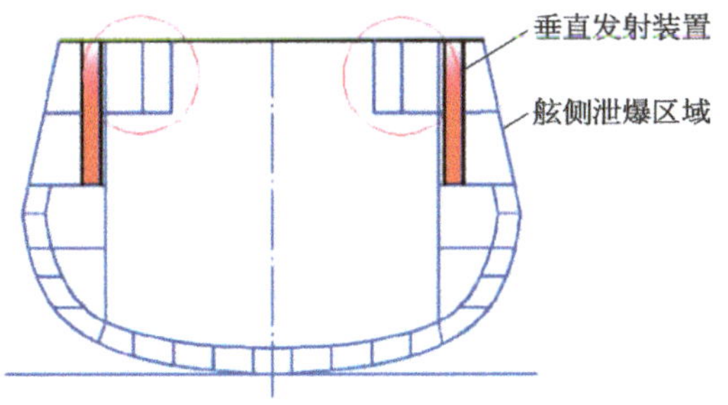

图 10－89　DDG1000 横剖面示意图

二、水下爆炸伤与人员防护

(一) 概述

结构体对爆炸冲击载荷的响应，就是其吸收、耗散外界能量的过程。它吸收、耗散的能量一部分用来产生宏观运动——以动能形式表现出来；另外一部分能量使其微观或宏观结构产生变化，当局部应力超出材料弹性范围时，结构体内部会产生不可恢复的塑性变形。

在爆炸冲击波对人体的损伤规律方面，相关学者和机构进行了大量的研究，如冲击波对人体不同部位损伤的阈值，不同姿势、位置、死亡率下的超压-时间关系曲线，以及在各种地下掩体中的动物实验等。这些研究结果对人体损伤研究具有一定的指导意义。为了有效防止冲击波对人所造成的伤害，进行人体防护时，应在一定的距离内，使冲击波超压和超压作用时间降低到人体安全的临界值以下。空气冲击波超压随距离的增加而指数递减，实际上空气可视为一种缓冲介质，因而人体损伤防护中距离的控制很重要，应使人体尽量远离爆炸源。另外，人体姿势和环境也是重要的影响因素，身长平行冲击波传播方向时，头部尽量远离爆炸源可以大幅减少冲击波造成的损伤。

水密度为空气的800倍并且有相对的不可压缩性，故与空气冲击波相比具有传播速度快、传播距离远以及无典型压缩区和稀疏等待点，所以水下冲击波的致伤机制和损伤特点异于空气冲击波。当水下冲击波经舰体转变为固体冲击波后，其致伤机制与特点也会相应发生变化，对水下爆炸损伤的生物学效应的研究逐渐成为世界军事与医学界关注的热点。

水下爆炸损伤主要分为舰艇冲击伤和水下冲击伤。由水下高爆性武器导致的水面舰艇、水下潜艇结构、舰上设备与武器、作战人员损伤统称为舰艇冲击伤。当水下爆炸威力过大时，舰艇因急剧振动作用于人体的力与加速度和位移超过损伤阈值，导致舰上人员不同程度的损伤；水下兵器（水雷、鱼雷、深水炸弹、水下核武器）和航弹及导弹等武器在水下爆炸产生的冲击波对水中人员引起的直接损伤称为水下冲击伤，水下冲击波主要通过动压和超压对机体造成损伤，负压也有一定的致伤作用，如导致肺、肠道等含气器官的扩张、组织过度机械性拉伸等，是岛礁作战和渡海登陆作战时常见的一种损伤。

（二）舰艇冲击伤的防护

对水下爆炸伤的防护需从多方面开展，包括冲击损伤可能性研究、耐受曲线和安全标准制定、舰艇及舰艇人员抗冲击装备研制等，国内外对此进行了相关研究。

欧美国家在第二次世界大战前后开始着手研究舰艇冲击伤，美国韦恩州立大学在1939年进行了水下爆炸损伤生物力学的研究，建立了较全面的人体关节模型，研究冲击波与各部位损伤的关系，结果表明腰椎是水下爆炸中易损伤的部位。之后Pitizen等建立了人体腰椎有限元模型来预测其压缩状态下的生物学特性。1950年美国率先开展了驱逐舰和扫雷舰遭受实弹实船水下爆炸冲击试验，在试验中布置了坐姿、立姿和改进的立姿模拟仿真人进行冲击响应试验，并与和仿真人并排放置的真人冲击响应进行对比测试分析，结果表明真人与仿真人的冲击响应吻合程度较高。此后该类仿真人思想逐渐应用于舰艇抗冲击试验。另外，1966年Mahonc开展了志愿者模拟冲击试验，该试验通过舰艇冲击模拟器对26名志愿者进行了700次冲击试验，从较低的速度依次增加，记录志愿者主观感受，通过高速摄像机记录坐姿与立姿人员的整体响应信息，进而得到人体各部位速度与位移曲线，由此得到人体飞离速度并推导了人体飞离甲板的相关经验公式，对日后的舰艇人员抗冲击研究有着指导意义。

我国对舰艇冲击伤研究起步较晚但进展较快。柯文其等利用犬与兔开展了舰艇抗爆试验，通过检查动物内脏损伤和骨骼骨折情况探讨了不同爆炸水平距离与动物损伤程度的关系。马晓彤在2019年通过对小鼠的动物实验，对爆炸冲击波造成的创伤性脑损伤进行评估（图10-90）。

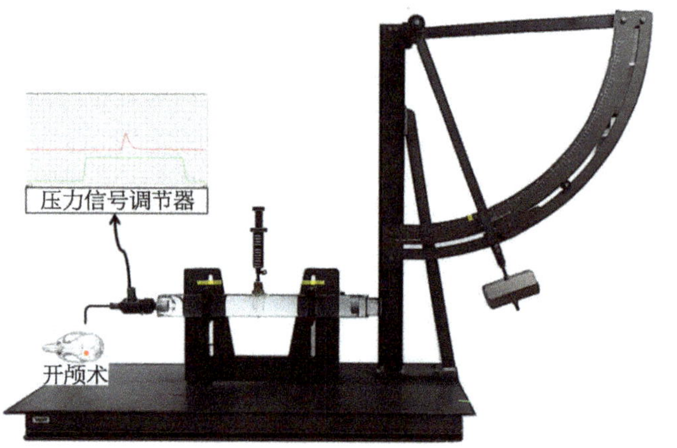

图10-90 实验布置

（三）水下冲击伤防护

美军在1964年建立了完整水下试验场后，开展了一系列动物实验，探讨了不同TNT当量下、不同水深与距离的水下爆炸冲击损伤与量效关系，并根据研究结果提出了水下冲击伤的标准和安全限值。

我国对水下爆炸的研究起步较晚，但成果颇丰，其中包括生物冲击管的发展，对水下爆炸致伤的研究起到了重大作用。

（四）防护装备应用

在高技术信息化战争的当下，舰艇装备了为数众多的复杂电子设备，尤其是在电子信息领域引进了作战系统和电子战系统、电子导航系统等，对舰艇设备的防护性能提出了更严苛的要求。当前各国海军普遍采用在船体和设备之间添加隔离器的方法，既能降低设备的振动和噪声，也能增强设备的抗冲击能力，其隔振性能优劣直接决定了设备隔振效果的好坏（图10-91）。

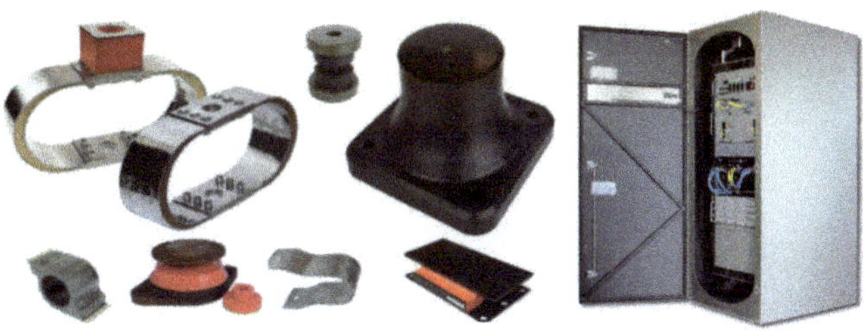

图 10-91　美军高偏转海军减震架(左)和复合电气设备外壳(右)

隔离器的种类繁多,分别适用于不同的工作环境及隔振对象,主要为橡胶隔离器、钢丝绳隔离器、金属橡胶隔离器、空气弹簧隔离器、液压缓冲隔离器及液固混合介质隔离器等。橡胶隔离器分为压缩型、剪切型、压缩-剪切复合型,其静态刚度不仅与橡胶材料本身参数有关,更与隔离器的形状、约束或自由面积以及高度等设计参数有关;钢丝绳隔离器适用于恶劣的工作环境,且易于和整体结构配合。钢丝绳隔离器的发展较为快速,按结构形式可以分为条形、球形和碟形;金属橡胶隔离器为一类匀质的弹性多孔材料,将螺旋形的金属丝拉伸并有序排列而后冷冲压成型。该型隔离器重量轻且环境适应能力强,具有较好的阻尼和弹性,但其仍存在加工难度大、塑性变形残余等问题。空气弹簧隔离器俗称"气囊"或"气胎",主要分为囊式和膜式两大类,其承载能力、高度及刚度可方便地进行调节,且其使用寿命优于金属弹簧,并表现出较优的隔振性能,但是其使用成本较高,需要一整套的监测控制设备及压缩气源进行配套。

(五) 不足与展望

首先,传统的舰艇冲击伤研究方法已经不适应目前高速发展的新型高爆性水下兵器和舰艇。例如目前已有的爆炸载荷经验公式已经越来越不适用于不断发展的新型高能炸药,新船型与新材料的发展也对传统模型有更高要求。其次,人们目前对舰艇冲击引起的胸腹部、脊柱、四肢损伤机制已有一定的认识,但对颅脑、神经血管损伤机制有待进一步研究。

舰艇冲击伤与水下冲击伤未来发展方向应主要集中在以下几方面:① 改进研究方法,如以有限元分析为基础,结合多刚体建模技术建立人体动力学模型,或结合虚拟现实技术和多媒体技术研制应用于舰艇冲击环境中人的响应分析的计算机软件。② 进一步明确水下爆炸作用下颅脑损伤、血管神经损伤等的机制。③ 通过仿真数值模拟研究水下爆炸损伤时作用于机体上的加速度、力、力矩、位移等与持续时间之间的函数关系。通过动物实验研究水下爆炸损伤时机体神经行为学变化、炎症免疫变化机制等。④ 加强头部、关节等重要部位响应数据的测试与研究,对身体各部位的冲击耐受限值进行量化,制定损伤评定标准。⑤ 关注复合冲击伤、新型爆炸源致伤。随着各种水下新概念武器的出现以及新型爆炸性武器的研制,水下爆炸致伤类型不断增加,尤其是与核辐射、热辐射、机械力等同时或相继作用于人体会造成复合冲击伤,如放射复合伤、烧冲复合伤等。

三、水下爆炸伤与人员救治

(一) 概述

现代海战中,各种新型水下武器的使用将严重威胁舰艇自身安全,舰上人员也面临严重的溺水、火灾、爆炸冲击等受伤风险,受伤类型包括烧伤、冲击伤、爆炸伤、落水伤和吸入性损伤等。舰艇通常在海上作战,伤员医疗后送受限,卫勤支援困难,救援和救治难度较大,需要高效的卫勤保障体系。

美国依靠其强大的海军维持着对全球各重要区域的军事威慑力,并于 20 世纪 90 年代逐步对其卫勤保障模式进行现代化改造,这一模式对我国海军具有十分重要的参考价值。美国海军的战场医疗救治分为 5 级(表 10-43)。第一级为现场紧急救治,由前线卫生员或休克外伤治疗团队开展。第二级为前线医疗手术队,可以开展简单的损伤控制性手术等。经过前二级救治不能恢复的伤员则被转送至第三级医疗机构,美国海军的第三级救治机构为移动医疗船,作为创伤救治中心,医疗船能够对伤员进行细致的紧急救护、伤情评估及手术治疗等。前三级救治机构均位于前方战场,第四、五级救治机构则分别为基地医院和本土医疗机构。各级救治机构分工明确,救治全程实施监护,可以保证伤员得到及时有效的治疗,大大提高伤员救治质量及后送效率,降低死残率。

表 10-43 各级救治阶梯能力要求

分级	救治实施者	任 务	能 力
Ⅰ级	舰艇看护兵、医助和军医	自救、互救	止血、静脉输液
Ⅱ级	大型舰艇上的军医、医助、独立看护兵	基本/高级创伤生命支持	初步复苏、稳定伤情、初步手术治疗及伤病员短期留治
Ⅲ级	后勤地域医院、舰队医院、医院船、快速部署医院、应急医院、空运医院	战区医疗支持复苏手术	复苏手术、药房、实验室及X线检查,首次外科治疗
Ⅳ级	后勤地域医院、舰队医院和海外驻军医院	确定性外科治疗和专科治疗	确定性治疗和专科治疗
Ⅴ级	美国本土海陆空三军医院、退伍军人管理局医院和参加国家灾难医疗系统的民间医院	恢复治疗/全面治疗	专科治疗和最终的康复治疗

伤员分类是开展伤员急救的前提。当现场出现大批量伤员时,救治人员需要对伤员进行检伤分类,目的是根据伤员的创伤类型、严重程度和生还可能性,确定救治优先顺序与伤病员去向,合理优化使用医疗资源,保证在卫生后送链上救治的连续性,减少战场人员伤亡。如图 10-92 所示,按步骤给伤员佩戴红、黄、绿、黑四种颜色的标识,分别代表紧急处置、优先处置、常规处置和期待处置。

(二) 案例分析

本部分以美军 2014 年开发的人员损伤与救治(human injury and treatment, HIT)模型为例(图 10-93),分析爆炸冲击伤下人员救治的全流程,以此提高我国舰艇伤员救治的整体能力。

1. 模型简介 人员损伤与救治模型可以预测海军舰队中每类船只上可能发生的潜在伤亡情况,能够模拟舰船爆炸所致的人员受伤、失能情况,并且能够模拟相应环境下卫勤部门需要开展的医疗救治流程与结果。具体来说,该模型可以跟踪、测算和明确每个坐姿、站姿或各位置船员受伤的严重程度,并据此给出其医疗需求,同时判断船员重返岗位的能力及其预后情况。其模型的基本思路是,以海军舰船受到攻击为背景,将舰船上的医疗人员、医疗物资、医疗水平、战场环境、伤情变化等全部作为模型中的变量,预测不同状态下伤员的产生情况,从而与医疗卫生部门的救治能力进行对比,综合考察和评估其卫勤保障能力。

2. 模型运作 模型的输入数据可能包括碎片击中人员的数量、质量和速度、静态超压、动态压力时程、准静态压力时程等。这些数据输入为人员损伤与救治模型评估人员受伤和伤残状况奠定了基础。人员损伤与救治模型由四个主要模块组成。

(1) 伤员发生模块:上述初始环境被用于伤员

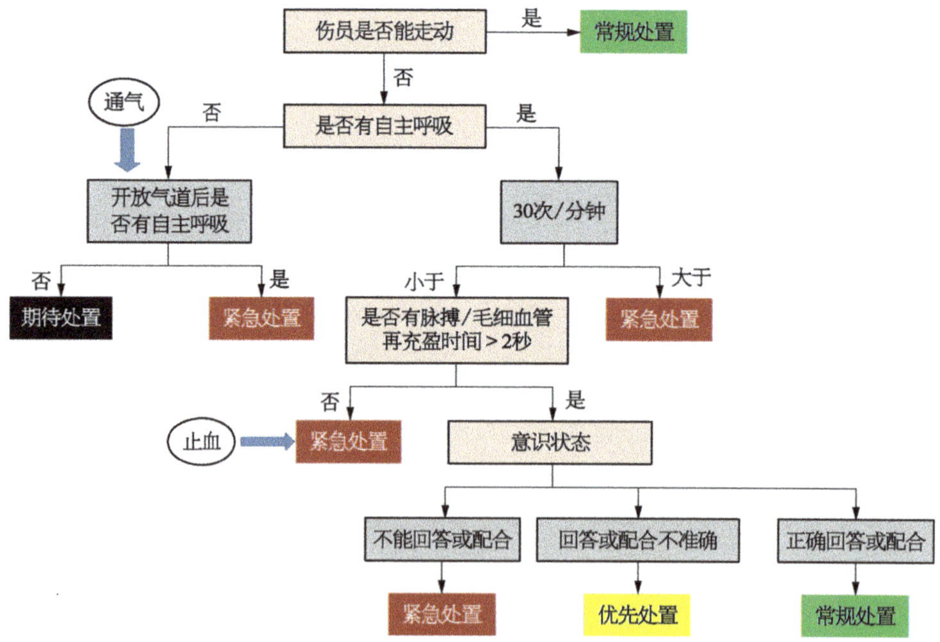

图 10-92 伤员分类流程

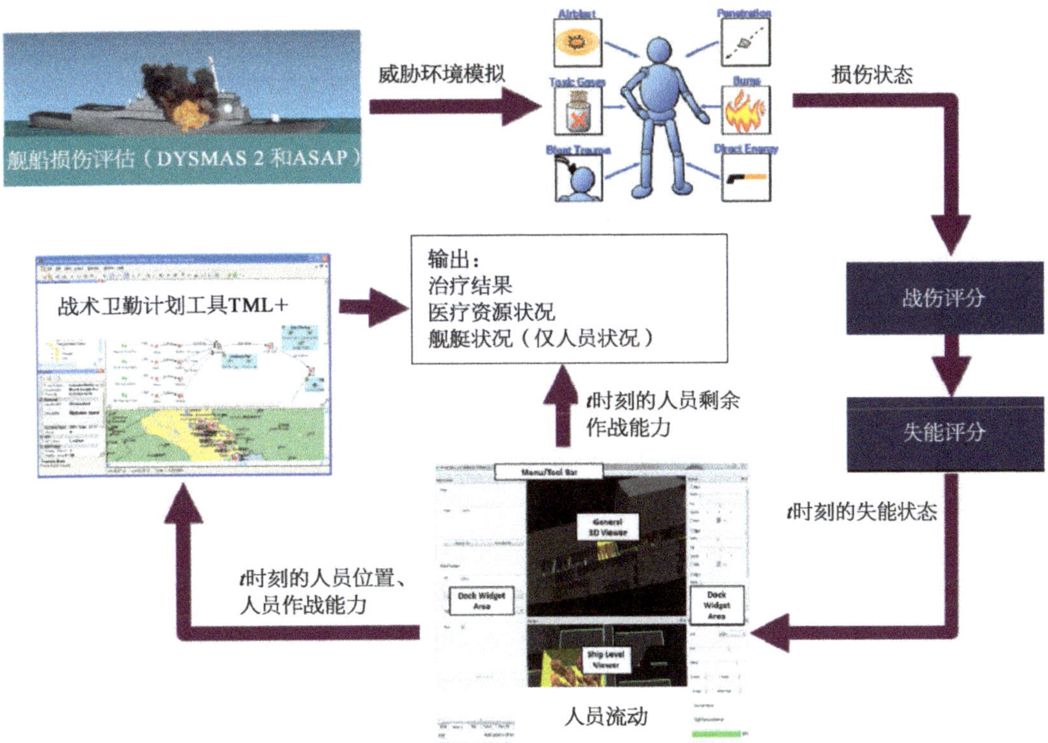

图 10－93 HIT 模型的主要模块

发生模块的输入变量，伤员发生模块会根据环境状况模拟产生伤员发生概率、类型和严重程度。美军的伤员发生模块是基于陆海空三军多年实战数据建设的，因此其实用性非常强，尤其是在人员损伤与救治模型中，综合考虑了爆炸碎片、冲击波、舰船的惯性运动、爆炸引发的火灾等多种因素可能引发的伤亡情况，有利于提高其模拟的真实性。

（2）伤情评分模块：伤员产生以后，这些数据进入军事战伤评分模块和军事行动失能评分模块，前者对伤员受伤类型和严重程度进行评分，后者主要用于描述一些基本功能的损伤程度，如视力、听力、行动能力等。确定伤员失能程度主要是通过比较伤员的伤情及其工作性质得到的，即在相关算法中，需要考虑到各种伤情对具体任务的影响。例如同样是腿部受伤，对于执行战斗任务的人员来说可能使其失去行动能力，但对于位置相对固定的舰船驾驶人员来说，可能并不会影响其正常工作。

（3）人员流动模块：这个模块定义了伤员接受医疗救治的流动路线，包括从受伤地点到达自救互救地点，从后送集中点或某一医疗救护点到更高级的医疗救治机构等。人员流动模块还可用于舰船上卫勤人力资源的管理，可以帮助卫勤部门了解发生爆炸袭击后的人力损失情况，指导卫生人员合理配置。

（4）医疗救治模块：医疗救治模块实际上是美军的战术卫勤计划工具 TML+，基于海军健康研究中心开发的联合医疗规划工具模型，拥有大量卫勤基础数据作为后台支撑，可以模拟伤员从受伤地点到最终达到的医疗救治机构所经历的全部流程，反映医疗资源的供应和消耗情况以及伤员的救治结果等。TML+中伤员的状态会随时间发生相应的变化，同时也会根据医疗干预而变化，这与实际救治过程是一致的。当伤员重返岗位以后，TML+会为其重新赋予一定程度的战斗力。TML+最多可以连续模拟 72 小时内伤员的救治情况。

运行上述模块，最终生成描述伤害分布、治疗结果、伤害严重程度和作战影响的图表，人员损伤与救治模型不但能够测量、跟踪和确定人员伤害的程度、治疗方案、人员返回工作岗位的能力，并非常准确地记录船上人员结果评估（包括死亡报告），还能够评估例如武器击中这类最复杂的伤害和治疗情况，并为由此产生的伤害场景提供概率汇总结果。

（李营）

第六节 外军水下爆炸冲击伤研究结论及启示

舰艇在现代海战中面临着日益恶劣的生存环境，提高舰艇抗爆抗冲击能力是提高海军作战能力的重要途径和研究热点，西方海军强国已积累了许多成功经验并取得了显著成果。但水下爆炸冲击研究是一门复杂的学科，水下爆炸机制、仿真建模、响应评估、人员评估、复合材料和夹层结构防护效能等仍然是一个开放的研究领域，还需要针对重点领域展开持续深入的探索。近年来，我国水下爆炸冲击研究势如破竹，在某些方面甚至接近或处于世界先进行列。但由于发展起步较晚，就整体水平而言与西方海军强国相比还存在一定差距。本节将对外军水下爆炸冲击研究情况进行归纳总结，这对于我军舰艇水下爆炸抗冲击防护能力的提升具有重要参考意义。

一、研究结论

基于前文对外军水下爆炸冲击伤理论研究、试验研究、仿真模拟研究、毁伤评估研究、标准规范研究和防护救治研究这几个层面的研究情况，本节展开了深入浅出的分析，总结归纳出如下研究结论，并对发展重点进行了剖析。

（一）理论研究初成体系，尚需打破局限继续深入

国外海军强国在水下爆炸冲击研究理论方面已经形成了初步完善系统的理论体系，但是就目前研究成果来看，这一复杂问题还存在诸多局限性，需要进一步深入探究。第一次和第二次世界大战使得水下爆炸理论研究快速发展，外军在爆炸机制、舰艇结构响应和水下兵器毁伤机制方面都展开了长期的基础性工作，总结出了一系列实用的经验公式、解析法和能量法等。在结构动力学、计算力学、动态断裂力学和多场耦合力学等基础理论方面也开展了大量工作，支撑着舰艇抗爆抗冲击力学向前发展。尤其美军对每一艘被攻击或试验受损的舰艇均仔细勘验受损情况，分析损伤原因，提出改进建议，从而积累了大量的基础数据并形成了基础数据库。然而，水下爆炸冲击毁伤是一个非常复杂的问题，今后尚需要继续深入研究，重点关注以下几个方面。一是水下爆炸能量释放与传播规律研究，主要集中在新型水下炸药理想和非理想爆轰特性、明确炸药能量输出结构与炸药组成及装药结构关系、水下爆炸冲击波传播特性、气泡脉动规律和水下爆炸界面效应等。二是近场水下爆炸结构动态响应研究，由于近场水中爆炸冲击波传播和气泡运动状态十分复杂，边界效应强烈且近场水中爆炸观察和测量难度大，更需加强舰艇局部毁伤相关研究。三是冲击波与气泡相互作用研究，由于冲击波传播和水中爆炸气泡演变本身就是复杂的过程，两者相互作用研究处于初期阶段，其中一些规律尚未研究清楚，还需要重点探讨冲击波的参数变化对气泡动态性能的影响。

（二）试验与仿真相结合，还需加强模型分析验证

基于爆炸试验的有效性和仿真算法的极速发展，仿真模拟和试验研究相结合的方法已经成为当前及未来一段时间的研究重点，但是还需要通过大量仿真数据与试验数据的对比分析，验证仿真方法和输入参数，才能实现仿真冲击环境的精确模拟。自 20 世纪 60 年代起，国外海军通过实船、模型和设备冲击试验，积累了丰富的经验和大量舰船冲击试验原始数据，作为舰船抗冲击技术研究的底层数据支撑，并制定了先进的冲击规范，提高了舰船设备的抗冲击能力。尤其是美国得到了各种工况下的各类舰船结构响应实测数据，极大地推动了水下爆炸舰船结构响应研究。此后，计算机建模与仿真的发展为水下爆炸研究提供了广阔的空间，在试验的基础上结合数值计算方法，外军开发了高性能计算软件，提升舰艇抗爆抗冲击的分析和预报水平，如美国的水下爆炸冲击分析程序和液固气瞬态相互作用分析软件等。美军在舰船交付时还采用实弹射击测试，将试验、工程分析和仿真计算结合在一起进行舰艇生命力评估，目的是在小批量生产之前纠正或弥补通过测试评估所发现的抗爆抗冲击方面的设计缺陷。因此，仿真模拟与试验研究相结合正在成为各国的普遍做法，并期望在将来能替代冲击试验。然

而，替代的前提是需要加强数据分析能力，进行广泛的模型有效性、可靠性和准确性验证，解决例如当前仿真环境无法确定造成的破坏失效问题，才能将此模型推广到更多类型舰艇和更多设备当中。

（三）毁伤评估成果初显，亟须统一人员损伤标准

水下爆炸毁伤评估属于极其复杂的学科，外军已在舰艇毁伤和海洋生物损伤评估方面取得了一些成果，但人员损伤评估方法极不一致，缺乏实验依据且在数量级上存在差异，亟须形成统一评估准则。在舰艇毁伤评估方面，美国、法国、荷兰等国同样通过理论解析、数值模拟和基础试验三种方法，开发了各种各样的舰艇毁伤效能评估系统，实现了毁伤效能评估、终点效应仿真、舰艇生命力评估、损管体制评估、舰艇的毁伤判据设置以及功能结构毁伤树的设计等。在海洋生物损伤影响评估方面，美国海洋渔业局给出了基于脉冲和压力阈值计算、基于开阔水域爆炸影响区计算和钻孔封闭爆炸影响区计算三种确定损伤影响区域的方法，包括死亡区、伤害区、危险区、听力干扰区、行为干扰区和监视区域，在减少海洋生物影响方面成效显著。然而在人员损伤评估方面，没有基于任何有组织的人体数据或实验数据，即使是以数据为根据的准则，彼此之间仍然存在不一致。虽然美国海军目前使用的人员损伤标准是500 psi，且传播了几十年，但也从未通过实验、理论计算或任何其他手段更新。况且美国海军“可能的损伤风险阈值”的峰值压力值高于大多数死亡评估，两者之间的实质性差异更加强调了统一水下爆炸人员损伤评估准则的迫切需要。因此，下一步最重要的应该是汇编现有的伤害数据，并对造成人体损伤的爆炸暴露水平进行切合实际的、经过定量验证的评估，形成水下爆炸人员伤害风险曲线，从而为预测安全操作距离或设计防护设备提供科学依据。

（四）标准规范细致严苛，有待不断完善及时修订

各海军强国均高度重视抗冲击标准的制定与严格执行，要求所有舰载设备必须通过标准规定的冲击考核才能上船，但是为适应现代水下兵器和舰艇设备的快速发展，修订更新速度与频率有待进一步加快。一个国家海军舰艇抗冲击能力的强弱，不但与舰船抗冲击技术的研究能力、设计能力和试验能力密切相关，而且决定于其所采用的抗冲击标准的高低和执行标准的严格程度。因此，各发达国家均积极开展舰船抗冲击试验和水下爆炸试验，强调以舰艇设备抗冲击试验为主，不断提高技术指标内容设计，强化标准要求。此外，各国海军在舰船抗冲击设计标准中，还非常重视与舰船其他性能的兼容性、协调性和一致性，尤其是针对缓冲隔振设备的使用和配置，在标准中明确要求应兼顾舰船的振动安全性和噪声控制的要求，例如德国海军在BV043中明确指出了对于隔振设备的使用应符合BV044和BV045的要求。然而不难发现，美国、德国、英国等国海军的标准发布历史久远，但更新都需要长达十几年甚至数十年之久。以美军为例，其最初于1954年4月9日颁布了MIL-S-901B标准，1963年1月15日修订为MIL-S-901C标准，1989年3月17日再次修订为MIL-S-901D标准，2017年6月20日最新修订为MIL-S-901E标准。近20年来，随着新型舰艇、先进设备以及水下兵器更新换代步伐加快，老旧的冲击标准难免对某些设备来说不具有参考价值，进而制约抗冲击性能发展。因此，不论是试验验证、设计计算还是缓冲隔振措施标准，都需要紧跟舰艇型号发展节奏开展冲击研究，与时俱进、不断修订完善考核标准。

（五）防护能力显著提升，关注复合材料响应研究

舰艇的防护能力是保证其作战性能的重要基础之一，经过几十年的水下爆炸抗冲击研究，外军舰艇的装甲被动防护能力有了本质的提升，目前的研究重点集中在复合材料的动态响应机制研究。总结发现，外军水下爆炸抗冲击防护无非是从舰艇结构、材料、设备和人员防护四个方面下功夫。其在防护结构设计上经历了多个阶段，从早期的厚钢板装甲防护发展为新型结构形式、夹层结构和多舱防护结构；在防护材料上也从单一的高强度防弹钢发展为高性能复合材料与防弹钢的结合使用；在设备防护上，普遍做法是安装隔离器或限位器；在舰艇人员防护与救援方面，各种舰员抗冲击用具针对性强、防护效果显著。近几年，复合材料以其优异的物理特性备受各军青睐，广泛应用于舰艇及水下结构中，如扫雷舰、水下管道等采用复合材料建造。从美国海军近期的试验、报告及论文中也可发现，其关注的重点集中在复合材料防护性能研究方面，尤其是复合材料

结构在水下爆炸载荷作用下的动态响应机制研究。由于复合材料自身的特殊性以及其流固耦合的独特性，复合材料结构在水下爆炸载荷作用下的动态响应计算十分复杂，目前这方面的理论及实验仍处于起步阶段，需要进一步加强研究，以期为复合材料的抗水中爆炸研究提供有效的试验设备、试验方法和理论分析工具。重点需开展水下爆炸荷载作用下复合材料损伤机制研究，以及各类材料在水下爆炸荷载作用下裂纹产生及扩展机制研究，开展爆炸荷载作用下复合材料的损伤评估研究，包括复合材料在水下爆炸作用下的损伤评估方法、评估设备以及评估标准等。

二、对舰艇抗冲击研究的启示

（一）理清冲击防护现状，构建技术共享平台

针对舰艇的总体抗爆抗冲击水平较低、设备的抗冲击能力良莠不齐、整体抗冲击能力模糊这一弊病，建议认清理顺冲击防护现状，构建信息技术共享平台。

1. *宏观掌握相关舰艇的整体以及各系统和设备的抗冲击能力和防护水平，补齐短板* 首先梳理出舰艇设备中尚未按标准冲击试验考核过的各类设备清单，并安排专项补充试验，尤其是减振元器件、浮筏系统、雷达天线和超过一定重量的重型设备等的抗冲击能力，还要对不满足抗冲击要求的设备进行防护改进，补齐设备抗冲击短板；其次，对于水面舰船抵抗对舰导弹攻击的能力还不清楚，迫切需要利用退役水面舰船或模型试验开展对舰导弹攻击损伤研究，以及由攻击引起的火灾控制和损伤修复试验。最后，尽快填补潜艇冲击领域空白，利用退役潜艇开展水下爆炸试验找出薄弱环节，对比分析出现役潜艇系统级的抗冲击能力，提出全面提升潜艇抗冲击的改进措施与计划，同时带动潜艇防护水平发展。

2. *提升水下爆炸冲击研究的基础能力，建立抗冲击技术研发中心，促进信息互通共享，少走弯路* 舰艇抗冲击研究是一项技术性很强的工作，涉及面广理论深、技术含量高，需要高水平的基础研究、技术研发和工程开发团队的协同努力，共同促进，共同提高。建议成立一个集试验、评估、考核于一体的舰艇抗爆抗冲击技术中心，也就是形成一个集技术开发、技术交流和培训、数据收集和共享、技术验证和评定于一身的共享平台。此中心重点功能包括：拥有较为齐全的水下爆炸、舱内爆炸和海上爆炸试验设施及开放式的重点实验室，重点开展前瞻性、基础性研究和重大技术的研究，关注近场动力学等前沿结构冲击动力学的研究进展，建立具有自主知识产权的、由大型数据库支撑的综合性舰艇抗爆抗冲击计算、分析和评估软件系统，夯实技术基础，推动技术发展；技术中心承担培训责任，每年面向行业定期培训舰艇抗爆抗冲击的基础理论、应用技术并介绍最新进展和技术动态，既可以提升业内人员的技术水平，又可促进技术交流；技术中心还负责舰艇抗爆抗冲击信息的收集、分析和共享，建立舰艇抗爆抗冲击数据库，包括试验模型、试验数据、理论模型和计算方法等，为开展试验、仿真研究提供科学依据。

（二）灵活应用多种方法，重视自我创新突破

不论是理论研究、试验研究还是仿真模拟，都具有一定的局限性和适用性，只有将三种方法灵活综合起来，巧妙集中各方优势特点，互相补充相辅相成，定能实现水下爆炸冲击研究的自我突破与创新。

1. *要通过试验研究积累数据，抓住要点，创新基础理论研究的深度与广度* 目前，舰艇水下爆炸抗爆抗冲击的理论研究方面，国际上有先进的爆轰理论、冲击波理论、流固耦合理论、材料动态本构关系和结构弹塑性理论等。目前已发展了三维水弹性理论、冲击波在自由面和底部传播的非线性理论、炸药能量输出结构控制理论、声学双重渐近方法等一批具有创新性的理论。尽管如此，由于对于人员损伤机制普遍了解还不全面，所以理论创新的面还比较窄，创新的速度成果也相对较慢，理论创新的深度和广度不足。因此既要加大爆炸试验测试研究的频次，做好数据积累与经验总结，通过动物实验研究水下爆炸损伤时机体神经行为学变化、炎症免疫变化机制等，为理论创新发展提供基础支撑；又可通过仿真数值模拟研究水下爆炸损伤时作用于机体上的加速度、力、力矩、位移等与持续时间之间的函数关系；还要加大研发的资金投入，鼓励科研团队敢于探索、乐于挖掘、勇于提出新想法新理论的创新自信，营造

积极创新的科研环境。

2. 要结合理论与试验方法，突破瓶颈，自主研发数值仿真模拟应用软件　由于水下爆炸的复杂性以及舰艇抗冲击试验的高费用，加之计算机及仿真技术的发展，数值仿真已成了研究水下爆炸问题的重要方法，并且将起到越来越重要的作用。我国在舰船水下爆炸冲击载荷、舰船结构冲击响应和舰用设备冲击响应等方面已经提出了多项仿真计算方法，具备一定的冲击仿真计算能力，但由于开展得较晚，目前大都只局限于使用成熟的商用软件阶段，还没有成熟有效自行开发的大型水下爆炸数值模拟软件。因此，应科学分析技术能力瓶颈，继续加强理论经验公式和试验数据的采集，建立更加完善的水下冲击损伤伤情数学模型，开发合适的有限元显示动力分析软件，从而充分模拟出真实的水下爆炸冲击环境，为试验研究提供技术支撑。此外，鉴于复合材料在抗冲击领域的广泛应用，应构建材料本构模型及状态方程，主要涉及复合材料模型、夹芯材料模型以及新型炸药燃烧模型等。

3. 完善试验研究配套设施，稳步发展，不断加强试验与仿真模型的验证分析　在提高舰船的抗爆抗冲击性能和生命力方面，欧美各海军强国都投入了大量的人力、物力和财力进行研究，开展了较多的实船爆炸试验，积累了大量关于局部强度及冲击环境的宝贵数据，对其仿真模型建立与验证具有重要促进作用。然而不同研究单位对于实船的试验考核的冲击烈度也不一致，一定程度上限制了舰船抗爆抗冲击设计能力的提高。因此，为尽快开发出经过验证、可靠性高、精确度好的仿真模型，必须要重视实船试验测试，建议从以下方面入手：首先要完善配套设施建设，包括各类各型冲击试验机、使用动物进行模拟实验的爆炸水池，排除水温、海况等的影响，可以大大提高实验效率，积累实验数据，为室外实验提供依据；其次要提高实验测量技术水平，解决目前设备种类繁多、性能各异、接口不同、总体系统性不强的问题，采用经过实践考验、结构合理、可靠性好、功能全面的测量系统，为采集有效爆炸数据提供技术支撑，也为后续仿真模型建模环境设置提供科学参考；最后，模型结果与试验结果的对比至关重要，既能对试验进行实时监测与评估，最大限度地保证试验顺利进行，又能对仿真模型进行反复的迭代验证，得到可信的仿真模型，还能为之后类似的试验建立模型，使仿真试验部分替代实船试验成为可能。

（三）完善毁伤评估体系，提高整体防护效能

舰艇毁伤评估作为主要军事武器平台生存力的研究内容，得到了业界的高度重视。重点发展仿真评估方法、舰艇结构防护评估、设备和舰员毁伤评估体系，方可达到提高整体防护效能的目标。

1. 基于理论和试验评估方法，重点发展高效、准确、适用面广的仿真评估方法　目前，目标易损性/战斗部威力仿真评估研究在方法的框架上已逐渐形成。但由于舰船目标的复杂性、弹药毁伤模式的多样性（动能、聚能、杀爆、破片）等，建立高精度、适用面广的仿真评估方法及软件仍然具有较大难度。因此，为建立高效准确、实用的舰船及相关目标的仿真评估方法，一方面要开展如评估方法中计算机应用技术、新算法的研究，评估结果的校验等相关基础工作，以提高评估分析效率和准确度；另一方面，需要弹药、目标平台等研究者及军方等多方面力量的长期共同合作，结合具体目标、具体需求进行有针对性的系统、深入研究，建立完善的评估方法、程序及标准，提高我国的舰船装备研制水平。

2. 重视发展舰艇结构毁伤评估技术，研发抗爆结构形式，提高防护性能　舰艇无论是被空中还是水中兵器攻击下产生的爆炸损伤，其结构的损伤机制均十分复杂，不仅涉及爆炸的损伤效应评估，还涉及如何应用结构、空间及质量等资源，使水下爆炸产生的破坏效应降低到最小。从国内水中爆炸研究方向来看，其重点集中于水中爆炸现象、冲击波传播规律、水中爆炸气泡动力学方面的研究，而针对水下爆炸毁伤效应的抗爆结构评估开展得很少，对各种水下结构在爆炸过程中的响应特点、变形过程、失效模式等尚不清楚。因此，迫切需要发展舰艇在水下爆炸作用下的防护结构设计与评估技术，重点关注制约结构抗爆防护与评估的关键技术，包括高强载荷测量技术、多层次爆炸载荷耗散技术和多模式结构毁伤分析技术、结构爆炸损伤判据等。通过抗爆结构毁伤评估优化，可研发安全可靠、成本合理、方便实用的新型抗爆结构形式，进而提高舰艇和水下结

构的抗爆性能。

3. 补充重大设备抗冲击评估与人员冲击损伤评估领域空白 舰艇上的重大设备是舰艇生命力和战斗力的核心，这些设备在缺乏可靠的整机试验考核和实船试验验证的基础上，无法完成可靠的抗爆抗冲击性能评估。另外，人员损伤评估和防护方法对于保持舰艇战斗力至关重要，虽然积累了不少经验与试验数据，但没有考虑人体内不同器官的耐受性差异，也没有考虑垂向、横向和纵向之间复合力矢量的作用，对坐姿和卧姿人体的冲击安全耐受限值和损伤标准还没有开展，还尚未形成统一的评估标准。因此，为弥补重大设备冲击毁伤评估不足，构建完善的毁伤评估体系，建议通过深入研究冲击载荷在安装基础、零部件之间的传递特性，形成经过试验验证的零部件冲击载荷和冲击响应计算方法，结合关键零部件的冲击试验，形成重大设备抗冲击设计与评估方法。在人员损伤评估体系方面，首先要开展舰员站姿、坐姿和卧姿的三维复合冲击研究，补充完善评估的数据基础；然后研究冲击损伤机制和确定损伤阈值，尤其是加强颅脑、脊柱、胸腹、神经、内脏器官和各类关节部位响应数据的测试与研究，对身体各部位的冲击耐受限值进行量化，制定损伤评定标准，为舰员冲击损伤评估提供可靠的依据；此外，人员损伤防护不能限于缓冲爆炸冲击波的复合材料等防护装备研究，还应该包括对激素、抗感染、高压氧等药物及康复治疗的研究。

（四）统一标准严格实施，全面推广跨越发展

标准规范是舰艇抗冲击研究的主要参考，既是起点又是抗冲击经验、成果的重要落脚点。现有的冲击标准已无法满足现代战争对舰艇作战使用性能的要求，需要科学统一现有标准并严格实施，以期全面推广、跨越式发展。

1. 标准体系初步形成，还需要紧跟装备发展进行进一步修订完善 现行的舰艇设备抗冲击标准体系尚不完善，应积极借鉴相关舰艇设备抗冲击防护研究的先进思路和成功经验，从而取长补短、查缺补漏，结合研究现状、编制并不断补充相关标准。此外，随着舰船抗冲击技术的发展，现有标准中的一些方法和测试手段也不完全适用，需要紧跟技术与装备发展步伐，开展重要标准修订，健全舰船设备抗冲击标准体系，提高海军舰艇的战斗力和生命力。

2. 标准规范参差不齐，亟须进行整体规划、科学统一 舰艇相关抗冲击标准长期以来并未统一，安装的设备执行情况更是良莠不齐。同时，抗冲击试验标准只有冲击试验机及试验方法，没有冲击机所模拟环境条件的标准，导致冲击机的环境差异较大，即使设备通过了冲击试验，其抗冲击性能差异也很大。此外，不同标准之间在制订标准的思路、计算方法、冲击环境施加位置和冲击合格性判据等方面的差异性尚没有经过评定。为此，建议对舰艇抗爆抗冲击要求、舰艇设备抗冲击试验考核方法、舰艇设备抗冲击设计准则、舰艇设备冲击考核试验装置要求和检测方法、舰艇设备抗冲击性能计算评定方法等进行统一，建立起科学依据充分、整体协调一致、符合实际的舰艇设备抗冲击设计和考核标准，从根本上提高我国舰艇设备抗冲击能力。

3. 严格落实考核标准，从重点装备型号着手，由点到面逐步推广实施 冲击考核试验只有严格遵守标准体系中的要求，才能得到可靠、准确的考核结果。经过多年的发展，在现有标准体系的指导下，大部分水面舰艇已在研制中实现抗冲击性能的稳步提升。但是，潜艇水下爆炸试验的难度要大很多，这严重制约潜艇抗爆抗冲击水平的提高。所以，可选择某潜艇重点型号，将其抗爆抗冲击指标作为重要的硬指标考核，从方案设计阶段就把提升其抗爆抗冲击能力作为重点目标之一，通过顶层设计、平衡迭代、综合评估，不断应用新思路和新技术，不断消除短板，尤其是核动力系统、主推进系统、操船系统和舰面系统等。同时积累应用经验，完善应用技术，由个体向其他型号推广，全面提升装备的抗爆抗冲击水平，实现潜艇抗爆抗冲击能力的跨越式提升。

（金海）

第三篇

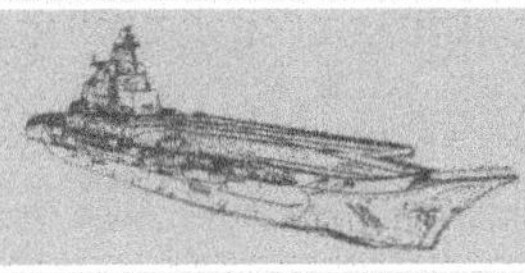

舰船外科救治体系、平台、人员培训与设备

第十一章

外军舰船外科卫勤定位与分级救治概述

第一节　舰船外科的卫勤定位与分级救治

一、舰船外科的产生背景及勤务定位

本章旨在根据舰艇部队战伤救治模式和能力的现状，引出舰船外科的新理念，探讨未来海战一线救治的新型卫勤保障体系。

（一）舰船外科的产生背景

海战伤的致伤特点与陆战截然不同，舰船人员密度大，携带弹药量大。一旦受攻击，可在短时间内产生大批量爆震伤、水下冲击伤伤员。这些伤因、伤型、伤情均具有独特性、复杂性，需要进行针对性的研究、分析与探索，也更加需要针对性的早期专科救治，以降低死亡率和致残率。

目前的战伤救治为四级救治体系：即现场急救（伤后 10 分钟内）、早期救治（分为紧急救治和外科复苏，分别对应伤后 1 小时和 3 小时）、专科救治（伤后 6 小时）和康复治疗。而远海作战体系下，战斗与保障舰艇均远离陆基，后送困难。因此，救治紧迫和后送困难是海战伤救治的核心难题，也是打仗型医疗力量建设需要解决的关键问题。这就要求依托舰上的卫生力量，结合舰艇医疗队，进行就地治疗，为患者后送和专科治疗争取时间。

国内外在院前急救阶段的救治方面存在大量空白，相关救治指南均强调稳定患者的生命体征后，尽快送至最近的医院接受专科治疗，但这显然不适合海战背景，因此需要针对海战特点，提出战伤救治的新型体系与关键技术，这就是“舰船外科”提出的背景。

（二）舰船外科的定义、内涵与外延

从狭义上来说，舰船外科就是在医院船上利用外科技术进行伤员救治的科学；从广义上来说，舰船外科是针对海战伤的独特致伤因素和致伤机制，研究在舰船上开展外科救治所相关的技术、人员、装备和认证的一门科学，也是远海作战场景下的核心卫勤救治体系。

从救治范围来说，它包含了水面舰艇、水下潜艇、海军航空兵（舰载机飞行员）、水下蛙人、泅渡战士等各种相关的战伤救治。

从救治阶梯来说，它包含了从作战舰艇（Ⅰ级救治阶梯）、收容舰艇（Ⅱ级救治阶梯）到医院船或舰队医院（Ⅲ级救治阶梯）的全部救治阶梯，提供给伤病员不间断的高水平治疗。

从救治力量来说，它包含了各外科专科与辅诊平台科室。它覆盖了从兼职卫生兵、卫生士官、舰艇军医到舰队编队救护所医疗队，再到高级专科医生的全部救治力量。

从核心理念上来说，它包含了“前伸、微创、便携、远程、可视化”的国际先进理念，以此引领救治空间设计、器械研发、装备配给和人员培训等全链条的内容，是现代医疗的顶尖技术在舰船条件下的转化应用。

（三）舰船外科的救治理念与救治技术（以神经外科颅脑海战伤为例）

1. Ⅰ级救治阶梯（作战舰艇）

（1）核心理念：减少可预防性死亡。

（2）WHAT：战术战伤救治模块，如开放性颅脑创伤的初步包扎；伤员的正确搬运撤离。格拉斯哥昏迷评分的应用，批量伤员场景下颅脑伤伤员的预后评估和正确分类。

（3）WHO：战斗员、兼职卫生兵、卫生士官（自救互救）。

（4）WHEN：伤后10分钟内。

2. Ⅱ级救治阶梯（登陆舰、补给舰上展开的舰艇编队救护所医疗队）

（1）核心理念：控制颅内压，防止致死性脑疝的形成。使伤员在等待后送至神经外科专科医生救治前，能够维持足够的脑灌注和脑功能，防止因为各种伤情造成的颅内高压、脑水肿演变至脑疝，造成不可逆转的损伤甚至死亡。

（2）WHAT：① 早期救治模块：高级气道建立，癫痫预防、颅内压监测，闭合性颅脑损伤的内科治疗。② 一线持续救治模块：无创性颅内压监护技术的应用、超声引导下脑室穿刺外引流置管术。③ 损伤控制性手术模块：钻孔减压术、开颅大骨瓣减压术。

（3）WHO：舰艇军医、舰艇编队救护所医疗队队员（结合远程会诊Telemedicine支援体系）。

（4）WHEN：伤后1小时～48小时。

3. Ⅲ级救治阶梯（医院船、舰队医院）

（1）核心理念：专科医生针对原发伤进行确定性手术与监护治疗。此时进行的治疗包括彻底的清创，颅内血肿、弹片、异物等清除，各类监护设施的使用，各类内科药物的应用。

（2）WHAT：① 确定性诊断：在移动CT的帮助下，对前线的诊断进行补充和修正。② 确定性专科治疗：在重症监护设备的支持下，接受专科治疗，为康复或进一步后送提供条件。③ 远程机器人手术治疗：利用舰载机器人系统，在本土高级医疗专家的指导或操控下，完成手术治疗。

（3）WHO：专科救治力量。

（4）WHEN：伤后48小时～2周。

二、舰船外科应用于未来海战一线救治的启示

1. 合理应用战术战伤救治（TCCC），全员普及战救训练　现代海战特点为舰船人员密度大，携带弹药量大。一旦受攻击，可在狭小空间内发生大规模爆炸，产生大批量伤员，海战伤员批量发生和军医救治能力有限的矛盾更为突出。普及战位自救互救技能的训练，要实现从原战救五大技术到战术战伤救治模式的转变。

2. 总结特殊战伤特点，加强救治预案训练　未来海战可能会出现伤情复杂危重，复合伤常见，海战的致伤机制更加复杂，包括炸伤、烧伤、空腔脏器（肺、肠道）爆震伤、水下冲击伤、高空坠落伤、吸入性损伤等。可单发，也可多发，比普通的陆战战伤更加复杂。特别是落水伤员合并大量致病菌入血、低温导致休克、溺水损伤肺部、搜救打捞困难、高渗促进坏死、海洋生物蜇伤等因素，落水后可加重原发损伤。这加大了海战战伤救治难度，因此要加大力度研究和解决海战伤员伤情复杂和普通战救难达目标的矛盾，从水下冲击伤、浸泡伤、大面积烧伤等入手制定预案，对兼职卫生兵技能进行强化训练，形成专属工具箱和强化技能包，使伤员在早期（Ⅰ、Ⅱ级救治阶梯）就能够获得相对专业、有效的治疗。

3. 应用移动式设备，“螺蛳壳里做道场”　舰船空间不足，医疗设备和物资携带有限，特别是潜艇内部空间，医疗物资只能“见缝插针”摆放。海军舰艇部队应加快便携式医疗设备的研发和配备，如便携式超声（V－scan）、便携式血生化分析仪（Istat）、便携式心电除颤仪、便携式ECMO、便携式头部红外扫描仪等。同时加强对舰艇军医应用移动式医疗设备的培训及考核，使各层级的治疗从“不可视”变为“可视”，从“不会救”变为“可救”。这些设备尤其适合作为舰艇编队救护所医疗队的携行物资，具有模块化、集成化、可视化的特点，便于医疗队加强至作战舰艇展开后，迅速开展早期救治。

4. 海上卫生力量前移，就地展开高级支持　战区广阔远离陆基，医疗后送难以保证。舰船航行速度慢、运载容量小、伤员传递难，由于这些未来海战特点，急需成立舰船外科手术队。2017年，美国海

军成立了独立的机动创伤急救小组(navy adaptive trauma team, NATT),成员为7人;临时加强到作战舰船,以提升海战一线救治的能力。美军舰队独立看护兵(independent duty corpsman)由舰船战斗员兼任。在缺乏外科救治力量的情况下,由舰队独立看护兵就地开展战地延伸救护(PFC),要求具备超过96小时伤员留治(无后送、无增援)的救治技能。美军通过职业教育路径大量培训独立看护兵。为积极做好未来海战的卫勤保障和伤员救治,可借鉴美军战术战伤救治体系,做好各类人员的战伤救治能力培训,尤其是加强任职教育培训,形成海军特色、实用性强的海上战伤救治体系。

5. **加强医院船建设,构建海上舰队医院**　在战时,医院船就是"移动的三甲医院",承担着为战区内伤病员提供专科确定性治疗的任务,责任也最重。因此,需要根据舰船外科赋予的卫勤定位,对医院船进行重新设计与改造,尤其是要针对水下冲击伤这一特殊的伤情,完善相应专科的救治预案,配备相应专科救治的设备,培训相关专科人员,加入最新的机器人、高级监护设备、远程医疗等模块,使医学的前沿技术,转变为舰船外科的适宜技术,最终提升救治能力。

三、总结

为积极做好未来海战的卫勤保障和伤员救治,急需形成海军特色、实用性强的海上战伤救治体系。本节在现有的战伤救治理论基础之上,结合未来海战特点,引出"舰船外科"这一卫勤保障新理念,有望对新的海上军事形势下,全面提高海军舰艇部队战时卫勤保障能力发挥重要作用。

(秦超)

第二节　外军伤员救治阶梯概述

一、北约伤员救治阶梯简介

2015年版《北约盟军联合出版物》对北约战场伤员后送进行了简介,对各救治阶梯中所需具备的医疗能力进行了介绍。需注意的是,与美军不同,《北约盟军联合出版物》要求高级救治阶梯应当包含低级救治阶梯的能力,例如北约三级救治阶梯应当具备一级救治阶梯和二级救治阶梯的能力。虽然规定如此,但在非联合作战中,各北约成员国在各自军兵种救治阶梯设置时可能并不按此规定执行,例如英国陆军野战医院所具备的一级救治阶梯能力仅为野战医院内的人员提供保障。因此就可能出现在具备三级救治阶梯医疗能力的卫勤保障单位附近并行设置只有一级救治阶梯医疗能力的卫勤单元的情况。

(一)概述

北约伤员救治阶梯为Role 1～Role 4,每一级都有对应的救治范围和医疗机构。Role 0为伤员发生点,因考虑到是自救互救,故只有对应的救治范围,没有设相对应的具体医疗机构。在战场上,伤员通常根据图11-1所述的救治阶梯逐级后送治疗,

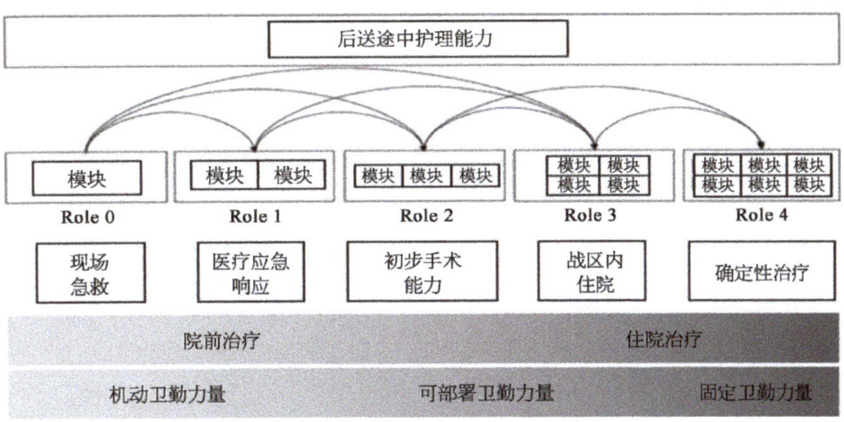

图11-1　北约伤员救治阶梯及对应救治范围

但根据战场态势、伤员实际情况及医疗机构的工作量可越级后送。

（二）模块化保障概念

在过去，战场上伤员的卫勤保障由各自国家自行负责，但从近年来的局部战争看，各国联合卫勤保障需求不断增加。为了保证联合卫勤保障的协调和开展，北约采用了模块化的方法，将二级救治阶梯分为了“七大核心模块”（图 11－2a）、“十四大增强模块”（图 11－2b）和“补充模块”（图 11－2c）三大类，以供各个国家能够相互配合及协调卫勤资源，实施联合卫勤保障。除了提高二级救治阶梯的能力外，补充模块还可用于加强三级救治阶梯卫勤保障单位的能力。

（三）战伤救治时效

北约伤员战伤救治时效通常被称为“10－1－2”原则。

（1）加强版急救：在受伤后 10 分钟内，应当立即由经过战术战伤救治训练的人员实施现场急救，主要包括止血、气道管理等。

（2）损伤控制性复苏：在受伤后 1 小时内，由具备院前生命支持的急救医务人员（医生、护士、医助）实施。

（3）损伤控制性手术：在受伤后 1 小时内，最晚不超过 2 小时，根据个人伤情安排损伤控制性手术。

（四）伤员救治阶梯和救治范围简介

1. 现场急救能力　在北约文件中，现场急救在伤员发生点（Role 0）开展，主要是进行止血和气道控制。通常施救的往往是非专业医务人员。因此，这些人员应当接受相应的培训，以便能够在出现伤员时，立即开展现场急救。根据实际作战环境，具备院前急救能力的医务人员随队部署时，可在伤员受伤地点开展更多的急救措施，包括高级生命支持。虽然现场急救大多数情况下并非由专业的医务人员开展，但是现场急救得当，将为后续救治和伤员愈后赢得宝贵时机。与美军不同，北约将人员的自救、互救及非医务人员开展的急救都划分到了 Role 0 中。

2. 一级救治阶梯及其救治范围　北约一级救治阶梯医疗机构应当具备医疗应急响应能力（medical response capability），包括初级保健、急救、检伤分类、复苏及骨折固定等任务。一般来说，在联合作战时，一级救治由各国自行承担。如本国确实无法提供一级救治，其他国家可为其提供。北约海军舰艇上医务室一般为一级救治阶梯。

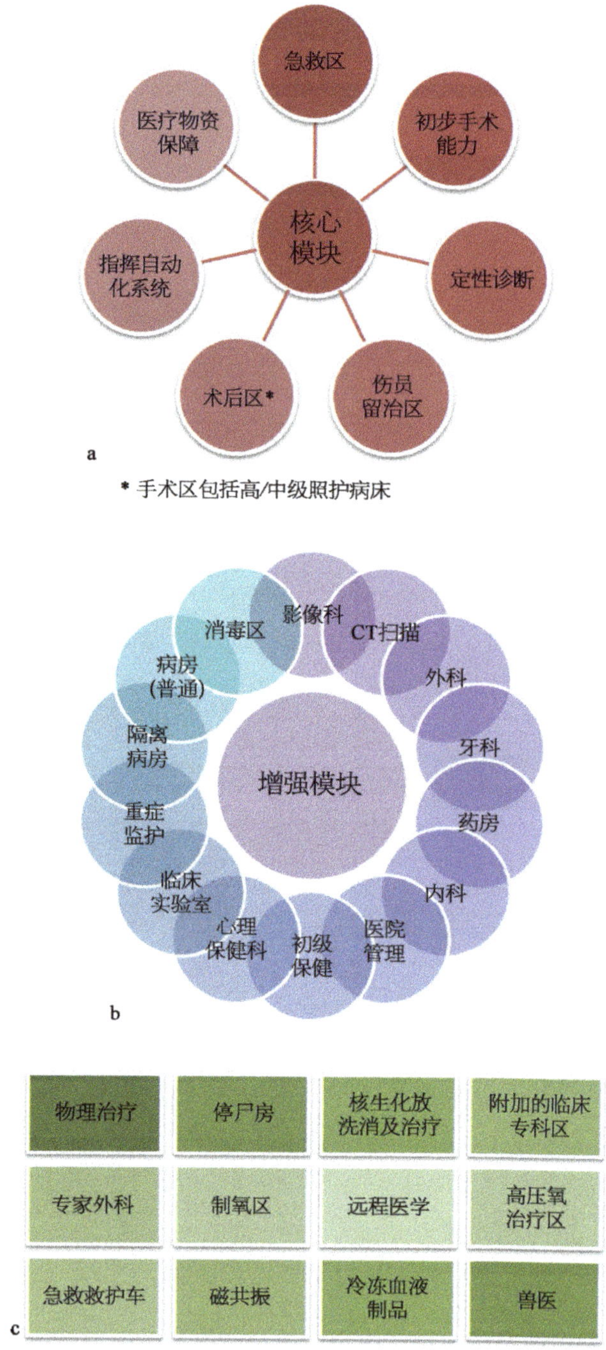

图 11－2　a. 七大核心模块；b. 十四大增强模块；c. 补充模块（包括但不限于所含内容）

根据任务需要，一级救治阶梯医疗机构所要求的卫勤保障能力具体如下：① 少量伤员留治；② 伤员收容；③ 紧急的牙科处理；④ 基础临床实验室检验；⑤ 初步作战应激治疗。

一级救治阶梯医疗机构的其他任务还包括：为基本职业和预防医学问题逐级提供决策咨询；开展日常健康巡诊，并且为小病或轻伤人员提供治疗，使他们能够快速返回工作岗位；开展伤员后送准备。

3. 二级救治阶梯及其救治范围　北约二级救治阶梯医疗机构应当具备初步手术能力（initial surgery response capability），具体来说就是能够进行外科手术（surgical intervention），同时开展伤员接收、检伤分类、休克复苏和治疗及比一级救治阶梯更高级的急救。二级救治阶梯医疗机构具有相当的灵活性，很大程度上根据任务需要而设置。在同一片作战区域内，不应开设 2 个及以上具备二级救治阶梯能力的卫勤保障单位。

北约二级救治阶梯有 2 种类型——基础型二级救治阶梯（Role 2 Basic，R2B）和增强型二级救治阶梯（Role 2 Enhanced，R2E）。判断一个卫勤保障单位是属于基础型还是增强型救治阶梯的主要依据是该救治机构的临床能力，而非机动性。此外，根据实际作战环境，基础型二级救治能力卫勤保障单位还可以更加灵活机动的形式出现，即轻型机动二级救治阶梯（Role 2 Light Maneuver，R2LM）。北约海军海上二级救治能力，常单独称为 Role 2 Afloat（R2A），一般来说，相当于基础型二级救治能力卫勤保障单位的能力。

（1）基础型二级救治能力卫勤保障单位：北约基础型二级救治能力卫勤保障单位具备外科手术能力，包括可实施挽救伤员生命、肢体及功能的损伤控制性手术（DSC）和急诊手术。基础型二级救治能力应当具备所有核心模块。

（2）增强型二级救治能力卫勤保障单位：北约增强型二级救治能力卫勤保障单位在具备核心模块要求的基础上，根据任务需要增加增强模块和补充模块中的所有能力，从而进一步加强了战地前沿卫勤保障能力。增强型二级救治阶梯还需要承担战略航空医学后送伤员的后送前准备工作等。

4. 三级救治阶梯及其救治范围　北约三级救治阶梯内的医疗机构负责提供战区内的住院及手术治疗。不过，在这里提到的治疗局限于稳定伤员伤情的救治措施，以便伤员能够后送至四级救治阶梯内的医疗机构内接受后续治疗。三级救治阶梯内医疗机构机动性一般根据局势要求而定。大部分情况下，只要求初次进入战场时能够灵活机动，不需要后续的重新部署。当然，在特定情况下，三级救治阶梯也需要机动作业，以便为作战部队提供更好的卫勤保障。

5. 四级救治阶梯及其救治范围　北约四级救治阶梯内的医疗机构能够提供所有确定性治疗，包括确定性的专科手术、治疗、修复性外科手术以及最后的康复性训练等。一般是北约各国国内及盟国的军地医院。

二、英国皇家海军海上伤员救治概述

作为北约国家，英国皇家海军在《北约盟军联合出版物》规定的框架下实施海上卫勤保障。下文将对英国皇家海军海上伤员救治体系进行介绍，着重介绍其海上二级救治卫勤力量配置及实施。

（一）英国皇家海军各类舰艇医疗舱室基本要求

英国皇家海军各类舰艇上区分主医疗区和次医疗区。主医疗区是舰上医疗中心，包括主要的医疗设施和牙科诊疗设施、候诊区、病房、检验区、消毒区及医疗物资仓库。次医疗区包括第二医疗点、检伤分类区、医疗物资应急仓库、急救点/急救箱以及担架存放点。在航母和两栖舰艇上还要求将餐厅或军官休息室设为备用的急诊病房，供紧急情况下使用。

1. 主医疗区　英国皇家海军根据舰艇类型对其主医疗区内各功能舱室/区域面积进行了明确的要求。表 11－1 简列了英国皇家海军各类舰艇主要医疗区面积要求。各类舰艇可根据实际情况在此标准的基础上，适当调整医疗舱室面积（只可增加面积不可减少面积）。除上述舱室外，根据医疗救治要求，大型舰艇上还有血库、放射检查室、药房等。

表 11－1　英国皇家海军舰艇各类医疗区面积（平方米）

	A类舰艇[a]	B类舰艇[a]	C类舰艇[a]
候诊区[b]	21	16	—
牙科诊疗区	28	16	—
主病房	46	28	6
隔离病房	10	—	—

续 表

	A类舰艇[a]	B类舰艇[a]	C类舰艇[a]
手术室/外科诊疗室	17	—[c]	11
诊疗室/配药间[d]	12	12	—
消毒室	4.5	4.5	—[e]

注：a. A类舰艇为航母；B类舰艇为船坞登陆舰和直升机两栖攻击舰；C类舰艇为驱逐舰、护卫舰、海洋工程船和扫雷艇；D类为其他小型战舰（由于舰艇较小，无法划分医疗区，故并未列入此表中）。

b. 候诊区在发生批量伤员时可作为伤员检伤分类区，要求至少能放下4个担架。

c. B类舰艇的手术室在文件中未列明，但在英国皇家海军两栖舰艇中均设置了专门的手术台。

d. A类和B类舰艇的诊疗室/配药间内应设有伤员复苏用手推车，以供伤员急救使用。

e. C类舰艇上虽无专门的消毒室面积要求，但集中消毒的功能仍然保留。

2. 次医疗区　英国皇家海军的次医疗区并非为不重要的医疗区域，而是指在平时不启用，在战时或紧急情况下使用的医疗区域。为了保证主医疗区遭到袭击不可用时，次医疗区域仍能保持功能，在其设定时应当远离主医疗区，但同时又方便人员进出和使用，例如直接可由升降机通往飞行甲板等。表11-2简列了英国皇家海军各类舰艇次医疗区面积和数量要求。

表11-2　英国皇家海军舰艇次医疗区基本要求

	A类舰艇[a]	B类舰艇[a]	C类舰艇[a]
第二医疗点	6.5平方米[b]	6.5平方米	—
急诊病房	军官休息室/餐厅	军官休息室/餐厅	—
检伤分类区	7.5平方米	7.5平方米	7.5平方米
急救点[c]	4～6个	4～6个	2～3个
急救箱	具体数量根据军医主任要求设置		
罗宾逊担架	编制人数5%(个)	—	—
通用担架	—	编制人数3%(个)	—
轮式担架	2个	2个	1个

注：a. A类舰艇为航母；B类舰艇为船坞登陆舰和直升机两栖攻击舰；C类舰艇为驱逐舰、护卫舰、海洋工程船和扫雷艇；D类为其他小型战舰（由于舰艇较小，无法划分医疗区，故并未列入此表中）。

b. 在第二医疗点内应当使用折叠式手术床，同时将手术床灯事先固定。

c. 据推测可能与美国海军的战斗包扎站类似。

（二）英国皇家海军海上伤员救治时效

英国皇家海军海上伤员时效救治在《北约盟军联合出版物》规定的框架内略有调整，具体为"10—1—2(2)+2"，各数字的含义如下。

（1）10分钟：加强版急救。具体要求和北约文件相同，主要是指在10分钟内由经过战术战伤救治训练的人员为伤员进行止血和通气等急救。

（2）1小时：加强版战场救护。北约文件中1小时时效主要是损伤控制性复苏，而英国皇家海军以"逐步复苏"(progressive resuscitation)为这一时效内的最终目的。逐步复苏指采用多种临床救治技术，恢复重症伤病员的生理功能。损伤控制性复苏属于逐步复苏中的一种技术。

（3）2小时：损伤控制性手术和急症救治。根据战术环境和个人需要，损伤控制性手术和急症救治在受伤/发病后1小时内，但不晚于2小时内必须开展。急症救治虽然是非手术救治，但可能也需要使用重症监护设备，因此将其等同于损伤控制性手术，采用相同的时效救治原则。

（4）2小时：英国皇家海军救治时效原则中的"(2)"表示，通常情况下损伤控制性手术需要持续2小时。因此，在制订后送计划时，应将这一时间考虑在内。

（5）+2小时：战区内手术。从伤员接受损伤控制性手术后，通过战术后送至下一级阶梯进行战区内手术及更详细的诊断时效为2小时。换句话说，在制订后送计划时，伤员在受伤后6小时内，应当送至三级救治阶梯，在战区内接受手术治疗。

（三）英国皇家海军海上伤员救治阶梯

英国皇家海军海上采用分级救治体制。海上一级救治阶梯为舰上急救，包括初级救治、专业急救、检伤分类、初步复苏和固定、伤员有限度的留治及准备伤员后送。每条舰艇上都部署有经过相关急救训练的人员（不一定是医务人员），包括急救员、医疗小组等。海上二级救治阶梯由具备二级救治能力的舰艇承担，如航母、两栖作战舰艇等。由舰上医务人员利用舰艇本身较为精良的医疗设施，开展包括损伤控制性手术在内的救治，尽可能地挽救伤员生命、肢体和生理功能，但总体来说，在伤员接纳和留治能力上还十分有限。海上三级救治阶梯由主要伤员接收救治舰负责，英国皇家海军指定"百眼巨人"号作为皇家海军主要伤员接收救治舰。最终，伤员将被送至岸上医疗机构(可能是东道国医疗机构)或战略后送回英国接收后续治疗。英国皇家海军四级救治医院主要是位于伯明翰的伊丽莎白女王医院内的皇家国防医学中心及国家卫生系统医院内的国防卫生单元(表 11-3)。伤员在海上通过小艇或直升机转运时，由伤员后送途中护理小组伴随保障。

表 11-3　英国军队伤员救治阶梯

军　种	一级救治阶梯	前沿外科手术单元	基础型二级救治阶梯	增强型二级救治阶梯	三级救治阶梯	四级救治阶梯
海军	舰艇医务室	突击队前沿外科队(海军陆战队)	突击队前沿外科队(2/1/2/0)[b] 海上二级救治阶梯(2/1/2/0)	初级伤员接受救治舰(2/2/5/15/10) (4/2/5/15/15)	初级伤员接受救治舰[a](2/2/5/15/10)	—
陆军	院前救治队 伤员接收站	航空机动手术队	航空机动手术队(2/1/2/12) 极高战备状态的轻型野战医院(2/1/2/12)	极高战备状态的野战医院(4/2/4/48)	高战备状态的野战医院(8/5/10/60)	—
空军	空军一级救治机构	—	空军二级救治机构	—	—	—
特种部队	—	轻型外科手术队	—	—	—	—
联合部队司令部	—	—	—	—	—	国防卫生单元

注：a. 初级伤员接收救治舰一般属于三级救治阶段，但根据战术环境可变为更加灵活机动的增强型二级救治阶梯，更改后其床位数也有所变动。

b. ()中各数字依次为：X 张急诊床位(复苏床位)/X 张手术台/X 张重症监护床位/X 张中等护理床位(或 X 高依赖病床数/X 中依赖病床数)。例如海上二级救治阶梯的能力是拥有 2 张复苏床位/1 张手术台/2 张重症监护床位/0 张中等护理床位；初级伤员接收救治舰属于三级救治阶梯时拥有 4 张复苏床位/4 张手术台/10 张重症监护床位/20 张高依赖病床/70 张中依赖病床。

1. 海上一级救治阶梯　海上一级救治阶梯要求在受伤后的 10 分钟内由急救员开展现场急救，由舰上卫生人员使用急救器材在 1 小时内开展高级创伤生命支持(ATLS)及损伤控制性复苏。

2. 海上二级救治阶梯　海上二级救治阶梯主要开展复苏、损伤控制性手术、急症救治等，一般要求在受伤后 2 小时内开展，以稳定伤员伤情和最大程度的保留功能，为继续后送至下一阶梯争取更多的时间。

英国皇家海军航母、两栖攻击舰和船坞登陆舰属于海上二级救治阶梯，且根据需要部署有海上二级医疗能力小组(Role 2 Afloat, R2A)，进一步加强海上伤员救治能力。至 2020 年，英国皇家海军计划组建 4 支海上二级医疗能力小组。4 支小组将分别处于不同的战备状态，以满足不同任务的要求，如部署状态、1 级战备(48 小时内动员完成)、2 级战备(5 天内动员完成)和训练休整。组内医务人员均从国防卫生单元内抽组。除执行任务人员外，其余人员平时在国防卫生单元内工作以保证必要的医疗技能和水平。

英国皇家海军海上二级医疗能力小组标准配置为 18 人，人员组成如下：1 名急诊科医生、1 名普外科医生、1 名矫形外科医生、2 名接受过重症监护专科培训的麻醉医生、2 名急诊科护士、3 名重症监护专科护士、2 名手术助理(operating department practitioner, ODP)、1 名手术室助理护士、1 名放射科技师、1 名实验室技师、1 名医疗设备安全技师，以及由 1 名护士和 1 名医助共 2 人组成的海上医疗应急响应小组(medical emergency response team, MERT)。在标准配置下，该小组能够同时展开 2 张复苏床位、1 张手术台和 2 张重症监护床位，留治伤员 48 小时。使用 1 张复苏床位时，由 1 名麻醉医生管理伤员气道和开展血管穿刺，由 1 名手术室助理协助。1 名普外科医生作为创伤复苏的主要实施者，2 名急诊科护士轮流协助，急诊科医生监督管理整个团队的工作。若 2 张复苏床位同时使用时，小组内的 2 名麻醉医生和 2 名外科医生分为 2 组实施复苏作业，每个小组中还配有 1 名手术室助理和 2 名护士，急诊科医生同时负责协调 2 张复苏床开展救治。当 1 名伤员送入手术室后，2 名外科医生遂进入手术室开展手术，留在复苏区的伤员由急诊科医生负责。

3. *海上三级救治阶梯* “百眼巨人”号作为英国皇家海军的初级伤员接收救治舰，通常情况下属于海上三级救治阶梯，根据任务需要也可展开更少的床位，作为海上二级增强型救治阶梯使用，此时机动性更好。当海上设置二级增强型救治阶梯后，将不再设置三级救治阶梯。

“百眼巨人”号可以按照25/50/100张3种床位模式运作，拥有4个复苏床位、4张手术台，配有CT等影像设备。除可提供海上手术救治外，还可开展专科诊疗，包括内科、精神科、理疗科、牙科等。

舰上医务人员从国防卫生人员中抽调，完全编制为258人，包括17名外科医生、11名麻醉医生、4名内科医生、2名放射科医生、2名病理学家和2名全科医生。

三、美国海军陆战队伤员救治阶梯简介

美国海军陆战队作战部队卫勤保障根据任务、敌方、地形和其他战术情况不同而灵活多变，但必须遵循以下6个原则：一致性、精确性、灵活性、机动性、连续性、控制性。

美国海军陆战队自身的卫勤力量仅能提供第二级救治阶梯的救治能力，超过第二级救治阶梯能力的伤员一般直接向海军第三级救治阶梯或第四级救治阶梯内的医疗机构后送。在需要时，海军陆战队还可利用伤员接收救治舰，如两栖攻击舰、船坞运输舰上的医疗设施提供海基平台的伤员前沿救治。

（一）第一级救治阶梯——现场急救

美国海军陆战队第一级救治阶梯除由伤员本人、战友、接受过战伤救治培训的非医务人员和伴随保障的医务人员（一般为看护兵）提供急救外，还包括了由营救护所和陆战队飞行联队保障中队展开的场站救护所提供的紧急救治。

1. *自救互救* 海军陆战队的自救互救通常由伤员本人、战友及战斗救生员和看护兵完成，救护内容参照院前战术战伤救治（TCCC）相关内容进行。战术战伤救治重点是战斗中最有可能出现的危险、受伤和疾病以及在危急的情况给予有限的干预措施。TCCC可分为3个阶段。

（1）交火地带救治阶段：战地医务人员和其所在部队处于交火环境下，只能给予非常有限的救治。事实上，在这一阶段仅能提供立即实施的急救干预措施，主要是止血。

（2）战术战场救治阶段：医务人员和伤员不再处于实际交火环境中，医务人员可给予内容更多的救治，包括提供一些对生命造成威胁其他情况的处理、复苏或其他增加伤员舒适度的救治。随行的营军医生及医助还可提供高级创伤管理。

（3）战术后送阶段：伤员通过飞机或车辆转运到医疗救治机构。在战术后送中，也可根据情况，提供额外的医务人员和设备来维持已进行的干预措施或保证在后送阶段伤员伤情不至于恶化。

2. *战斗救生员* 战斗救生员（combat lifesaver）是经部队指挥官挑选并在基础急救训练基础上接受额外战伤救治训练的作战人员，他们并不属于医务人员。每个中队、乘组、小队或相等规模的部队都必须配备1名战斗救生员。战斗救生员在首要战斗任务不变的前提下，承担额外的现场急救人员的职责，即在看护兵到达前为所在部队伤员提供更好的急救措施，或协助看护兵开展救助。

3. *看护兵* 连或中队看护兵是为陆战队伤病员提供专业医疗救治的第一人。部队看护兵负责对伤员伤情进行初次评估，或对已采取急救措施的伤员（例如，打开及保持气道通畅、止血、心肺复苏、抗休克治疗、骨折固定等）进行二次评估及实施后续救治，并在条件允许的情况下协助伤员后送至营救护所。

4. *救护所* 救护所（aid station）是海军陆战队内具备一级救治阶梯能力的救治单位，具体包括营救护所和由陆战队飞行联队保障中队在机场站内开设的场站救护所。这一级救护所内能提供的救治与其配备的医生、医助和独立看护兵的能力有关，一般包括通气、使用静脉输液、抗生素、固定夹板及绷带、抗休克治疗等。这些措施都为了伤员能够快速返回部队或后送至合适的救治阶梯。营救护所和战场救护所都具备在无补给的情况下为50名伤员提供急救和初级复苏救治的能力，展开时间均为1小时，最大伤员留治时间为6小时。

（二）第二级救治阶梯——前沿复苏救治

第二级救治阶梯能够提供高级创伤管理和比第

一级救治阶梯更强的伤员复苏救治，包括对已开展的复苏治疗进行持续性救治。这一级救治阶梯采取的救治措施，不应当超过“立即必要”这一限度。前沿复苏救治包括初次紧急复苏(initial emergency resuscitative)和稳定伤情的外科手术，以及为挽救生命、肢体、视力所采取的必要措施。由陆战队机动手术力量提供前沿复苏救治，并且在战术上尽可能地靠近战场前沿部署。前沿复苏救治展开时，也需要作战和后勤支持，因此在其选址时应当考虑伤员后送、卫勤资源保障等问题。

1. 创伤休克排　创伤休克排(STP)(图 11－3)具备高级创伤生命支持(ATLS)能力，可作为现场急救和前沿复苏救治之间的过渡，集中伤员对他们进行检伤分类。它也可作为前沿复苏救治伤员留治点，提供术前和术后的护理。STP 有两种部署方式。第一种为和营救护所合并或并行设置，以减轻营救护所伤员救治负担，从而使营救护所能更好地伴随作战单元进行保障，并成为外科手术连的前置救治力量。第二种是与前沿复苏外科手术系统合并设置，为前沿复苏外科手术系统提供检伤分类、术前术后护理及通信和伤员转运保障。STP 一般配备 2 名急诊科医生、1 名急诊科护士、1 名医助、16 名看护兵和 5 名工勤保障人员(负责供电、驾驶等工作)，共 25 人，拥有 6 张床位，最大伤员接收数量为 50 人，伤员留治时间 6 小时，建立展开时间为 1 小时。

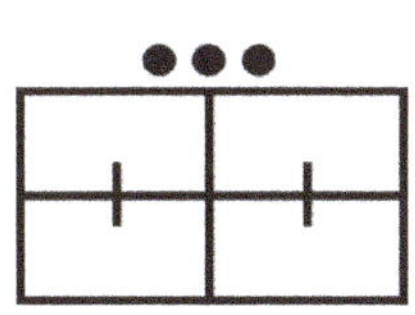
图 11－3　创伤休克排

2. 前沿复苏外科手术系统　前沿复苏外科手术系统(FRSS)是一套高度机动化、可快速部署的创伤外科手术单元，可提供全面的创伤救治，包括检伤分类、高级创伤生命支持，并通过急救外科手术稳定伤员伤情，在伤员后送接受确定性治疗前尽可能保留伤员生命、肢体或视力等功能。FRSS 对后勤保障要求低，并且具备快速移动、展开、移除并重新部署的能力。在战术环境下，当伤员无法由外科手术连保障或立即送至海上伤员接收救治舰时，可由 FRSS 提供保障。

FRSS 一般由 8 名医务人员组成，包括 2 名外科医生、1 名麻醉医生、2 名重症监护科护士、2 名独立看护兵或医助和 1 名普通看护兵。前沿复苏外科手术系统同时可救治 5 名伤员(包括 2 名术前、1 名术中和 2 名术后)，并在 48 小时无补给的情况下，最多为 18 名伤员进行外科手术。FRSS 伤员留治能力不超过 4 小时。此外，在伤情稳定伤员转运及后送时，需要后送途中伤员护理排伴随保障。FRSS 整套系统在战术环境下不需要装卸设备就可完成运输。所有设备重量约为 0.28 吨(个人防护装备和环境控制单元除外)，总体积约为 18.1 立方米。FRSS 能够在 1 小时内做好运输到另一地点重新部署的准备，并在达到部署地点后 40～60 分钟内完全展开。FRSS 易于运输和快速部署，使用一架 MV－22 飞机就可完成运输。使用其他车辆及水面舰艇亦可，所有组件和人员(8 人)，包括帐篷、电力设备、环境控制单元，可通过海军陆战队轻型战车运输，即 1 辆 M997、1 辆 M998 和 2 辆 M101A 拖车。

3. 后送途中护理排　后送途中护理排由 1 名重症监护科护士、1 名看护兵组成，能够为 2 名需要重症监护但伤情稳定的伤员提供 2 小时后送途中的护理。

4. 外科手术连　医疗营外科手术连可提供直接或综合的卫勤保障，包括外科手术、前沿复苏手术、稳定性治疗、伤员接收和后送治疗、后送途中护理、放射学检验、实验室检验、伤员留治及牙科治疗。在陆战队卫勤计划制订中，一般每 1 支外科手术连可保障 1 个团级单位。对海军陆战队来说，外科手术连是海军陆战队自己拥有的级别最高、能力最强的医疗救治力量。

5. 伤员接收和救治舰　在条件允许时，陆战队伤员可直接后送至承担伤员接收和救治任务的大型两栖舰艇上接收救治，尤其是在岸滩伤员救治点未建立起来时。伤员接收和救治舰可提供海上二级救治阶梯的救治能力，包括基本外科手术、基础实验室检验、药房配药、X 线检查、牙科及留治病房住院治疗。

(三) 军队伤员后送

1. 简介　医疗后送(medevac)一词在过去被广泛用于描述战区内伤亡人员的所有战场和战术行动。这个词在广义上来讲涵盖了伤员转运移动的全过程，包括从受伤的地方到最近的医疗设施，在不同监护功能的医疗机构之间直至最后到达离开战区的登机地点。

医疗后送的一个关键内容是为伤员提供持续性监护。为了确保军事医学最重要任务之一的成功，所有军事医学参与者都需要熟悉战术医疗后送的基本概念和主要内容。

医疗后送的严谨性给军事医学参与者带来了三大挑战。第一个挑战是为战术后送伤员做好准备，提供充分稳定的院前监护，最好遵守战场战伤救治指南；为后送途中机体失代偿情况做准备是十分必要的。第二个挑战是途中监护，这往往受到设备、训练有素的救护人员以及严苛战场环境的限制。第三个挑战是在转运和不同后送平台之间交接时迫切需要立即、彻底的重新评估，必要时还需进行干预以纠正紧急状况。

2. 医疗后送的历史 医疗后送的诞生归功于拿破仑的首席外科医生多米尼克·拉雷(Dominique Larrey)，他发明了“飞行救护车”，这是一种进入战场的马车，用于抢救和护理受伤的士兵。在美国南北战争期间，战场撤离继续发展，那时第一辆专用马车被用来运送战场上的伤亡人员。当机动运输出现后，卡车被用来运送伤员。第二次世界大战首次广泛使用专用机动野战救护车将伤员从战场运送到医疗机构，并在医疗机构之间运送。

朝鲜战争期间，直升机被引入战术医疗后送，血液和血浆的输送实际上由飞行员控制，因为贝尔H13直升机既没有携带也没有预留医务人员的空间。越南战争期间，引进了专门的医疗空勤人员，医疗后送直升机(dustoff)的战争使用也得到了进一步提高。“dustoff”一词是为这些UH-1休伊直升机及其专职医疗队创造的。现代库存现在包括大量专门的地面和空中救护车。

纵观医疗后送的历史，所用车辆的速度和多功能性方面不断取得重要进展，使得受伤士兵到达接受治疗的转运时间大幅减少——这被认为是伤员存活率提高的重要原因。医疗后送的主要作用被认为是清理战场。从历史上看，地面和空中救护车都配备了持有急救医疗技术员-基础(EMT-Basic)认证级别的战斗医疗人员和飞行医疗人员，他们还接受了额外的包括高级心脏生命支持(ACLS)和基本的机组人员培训，从而熟悉旋转翼飞机。通过HH-60多用途直升机空勤人员培训手册和危重病护理飞行辅助医疗培训支持包中制定的标准，在部队一级为空勤人员和飞行医护人员提供了更全面、更具体的培训。

3. 最新措施 2012年，Mabry和合作者发表了一项研究，表明在阿富汗战争中当重症监护飞行辅助医务人员而不是急救医疗救护员通过空中救护车进行战斗伤亡医疗后送时，48小时死亡率降低了66%。由此带来的2012年美国《国防授权法》显著提升了使用旋转翼和固定翼飞机进行医疗后送的重症监护飞行辅助人员培训水平。

对院前医疗人员的培训和现有医疗设备的改进，极大地提升了危重战伤员的空中医疗后送效果。空中医疗后送与地面车辆医疗后送形成对比，在地面车辆医疗后送中，有限的医疗培训、简单的设备和严苛的战场条件影响了高质量医疗服务的进行。

最近，美国陆军开始实施新的训练计划，以优化延长战场监护(PFC)，这在往往无法进行空中医疗后送或缓慢发热长时间地面后送时是必要的。这些计划包括远程作战医疗(ECM)计划，以提高作战医疗人员的技能，以及途中重症护理护士(ECCN)计划。这些最新的方案旨在补充和增强医疗后送的能力，特别是针对前沿外科手术队进行损伤控制复苏后的危重患者的医疗后送。

日益复杂的伤员监护和大量院前救护人员的培训都需要更加优化的医疗规范。陆军在其任务列表中明确提出地面和空中重症监护伤员的后送指南。这要求每名军人要和军医在战伤救护知识和技能上有类似的水准。创伤外科医生最近在Role Ⅲ战区医院担任创伤医学主任。从2007年左右开始，这个职位被称为“创伤沙皇”，但没有正式的理论支持和人员配备的文件。

创伤医学主任的职责是统筹战区内的所有外科治疗，并作为作战指挥部外科医生办公室以及联合创伤系统的联络人，重点关注临床实践指南(CPG)的实施情况。通过这一监管责任，他们还将重点放在战区内手术伤员在二级救护机构以及从二级转运三级救护机构，或偶尔从一个三级救护机构到另一个三级救护机构的监护上。这种职责使他们经常向战区医疗监护人员提供指导和反馈意见。

创伤外科救护人员和普外科住院医师没有任何院前轮换和紧急医疗救援(EMS)方向的学习培训，可能只有初级的军事或民用 EMS 经验。历史上医生助理和普通医务人员在医疗规范、系统质量分析/改进、方案制订、医疗培训/支持/技能验证和系统设计方面只接受了极少的正规培训，这就导致相关人员的巨大缺口，只能通过在战术层面上弥补。最近一篇讨论军队医疗后送输血方案的军事医学文章强调，医生监督最好由接受过 EMS 培训的亚专业全职院前医学主任执行。这一强调也出现在 2017 年《国防授权法》中。该法案将 EMS 医生列为需要国防部长人事管理计划的五个战时医疗专业之一。

美国国防部目前只有一个研究生医学教育培训计划，专门培养 EMS 专家或“院前医生”，他们在上述技能领域接受专门培训，同时在途中保持提供重症监护的专业知识。位于得克萨斯州山姆休斯顿堡的军事 EMS 和灾难医学研究所获得研究生医学教育认证委员会的认证，并对急救医疗亚专业的美国陆军、美国空军(USAF)和美国海军急救医师提供培训指导。这项由美国急诊医学委员会在 EMS 认证的项目毕业生是现场经验丰富的带头人，通过将平战时医疗救援结合起来进而塑造未来战场医学的最佳应用。

4. *最新概念*　“医疗后送”(medevac)和“伤员后送”(casevac)这两个概念的含义多年来不断演变。最初，医疗后送用于描述战场上的伤员移动。随着使用旋转翼和固定翼飞机运送伤员的时代到来，人们开始使用该词来指代任意范围的患者移动，包括通过飞机远距离运送患者，即航空医疗后送(AE)。“伤员后送”一词最初用于描述患者在战场中从受伤点到第一级医疗救护单元的初始移动，而不是战区内医疗设施之间的非战术(战略)空运。

在现代，医疗后送被定义为美国军方(包括陆军、海军、海军陆战队、空军和海岸警卫队)使用预先指定的战术或后勤地面车辆、飞机(固定翼和旋转式)以及配备有医疗设备和人员的船只进行的所有患者移动。医疗后送包括将伤员从受伤处转移到最近的医疗设施，以及在医疗设施之间转移伤员，直到伤员做好航空医疗后送到战区外后方医疗机构的准备。大多数战区内后送的最终目的地将是固定的或应急的航空医疗中转设施(CASF)。相比之下，伤员后送被定义为任何陆地车辆、飞机或船只不受管制地移动伤亡人员。广义的“战术撤离”指的是医疗后送和伤员后送。

本章使用了美国陆军对医疗后送的传统定义，即地面或空中伤员从战场到医疗设施以及医疗设施之间的受管制转移。本章重点介绍了医疗后送的最前沿内容以及从受伤或患病点到医疗设施的患者转移和途中监护。

战术战伤救治(TCCC)是指美国国防部(DoD)联合创伤系统组成部分战术战伤救治委员会发布和更新的 TCCC 指南中描述的院前战场医学救护标准。TCCC 最初由海军特种作战司令部和美国卫生科学军队服务大学的战伤救治研究中心构思并在 1996 年正式提出。TCCC 的主要目的是在考虑战场条件的同时为伤亡人员提供最佳的救护措施。TCCC 目前作为一门国防部课程教授给美国武装部队所有分支的成员。

5. *医疗后送原则*　医疗后送不仅仅是战场上伤亡人员的简单移动。为了更好地理解这一过程，表 11-4 明确总结了战伤医疗后送的六项基本原则。

表 11-4　战伤医疗后送基本原则

- 医疗干预
- 速度和效率
- 就近分配
- 医学监护
- 适当方式
- 优先分类

(1) 核心原则是医疗后送本质上是一种医疗“干预”或程序，需要医生判断。伤员撤离的时间和地点，以及采取何种方式，应始终由医生直接决定或通过既定程序和常规操作步骤来确定。与平民患者后送不同，军事任务需求和上级指挥部批准是医疗后送决策过程中的关键步骤。当然，归根结底撤离伤员还是由战斗指挥部来决定的，但医生的专业建议是重要的参考依据。

(2) 转运的“速度和效率”：这是医疗后送的另一个重要原则，因为它反映了最终目标，即将伤员最快速度运送到医疗救护机构。

(3)“资源接近”的支持原则是一项重大挑战,因为战场环境恶劣、混乱,限制转运工具的正常展开。大多数情况下地面或空中后送平台需要配置在接近伤亡集中的区域以确保做出快速反应。

(4)“医疗监护”:这是指提供后送的途中患者护理,其主要目的是将简单移动伤员与真正的医疗后送区分开来。

(5)“适当性”原则:这指的是利用最佳运输模式(如地面或空中)和将伤员送往最合适的医疗设施,通常是但不仅限于最近的设施。

(6)“优先性”原则:这是指根据后送需要对伤员进行分类。“适当性”和“优先性”同属于医疗后送的理念,即对伤亡人员进行分类并能够因此节约资源以实现效益最大化。在大规模伤亡情况下,救护设施经常遇到伤员需求和后送资源不匹配的情况,因此必须做出艰难的分流决定,以确保有限的资源得到最有效的利用。应用“适当性”和“优先性”原则将有助于处理这种需求与资源不匹配的情况。

6. 战场救护的作用 要充分理解战伤医疗后送的概念,需要对战场救护系统的军事作用有一个基本的了解。该系统描述了符合作战元素的医疗监护和设施的分级结构,美国陆军版本的详细信息见表 11-5。尽管在撰写本章内容时这些名称是最新的,但军事医学理论和命名法都在不断变化。

表 11-5 军事医学救治等级阶梯

分级	军事等级	人员/机构	救护种类
1	分队、小组	自救互救 战场卫生员 战场军医 营救护所	战场救护 TCCC 增强 TCCC 急救处置 高级创伤医疗
2	旅、师	卫生队、前沿外科复苏团队、高级创伤、高级创伤管理团队	损伤控制复苏和手术,实验室检查,牙科、预防医学和作战心理压力调节
3	兵团、战区	战区保障医院	复苏手术及医疗监护,为空中医疗后送做好准备
4	战区外美国本土	后方医疗机构	康复治疗

(1) 第一级救治阶梯——现场急救:美军的现场急救实施者既包括伤员本人、随行战友,也包括接受过战救培训的非医务人员和伴随保障的专业医务人员。尽管各军种对于现场急救施救范围要求略有,但核心都是目前在用的战术战伤救治指南(TCCC guideline)。实际使用中,战术战伤救治训练区分不同的训练对象,设置不同的掌握要求和范围,包括所有人必须掌握的技能、战斗救生员(非医务人员)训练、看护兵/卫生兵训练和军医训练 4 类。其中,战斗救生员是陆军中经过训练的非医务人员,能够提供超过一般人员掌握的急救范围外的现场救治,主要是为伤员在专业医务人员到达前争取救治时间。在有专业医务人员伴随保障时,现场急救还包括了由医务人员完成初步的伤员检伤分类、伤员收容、初级复苏和伤情稳定。

(2) 第二级救治阶梯——前沿复苏救治:根据联合出版物 4-02《联合卫勤保障》(2017 版)中的要求,前沿复苏救治应当具备提供高级创伤管理和急救的能力,包括能够持续开展伤员复苏。作为第二级救治阶梯,前沿复苏救治至少应当具备损伤控制性手术的能力,如果可能也可采取其他急救措施,但也不得超过“立即开展为挽救伤员生命、肢体和功能的必要救治措施”这一原则。前沿复苏救治还应当具备提供浓缩红细胞、冰冻血浆、冷凝蛋白质(cryoprecipitate)、静脉输液、有限的 X 线检查、有限的实验室检查、牙科、战斗和作业应激控制、预防医学、兽医以及复苏外科支持等。其他血制品,如血小板、液态血浆、低滴度 O 型全血(low titer Group O whole blood),视情提供保障。

经过多年的实践,美军将二级救治阶梯细分为轻型机动型二级救治阶梯(Role 2 Light Maneuver)和增强型二级救治阶梯(Role 2 Enhanced)(图 11-4)。

1) 轻型机动型二级救治阶梯:根据任务和作战需要,轻型机动型二级救治阶梯是高度机动的卫勤力量,可在陆上、海上展开。具备轻型机动型二级救治阶梯能力的救治单位可提供一系列前沿复苏措施,最高能力可达到开展损伤控制性手术。但经其救治后的伤员仍需要送至三级救治阶梯或增强型二级救治阶梯进一步稳定伤情或开展后续手术,才能继续后送。美国海军于 2017 年首次提出了海军自适应

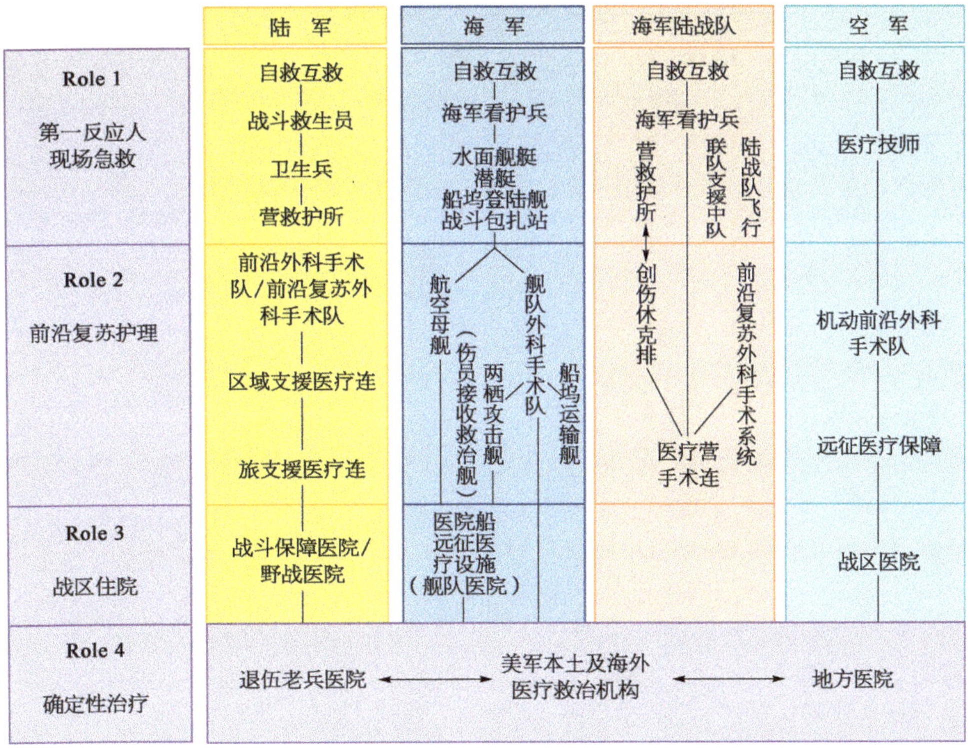

图 11-4　各级救治阶梯

性创伤小组（navy adaptive trauma team，NATT），该小组为美国海军二级轻型机动救治力量，可部署在原本不具备手术能力的水面舰艇，如船坞登陆舰，或是直接在岸上展开，伴随远征作战力量提供前沿卫勤保障。海军自适应性创伤小组该小组由 7 人组成，包括 1 名外科医生、1 名急诊科医生、1 名急诊科医助、1 名麻醉护士、1 名重症监护护士、1 名外科手术技师和 1 名呼吸治疗技师，至多可开展 3 台损伤控制性复苏。2017 年 11 月，美国海军首支适应创伤小组在“惠德贝岛”级两栖船坞登陆舰“拉什摩尔”号（LSD-47）上进行了测试，并于 2018 年 3 月与法国海军“西北风”级两栖攻击舰“雷电”号共同参加了纪念“贝洛伍德”战斗 100 周年演习。

2）增强型二级救治阶梯：根据任务需要，增强型二级救治阶梯医疗能力比轻型机动二级救治阶梯要强，具备初步手术、重症监护、病床管理、有限的 X 线检查、临床检验和牙科服务、战斗和作业应激控制和预防医学等能力。由增强型二级救治阶梯处理后的伤员可以不经过三级救治阶梯直接后送至四级救治阶梯进行确定性治疗。由于其能力较强，因此机动性相比二级轻型要弱一些。美国海军目前在两栖舰艇上部署的舰队外科手术队即为增强型二级救治量，部署后能够加强两栖戒备大队或远征打击大队海上伤员救治能力，使任务大队医疗中心（旗舰）具备增强型二级救治阶梯能力，伤员接受救治后可视情直接后送至美国本土或海外的医院，当然受战场环境限制，也可送至医院船或岸上的远征医疗设施内稳定伤情后再后送。

（3）第三级救治阶梯——战区住院治疗：战区住院治疗属于美军分级救治中的第三级，主要为那些无法承受长距离后送的伤员提供就近的住院救治，或在战区留治伤员政策框架内为有希望伤愈归队的伤病员提供救治，使其能够尽快返回部队。战区住院治疗救治范围和医疗能力应当根据任务地点和所属司令部要求确定，例如：可提供高级的烧伤管理、血液保障、医疗后勤保障、眼科和验光、小儿科、产科、妇科、内科、心血管科、病理科、传染科、重症监护及护理、营养治疗、行为健康、职业健康、理疗、牙科、预防医学、兽医等。此外，还可能具备眼科、颌面外科和神经外科的手术能力，放射科、药房和临床实验室能力也比第二级救治阶梯要更强。

（4）第四级救治阶梯——确定性治疗：美军第

四级救治主要由位于美国本土、海外的美军医院、退伍老兵医院及东道国/盟国的军地医院提供，包括开展确定性的治疗、专科诊疗以及后续的康复治疗等。

(5) 美国海军海上伤员救治阶梯：对海军和海军陆战队来说，伤员后送和医疗后送一般由海军自己承担，择机选择战场上可用的后送工具完成。由于海军没有专门的救护直升机，考虑联合作战的要求和具体规定，陆军和空军也参与了部分海军伤员转运的工作。根据《海军战术、技术和程序从出版物4-02.2：伤员转运》中的技战术要求，在联合作战时，从岸上向医院船上后送伤员，依靠陆军救护直升机完成。在战区间开展伤员后送，主要以空军为主，由战区伤员运输需求中心给予运输协调。

美国海军海上编队第一级救治阶梯为水面舰艇和潜艇，主要在舰上开展自救互救和紧急救治。第二救治阶梯为航母、两栖攻击舰和船坞运输舰，主要由舰上卫勤力量开展前沿复苏救治。第三级救治阶梯为医院船、远征医疗设施(原称舰队医院)，开展战区内的住院治疗。第四级救治阶梯为本土军地医院、海外军地医院以及东道国/盟国的军地医院，主要开展确定性治疗。

7. 优先原则　在后送期间为伤员提供医疗救护的一个核心概念就是优先原则。准确选择某位伤员优先去往某级医疗机构是提供优质医疗后送的核心。个别优先决策的执行将影响后送工作的整体有效性。因此，战场医疗指挥官必须确保优先决策由最专业的医护人员做出优先决定，在许多情况下，这可能不是最高级或最高级别的医疗官员。

美国陆军系统使用5个标准化分类来确定医疗后送的优先顺序(表11-6)。“紧急”患者需要立即后送，并且伤员超过2小时的延迟就会造成重大死亡或残疾风险。“急救外科”子类别的创建是为了强调伤员需要进行紧急外科干预，从而确保后送团队能够将伤员运送到可以进行外科手术的医疗机构。“优先”类别的伤员伤情进展的可能性较小，可以耐受4小时的后送延迟。“常规”伤员病情较为稳定，可以耐受24小时的后送延迟。“便利”患者被救护车辆后送是出于迅速就医的便捷性，而不是因为必要。北约已经从其后送优先类别中去除了便捷性，但其理念仍被认为对美国陆军作战环境有指导意义。这些医疗后送优先类别不应与标准北约分类名称(即立即、延迟、最小和期待)混淆，因为后者决定的是伤员接受治疗的优先顺序，而不是伤员后送的优先顺序。

表11-6 标准化美军医疗后送优先顺序

优先等级	名称	具体内容
Ⅰ	紧急	为避免危及生命或永久残疾，需1小时内尽快后送
ⅠA	急救外科	必须实施前沿外科手术干预，待稳定后后送
Ⅱ	优先	避免病情加重或减轻痛苦，需4小时内后送
Ⅲ	常规	病情稳定无恶化趋势，24小时内后送
Ⅳ	便利	方便时就近送至战时医疗机构

这些标准化后送优先分类对于增强医疗后送链上各级单元之间的联通效率是必要的。美国陆军医疗后送系统使用九行医疗后送表。各级医疗后送单元通常通过电台顺序读取9行表格获取伤员后送优先信息。

在实践中，下述伤员可以考虑优先后送。

(1) 胸部和颈部受伤，且伴随呼吸困难的伤员。

(2) 胸部或腹部受伤，并出现持续的内出血，但是仍有可能安全后送至更高级的救治阶梯接受治疗。

(3) 需要接受头部和(或)脊柱手术。

(4) 烧伤面积达到20%～50%。

(5) 主要部位骨折。

8. 评估与持续监护　战场后送期间的伤员评估和监护是理想后送监护状态与严酷战场环境现实之间的折中。伤情评估会受到战场噪声、伤员移动和光线亮度的限制。战场医疗设备短缺、批量伤员伤亡和医疗救护人员自身的能力素质都是制约后送途中持续评估与监护的因素。尽管这些制约因素存在，仍需在战场环境下提供持续且有效的伤情评估与持续监护。

9. 舰艇编队伤员后送

(1) 舰艇编队内部伤员后送：航母打击大队、远征打击大队执行任务时，一般在编队旗舰(航母或两栖攻击舰)上设伤员后送调度中心，由1名伤员后送调度军官负责，另有3名伤员后送调度助理，其中包括1名经过伤员后送调度培训的高级看护兵。由伤员所在舰艇军医主任或独立看护兵确定伤员是否需要后送，如需要，由编队中伤员后送调度军官协调伤员通过小艇、直升机等方式运送至航母、两栖攻击舰上。

（2）向岸上后送伤员：航母及两栖攻击舰上的医疗设施仍无法满足伤员救治要求，由航母打击大队或远征打击大队军医主任确定伤员后送需求，并协调编队内医疗资源的使用，例如后送途中持续救治、陪护人员安排等。由编队作战指挥军官协调航空作业、按要求发送“Navy Blue Message”及人员伤亡情况并向大使馆报告，保证各级指挥官、军医主任、医院联络人、大使馆联络人等能够联络通畅。由伤员后送调度军官负责协调和开展整个伤员后送的调度、联络及协调工作。以下将以美国海军太平洋司令部内伤员后送为例介绍舰艇伤员向岸上后送流程。

1）伤员后送至海军太平洋司令部所属的医疗机构内：由舰上伤员后送调度军官和最近的美军医疗机构内的舰队保障联络办公室联系，协调伤员后送事宜。通信可使用信息或邮件对外联络（通过美军保密 IP 路由网络）。若伤员后送范围在海军舰艇编队飞机航程内，可直接将伤员送至美军医院。若伤员无法使用海军舰艇编队内的飞机后送时，伤员后送调度军官应联系负责太平洋地区伤员后送的机构——“战区伤员运输需求中心——西部”，由该中心协调伤员后送，一般由该中心派出空军后送医疗队接送伤员。

2）伤员后送至国外医疗机构：当伤员伤情严重，且时间紧迫、资源有限时，可将伤员送至国外医疗机构内接受紧急救治。此时，由海军舰艇编队军医主任通知舰队军医主任（可通过 DSN、外线或 e-mail），同时由海军舰艇编队军医主任联络美军 Tricare 太平洋地区办公室协调国际 SOS 办公室或直接联络国际 SOS 办公室，请求伤员后送至相关医院就医。此时，接收伤员的医院在国际 SOS 办公室的协调下组织伤员后送，包括派出工具接收伤员。海军舰艇编队军医主任和伤员后送调度军官负责协助国际 SOS 办公室开展伤员后送与交接。当国际 SOS 组织无法派出工具接收伤员时，由国际 SOS 办公室和战区伤员运输需求中心协调，由战区伤员运输需求中心派出飞机接送伤员。海军舰艇编队军医主任还需根据所处地区，联络对应的海军医疗机构，由对应的海军医疗机构负责伤员入住国外医疗机构后的具体事务，包括伤员情况汇报、跟踪、评估等，并在伤员伤情稳定后，送回美国本土。

（3）单舰伤员后送：水面舰艇或潜艇在执行单舰任务且远离相关医疗设施和舰艇编队时，发生紧急伤员时，由舰上独立看护兵评估，并确定伤员是否需要后送。

1）伤员后送至太平洋司令部所属的美军医疗机构内：由舰上独立看护兵或医务部门负责人与美军医疗机构舰队保障联络办公室联系，协调伤员后送事宜，并与舰艇指挥官确认是否有可用的飞机进行伤员后送。如没有可用飞机，协调“战区伤员运输需求中心——西部”进行伤员后送。

2）伤员后送至国外医疗机构：当伤员伤情严重，且时间紧迫、资源有限时，可将伤员送至国外医疗机构内接受紧急救治，舰上独立看护兵联络美军 Tricare 太平洋地区办公室协调国际 SOS 办公室或直接联络国际 SOS 办公室，请求伤员后送至相关医院就医，同时联络对应海军医疗机构后续跟进，并通知舰队军医主任告知相关情况。

10. MARCH：*从受伤点到初级后送机构的监护*　在 TCCC 课程中，使用“MARCH”这一词作为从受伤点到初级医疗后送机构的监护流程进行教学。这种监护流程在某种意义上与既往美国外科医学会高级创伤生命支持培训提出的“气道、呼吸、循环、残疾、暴露”（ABCDE）流程有所不同。虽然 MARCH 的首字母缩略词的确切来源不得而知，但它可能在 2008 年左右来自英国军方，并很快被纳入 TCCC 培训。所有提供院前监护的军事医学人员应熟悉 MARCH 流程。

（1）“M”：代表需要立即控制的大出血。在评估其他危及生命的损伤时，立即使用肢体止血带采取“高而紧”的原则可以防止肢体动脉大出血导致的失血。对于腋窝和腹股沟等不能使用肢体止血带的严重出血，通过直接加压、止血敷料（如壳聚糖或高岭土）以及必要时使用结合部止血带来控制出血。

（2）“A”：代表气道管理。对于无口面部损伤的无意识伤员，初始气道管理包括体位改变[例如，头部倾斜、下巴提升和（或）下巴推力]或放置鼻咽气道。对于即将发生或目前存在气道阻塞的口面部损伤患者，可允许清醒患者自行定位。昏迷患者应通过鼻咽气道或环甲膜手术治疗。在后送气道不稳定的患者之前，应放置声门上气道或气管插管。

(3) "R"：代表呼吸。在已开放气道的前提下，通气功能受损应及时评估是否存在开放性气胸或张力性气胸等状况。开放性气胸应变开放为闭合，以防止其进展为张力性气胸；而张力性气胸应使用14G或更大直径的穿刺针或导管减压。导管或手指胸腔造口术在该领域的有效性仍在争论中。

(4) "C"：代表循环。桡动脉搏动及伤员的精神状态是评估循环是否充分的指标。"C"应评估昏迷患者是否存在其他不太明显的出血源。失血性休克伤员首选的复苏方法是输注新鲜全血；输注分离血液制品(包装红细胞悬液、血小板和血浆)的同时药物使用将在后文的"静脉液体复苏"中讨论。自2010年以来，1～2个单位包装的红细胞悬液已放置在现役作战区的后送平台上。指南还建议在持续不可压缩性出血、出血性休克和严重或多处肢体截肢时输血前应立即使用一种抗纤维蛋白溶解的药物氨甲环酸。

(5) "H"：代表低温和颅脑外伤。应采取措施避免低温，因为低温是致死性休克三联征(低温、酸中毒和凝血障碍)中的重要一环。必须注意中度[格拉斯哥昏迷评分(GCS)9～12]至重度(GCS 3～8)颅脑外伤的伤员，通过维持伤员收缩压(SBP)≥110 mmHg，平均动脉压 80～110 mmHg，呼气末二氧化碳($ETCO_2$)35～40 mmHg，外周毛细血管氧饱和度(SPO)>93%来预防原发或继发性神经功能障碍。当后送人员体检评估发现伤员有颅内高压征象(即GCS降低、瞳孔大小/反应性改变、严重局灶性神经功能缺损)时，建议在神经外科干预前使用3%高渗盐水进行降颅压治疗。

11. *其他缩略词* 除了MARCH，还有一些便于记忆的缩略词以帮助现场医疗评估。PAWS聚焦于止痛药、抗生素、伤口护理和夹板固定。运输前检查表MITES已由重症监护飞行辅助标准医疗操作指南开发。SMEED(特殊医疗紧急疏散装置)是一种托盘状装置，连接在医疗后送担架上，用于将监护装置固定在伤员脚上方，同时便于指标观察，不会增加担架的宽度。

12. *持续护理* 在使用MARCH或扩展ABCDE流程表的过程中，应注意反复对伤员进行评估，特别关注气道、呼吸和循环(ABC)三项，条件允许的话应使用电子生理监护仪(如血压计、脉搏血氧计和容量计等)。当不具有此类设备时，医护人员者必须依靠传统的检查、触诊和听诊进行评估。

通过观察或触诊胸部偏移，可以粗略估计气道和呼吸的充分性。在嘈杂的战场环境中，传统的呼吸音听诊技术往往无法起效。电子监测在这种环境下非常有用，脉搏血氧饱和度仪显示外周血氧饱和度>95%表明中枢氧合良好。在接受吸氧支持的伤员中，脉搏血氧饱和度测定法允许准确滴定流速，以保持血氧饱和度>95%，从而节省稀缺的氧气供应。在气管插管伤员中，电子呼气末 CO_2 监测是保证气道通畅的另一种检测方法。可供选择的手动方法包括通过喉镜、食管探测仪器直接观察导管放置情况以及观察管路上的气相冷凝。

虽然更先进的生理监测技术仍在持续开发，脉搏和血压依旧是评估循环状况的主要指标。电子生理监测仪能够可靠地测量这些参数，即使在存在明显噪声和伤员移动的情况下也可实现。在战场环境中，手动测量脉搏和血压更难准确获取。而毛细血管再充盈表明外周血管收缩良好，可作为此类环境下一种合理的循环状态替代指标。再充盈时间超过3秒表明循环衰竭，最好在前额、颈部、胸部或腹部等中心位置观察。冷暴露也会延长毛细血管再充盈时间，尤其是在四肢。

13. *静脉液体复苏* 近年来伤员的静脉输液方式发生了重大变化。过去考虑失血性休克伤员的标准复苏方法是给予大量晶体和胶体以维持正常血压。近年来，战场上穿透性损伤的救治已不再将晶体液作为失血性休克的首要补液方式，因为晶体液会稀释凝血因子。相反，建议使用血液或血液制品，按建议的降序排列：新鲜全血(O组低滴度优先)；以1∶1∶1的比例进行血液成分治疗(包装红细胞悬液、血小板和血浆)，包装红细胞悬液按照1∶1比例添加血浆或单纯输注血浆，或者仅仅是输注红细胞悬液。

后送途中持续损伤控制复苏的目标是收缩压≥

90～100 mmHg，正常的精神状态（无颅脑损伤情况下），加上尿量≥0.5 mL/kg/h。当需要延长战场护理时，目前不可让伤员收缩压<100 mmHg 持续超过 100 分钟。在烧伤、挤压伤等特定情况下，若在到达医疗救护所之前延迟超过 2 小时，补充晶体液在医学上是符合规范的，但要在未出现失血性休克的前提下进行。

（秦超）

第三节　外军海上卫勤力量概述

一、美国海军常见舰艇任务编组

美国海军舰艇部队采用行政编组和任务编组两种形式。行政编组根据舰艇种类编组，分为舰队司令部、大队和中队 3 级。任务编组，又称特混编组，是根据作战任务对各型舰艇进行混合编组。所有舰艇在完成任务后，即归还原建制。按任务编组通常分为作战舰队、特混舰队、特混大队、特混小队和特混支队 5 级。下文将介绍美国海军常见的几类特混大队形式。

（一）航母战斗大队

航母战斗大队，常被称为航母战斗群，是一支以航空母舰为首的作战编队，涵盖空防、反舰、反潜、水下作战、补给五大领域，可同时使用多兵种、多舰种、多机种，能开辟独立的海战场，真正做到全天候、大范围、高强度、长时间的连续作战，实现中远海的一体化联合作战。航母战斗大队由以下舰艇组成。

（1）1 艘航空母舰：航母是舰队的旗舰。目前，美国海军拥有 11 艘航空母舰，其中 10 艘为“尼米兹”级核动力航空母舰，1 艘为“福特”级核动力航空母舰。

（2）2 艘导弹巡洋舰：导弹巡洋舰为航母战斗大队的护卫中枢，提供防空、反舰与反潜等多种作战能力。舰上另有战斧巡航导弹，具有远程攻击地面目标的能力。

（3）2～3 艘导弹驱逐舰：这些驱逐舰协助舰队当中的巡洋舰扩展防卫圈的范围，同时用于防空、反潜与反舰作战。

（4）1 艘反潜巡防舰：承担各类反潜作战。

（5）4 艘攻击型潜艇：用于支援舰队对水面或是水下目标的警戒与作战。

（6）1 艘补给舰：负责编队内的补给任务。

（二）两栖戒备大队

两栖戒备大队是美国海军执行两栖作战任务时的任务编组，传统的两栖戒备大队由 1 艘两栖攻击舰、1 艘船坞运输舰和 1 艘船坞登陆舰组成，两栖攻击舰为编队旗舰。作为兵力投送的重要力量，两栖戒备大队负责投送海军陆战队远征作战部队。虽然两栖戒备大队不是远海作战的主力，但在局部战争中，它是一支不可或缺的作战力量，它们搭载的海军陆战队往往是最先抵达战场开启战斗的陆战兵力。两栖戒备大队在越南战争、海湾战争中都发挥了巨大的作用，同时也是美国海军人道主义救援和灾难援助的重要力量。

（三）远征打击大队

美国海军在两栖戒备大队的基础上，配合其他水面和水下作战单位，包括 1 艘巡洋舰、1 艘驱逐舰、1 艘护卫舰和 1 艘攻击型核潜艇组成“远征打击大队”，使其在完成快速海外兵力投送的同时，能够满足中等威胁环境下海上打击和海上防御任务的需要。远征打击大队拥有较强的攻防能力，能缓解美国海上力量在前沿领域面临的压力，使美国海军和海军陆战队在处理各种危机时拥有更多的选择。

（四）近海战斗大队

美国海军近年来不断对各型舰艇进行任务编组试验，旨在探索新战术、挖掘新能力。2018 年 11 月至 12 月，美国海军组建了由“圣安东尼奥”级船坞运输舰“索莫塞特”号（LPD－25）和“阿利・伯克”级导弹驱逐舰“韦恩・梅耶”号（DDG－108）编成的舰艇编队，搭载海军陆战队“特种空地特遣队”（SP－MAGTF）秘鲁分队，组成第 1 近海战斗大队（LCG－1）前往南美海域执行战备巡逻任务，这也是美国海军首次验证其近海战斗群概念。近海战斗群除可向海军陆战队提供近岸火力支援和登陆行动保障外，还可部分承担原先由海岸警卫队负责的海上强力执法和人道主义救援等任务。

二、美国海军水面舰艇救护能力概况

舰艇是海上独立作战单元，也是集中发生伤员的场所。下文对美国各类水面舰艇上医务人员配备、医疗舱室配置以及急救物资的配备情况进行概述。

(一) 医务人员配备

美国海军各类水面舰艇医疗能力各异，其上配备的医务人员和医疗设施也有所不同。一般来说，除航母(CVN)、两栖攻击舰(LHA/LHD)、船坞运输舰(LPD)和船坞登陆舰(LSD)上配备军医官外，其他水面舰艇上仅配有独立医院看护兵和普通医院看护兵(见表 11-7)。美国海军独立医院看护兵是 E5 以上级别的士官，具备一定的经验，能够在军医的指导下(直接或远程等)对伤病员开展有限的诊治与急救。

表 11-7 美国海军水面舰艇医务人员配备情况

舰 艇 类 型	军医官(人)*	独立医院看护兵(人)	医院看护兵(人)
航空母舰(CVN)	15	2	34
两栖攻击舰(LHA/LHD)	4	2	17
船坞运输舰(LPD)	2	2	15
船坞登陆舰(LSD)	1	1	7
两栖指挥舰(LCC)	0	1	2
濒海战斗舰(LCS)	0	1	0
导弹巡洋舰(CG)	0	1	2
导弹驱逐舰(DDG)	0	1	2
导弹护卫舰(FFG)	0	1	2
扫雷艇(MCM)	0	1	0
巡逻艇(PC)	0	1	0

注：* 军医官包括军医大队、护理大队、牙医大队和卫勤大队军官。

在有条件的舰艇上，例如航母、两栖攻击舰，组织医务人员专门成立医疗应急分队(medical response team, MRT)，负责处理舰上非批量伤员的紧急情况。医疗应急分队根据舰上损管控制中心指令前往事故地点开展急救，通常情况下 2～4 分钟内就能到达事发地点。医疗应急分队一般由 4 人组成：3 名普通医院看护兵和 1 名独立医院看护兵。在海上时，至少设置 2 支医疗应急分队；紧急情况发生时，2 队人员在主医疗区内等待。

除上述编制在舰上的医务人员外，根据情况还会增派医务人员加强舰艇的医疗能力。在两栖戒备大队或远征打击大队执行常规任务时，由 18 人组成的舰队外科手术队(fleet surgical team, FST)会随队执行任务，加强两栖舰上的手术力量。在战时或执行人道主义救援或灾难援助时，会在航母或两栖舰艇上增派由 84 人组成的“M+1”卫勤增援计划小组驻舰保障，进一步提高两栖大队的卫勤保障能力。

(二) 医疗舱室

各类水面舰艇根据其大小及设计不同，医疗舱室布局、医疗设备配备及卫勤保障能力差异较大。一般来说，美国海军航母(CVN)、两栖攻击舰(LHA/LHD)和船坞运输舰(LPD)可达到海上二级伤员救治阶梯的能力(Role 2)。其他水面舰艇仅具备海上一级伤员救治阶梯的能力(Role 1)。各舰艇医疗舱室情况可见表 11-8。

表 11-8 美国海军水面舰艇医疗舱室基本情况

舰艇类型	手术室(个)	重症监护病床(张)	普通病床(张)	辅助医疗舱室*
航空母舰(CVN)	1	3	52	临床检验室、血库、X线检查室、药房、预防医学、生物医学设备维修、航空体验、辐射卫生、心理学、配镜、牙科、理疗室
两栖攻击舰(LHA)	2	3	23 (600)**	临床检验室、血库、X线检查室、药房、预防医学、生物医学设备维修、航空体验、心理学、牙科
两栖攻击舰(LHD)	4	14	45 (598)**	临床检验室、血库、X线检查室、药房、预防医学、生物医学设备维修、航空体验、心理学、牙科
船坞运输舰(LPD)	2	6	24 (100)**	临床检验室、血库、X线检查室、药房、预防医学、生物医学设备维修
船坞登陆舰(LSD)	0	0	8	临床检验室、X线检查室、药房
两栖指挥舰(LCC)	0	0	20	临床检验室、X线检查室、药房
濒海战斗舰(LCS)	0	0	0	—

续　表

舰艇类型	手术室（个）	重症监护病床（张）	普通病床（张）	辅助医疗舱室*
导弹巡洋舰(CG)	0	0	2	临床检验室、药房
导弹驱逐舰(DDG)	0	0	2	临床检验室、药房
导弹护卫舰(FFG)	0	0	2	临床检验室、药房
扫雷艇(MCM)	0	0	0	—
巡逻艇(PC)	0	0	0	—

注：*仅列出主要辅助医疗舱室。**括号内为可扩展床位数。

(三) 战斗包扎站

除主要医疗舱室外，各舰艇按照舰员编制人数设置战斗包扎站，用于紧急情况下伤员的救治。根据舰艇舱室布局，一般选在方便救治伤员的位置，并用明显的标识标记战斗包扎站的位置和路线。在所有的战斗包扎站中配备医疗设施最为精良的战斗包扎站为主战斗包扎站。实践中，美国海军小型舰艇上的医务室被设为主战斗包扎站，大型舰艇的手术室设为主战斗包扎站。美国海军对各类舰艇上的战斗包扎站数量进行了规定，详见表 11-9。由于空间和人数原因，巡逻艇上没有战斗包扎站。战斗包扎站内的物资根据医疗物资定额(AMMAL 0955)配备，所配物资能保证战斗包扎站开展检伤分类、复苏、初步固定及为伤员开展有限的救治。主战斗包扎站内根据实际需要还可加配手术和其他救治卫生器材及物资。

表 11-9　美国海军水面舰艇战斗包扎站和急救物资配备要求

舰 艇 类 型	战斗包扎站（个）	批量伤员急救箱（个）	急救箱（个）
航空母舰(CVN)	5	7*	90**
两栖攻击舰(LHA)	4	11	90
两栖攻击舰(LHD)	4	9	95
船坞运输舰(LPD)	3	5	65
船坞登陆舰(LSD)	3	4	63
两栖指挥舰(LCC)	3	4	63
濒海战斗舰(LCS)	0	2	16
导弹巡洋舰(CG)	2	1	50
导弹驱逐舰(DDG)	2	1	40
导弹护卫舰(FFG)	2	1	20
扫雷艇(MCM)	1	1	10
巡逻艇(PC)	0	1	0

注：*为最少配备数量。**为最少配备数量。

航母上设 6 个战斗包扎站，2 甲板前中后各 1 个，其中中部为主医疗舱室(主战斗包扎站)、04 飞行甲板层 1 个、03 吊舱甲板(机库)前后各 1 个。战斗包扎站内一般由 1～2 名医院看护兵、1 名步话员和至少 4 名担架员组成。

(四) 急救物资

1. 应急急救包(emergency response kit)

(1) 在有军医官的舰艇上，配发军医官复苏包(MO resuscitation kit)，复苏包内物品根据医疗物资定额(AMMAL 0918)配备。在有独立医院看护兵的舰艇上，配发独立医院看护兵应急急救包(IDC emergency response kit)，包内物资根据医疗物资定额(AMMAL 0924)配备。

(2) 除扫雷艇、濒海战斗舰及巡逻艇外，其他舰艇上根据医院看护兵人数配发初级医院看护兵应急急救包(junior HM emergency response kit)，包内物资根据医疗物资定额(AMMAL 0944)配备。

2. 批量伤员急救箱(mass casualty box, MCB)　批量伤员急救箱是用于发生批量伤员时医务人员开展检伤分类、初步复苏和固定以及紧急救治的。美国海军各类舰艇上批量伤员急救箱数量见表 11-9，具体放置位置根据各舰艇布局不同而异，一般来说放在指定的检伤分类区附近或作战条令规定的位置。批量伤员急救箱内物资根据医疗物资定额(AMMAL 0964)配备，箱体外有明显的“批量伤员急救箱”标识。为了保证医疗物资安全且在紧急情况下方便取用，批量伤员急救箱应设有防盗装置，但不要使用锁(因为在紧急情况下，锁会变形，可能打不开)。

3. 急救箱(first-aid box)　急救箱分布在舰艇的各个角落，方便舰员在紧急情况下使用。急救箱内物资根据医疗物资定额(AMMAL 0927)配备，并将急救物资等分为3份,装在密封包装中待用。急救箱外部应有明显的"红十字"标识,且用线密封或安装其他防盗装置(但不要使用锁)。急救箱所在区域的管理部门负责急救箱的日常管理,急救箱中物资使用后应及时向医务部门报告,由医务部门负责补充。

美国海军规定了各类舰艇上急救箱的数量,具体见表11-9,并要求在下列区域内必须安装急救箱:① 航空作业指挥区域;② 机库和机库甲板;③ 起抛锚操作区;④ 货物装卸作业区;⑤ 舰艇驾驶室;⑥ 通信作业区;⑦ 工程作业区及维修车间;⑧ 武器操作区;⑨ 损管控制中心和所有修理工具柜;⑩ 主要工作站、靠近可燃物仓库区及主要过道;⑪ 洗衣房;⑫ 食堂;⑬ 厨房;⑭ 根据舰上军医主任或医务部门负责人指令安装的特殊位置。

4. 急救包/枪袋(gun bag) 急救包/枪袋,也习惯译为炮位急救包。根据要求,在每个战斗包扎站中应配备2个急救包/枪袋供担架员使用。一个急救包中含有2套急救物资,并能保证12名伤员救治需要。

5. 小艇急救箱(boat box) 在各类小艇上(如舰长小艇、硬壳充气艇等)配有小艇急救箱。

6. 担架 美国海军舰艇上配备的常用担架,如:斯托克斯担架(Stokes)、海空救援担架、里维斯Ⅱ型担架等。根据舰艇环境和伤员情况选择不同类型的担架,担架数量根据要求配备。例如,编制在3 000人以内的,按每100人配备1.5副斯托克斯担架(最少7副)。超过3 000人的,按每100人配备1副斯托克斯担架配置。下列区域必须按规定数量放置不同类型的担架:① 战斗包扎站:1副斯托克斯担架;② 舰员集中住宿区:1副斯托克斯担架;③ 飞行甲板和直升机甲板:1副斯托克斯担架,1副海空救援担架;④ 航空维修车间或垂直补给储物柜内应存放1副海空救援担架。

7. 解毒剂急救箱(antidote locker) 美国海军2003版"舰上医学手册"(Shipboard Medical Manual)中曾提到在配有医务人员的舰艇上应安装解毒剂急救箱。但在最近更新的2014版手册中未提及该急救箱。解毒剂急救箱内物资根据医疗物资定额(AMMAL 0925)配备,外部标有"解毒剂急救箱"的警示标志。在配有军医官的舰艇上,解毒剂急救箱应放在急救区域(即24小时有人值守区域);在仅有独立医院看护兵的舰艇上,应安装在治疗室外,方便紧急情况下立即使用。

8. 核生化洗消物资存放柜 根据舰艇设计,核生化洗消物资存放柜安装在舰艇洗消站边,用于存放核生化洗消物资。核生化洗消物资存放柜由损管控制部门负责管理,医务部门协助损管部门采购以下物资:手术用电推剪(每个洗消站1个)、手术海绵(每个洗消站按舰员人数1∶350配备)、敷料器(按舰员人数1∶100的数量配备,并均分到各个洗消站内)、脚趾甲内生指甲剪(每个洗消站2个)、手术刷(按舰员人数1∶10的数量配备,并均分到各个洗消站内)、肥皂(按舰员人数1∶10的数量配备,并均分到各个洗消站内)、异丙醇。

9. 核生化防护物资 所有舰艇根据舰员人数(包括"M+1"卫勤增援计划人员)来配备核生化防护物资。具体物资见表11-10。除了溴比斯的明需要冷藏保存外,其他应分成若干份,存放在战斗包扎站中或附近,也可存放在储藏室方便取用的位置。溴比斯的明存放集中冷藏库中,但要保证在需要时能容易取用。地西泮自动注射器为Ⅳ类管制物品,应妥善保存。舰上医务部门负责人应对上述核生化防护物资负责,并做到半年检查一次。

表11-10 美国海军舰艇核生化防护物资配备要求

品 名	规 格	数 量	备 注
硫酸阿托品注射剂	1 mg/瓶	具体数量根据舰艇要求	—
阿托品自动注射器	2 mg/个	3个/人	—
氯解磷定自动注射器	600 mg/个	3个/人	—
地西泮自动注射器	—	1个/人	Ⅳ类管制物品
环丙沙星	500 mg/片	6片/人	—
盐酸强力霉素	100 mg/片	20片/人	—
溴吡斯的明片	21片/包	2包/人	需冷藏保存

10. 外科手术器械组 美国海军规定了各类舰艇上外科手术器械组的配置要求,详见表11-11。从各舰艇配备的外科手术器械可以大致推测美国海军作战舰艇上所承担的战救任务。

表 11-11 美国海军水面舰艇手术器械组件配备要求

舰艇类型	小型手术器械组（套）	大型手术器械组（套）	气管切开术组（套）	开胸手术组（套）	骨折截肢手术组（套）	腹腔镜手术组（套）	胸腔引流管（套）	耳鼻喉科手术组（套）	血管外科手术组（套）	颅骨钻孔手术组（套）
航空母舰(CVN)	12	4	2	2	2	4	4	2	2	2
两栖攻击舰(LHA)	34	3	3	2	5	4	3	2	2	2
两栖攻击舰(LHD)	67	6	6	2	10	8	6	3	2	4
船坞运输舰(LPD)	34	3	3	2	5	4	3	2	2	2
船坞登陆舰(LSD)	4	1	1	—	—	—	—	—	—	—
两栖指挥舰(LCC)	4	1	1	—	—	—	—	—	—	—
濒海战斗舰(LCS)	1	—	—	—	—	—	—	—	—	—
导弹巡洋舰(CG)	3	—	—	—	—	—	—	—	—	—
导弹驱逐舰(DDG)	2	—	—	—	—	—	—	—	—	—
导弹护卫舰(FFG)	2	—	—	—	—	—	—	—	—	—
扫雷艇(MCM)	2	—	—	—	—	—	—	—	—	—
巡逻艇(PC)	1	—	—	—	—	—	—	—	—	—

三、美国海军两栖攻击作战卫勤保障概述

两栖攻击作战是一种典型的两栖作战样式，通常是指搭乘舰船和舰艇的两栖部队从海上发起的、旨在向岸上投送一支登陆部队，以便完成指定任务的军事行动。

美国海军两栖部队通常指两栖特遣部队(amphibious task force，ATF)和登陆部队。两栖特遣部队属于海军，一般特指两栖戒备大队和远征打击大队。登陆部队以海军陆战队为主，根据任务也可能由陆军部队或多国部队等组成。

在远征登陆作战中，海军和海军陆战队紧密依存：两栖特遣部队负责指挥、火力支持、后勤保障和兵力投送。远征登陆作战中卫勤保障的指挥与实施也是由海军和海军陆战队密切协同完成的：在海上行动时由海军主导卫勤保障；当陆战队登陆上岸后，则交由陆战队主导岸上作战的卫勤保障，包括协调伤员后送。下文对美国海军两栖部队海上航渡、突击上陆和巩固扩大登陆场三个登陆作战中最为重要的阶段中的卫勤保障进行详细介绍。

(一) 海上航渡阶段的卫勤保障

搭载陆战队的两栖特混部队在海上机动期间，由两栖特遣部队指挥官委派的军医主任(CATF surgeon)负责两栖特混部队及陆战队的所有卫生工作。

随舰陆战队中的卫勤人员在上舰后就加强至舰上卫生部门，利用舰上卫生设施和物资，与舰艇卫生部门一起为舰员和陆战队员提供医疗及牙科服务。只有在发生紧急情况且舰上卫生物资出现严重短缺时，经由海军陆战队空地特遣队指挥官批准后，才可以动用海军陆战队携行及运行保障的医疗物资和器材。

运送陆战队的各类两栖舰艇上的卫生事务负责人一般由舰艇军医主任担任。若陆战队所搭载的舰艇上的医务部门负责人为独立看护兵，则由其搭载的陆战队中级别最高的军医担任卫生事务负责人。

(二) 突击上陆阶段的卫勤保障

突击上陆是登陆部队主力(包括突击梯队和后续梯队)夺取岸上目标的作战行动。突击上陆阶段自两栖编队主力部队抵达两栖登陆目标区内指定阵位开始，到完成两栖编队指定任务为止。突击上陆是决定两栖攻击作战成败最为关键的阶段，也是组织实施两栖攻击作战最复杂的阶段。

传统的两栖登陆作战突击上陆过程一般包括：航空兵和舰炮火力准备；破障及开辟登陆通道；登陆部队换乘登陆舰艇和两栖车辆，编波及战术展开，实施由舰至岸运动；登陆部队的突击梯队在海滩实施纵深战斗，夺取登陆滩头。一般来说，陆战队需要在敌方火力范围之外进行换乘。在过去的两栖作战中，气垫船在距离海岸线25～30海里处下水、编波，

距岸 4 千米处人员换乘、放出两栖车辆或直接冲滩。由于地形、潮汐、潮差等因素对人员和物资换乘影响大，加之舰船、人员处于高度暴露状态，易遭敌方综合火力打击，舰船的战损率高。此时，既要保障部队的展开，又要组织好卫勤保障：打捞落水伤员的同时，开展救治。在夺取滩头的过程中，登陆兵人员背水攻坚，隐蔽条件差，完全暴露于敌我不对等火力下，易在短时间内出现大批量的伤员情况。在传统两栖攻击作战行动突击上陆阶段中，换乘编波和夺取滩头是最危险的行动，也是陆战队员伤亡最惨重的阶段。

1. 突击梯队　在第一突击梯度上陆突击阶段，由于岸上卫勤设施还未展开，因此仅能由突击部队中所配备的卫勤力量提供十分有限的卫勤保障，即在交火环境下开展自救、互救以及由登陆步兵排中的战斗救生员和看护兵(一般是每一个步兵排 3～4 名看护兵)提供紧急救治。

在战术环境允许的情况下，可在岸滩上建立登陆步兵营的营救护所。当营救护所建立后，就可由营军医提供伤员的现场急救。通常情况下，会将步兵营医务人员拆分为二，建立 2 个营救护所。每个营救护所由 1 名军医、10 名看护兵和若干名担架员组成。其中一个营救护尽可能地靠近突击梯队设置，为突击梯队人员提供第一时间的战伤救治。另一个营救护所相对靠后设置，临时承担滩头后送站(evacuation station)的职责，负责接收、集中并组织伤员向伤员接收救治舰上后送，此时后送由伤员接收救治舰主导。随着后续部队的登陆，登陆部队保障队(landing force support force, LFSP)逐步建立，临时滩头后送站并入其中，并由陆战队负责伤员后送协调工作。当滩头后送站完全建立后，原先承担后送站任务的第二营救护所不再承担伤员接收、集中和后送任务，转而承担其原本的首要任务——为所属步兵营的伤员提供战伤救治任务，此时伤员以陆上作战伤员为主。滩头后送站交由医疗营保障，通常由休克创伤排或从外科手术连中抽调后送组负责滩头后送站的工作。

2. 突击后续梯队　一旦战术条件成熟，就可以展开登陆部队岸上的卫勤保障设施。突击后续梯队的卫勤力量一般随后勤作战部队一起登陆。由于休克创伤排机动性较好，一般为最先上岸的具备前沿复苏救治能力的救治机构。之后，外科手术连适时在岸上展开，成为第一支登陆的较大型卫勤救治机构。至此，岸上卫勤保障机构已经基本具备了紧急救治、伤情稳定和开展损伤控制性复苏的能力。岸上作战伤员可先送至陆战队岸上展开的卫勤机构中，也可在情况允许时从空中直接将伤员送至在海上完成兵力投送转变为伤员接收救治舰的两栖舰艇上，而无需经过岸上展开的医疗机构救治。当战术条件允许且合适的飞机及场站可用时，伤员也可直接通过固定翼飞机或直升机直接送至战区内更高级的医疗救治机构中。在突击后续梯队突击阶段，牙科营派出分队随外科手术连部署提供紧急牙科服务，同时该分队也可在需要时加强至休克创伤排，提供检伤分类和紧急救治，减轻休克创伤排医务人员的负担(图 11－5)。

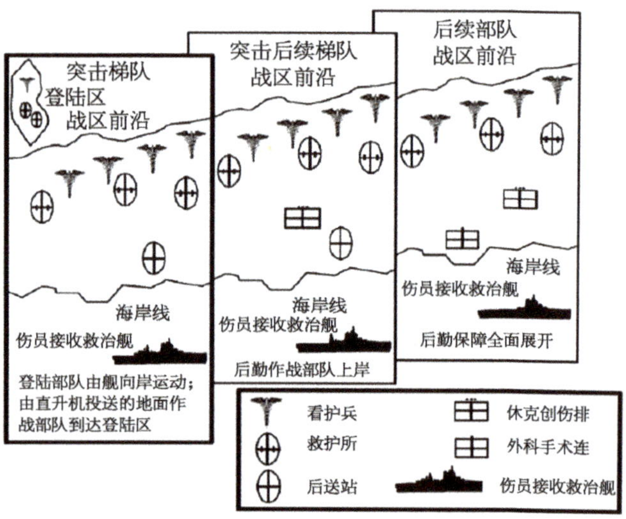

图 11－5　美国海军陆战队两栖行动中的卫勤保障

(三) 巩固扩大登陆场

当突击队夺下登陆场后，转为纵深作战，目的是巩固并扩大登陆场，此时后续卫勤保障部队(一般指医疗营)可以安全登陆并且展开。由于医疗营的机动能力相对较弱，因此一般展开后以固定医疗机构的形式提供战场内的卫勤保障，不再伴随部队机动。陆战队在岸上设置的卫勤保障机构及其所具备的保障能力应与作战态势相匹配。在各机构设置时，必须根据其任务，考虑展开位置，便于伤员的流动。例如：外科手术连在伤员后送中承担重要的职责，因此在其设置时，尽可能地靠近机场场站，以方便伤员转运。当岸上卫勤力量全部展开完毕后，医疗营承担登陆部队的战伤救治、日常保健和急诊服务，牙科分队的职责也从提供紧急救治转到开展牙科预防性和维护性的工作。在进行纵深战斗时，陆战队还可依靠海军的卫勤力量，如远征医疗设施及医院船。在联合作战时，陆军及空军的卫勤机构也可以为陆战队所用。

（四）两栖攻击作战时的伤员后送

两栖攻击作战伤员后送由于涉及海军和海军陆战队，因此相比只在海上进行的作战要更加复杂（图 11－6）。

1. 伤员后送行动指挥　两栖攻击作战时的伤员后送组织指挥根据两栖攻击作战阶段不同而有所不同。在舰上时，由两栖特遣部队军医主任负责指挥伤员后送，由舰上伤员后送调度军官具体协调后送行动。当陆战队登陆后，卫勤指挥权交由陆战队作战部队军医主任，伤员后送由陆战队作战部队军医主任指挥，由陆战队伤员后送组（patient evacuation team，PET）或卫勤保障行动中心（medical support operations center）（也可能是与之相等级别的卫勤指挥中心）具体展开后送行动。

（1）当指挥权在海上时，需伤员后送的单位向两栖作战空管中心（amphibious air traffic control center，AATCC）发送伤员后送请求。

（2）当指挥权在岸上时，伤员从受伤点到前沿复苏救治阶梯一般由伤员后送组协调。伤员后送单位向陆战队伤员后送组和陆战队直接空中支援中心（direct air support center，DASC）发送伤员后送请求，由陆战队后送组确定伤员后送方式和目的地。当伤员需要空中后送时，由空管中心协助后送。涉及送到舰艇上时，由陆战队空管中心与两栖作战空管中心协调。伤员仅涉及岸上后送时，由伤员后送组通知保障单位提供车辆用于伤员后送。伤员从前沿复苏救治阶梯向下一级救治阶梯后送时，往往需要由卫勤保障行动中心的参谋综合整个战场后送态势，开展伤员后送的协调。

2. 陆战队伤员后送组设置

（1）组织构架：陆战队伤员后送组属于医疗营，受陆战队作战部队军医主任的指挥。通常情况下，与直接空中支援中心开设在一起，以便于伤员后送的协调。根据战势需要，也可与其他机构，如陆战队空地特遣队机动控制中心（marine air-ground task forces movement control center，MMCC）一同开设。

（2）人员配备：陆战队伤员后送组战时设置为 10 人，其中 2 名军官，8 名士兵，具体包括如下人员：① 后送组指挥官——负责岸上伤员后送所有事宜，参与制订战场伤员转运及后送计划；② 后送组调度军官——协助指挥官开展工作，并根据指挥官指令担任后送联络人，并在指挥官不在位时承担指挥官的角色；③ 后送组士官长——管理后送组内所有士兵，并协助后送组指挥官开展伤员后送及日常管理，包括人员、装备、供应保障及伤员后送记录维护等；④ 后送组成员——由 5 名看护兵组成，负责伤员后送中的普通事务，如战区地图的更新、伤员后送记录的撰写等；⑤ 无线电话务员和维修员——战时，2 名来自陆战队后勤大队的无线电话务员和维修员加强至陆战队伤员后送组，负责无线电通信和维护。

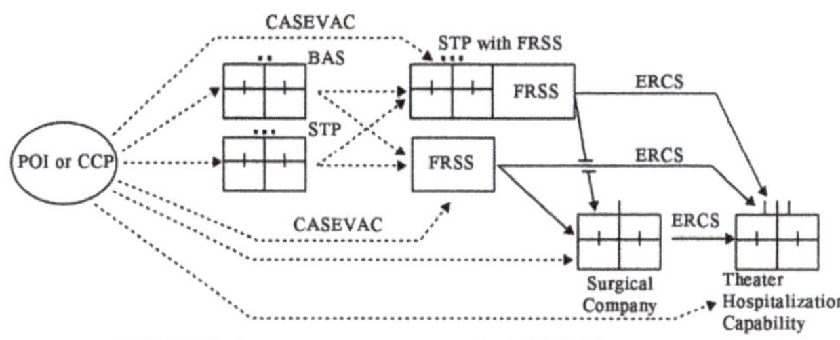

POI：伤员受伤点　STP：休克创伤排
CCP：伤员集中点　FRSS：前沿复苏外科手术系统
BAS：营救护所　ERCS：伤员途中后送系统
CASEVAC：撤离伤员
Surgical Company：外科手术连
Theater Hospitalization Capability：战区住院治疗能力

图 11－6　美国海军陆战队伤员后送链

四、美国海军陆战队卫勤力量概述

美国海军陆战队虽然是一个独立军种，但其卫勤力量需要依靠美国海军军医局保障，美国海军陆战队军医主任也由海军军医局委派，并成立陆战队军医主任办公室，负责制定陆战队卫勤保障概念、政策、条令、医务人员专业能力及标准，并协调联合作战时其他军种卫勤保障的实施。

美国海军陆战队空地特遣队的卫勤保障由各构成单元自行负责，超过本单元卫勤保障能力的由后勤作战部队的医疗营负责。

（一）地面作战部队卫勤力量

1. 陆战师　陆战师内设医务处，由 1 名军医主任、1 名卫勤计划军官、1 名环境卫生军官、1 名精神病学军医和若干名看护兵组成。除医务处外，各陆战师还专设一支作业应激控制和战备状态小组，负责战时心理卫生健康保障。小组由 1 名精神病学军医领衔、18 名心理卫生相关专业的军医和看护兵组成。

2. 陆战团　陆战团内设卫生队，卫生队隶属于团部连，对陆战团内所有卫生事务负责，并向团长就战时卫勤保障的组织实施提供决策咨询，以及为团部人员提供平战时的医疗服务和卫勤保障。步兵团卫生队由 1 名军官和 3 名看护兵组成。炮兵团卫生队由 1 名军官和 6 名看护兵组成。若营救护所开设位置离团部很近，陆战队就不必开设团救护所，而是将团部卫生人员加强至营救护所，共同开展工作。

3. 步兵营　步兵营一般由 1 个营部服务连（编制 272 人）、1 个武器连（编制 154 人）和 3 个步兵连（编制 182 人/连）组成。其中，在营部服务连下设卫生排，由 2 名军医和 65 名看护兵组成。1 名军医任卫生排排长，即营军医主任，负责该营所有卫勤计划、组织、训练等工作。另 1 名军医担任营军医主任助理，负责营救护所（图 11-7）的指挥和实施，并完成其他辅助工作。65 名看护兵被分为两部分，其中 21 人被分配到营救护所，另外 44 人按 11 人组成一组分到 1 个武器连和 3 个步兵连中，从中确定一名级别相对较高的看护兵士官作为负责人，负责其他看护兵和连担架员的日常工作和训练，该名负责人在连部内工作。其他 10 名看护兵，按照每个班 1～2 名看护兵的原则，分配至各步兵班组（编制 13 人/班）。除上述看护兵外，每个步兵营还应配备至少 24 名担架员。担架员由营指挥员指定，并经过专门的训练。虽然他们不属于医务人员，但在伤员集中和后送行动中接收营军医主任的指挥。每个战斗小队（编制 4 人）还应配备 1 名战斗救生员。战斗救生员是指经过专门战伤救治训练的普通队员，他们并不属于医务人员。

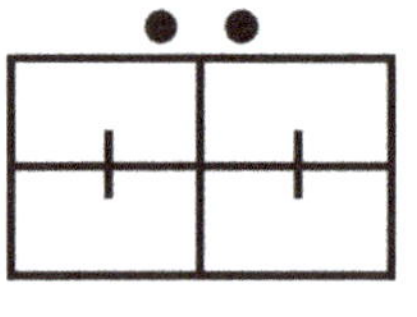

图 11-7　营救护所

（二）空中作战部队卫勤力量

1. 飞行联队　陆战队飞行联队设医务处，由 1 名飞行联队军医主任、1 名卫勤计划/行政军官和若干名看护兵组成。医务处的主要职责是为飞行联队指挥官提供卫勤方面的决策与建议咨询，同时做好飞行联队所有卫生事务的管理和协调。

2. 飞行大队　陆战队飞行大队卫勤力量分为两部分。一部分为大队卫生科，由 1 名飞行大队军医主任和 2 名看护兵组成，负责大队部人员的日常卫生工作及作为飞行大队特别参谋协调战时飞行大队卫勤保障事宜的实施和开展。另一部分为陆战队飞行联队保障中队（marine wing support squadron）中的卫勤力量。每一个陆战队飞行大队中都编有陆战队飞行联队保障中队，其主要任务是负责固定翼或直升机远征场站地勤工作，包括为场站内的陆战队飞行中队提供平战时的卫勤保障工作，包括急救、常规门诊、预防医学、航空医学、临床检验、药房服务及牙科（由牙科营派出分队进行保障）。一般来说，负责保障固定翼飞机场站的保障中队卫勤力量为 4 名军医、32 名看护兵。负责保障直升机场站的保障中队卫勤力量为 4 名军医、33 名看护兵。一般情况下，陆战队飞行大队的大队卫生队和飞行联队保障中队设置在一起，大队卫生队加强至飞行联队保障中队内一同开展工作。

3. 飞行中队　陆战队飞行中队卫生队一般由 1 名飞行军医和 3～4 名看护兵组成，能够为所属飞行中队提供日常保健和航空医学检查。但在实践中，飞行中队卫生队通常使用飞行联队保障中队的医疗设施共同开展工作。

（三）后勤作战部队卫勤力量

陆战队后勤大队（MLG）卫勤力量也分为三部分。第一部分是大队卫生科，由 1 名大队军医主任和若干名看护兵组成。大队军医主任既要负责为后勤大队指挥官提供卫勤事宜的决策参考，还要负责大队救护所（group aid station）的开设和临床监督。大队救护所为后勤大队下辖的各作战后勤团（CLR）和其他需要保障的单位提供常规卫勤保障。第二部分是陆战队后勤大队所属的医疗营和牙科营。第三部分是作战后勤团供应连下属的医疗后勤排（medical logistics platoon）。

1. 医疗营　医疗营(图 11－8)是陆战队中医疗能力最强的卫勤力量，负责为陆战队空地特遣队提供行动中的卫勤保障。医疗营由外科手术连和指挥勤务连(图 11－9)组成。目前，美国海军陆战队建制医疗营中，第 1 医疗营有 3 个外科手术连和 1 个指挥勤务连。第 2 和第 3 医疗营有 2 个外科手术连和 1 个指挥勤务连。

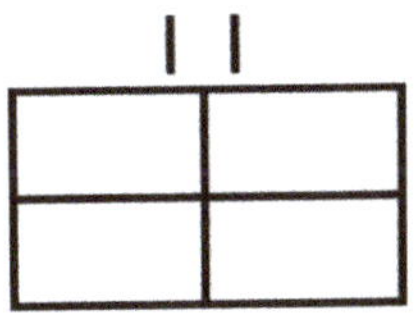
图 11－8　医疗营

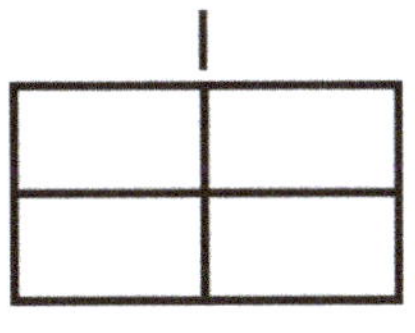
图 11－9　指挥勤务连

指挥勤务连的主要任务是为医疗营提供指挥控制及指挥支援的功能。同时，其下设的预防医学组和战斗应激排可提供预防医学和心理保障服务。指挥勤务连中有 2 个外科手术排的编制，在需要时可展开进行手术。此外，指挥勤务连中还专门设有伤员后送组，负责医疗营伤员向下一级救治阶梯的后送(图 11－10)。

外科手术连(图 11－11)是陆战队战时卫勤保障集中实施的单位，具备手术及术后伤员护理和留治的能力。外科手术连由 1 个指挥排和 4 个外科手术排构成。外科手术排由 1 个前沿复苏外科手术系统、1 个创伤休克排、1 个 X 线检查组、1 个检验实验室、1 个病房、1 套后送途中伤员护理系统和 1 个急救车辆组组成，可提供 24 小时的卫勤保障行动。当 1 个牙科排加强时，可提供牙科服务，并且协助进行伤员分类、救治护理和后送。如果任务需要，原来由医疗营提供的作战应激保障，也可增加至外科手术连中。一般来说，1 个外科手术连可保障团级或陆战队远征团规模的部队，根据需要还可对其中的卫勤力量进行重新拆分或组合配置，以适应陆战队空地特遣队灵活部署的要求。

2. 牙科营　牙科营(图 11－12)负责为陆战队提供牙科服务，根据空地特遣队的需要可派出分队或以相对较为灵活的方式提供保障任务。牙科营能够提供日常牙科服务、紧急牙科救治、对上颌面受伤伤员进行急救，同时在战时辅助其他医务人员进行伤员检伤分类、护理和后送。牙科营由 1 个指挥勤务连和 3 个牙科连组成。

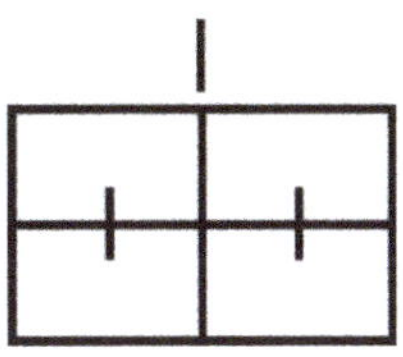
图 11－11　外科手术连

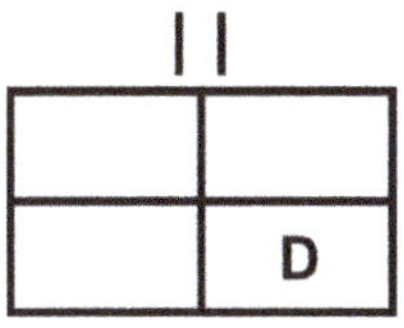

图 11－12　牙科营

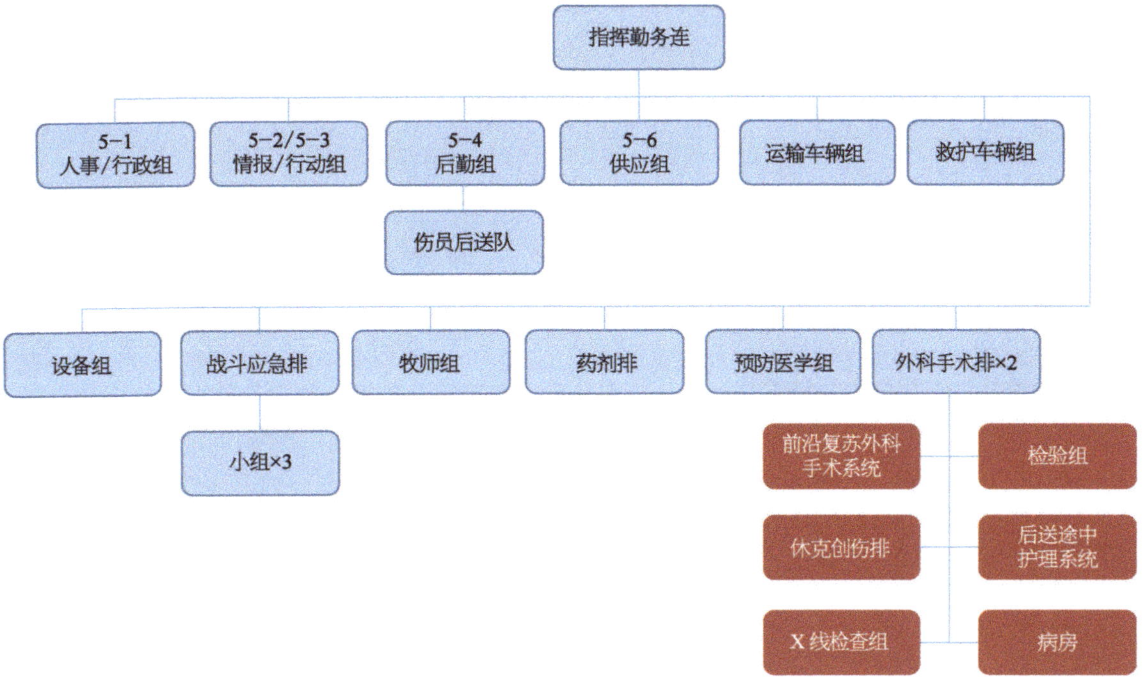

图 11－10　医疗营指挥勤务连组织构架图

3. 医疗后勤排 作战后勤团医疗后勤排(图11-13)主要负责远征作战时医疗物资保障及日常维护保养。每个作战后勤团设1个医疗后勤排。每个医疗后勤排由排指挥部、3个供应排和1个器械维修排组成,共计10人。

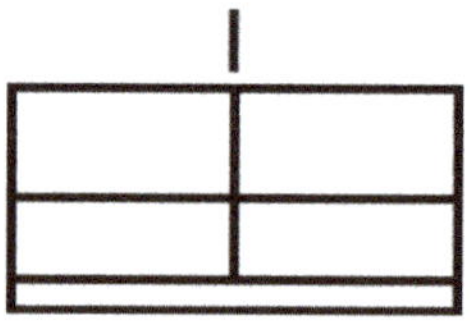
图11-13 医疗后勤排

(秦超)

第四节 国外海军机动卫勤力量建设现状

海上作战环境特殊,舰艇远离岸基,后方支援困难,一旦发生伤员,大多数情况下只能依靠海上医疗救治力量提供保障。根据多年的实战经验,美、英、澳等国都建立了多支可机动部署的前沿卫勤保障力量,下文将对各国海军机动卫勤力量的现状和发展趋势进行介绍。

一、美国

常规任务时,美国海军两栖舰艇上配备舰队外科手术队加强两栖中队的海上手术能力。战时或人道主义救援任务时,可从海军医学中心或医院内抽调一支由84人组成的"M+1战时卫勤加强计划"小组,为两栖编队伤员接收救治舰提供更强大的医疗和预防医学保障能力。除此之外,近年来,美国海军根据提高海军远征作战能力需要,探索了多套更为灵活、机动地卫勤力量部署方案,其中远征外科手术系统和海军适应创伤小组均为美国海军最新构建的机动卫勤力量。

(一) 舰队外科手术队

舰队外科手术队(fleet surgical team, FST)是一支18人组成的、部署在两栖中队内的成建制卫勤力量。1989年,美国海军军医局成立了第一批四支由21人组成的舰队外科手术队(舰队外科手术一队至四队)。1991年,海军军医局对其组成人数及专业配置进行了论证评估,将21人编制缩减至16人,并调整了部分专业组成,以强调其前沿手术能力。缩减后多余编制用于成立两个新的舰队外科手术队(舰队外科手术五队和六队)。1995—1996年,舰队外科手术七队、八队和九队相继成立。为了更好地开展远征作战时伤员的心理保障,2016年,海军军医局再次对舰队外科手术队人员组成和专业设置进行重新调整,减少2名普通医院看护兵的同时,增加1名心理学家、1名行为健康技师、1名高级实验室技师和1名放射技师。目前人员能组成见表11-12。

表11-12 舰队外科手术队人员组成

舰队手术队指挥官/两栖特混部队军医主任(05/06)	1人
普外科医生	1人
全科医生	1人
麻醉医生/麻醉护士	1人
围手术期护士	1人
ICU/ERC护士	1人
伤员后送调度军官(MRCO)	1人
心理学家	1人
医院看护兵高级士官(E7)	1人
医院看护兵	2人
手术室技师	2人
高级实验室技师	2人
呼吸治疗技师	1人
放射科技师	1人
行为健康技师	1人

目前,美国海军两大舰队共拥有9支编制为18人的舰队外科手术队。太平洋舰队拥有5支舰队外科手术队,其中舰队外科手术一队隶属于第三两栖中队,三队隶属于第一两栖中队,五队隶属于第五两栖中队,九队隶属于第三远征打击群,上述4支外科手术队以美国圣迭戈作为基地。舰队外科手术七队隶属于第七远征打击群第七十六特混部队,基地位于日本冲绳/佐世保。海军舰队部队(原大西洋舰队)拥有4支舰队外科手术队,基地均在美国诺福

克。与太平洋舰队不同，海军舰队部队管理的舰队外科手术队未部署到固定的两栖中队，而是根据任务在各两栖中队内轮流部署。无任务部署时，除舰队外科手术队指挥官、伤员后送调度军官和医院看护兵军士长3人作为特别参谋在两栖中队司令部内工作外，其余队员在驻地海军医院内工作。两栖中队执行任务时，舰队外科手术队伴随保障，并接受舰上军医官和两栖中队军医主任的领导。

舰队外科手术队具备美军海上二级伤员救治能力，可利用舰上医疗设施开展包括先进的创伤管理和损伤控制性复苏等一系列挽救生命、肢体的伤员救治措施，尽可能地稳定伤员伤情并协助伤员后送。舰队外科手术队和舰上医务部门共同工作时，可同时开展1台手术、管理10张普通病床和2张重症监护病床。单日最多可完成6台手术，持续作战时每日最多可完成4台手术，留治伤员24～48小时。根据舰队外科手术队和舰上医务部门所配备的医疗物资，舰队外科手术队可在海上无补给的情况下完成25台手术。

目前，舰队外科手术队是美国海军两栖舰艇上部署的最为重要的前沿外科手术力量，除保障军事行动外，还参与了大量的人道主义救援、灾难救助和海上搜救等非战争军事行动。

不过在广泛的使用过程中，美国海军也发现舰队外科手术队存在一定的问题。根据其在伊拉克战争和阿富汗战争中的使用实践，由于舰队外科手术队依靠两栖舰艇部署展开，距离岸基前沿战场较远，严重影响了救治时效，救援力量无法最大化利用。因此，近年来美国海军在舰队外科手术队的基础上，着力发展更为灵活机动的前沿部署外科手术力量。

（二）“M+1卫勤加强计划”小组

在发生批量伤员或执行人道主义救援任务时，卫勤计划者预计可能发生的伤员数量超过舰队外科手术队救治能力时，还可启动由84人组成的“M+1卫勤加强计划”(M+1 Medical Augment Program)小组来加强两栖舰船上的卫勤力量。与舰队外科手术队编制在舰队不同，所有“M+1卫勤加强计划”中抽调到人员编制均在海军医院内。84人驻舰后将极大提升两栖舰艇上的卫勤保障能力。目前，有11支“M+1卫勤加强计划”待命小组，分别来自海军圣迭戈医学中心(1组、3组和5组)、海军朴次茅斯医学中心(2组、4组和6组)、华尔特里德国家医学中心海军分部(10组和11组)、海军大湖保健诊所(7组和9组)和海军杰克威尔逊医院(8组)。

“M+1卫勤加强计划”小组的84人包括2名内科医生、1名精神病学医生、3名麻醉医生、3名普外科医生、2名整形外科医生、1名口腔/颌面部外科医生、1名卫生行政军医官、1名护士长、2名麻醉科护士、5名围手术期护士、6名重症监护护士、2名急诊科护士、6名手术室护士和48名医院看护兵。“M+1卫勤加强”计划的应急预案、人员编配、部署情况由抽组医院和两栖中队军医主任共同制定，需要派出时，由两栖中队军医主任向海军军医局提出申请，经批准后由医院向两栖中队派出“M+1卫勤加强计划”小组。

（三）机动舰载手术单元

美国海军曾在2004年环太平洋军事演习期间，使用过机动舰载手术单元(mobile shipboard surgical suite，MSSS)。该单元是将海军没有手术能力的小空间迅速转换为功能手术单元，例如两栖运输舰、驱逐舰等，从而使其达到可开展损伤复苏手术的能力，尽可能地挽救伤员生命、肢体和功能。该机动舰载手术单元部署完成后可开展多达15台手术，对伤员进行48小时的护理。但后来不知出于何种原因，该系统在2004年环太军演之后并未在美国海军推广使用。

（四）远征复苏外科手术系统

远征复苏外科手术系统(expeditionary resuscitative surgical team，ERSS)是为了解决舰队外科手术队离岸基较远影响救治时效和能力的问题，于2007年提出的新的概念，旨在两栖戒备大队或远征打击大队内构建具备二级救治能力的模块化前沿卫勤力量。

远征外科手术系统主要由4个小组组成，即舰上外科手术组(shipboard surgical team，SST)、远征外科手术组(expeditionary surgical team，EST)、远征创伤救治组(expeditionary trauma team，ETT)和后送途中护理组(en-route care team，ERC)。舰上外科手术组由搭载在两栖舰艇上的舰队外科手术队和舰上医务部门组成，每天可接受救治伤员13

人。远征外科手术小组由4人组成,包括1名外科医生、1名麻醉医生、1名重症监护护士和1名手术技师,可在小型舰艇或岸上展开,单次最多可进行5台损伤控制性手术,留治伤员48小时。远征创伤救治组由3人组成,包括1名急诊科医生、1名医助和1名独立医院看护兵,可在小型舰艇或岸上展开,其主要职能是最大程度挽救伤员生命和肢体,稳定伤情等待后送。途中后送小组由1名重症监护护士和1名医院看护兵组成,具备为2名伤情稳定伤员提供2小时途中护理和监护的能力,进入后送飞机后10分钟内即可展开完毕。从远征复苏外科手术系统的发展来看,其融合了部分机动舰载手术单元的理念,即将轻型机动卫勤力量部署到不具备手术能力的舰艇上。在远征作战实践中,远征创伤救治组和远征外科手术组可靠前部署,既可在小型舰艇上展开,也可在岸上展开,使伤员能够更靠前沿战场就得到救治,以弥补舰队外科手术队部署位置靠后的不足。根据海军军医局的文件,"远征外科手术系统"目前仍未定型,但在海军远征部队内已广泛使用,通常伴随远征打击群(expeditionary strike group, ESG)执行卫勤保障任务。

(五) 海军自适应性创伤小组

海军自适应性创伤小组(navy adaptive trauma team, NATT)是2017年美国海军最新提出的二级轻型机动救治力量(Role 2 Light Maneuver, R2LM)概念,为了更好地为未来海军远征作战提供卫勤保障。该小组由7人组成,包括1名外科医生、1名急诊科医生、1名急诊科医助、1名麻醉护士、1名重症监护护士、1名外科手术技师和1名呼吸治疗技师,可部署在原本不具备手术能力的小型舰艇上,例如船坞登陆舰,也可直接在岸上展开,至多可开展3台损伤控制性复苏。2017年11月,美国海军首支自适应性创伤小组在"惠德贝岛"级船坞登陆舰"拉什摩尔"号(LSD-47)上进行了测试,并于2018年3月与法国海军"西北风"级两栖攻击舰"雷电"号共同参加了纪念"贝洛伍德"战斗100周年演习。

(六) 海军陆战队机动卫勤力量

海军陆战队的机动卫勤力量主要包括了休克创伤排和前沿复苏外科手术系统。

除了上述两支机动卫勤力量外,美国海军陆战队根据2015年两次兵棋推演及过去作战的经验,正在测试一套全新的前沿外科手术力量。海军陆战队认为,连登陆队在《远征作战力量21》和《海军陆战队愿景及战略2025》中描述的未来战争较为分散的战场上是关键的作战力量。未来战争需要更轻型、更灵活机动的卫勤力量。考虑到未来作战地域距离更远,环境也更加严酷,伤员在岸上等待及后送的时间也可能相应增加。因此,需要一支轻型、机动的力量,在遥远且恶劣的环境下为伤员尽早提供外科手术干预。

2016年环太军演中,美国海军陆战队测试了一套可装载在MV-22"鱼鹰"式倾转旋翼机上的前沿外科手术套件(forward surgical suite, FSS)及其配套部署的休克创伤组(shock trauma section, STS)。该系统主要是为海军陆战队连登陆队及其下属排提供卫勤保障,目的是将救治小组更为靠前地部署,进一步缩短伤员受伤后得到救治的响应时间,使伤员尽早得到救治。创伤休克组包括1名急诊科医生、1名医助、1名急诊科护士和1名野战医学技师,配备的装备包括1个帐篷、2套伤员保温系统(warming system)、2套制氧机、2套血液降温系统和4个担架。前沿手术套件内配有2名普外科医生、1名整形外科医生、1名护士、2~3名麻醉医生和4名医助/技师。前沿手术套件内配有6顶帐篷。根据设想,创伤休克队应跟着连登陆队移动。创伤休克队和前沿手术套件可通过2架MV-22"鱼鹰"式倾转旋翼机运输。总的来看,可作为前沿急救站来为连登陆队提供战伤救治和卫勤保障,包括止血等损伤复苏措施。它和营救护所不同设置位置不同,营救所设在靠近营部的位置,相对靠后。

二、英国

英国皇家海军在其两栖攻击舰和船坞登陆舰上部署有海上二级医疗能力小组(Role 2 Afloat, R2A),加强舰上医务部门力量,提供海上二级救治能力。英国皇家海军计划组建4支海上二级医疗能力小组。组内医务人员均从国防卫生单元内抽组。4支小组分别处于不同的战备状态,以满足各类任务的要求,如部署状态、1级战备(48小时内动员完成)、2级战备(5天内动员完成)和训练休整。除部署中的小组外，其余人员平时在国防卫生单元内工作以保证必要的医疗技能和水平。

英国皇家海军海上二级医疗能力小组标准配置为 18 人，人员组成如下：1 名急诊科医生、1 名普外科医生、1 名矫形外科医生、2 名接受过重症监护专科培训的麻醉医生、2 名急诊科护士、3 名重症监护专科护士、2 名手术助理（operating department practitioner，ODP）、1 名手术室助理护士、1 名放射科技师、1 名实验室技师、1 名医疗设备安全技师，以及由 1 名护士和 1 名医助共 2 人组成的海上医疗应急响应小组（medical emergency response team，MERT）。在标准配置下，该小组能够同时展开 2 张复苏床位、1 张手术台和 2 张重症监护床位，留治伤员 48 小时。使用 1 张复苏床位时，由 1 名麻醉医生管理伤员气道和开展血管穿刺，由 1 名手术室助理协助。1 名普外科医生作为创伤复苏的主要实施者，2 名急诊科护轮流协助，急诊科医生监督管理整个团队的工作。若 2 张复苏床位同时使用，小组内的 2 名麻醉医生和 2 名外科医生分为 2 组实施复苏作业，每个小组中还配有 1 名手术室助理和 2 名护士，急诊科医生同时负责协调 2 张复苏床开展救治。当 1 名伤员送入手术室后，2 名外科医生就进入手术室开展手术，留在复苏区的伤员由急诊科医生负责。

三、澳大利亚

随着澳大利亚皇家海军“堪培拉”级两栖攻击舰的服役，凭借其上优良的医疗设备，澳皇家海军海上伤员救治能力得到极大提升。为了更好地开展海上救治，满足“堪培拉”级两栖攻击舰作为主要伤员接收舰，并达到海上 2 级增强救治能力的要求，澳皇家海军于 2014 年重新组建了海上手术医疗队（medical operation health unit）。海上手术医疗队核心成员由麻醉医生、外科医生、重症监护科医生和急诊科医生、手术室助理护士、重症监护科护士、急诊科护士和普通护士、卫生员、病理学家和放射科技师共 25 人组成。由于澳大利亚皇家海军医务人员数量较少，因此，海上手术医疗队成员部分为现役军医和卫生兵，部分为预备役军医。此外，由于澳皇家海军自 2016 年起不再管理海军医院，因此这些医务人员平时在地方医院或海军基地内的卫生单位中轮岗工作，保证必要的医疗技能，在有任务时，临时动员抽组。作为一支临时抽组的团队，在实践中可能出现队员磨合不够，对舰艇环境不熟悉等问题。因此，澳大利亚皇家海军海上手术医疗队内的成员除需通过个人医务技能考核外，还需要定期参加模拟训练和海上合练。模拟训练在澳大利亚皇家海军企鹅基地内的两栖攻击舰模拟训练中心内展开。

四、西班牙

西班牙海军两栖舰艇具备海上二级医疗救治能力。20 世纪 90 年代，西班牙海军提出海上二级救治能力小组应包含：1 名普通外科医生、1 名创伤外科医生、1 名整形外科医生、2 名麻醉医生、1 名重症监护医师、3 名全科医生、1 名牙医、14 名护士（其中 6 人任职于手术室，6 人负责术后护理，2 人参与临床实验室工作）和 15 名卫生兵。伤员后送由麻醉医生或全科医生负责。根据之后几次军事行动及非战争军事行动的实践，因执行任务类型的不同，西班牙海军在其“加利西亚”级船坞登陆舰上派出的海上二级救治能力小组人员组成略有变化。例如，在伊拉克作战任务期间，舰上医务人员主要由外科医生及护理人员组成；在参与各类人道主义救援任务时，则会增派包括儿科医生、妇科医生等在内的医务人员；在执行灾难救援时，考虑到灾民灾后心理问题高发，会增派心理医生随舰执行任务。

五、新加坡

新加坡海军 1987 年成立了第一支海上外科手术队。在过去 30 年的时间里，随着新加坡海军第三代装备的下水与启用，新加坡海军海上外科手术队也随之发展。过去，新加坡海军要求海上手术队要求具备综合外科手术能力。而当下，新加坡海军海上手术队主要由 1 名外科医生、1 名麻醉医生及数名医助组成，只需具备开展损伤控制手术和术后护理的能力。由于新加坡海军医务人员数量有限，根据实际情况和任务要求，外科手术队临时从海军和陆军医务人员中抽组。海上外科手术对主要以“坚韧”级坦克登陆舰作为手术平台。在发生批量伤员时，“坚韧”级坦克登陆舰上可搭载外科手术集装箱，提高其手术能力。目前，新加坡海军的外科手术集装箱已发展到了第三代，拥有 2 个集装箱，可固定在飞行甲板上，也可放在坦克舱内。标准化的集装箱可通过海、陆、空等多种方式运输，模块化设计使其能直接与舰上水、电、气、垃圾处理系统对接，适应海上各类作战的要求。每个手术集装箱可放入 2 套手术组或将其中 1 个变为重症监护或术后护理病房。除此之外，新加坡海军“无畏”级护卫舰在设计时就对医疗区域的设计进行了充分考虑，除设有手术室外，其餐厅在 10 分钟内就可改造为重症监护室，新加坡海军海上外科手术队即可使用“无畏”级护卫舰作为伤员手术和救治平台。

（秦超）

第十二章

国外舰船救治平台简介

第一节　医院船救治平台

医院船是现代海战伤员救治需求下的产物。在战时，它作为海上一线医院，主要接收从救护艇、卫生运输船和其他途径后送来的危重伤病员，实施早期治疗部分专科治疗，待伤情稳定后立即后送作恢复性治疗。它是构成海上伤病员医疗后送体系的重要阶梯，对海上卫勤保障具有重要的作用。针对医院船的特点，特别是由集装箱船加改装成的模块化医院船，笔者进行了深入研究，并对两种型号的集装箱船进行了试验。

一、国外医院船现状

目前，国外在医院船发展的问题上，有两种解决方法：第一种是新建或永久性改装成医院船，第二种是战时临时改装成医院船。

对于第一种方式，孟宪海曾经撰文对其进行了详细的阐述，具有代表性的是美国把 2 艘油船永久性改装为医院船，即“仁慈”级医院船和俄罗斯的 3 艘“斯维尔”级医院船。该种医院船的特点是战时用于医疗救治，配套设施齐全，并可利用直升机进行伤员换乘；平时可为灾区提供医疗救护，为海上训练提供医疗保障。该种医院船的缺点是平时维护费用高、利用率较低。对于第二种方式，如：1982 年马岛战争中，英军临战前征用“乌干达”号游船，按预案在 65 小时内改装成拥有 1 300 张病床的医院船。该船具备完整的医疗救治能力，添加了直升机平台等设施，战争中对伤病员的海上医疗救治发挥了重要作用。还有，在 20 世纪 90 年代的海湾战争中，英国海军采用皇家舰队的航空训练舰“百眼巨人”号，在其甲板上加装了 45 只医用集装箱，构成了医院船。对医院船这种复杂、庞大的系统来说，加改装的研究从“固定式”改装正逐步发展到“活动式”改装，即通过预制实现医院船各功能的模块化装备，战时快速完成加改装。同时，在被选船型方面，从客轮、滚装船发展到以集装箱船为主。

二、模块化医院船

对模块化医院船，除了强调其医疗救治功能外，必须从实战出发，切实从提高伤病员救治、换乘能力、海上人员遇险救生等多方面进行综合考虑。医疗舱室要布局合理，相关的生活保障、伤员换乘和救生设备完善，便于伤病员的收容、救治和后送，以及保障医院船自身人员的生活和遇险救生需要。

(一) 模块化医院船的功能分区

模块化医院船要实现医疗、生活保障、伤员换乘和自身人员遇险救生功能。其中，伤员换乘是模块化医院船能否发挥海上医疗救护能力的关键。如模块化医院船的海上伤员换乘能力不足，即使有再好的医疗设施和医务人员，伤病员不能及时上医院船接受救治，还是不能完成医院船的勤务使命。作为海上伤员换乘的主要手段，直升机换乘是目前应用最普遍的方式，也是目前各国海军海上换乘的主要发展方向；其次是舷吊换乘、舷梯换乘等。模块化医院船主要分为医疗区、生活区、直升机起降区、伤员舷吊换乘区和救生装置区五大区域。除此之外，在各区域之间，设置了必要的通道设施，方便人员通行和伤病员搬运。

（二）各区域的功能、位置与配备装备

1. 医疗区

(1) 功能：对危重伤病员实施早期治疗和部分专科治疗，并具有一定的伤员收容能力。

(2) 位置：集装箱船的总体结构上看，船的舯部区域甲板空间较大，在船舶航行中受摇摆、振动影响比较小，适宜于集中堆放医疗功能箱组，所以医疗区设置在集装箱船的舯部。美军现有“舒适”号和“仁慈”号医院船各1艘。“仁慈”号医院船于1986年服役，是由超级油轮改装的医院船，共分8层。1甲板为主甲板，为全船最稳定区域，此区域主要分布了检伤分类区、医疗保障区、术前装备室、手术区及ICU。

(3) 配备装备：按医院船的卫勤使命配备相应的医疗功能箱组。配置了相关手术室、术前准备室、特诊室、X线室、消毒供应室、卫勤指挥室、分类间、护理站、医生办公室和病房等，可对伤病员实施早期治疗和部分专科治疗，并具有伤病员收容能力。除此之外，为实现医疗区供电、供氧、空调和淡水供应，还配置了电站、油罐、中心制氧、中央空调、制水等功能箱组。

2. 生活区

(1) 功能：满足船上医务人员与伤病员的居住、饮食和洗衣等生活需求。

(2) 位置：在集装箱船的艉部。

(3) 配备装备：配备生活功能箱组。配置厨房、餐厅、冷库、居住间、活动室和洗衣房等功能箱。

3. 直升机起降区

(1) 功能：满足直升机在集装箱船上的起降需求，配合直升机完成伤员换乘任务。

(2) 位置：从直升机起降的要求分析，起降区最好设置在船的艉部。但从目前集装箱船的实际情况分析，艉部的空间不足以摆放直升机平台和直升机保障功能箱组。退而求其次，在集装箱船的艏部设置直升机起降区。

(3) 配备装备：配备直升机平台和直升机保障箱组。按GJB534A舰船直升机舰面系统通用要求配备。直升机平台利用模块化技术，采用组合拼接的方式构建。平台表面应设有标志线、防滑涂层和系留孔，四周设有安全网。此外，在平台附近还设有符合国际标准集装箱规格的模块化直升机保障设施，包括直升机通信指挥、启动供电、应急供油和机务保障等。在模块化医院船上，一般可于4级海况下完成直升机伤员换乘。

4. 伤员舷吊换乘区

(1) 功能：在两船并靠时，吊运换乘伤病员。

(2) 位置：集装箱船的舯部靠近船首的两舷边。

(3) 配备装备：配备伤员换乘吊具模块、换乘平台板和伤员换乘吊篮。伤员舷吊换乘要求吊具的起重量在1 t以上，起吊速度不小于35 m/min。为实现吊具模块小型化，吊臂采用伸缩式，方便平时储运。

5. 救生装置区

(1) 功能：保障医院船自身人员海上遇险救生需求。

(2) 位置：设置在集装箱船的舯部两舷边。

(3) 配备装备：配备救生艇模块、海上撤离系统和气涨救生筏。根据《国际海上人命安全公约》(SOLAS)中对救生设备的要求，参考了客船配备的标准，即远海航区的客船救生艇配备比例为船上总人数的50%，海上撤离系统和气涨救生筏解决75%，总的救生设施配备量满足船上总人数的125%。救生艇模块符合SOLAS要求，救生艇内能安置担架伤员。

6. 通道设施

(1) 功能：方便医院船上人员通行以及伤病员搬运。

(2) 位置：在各功能区域之间和船甲板表面。

(3) 配备装备：配备通道及护栏等安全防护设施。为利于人员通行以及伤病员搬运，因此设置了相关的通道及护栏等安全防护设施。通道设施主要

采用玻璃钢材料，以及少量钢铁材料，方便与船甲板等焊接固定。按船舶要求，在通道必要处涂刷警示标识，搬运伤员的通道宽度不小于 1.2 m。

（秦超）

第二节 航空母舰救治平台

航空母舰是海上最具综合战斗力的作战平台，其通常在其他舰艇的支持下，以编队形式行动。航母编队中，航空母舰、伴随舰艇人员和舰载机飞行员总人数通常达数千至上万人。由于航母编队长期部署于海上，航母编队的卫勤保障工作对于维护和增进航母编队人员健康，巩固和提高航母编队的战斗力，具有十分重要的意义。

一、美军航母编队医疗救护能力

美军航母编队的组成通常随作战对象、作战海区和作战任务而定，航母编队人员众多且高度集中，环境复杂，应激因素多，多种舰艇舱室化学和物理因素的影响突出，平战时卫勤保障要求高，难度大，任务重。

（一）美军航母编队卫勤保障概述

1. *组织指挥体系* 美军航母编队的每艘单舰均配置高级医官，同时是一名卫勤指挥军官，协助编队或单舰指挥官策划组织卫勤保障的实施。航空母舰的指挥官及高级医官是编队医疗救护方案的决策者。

2. *海上医疗后送体系* 美军航母编队的医疗保障体系也称海上医疗后送阶梯，分为四级，即护航单舰、航空母舰、医院船与舰队医院、本土医院等。中小型单舰为第 1 级医疗阶梯，又称急救或“紧急生命支持”阶段；航空母舰的医务部门属第 2 级医疗阶梯，又称初期复苏治疗阶段；医院船与舰队医院为第 3 级医疗阶梯，又称复苏治疗阶段；本土医院为第 4 级医疗阶梯，又称确定性治疗及恢复治疗阶段。航母执行的是第 2 级医疗阶梯的救治范围，舰上具有较强的医疗救治能力，不仅可收治本舰的伤病员，还可对编队内其他舰艇实施卫勤支援。

3. *批量伤病员的医疗救治程序* 航空母舰上伤员的救治程序。根据伤病员发生的位置不同而定。当伤病员发生在飞行甲板以下时，程序为：伤病员发生地→急救初次分类→分类区→二次分类→伤病员收容区→三次分类→救护所（手术或入病房）。当伤病员发生在飞行甲板以上时，程序为：伤病员发生地→搬运→分类区→急救→初次分类→飞机升降机平台→运送→飞机库→二次分类→伤病员收容区→三次分类→救护所（手术或入病房）。

（二）美国海军航空母舰救护能力配置

1. *医务人员配备* 美国海军航空母舰医务人员配置基本为：军医官 15 人、独立医院看护兵 2 人、医院看护兵 34 人。由医务人员组成专门医疗应急分队（medical response team，MRT），负责处理舰上非批量伤员的紧急情况。医疗应急分队根据舰上损管控制中心指令前往事故地点开展急救，通常情况下 2～4 分钟内就能到达事发地点。医疗应急分队一般由 4 人组成，3 名普通医院看护兵和 1 名独立医院看护兵。在海上时，至少设置 2 支医疗应急分队；紧急情况发生时，2 队人员在主医疗区内等待。

2. *医疗舱室* 一般来说，美国海军航母（CVN）可达到海上二级伤员救治阶梯的能力（Role 2），配置有：手术室 1 个、重症监护病床 3 张、普通病床 52 张、临床检验室、血库、X 线检查室、药房、预防医学、生物医学设备维修、航空体验、辐射卫生、心理学、配镜、牙科、理疗室。

3. *战斗包扎站* 航母上设 6 个战斗包扎站，2 甲板前中后各 1 个，其中中部为主医疗舱室（主战斗包扎站）、04 飞行甲板层 1 个、03 吊舱甲板（机库）前后各 1 个。战斗包扎站内一般由 1～2 名医院看护兵、1 名步话员和至少 4 名担架员组成。

4. *急救物资*

（1）应急急救包（emergency response kit）：① 配发军医官复苏包（MO resuscitation kit），复苏包内物品根据医疗物资定额（AMMAL 0918）配备。配发独

立医院看护兵应急急救包(IDC emergency response kit),包内物资根据医疗物资定额(AMMAL 0924)配备。② 根据医院看护兵人数配发初级医院看护兵应急急救包(junior HM emergency response kit),包内物资根据医疗物资定额(AMMAL 0944)配备。

(2) 批量伤员急救箱(mass casualty box, MCB):最少配置7个批量伤员急救箱,用于发生批量伤员时医务人员开展检伤分类、初步复苏和固定以及紧急救治。批量伤员急救箱内物资根据医疗物资定额(AMMAL 0964)配备,箱体外有明显的“批量伤员急救箱”标识。为了保证医疗物资安全且在紧急情况下方便取用,批量伤员急救箱应设有防盗装置,但不使用锁。

(3) 急救箱(first-aid box):最少配置94个急救箱,物资根据医疗物资定额(AMMAL 0927)配备,并将急救物资等分为3份,装在密封包装中待用。急救箱外部应有明显的“红十字”标识,且用线密封或安装其他防盗装置。急救箱所在区域的管理部门负责急救箱的日常管理,急救箱中物资使用后应及时向医务部门报告,由医务部门负责补充。急救箱必须安装在下列区域内:① 航空作业指挥区域;② 机库和机库甲板;③ 起抛锚操作区;④ 物装卸作业区;⑤ 舰艇驾驶室;⑥ 通信作业区;⑦ 工程作业区及维修车间;⑧ 武器操作区;⑨ 损管控制中心和所有修理工具柜;⑩ 主要工作站、靠近可燃物仓库区及主要过道;⑪ 洗衣房;⑫ 食堂;⑬ 厨房;⑭ 根据舰上军医主任或医务部门负责人指令安装的特殊位置。

(4) 急救包/枪袋(gun bag):急救包/枪袋,也习惯译为炮位急救包。根据要求,在每个战斗包扎站中应配备2个急救包/枪袋供担架员使用。一个急救包中含有2套急救物资,并能保证12名伤员救治需要。

(5) 担架:美国海军舰艇上配备的常用担架,如斯托克斯担架(Stokes)、海空救援担架、里维斯Ⅱ型担架等。根据舰艇环境和伤员情况选择不同类型的担架,担架数量根据要求配备。例如,编制在3 000人以内的,按每100人配备1.5副斯托克斯担架(最少7副);超过3 000人的,按每100人配备1副斯托克斯担架配置。下列区域必须按规定数量放置不同类型的担架:① 战斗包扎站放置1副斯托克斯担架;② 舰员集中住宿区放置1副斯托克斯担架;③ 飞行甲板和直升机甲板放置1副斯托克斯担架、1副海空救援担架;④ 航空维修车间或垂直补给储物柜内应存放1副海空救援担架。

(6) 解毒剂急救箱(antidote locker):美国海军2003版《舰上医学手册》(*Shipboard Medical Manual*)中曾提到在配有医务人员的舰艇上应安装解毒剂急救箱。但在最近更新的14版手册中未提及该急救箱。解毒剂急救箱内物资根据医疗物资定额(AMMAL 0925)配备,外部标有“解毒剂急救箱”的警示标志。在配有军医官的舰艇上,解毒剂急救箱应放在急救区域(即24小时有人值守区域);在仅有独立医院看护兵的舰艇上,应安装在治疗室外,方便紧急情况下立即使用。

(7) 核生化洗消物资存放柜:根据舰艇设计,核生化洗消物资存放柜安装在舰艇洗消站边,用于存放核生化洗消物资。核生化洗消物资存放柜由损管控制部门负责管理,医务部门协助损管部门采购以下物资:手术用电推剪(每个洗消站1个)、手术海绵(每个洗消站按舰员人数1∶350配备)、敷料器(按舰员人数1∶100的数量配备,并均分到各个洗消站内)、脚趾甲内生指甲剪(每个洗消站2个)、手术刷(按舰员人数1∶10的数量配备,并均分到各个洗消站内)、肥皂(按舰员人数1∶10的数量配备,并均分到各个洗消站内)、异丙醇。

(8) 核生化防护物资:根据舰员人数(包括“M+1”卫勤增援计划人员)来配备核生化防护物资。具体物资见表12-1。除了溴吡斯的明需要冷藏保存外,其他应分成若干份,存放在战斗包扎站中或附近,也可存放在储藏室方便取用的位置。溴吡斯的明存放集中冷藏库中,但要保证在需要时能容易取用。地西泮自动注射器为Ⅳ类管制物品,应妥善保存。舰上医务部门负责人应对上述核生化防护物资负责,并做到半年检查一次。

(9) 外科手术器械组:常规配置12套小型手术器械组、4套大型手术器械组、4套气管切开术组、2套开胸手术组、2套骨折截肢手术组、2套腹腔镜手术组、4套胸腔引流管、4套耳鼻喉科手术组、2套血管外科手术组、2套颅骨钻孔手术组。

表 12-1 美国海军舰艇核生化防护物资配备要求

品 名	规 格	数 量	备 注
硫酸阿托品注射剂	1 mg/瓶	具体数量根据舰艇要求	—
阿托品自动注射器	2 mg/个	3 个/人	—
氯解磷定自动注射器	600 mg/个	3 个/人	—
地西泮自动注射器	—	1 个/人	Ⅳ类管制物品
环丙沙星	500 mg/片	6 片/人	—
盐酸强力霉素	100 mg/片	20 片/人	—
溴吡斯的明片	21 片/包	2 包/人	需冷藏保存

(三) 美军航母编队医疗救护特点

1. *海上医疗救治体系健全* 美军航母编队的海上医疗后送分级救治体系健全。美军航母编队的卫勤保障采取 4 级医疗阶梯模式。其航母编队各单舰上的医疗力量比较单薄，属 1 级医疗阶梯；航母上的卫勤保障力量较强，属于第 2 级医疗阶梯；医院船属于第 3 级医疗阶梯；舰队医院属第 4 级医疗阶梯。

2. *海上医疗设施配置齐全* 航母作为编队的核心，其安全性较大，在伤病员救治中一般须承担高级的救治任务。按美国海军海上医疗后送体系规定。航母上的医疗机构应具有完成初期的复苏救治任务，如美国海军"尼米兹"级大型航母，不仅担负着对本舰的伤病员救治任务，还必须作为整个航母编队的医疗救护中心，承担对全编队实施卫勤支援的使命。因此该航母配置的医疗舱室较齐全，包括候诊室、化验室、外科包扎室、手术室、X 线室、病房级牙科诊室，主病房约有 25 张固定的双层病房，近病房处还设有 2 个理疗室，另外该舰上还设有 6 个救护所。美国海军"斯坦尼斯"号航母也具有一套完整的医疗设施，其中包括一个有 55 张床位的病房(含特护病房)、手术室、化验室、X 线检查室、消毒供应室及药房等。手术室内设备齐全，可开展大多数常规是手术和急救手术；化验室可进行广泛的各种医学检验，包括血液学、生物化学及微生物学方面的检测，舰上还有一个小型血库；X 线检查室可开展各种放射检查；此外，还专门设立了牙科部门，可为舰员提供全面的牙科保障，包括补牙、拔牙、洁牙、牙龈治疗、牙根管治疗、牙矫形、安装义齿、假牙修复等，还可为患有口腔、颚关节伤病的舰员开展手术治疗。

从以上 2 艘美军航母的医疗设施配置可见，美军航母上配置的医疗舱室都具有一定的规模，具备了实施小型医院功能的能力，通常大型航母可收治 60 名伤病员，中型航母可收治 50 名伤病员，小型航母可收治 40 名伤病员。航母编队长期在海上执勤、训练，一旦发生战事或突发事故出现大批伤病员，又缺乏医院船支援保障时，编队内伤病员医疗救护主要由护航单舰及航母卫勤力量实施。当护航舰艇发生的伤病员超出本舰的医疗救护能力时，航母上的医疗部门应提供卫勤支援，接收和治疗超出护航舰艇处理能力的伤病员，美军航母医疗部门医疗设施与人员配置较高，具有集中处置大批伤病员的能力。

3. *医护人员保障能力较强* 美军航母的军医与卫生士官比 1∶8，美军航母医护人员以卫生士官为主，但对技能要求严格，上舰卫生人员，除了曾在"A"类医院看护兵学校就读及有舰艇生活经验外，还接受过特殊的培训，其专业构成中有航空航天医学技术人员、核医学技术人员、医疗服务技术人员、预防医学技术人员、X 线技师、药剂师、手术室技师、实验室技师、高级实验技师等，使航母具备专业齐全的保障能力。

二、航母编队医疗救护能力现状与存在的问题

(一) 现状

1. *航母医疗舱室的配置* 航母的医疗舱室一般分布在 3 甲板和 4 甲板舯部。3 甲板设有病房、手术室、X 线室等医务舱室，具有急救、手术、监护等医疗功能；4 甲板设有诊察室、治疗室、牙科等诊疗舱室，具备比较完备的门急诊功能。针对航空医学保障、航海疾病特点和应对突发卫生公共事件，也设置了航医室、理疗室、心理咨询室、卫生防疫室等。

2. *海上医疗后送体系* 海上伤病员医疗后送的组织体系是由海上到陆上，从前方到后方设置的各级救治机构，通过卫生运输工具联接起来的一个医疗后送链，其中各级救治机构分别对后送的伤病员完成从初级到高级的救治任务。一旦出现大批量伤病员，航母编队医疗后送工作的效率会对编队的战斗力产生很大影响。

3. 医务人员配置　航母上医务人员编制员中医护比通常为1.5∶1,医护人员的整体专业技术水平较高。

(二) 存在的问题

1. 医疗舱室配置功能还不够全面　特护单元、牙科诊室以及航母救护站等配置上的差异,很大程度上影响航母的医疗救治能力以及救治效果,因此急需加强航母医疗舱室功能建设。

2. 目前航母编队的海上医疗救治阶梯还处于理论研究的初级阶段　尚需因地制宜、结合卫勤保障经验,并根据实际情况,探索构建一个科学的、实用性强的、符合海军特色的航母编队海上医疗救治阶梯。

3. 舰上部分医务人员的勤务与战救意识较弱　由于舰上部分医务人员来自相关医院,且人员定期轮换,虽整体专业技术水平较高,但因长期工作在临床一线,故对海战伤特点及救治规程等缺乏一定了解与实践经验,对卫勤任务与救治范围缺少清晰的认识。

(三) 提高航母编队医疗救护能力的建议与对策

1. 加强航母医疗舱室和医疗设施的配置　从平战时出发,以航母编队的卫勤保障需求为牵引,着力加强航母医疗设施的配置,构成航母编队内部卫勤支援能力,提高编队伤病员救治水平,为后续救治创造有利条件。通常应在航母的二层甲板设置大型医疗机构,上面紧挨着机库甲板(主甲板),包括体检中心、眼耳鼻喉诊治室、会诊室、急救室、外科、病房、隔离室、重症监护室、理疗室、检验室、X线室、牙科诊室及药房等,还应在前中后各部设置多个救护站。

2. 构建科学高效的航母编队海上医疗救治阶梯　构建科学合理的卫勤力量梯次,建立分级救治、逐级后送的医疗救治阶梯是目前各国海军航母编队卫勤保障的普遍做法。按照与现有卫勤保障体系相一致、与保障对象和保障任务相适应的原则,构建科学高效的医疗救治阶梯,建立以加强一线抢救、紧急救治和提高医疗后送能力为重点的航母编队立体卫勤保障体系。

3. 切实加强航母编队卫勤训练　实践证明,训练是提高部队保障力、战斗力的最直接、最有效的途径。面对航母编队卫勤保障需求多样、组织指挥协调复杂等挑战,必须按照贴近实战、贴近实际的原则要求,不断创新卫勤保障训练内容,优化训练方法,完善训练条件,扎实开展针对性适应性训练,促进航母编队卫勤保障能力的生成和提高。

(李旭霞　李玺)

第三节　两栖攻击舰救治平台

两栖攻击舰(amphibious assault ship),又称两栖突击舰。两栖就是能够搭载飞机和运输坦克、登陆部队等陆战力量,所以它的内部设计异于航母,很多空间用于装备登陆力量。两栖攻击舰是一种用来在敌方沿海地区进行两栖作战时,在战线后方提供空中与水面支援的军舰,可以提供舰载机的起飞和降落,在海军的地位仅次于航空母舰。

两栖攻击舰一般与其他舰艇联合编组组成两栖戒备大队、远征打击大队或近海战斗大队,满足中等威胁环境下海上打击和海上防御任务的需要。舰艇是海上独立作战单元,也是集中发生伤员的场所。海上作战环境特殊,舰艇远离岸基,后方支援困难,一旦发生伤员,大多数情况下只能依靠海上医疗救治力量提供保障。根据多年的实战经验,美国、英国、澳大利亚等国都建立了多支可机动部署的前沿卫勤保障力量。

一、美国

常规任务时,美国海军两栖舰艇上配备舰队外科手术队加强两栖中队的海上手术能力。战时或人道主义救援任务时,尚可增加一支由84人组成的“M+1战时卫勤加强计划”小组,为两栖编队伤员接收救治舰提供更强大的医疗和预防医学保障能力。除此之外,美国海军还根据提高海军远征作战能力需要,增加了远征外科手术系统和海军适应创伤小组等多套更为灵活、机动地卫勤力量。

(一) 舰队外科手术队

舰队外科手术队(fleet surgical team, FST)是

一支18人组成的部署在两栖中队内的成建制卫勤力量。舰队外科手术队具备美军海上二级伤员救治能力,可利用舰上医疗设施开展包括先进的创伤管理和损伤控制性复苏等一系列挽救生命、肢体的伤员救治措施,尽可能地稳定伤员伤情并协助伤员后送。舰队外科手术队和舰上医务部门共同工作时,可同时开展1台手术、管理10张普通病床和2张重症监护病床。单日最多可完成6台手术,持续作战时每日最多可完成4台手术,留治伤员24～48小时。根据舰队外科手术队和舰上医务部门所配备的医疗物资,舰队外科手术队可在海上无补给的情况下完成25台手术。

(二)“M+1卫勤加强计划”小组

在发生批量伤员或执行人道主义救援任务时,卫勤计划者预计可能发生的伤员数量超过舰队外科手术队救治能力时,还可启动由84人组成的“M+1卫勤加强计划”(M+1 Medical Augment Program)小组来加强两栖舰船上的卫勤力量,驻舰后将极大提升两栖舰艇上的卫勤保障能力,小组人员组成包括2名内科医生、1名精神病学医生、3名麻醉医生、3名普外科医生、2名整形外科医生、1名口腔/颌面部外科医生、1名卫生行政军医官、1名护士长、2名麻醉科护士、5名围手术期护士、6名重症监护护士、2名急诊科护士、6名手术室护士和48名医院看护兵。

(三)机动舰载手术单元

机动舰载手术单元(mobile shipboard surgical suite,MSSS)是将海军没有手术能力的小空间迅速转换为功能手术单元,例如两栖运输舰、驱逐舰等,从而使其达到可开展损伤复苏手术的能力,尽可能地挽救伤员生命、肢体和功能。该机动舰载手术单元部署完成后可开展多达15台手术,对伤员进行48小时的护理。

(四)远征复苏外科手术系统

远征复苏外科手术系统(expeditionary resuscitative surgical team,ERSS)是为了解决舰队外科手术队离岸基较远影响救治时效和能力的问题,旨在两栖戒备大队或远征打击大队内构建具备二级救治能力的、模块化前沿卫勤力量。远征外科手术系统主要由4个小组组成,即舰上外科手术组(shipboard surgical team,SST)、远征外科手术组(expeditionary surgical team,EST)、远征创伤救治组(expeditionary trauma team,ETT)和后送途中护理组(en-route care team,ERC)。远征外科手术小组包括1名外科医生、1名麻醉师、1名重症监护护士和1名手术技师,最多可进行5台损伤控制性手术,留治伤员48小时。远征创伤救治组1名急诊科医生、1名医助和1名独立医院看护兵,其主要职能是最大程度挽救伤员生命和肢体,稳定伤情等待后送。途中后送小组由1名重症监护护士和1名医院看护兵组成,具备为2名伤情稳定伤员提供2小时途中护理和监护的能力,进入后送飞机后10分钟内即可展开完毕。舰上外科手术组由搭载在两栖舰艇上的舰队外科手术队和舰上医务部门组成,每天可接受救治伤员13人。

(五)海军自适应性创伤小组

海军自适应性创伤小组(navy adaptive trauma team,NATT)包括1名外科医生、1名急诊科医生、1名急诊科医助、1名麻醉护士、1名重症监护护士、1名外科手术技师和1名呼吸治疗技师,至多可开展3台损伤控制性复苏。

二、英国

英国皇家海军在两栖舰艇上分主医疗区和次医疗区。主医疗区是舰上医疗中心,包括主要的医疗设施和牙科诊疗设施、候诊区、病房、检验区、消毒区及医疗物资仓库。次医疗区包括第二医疗点、检伤分类区、医疗物资应急仓库、急救点/急救箱以及担架存放点。并且在紧急情况下还可将餐厅或军官休息室设为备用的急诊病房。部署有海上二级医疗能力小组(Role 2 Afloat,R2A),加强舰上医务部门力量,提供海上二级救治能力。以不同的部署状态、1级战备(48小时内动员完成)、2级战备(5天内动员完成)和训练休整来适应不同的任务的要求。小组标准配置为:1名急诊科医生、1名普外科医生、1名矫形外科医生、2名接受过重症监护专科培训的麻醉师、2名急诊科护士、3名重症监护专科护士、2名手术助理(operating department practitioner,ODP)、1名手术室助理护士、1名放射科技师、1名实验室技师、1名医疗设备安全技师以及由1名护士和1名医助共2人组成的海上医疗应急响应小组

(medical emergency response team, MERT)。能够同时展开 2 张复苏床位、1 张手术台和 2 张重症监护床位，留治伤员 48 小时。

三、澳大利亚

澳大利亚皇家海军“堪培拉”级两栖攻击舰是改良型的“胡安·卡洛斯一世”，拥有良好的医疗设施，包括三间手术室、病房、X 线室、计算机断层(CT)扫描室等。舰上设有由麻醉师、外科医生、重症监护科医生和急诊科医生、手术室助理护士、重症监护科护士、急诊科护士和普通护士、卫生员、病理学家以及放射科技师等 25 人组成的海上手术医疗队(medical operation health unit)。“堪培拉”级两栖攻击舰兼具轻型航空母舰与两栖突击舰的功能，担负机动作战任务，即可维持海运线畅通，也可在地区动乱等突发状况下及时干预，并可在发生严重灾害的地区，作为救援支援力量，以 LCM 登陆艇、车队或直升机将救援人力与物资送抵基础交通建设遭严重破坏的灾区。

四、西班牙

西班牙海军两栖舰艇“胡安·卡洛斯一世”号拥有完善的医疗设施，含手术室、病房、X 线室、CT 扫描室等，具备海上二级医疗救治能力。人员包含：1 名普通外科医生、1 名创伤外科医生、1 名整形外科医生、2 名麻醉师、1 名重症监护医师、3 名全科医生、1 名牙医、14 名护士(其中 6 人任职于手术室，6 人负责术后护理，2 人参与临床实验室工作)和 15 名卫生兵。伤员后送由麻醉师或全科医生负责。在参与各类人道主义救援任务时，会增派包括儿科医生、妇科医生等在内的医务人员。在执行灾难救援时，考虑到灾民灾后心理问题高发，会增派心理医生随舰执行任务。

五、新加坡

新加坡海军海上手术队主要由 1 名外科医生、1 名麻醉医生及数名医助组成，只需具备开展损伤控制手术和术后护理的能力。海上外科手术对主要以“坚韧”级坦克登陆舰作为手术平台。在发生批量伤员时，“坚韧”级坦克登陆舰上可搭载外科手术集装箱，提高其手术能力，可固定在飞行甲板上，也可放在坦克舱内。标准化的集装箱可通过海、陆、空等多种方式运输，模块化设计使其能直接与舰上水、电、气、垃圾处理系统对接，适应海上各类作战的要求。每个手术集装箱可放入 2 套手术组或将其中 1 个变为重症监护或术后护理病房。除此之外，新加坡海军“无畏”级护卫舰在医疗区域上进行了成分改良，除设有手术室外，其餐厅在 10 分钟内就可改造为重症监护室，新海军海上外科手术队即可使用“无畏”级护卫舰作为伤员手术和救治平台。

(李旭霞　李玺)

第四节　船坞登陆舰救治平台

两栖舰船作为海上大型输送平台，是优良的海上灾害救援工具，可输送大批物资、人员，也可开展医疗救助服务。

一、概述

国外海军十分重视海上医疗救护能力建设，通过模块化、标准化途径拓展大型保障舰船的医疗保障功能。美国重视在两栖舰船上设置大型医疗系统，利用两栖舰船的功能特性及舱室配置，尽可能地提高他们对伤病员接收与救护的兼容性，在人员、物资卸载及作战任务完成后转换成伤员收治舰。例如，在“塔拉瓦”级大型多用途攻击舰和“黄蜂”级多用途两栖攻击舰上配置了规模可观的医疗系统，在舰上设置了 4 个较大的、2 个较小的手术室，60 张基本病床，1 个特护室和 240 张病床的扩充病房，另有 1 个口腔外科手术室、2 个普通牙科手术室及辅助诊断科室、伤病员管理与治疗设备。据报道，德国海军还将 26 个具有医疗功能的集装箱放置在“柏林”号后勤补给舰上，组成海上机动医疗救援中心，能实施初级外科治疗、术后观察、常规治疗、牙科治疗等，设有病床 45 张，与舰上医务室组合使用，4 天时间便可完成医疗集装箱的组合和各种线路、管道的装配心。英军将45只医疗功能集装箱加装在“百眼巨人”号航空训练舰上，成为一艘伤员接收船，2002年完成进一步改装后，具有100张病床、3个手术台、1个牙科室、1个病理检查室、1个细菌检查室和1个CT室的救治能力。法国的“西北风”级两栖攻击舰设有约900 m^2 的医疗区域，设69张床位，2个手术室。在需要时能作为医院船使用，拓展方案是在直升机机库部署8个医疗模块，可扩充4个手术室、重症监护室、X线室、检验室，可执行两栖作战、海军海上作战及人道主义救援及人员后送的医学保障。

二、国外船坞登陆舰现状

世界各主要国家都致力于研发大型海上医疗救护平台，船坞登陆舰因具有使用舰载机能力，能装载人员、装备及物资而地位突显。美国海军新一代的两栖船坞登陆舰“圣·安东尼奥”级船坞登陆舰拥有完善的医疗设施，舰内医院编制32名军医，拥有2个手术室、2个牙医诊疗室、25张手术病床以及100张便携式医用床，可作为二级伤员接收船，具备一般情况下的海上医疗救治能力。英国海军“海湾”级船坞登陆舰的舰载医疗设施包括2个外科手术室、10个特护床位、X线设备、治疗室和一个可容纳100名伤员的应急病房，与其将要替代的舰艇相比，“海湾”级船坞登陆舰执行医疗保障任务更具优势，曾一度在人道主义行动和灾难救援行动中发挥作用。法国海军“西北风”级两栖攻击舰提供了面积900 m^2 的医院区域，开设有8张复苏病床、7张特护病床、12张手术病床和48张备用病床，且配备了X线机、超声检查仪、移动式CT机以及远程医疗设备，这些配置使得该舰具备改造成“海上医院”，越过第二级医疗阶梯，直接充当第三级医疗阶梯的能力。

三、国外海军两栖舰船医疗系统特点

国外海军十分重视海上医疗救治能力建设，通过模块化、标准化方法强化海军大型保障舰船的卫勤保障能力。两栖舰船作为海上大型输送平台，可输送大批人员、物资，也可开展海上医疗救治工作。外军利用两栖舰船的舱室布局和功能特征，在两栖舰船上装配大型医疗系统，尽可能地提高对伤员接收与救治的兼容性，在人员、物资卸载及作战任务完成后转换成伤员收治舰。如美国海军在“ USS WaspLHD - 1”上配置了规模可观的医疗系统，在舰上配备了6个手术室（4个较大、2个较小），60张基本床位（需要时可利用扩充病房多展开240张床位），1个特护室，另有1个口腔外科手术室、2个普通牙科手术室及辅助诊断科室、伤员管理与治疗设备。法国海军在Mistral - class LHD上设置约900 m^2 的医疗区域，设69张床位，2个手术室；在需要时能作为医院船使用，拓展方案是在直升机机库部署8个医疗模块，可扩充4个手术室、重症监护室、X线室、检验室，可执行两栖作战、海上作战卫勤保障任务。

四、国外海军两栖舰船医疗系统平台定位

（一）勤务定位

目前，世界各国海上卫勤保障的通行做法是建立分级救治、逐级后送的医疗救治阶梯。目前已有层次分明的四级医疗救治阶梯。其中，第一级医疗阶梯主要由舰艇军医、卫生员完成，也包括士兵的自救、互救，其目的在于实现对伤病员的止血、包扎、固定、溺水救治、心肺复苏等紧急生命救治；第二级医疗阶梯由编队救护所或机动医疗队组成，作为第一级医疗阶梯的补充进一步集中收治伤病员，维持伤病员生命体征，对超出处理范围的视情组织后送；第三级医疗救治阶梯由舰队医院或医院船组成，可实施紧急手术、重症及术后监护，或组织伤病员进一步后送；第四级医疗阶梯由陆地医院组成，负责提供确定性治疗和专科治疗。

为方便第一时间处理伤病员，第一、二级医疗阶梯必须开设在战场周围，而作为第三级医疗救治阶梯的医院船则常常停靠在远离战场环境的地方以避免成为敌人的火力打击目标。因此，如何安全、有效地实现第二、三级医疗阶梯间的伤病员转运成为战场卫勤保障的一个关键问题。若将某型船坞登陆舰改装成医疗救治平台，以第二级医疗阶梯的身份接收前线救护所或其他舰艇的伤员并转送至医院船，则能够在很大程度上降低由第二级医疗阶梯往第三级医疗阶梯后送的难度。原因在于：首先，船坞登陆舰作为兵力物资投送的主力战舰，完全可以在完成投送后改装成医疗救治平台组织伤病员接收转

运；其次，某型船坞登陆舰巨大的舰载容量以及搭载的直升机和登陆艇赋予了平台在收治、转送伤员方面更大的灵活性；此外，以医疗平台转运伤员也能够给予伤员后送途中更加积极的治疗。

（二）医疗救治范围

作为第二级医疗阶梯，船坞登陆舰医疗平台在执行后送任务的同时也承担一定的救治任务，其主要目的是确保伤病员以尽可能好的状态后送至医院船。结合现代高科技海战中，伤员多表现为“四多三高”，即重伤多、烧伤炸伤多、溺水多、复合伤多、减员率高、致残率高、救治难度高。医疗平台的救治范围应主要包括以下两个方面：一是对危急伤员进行紧急救治，包括昏迷伤员救治，气胸伤员救治，眼球破裂伤、脑膨出、肠脱出伤员急救，脊柱损伤伤员的急救，较大面积烧伤伤员的处理，休克防治，感染防治，放射性沾染处理，化学中毒处理，离断肢和指(趾)保护，海水浸泡伤处理，深筋膜切开减压，膀胱穿刺等；二是对满足条件的伤员进行相应的损伤控制手术治疗，包括清创手术、截肢或残端修整、血管损伤处理、气管切开、气胸封闭及引流、胸腹腔探查止血、开颅减压等。

（三）卫生资源配置需求

船坞登陆舰医疗平台在转运伤病员的同时也承担了相当大的医疗救治任务，因此如何确保船坞登陆舰顺利配合医院船完成大批量伤员转运救治成为工作重点。与普通舰船救护所、医院船不同，船坞登陆舰医疗救治平台在救治流程上具有其特殊性，普通舰船救护所的救治原则是稳定伤情、控制伤势、尽快后送，因此在救治流程上倾向于以紧急救治为中心；医院船是战场医疗救护的核心力量之一，需要为伤员提供较为完整的医疗救护，在救治流程上倾向于以手术治疗为中心。船坞登陆舰在改装成大型医疗救治平台后，兼具舰船救护所及医院船的部分特性，因此平台在实现伤员紧急救治、快速后送的同时，还要尽可能地为部分伤员提供更进一步的治疗。为保证充足的伤员转运、救治能力，船坞登陆舰必须健全各组室设置，包括分类后送组、手术组、重伤救治组、专科组、医技组、防疫组等，并配备足够的医疗人员及装备物资。以分类后送组为例，伤员分类工作贯穿医疗救护工作的始终，是确保伤员得到及时、有效救治的关键环节之一，伤员的转运一般也由分类后送组完成，船坞登陆舰作为大型医疗救治平台必须设立分类后送组。船坞登陆舰的优势之一在于其上搭载的气垫艇和直升机保证了良好的伤病员换乘能力，但具体的组织操作以及伤病员上舰后的进一步流向问题仍需要进一步讨论分析。分类后送组的组成涉及人员、物品、场地三个方面。在人员组成上，可参照医院船的规模配置 1 名组长、2 名军医、3 名卫生员以及若干名担架员，应尽可能挑选长期工作在临床一线且年龄合适、身体健康的医务人员，能熟练掌握各种突发疾病的处理手段者优先，且以全科医生或者大内科、大外科医生为主；在物品需求方面，以能满足检伤分类、伤病员转移以及轻伤员留置为主要目的，需准备担架、轮椅、简易病床、氧气瓶、通气道、听诊器、手电筒、血压计、止血带、三角巾、笔、伤标、伤票等物资器材；在场地设置方面，分类区的设置地点应该足够宽敞、光线充足，一般设置在甲板上，既能容纳一定数量的伤员，同时又能保证担架顺利通过，分类区必须划分入口、出口、检伤区域、留置区域，出口要与重伤救治组及手术组相邻。

五、船坞登陆舰医疗救治模拟仿真平台

（一）系统总体设计

系统采用兵棋与仿真技术，设计船坞登陆舰医疗救治模拟仿真平台由模型层、规则层、推演层三个层面组成。模型是开展卫勤保障推演、保障方案论证与评估的前提；规则是模拟推演实施过程中推演实体(人、装)执行相关行动必须遵循的依据和规范；推演是模型和规则的具体应用，能够推演论证船坞登陆舰遂行医疗救治任务时伤员救治范围、流程与规范等(图 12 - 1)。

（二）模拟仿真模型

模拟仿真模型包括战场环境仿真模型、装备仿真模型及人员仿真模型三部分，见图 12 - 2。其中，战场环境仿真模型主要研究登岛作战样式下，对船坞登陆舰医疗救治平台所处的战场环境进行仿真建模，构建战场环境“三维”数据库与模型库，包括地理环境、气象环境、水文环境、军事环境等复杂战场环境要素，为船坞登陆舰医疗救治平台模拟推演提供“逼真”的外部战场环境。装备仿真模型是在战场环

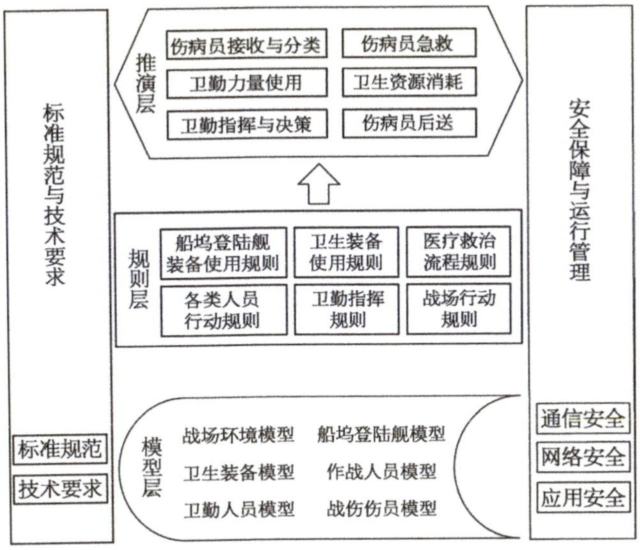

图 12-1 船坞登陆舰医疗救治平台模拟仿真系统总体设计

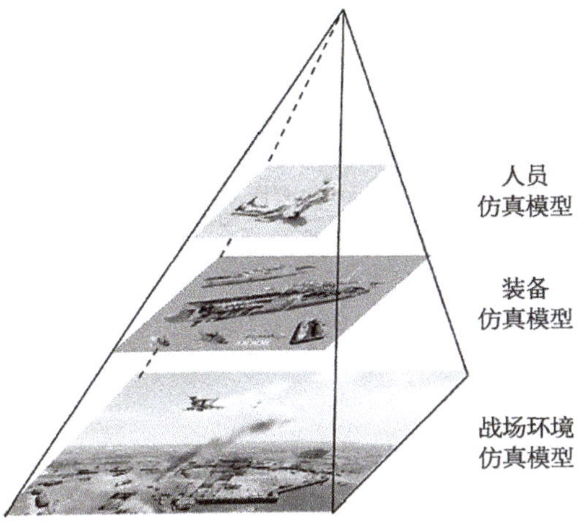

图 12-2 模拟仿真系统模型层内容设计

境仿真建模的基础上，构建船坞登陆舰医疗救治装备仿真模型，包括船坞登陆舰平台模型、船坞登陆舰卫生装备模型 2 类“三维”数据库和模型库，为船坞登陆舰医疗救治模拟提供装备基础模型与参数。人员仿真模型包括伤员仿真模型、船坞登陆舰作战人员仿真模型、卫勤保障人员仿真模型等“三维”数据库和模型库，为船坞登陆舰医疗救治模拟提供人员基础模型与参数。

(三) 模拟推演规则

依据登陆作战船坞登陆舰遂行医疗救治任务的卫勤保障想定，按照伤员医疗后送的流程与规律，主要构建装备、人员、指挥、救治流程等方面的推演规则。主要包括：① 船坞登陆舰装备使用规则；② 卫生装备使用规则；③ 人员行动规则；④ 卫勤指挥规则；⑤ 救治流程规则，为医疗救治平台模拟推演提供依据与规范(图 12-3)。

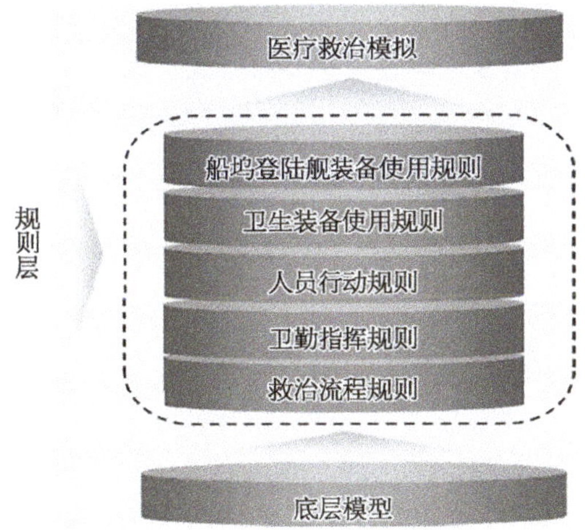

图 12-3 模拟仿真系统规则层内容设计

(四) 模拟仿真推演

以作战想定为背景，依据作战样式下卫勤保障任务要求，采用已构建的船坞登陆舰医疗救治模拟仿真平台，按照海上伤员医疗救治流程与规范，通过模拟多次不同伤员数量、伤情的发生，推演不同卫勤力量编成、卫生装备配备下伤员换乘、收容、分类、急救、手术、后送等救治能力，论证分析船坞登陆舰遂行医疗救治任务时伤员救治范围、流程与规范等。

六、结语

通过分析国外海军两栖舰船医疗系统特点，以及海军卫勤保障模拟仿真技术研究现状，从而构建船坞登陆舰医疗救治模拟仿真平台，并进行模拟仿真推演，分析海上作战卫勤保障任务下船坞登陆舰医疗救治平台的伤员医疗救治能力，以及卫勤力量编成和卫生装备配备的合理性，以期为船坞登陆舰遂行医疗救治任务提供科学的训练方法与手段。

从目前国外形势看，船坞登陆舰已然成为除医院船之外最适合充当医疗救治平台的舰船。究其原因，与船坞登陆舰本身特性有关：一是船坞登陆舰排水量大，能提供稳定的手术平台；二是充足的舰内容量能满足大批量接收伤员；三是舰载直升机、登陆艇能灵活前接、后送伤病员。

(李旭霞　李玺)

第十三章
海上伤员的转运与后送

第一节　海上伤员卫勤特点概述

一、第二次世界大战期间海战主要伤亡

在第二次世界大战中，英国共损失了 8 艘航空母舰，超过 2 000 人死亡；美国损失了 11 艘航空母舰，损失 2 000 人以上；日本总共损失 27 艘（被击沉 19 艘），超过 15 000 人死亡。在此次大战中，航空母舰人员损伤有以下特点：鱼雷及航空炸弹造成直接人员伤亡；损管失败造成航母内部火灾、二次爆炸等伤害；航母快速下沉造成人员无法及时逃离。后两者造成死亡人数较多。

第二次世界大战中，美国海军 513 艘水面舰艇伤员，穿透伤所占比例最高（占 39.09%），烧伤其次（占 21.73%），复合伤居第三位（占 11.34%）。1945 年 3 月 19 日，美国航母“富兰克林”号遭到日本轰炸机攻击，2 枚 250 kg 的半穿甲弹击穿飞行甲板，造成近 1 000人减员，其中阵亡724人，负伤265人。在死因明确的 379 名阵亡者中，烧伤和窒息 343 名；超过 90% 诊断明确的伤员中，吸入性损伤和烧伤比例最高。

二、第二次世界大战后海战主要伤亡

马岛海战是第二次世界大战后最具现代意义大规模海战。在此次战役中，英军烧伤伤员占总数的 41%，而舰艇部队烧伤占舰艇伤员总数的 34%。最典型的莫过于英军的“加拉哈德将军”号被炸后，短时间出现大批伤员，179 名后送至“乌干达”号医院船，其中 83 名存在程度不等的烧伤。马岛海战中烧伤伤员不仅比例高，而且严重，有的烧伤面积超过 60%。还有部分舰员因吸入浓烟或有害气体晕倒在舱内，未能及时救出，导致中毒或被烧伤。

1987 年 5 月 17 日，美国“斯塔克”号护卫舰在波斯湾进行常规巡逻，一架伊拉克“幻影”战斗机发射两枚反舰飞鱼导弹，击中斯塔克船体的左舷。“斯塔克”号上有大约 220 人，37 人阵亡，15 名轻伤员在“斯塔克”船上接受治疗，其中 3 名弹片伤，8 名软组织挫伤，3 名眼灼伤，1 名脱水。所有 15 名轻伤员，除了弹片伤，都与灭火/逃生有关。5 名船员从水中获救，均没有受到重大伤害。许多船上的灭火人员因为疲劳、热应激、烟雾暴露/吸入烟雾等综合原因而失能，但经过短暂的休息、吸氧、口服液体等治疗后得到恢复并及时归队。2000 年 10 月 12 日，美国“柯尔”号驱逐舰在一个国外港口停泊补给时遭到一艘满载炸药的橡皮艇攻击，出现批量伤亡。17 名阵亡者中，3 名落水，14 名与爆炸有关。后送的 35 名爆震伤伤员，Ⅰ型（由冲击波造成）爆炸伤伤员 7 名，Ⅱ型（主要是破片导致的穿透伤）爆炸伤伤员 12 名，Ⅲ型（钝性力量导致，如撞击伤）爆炸伤伤员 28 名，Ⅳ型爆炸伤伤员 7 名，其中 3 名吸入性损伤，4 名为烧伤。同时发现，多数伤员为多种致伤因素所致。

三、美国海战伤员卫勤救治现状

现代海战因超视距、精确打击武器、无人机的使用和舰艇空间相对狭小、战位密集、人员集中等原因，可在短时间内发生大批量伤员。同时由于单舰海上救治力量有限，舰艇间及编队内部伤员转运及战略后送是海上伤员救治的重要手段。因此现代海战卫勤保障任务繁重，如何将一线伤员高效、安全地进行现场救治和(或)快速转运与后送至合适的海军救治中心是卫勤保障的核心与关键，也是卫勤保障力量需要提升和加强的着力点。

在海战伤中，头部或脊柱损伤以及其他重症伤员致残致死率高，为了最大限度地降低这种风险，需要对伤员进行合适的初始管理，病情稳定后选择合适的时机快速、安全转运至三级救治单位进行手术等治疗。当伤员在没有综合医疗设施的遥远海战环境中时，运输成为医疗救治的一个更重要的组成部分。使用旋转翼或固定翼飞机后送受伤人员，可以将伤员从没有医疗护理或医疗护理资源不足的地区快速运送到能够提供必要和(或)专业的医疗护理的设施及服务的地方，能够大大降低海战伤病员的致残致死率。

美国军事医疗系统已经设计了一种分阶段的治疗方法，将伤员从受伤地点运送到后方基地大型医院治疗直至到恢复战斗力或回归社会。美国海军海上编队第一级救治阶梯为水面舰艇和潜艇，主要在舰上开展自救互救和紧急救治。第二救治阶梯为航母、两栖攻击舰和船坞运输舰，主要由舰上卫勤力量开展前沿复苏救治。第三级救治阶梯为医院船、远征医疗设施(原称舰队医院)，开展战区内的住院治疗。第四级救治阶梯为本土军地医院、海外基地军地医院、海外基地所在国医院以及其盟国的军地医院，主要开展确定性治疗。在美军治疗体系中，美军的伤员后送根据是否有医务人员伴随保障和提供护理，可分为三种类型：伤员后送(CASEVAC)、医疗后送(MEDEVAC)和航空医学后送(AE)。

创伤性脑损伤(TBI)或脊髓损伤患者的治疗与护理，在各个阶段均需要更专业的医学知识、技术、医护人员以及医疗和军事设备支持，同时意味着更多的经济投入。随着便携式通气和监测系统的不断发展，美军医疗救治能力在过去十年中已经变得越来越先进，转运期间不良事件的发生也越来越少。通过战地外科医生、航空外科医生、紧急救护空运队(CCATT)成员和国内最终护理医院的医务人员的协同努力，已经取得了显著的成果。其成功的经验值得我军借鉴和参考。

尽管有上述技术和医疗实践的改进，远程航空医疗后送时，重症伤员和神经损伤伤员仍处于一个相对不利的环境中，病情观察和监测较正常医疗环境更加困难，可选择的干预措施仅限于清理呼吸道、呼吸和循环支持以及避免飞行中的事故等基本问题。

四、转运与后送是海军卫勤保障的核心与关键

第二次世界大战以来的海战伤亡特点及国内外卫勤救治经验表明，在海战产生批量伤员时，(在战地医院或其他地方设施中)最初的一线救治中维持生命体征稳定、损伤控制、外科治疗是至关重要的措施；同时，由于脑与脊髓损伤以及其他重症伤员在这些一线救治单位往往不能得到专业的医护治疗，需要进行医疗转运至二级以上救治单位或远程航空医疗后送(AE)以获得最佳的生存和功能恢复机会。

在伤员后送、医疗后送或远程航空医疗后送期间，脑与脊髓损伤以及其他重症伤员的大多数临床优先事项与其他患者相似。但是，较其他伤员，由气道、通气和血流动力学问题引起的并发症常常对这些患者产生更严重的后果。同时，在远程航空医疗后送期间，脑和脊髓损伤以及重症患者有许多特殊的临床问题，正确治疗和处理这些问题是提升伤员救治成功率、降低致残致死率的关键所在。

海上伤员的转运与后送，必须在和平时期的卫勤演习中，制订详尽的计划，进行充足的理论、技术、人员以及设备储备，以满足战时卫勤需要。

对于单纯的医疗治疗团队，不仅需要熟练掌握普通重症伤员救治及医疗后送的基本理论、基本技能，还应掌握神经外科等特殊重症疾病的发生、发展、变化规律，并应用相应的知识、技术及特殊的医疗设备进行诊疗。

同样，为达到最佳的医疗救助效果，包含航空医学人员在内的海上伤员救治、转运与后送团队不仅

需要全面掌握一线救治的检伤分类、重症伤员的救治的一般规律，还要掌握脑与脊髓损伤等重症伤员救治与转运的特殊规律；不仅需要掌握在海军二级以上救治单位中救治脑与脊髓等重症伤员的能力，还需要熟悉与掌握在舰船之间转运脑与脊髓等重症伤员、远程航空转运脑与脊髓等重症伤员的救治需求和特殊医疗规律并应用与实践。

（李旭霞　李玺）

第二节　海上伤员的现场急救与伤员后送

海军舰艇以编队执行任务时，编队中的驱逐舰、护卫舰等舰艇的单舰救治能力有限，在出现伤员，尤其是批量伤员时，舰上医疗救治力量不足，因此需要向编队中具备更强医疗能力的航母、两栖攻击舰及船坞运输舰上后送伤员。在战术条件允许的情况下，也可直接向岸上后送。在海上编队医疗中心内接收救治后的伤员，视情送往岸上救治单位内接受进一步的治疗。根据编队执行任务区域，优先送往本土或海外的军队医疗机构内，但如果伤员伤情无法满足长距离转运要求，也可送往盟国或东道国军地医疗机构内救治，待伤员伤情稳定后送回本土。

战时出现伤员时，现场急救是第一时间发生和需要做的，其实施者既包括伤员本人、随行战友，也包括接受过战救培训的非医务人员以及进行医疗保障的专业医务人员；尽管各军种对于现场急救施救范围要求略有，但核心都是目前在用的战术战伤救治指南（TCCC guideline）。实际使用中，战术战伤救治训练区分不同的训练对象，设置不同的掌握要求和范围，包括所有人必须掌握的技能、战斗救生员（非医务人员）训练、看护兵/卫生兵训练和军医训练4类。其中，战斗救生员是陆军中经过训练的非医务人员，能够提供超过一般人员掌握的急救范围外的现场救治，主要是为伤员在专业医务人员到达前争取救治时间。

现场急救中即刻的救命措施包括：疾病和非战斗伤（DNBI）的救治以及因非敌方攻击引起的人员功能下降的恢复；战斗和作战应激的预防（心理干预或辅导）；伤员定位及搜索（伤员的收容）；由指定的卫生兵、看护兵或小队对伤员进行紧急救治。

在有专业医务人员伴随保障时，现场急救还包括由医务人员完成初步的伤员检伤分类、伤员收容、初级复苏和伤情稳定。急救具体内容包括：大出血控制、呼吸道检查及通畅、循环情况检查、低体温症和休克的预防、伤口的防护、骨折的固定及其他必要的急救措施。救治原则：紧急救治仅指采取必要的措施使人员快速归队（轻）或稳定伤情能够后送至下一救治阶梯。

伤员后送是指从受伤点向救治点运送伤员，在这个过程中可能无医务人员伴随保障，且后送工具根据战术环境择机确定。其目的是使伤员尽快从受伤点转移到安全地带，接收紧急救治。伤员是否需要后送，由舰上军医主任判断决定。在未配备军医的舰艇上由独立看护兵决定。当独立看护兵无法判断时，可向编队军医主任求助。由于后送工具及医疗资源的限制，伤员后送应当确定优先级，并且保证安排优先后送的伤员能够顺利安全地后送至下一救治阶梯。

现场急救与伤员后送治疗是辩证统一的关系：伤员后送是以有效的现场急救为基础的，同时伤员后送是为了达到最佳的救治疗效。在现场急救条件不足时，需要尽快后送至相对应的救治阶梯治疗。

海上伤员的现场急救要求如下。

一、明确初步诊断，排除危及生命的因素

快速、专业的病史询问、体格检查初步明确伤员诊断与伤情轻重。除了明确有无上述大出血、呼吸道梗阻、循环不稳定、低体温、休克、骨折外，还需要明确有无头部外伤、掌握GCS评分与瞳孔变化以及肢体偏瘫的检查与确诊方法。

二、伤情管控与维持生命体征稳定

预防低血压、低灌注与低氧血症明确与伤员的不良预后相关，现场急救首要的是发现已发生低血压

和低氧血症的伤员并及时处理，为后续抢救争取时间创造条件，同时前瞻性地发现易出现低血压和低氧血症的高危伤员，并预防低血压和低氧血症发生。

急救现场重点检查气道通畅、通气（给氧）和血流动力学问题，并给予处理维持呼吸、循环的稳定，为后续救治和或转运创造条件，在受伤地点实施抢救的同时，迅速转运至有救治条件的位置。

（一）注重呼吸监测

维持呼吸道通畅，及时清除呼吸道异物，昏迷的患者需要行气管插管吸氧，维持末梢氧饱和度大于95%。简易转运呼吸机可以用于气管插管伤员的转运，无气管插管条件的患者需行气管切开或环甲膜切开以保持呼吸道通畅。

（二）血压监测

非颅脑损伤伤员，收缩压维持在 90 mmHg 以上，但是对于颅脑损伤颅高压伤员在没有外周活动性出血或者活动性出血已控制时，建议收缩压维持在 110 mmHg 以上。如果需要升压药支持，则使用动脉线压力监测器持续监测平均动脉压（MAP）。虽然 MAP 可以从外周血压得出，但通常是通过监测设备电子计算得出的。对于危重患者，通常使用留置动脉导管持续监测平均动脉压。理想情况下，在创伤性脑损伤患者中，持续监测 MAP 和颅内压（ICP），并用于估计脑灌注压（CPP）。

对于休克伤员，骨髓腔输液可用于低灌注患者的快速急救，较深静脉穿刺更易施行。伤员在血压、呼吸等生命体征平稳后，立即转运至有救治条件的区域或救治单位。转运途中最为重要的是维持生命体征的平稳与伤情控制。

三、检伤分类与伤员后送

在急救的基础上，尽快检伤分类，明确伤员是否需要后送。由于后送工具及医疗资源的限制，伤员后送应当确定优先级，并且保证安排优先后送的伤员能够顺利安全地后送至下一救治阶梯。Ⅰ级——紧急：需要立即后送的伤员，以便尽快开展挽救生命、肢体、视力等功能的手术，从而避免进一步的并发症或永久的残疾。如标注为一级优先的伤员，在特殊情况下，可以越级后送至可直接开展救命手术的医疗机构内进行救治。ⅠA 级——紧急手术：标注为该优先级的伤员必须立即接受前沿外科手术，以便保住性命或稳定伤情，才能进行下一步的后送。一般不越级后送。Ⅱ级——优先后送：需要立即接受治疗的伤病员，一般指在 4 小时内应进行战术后送的伤员或是现场医疗条件无法满足伤员要求，如不后送可能会引起不必要的并发症或残疾。战略后送优先级中，Ⅱ级的等待时间是不超过 24 小时。Ⅲ级——常规后送：伤员伤情比较稳定，没有进一步恶化的情况，一般指 24 小时内需进行战术后送的伤员或 72 小时内接收战略后送的伤员。Ⅳ级——视情后送：一般指使用救护车在方便时完成战术后送的情况。

在实践中，下述伤员可以考虑优先后送：胸部和颈部受伤，且伴随呼吸困难；胸部或腹部受伤，并出现持续的内出血。但是仍有可能安全后送至更高级的救治阶梯接受治疗；需要接受头部和（或）脊柱手术；烧伤面积达到 20%～50%；主要部位骨折。

四、转运途中持续监护与维持稳态

由舰艇舱室运送至转运平台，或由大型军舰（航母、两栖攻击舰、登陆舰）舱室转运至航母医疗中心，需要使用特殊担架，保持头高脚低位。舰艇舱室运送至直升机平台等待空中转运至医疗船或航母/直升机航母救治中心。虽然路程较短，但运送途中同样需要关注出血点的止血，呼吸道通畅的维持，氧气供给以及血压的维持。在转运途中，应使用 MARCH 或扩展的 ABCDE 算法不断对患者进行重新评估，特别关注气道、呼吸和循环（ABC）。电子生理监护仪（如血压计、脉搏血氧仪和二氧化碳检测计等）应在可用时使用。当不具备这些设备时，救治者必须依靠传统的体格检查如视、触诊、叩诊和听诊进行评估。由战区伤员运输需求中心给予运输协调特殊担架，气管插管及转运呼吸机供氧，同时开放静脉通路，具备持续输液能力。

（李旭霞　李玺）

第三节 海上伤员的前沿复苏救治与医疗后送

前沿复苏救治应当具备提供高级创伤管理和急救的能力，包括能够持续开展伤员复苏和损伤控制性手术的能力，如条件允许也可采取其他急救措施，但应遵循"立即开展为挽救伤员生命、肢体和功能的必要救治措施"这一原则。

医疗后送指的是使用专门的伤员运输工具后送伤情相对较为稳定的伤员，并且整个后送过程有医务人员伴随保障。一般来说，在第一、第二和第三级救治阶梯内后送伤员属于战区内的伤员转运（intra-theater），此时以伤员后送（CASEVAC）和医疗后送（MEDEVAC）为主。

美军的前沿复苏救治主要在二级救治单位完成，二级救治单位分为两种模式：① 轻型机动型二级救治阶梯：海军自适应性创伤小组（navy adaptive trauma team，NATT）7 人组成，包括 1 名外科医生、1 名急诊科医生、1 名急诊科医助、1 名麻醉护士、1 名重症监护护士、1 名外科手术技师和 1 名呼吸治疗技师，至多可开展 3 台损伤控制性手术。② 增强型二级救治阶梯：具备初步手术、重症监护、病床管理、有限的 X 线检查、临床检验和牙科服务、战斗和作业应激控制和预防医学等能力。由增强型二级救治阶梯处理后的伤员可以不经过三级救治阶梯直接后送至四级救治阶梯进行确定性治疗。其能力较强，但机动性相比二级轻型要弱一些。

海上医疗后送对海军卫勤保障带来三大挑战。第一个挑战是为战术后送的患者做好准备，提供充分、稳定的院前护理，最好遵守战术战斗伤员护理指南。途中条件补偿的准备工作至关重要。第二个挑战是途中护理，通常受到医疗设备和训练有素的医护人员的缺乏以及恶劣的转运环境的限制。第三个挑战是，不同级别救治单位交接后，需要立即进行彻底的伤情重新评估，及时干预或纠正潜在的危险和紧急问题。

前沿复苏救治单位和负责医疗后送的医护人员，除了需掌握常规的高级创伤管理和急救的能力外，还需要掌握以下重要的专科知识与技术。

一、自动瞳孔测量

自动瞳孔测量法便携可靠，已成为许多神经重症监护病房不可或缺的工具，尽管其在不良事件中的应用尚未见报道。它减少了评估这种临界反射的主观性，提供关于颅内压升高甚至即将发生脑疝的超早期无创预警。

二、颅内压监测

控制颅内压升高可降低脑损伤早期的死亡率。因此，持续监测颅内压（ICP）已成为惯例，ICP 监测最常用于格拉斯哥昏迷（GCS）评分在 3～8 之间的患者，因为在这些患者中临床上可能观察不到 ICP 的升高。临床上常用甘露醇和高渗盐等药物进行治疗。根据 ICP 探头尖端的位置，ICP 监测装置分为两大类：脑实质内探头（IPC）和脑室内探头（IVC）。两者都可以在局部麻醉下植入。

（1）IPC：通过在颅骨上钻一个骨孔来放置 IPC，通过这个小孔将一根顶端带有压力传感器的小光纤导线置入脑组织约 1 cm 处。传感器连接到显示连续波形和平均压力读数的监视器上。IPC 比 IVC 更易于使用，且并发症风险较低，仅为 3%；但是，它不能用于引流脑脊液。

（2）IVC：通过在颅骨上钻一个稍大的孔来插入 IVC，通过该孔将导管置入侧脑室前角，导管头端距离骨孔约 5～6 cm，并将导管缝合固定到头皮上。与 IPC 相比，IVC 除了监测 ICP，还可以治疗性引流脑脊液，通过调节引流瓶/袋高度来控制 ICP。缺点是并发症高达 14%，包括出血、感染、错位和堵塞。

颅内的脑脊液压力通常为 5～15 mmHg，通常不会快速变化。流量由收集系统相对于头部中心的高度决定：当系统相对于头部降低时，两者之间的流体静压梯度变大，脑脊液流量增加；当收集系统高于患者头部时，流量减少。

对于 IVC 系统，外部引流收集袋标有 0°参考点，该参考点应位于外耳道的水平位置。在整个航空医学后送(AE)过程中,保持外部脑脊液采集系统的零参考点在患者外耳道的水平是至关重要的。将收集系统放置得太低会导致灾难性的脑脊液过度引流、脑塌陷、桥脑静脉的拉伸和撕裂以及硬膜下血肿的形成。

三、脑灌注压

脑血流量是脑损伤恢复的一个关键因素,但它不能在临床环境中直接测量。脑血流量的显著增加可提高 ICP,这可单独恶化脑损伤,而灌注的减少可能导致向受伤大脑的供氧不足,导致缺血性变化和恶化的细胞损伤。

临床上,脑灌注压(CPP)被用作脑血流量的合理估计。CPP 是驱动向大脑输送氧气和代谢物所必需的脑血流的压力梯度。CPP 被计算为脑血管系统中动脉侧(MAP)和静脉侧之间的差异,其计算公式为:CPP=MAP-ICP。对于患有创伤性脑损伤(TBI)的成年患者,维持 CPP 的推荐范围是 60~70 mmHg(对于 6~17 岁的患者,建议 CPP 高于 50 mmHg;对于 5 岁或更小的患者,建议 CPP 高于 40 mmHg)。同时应避免将 CPP 升高至 70 mmHg 以上,因为这与急性呼吸窘迫综合征(ARDS)的风险增加有关。

四、脑组织氧监测

脑组织氧(PbO_2)监测是除 CPP 之外的另一种方法,用于估计受伤患者脑中脑血流的充足性,以检测由损伤引起的脑血流和脑氧代谢率的正常偶联的变化。这项技术被发现在 TBI 患者的重症监护环境中是有用的,即使当 CPP 和 ICP 维持在阈值内。尚未报告其在不良事件中的使用。

(李旭霞 李玺)

第四节 海上伤员的航空医学后送

航空医学后送(AE)指的是使用特定的飞机在医疗机构之间运送伤员,并且在途中可提供一定的监护和救治。从三级救治阶梯送至第四级救治阶梯为战区间伤员转运(inter-theater),属于航空医学后送,也称为战略后送。在美军卫勤体系中,航空后送一般由空军负责,并且有专门的重症监护空运队(critical care air transport team, CCATT)提供后送途中的治疗与护理。

空运后送有其特定的条件,与海上救治又有紧密的连续性,因此空运前要有充分的医疗准备。伤员登机前尽可能完成急救治疗,使伤员病情基本稳定,在机上运输途中只需要进行维持医疗,尽量减少空中医疗护理操作是空中转运伤员的基本原则。医护人员要明确空运后送的主要职责和任务,熟悉各种救治预案,使整个过程做到快速、安全、高效。

一、航空医学后送前医学准备

(一) 转运前伤员的病情评估与重症监护空运队

负责空中转运的医护人员一起充分评估转运的可行性,评估内容包括:伤员外伤的部位及病情、生命体征、呼吸道情况、用药情况、有无基础疾病、目前身体状况等。正确判断飞行途中可能出现的病情变化和意外情况,针对性地做好各项抢救预案。

美军重症监护空运队包含以下组成,根据转运伤员重症伤员的比例和数量可申请增加配备相应医师、护士和技师的数量。

(1) 重症医师:能够提供短期生命支持,包括先进的气道管理、呼吸机管理和有限的侵入性(非手术)程序。重症医师应接受过重症医学、普通外科、麻醉学或急救医学方面的培训。

(2) 重症护理护士:应在管理需要机械通气、有创监测和血流动力学支持的患者方面具备丰富经验。

(3) 心肺技师:应在管理需要机械通气和侵入性监测的患者方面具备丰富经验。有排除呼吸机、便携式实验室设备和监控系统故障的经验。

(二) 航空环境的影响与航空医学后送指征把控

飞机在高空飞行会遇到低气压、缺氧等因素,会对伤员病情有一定的影响,尤其是对一些心肺功能障碍、失血性休克等伤病员而言会危及生命安全。

因此，做好伤员空运后送前必须进行稳定伤病情的医学准备。

1. 下列情况之一的伤员应优先后送

(1) 后送途中没有生命危险。

(2) 骨折已固定者。

(3) 手术后伤情已稳定者。

(4) 伤员病情有变化、已经及时处置并稳定者。

(5) 需要实施的医疗处置已完成者。

2. 下列情况之一的伤员应妥善急救处理后再后送

(1) 休克伤员，休克症状未纠正、病情不稳定、随时发生病情变化者。

(2) 意识水平降低、烦躁、气道梗阻者。

(3) 颈髓损伤有呼吸功能障碍者。

(4) 腹部、胸部、四肢及骨盆伤病情不稳定者。

(5) 严重颅脑伤，有发生脑疝的可能者。血气胸尚未进行胸腔减压排气者。

3. 后送前严格核对与登记　后送组拿到需后送伤员所有的检查、化验单后再次核对、对伤员进行统一编号、登记并建立简易病历档案(伤员姓名、年龄、性别、血型、受伤史、主要伤情及其处置等)，将编号粘贴在伤员胸前左侧，陪护随行人员编号与患者对应，例如，伤员编号是“伤①”，陪护则为“陪①”。详细地向伤员做好解释工作，等待空运后送。

4. 运输前注意事项

(1) 环境、时间对患者的影响：由于海拔影响、行动受限、途中医护人员有限以及不可预测的疏散时间，转诊医生应制定生命体征监测以及伤口和神经血管检查的频率要求。

固定医疗设备中可能不需要的一些疗法适用于航空医学后送：① 例如，患有严重内科或外科疾病的患者应使用 Foley 导尿管、鼻胃管、静脉注射止痛药、长效静脉注射抗生素和适当的营养。② 考虑广泛使用筋膜切开术/焦痂切除术。③ 考虑用预防性气管内导管保护气道。④ 伤口包扎延迟一期愈合。除非另有指示，否则航空医学后送时一般不处理伤口。但是，如果患者在途中出现发烧或败血症，必须检查伤口。⑤ 最好使用夹板固定。应避免环向铸型或双壳铸型。记录飞行前和飞行中的神经血管检查结果。转运受阻患者中未被识别的肢体骨筋膜室综合征具有毁灭性的风险。

(2) 气压下降对患者的影响：在海拔 18 000 ft (5 486.4 m)的地方，液体中气泡的体积会翻倍。大多数军用飞机的座舱压力保持在 8 000～10 000 ft (2 438.4～3 048 m)之间。如果飞机有能力，客舱高度可以保持在较低的水平，但这将大大增加飞行时间和燃料消耗。

如转运以下伤员，考虑进行飞行高度限制(CAR)：① 眼球内空气穿透伤。② 任何体腔内的自由空气。③ 严重的肺病。④ 减压病和动脉气体栓塞需要在起始场高度进行 CAR。目的地高度不应高于起点高度。用 100%氧气运输(如果有飞行员面罩的话)。⑤ 气胸：考虑到在高空扩张的风险，所有气胸都应置入胸管。在进行战略空运之前，必须排空胸前气体。在将患者转移到飞行线路之前，必须准备好 Heimlich 阀或经批准的收集系统。

(3) 应该避免使用空气夹板。

(4) 造口术患者：给收集袋排气，以避免过多的气体将收集袋从造口薄片上移走。用一个直针在晶圆环上方的袋子上打两个孔。

(5) 氧分压降低：环境氧分压随着海拔的升高而降低。在海平面上，一个健康人的氧饱和度为 98%～100%。在客舱高度为 8 000 ft(2 438.4 m)时，这个值下降到 90%，在氧气流量为 2 L/min 时，这个值修正为 98%～100%。

(6) 神经外科患者：缺氧可能加重神经损伤。需调整呼吸机设置以满足高海拔地区增加的氧气需求。

(7) 加速应激：创伤性脑损伤患者在起飞或着陆时会经历短暂的颅内压显著升高。患者在飞机上的位置有助于将这种风险降至最低(起飞时头部向前，着陆时头部向后)。

(8) 热应力：冬季任务时，座舱温度从 15°C (59°F)变化到 25°C(77°F)，在夏季任务中为 35°C 降到 20°C。应使用批准的设备保持患者正常体温。

(9) 噪声：暴露在噪声中会对沟通和患者评估产生问题[飞行过程中无法常规听诊，故使用无创血压监测和(或)动脉导管]。同时也需要为患者提供听力保护。另外，医疗设备的警报提示音可能因噪声干扰而被忽略。

(10) 湿度降低：飞机在高空的客舱湿度非常低，蒸发损失会增加。因此，患者将需要额外的液体，特别是那些大面积烧伤和有深静脉血栓形成风险的患者。

(11) 核、生物和化学(NBC)污染环境中的伤员转运：① 必须对 NBC 污染伤员进行外部净化，并留出时间排出残留化学制剂的气体。② 生物伤亡人员的移动因病原体的性质、传播机制和疾病过程中的传播期而异。③ 任何转运都可能由于以下原因而被延迟：a. 飞机去污时间；b. 未受污染空勤人员的可用性；c. 相似暴露患者的联合治疗；d. 高度传染性疾病(如鼠疫和天花)在 AE 前需要特别批准(指挥部和外交部门)；e. 除非战区和司令部指挥官另有指示，否则被化学或放射污染的伤员在进入 AE 系统前必须进行消毒。

5. 申请进行医疗后送伤员的医疗考虑

(1) 医疗后送请求：包括对手术设备和(或)提供者的要求。

(2) 患者在预期的后送模式和持续时间内保持稳定。

(3) 患者的气道和呼吸耐受转运。

(4) 患者的静脉注射管；排水设备；生理监测设备(动脉导管、颅内压监测器、心电图导联、脉搏血氧计、二氧化碳检测计)；管道完全固定且畅通无阻。

(5) 小的气胸有在高海拔处扩张的可能，所以应该考虑早期放置胸管。任何气胸患者，在任何飞行前都应该有胸管。

(6) 胸管上的 Heimlich 瓣膜功能正常。

(7) 放置 Foley 导尿管和鼻胃管并通畅引流。

(8) 使用羊毛毯子、镀铝毯子或其他空运保暖系统为伤员保暖。

(9) 三条担架带用于将患者固定在担架上。

(10) 在飞行过程中应该给患者提供耳塞。

(11) 个人物品和所有医疗记录都伴随着患者。

(12) 伤员离开上一级救治阶梯由始发/发送医生根据既定程序启动：管理人员通常提供完成撤离所需的管理细节和协调。所使用的后送飞机的类型及其对伤员医疗状况的影响(例如，空运飞机的加压舱)，AE 后送需求、所需飞机类型及其对伤员的影响也必须由战区和飞行外科医生确认后才能施行。

(13) 起飞前的护理：医护人员纠正伤员不正确的体位，检查各种管道及适当调整各管路的位置。简要向伤员介绍乘机常识和注意事项。由于飞机在升降的过程中外界气压的变化，引起耳咽鼓管的异常，导致中耳腔跟鼓室或者鼓室外的气压不平衡引起耳鸣症状，途中飞机也会受气流影响颠簸时，应做好防噪声工作，避免噪声给伤员带来生理、心理上的损害。

(14) 紧急医疗处置：机上紧急医疗处置，主要指对呼吸、心搏骤停的抢救。如伤员伤情恶化，维持伤员生命体征、输血、输液、给氧及立即采取急救治疗措施。

(15) 持续病情观察：以危重伤员为重点，严密观察生命体征和创伤部位，包扎伤口，注意敷料有无渗出液，及伤员肢体末梢循环血运等情况；经常检查各种管道，保持通畅，并认真做好记录。记录重点包括伤情及其处置、输注的液体类型和量，以及尿量。

(16) 组织伤员离机和交接：在机上医疗组的指导下，由接收单位负责组织实施，接收单位需做到无缝衔接。交接的重点是清点伤员人数，交接危重伤员伤病情、交接医疗文书等。

医疗保障工作中，空中救援在迅猛发展，空中转运机会将会增加，空运后送是未来战场运送伤员的主要方式，为了给伤员提供更有利的保障工作，在今后的工作中仍需不断探索、实践、完善和提高。

二、航空医学后送时机

空运后送是按伤员伤情的紧急程度，分出后送的先后顺序，通常空运后送分以下 3 种。

1. 紧急空运　指有生命危险或重要脏器功能障碍者，如肢体、眼球伤，或患有严重并发症，如急性肾衰、心衰等，必须立即后送。这类伤病员的空运后送常常十分紧迫，必须争分夺秒。

2. 优先空运　指伤病员需要尽快得到某种医疗救治，伤病包括周围大血管伤、脊柱脊髓伤、神经损伤等。

3. 常规空运　指空运对伤病员的伤病情无特殊影响，而伤病员短期又不能康复或重返战斗岗位，野战医院或当地救治机构收治能力有限而需空运后送。这类伤病员的后送无特殊的时间、条件限制和要求。

三、海上伤员的航空医学后送途中不同的伤员的处置

如前所述，为达到最佳的医疗救助效果，包含航空医学人员在内的海上伤员转运与后送团队不仅需要熟练掌握普通伤员远程航空转运的基本理论基本技能，同时还应具备神经外科等各科重症疾病的发生、发展、变化规律的概念框架，以及相关各专科治疗和常用监测设备的工作知识、技术。需要掌握内容如下。

（一）创伤性脑损伤患者的航空医疗后送考虑

TBI术后存活和良好功能结果的预后涉及许多因素，如损伤的机制、严重程度以及年龄，这些因素在出现后不能改变。但是，后续医疗护理在防止或限制大脑二次损伤的数量方面起着极其重要的作用，主要措施是防止颅内压升高和维持足够的脑组织氧合及灌注。伤后护理对于患者预后存在重要影响。这种护理的复杂性要求采用系统化的方法进行飞行前评估，并在可能产生的不良事件期间持续监测和治疗。

1. 转运时机　在过去，TBI患者的远程AE通常会延迟几周。在第二次世界大战、20世纪80年代或90年代的地区冲突，甚至在海湾战争期间，其基本原理是留出时间使颅内压恢复正常并解决任何气颅。AE期间机舱压力下降会增加颅内压，降低脑灌注，导致气颅扩张，可能导致大脑受损。这些担忧基于理论模型，因为实际上没有临床经验来支持。

自两伊战争开始以来，病情稳定的TBI患者通常通过远程急诊被运送到配备有护理此类患者的设备和人员的医疗机构。AE设备的显著改进、CCATT的日常可用性以及飞机技术的进步使得这些患者在相对较短的时间内就可以安全地进行AE。负伤后，将他们从战场转移到千里之外的更高层次的护理。

经过近20年的实践，已经很好地确立了TBI病患者在受伤后相对较短的时间内可以接受不良事件，并且具有合理的安全性，同时适当注意飞行过程中神经恶化的危险因素。少数已发表的经验和涉及数百名神经外科患者的AE经验表明，在采取适当预防措施的情况下，重大飞行中并发症（如颅内压升高恶化或缺氧和低压发作）是罕见的。

2. 创伤性脑损伤患者的飞行前评估与伤员移动　移交患者的团队应审查患者的诊断、正在进行的治疗和相应记录。应获得关于监测装置和脑脊液引流的具体信息以及其他重要细节，如气管内导管或气管切开术导管的尺寸和深度、呼吸机设置、氧气需求、基线血压以及先前对液体或药物的反应。飞行前体格检查应包括仔细的神经病学检查：局灶性运动无力或感觉异常的症状和严重程度，瞳孔大小、对称性和反应的基线变化，以及意识水平的评估。

对疑似脊髓损伤患者的护理始于损伤现场的固定和检查。在进行详细的神经系统检查之前，使用标准的院前创伤治疗方案，保护颈椎在整个初步调查过程中不会移动，包括在插管过程中（如有必要）。如果有任何颈椎骨折的可能性，使用颈圈头、颈和肩都不能动。即使应用正确，颈圈也允许惊人的活动度，但只要患者仰卧，颈圈就能很好地保护脊髓免受进一步损伤。如果头部受伤，患者神志不清或焦虑不安，可能需要用带子、胶带或其他装置支撑，也可能需要镇静。

如果患者有明显的脊柱畸形，并抱怨在试图放置颈圈时疼痛加剧，则不应强迫他们应用。

应特别注意确保充分的通气，因为脊髓损伤患者存在通气减少的风险。这些患者的气道损害通常需要紧急插管，这对于不能活动以避免脊柱移动的患者来说是困难的。

如果胸椎或腰椎可能受伤，患者的整个脊柱将被固定在一个长的运输板上。患者以标准方式由一个人记录固定头部、颈部和肩部，另一个人将它们作为一个整体滚动，同时第三个人将板子放在它们下面。在到达医疗机构后，应尽快小心地将患者转移到柔软的床垫上，因为运输板具有导致褥疮溃疡的高风险。空运前1～2小时让伤员少量进食，排空大小便。对有晕机、晕车、晕船史的患者，空运前0.5～1小时口服抗晕药。空中转运伤员一定要充分考虑到空中的特殊环境（高空低气压、高空缺氧、噪声等）因素给伤员带来的不利影响。无论哪种飞机，何种装载方式，在装满伤员的情况下，医务人员的工作空

间非常有限。机舱高度低，重力落差受到限制，飞机起飞降落时速度的变化及空中气流颠簸等引起的摆动，使悬吊式输液变得困难。

3. *起飞和着陆时的体位*　在 AE 飞机起飞和着陆期间，如何正确定位颅内压增高的 TBI 患者一直存在争议：头向前还是脚向前。当患者处于仰卧位时，起飞时的加速和着陆时的减速会增加传递到大脑的重力。然而，在远离加速或朝向减速的方向上，这种变化仅略大于 1.0 G。因为大脑在头尾方向上有些活动，所以大脑的顶部可能会被挤压到颅骨上。这些变化的临床意义很难研究。

民用航空医疗服务最常见的是让患者头朝前，脚朝后，一些飞行外科医生甚至在飞行中改变患者的姿势，但是目前没有令人信服的证据来强制要求。

抬高床头，使患者的头部高于心脏是防止颅内压增高的重要措施，因为它促进静脉引流，并已知可降低 ICP。当患者躺在担架或轮床上时，可以使用特殊的背部支撑来抬起患者的头部。当患者因脊柱骨折而不能移动时，如果伴有 TBI，担架可以适度地固定在头高脚低位。

4. *颅内压监护的管理*　由于导管位移超过几毫米会极大地影响压力精确度，因此需要非常小心以避免在患者转运时造成 ICP 监测导管和收集系统的位置移动。IPC 导管通常用轻柔的锁定装置固定，在运输过程中很容易取出。IVC 导管通常被缝合到头皮上，但是在运输过程中仍然容易移位或意外脱落。即使对于受过训练的人员来说，在航空转运的过程中重新插入也是困难的。

AE 工作人员应谨记，在恶劣的航空转运环境中，ICP 监护仪容易出现故障。一旦 ICP 监护仪出现故障，需要根据传统的体格检查进行判断，如骨窗压力的大小，GCS 评分变化，瞳孔变化，出现新的轻偏瘫或新的神经定位体征。

5. *氧疗法*　AE 期间缺氧的风险增加，因为海拔升高会导致环境压力和大气中氧气分压降低。由于飞机座舱压力保持在相当于海拔＜8 000 ft (2 438.4 m)的高度，增压会减少，但不会消除这种风险。虽然健康的旅行者可以耐受轻度缺氧，但它可能对 TBI 患者产生严重后果，这是因为与血管直径和毛细血管相关的脑血流的独特控制机制，以及氧输送、摄取和受损脑组织利用的区域差异。当 TBI 患者得到适当的筛查和治疗时，不良事件期间缺氧损伤的发生率非常低。TBI 患者的目标是维持外周血氧饱和度≥90%，理想情况下＞95%。动脉血氧分压应保持在≥60 mmHg，理想情况下＞90 mmHg。如果飞行前评估显示保持困难，根据这些参数，患者在飞行过程中由于缺氧而出现二次脑损伤的风险增加。限制机舱高度也可以降低缺氧相关并发症的发生率。对于自主呼吸且未插管的患者，可以使用标准的经皮脉搏血氧仪持续监测氧水平。然而，足够的外周氧饱和度的记录并不能保证足够的氧输送到受伤的脑组织，并且外周氧合作用的改变可以作为呼吸损害的相对较晚的发现而发生。美军已经为 TBI 患者在 AE 期间开发了先进的脑供氧监测系统。

6. *静脉输液和渗透疗法*　大多数中度或重度 TBI 患者需要静脉输液治疗。对这些患者来说，理想的液体状态是轻微的高渗和血容量。应尽力避免脱水，以保持足够的血液循环，防止低血压。含有葡萄糖或右旋糖的静脉注射液应谨慎使用，因为高血糖会加重继发性脑损伤，低渗溶液会加重脑水肿。

对 TBI 患者的渗透疗法已经被使用了很多年，用来清除受伤的水肿脑中的液体。甘露醇和高渗盐水都曾被使用过，但没有证据表明两者之间存在某种偏好。对于颅内压升高或有明显脑疝临床症状的患者，这两种药物都可以作为单次追加给药。

当中心静脉通路可用时，甘露醇(0.25～1.0 g/kg)或高渗盐水(10～20 mL)可作为一剂推注给药。如果只有外周静脉导管，甘露醇可以通过大口径导管缓慢输入。对这些患者来说，Foley 导尿管是必不可少的，这些同时具有利尿作用。这两种药物都不应该长时间持续输注，也不应该用于将血清钠水平提高到极端水平，血压降低时应停止使用。

7. *插管和通气管理*　对于 GCS 评分≤8 分的 TBI 患者，应考虑气管插管和通气支持。对于呼吸能力受损的患者，一些 GCS＞8 分的也需要安全的气道和(或)通气辅助。例如，颈髓损伤患者可能需要通气支持，因为尽管 GCS 评分为 15 分，但胸廓肌肉组织或膈肌仍然薄弱。严重的面部外伤或烟雾吸入可能会损害气道，需要插管或气管切开术。

为TBI患者提供正确的通气量至关重要，这既是为了避免颅内压升高，也是为了防止缺氧性损伤。

动脉CO_2水平（$PaCO_2$）是影响脑小动脉大小的最重要因素，具有直接的线性比例关系。随着通气量减少，脑血管随着二氧化碳分压升高而扩张，导致脑血流量增加，进而增加颅内压。颅内压升高可能会进一步加重脑损伤，因此过去在TBI患者中使用过度换气来降低脑血流量和颅内压。但这种效果是短暂的，并且脑血流量的减少会导致向受损大脑输送的氧气减少。

对于插管机械通气的TBI患者，应密切监测呼气末CO_2浓度，以确保其在正常范围内。通气的目标是将CO_2分压保持在35～45 mmHg的正常水平。

如果使用按需呼吸机设置（例如压力支持或辅助/控制），应特别小心，因为在长途飞行过程中会出现换气不足。强制性通气设置将防止这一点，但仍需要密切监测，以避免过度通气的不利影响。

8. *血压管理* 对于TBI患者的血压管理，要记住的最重要的原则是避免低血压。在大多数TBI患者中，持续数分钟以上的全身性低血压与神经功能预后恶化有关。如果低血压和缺氧同时存在，则神经功能预后不良的风险增加，死亡率很高。

对于TBI患者，建议15～50岁患者的体循环收缩压＞110 mmHg，50～69岁患者的体循环收缩压＞100 mmHg。平均动脉压保持在90 mmHg以上。为了避免TBI患者出现低血压，医务应确保持续静脉输液，并避免过度使用静脉镇痛或镇静药物。

镇静和神经肌肉阻断镇静常用于TBI患者，以最大限度地减少与气管内插管或脑损伤认知影响相关的不适和激动，控制癫痫发作和颅内压升高。目前最常用的三种药物可能是丙泊酚、咪达唑仑和氯胺酮。

丙泊酚是用于此目的的常用药物，因为它具有快速代谢的优点，从而可以在中断输注的几分钟内进行定期的神经病学检查。剂量小于4 mg/kg/h时，异丙酚可保持脑血管反应性、脑氧合和脑血流量和大脑氧代谢率。在5 mg/kg/h以上的剂量下，它能引起脑电图爆发式抑制。降低脑氧代谢率和脑血流量，是治疗癫痫持续状态的有效方法。

丙泊酚输注综合征是这种疗法的一种罕见并发症，尤其是当输注速率＞4 mg/h，持续时间＞48 h时。以伴有下列一种或多种症状的急性顽固性心动过缓（可导致心搏停止）为特征：代谢性酸中毒（碱缺乏＞10 mmol/L）、横纹肌溶解症、高脂血症或脂肪肝。

咪达唑仑是一种苯二氮草类药物，也常用于0.01～0.2 mg/kg/h的维持剂量。它的缺点包括代谢物的积累，对长时间输注的耐受性增加，以及谵妄的概率增加。在神经系统检查中，它不像丙泊酚那样快速可逆。

氯胺酮也被用于TBI患者。它提供了出色的镇静作用，不会抑制呼吸驱动，因此可用于非插管患者，并且还具有一定的镇痛作用——潜在地降低了对非甾体镇痛药的需求。曾经误认为它会导致颅内压升高，实际上在某些情况下，它甚至可能降低颅内压。它通常以1～5 mg/kg/h的速度输注。

9. *神经肌肉阻断* 神经肌肉阻滞用于气管插管期间的患者，也用于使用呼吸机的患者，这些患者表现出咳嗽、寒战或呼吸不同步，因为这些问题会损害静脉回流并加剧ICP升高。除瞳孔反射外，临床神经病学检查不能再以神经肌肉阻滞作为脑疝的早期征象。由于这个原因，它很少用于没有放置颅内压监测仪的TBI患者，或任何有疝形成高风险的患者。

（二）脊髓损伤患者的航空医疗后送考虑

即使在最初的创伤时没有脊髓或神经根损伤，脊柱骨折也可能在以后的运输过程中造成压迫和损伤的风险。不稳定脊柱骨折的存在应由神经外科医生或脊柱外科医生确定，因为仅影像学报告不足以做出此决定。

1. *牵引和支架* 在AE之前，不稳定脊柱骨折应通过手术或使用外部矫形器或牵引装置进行固定。飞行前，应告知AE机组任何不稳定或潜在的不稳定骨折。一些脊髓损伤患者需要在病情观察期间被运送。如果是这样，轮床和牵引组件必须牢牢固定，以避免在起飞和着陆或颠簸时移动。即便如此，这些患者需要至少每2小时进行一次侧对侧的复位，以避免褥疮。在胸腰骶矫形器支架中转移的患者通常具有随后脊髓损伤的低风险。在AE之前，应确定治疗外科医生是否同意在运送过程中患者保持仰卧位的情况下移除支具。在任何情况下，都应该在移动患者之前重新使用支架。

2. 血压支持　患有脊髓损伤的患者可能由于交感神经系统途径的功能障碍而出现低血压。急性时，收缩压应保持在 90 mmHg 以上。前 7 天，平均动脉压应保持在 85～90 mmHg 之间。

3. 褥疮预防　对于因仰卧而感觉不到身体长时间受压不适的脊髓损伤患者来说，预防褥疮是一个重要的措施。如果长时间的压力阻止足够的血液流向皮肤和皮下组织，可导致局部缺血和坏死，褥疮性溃疡可在短短 2 小时内形成。

为了防止褥疮性溃疡，所有的压迫点都应小心保护（应用棉垫等），尤其是覆盖骨突起的部位。每 2 小时将伤员轻柔地从一侧转向另一侧，使用卷起来的毯子或其他柔软的支撑材料保持他们侧卧。对于任何超过一个小时的运输，包括往返机场的公共汽车或救护车，即使是牵引和支架患者，定期翻身是必不可少的。

4. 其他预防措施　脊髓损伤患者需要多种预防性治疗方案，这些方案应在 AE 发生前制定。所有这些患者都应给予质子泵抑制剂以预防胃溃疡，并给予气压软管或血栓栓塞抑制（TED）软管袜以预防深静脉血栓形成（DVT）。由于麻痹性肠梗阻在这些患者中很常见，因此应放置鼻胃管以防止飞行中胃和肠内空气膨胀。对于神经系统不完整或仰卧时不能使用小便器或便盆的脊髓损伤患者，应放置膀胱导管。最后，这些患者需要足够的毯子，因为他们因交感神经功能障碍和血管舒张而导致热不稳定的风险增加。

（三）腹腔消化系统损伤后送考虑

战斗受伤后的死亡率从第一次世界大战的 21%稳步下降到今天的 11%。在到达医疗机构后，只有 2.5%的战伤患者因伤死亡。这之所以成为可能，很大程度上是因为第二次世界大战期间抗生素的出现，以及后来从受伤地点到医疗护理的快速直升机运输。最近存活率的提高是由于创伤处理的进步，包括损伤控制复苏和损伤控制外科手术，强调血液制品与早期外科手术控制出血相结合。

1. 中空器官：肠和胃损伤

（1）紧急航空医疗后送

1）最低条件：肠道手术后，紧急 AE 或 CCATT 转运必须满足的最低条件包括：没有活动性出血的证据，不需要持续复苏，能够通过安全的肺保护呼吸机设置提供足够的气体交换，没有发生腹腔室综合征的证据，足够的尿量，以及没有危及生命的电解质紊乱。

2）具体问题/治疗：大多数患者会在适当的位置放置鼻胃管或口胃管来预防不良事件，尤其是在肠道手术后的早期。该导管应牢固可靠并能正常工作。如果患者最近进行了胃或十二指肠手术，应留置空肠管并记录刻度。在肠外科手术的其他情况下，鼻胃管可以使用标准技术容易地替换。如果试管停止引流液体，用空气冲洗蓝色端口，用无菌水或盐水冲洗透明端口，以预防堵塞。

结肠损伤的患者可能已经进行了成熟的结肠造口术，需要在飞行中进行处理。如果在途中不注意，当空气在高空膨胀时造口袋有膨胀、破裂或泄漏的危险。肠损伤患者腹部感染的风险增加，应根据手术具体情况应用抗生素。

有些伤员会有一个临时闭合的开放腹部，如腹部负压伤口敷料。应检查腹部真空辅助封闭的空气适应性，并配备基本用品，以修复轻微泄漏并在途中更换滤毒罐。它们也可能有腹部排放口，在声发射期间必须保持对大气压力开放。如果转运期间肠内容物出现在腹膜内引流物中，应记录下来并与手术团队沟通。对于较长的运输时间（>4 小时），应具备监测膀胱压力和其他常规检查的能力。

（2）选择性航空医疗后送

1）最低条件：中空内脏损伤的患者可通过实施吻合术或转向环或末端造口术来重建其肠道连续性，并使其达到腹壁并成熟。一旦做了手术并且没有持续出血的迹象，患者的腹部可以闭合。有时，患者水肿太重或腹壁太紧而不能进行腹部闭合，需要在以后进行腹壁的阶段性重建。同时，开放的腹部通常用负压伤口敷料（伴或不伴 Vicryl 网）和最终的皮肤移植来处理。一旦中空内脏损伤患者完全稳定，肠道连续性重建或造口术正常，可选择转运。腹部开放的患者可以选择使用 Vicryl 网来固定腹部内容物。

2）具体问题/治疗：肠损伤后，患者可能出现延迟性渗漏、腹内感染、手术部位感染或延迟性肠功能(即肠梗阻)。理想情况下,这些问题应该在择期转运前解决。在运送过程中,可以通过放置鼻胃管来处理肠梗阻。渗漏和腹腔内感染需要腹部 CT 扫描进行确认。手术部位感染可以通过更换腹部伤口敷料或去除皮肤钉/缝线以及清除可能含有细菌的血肿或脓液等措施处理。

2. 实体器官:脾脏、肝脏或胰腺损伤 实体器官损伤都需要紧急转移到外科医生处理,根据病情可以分为血流动力学稳定和不稳定两种类型。稳定的患者可以接受非手术治疗,根据战地医院情况将此类伤员选择性地转移到更高级别的救治单位。根据损伤的严重程度,不稳定的患者将需要剖腹探查术和可能的损伤控制手术。手术后稳定的伤员可以有选择地转移到护理中心,而平民可以在当地接受监测或转移到创伤中心。所有患者,无论是手术患者还是非手术患者,都需要进行胃减压。

(1) 脾脏损伤:脾损伤不良事件的发生时间取决于损伤等级,以及非手术治疗和脾切除术。脾损伤的不稳定患者需要紧急脾切除术。对于血流动力学正常的患者,治疗取决于 CT 成像确定的损伤等级。在栓塞选择有限、重症监护室监测能力很小,以及对转运过程中可能出现延迟出血的情况下,建议采取腺切除术。然而,最近的一项回顾性研究显示,在 35 例接受非手术治疗的Ⅲ级或Ⅳ级脾损伤患者中,没有证据显示出血延迟或死亡率增加。

无论级别如何,对于可疑的实质性器官损伤,紧急转移到外科机构是必要的。血流动力学稳定的患者和对复苏有反应的患者可以进行 CT 检查以进一步确定损伤等级。如果患者保持稳定,Ⅰ～Ⅲ级损伤可以考虑非手术治疗。Ⅳ级和Ⅴ级损伤应在转运前进行脾切除术。成熟的战区医院通常有一定的血管栓塞能力,可用于解决Ⅰ～Ⅲ级损伤中的问题。应在 48 小时后(在运出 3 级设施前)进行 CT 随访,以评估任何间歇期新发假性动脉瘤或腹腔积血的可能。

在脾切除术后,患者需要接种肺炎链球菌、B 型流感嗜血杆菌和脑膜炎奈瑟菌疫苗。这些疫苗应在术后首个有疫苗的机构进行接种。

(2) 肝脏或胰腺损伤:像脾脏一样,根据患者的病情稳定程度和损伤的严重程度,肝脏的损伤可以进行手术或非手术治疗。然而,对于肝损伤,基于损伤等级的干预的具体指征不太明确。然而,无论严重程度如何,肝脏损伤的处理都需要转移到外科处理。严重肝损伤患者的手术方法通常包括切除或不切除失活组织的肝脏填塞。这些患者通常需要大量的液体复苏和输血,并通常进行损害控制手术。有时也进行术后血管栓塞以达到最终止血。非手术疗法只适用于血流动力学正常的患者。如果在 CT 上看到出血,可以进行血管栓塞。术后,患者在重症监护室监护数天以确保稳定。

胰腺损伤很少是孤立的。它们通常与主要血管和其他器官的损伤有关,包括十二指肠、胃、脾和肾。这些患者急需外科医生的初步评估。病情稳定的患者可进行先进的成像技术(磁共振胰胆管造影术或内镜逆行胰胆管造影术),以进一步确定损伤部位和有无胆管损伤;然而,复杂战场的严峻环境下,这些成像方式很少可用。术中超声最近被描述为一种用于识别胰管损伤的有用方式。对于接受手术治疗的患者,闭式引流是主要治疗方法。胰头和十二指肠的破坏性损伤需要 Whipple 手术,该手术可以分阶段进行(即,首先切除,然后在下一次手术中重建)。伤害包括胰腺体部或尾部的胰管通常采用远端胰腺切除术和脾切除术。

创伤患者具有发生静脉血栓栓塞和后续并发症的高风险,会增加死亡率。血流动力学稳定的患者在大出血稳定后 24～48 小时可开始静脉血栓栓塞预防。一般而言,如有可能,应在 AE 飞行前进行静脉血栓栓塞预防。首选方案是每天 2 次皮下注射(SC)30 mg 依诺肝素。对于肾衰竭患者,每天 3 次口服肝素 5 000 单位 SC。

(3) 紧急航空医疗后送

1) 最低条件:接受脾切除术或肝脏或胰腺损伤手术治疗的患者在转到下一级护理之前,应保持血流动力学稳定。在因原发性脾损伤或相关胰腺损伤而进行脾切除术后,应及时注射疫苗。

接受非手术治疗的脾损伤患者应核实损伤等级(Ⅰ～Ⅲ),并复查损伤后 48 小时的随访 CT 影像。如果有假性动脉瘤,或者新的或增加的腹腔积血的证据,应考虑血管栓塞或脾切除术。肝脏或胰腺损伤的非手术治疗在作战行动中很少见。在此类患者被疏散的罕见情况下，应确认 24～48 小时的稳定性，任何计划的肝损伤再成像应在 AE 之前进行。

2）具体问题/治疗：一些脾切除术后和所有手术性肝/胰腺损伤患者将在适当的位置放置封闭式腹腔引流管。这些是为了监测和控制任何术后胰管渗漏（脾切除术伴胰尾损伤，涉及导管的胰腺损伤）或肝内胆管。在起飞和着陆时，这些封闭的吸气口应能平衡客舱压力。这些患者中的大多数在术后早期也会有鼻胃管。这应该按照前面的描述进行管理。出血是脾切除、肝脏包裹、胰腺切除后的另一个主要问题。血流动力学的任何变化或腹腔引流管中的明显出血都应引起对术后出血的高度关注，并应准备提供损伤控制复苏和潜在的外科干预。肝损伤后，鼻饲管排出的血也可能是胆道出血的先兆。这种情况是由创伤性动脉-胆管瘘引起的，通常采用动脉来源的血管栓塞治疗。

（4）选择性航空医疗后送：实体器官损伤手术治疗后患者的并发症多在术后闭合腹部、血流动力学稳定数天后。对于接受非手术治疗的患者，应记录多天的完全稳定情况，并解决延迟出血的残留问题。

1）最低条件：实体器官损伤患者的选择性 AE 应在长期稳定后进行。如有需要，应接种疫苗，并对所有随访影像进行检查和处理，以将运输过程中出血并发症的风险降至最低。

2）具体问题/治疗：迟发性出血是手术或非手术治疗的有实体器官损伤史的患者最关心的问题。管理与前面详述的相同。对于这些患者，在 AE 前使用检查表可能会有所帮助。

（四）泌尿生殖器损伤后送考虑

1. 肾脏损伤　通过控制出血、保证肾灌注和尿量来避免肾损伤。怀疑有肾损伤的患者应紧急放置 Foley 导尿管或耻骨上导管，然后紧急转移到三级医院。不稳定患者可能需要在进一步撤离前的初始手术评估时进行部分或全部肾切除术。在进行肾切除术之前，应尝试确认患者有一个对侧肾脏——通常是在手术室通过触诊。如果可能的话，在患者接受肾切除术之前，应考虑进行肾部分切除术或肾撕裂修补术。然而，对于那些休克或伴有肾脏等多处损伤的患者，应该毫不犹豫地进行快速肾切除术。肾损伤的非手术治疗可能需要对血管造影剂的主动外渗进行血管栓塞，或者在有证据表明肾集合系统损伤的情况下放置输尿管支架。通常推荐使用 CT 随访成像来评估这些损伤的稳定性。

2. 膀胱、尿道或睾丸损伤　由于简易爆炸装置（IED）使用的增加，膀胱、尿道和睾丸损伤现在是主要的泌尿生殖损伤类型。成功的保留功能的处理需要系统的评估来确定损伤，尽管这些下泌尿生殖道损伤的处理经常被严重损伤患者的出血控制所取代。插入 Foley 导管作为诊断工具和将来的监测是有用的。如果尿道完整，如尿道口无血和（或）逆行输尿管造影证实，应紧急放置 Foley 导尿管。如果怀疑有损伤，有经验的提供者仍然可以根据最近的指南尝试单次 Foley 放置。对于破坏性损伤和不成功的初次 Foley 插入，需要耻骨上导管。阴囊出血和暴露的睾丸组织通通常可以在手术探查后直接加压处理。考虑术后可能的肿胀，手术后的敷料不应固定得太紧。

3. 紧急航空医疗后送

（1）最低条件：泌尿生殖损伤患者大多血流动力学正常，没有需要持续输血维持血压的情况。电解质（尤其是钾）应正常，任何预期的急性肾脏治疗透析需求应在转运前主动解决。用于治疗急性肾功能衰竭的两种最常见的方法是持续肾脏替代治疗和治疗性血浆置换。

因肾损伤而接受非手术治疗的患者应至少有一段稳定期，且在随访成像中没有造影剂外渗的证据。在运输之前，还应处理成像上的任何尿液外渗。应采用 Foley 或耻骨上导尿管的形式进行膀胱引流。如果需要膀胱冲洗，应详细说明冲洗量和冲洗持续时间的明确计划。如果需要频繁的导管操作，则应延迟运送。如果是外部排尿管（如经皮肾造口术或输尿管导管），它应该很好地固定，并应工作可靠。阴囊敷料应完好无损，并确认是宽松的，任何负压伤口敷料应是功能性的。

（2）具体问题/治疗：高钾血症是运输过程中完全可以避免的并发症，如果出现这种情况，应给予胰岛素/葡萄糖、碳酸氢盐、钙和利尿的常规治疗。还应提醒接收机构可能需要紧急连续肾脏替代治疗。大多数患者的病情不够稳定，无法进行间歇性血液透析，因此需要持续的肾脏替代治疗。在运送这些患者的过程中，Foley 或尿道上导管阻塞是一个问题。如果患者出现新的尿流或无尿，轻轻冲洗这些导管可以解除梗阻。这些患者中的许多人也将有封闭的吸引引流管，应该如前所述进行管理。

4. 选择性航空医疗后送

(1) 时机：泌尿生殖道损伤的患者在稳定一段时间后可以选择转运。理想情况下，这些患者应在进行选择性不良事件之前移除大部分或全部导管/管道/引流管。大多数情况下，一些患者可能有一个 Foley 管或耻骨上膀胱引流管。

(2) 最低条件：患者应具有稳定的肾功能，能够排尿或具有完整的/患者膀胱引流。如果需要肾脏替代，患者应在间歇性血液透析中保持稳定。

(3) 具体问题/治疗：电解质异常和导管堵塞应如前所述进行预测和处理。对于这些患者，在不良事件发生前使用检查表可能会有所帮助。

(五) 骨科损伤后送考虑

1. 选择性航空医疗后送　有几种骨科疾病是选择性 AE 的禁忌证(表 13-1)。虽然急性、危及生命或肢体的创伤应升级到更高一级的护理，但选择性 AE 应延迟或推迟 3 天(72 小时)，以避免重大骨科手术后的危险区。如果损伤需要肢体或手指的微血管再连接，AE 应延迟至手术后 7 天。由于存在进一步损伤周围组织的风险，AE 应延迟至骨折复位，如有必要，固定或暂时稳定以便运输。如果患者是抗凝血的，这一点尤其重要。筋膜室综合征患者应在 AE 前接受治疗，因为任何飞行水肿的发生只会使问题恶化。

表 13-1　选择性航空医疗后送的禁忌证

- 其他方面稳定的患者在重大骨科创伤或手术后不到 72 小时
- 肢体或手指微血管再连接后不到 7 天
- 未复位的长骨骨折或大关节脱位
- 不稳定的长骨或骨盆骨折
- 明确骨折固定前的抗凝患者
- 未经治疗的急性筋膜室综合征气性坏疽

2. 紧急航空医疗后送　如果在重大骨科损伤或手术后不久需要紧急 AE，应采取几项重要的预防措施。最重要的是，应告知航空医疗人员，在骨科损伤或手术后的 72 小时危险区内，患者面临的风险增加。在安全可行的情况下，海平面舱室压力限制可能有益于接受了肢体或手指微血管再植的患者。被怀疑或已知有气性坏疽者需要紧急外科清创。如果在最初的设施中不能做到这一点，在运送到外科护理时，海平面机舱高度的限制可能会减轻进一步的组织损伤，如果这一措施会错过黄金治疗时间，就不应该尝试。对于已经接受治疗的骨筋膜室综合征患者，没有海拔或机舱压力限制。在移动骨折未复位或不稳定的患者时，必须尽可能小心，以尽量减少对周围组织的损伤和相关疼痛。在不良事件期间，需要对患肢的神经血管状态进行系列监测，以便及早发现潜在的问题。

(六) 胸部损伤后送考虑

1. 气胸　气胸被定义为胸膜腔中出现自由空气。这可能是由对肺、气管或胸壁的钝性或穿透性创伤造成的。然而，气胸也可自发发生在高、瘦、已有心尖小疱的年轻男性或肺气肿或其他易患大疱病的肺部疾病患者中。气胸也可能发生在肺气压伤后，造成肺泡过压和破裂。气压伤的常见原因包括胸部突然撞击关闭的声门、严重的支气管痉挛(如哮喘)或插管患者的医源性呼吸机损伤。

创伤性气胸可能由胸部钝伤或穿透伤引起。对于穿透性损伤，空气可以通过损伤的肺实质、胸壁缺损或两者被压入肺腔。基本上有三种类型的气胸：简单型、开放性和张力性。简单型气胸就是：胸膜腔中的空气导致受影响肺的不完全扩张和功能障碍。患者可以主诉疼痛和呼吸困难，但特别是在年轻、健康的人群中，不太可能有任何实质性的生理痛苦。张力性气胸是由肺损伤导致的生理性单向瓣膜引起的；空气可以从肺部进入胸膜腔，但会滞留在胸膜腔内。因此，空气会在胸膜腔中积聚，导致胸腔内压力增加，最终会危及静脉回流到心脏，并导致血液动力学衰竭。开放性气胸是胸壁缺陷的结果，随着吸气，空气通过胸壁进入胸膜空间，而不是使肺通气。这会导致无效的呼吸做功，并最终导致缺氧和虚脱。直接的补救措施就是将其转化为单纯气胸。如前所述，单纯气胸很少对生命造成直接威胁。开放性气胸可以通过覆盖缺损并让压力下的空气排出而转变，张力性气胸可以通过针刺减压转变为单纯气胸(见下文)。在张力性或开放性气胸的紧急治疗后，最终需要放置胸管进行治疗。

航空医疗后送的意义如下。

未经治疗的气胸是 AE 的禁忌证。如果不进行治疗，在 AE 期间，会通过以下三种方式严重损害患者的氧合和循环：① 由于受伤的肺或支气管持续漏气，气胸会扩大。② 与飞行相关的机舱压力降低可能导致先前稳定的气胸量增加。③ 气胸侧的部分萎陷肺可能导致分流引起的动脉去饱和，从而加剧海拔相关的缺氧。

对于非常小的气胸患者，应推迟选择性 AE，直到有影像学证据表明气胸已自行消退。当任何大小的气胸患者需要紧急 AE 时，应插入胸管并确认其功能正常。在进行 AE 之前，所有胸管都需要连接到一个封闭的抽吸收集装置上。飞行中管理的其他方面包括将收集系统连接到持续抽吸，必要时补充氧气，以及通过脉搏血氧饱和度仪验证充分的氧合。

2. 张力性气胸　张力性气胸可以发生在任何患者身上，尤其是在上身多发伤后。因此，在任何一次飞行中，急救人员都应该做好识别和治疗张力性气胸的准备。

张力性气胸的症状包括与心动过速相关的呼吸窘迫和胸痛的突然发作。如果不治疗，这可能会发展成低血压。体格检查通常会发现气管偏离患侧，颈静脉扩张，伴有或不伴有腹胀。受影响的一侧胸腔会出现高共鸣，听诊会发现该侧没有呼吸音。

张力性气胸的紧急治疗是针刺胸廓造口术，通过将针插入胸膜空间来减压张力性气胸。从短期来看，针刺胸廓造口术与放置导管胸廓造口术相比是合适的治疗方法。然而，最终需要放置胸造口管来明确治疗气胸。

针刺胸廓造口术是通过将一根 5～8 cm 长的 10～16 号针上导管插入患侧胸腔的胸膜腔来进行的。正确的位置是在构成锁骨中线第二肋间隙尾侧缘的肋骨上缘。刺穿皮肤后，针应朝向肋骨的头部，直到胸膜被刺穿，这表现为“砰”的一声或阻力突然下降。如果医疗条件允许，在插入前，患者应取仰卧位，插入部位用消毒溶液准备。

3. 血胸　血胸是肺实质、胸壁、纵隔或胸部血管损伤的潜在威胁生命的表现。血胸也可能是胸腔置管或任何胸部手术的并发症。

血胸的三个方面增加了这些患者迅速恶化的风险。首先，大量的血液会流失到胸膜腔中，而症状却很轻微。第二，肺萎陷时不会发生填塞，这与出血进入其他受限空间形成对比。最后，随着血胸体积的增加，肺功能下降，从而加剧了生理效应。这些因素结合在一起造成了血胸未控制患者的高死亡率。

血胸治疗的目的是停止出血，并降低因血块残留导致的纤维性胸廓或脓胸的长期风险。血胸治疗的基础是单独的胸管，这对于绝大多数患者来说是足够的治疗。大多数由胸壁或实质出血引起的血胸将通过排空血液并用放置良好的胸腔造口管将肺附着于胸壁来治疗。如果初始出血量＞1 000 mL，或者如果持续失血量＞200 mL/h，则需要进行开胸止血。

航空医疗后送的意义如下。

胸腔置管后胸腔内的活动性出血是选择性 AE 的禁忌证。只要出血已停止至少 24 小时，残余稳定血胸患者的 AE 是可以接受的。残余胸管排出物应该是血清血性的，患者应该有足够的肺储备。此外，患者必须保持血流动力学稳定，不必担心持续出血。在武装冲突或大规模伤亡情况下，可能需要紧急 AE，即使有持续的胸腔内出血。如果胸管失血量＜100 mL/h，患者可以以合理的安全程度移动。较大的失血率使患者在转运过程中有进行性贫血、低血压、缺氧和稀释性凝血病的危险。胸管失血量＞100 mL/h 的患者出现紧急 AE 时，需要配备适当血液制品、输血用品和自体输血设备（如果有）的重症监护空运团队。

对于所有插有胸管的患者，在 AE 期间必须密切监测胸管输出量和类型。也需要常规胸管管理，如气胸所述。

4. 飞行中的并发症　血胸和持续出血的患者有因血液凝结而导致胸管阻塞的危险。胸腔管引流无效的血流动力学不稳定迹象应引起对未检出的胸腔内出血或导管阻塞的关注。在这种情况下，应尽一切努力清理管道，或在必要时更换管道。

即使在严峻的 AE 环境中，也可以成功地采用有效的技术来清除阻塞的胸管。首先断开胸管，然后用气管内抽吸导管或 Fogarty 球囊导管移除阻塞的凝块。如果胸腔内出血增加导致血流动力学不稳定，则需要使用液体和血液制品进行复苏，直到患者能够被运送到最近的医疗机构。

(1) 胸腔积液：胸膜腔积液是胸膜腔内液体的任何集合，常见于外伤患者。根据液体中蛋白质和乳酸脱氢酶的相对浓度，胸腔积液被描述为渗透性或渗出性。渗出性积液在急性创伤患者中最常见，并有胸膜腔液体与血清蛋白比率>0.5，乳酸脱氢酶比率>0.6。渗出性积液是先前存在的心力衰竭、肝硬化或第三间隙积液的结果。

渗出性积液有多种原因，如肺炎、恶性肿瘤、纵隔或膈下脓肿，或继发于邻近器官的损伤，如食管、胰腺或胸壁。表现为积液的情况，如血胸或乳糜胸，可以通过诊断性胸腔穿刺术进行鉴别。治疗包括放置胸管进行诊断和引流。不良事件的处理不取决于积液的原因。

(2) 纵隔积气：当支气管空气从近端漏入纵隔腔而不是肺腔时，就会出现纵隔气肿或心包气肿。这通常与皮下气肿有关，如果空气穿过膈肌或腹膜后，也会形成气腹。

在外伤患者中，出现气道或相关情况应提示寻找中央气道或食道的损伤。大面积的中央气道缺损需要手术修复。对于不需要空运的稳定患者，不需要特殊治疗。然而，应该观察患者气胸的发展，因为即使是一个小的渗漏也可以扩展到胸膜腔。同样，尽管皮下气肿会造成令人担忧的症状，但只要胸膜腔减压，它不会对患者构成直接威胁。

如果不清楚是否有气胸，最安全的方法是在运送患者前放置双侧胸管。在极少数情况下，通过剑突下途径将导管置入心包间隙是缓解张力性心包积气所必需的。

航空医疗后送的意义如下。

未经治疗的纵隔气肿是 AE 的禁忌证，因为这些患者有发生气胸的风险。在 AE 之前，这些患者应预防性放置胸管。

(七) 烧伤后送考虑

所有烧伤伤员创面需行早期清创术。吸入性损伤或面颈部重度烧伤合并呼吸困难者，尽早行气管内插管或气管切开术，尽早给氧，补充血容量，维持水、电解质及酸碱平衡。烧伤面积大于 30%、烧伤度在浅Ⅰ度以上的伤员，登机前应充分补充胶体液，以减少渗出，胶体液以 706 代血浆为宜。同时可给予强心和血管活性药物，必要时给予镇静药、止痛药。如伤员已发生休克，则无论烧伤面积与深度如何，均应快速输注平衡盐，待休克被基本控制后才能考虑后送。

(八) 颌面、颈部外伤后送考虑

先将颌面、颈部外伤伤员移位组织复位后再加压包扎，可起到止血、复位、维持呼吸道通畅、减少组织水肿、防止唾液及呕吐物误吸等作用。伴有骨折，需将伤员妥善固定后送。对昏迷或颌面颈部伤影响呼吸者，空运前应做气管切开，以保持呼吸道通畅。需静脉输液、给药者，空运前做好静脉穿刺、插管或静脉切开并妥善固定。眼球损伤不论单侧或双侧，一律包扎双眼，按重伤员对待，迅速后送。如眼球化学伤，应用大量清水或等渗盐水冲洗，不要包扎。

(王君玉)

第十四章
舰船外科人员培训体系

第一节　外军舰艇卫勤训练简介

美国海军为了保证舰员的战备状态以及在紧急情况下具备必要的战伤救治技能，在其训练手册中列明了卫勤训练基本内容和要求。根据受训和考察对象不同区分舰员训练科目和医务部门训练科目两大类。本节将对美国海军舰艇上开展的卫勤训练种类、内容及组织实施情况进行简要介绍。

一、舰艇卫勤训练组织实施

（一）训练要求

在海军舰艇上开展卫勤训练的目的是保证所有舰员在发生紧急情况时能够开展自救互救，并且在各自岗位上继续有序工作。舰艇卫勤训练应与全舰开展的其他考核、认证内容一致协调。

（二）训练组织者

1. 医务部门负责人　各舰艇的医务部门负责人（包括承担水面舰艇医务部门负责人职责的独立看护兵）负责制订本舰卫勤训练内容和计划，并且根据不同对象制订适合普通舰员、特殊岗位舰员、看护兵及军医的卫勤训练计划。

2. 卫勤训练队　根据海军要求，各水面舰艇上都应当成立一支卫勤训练队（medical training team，MTT），负责实施舰上的各类卫勤训练及考核，并通过训练、演练演习及考核，评估并鉴别舰上各类卫勤预案、医疗卫生设备及人员配备中可能存在的问题。

航母卫勤训练队队长通常由舰上副长担任，队员至少包括 1 名军医官、1 名看护兵士官长和 1 名独立看护兵，其他成员可根据需要增加。其水面舰艇的卫勤训练队队长通常由医务部门负责人担任，队员根据需要配备。

在卫勤训练、演习及考核中，卫勤训练队成员需要佩戴明显标识（一般是佩戴标有“MTT”的棒球帽），在旁侧观察训练及考核对象完成科目的情况，并依据得分要点进行打分。卫勤训练、演习及考核结束后，卫勤训练队成员应当进行讲评并在需要时向舰长提交训练评估报告。

（三）训练方式

水面舰艇卫勤训练方式多样灵活，既有理论学习，如录像片教学、工作简报、课堂授课、网络课程等，又有现场实践及演习演练。演习演练以实战化训练为主，大量使用模拟人及印模技术，模拟战场上逼真的伤亡效果，从战伤救治技术及心理层面全方位地锻炼舰员在紧急情况下的反应能力。

二、舰员卫勤训练科目

（一）新舰员理论学习

舰上医务部门应当组织新舰员进行海军卫勤保障理论学习，学习内容至少包括以下内容：介绍舰上医务部门日常门诊和急症转诊基本流程，海军医疗体系及体系内各类医院日常就诊流程，舰上急救物资及装备（急救箱、担架、批量伤员急救箱、战斗包扎站及其他应急医疗物资等）的具体位置、用途和正确使用方法，自杀预防等心理保障计划及心理卫生常识，听力防护和热应激预防及理论知识，个人卫生和公共卫生理论知识，避孕及计划生育常识，Tricare 计划介绍。

（二）全体舰员共同卫勤训练科目

舰上医务部门负责人（在巡洋舰、驱逐舰、护卫舰等小型水面舰艇上通常是独立看护兵）制订并组织实施全舰卫勤训练内容，包括健康教育、急救技能等，并保证全舰舰员通过急救技能理论知识及实操考核。

1. *急救技能* 美国海军要求全体舰员必须掌握 8 种常见伤的急救（自救和互救）：复合性骨折、面部损伤、开放性气胸、触电、腹部受伤、烧伤、断离伤和烟雾吸入。2016 年起，美国海军认为原有的 8 项训练内容已经无法满足目前的作战需要，建议扩大常见伤急救训练的范围，将原来的 8 项训练内容增加到了 11 项，新增的热应激、低体温症、穿刺伤的处理都是美国海军在过去数十年里舰艇事故中十分常见的情况。通过形式多样的急救技能训练，如理论授课、现场教学和模拟演练等，保证 100%全员过关。舰员急救技能纳入全舰定期演练和考核项目，考核演练周期为至少每季度综合演练一次。

2. *核生化放（CBRN）基本知识* 医务部门应当保证所有舰员具备核生化放的基本常识，能够了解基本解毒剂和洗消剂的使用，了解核生化放伤员的救治的基本常识。除参加医务部门授课外，舰员还可以通过自学海军军医局推荐的核生化放医学手册等掌握基本常识。相关培训授课可每 24 个月组织一次，也可适时和核生化演练结合在一起进行。

3. *基础生命支持（BLS）技能训练* 美国海军规定，水面舰艇上 50%的舰员应该获得基础生命支持资格认证，具备在现场开展心肺复苏救治的资格。对于航母来说，每艘航母上都至少有 1 名基础生命支持技能教员负责舰员的基础生命支持训练。航母上电气部门或需要操作电器的岗位人员、被指定为工程区内协助伤员救治的人员以及所有纠察和警卫人员都必须要通过基础生命支持考核。心肺复苏综合演练应该保证每 3 个月开展一次。

4. *健康教育* 全体水面舰艇舰员还需要参加一系列健康教育培训，掌握基本的心理卫生、个人卫生、职业健康、饮食营养的基本常识。

（三）特殊岗位舰员卫勤训练科目

担架员和话务员是指定在战斗包扎站内协助医务部门处理紧急情况的非医务人员。一般来说，每个战斗包扎站里有 1～2 名看护兵、1 名话务员和至少 4 名担架员组成。为了保证担架员能够完全熟悉舰艇舱室之间的路线，且与医疗团队磨合顺利，美国海军规定舰上担架员的任命时间不得少于 6 个月。由于上述两类人员需要参与伤员搜救、搬运及战斗包扎站内的工作，美国海军对担架员和话务员的急救技能掌握程度要高于普通舰员，一般应具备现场对伤员进行复苏、稳定伤情、简单检伤与分类的能力，而且还要进行在化学沾染条件下的自救互救、伤员转运的训练。担架员和话务员至少每 2 周要进行一次合练，并且参加所有损管控制训练，并完成担架员和话务员的能力资格考评。

（四）全舰卫勤演练及考核

根据水面舰艇和航母训练手册中规定，各类舰艇必须定期进行卫勤演练并通过相应的考核。水面舰艇及航母的卫勤演练穿插在 32 个月的航母战备训练周期及认证中进行，演练及考核内容包括：① 急救演练考核：在预设的一级和三级战备情况下，每次至少组织 3 个部门进行演练，每个部门对 11 种伤情中的任意 4 种进行急救处理，考核周期为 90 天。② 伤员运送：每次至少对 1 个战斗包扎站中的担架员进行考核，考核周期为 90 天。③ 战斗包扎站勤务考核：每次至少对 1 个战斗包扎进行考核，考核周期为 90 天。④ 批量伤员救治：全舰开展批量伤员救治演练及考核，考核周期为 180 天。

根据目前掌握的部分训练考核内容推测，每项考核设考核目的、考核要求和若干个考核评分点，总分 100 分。由舰上医疗训练队对各项考核进行打分，并将得分乘上系数算入舰艇整体考核和资格认证评分中。如果卫勤演练得分过低，将严重影响航母整体考核和资格认证评分。水面舰艇和航母考核科目基本相同，但其中的评分点可能略有不同。

三、水面舰艇医务部门训练要求

水面舰艇医务部门内的医务人员在岗前应完成所在岗位必修专业课程并获得相应的资格证书。在到岗后 12 个月内，应通过舰上医务部门组织的岗位资格测试，并记录到本人的训练档案中。在水面舰艇执行任务期间，医务人员还应当定期参加在职培训、急救训练和医疗救治演练演习。医务部门的训练内容由医务部门负责人制订并组织实施。

(一) 在职技能培训

1. *血液传染病原体*　所有医务人员每年都必须完成有关由血液和体液传染的病原体危害及防护方法的培训。

2. *基础生命支持、高级心血管支持和高级创伤生命支持*　所有医务人员都必须获得基础生命支持(BLS)资格证，掌握体外除颤器(AED)的使用方法，并保证基础生命资格证在任务期间的有效性。如基础生命资格证在任务期间过期，返港后需立即重新考取。除基础生命支持资格证外，军医还要求具备高级心血管支持(ACLS)资格证和高级创伤生命支持(ATLS)资格证。其他医务人员对高级心血管支持和高级创伤生命支持资格证并未做强制要求。

3. *核生化防护*　所有医务部门的军官都必须完成在核生化放条件下伤员的识别和救治。所有医务人员都必须接受辐射防护训练。

(二) 演习与考核

1. *看护兵资格标准考核*　根据美国海军看护兵 2017 年 6 月实施的新训大纲，所有 A 类学校毕业的看护兵在到单位报道后的 12 个月内，要完成看护兵资格标准考核(personnel qualification standards, PQS)。考核由海军军医局下属的教育、训练和后勤司令部统一负责监督，由看护兵工作的各单位自行组织实施。考核以书面形式进行，考察内容为海军常识和看护兵基础知识，主要是考察看护兵在完成 A 类学校培训后是否达到医务人员的基本要求。考察不通过人员将无法晋级。

2. *医务人员医疗应急演练*　美国海军要求每季度必须在舰上开展一次医务部门全员参与的医疗应急演习。医疗应急演练的内容包括各类生命支持的开展及创伤救治。在没有军医官的舰艇上，可以只进行基础生命支持救治的演练。各舰上的医务部门负责人组织医疗应急演练的实施和考评。全舰演练时，由卫勤训练队组织考评。具体评估内容包括但不限于以下内容。

(1) 应急医疗响应时间：演练应当考虑设定较为复杂的路线，以测试医疗应急响应时间是否达标(水面舰艇医疗手册上要求的医疗应急响应时间为 4～6 分钟；航母批量伤员程序启动响应时间为 5 分钟)。

(2) 伤员处理流程：根据情况设定复杂的伤员和伤情，以测试医务人员是否能在模拟的紧张环境下快速对复杂伤员救治做出反应。

(3) 医疗设备使用情况：评定医务人员对各类医疗设备、战伤救治器材的使用情况。

(4) 伤员运送及后送准备：评定医务人员是否按照流程和要求收伤员，以及准备伤员后送。

(三) 卫勤增援力量训练

为了弥补舰上卫生力量不足，美国海军也会从海军各医院内抽调医务人员上舰加强舰卫勤能力。例如，为了弥补战时发生批量伤员或参加人道主义援助时，两栖舰艇上舰队外科手术医疗能力不足的问题，美国海军提出了“M+1”卫勤增援力量计划，抽调海军医院内的医务人员组成 84 人卫勤增援小组，驻舰加强两栖舰艇卫勤力量。和舰队外科手术队不同，这些卫勤增援力量一般编制都在医院内，平时在医院内工作，并不随舰执行海上卫勤保障任务，对舰上的医疗设施及布局不太熟悉，且与舰上医务部门配合也需要磨合。而正是由于这种对舰上环境的不熟悉，可能会严重影响紧急情况下伤员的救治效率。因此，在两栖舰艇执行任务前，所有卫勤增援小组成员，都会在部署舰艇上接受至少 5 天的培训，包括熟悉舰艇布局和医疗设施、熟悉海上卫勤保障流程及预案等。任务前培训由各两栖中队军医主任组织，舰上医务人员配合实施。除任务前的培训，在任务期间卫勤增援力量与舰上医务部门一起参与舰上各类的卫勤演练、考核和演习。

(李旭霞　李玺)

第二节 外军独立看护兵培养简介

美国海军独立看护兵(IDC)制度是美国海军看护兵体系中最特别的部分。虽然是士兵,却承担部分军医的职责在,在水面舰艇、潜艇、陆战队卫勤保障中发挥着不可或缺的作用。本节将对美国海军独立看护兵的基本情况进行简要介绍。

一、历史背景与现状

美国海军独立看护兵最早出现在1944年,当时仅是了填补某些岗位上医务人员,特别是军医官的人手紧张。1944年,首批在海军朴次茅斯看护兵学校(Hospital Corps School)中经过“过渡课程”(intermediate course)培训正式分配到部队服役。当时的过渡课程包含了245学时的理论课程和235学时的应用课程,内容围绕独立看护兵的职责及其权限(突出独立看护兵虽然要承担很大一部分军医的工作,但其在诊断、处方因没有医师资格证还是受到一定的限制)、小型手术、急救和舰艇卫生等方面。除在朴次茅斯开设的“过渡课程”外,在格鲁顿还开设了分配到潜艇上作业的独立看护兵的课程,以及在圣迭戈开设了水面战独立看护兵的课程。此外,潜艇独立看护兵还需要在潜艇学校内完成潜艇艇员基础课程。

1949年,“过渡课程”暂时停止,取而代之的是在圣迭戈开设了为期20周的高级独立看护兵课程,这也是目前独立看护兵课程的雏形。一年之后,独立看护兵课程再次进行调整。经过此次调整已经与如今独立看护兵课程基本一致:水面舰艇/深潜独立看护兵培训课程为50周,潜艇独立看护兵培训课程为54周,舰队陆战队两栖侦查独立看护兵培训课程为14周。

独立看护兵已经从最开始仅为了填补军医官的不足,发展到了今天拥有独立的专业编码高级技术类士官,其职能也不再局限于临床服务、战伤救治,更是扩展至预防医学和心理健康等健康维护领域。

二、独立看护兵的分类

美国海军独立看护兵是指已完成独立看护兵C类学校培训并获得独立看护兵专业编码的看护兵。一般来说,独立看护兵为E-5至E-9级别士兵。目前美国海军拥有4个独立看护兵专业编码。

(1) L01A(8402)——潜艇部队独立看护兵(submarine force IDC):由于美国海军潜艇上不配军医,因此潜艇部队独立看护兵是潜艇上医务部门的负责人。在绝大多数情况下,在没有军医官的直接指导下独立开展舰艇上的卫生工作,承担有限的初级保健任务。高级别的潜艇部队独立看护兵还有可能成为指挥部参谋,就有关潜艇医学事宜提供建议咨询。

(2) L02A(8403)——舰队陆战队两栖侦查独立看护兵(fleet marine force reconnaissance IDC):在没有军医官直接指导下,独立为海军陆战队、特种作战部队以及特种作战司令部人员参与的直接行动、外国内战特种侦查、非常规战争提供医疗和卫勤保障。舰队陆战队两栖侦查独立看护兵可以独立开展临床病情诊断、高级医助技能(advanced paramedical skill)、高级心血管生命支持、基本手术麻醉、基本牙科检查以及常规和急症的诊断及救治。同时,还要承担与作战任务相关的卫勤管理和后勤工作。要求具备超过96小时伤员留治(无后送、无增援)的救治技能,包括获得高级战术战伤救治认证。每24个月,要接受特种作战医疗技能复训且具备潜水/空降作战能力。

(3) L10A(8425)——水面舰艇部队独立看护兵(surface force IDC):水面舰艇部队独立看护兵在不配军医官的水面舰艇上,作为水面舰艇医务部门的负责人,负责开展伤病员的救治及舰艇上要求的各类行政及后勤相关工作。高级别人员还可能分配到岸上单位或担任作战参谋一职,也可在岸上医疗机构内从事有限的初级保健服务。

(4) L28A(8494)——深潜独立看护兵(deep sea diving IDC):执行潜水作业,或在配有潜水队的水面舰艇上作为医务部门代表,在没有军医官的情况下独立完成任务,包括急救、诊断、后送等。可从事与水下救援相关的其他潜水及工作。对初级医务人员或非医务人员进行医学及健康教育。

上述独立看护兵都需要在军医官的直接或间接指导下(通常情况下是非直接指导),相对独立地为现役人员提供初级保健服务,并开展战伤急救。独立看护兵需要在未配备军医官的舰艇上,承担医务部门负责人的职责,负责舰上医务部门日常工作开展和紧急情况时响应。除此之外,独立看护兵也可在作战部队指挥部担任参谋,就自身专业提供卫勤建议或是在岸上医务部门内承担有限的临床工作。

三、独立看护兵的培养

目前,美国海军独立看护兵的来源有2个渠道:第一,由E-5级别(相当于二级士官)的看护兵申请加入;第二,在新兵招募时通过高级技术领域看护兵计划(advanced technical field, ATF)直接进入的新兵。

高级技术领域看护兵计划是美国海军2018年才开始实施的新计划,旨在弥补部分能力要求较高岗位看护兵的不足。高级技术领域看护兵指的是下列三类人员:搜救医疗技师、舰队陆战队两栖侦察独立看护兵(包括特种作战看护兵)以及深浅医学技师及深浅独立看护兵。在新兵招募阶段,对进入该计划的申请者在军队职业能力倾向综合测试要求比普通看护兵要更高,除有总分达标的要求外,各单项测试小分也有具体要求。此外,该计划招募的看护兵在最低服役年限在普通看护兵的5年的基础上增加了1年。通过该计划进入的申请者,在完成A类学校基础看护兵的学习后可以不经过第一个海上/岸上轮转部署期,直接进入C类学校学习相应的专业。这样一来大大缩短了独立看护兵的培养年限,加快了其部署周期,同时也避免由于上述岗位对看护兵能力要求较高,工作岗位也相对艰苦,在选择岗位和专业时出现留队率、淘汰率高的情况。

(一) 专业训练

独立看护兵的训练由海军医学作业训练中心负责开设。其中,水面战医学院负责水面舰艇独立看护兵的训练训练内容主要涵盖了独立看护兵所需要的核心临床能力,包括但不限于以下内容:基础医学理论、药理学、基础实验室检查、医学/牙科/外科手术训练、一般疾病的临床诊断和治疗(初级保健范围内的疾病)、急症医学、创伤救治、熟悉海军及国家公共卫生政策、具备开展海军职业和环境卫生项目的基本能力、掌握医疗数据记录系统的操作方法、管理医药物资仓库及病历管理。

(二) 职业资格认证

除完成独立看护兵专业课程的训练外,美国海军还要求各专业独立看护兵拥有不同类别的资格认证。

(三) 继续教育

独立看护兵必须每2年参加一次复训课程,每次复训课程为5天,以保证及更新必要的临床技能。复训内容包括理论知识、实验室操作及演练。若复训不通过,将取消独立看护兵编码,同时也不允许其再次申请。

此外,美国海军强烈推荐独立看护兵参加继续教育课程,并保证每年至少获得15个学分。

四、编配使用

从美国海军的实践看,除航母、两栖攻击舰、船坞登陆舰和船坞运输舰上配备有军医官外,其他水面舰艇上均任命独立看护兵作为医务部门负责人,领导1~3个看护兵负责全舰的卫勤工作。美国海军潜艇上也未配备军医官,由独立看护兵承担潜艇卫勤保障职责。

由于独立看护兵并未获得医师资格证,因此其仅具备有限的诊疗和处方权,可以为现役人员提供日常诊疗和战创伤救治。美国海军对独立看护兵能够进行的诊疗和开出的处方进行了细化规定。虽然,独立看护兵是在没有军医在场的情况下执行诊疗任务的,但其独立仅是相对的,因为每一名独立看护兵都会分配到一名军医对其进行管理和监督。若独立看护兵在诊疗时患者就同一问题就医2次后症状有所恶化,必须向监督其工作的军医官上报,并拟定后续诊疗方案。当伤病员超过独立看护兵救治能力时,也要立即转诊或后送。在需要急救时,独立看护兵首先使用基础生命支持(BLS)对伤员进行急救。尽管独立看护兵接受过高级心血管生命支持(ACLS),并熟悉创伤救治,仍需要先选择基础生命支持开展急救。

(李旭霞 李玺)

第三节　外军舰队外科手术队训练

美国海军舰队外科手术队是美国海军最为成熟且应用最为广泛的海上部署卫勤力量，其主要任务是加强两栖中队前沿外科手术力量，通常在作为伤员接收救治舰的两栖攻击舰（LHD/LHA）及两栖船坞运输舰上（LPD）上部署，使其具备海上二级救治能力，能开展损伤控制性手术，稳定伤员伤情，保证伤员在24～48小时内后送至下一级救治阶梯。除此之外，舰队外科手术队还为两栖中队指挥官提供卫勤决策支持，为两栖中队内所有舰艇提供医疗战备检查和评估，部署调度海上伤员后送等。

舰队外科手术队由18人组成，编制均在舰队内。无任务时，除舰队外科手术队指挥官、伤员后送调度军官和医院看护兵军士长3人作为特别参谋在两栖中队司令部内工作外，其余队员在驻地海军医院内工作。两栖中队执行任务时，舰队外科手术队伴随保障，并接受舰上军医官和两栖中队军医主任的领导。

由于作战样式的改变，未来海战中的伤员与第二次世界大战中的伤员可能有较大的不同。爆炸、舱室火灾将导致更多的复杂且多发伤伤员，因此美国海军舰艇医务人员必须具备在紧急状态下为这些伤员提供救治的准备。虽然美国海军与地方创伤救治中心开展了广泛的合作，但是地方创伤救治中心内的接收和救治的伤员与战时伤员的伤情、伤类、伤部上都有明显的不同，这样的训练对于需要处理舰艇战伤的外科医生来说远远不够。高仿真的外科手术模拟团队训练有望解决这个需求。

为了保证舰队外科手术队的战备状态，目前舰队外科手术队需要接受两大类的培训。

（1）第一类是个人技能和业务水平训练。此类训练由海军作业医学中心水面战医学院负责。训练内容主要包括高级生命支持、战术战伤救治、专业资格考核等。

（2）第二类培训为高仿真模拟外科手术模拟团队训练。此类培训由海军圣迭戈及朴次茅斯医学中心承担。目前该课程的官方名称为“舰艇外科手术训练”（Shipboard Surgical Trauma Training，S2T2）。该课程训练总时长为11天，每天训练时长在12～13小时，分理论授课和模拟实践两部分，要求舰队外科手术队以整体进行参与训练。授课内容涵盖：批量伤员救治、损伤控制性手术、各类特定伤情救治、高级生命支持、后送调度等。一般上午进行理论授课，下午开展模拟实践。模拟实践在朴次茅斯和圣迭戈海军医学中心内的Sim－Lab中进行。Sim－Lab使用先进的模拟生理和手术训练器来强化学员对理论知识的消化，同时提高实际操作能力。课程第11天时还会进行批量伤员救治演练，使用Stragetic Operations公司的“Cut Suit”穿戴式外科手术模拟装备在Stragetic Operations公司的“模拟舰艇环境”场景中开展检伤分类、复苏、手术、术后护理、伤员后送等训练，使学员进一步熟悉舰艇环境和救治流程。通过此类训练进一步提高舰艇外科手术队成员的战伤救治水平，例如伤员损伤控制性复苏从24分钟提高至13分钟。

美国海军其他机动卫勤力量，例如远征复苏外科手术系统（ERSS）和海军自适应性创伤小组（NATT）也强调以团队为中心接受高仿真模拟训练，以达到磨炼团队的目的。虽然，上述两支机动卫勤力量已经利用海军作业医学中心水面战医学院和朴次茅斯/圣迭戈医学中心的资源进行训练，但目前还未见有类似“舰艇外科手术训练”标准化的训练课程。目前，远征复苏外科手术系统中的远征外科手术组、远征创救治组和后送途中护理组在海军作业医学中心水面战医学院和朴次茅斯海军医学中心模拟训练中心内开展了为期3周的训练，包括理论学习、模拟训练和实战演练三部分。

（李旭霞　李玺）

第四节　外军战伤救治模拟训练辅助用具

美国海军在战救模拟训练中使用多种辅助工具提高训练的实战化水平。本节将对模拟训练中常用的模拟假人、模拟手术器、印模技术和最新的“Cut Suit”可穿戴式战伤救治模拟设备进行简要介绍。

一、模拟假人

模拟假人是战伤救治中最为常见的辅助工具，其中 SimMan 3G 是美国海军及北约普遍使用的模拟假人，技术已经十分成熟。Laerdal 公司的 SimMan 3G 能够模拟气道、脉搏、心血管反应，可用于基础生命支持及高级生命支持的训练。附加模块的 SimMan 3G 还可对战伤救治、给药治疗等作出反馈。SimMan 不仅可在医院内使用，也可在野战环境下使用，并可用于伤员运输途中护理的训练。在美国海军圣迭戈和朴次茅斯医学中心内还有一套专门用于离断伤(amputee trauma)救治训练的假人“Matt Fx”，可用于严重离断伤伤员救治的训练。

近年来，Stragetic Operations 公司提供的 6 合 1 战术战伤救治训练假人被广泛地使用在海军舰队外科手术队、远征复苏外科手术系统等参加的高仿真模拟训练中。该假人模拟了男性的头部和上躯干部分，分为内部骨骼和外部可自行修补的皮肤两部分。颈部和胸部可打开观察插管情况。该假人主要用于战术战伤救治训练，包括插鼻咽导气管、清理上呼吸道异物、环甲膜切开术、插胸管、插胸骨导管及肱骨近端骨内导管插入。

二、模拟手术器

在美国海军圣迭戈和朴次茅斯医学中心的模拟实验室中拥有 50 多种手术及医疗模拟设备用于医学技术模拟训练，例如腹腔镜手术模拟器、内镜模拟器(可模拟支气管镜、胃镜和肠镜)、关节镜模拟器、超声模拟训练设备等。

三、印模技术

印模技术(moulage)早期是医学专家用来研究人体。随着各种人体扫描技术以及解剖学的进步，印模技术开始逐渐退出医学研究领域，而逐渐应用于蜡像制作等方面。而在电影诞生后，印模技术开始与各种化妆技术结合，创造逼真的电影魔术。在美军战伤救治中，印模技术被广泛使用，以模拟在真实环境中，伤员恐怖的伤情，给予受训人员一定的视觉和心理冲击，以便让他们在任务部署前就见到了“最坏”的情况。印模技术大体可以分为两类：一类是应用于人体模型，即在模拟人上模拟各类战伤状况，由模拟人给出救治反馈，以检验受训者战伤救治技能；而第二类就是在真人上，模拟严重的战场外伤。相对于第一类，这种应用于真人上的印模技术，要应用更多近似于人体组织的先进软性材料。而相对于第一类的人体模型，真人训练具有更直观的互动性和操作性。目前，美国海军内有许多现役以及聘用的印模技术人员，被称为印模艺术家(moulage artist)，专门为美军的战场救护实战化训练服务，收到了非常好的效果。此外，海军及海军陆战队还购买和配发了商业成品的印模技术套装，便于日常训练中的使用。

四、“Cut Suit”可穿戴式战伤救治模拟设备

Stragetic Operations 公司是目前美国海军在用的最新的战伤救治模拟训练装备，目前有 2 种款式和 1 套模拟出血设备。这种可穿戴式的设备由真人穿着，且可十分逼真地模拟各种伤类，因此在海军高仿真模拟训练中应用效果良好。

(一) 战术战伤救治“Cut Suit”

该套设备类似可穿戴式的皮肤，由真人穿着，整套设备仅重 20 磅，并且不影响外穿迷彩服、防弹衣及使用各类装备。它可由用户模拟各种伤型，若同时配合模拟出血系统还可模拟大出血的情况。战术战伤救治可穿戴战伤救治模拟设备可用于下列训练：使用止血带、动脉结扎术、压迫法等对肢体大出血进行止血，环甲膜切开术，插胸管，缝合伤口，静脉输液给药等。该套设备的特点还在于其皮肤可由用

户进行修补再使用，大大降低了保养和维护的成本。

（二）可穿戴式人体部位手术模拟设备

整套设备旨在模拟人体受伤部位的外观、手感甚至“血腥”或“烧焦”的味道。与战术战伤救治可穿戴设备一样，这套设备也可由真人穿着（重35磅，穿着后不影响迷彩服、防弹背心和武器的使用），每个器官和部位都是相对独立的，可模拟不同部位的各种伤类，以考验受训者的急救技能的掌握情况。这套设备的应用范围比战术战伤救治穿戴式设备要更为广泛，除使用止血带、动脉结扎术、压迫法等对肢体大出血进行止血，环甲膜切开术，插胸管，缝合伤口，静脉输液给药外，还可进行如胸廓切开术及胸内探查手术和大器官止血、剖腹及开腹探查术和腹部器官止血、缝合和切除等。

（三）模拟出血系统

该系统可模拟血管大出血的情况，以供各类止血器材训练使用。

（李旭霞　李玺）

第五节　现代舰船外科培训体系探讨

随着世界格局的变化与传统海军的转型发展，舰艇部队对卫勤保障能力的要求越来越高。长期以来，基层舰艇军医能力不足，难以满足海军舰艇部队需求的矛盾十分显著。当今时代大中型国家海军的使命任务发生了较大变化，海外部署和活动范围不断扩大，伤病员后送变得更加困难。在现代海战中，前方与后方的界限正变得模糊，随时可能迅速产生大批量伤员，过分依赖后方卫生力量并不现实，新的战伤救治理念也更强调一线救治和损伤控制性手术，这对基层军医的救治能力提出了更高要求。现在此基础上就基层舰船外科岗位培训体系加以深入探讨。

一、舰船外科人员培训的必要性和紧迫性

（一）海军舰艇军医的能力要求

海军的兵种特点是遂行任务时远离后方基地，伤病员后送困难，主要依靠舰艇军医独立解决问题。在平时，基层军医主要负责常见病、多发病的诊治、卫生防疫、健康教育等方面的工作，这对知识的广度有较高的要求，需要掌握各个系统常见疾病的诊断和治疗。在战时，可能在短时间内产生大量伤员，这对创伤的处理和急救能力有较高要求。因此，一名合格的海军舰艇军医，应该是具备很强外科急诊手术能力的医生。

（二）现行基层军医培训制度存在的主要问题

目前除美国等传统海军强国外，其他国家基层军医的培训主要以脱产进修、短期培训为主，以函授及网络远程教育形式开展的相对较少，培训总体存在参与率低、时间短、内容缺乏针对性、形式单一等问题，培训效果难以保证，也缺乏有效的评价指标。基层军医培训缺乏制度性安排，成长路径不符合医生的成长规律，规范化培训的缺乏是能力素质难以提升的一个重要原因。毕业后参加规范化培训是美军军医培养和地方医生培养的通行做法。美军所有军医在医学院校毕业后均要求参加国家毕业后医师教育计划，历时3～7年，之后还有伴随终生的继续医学教育和晋升前的任职教育，通过正规的住院医师规范化培训，促进医学生向临床医生的转变，建立正确而缜密的临床思维，将理论知识向临床实践转化。因此，住院医师规范化培训应当成为基层军医正式开展工作之前的必经过程。

（三）外科规范化培训更适合战时舰船军医任职场景

无论从海军舰艇军医的能力要求还是从舰船部队的功能特点来看，外科规培都更加适合舰艇军医。水面舰艇部队官兵疾病发病排名前5位的是呼吸系统疾病、外伤相关疾病、消化系统疾病、皮肤疾病和口腔疾病，战时对各种战创伤的处理也需要舰艇军医具有很强的手术操作能力。海军基层部队虽然不同兵种（如水面舰艇、潜艇、岸防部队等）的工作环境、战场环境、多发疾病、战创伤发生方式并不相同，但其对医疗服务的主要需求都以常见疾病的处理和战创伤的救治为主，外科急救手术的理念和能力更适合战时舰艇部队的需求。

二、海军舰船外科人员培训的总体构想

(一) 利用民用创伤中心进行战伤培训

以美国为例,其历史上长期持续的军事行动给军事创伤训练带来了诸多挑战和相应的创新。与民用创伤中心合作这一模式是基于共同使命感形成的,并在互利的基础上取得了成功。在传授相关战伤救治经验的过程中实现了理念和实践的交叉融合,包括大规模输血试验、出血紧急止血带、血栓弹力图和凝血监测。此外,民用创伤中心成功地利用其独特的关系参与了国防部赞助的相关研究。国防部通过利用民用医院的基础设施来满足伤员救治研究需求,从而互惠互利。除了培训资源外,这些中心提供的最有价值的方面可能是维持一批经验丰富、技能娴熟的战伤救治人员的能力,这些人员作为骨干被分配到相关岗位上,参与战争和国内救援任务。这最终保持了相关技术的成熟、流动性以及在伤员救治任务中的可靠性,也使人们认识到,在美国国内和海外驻军中保持战伤救治和重症救治技能的需要超越了任何其他地区。2002 年 7 月,在当时的海军司令 Peter M. Rhee 的指示下,10 名现役军医被指派为海军设计、开发和实施一项培训计划。在 3 个月内,海军的首批教员已完全融入洛杉矶市医疗中心,并准备每月接收多达 30 名学员。分配到洛杉矶市的海军人员要求被视为创伤救治团队的一部分,这是互惠互利的,因为洛杉矶市医疗中心资金人手严重不足。而这种基于合作备忘录建立的关系将使创伤中心、洛杉矶市民以及整个军队受益。这些教员可以获得加州执照,按照医疗中心的规定执业,并获得了完全认证和教员任命。

综上所述,在军队与地方融合医疗机构创伤中心进行舰船外科军医手术培训具有相当的可行性。

(二) 加强海军创伤中心建设,进行舰船外科专科培训

海军创伤治疗中心的具体任务是在创伤患者救治中提供培训、最先进的模拟和实训。另一方面是促进团队合作。现代创伤救治是一项团队活动,因此团队成员在战场前有机会一起工作非常重要。如何发现知识漏洞并及时开展培训的工作具有挑战性。虽然所有将要上战场的军事人员都将受益,但优先培训那些海军陆战队支援部队的人员,特别是那些被分配到前方手术队(FRS)的人员被作为优先受训人员。前线手术队大多由 12 人组成,他们需要能够在到达战场后立即工作。对于那些在战区服役的医务人员来说,训练有素和有实战能力是他们的责任。参考美国海军做法,其舰船外科团队人员在船上负责保障海军陆战队的健康,因为他们最有机会救治创伤患者。每次培训由大约 28～30 名成员组成,培训期为 30 天。自 2002 年该项目开始以来,美军大约有 2 500 名服役人员在海军创伤治疗中心接受了培训。尽管许多服役人员拥有战伤救治经验,但在战场前有机会更新技能并与团队成员会面至关重要。虽然这门课程在过去的几年中已经得到了改进,但这次培训的关键是在战场之前将团队召集在一起,并允许他们治疗实际的创伤患者;否则,将对那些为国家服务的人造成伤害。

如何维持手术技能的熟练度也是一个需要关注的话题。我们认为战略基地型医院需要优化培训中的技术细节、训练装备、标准操作流程和考核方式,形成标准的专科培训体系;帮助受训者切实掌握技能,巩固学习效果,将海战伤救治培训融入舰船外科人员的成长全过程,使其提高和维持技术水平;还需要在常规临床经验的基础上,定期参加培训课程。技能包的训练可以加入外科规范化培训阶段中,作为创伤外科医生培训的必需项目;可以融入继续教育中,每年用 1 个月的时间来进行短训;可以在执行任务前,进行有针对性的训练,以保持技能的熟练度。

因此,结合海军军队医院实际情况,建议加强海军创伤中心建设,为海军舰船外科人员培训提供更加专业、贴近实战化演练的训练中心。

(三) 自适应学习在舰船外科人员培训中的应用

随着信息化教育时代的进一步到来,网络上各种新的教育模式和信息化理念不断涌现,大数据是信息化时代下的学习教育模式和信息化变革的重要组成特征和显著的优势,特别是对于海量、完整、实时的线上教育大数据,更需要进行有效的分析,并对大数据加以综合利用。新型冠状病毒全球大流行更是展现出线上教育的巨大优势,更多的人利用互联网学习教育大数据平台,已经得到了更多的国家和政府以

及社会的帮助和支持，进而使线上教育得到充分的利用和发展。多位专家学者指出，开放式的学习大数据模型在教育系统的应用是教育个性化自适应大数据学习模式的构建和基础，既是互联网教育个性化大数据的基础和源泉，也是大数据分析教育结果的基础和着力点。对互联网教育的大数据模型进行有效的分析，并对其加以综合利用，这是大数据时代下的学习教育模式结构变革的主要特点之一，同时如何构建有效的大数据分析模型也是其个性化自适应大数据学习教育系统的主要目标和任务，也是其与国际上传统的教育大数据教学模式的本质区别。一般来说，个性化自适应学习引擎系统的三个核心模块主要包括基于学习者的模型、领域的知识模型和自适应的学习引擎。基于学习者领域知识模型主要是呈现计划和学习者的领域个体知识特征和记录以及学习者的个性化学习呈现行为。基于领域的知识呈现行为模型主要是描述学习者的知识呈现领域及其提供个性化的知识呈现行为方式。自适应学习引擎通过数据的分析与诊断确定学习者的知识呈现水平、学习的行为与其认知的能力，动态地为学习者安排自己个性化的学习计划内容、学习的路径与其呈现的方式，并且对自己学习过程中的数据进行了检测与跟踪管理。基于领域学习者的模型、领域的知识呈现行为模型和自适应学习引擎三个最为核心的模块，个性化自适应的学习系统本身应该被认为是开放的个性化学习数据分享平台，能够有效地允许计划和学习者对自己学习的计划和自己需要学习的内容主动进行自我的调控，能根据计划和学习者自己的想法主动分享自己个人的学习数据。

自适应学习的本质功能就是学习个性化，其主要的功能就是精确地了解和掌握自适应学习者的心理和个性特征，因此需要参加自适应舰艇部队军医继续教育系统培训的学员使用该模型要对于提高舰艇部队军医的临床医学理论知识和水平、认知性和能力、情感性和个性特征等诸多学员个体化的特征对学员进行建模。舰艇医学理论知识的掌握水平建模包括了舰艇部队军医对当前的知识和已有舰艇医学知识的理解和掌握水平。在舰艇军医传统的教学方式和现代教育理念中，这些诸多繁杂的理论知识点掌握水平是完全无法定量且周全地对学生进行综合考量的。我们应结合新形势下未来海战各种舰艇战伤医疗救治的专业能力和要求，制定舰船外科人员专业能力测试方案和题库，对舰艇军医学员已经掌握的和急需掌握的救治理论和急救技能进行细化测试，彻底摸清基层舰艇军医对战术战伤救治的掌握情况，构建舰艇军医学员自适应学习模型。

传统的舰艇战伤救治教学理念和远程授课的模式，往往是花费了大量的时间和精力，但其实际教学效果不够理想。且这种学习和培训的模式对于海军基层舰艇部队的医务人员来说，受到了时间和学习地域的双重限制，参加的学习机会非常少。当下，“互联网＋”以及网络教育技术的不断更新和发展，为自适应远程学习模式提供了坚实的装备基础。对于具备优质、丰富的个性化教学资源的远程教学和模型培训将更加便捷，同时通过个性化地制订自适应远程学习的教学方案和模型培训，可以很好地弥补传统的教学模式耗时长、效果有限的缺点。目前战伤急救等基础知识的教学领域仍然没有成熟的个性化自适应远程学习方案和模型。这对长期从事舰艇和战术战伤救治的教学和研究的舰艇部队教员来说提出了更高的要求和挑战。不断地开展未来舰艇海战战伤救治教学研究，特别是针对海军舰艇部队的主要用于海水浸泡伤、水下爆震伤等大型战伤的救治。通过设置专职的教员，对不同类型的伤情处理模块进行了专业技术的指导，研制并综合运用高精度仿真模拟人不断进行示范和讲解，强调各类常见战创伤疾病的基本临床表现和其诊治的要点，突出临床操作的要领和临床治疗技巧。使用多维度立体的可视化学习资源是开展学生个性化自适应临床学习的一个重要前提。除了使用传统的临床医学教材、讲义、授课幻灯片等，还认为应该使用包括教学音频、视频、微课、实验片段，甚至进一步提供贴近实战个性化的应急救治 VR 体验等不同方式的学习资源；不仅要提供所有学习理论预先设定的学习资源，还可以根据需要为学生提供大量的生成性学习内容，如不同的训练时间、空间段的训练舰艇培训军医专业培训师与学员的在线学习互动体验与心得分享、技能的熟练掌握情况、经验交流等。而且，这些知识内容结构还需要以一种个性化、可视化的方式及时呈现提供给需要的舰艇军医学员，清晰准确地显示舰艇军医战伤救治领域各个知识点间的逻辑关系。在实现知识内容结构可视化的基础上，还要更好地实现舰艇医学基础理论和实践中的战术知识与战伤救治学员技能之间的动态关联。这就要求知识管理系统必须能够对舰艇医学基础领域的知识资源进行最小粒度的知识资源的分割，并科学地准确定义知识资源粒之间的动态关联性和军医学员认知的权重。系统要能根据不同的医学领域需求，在能够保证军医学员认知的范围基础上对离散化、模块化的知识内容资源进行动态的组织。特别是系统要清晰、准确地呈现舰艇医学基础领域各个学科知识点的关系，即前项基础知识、后项的知识和医学领域横向与其他学科密切相关的知识，形成新、旧的知识以及未来可能需要应用的医学知识之间的动态关联和自适应关系，利于对舰艇军医战伤救治学员基础领域进行的自主学习和个性化的知识管理体系的建构。最后，系统必须要能根据对舰艇军医战伤救治学员知识个体化的特征自动完成对战伤救治技能学习的内容和自主学习方式路径的自适应和匹配。系统要建立"测试—学习—练习—再测试"的知识管理教学模式，要为不同的知识基础水平、不同的学习方式风格的舰艇军医学员自主提供不同的个性化学习方式与路径的搭配。

自适应学习引擎定义了自适应学习者个体化的特征与其内容管理者模型中各个部分学习内容的相互关联和匹配关系，以及如何选择性地修改或者调整相应学习者的模型和创建内容管理者模型的一系列模型和规则，并根据这些模型和规则选择性地实现其学习内容和学习路径的自动选择、组合和呈现，以及依据其学习路径和行为记录模型来选择性地修改与更新和维护学习相应的内容管理模型和学习规则。自适应引擎包括根据学习历史信息和其学员的个性特征为自适应学习者模型选择其学习的起点，确定其学习的内容和课程的难度，拟定其学习目标和计划并根据其学习行为记录和预测学习内容模型的变化，及时地更新和调整学习者的模型，调整学习策略，实现其学习路径和学习内容等资源的自适应匹配。教育过程中大数据的采集和综合运用管理为其智能化的教学和设计过程提供了充足的原料，为其利用网络学习引擎为其代表的大数据和人工智能技术进行学习提供了足够的人工智能训练和资料。得益于新一代智能学习信息技术的深入和飞速发展，深入为学习者挖掘和掌握的包括了学习者的综合知识能力水平、学习方式风格、情感和精神状态等多种个性特征的数据和海量的学习过程数据，能够为学习者创建一个具有智能感知、推理、辅助智能决策等多种学习功能的个性化自适应学习引擎。

三、舰船外科人员培训中发现的问题及建议

（一）思考舰船外科人员现有的编制结构的合理性

对于大多数基层单位来说，学制太长会影响基层单位的送学意愿，学制太短又会影响规培质量，达不到培训效果。德军卫生系统自成体系，其最高领导机关为卫勤参谋部，直接归国防部领导，与陆军、海军、空军联合支援参谋部平行列入国防部军事指挥系统。其优点在于有利于统一组织领导，也有利于业务技术水平的提高。世界各国中，将卫勤独立于后勤之外，与陆海空三军一样平行单列的国家还有法国、荷兰、波兰、南非等。而美海军医疗卫生工作由海军军医局统一领导，基层单位医护人员的继续医学教育主要通过与医院之间建立了定期的换岗轮训制度来实现。美国海军舰艇平时由独立看护兵担负初级卫生保健服务，在作战或有任务时则由各舰队采用"集中管理，定期派出和临时任务派出相结合"的方式派驻军医。这样就使军医不固定在某艘舰艇上，大大提高了军医的利用效率，也为人员轮转参加培训创造了条件。基于上述参考与借鉴，把基层卫生军官统一纳入较高层级的统一管理是较为合理的，可作为未来发展的思路。

（二）培训内容与军队需求还有差距

目前培训细则、病种数量、基本技能的要求基本参考了民用规培的细则和要求。对于海军不同岗位基层军医的技能要求却没有一个明确的规范，导致规培目标与实际需求有脱节，没有突出海军特色。舰船外科人员培训要以海战中战伤特点为出发点，胸腔闭式引流、气管插管、气管切开、血管穿刺，特别是损伤控制手术等重要技术很难在现有的培训中做到熟练掌握。应该制定符合海军舰船部队战时卫勤

保障需求的培训目标和内容，在培训中抓住重点，不求大求全，突出实用技术的掌握，着重于解决实际问题能力方面的培训。这方面涉及住院医师规范化培训到舰船外科人员专科培训的过渡问题。

（三）解决舰船外科人员手术少的问题

鉴于我们知晓外科手术数量对医生手术水平的影响，军队医疗体系必须保证军医开展足够数量的外科手术。规范的临床操作是维持军医开展高质量战伤救治和保证患者安全的基础。持续足量的外科手术操作对于战伤救治是必要的，换句话说，每周手术量少于 3 例的军医不可能仅仅通过 3～4 周的民用创伤中心培训就能开展熟练的战伤救治工作。此外，培训政策不规范意味着许多外科医生上战场时缺乏重要的临床知识和技能方面的培训。

未上战场时，军医救治的是相对年轻、健康的患者群体，他们既不会患有需要手术的疾病，也不会为军医提供保证手术水平和重症监护水平所需的病例量。尽管军医确实需要具有开展复杂手术、救治危重患者和创伤患者的能力，但这类患者在大多数军队医院并不常见。即使在圣安东尼奥军事医疗中心（美军军队医疗体系中唯一的一级创伤中心），外科医生也必须通过与退伍军人事务部的合作，以及和其他社区医院合作来扩充他们的手术量。

Edward 博士及其同事提出的Ⅰ级培训（核心外科能力）为军医提供与民间外科同行们类似数量的充足的手术机会。然而，如何定义具体需要的外科手术病例数一直难以确定。手术量大的外科医生和医院能够使患者获得更好的疗效和更安全的救治，但具体多少手术量能够使外科医生具备过硬的手术能力是目前摆在军队医疗体系面前的问题。美国外科学会的参与对这项工作至关重要，确定最低可接受手术量是实施提升军医手术能力的第一步和计算相关成本的必要步骤。如果设计得当，这些军医手术培训标准将确保所有军队医疗机构无论是在平时还是在战时都能提供安全、优质和值得信赖的医疗服务。

俗话说，拳不离手，曲不离口。技能的熟练度，需要长期的坚持训练。基层军医技术能力的保持依然是各国都面临的一个挑战，美军认为应保持每周不少于 3 例的外科手术，才能使外科军医的技术得以保持。因此美军外科军医充分利用社会医疗资源来进行训练以保持技术的熟练度。而为了避免外科军医能力下降，法军对于外科手术小队的部署时间一般小于 3 个月，且部署次数尽可能限制在每年 1 次，确保手术队成员在执行任务以外的时间可以继续利用社会资源训练技能。可以发现，各国都会把保持军医技术能力作为卫生保障能力的一个核心要求。因此考虑舰船外科军医培训体系可以借鉴上述的一些经验做法，切实提高舰船外科军医手术能力。

四、总结

战创伤的救治在现代化海战中愈发重要，为应对复杂的海战伤救治，就地、就近配置外科救治力量，开展海战伤的早期专科救治显得十分关键。因此，我们认为将外科救治力量进一步前升至二级救治阶梯是十分必要并能起到显著作用的。将舰船外科人员外科的救治技能培训融入军医的学历教育与毕业后继续教育全过程中，通过制定标准的技能包，使军医达到和保持专业化的救治能力，从而提高的战伤救治水平。今后将从编队智能化、训练模块化的角度出发，提出优化现代海战伤二级救治体系组成的思考，为未来智能化海战条件下的战创伤救治和完善智能化海战组织指挥提供合理的策略。

（崔勇　徐涛）

第十五章

舰船外科便携式救治装备研究进展

“便携化、可移动性”是舰船外科救治设备的时代需要和不断发展的前提。在批量化伤员的海上救治中，“可视化”救治设备为提高多发伤、复合伤员诊断、分类准确率提供重要依据。便携式超声是舰船外科无创化伤情评估、早期诊断和术中辅助诊断的关键技术。以移动 CT 为代表的舰船外科影像重建技术对海上伤员即时明确诊断、发现隐匿伤情具有重要作用。便携式高清神经内镜手术的开展将现代医院先进救治技术在舰船外科中实现，将颅脑损伤手术的救治链向Ⅱ级救治阶梯前置。舰船外科高清外视镜体积小、精度高，可有效弥补传统显微镜在海上应用的不足。远程医疗通信技术和混合现实设备用于舰船外科是提高海上救治能力的核心，使后方专家的“眼”前置于战场救治一线。而手术机器人部署于舰船外科后，可将后方专家的“手”与舰船同步，克服经验不足与环境的影响，从而在海上也能完成高质量、高难度的手术。

第一节　海军舰用及陆战队单兵急救装备

单兵急救包位于舰船外科急救保障体系中的最前端和最底端，舰船战位急救已经成为现代海战中挽救生命重要的第一步，同时必须赢得向后方转运的时间。欧美等发达国家军队对战伤自救互救非常重视，自第二次世界大战时期就向每一名执行作战任务的士兵都配备了单兵急救包，其中的急救器材和药品必须具有止血、消毒、包扎、固定以及镇痛等功能，在战场上起到了关键作用。而现代战争中受制于单兵携行物重量限制要求，“更小、更轻、功能更多”是所有单兵急救包的追求，这就要求根据任务要求、伤情分布、急救理论、实战细节、科技水平和经济能力等诸多因素，合理配置单兵急救包的内容物组合。美国海军及海军陆战队近年来研发及改进了多款现场急救装备，以加强伤员自救、互救能力，提高一线救治效率，为伤员接受后续治疗赢得宝贵时间。

一、美国海军某型舰用急救箱/急救包

美国海军某型舰用急救箱和急救包(枪袋)是在舰艇上发生紧急伤员时开展自救和互救的装备。某型舰用急救箱也被称为战位急救箱，根据舰艇吨位及使命任务按规定数量在各战位内配备。某型急救包也被称为“枪袋”，专门配备给战斗包扎站内的担架员。由此可见，上述两类物资是供非专业医务人员使用的。因此在配备的急救物资上也按照“实用、够用、好用”的原则，便于普通舰员使用。

某型舰用急救箱由金属材料制成，外形尺寸为 41.91 cm×20.96 cm×50.80 cm(长×宽×高)，其中可放置 3 个软质急救包。

担架员使用的某型枪袋主包为背包式尼龙软质布袋，搭扣等硬质组件为 GhilieTEX™ 材料，具备一

定的红外隐身能力。外部有红十字标志，内部可放置2个软质急救包。某型枪袋外形尺寸为40.64 cm×27.94 cm×13.97 cm(长×宽×高)。

某型单个软质急救包中急救器材品种和数量如下：

- C-A-T®战斗专用止血带1个。
- ETD™ 6英寸急救创伤敷料1套。
- ETD™腹部伤专用急救创伤辅料1套。
- 28F鼻咽导气管1根。
- 34F鼻咽导气管1根。
- 手术专用润滑剂2袋。
- HyFin®胸部伤口封贴1套。
- SAM®软质固定夹板2套。
- 心肺呼吸面罩1套。
- 3英寸(约7.62 cm)弹性绷带1卷。
- 外科手术剪刀1把。
- 橡胶手套1副。
- 记号笔1支。

二、美国海军某型看护兵应急急救包

美国海军在配有看护兵的舰艇上配备有某型看护兵应急急救包，可斜挎携带也可系在腰部作为腰包。具备一定院前急救能力的看护兵可携带该急救包前往现场处理第一时间开展应急处置。

某型看护兵应急急救包主包外观为橙色，尺寸大小为19.69 cm×33.02 cm×22.86 cm，采用1 000尼龙材质牢固耐用，外部贴有反光条以便在紧急情况下识别。配备完整的情况下急救包总重量为2.5 kg。

由于某型看护兵应急急救包需要保证看护兵在现场，尤其是发生批量伤员时能够开展更高级别的急救。例如胸腔穿刺减压、包扎固定、检伤分类等，因此相比担架员使用的某型枪袋和战位急救箱，某型看护兵急救包中配备的卫生器材更加齐全，数量也更多。

具体品种和数量如下：

- 医用橡胶手套5副。
- Cyclone®改进型袋-活瓣-面罩呼吸囊(BVM)1套。
- 便携式急救吸痰器(tactical suction device)1套。
- 28F鼻咽导气管2根及手术用润滑剂。
- HyFin®胸部伤口封贴1套。
- ARS®胸腔穿刺针[14G×3.25英寸(约8.26 cm)]2套。
- C-A-T®橙色战斗专用止血带1个。
- ETD™ 6英寸(约15.24 cm)急救创伤敷料4套。
- ETD™腹部伤专用急救创伤辅料1套。
- S卷纱布™(S-Rolled Gauze™)(4.5英寸×4.1码，约11.43 cm×3.75 m)4套。
- 聚碳酸酯眼罩2副(4个)。
- 医用剪刀1把。
- SAM®软质固定夹板2套。
- 医用胶带(2英寸，约5.08 cm)1卷。
- 伤员分类卡2套。

三、美国海军陆战队某型单兵急救包

2003年前，美国海军陆战队一直沿用美军通用的旧版单兵急救包，其设计理念直接沿袭了越南战争时期美军的M1956/67单兵携行系统的个人急救包。旧版单兵急救包中急救物资和器材一般有：野战绷带、净水片、碘酒消毒剂、护唇膏、眼部包扎包、三角巾和胶布创可贴等。在1967—2003年的近40年时间里，旧版单兵急救包仅在内容物上稍作更改外，从包装形式到训练上几乎没有任何改进。然而，旧款单兵急救包缺陷十分明显，由于急救物资放在一个合成材料制成的盒子中，再配合单兵携行具使用，不仅增加了急救物资取用的时间，而且增加了士兵作战的负荷。鉴于上述缺陷，在伊拉克战争期间，美军各军种都在着手开发新型的单兵急救器材。其中，美国海军陆战队官方采用了新研发的单兵急救包，并于2003年“伊拉克自由行动”中正式开始大规模在部队中配发。与旧版相比，新版的理念是基于“创伤后大出血”的快速自救而设计改进的。事实证明，在2005年，约213 000个新版单兵急救包配发给伊拉克前线的陆战队员，前线的士兵认为新版单兵急救包对于那些伤口严重出血的伤员来说，能够提供更好的包扎及止血器材。它的出现挽救了不少士兵的宝贵生命。在随后的使用中，海军陆战队又结合战术战伤救治指南(TCCC)、技术和装备的更新，在2015年再次对单兵急救包进行了优化和改进。

美国海军陆战队单兵急救包的主包由高强度尼龙制成，采用沙漠色面料使其能与陆战队沙漠迷彩服的颜色统一。正面的闭合装置与之前的旧版急救包存在较大的区别，旧版急救包采用两个龟型按扣来进行闭合，而陆战队单兵急救包采用了一个插扣，单手就可完成开合。单兵急救包内部有一层尼龙面料格挡，将内部分为前后两个部分，存放不同的医疗用品。主包后部采用通用的 MOLLE 织带，方便与各种战斗装具/防弹衣进行搭配，在织带的内侧，标注有包具的详细生产信息。

海军陆战队单兵急救包分为两部分：轻微创伤急救组件（minor injury kit）和创伤急救组件（trauma kit）。

（一）轻微创伤急救组件

主要是用于轻微伤的割伤、烧伤、擦伤等的处理。在 2003 版的基础上，2015 改进版的单兵急救包增加了眼罩，用无菌三角巾取代了之前的非无菌三角巾。

具体包含的急救物资和器材如下：

- 杆菌肽软膏（0.9 g/包）8 包。
- 小胶布创可贴（0.75 英寸×3 英寸，约 1.91 cm×7.62 cm）10 张。
- 大胶布创可贴（2 英寸×4.5 英寸，约 5.08 cm×11.43 cm）5 张。
- 无菌三角巾 1 包。
- 医用胶带（2 英寸×100 英寸，约 5.08 cm×254 cm）1 卷。
- BurnTec® 烧伤敷料（独立包装饱和水凝胶，4 英寸×16 英寸，约 10.16 cm×40.64 cm）1 袋。
- 10%碘伏外用溶液（15 mL）1 袋。
- 亚氯酸钠净水片（8 mg）10 片。
- 小号记号笔 1 支。
- 医用手套 1 副。
- 伤情记录卡片。
- 眼罩。

（二）创伤急救组件

主要用于单兵自救和互救时处理危及生命的伤情，例如大出血控制等。相比 2003 版的急救包，2015 版创伤急救组件有以下几个主要变化：一是用 C－A－T® 止血带替代了 Tourni－Kwik® 单手止血带，这也使整个单兵急救包的成本有所增加。二是不再使用单独包装 QuikClot® 止血粉，其替代品为含有 QuikClot® 止血粉成分的纱布。三是增加穿透性胸部损伤套件。由于使用了 QuickClot® 产品，创伤急救组件保质期为 3 年。每 3 年要对其中过期的产品进行更换。

单兵急救包创伤急救组件内急救物资和器材如下：

- Tourni－Kwik® 单手止血带 2 根或 C－A－T® 止血带 2 根。
- H 绷带 2 根。
- 压缩纱布 2 卷。
- QuikClot® 纱布 1 包（内含 3 块）。
- 穿透性胸部损伤套件（penetrating chest injury kit）1 套。

四、美国海军陆战队某型战斗救生员急救包

除了使用单兵急救包进行自救外，美国海军陆战队在各步兵班中设有战斗救生员，并配有某型战斗救生员专用急救包，用于班成员的现场急救。战斗救生员是经过战伤救治训练的非医务人员，他们比普通士兵掌握更多的现场急救技能，能够熟练运用各类急救器材，为伤员在接收专业医务人员救治前争取到宝贵的时间。

美国海军陆战队战斗救生员急救包可挂在腰带上，也可直接使用专用腰带携行。主包采用耐磨尼龙材料，外形尺寸为 12 英寸×10 英寸×8 英寸（约 30.48 cm×25.4 cm×20.32 cm），整包重量为 3 kg。

战斗救生员急救包内包含急救物资和器材的品种和数量如下：

- 口咽通气道导管（80 mm）1 根。
- 22F 鼻咽导气管 1 根。
- NAR 压缩纱布（4.5 英寸×4.1 码，约 11.43 cm×3.75 m）3 卷。
- 干式无菌三角巾（45 英寸×45 英寸×63 英寸，约 114.3 cm×114.3 cm×160.02 cm）。
- ARS® 胸腔穿刺针 4 根。
- ETD™ 6 英寸（约 15.24 cm）急救创伤敷料 3 套。
- C－A－T® 止血带 3 根。

- BurnTec®烧伤敷料(10 cm×40 cm)1 块。
- HyFin®伤口封贴组合套装(包含 1 块胸部封贴和 1 块起到封贴)1 套。
- 医用手套 6 副。
- 酒精棉片(1 英寸×2.5 英寸,约 2.54 cm×6.35 cm)8 片。
- SAM®软质固定夹板 1 套。
- 外科纱布海绵(4 英寸×4 英寸,约 10.16 cm×10.16 cm)6 套。
- ETD™急救创伤敷料(8 英寸×10 英寸,约 20.32 cm×25.4 cm)1 套。
- 医用胶带 1 卷。
- 医用剪刀 1 把。
- QuikClot®纱布 3 包。
- 8 型救援钩(Model 8 Rescue Hook)1 套。
- 战伤记录卡 5 套。
- 手术用润滑剂(5 g)2 包。
- 硬质眼罩 2 副。
- 透明密封袋 1 个。

五、美军单兵急救包个性化配置策略

(一) 单兵急救包 IFAK 的放置位置

战场上首先要将 IFAK 合理安置在单兵携行装备上。IFAK 应该安放在可以快速获取的地方。把它放在尽可能靠近身体的胸挂或战术背心一侧的中心(3 点钟或 9 点钟位置)是一个常见的位置,但最近一个常见的方法是把 IFAK 放在背部中点(6 点钟位置)。这是随着美国海军海豹突击队对 LBT 9022B 的使用和放置而流行起来的。

也有人提倡使用腰包作为 IFAK。这使得 IFAK 被放置在身体的前正中(12 点钟位置),从而使双手都可以方便地取用。然而,腰包也有一些缺点,比如过度的折叠、打开和急救包取用问题。此外,还存在无法有效地整理腰包式 IFAK 中的物件的问题。

(二) 单兵急救包 IFAK 内置急救器材

1. *止血带* 止血带是一种用来限制血液流动的压迫性止血装置。当纱布和绷带不能有效地止血,或者伤口明显大量出血时,就会用到止血带。它们通常用于即时伤情严重、四肢大血管活动性出血而无法得到及时后送救治时。当使用止血带时,应将止血带缠紧并向下贴近伤口,位于伤口和肢体中心之间的近心端。

如果选择将止血带暴露在体外以便更快地取用,灰尘和碎片则会进入止血带,或者堵塞止血带上的尼龙搭扣,更快地损坏止血带,并大大降低其安全性和可用性。

CAT 止血带和 SOF - TT 止血带都非常有效,而且足够宽,不会给患者带来剧烈的疼痛。特别要注意的是,不推荐使用还未经临床检验的 RATS 止血带。

2. *压力绷带* 压力绷带是一种特殊的绷带,用于对伤口施加压力,从而压迫静脉止血。通常用于严重出血而又无需止血带或止血剂的情况。一个快速评估是否需要压力绷带的方法是简单地用手按压伤口:如果用手足够的力量就能止血,那么用压力绷带就足够了。推荐使用以色列绷带和 TacMed OLAES 绷带。TacMed BLAST 也值得考虑,它能够覆盖很大的区域,这是处理弹片相关伤口和一般战斗伤口的常见需要,因为这些伤口很少单独出现。

3. *止血剂* 止血剂是能在分子水平上阻止出血,使得血液凝结的药剂。止血剂有许多不同的形式,最常见的是粉末或者浸渍在纱布中。然而无论采用怎样的形式,到最后都能起效。止血剂往往要结合止血带和压力绷带一起使用,这取决于伤口的严重程度。Celox 和 QuikClot 是现在的主要选择。已过时的第一代 QuikClot 曾因其起效原理导致伤员严重烧伤,后经过改进换代成为现在安全的 QuikClot 止血剂。

4. *胸部密封贴* 胸部密封贴是一种敷料,用于穿透肺部的胸部伤口。胸部密封贴可以防止空气进入胸腔造成肺部萎陷,同时允许空气流出。由于大多数枪伤都有贯穿伤前后两个创口,所以胸部密封贴应该成对使用,两端都要密封。HALO 胸部密封贴是现在的主流选择。

5. *胸部减压针* “出现吮吸样胸部伤口是大自然告诉你要静下来的一种方式”(引自“墨菲战斗法则”)。张力性气胸时,胸部伤口在吸气时允许空气进入胸腔,而在呼气时不允许空气流出。这导致空气开始在胸腔内积聚,使肺部萎缩和塌陷,这是一种需要立即处理的严重情况。缓解的方法是在患者的胸部插入一根合适的排气针,降低胸腔内压力,恢复肺的呼吸功能。这里推荐 TyTek 减压针,但必要时任何合适的粗针都可以。

6. *鼻咽及口咽通气管*　通气管是生理气道的人工旁路。最容易保存在急救包里的是口腔和(或)鼻腔通气管。

7. *太空毯或保温毯*　太空毯是一种简单的衬有金属箔的毛毯，即使在伤员赤裸或被迫在寒冷中保持静止时，它也能起到保暖的作用。常用于休克伤员需要抬高双腿时。

8. *绷带*　绷带类似于卷成卷的纱布，覆盖伤口非常好用，但也有其他用途。例如，利用一些棍子和绷带可以做一个简易的夹板。虽然压力绷带也是绷带，但如果只是为了实用，手头有个普通的绷带就可以省下专门的绷带了。

9. *夹板*　夹板是用来防止移动的，以促进骨和关节开放伤的愈合。虽然通常可以用木棍临时制作，但有时特制的夹板会很有用。塑料夹板很占空间，IFAK 中放一个卷式夹板(SAM 夹板)更合适。

10. *手套*　非乳胶手术手套可以防止救治人员染上患者的血源性疾病，如艾滋病。

11. *消毒剂*　消毒剂可以有效防止伤口感染。三重抗生素软膏是一种常用的多用途的软膏，用于烧伤和割伤。几乎每辆救护车上都有酒精棉片。

12. *剪刀*　剪刀对于快速脱去患者的衣服进行检查是非常有用的，AOR1 Cryes 是美国海豹突击队配发的。也可以是锯剪。

13. *记号笔*　写东西记东西迟早有用，但也有一个与战伤救治相关的实际需要：每当应用止血带时，要在止血带上标明使用时间。这样无论转运至哪一级救治机构，都可以采取恰当的措施。

14. *胶带*　胶带可以用于各种用途。在医疗救援环境中，用胶带把气道固定在合适位置是一种常见的用法。一般来说，胶带往往用得多，又不会占用太多空间。如果没地方放胶带，可以带在 IFAK 外面。

(李旭霞　李玺)

第二节　海军中小舰船战斗包扎站

一、战斗包扎站设置和人员

水面舰船是海上独立作战单元，也是集中发生伤员的场所。本节对美国各类水面舰艇上医务人员配备、医疗舱室配置以及急救物资的配备情况进行概述。海军中小型水面舰艇上仅配有独立医院看护兵和普通医院看护兵，美国海军独立医院看护兵是 E5 以上级别的士官，具备一定的经验，能够在军医的指导下(直接或远程等)对伤病员开展有限的诊治与急救。

各舰艇按照舰员编制人数设置战斗包扎站，用于紧急情况下伤员的救治。根据舰艇舱室布局，一般选在方便救治伤员的位置，并用明显的标识标记战斗包扎站的位置和路线。在所有的战斗包扎站中配备医疗设施最为精良的战斗包扎站为主战斗包扎站。实践中，美国海军小型舰艇上的医务室被设为主战斗包扎站。战斗包扎站内的物资根据医疗物资定额配备，所配物资能保证战斗包扎站开展检伤分类、复苏、初步固定及为伤员开展有限的救治。主战斗包扎站内根据实际需要还可加配手术和其他救治卫生器材及物资。

二、包扎站急救物资装备

(一) 应急急救包(emergency response kit)

在有军医官的舰艇上，配发军医官复苏包(MO resuscitation kit)，复苏包内物品根据医疗物资定额(AMMAL 0918)配备。在有独立医院看护兵的舰艇上，配发独立医院看护兵应急急救包(IDC emergency response kit)，包内物资根据医疗物资定额(AMMAL 0924)配备。

除扫雷艇、濒海战斗舰及巡逻艇外，其他舰艇上根据医院看护兵人数配发初级医院看护兵应急急救包(junior HM emergency response kit)，包内物资根据医疗物资定额(AMMAL 0944)配备。

(二) 批量伤员急救箱(mass casualty box, MCB)

批量伤员急救箱是用于发生批量伤员时医务人员开展检伤分类、初步复苏和固定以及紧急救治的。美国海军各类舰艇上批量伤员急救箱具体放置位置根据各舰艇布局不同而异，一般来说放在指定的检伤分类区附近或作战条令规定的位置。批量伤员急救箱内物资根据医疗物资定额(AMMAL 0964)配备,箱体外有明显的“批量伤员急救箱”标识。为了保证医疗物资安全且在紧急情况下方便取用,批量伤员急救箱应设有防盗装置,但不要使用锁(因为在紧急情况下,锁会变形,可能打不开)。

在各类小艇上(如舰长小艇、硬壳充气艇等)配有小艇急救箱(boat box)。

(三) 急救包/枪袋(gun bag)

急救包/枪袋也习惯译为炮位急救包。根据要求,在每个战斗包扎站中应配备2个急救包/枪袋供担架员使用。一个急救包中含有2套急救物资,并能保证12名伤员救治需要。

(四) 担架

美国海军舰艇上配备的常用担架,如斯托克斯担架(Stokes)、海空救援担架、里维斯Ⅱ型担架等。根据舰艇环境和伤员情况选择不同类型的担架,担架数量根据要求配备。例如,编制在3 000人以内的,按每100人配备1.5副斯托克斯担架(最少7副)。超过3 000人的,按每100人配备1副斯托克斯担架。

下列区域必须按规定数量放置不同类型的担架。

- 战斗包扎站:1副斯托克斯担架。
- 舰员集中住宿区:1副斯托克斯担架。
- 飞行甲板和直升机甲板:1副斯托克斯担架,1副海空救援担架。
- 航空维修车间或垂直补给储物柜内应存放1副海空救援担架。

(五) 解毒剂急救箱(antidote locker)

美国海军2003版《舰上医学手册》(*Shipboard Medical Manual*)中曾提到在配有医务人员的舰艇上应安装解毒剂急救箱。但在最近更新的2014版手册中未提及该急救箱。解毒剂急救箱内物资根据医疗物资定额(AMMAL 0925)配备(表15-1),外部标有“解毒剂急救箱”的警示标志。在配有军医官的舰艇上,解毒剂急救箱应放在急救区域(即24小时有人值守区域);在仅有独立医院看护兵的舰艇上,应安装在治疗室外,方便紧急情况下立即使用。

表15-1 美国海军解毒剂配备要求

品名	规格	数量	备注
硫酸阿托品注射剂	1 mg/瓶	具体数量根据舰艇要求	
阿托品自动注射器	2 mg/个	3个/人	
氯解磷定自动注射器	600 mg/个	3个/人	
地西泮自动注射器		1个/人	Ⅳ类管制物品
环丙沙星	100 mg/片	6片/人	
盐酸强力霉素	100 mg/片	20片/人	
溴吡斯的明片	21片/包	2包/人	需冷藏保存

(六) 外科手术器械组

美国海军规定了各类舰艇上外科手术器械组的配置要求,详见表15-2。从各舰艇配备的外科手术器械可以大致推测美国海军作战舰艇上所承担的战救任务。

表15-2 美国海军水面舰艇手术器械组件配备要求

舰艇类型	小型手术器械组(套)	大型手术器械组(套)	气管切开术组(套)	开胸手术组(套)	骨折截肢手术组(套)	腹腔镜手术组(套)	胸腔引流管(套)	耳鼻喉科手术组(套)	血管外科手术组(套)	颅骨钻孔手术组(套)
航空母舰(CVN)	12	4	2	2	2	4	4	2	2	2
两栖攻击舰(LHA)	34	3	3	2	5	4	3	2	2	2
两栖攻击舰(LHD)	67	6	6	2	10	8	6	3	2	4
船坞运输舰(LPD)	34	3	3	2	5	4	3	2	2	2
船坞登陆舰(LSD)	4	1	1	—	—	—	—	—	—	—
两栖指挥舰(LCC)	4	1	1	—	—	—	—	—	—	—
濒海战斗舰(LCS)	1	—	—	—	—	—	—	—	—	—
导弹巡洋舰(CG)	3	—	—	—	—	—	—	—	—	—
导弹驱逐舰(DDG)	2	—	—	—	—	—	—	—	—	—
导弹护卫舰(FFG)	2	—	—	—	—	—	—	—	—	—
扫雷艇(MCM)	2	—	—	—	—	—	—	—	—	—
巡逻艇(PC)	1	—	—	—	—	—	—	—	—	—

(李旭霞 李玺)

第三节 海军大型水面舰船便携式救治装备

一、专属便携救治装备的必要性

远海环境舰艇编队作战将成为未来海军的主要作战模式。远海作战具有战场空间大、攻防形势转换快、战场不确定因素多等特点，此外舰艇人员相对集中，故伤员可以在任意时刻出现于任意地点，并且易在局部短时间内产生批量伤员。例如1982年马岛战争，英军平均每艘受损驱护舰伤员21.6名(其中重伤员5名以上)，单舰战斗减员率16%～49%。在远海作战环境下，舰艇编队势必缺少陆基卫勤保障力量的支援，且舰艇环境特殊、医疗资源有限，致使海军单舰救护能力偏弱，仅相当于陆军承担急救任务的连营抢救组，目前在海上尚缺少与陆军卫生连相当的卫勤力量。同时，远海作战受战况、海况、天气情况等诸多因素影响，使得海上伤员后送十分困难，伤员救治后很有可能长时间留置于前线。

历史数据统计，战伤死亡约50%发生在伤后1小时内、约30%发生在伤后2～4小时内。即若无法提供及时救治，80%重伤员将在伤后4小时内牺牲。根据这一伤情发展变化特征，当前主流观点认为宜“伤后10分钟内实施现场急救(Ⅰ级救治阶梯)、伤后3小时内开展紧急救治、伤后6小时内完成外科复苏(Ⅱ级救治阶梯)”。

Ⅱ级救治阶梯的任务是稳定重伤员伤情，确保其能耐受长距离后送到达Ⅲ级救治阶梯(医院船等)接受确定性治疗。因此，海战伤践行时效救治、降低伤死率高度依赖于海上编队的Ⅱ级救治阶梯的紧急救治和损伤控制手术能力，并且需要做到伴随保障、快速反应、机动部署，以满足广大作战区域内的任意点产生伤员的救治；具备高效的手术救治能力，以满足同时性批量重伤员救治；救治技术稳定可靠，以应对伤员救治后不能后送、长时间留置。

若舰艇Ⅱ级阶梯救治力量缺乏专属便携医学装备，则主要会造成下列问题。

一是海战伤员往往批量产生，以航母为例，一旦发生火灾或舰载机事故，可能瞬间同时产生数百名伤员。如1967年7月29日，“福莱斯特”号航空母舰一架F-4“鬼怪”战斗机上的火箭自行发射，击中其他飞机，连串引爆甲板上停着许多满载燃料和弹药准备起飞的飞机。更为严重的是，汽油和弹片从甲板上的舱口炸入下层，使下层甲板也燃起熊熊大火并且引起了军械库爆炸，共造成134人死亡、161人受伤，其中64人伤势严重。面对这一规模批量伤员，舰艇原有医疗区域将难以满足批量伤员救治需求，此时十分需要在固定医疗区外临时新开辟手术或复苏救治单元，但此时若无便携、轻便、可就地展开的医学急救装备，则无法实现这一做法，势必导致批量伤员无法及时得到有效救治、伤死率较高的不良后果。

二是受舰艇环境条件限制，医疗区域空间狭小，实际上难以开展大型的紧急救援操作或损伤控制手术，亦无法做到批量伤员的处置和留治。而欲实现这一目标，则往往需要将大型舱室临时改造为医疗区域。但现有舰载医疗装备类似医院内装备，体积和重量大，在舰艇狭小过道内移动困难，且诸如麻醉机、手术床等大型医疗设备则根本无法挪动位置，故此时非常需要可移动的、方便展开和撤收的手术与复苏装备。

三是海战战场空间大、攻防转换快，任意点都有可能产生伤员。因此，编队救护所医疗队极有可能作为增援卫勤力量前出、跨舰机动到另一平台加强其医疗力量。此时若无可由人员随身携带的急救装备，则增援力量与舰艇固有医疗力量只能共用舰载医疗设施设备，救治能力将不可避免受到影响和限制，从而导致“1+1<2”的不良效应。

综上所述，目前十分有必要发展Ⅱ级救治阶梯专属的、轻量便携化的、队伍专属的急救医学装备，以满足其随行紧急救治和有限外科复苏的任务需要。

二、美军大型舰船Ⅱ级救治阶梯急救装备研究情况

美海军Ⅱ级救治阶梯装备主要包括预制舰队医

院、舰用手术系统和"远征"外科手术复苏系统，其总体发展趋势是越来越小型化、模块化，能够快速反应，实现舰内和跨舰机动，做到在任意没有手术能力的海军平台或平台上普通区域快速新增一个手术功能单元。

（一）舰队医院

美海军要求舰队医院运输方便、搭建快速、技术先进、展开后即可在作战现场对伤员实施确定性治疗。其长期目标是将舰队医院建设成可在海上实施确定性治疗的医疗机构，短期目标是将舰队医院建设成可在岸基实施确定性治疗的医疗机构，并要求海上舰队医院一到作战海区，即可开展医疗救治；而岸基舰队医院要求接到任务后 15 天即可投入救治行动，30 天即可开展全面救治工作。

舰队医院的设备主要包括麻醉设备、心电监测记录仪、超声诊断仪等，这些设备平时保存在标准集装箱内。按照 500 床位计算，每所舰队医院一般都拥有标准集装箱 450 个，各种车辆 100 辆，主体结构由 3 个手术室、420 张急救床位、80 张特护病床组成，随舰队医院配备的后勤物资(包括医疗物资和器材)维持时间达 30～60 天。

（二）舰用手术系统(mobile shipboard surgical suite, MSSS)

美国海军考虑到在海上反恐、海上封锁等行动中，经常使用小型水面舰艇，但这类舰艇上一般不配备军医官且不具备外科手术能力，舰队外科手术队也无法正常展开。因此提出了"舰用手术系统"的概念，旨在打造一支更小、更灵活的前沿外科手术力量。舰用外科手术系统由 6～8 人组成，具备前沿外科手术能力，达到海军二级救治阶梯要求。该小组自带 600 余件医疗物资，包括便携式超声影像设备、重症监护设备、外科手术包等，可通过直升机等方式运送到指定平台上，45 分钟内展开完毕，配合舰上医务部门开展有限的小型手术。

舰用手术系统的使命是将海军平台上几乎没有手术能力的一个小空间快速地转换为一个功能手术单元，开展可挽救生命和肢体的手术。MSSS 简化了人员和设备配备，可在得到通知后数小时完成部署，实施大约 15 个手术，并可对手术伤员进行长达 48 小时的护理直至后送。MSSS 的特点是价格较低、结构紧凑、操作简单，可在几个小时后完成部署，拥有监护仪、呼吸机、麻醉设备、手术器械等。可为具备隐蔽的沿岸特种作战战术优势而没有手术能力的船舶提供手术支持。

MSSS 以便携式手术装备为特征，包括监护仪、麻醉设备、外科手术器械及耗材等；还带有便携式的床边医疗设备，如超声诊断仪、机械式呼吸机、便携式麻醉机和手握式实验室分析仪等。由于骨科伤员约占所有伤员的 70%，因此还装备了骨科急救包。此外，它还有一套独特的供伤员使用的高级生命保障系统。但由于种种原因，该系统始终未在海军范围内正式推广使用。

（三）远征外科手术复苏系统(expeditionary resuscitative surgery system, ERSS)

ERSS 是美国海军根据战场急救需求研制的模块化系统，重点是在邻近作战区域开展挽救生命和肢体的手术、创伤救治和后送途中护理，可在较短时间部署到舰队作战平台或前沿阵地为前沿部队提供医疗救护。远征外科手术复苏系统具备Ⅱ级救治能力，主要由 4 个小组组成，即舰上外科手术组(SST)、远征外科手术组(EST)、远征创伤救治组(ETT)和后送途中护理组(ERCT)。

1. *舰上外科手术组* 采用舰队外科小组概念，配备医疗增援计划人员，为远征编队提供模块化外科复苏能力。医疗能力如下：使用特定的海上平台(直升机船坞两栖登陆舰/两栖攻击舰)，有 1 个手术室、3 张重症监护病床、10 张急诊病床，每天接收伤员 13 名。人员为舰艇上原有医务人员加上舰队外科小组，使用舰上医疗物资设备。

2. *远征外科手术组* 在前沿阵地提供急救复苏(损伤控制)手术。依托流动的小型海上平台或岸上区域，可在 45 分钟内展开就绪，可进行 5 例伤员损伤控制手术，伤员留治时间 48 小时。小组人员包括普通军医、麻醉师、注册急诊护士及手术室技师各 1 人。

3. *远征创伤救治组* 可提供初步挽救生命和肢体的手术，可在流动小型海上平台或岸上区域工作。到达平台后即展开，稳定创伤伤员 3～5 例，伤员留治时间 6～12 小时。小组人员包括急诊军医、助手及看护兵各 1 人。携带的物品事先包装在 2～

3 个高度机动性的帆布背包内。

4. *后送途中护理组* 为患者提供在前接和后送过程中的护理，以保持救护的连续性。小组可安全后送伤员并在伤员出现危重情况提供急救。小组抵达飞机后 10 分钟即可开展工作。小组包括急诊护士和看护兵各 1 人。携带的物品事先包装在 2～3 个帆布背包内，具有高度机动性。

ERSS 主要任务是实施外科复苏手术而非择期手术，连续救护时间长达 40 小时。其最大特点是机动性强，可快速部署、迅速撤回，部署和撤回均在 1 小时内完成，全部设备可装载在一辆承重 5 000 kg 的卡车或 2 辆拖车内。一般一天随部队行程 241 km，主要由 2 个掩体组成，每个掩体由 4 人在 16 分钟内安装完毕。该系统配备的设备包括便携式制氧机、小型实验室设备、患者监护仪、手持式超声诊断仪。系统配备医务人员 8 名，其中普外科医生 2 名、麻醉师 1 名、特护人员 1 名、独立看护兵 1 名、手术室技师 2 名、普通看护兵 1 名。系统拥有手术台 1 张、手术前伤员收留站和手术后伤员康复站各 2 个，目前远征外科手术复苏系统仍未定型，但在海军远征部队内已广泛使用。

（四）损伤控制手术装备集成化

支持手术开展的几类核心设备，由于其体积、重量、稳定性、操作难易的限制不适用于野战外科环境，特别是舰艇环境携行使用，故为解决这些问题，可尝试相关急救装备的集成一体化，即打破这些设备之间原有的分离、孤立状态，对其进行形态、信息和人机交互模式上的集成重构，形成全要素野战外科手术支持的一体化设备平台。

尽管这一设想在国内外相关领域尚属首次，但我们仍可以在急救与后送转运装备研究中找到借鉴。美国于 20 世纪 80 年代成功研制“自撑式生命支持单元”，可与担架结合使用，也可与救护车、飞机等运输工具结合使用。德国于 20 世纪 90 年代研制了“伤员后送单元”，由两部分组成，即安装于飞机上的重症监护（intensive care unit，ICU）承载框架及上置监护生命支持设备，主要置于 A310 飞机上。奥地利于 20 世纪 80 年代也研制出了一种“移动式 ICU”，由三部分组成，即伤员担架、运输架及医疗复苏单元，医疗复苏单元上有呼吸机、生命体征监视器、心脏起搏器、吸引器、气体输送接口及蓄电池和充电装置。澳大利亚的类似装备是“澳大利亚飞行测试服务公司”生产的，是一种自撑式 ICU，可装于救护车、直升机及固定翼飞机上，采用模块化集成结构，适于不同重症患者的要求。随着技术的不断进步，这类设备不断向便携化、智能化、自持化方向发展。从 20 世纪 90 年代起，美国先后推出了专业重症转运装备（SMEED）、集成生命支持系统（LS－1）、创伤生命支持后送系统（LSTAT）、便携生命支持系统（MOVES）等专用设备。经过多年发展，其理念不断成熟，在其 2010 年推出的 MOVES 系统中得到了集中体现。2008 年，Integrated Medical Systems 公司研制的便携式生命支持系统 MedEx 1000，属于该公司的第二代产品，已装备美军医疗机构，并在阿富汗战场中得到应用与检验，可以完成战伤救治前接后送的任务。加拿大 Thornhill Research 公司研制的第二代 MOVES，也属于同类产品。

借鉴急救和转运领域医疗设备的一体化集成化尝试，舰船外科手术的核心手术设备，或许也可以在这一方向得到突破，此举不仅能解决实现设备小型化、便携化和一体式交互，还可以催化相关核心技术的国产化攻关，弥补该领域同国际领先水平的差距，继而实现超越。

（张剑　陈俊楠）

第四篇

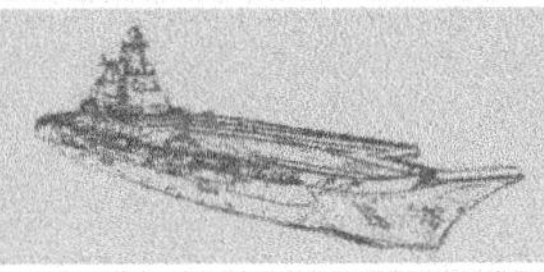

舰船外科损伤评估、救治技术与展望

第十六章

舰船外科批量伤员的伤情评估、检伤分类和处置原则

第一节　外军舰艇批量伤员救治概述

由于海上作战环境具有特殊性，因此舰上批量伤员的救治是美国海军海上伤员救治的重中之重。本节对美国海军在发生批量伤员时救治的组织实施、各岗位工作职责等进行简单介绍。

一、单舰批量伤员救治组织实施

在美国海军的相关文件中，没有对批量伤员的数量给出具体的数字界定。《美国海军水面舰艇医学手册》(6000.1)中指出："当舰上出现严重的伤员且超过舰艇医务部门救治能力，需要舰艇其他舰员或外部力量协助时，可认定为舰艇出现批量伤员。"由此可见，是否认定出现批量伤员，主要还是根据实际战场环境、伤员情况以及舰上可用医疗资源来确定。在以往的案例和实际操作中，当美国海军航母上同时出现超过 5 名伤员时，就可能启动批量伤员救治程序。

根据美国海军要求，各舰艇在执行任务前，都应当制订详细的批量伤员救治组织实施预案，以便发生紧急情况时使用。

由于批量伤员救治存在诸多不确定性，且面临情况十分复杂，所以预案设计完之后还需结合战场环境情况(例如：主战斗包扎站是否遭到袭击、医疗设施是否可以使用等)，结合伤员数量及舰上卫勤能力综合考量实际救护方案。一般流程为发生批量伤员时，首先由伤员自己或目击者在事发地利用就近、可用的急救器材开展自救互救。当救援人员到达现场后，利用携带的急救器材进行补充急救，同时将伤员移至附近安全区域(例如：战斗包扎站外或临时开设的伤员集中点)。随后由医务人员对伤员进行检伤分类，并根据伤情送至战斗包扎站内接受救治。对于超过本舰艇医疗能力的伤员，在战斗包扎站内稳定伤情后，立即组织后送。

下文以美国海军航母和两栖舰艇为例，介绍单舰艇上批量伤员救治实施过程。

(一) 事故发生点

伤员在事故发生点需立即获得必要的急救，包括自救、互救，以及由在现场待命的医务人员提供的现场急救和简单的伤情分类。随后，伤员应被快速运送出事故地点。

(二) 初步检伤分类及伤员集中点

初步检伤分类及伤员收容点是伤员被运送到安全区域之前(例如：从甲板层通过升降机运送到机库)，尽可能多地集中伤员的区域，并开展第一次检伤分类的地方。在这里主要是对伤员集中，并对伤员的伤情进行简单的判断——是否在接受救治后能够快速返回工作岗位。对于发生在飞行甲板上的事故，初步检伤分类及伤员集中点一般设在航母或两栖舰艇的飞行甲板上，由 1～2 名看护兵负责初步的

伤情检查，并将所接收的伤员人数和情况通知舰艇值班员及医务部门。轻伤伤员可直接送到飞行甲板的战斗包扎站内，由包扎站内待命的1名飞行军医和1～2名看护兵进行简单的处理及急救。其他伤员由飞行甲板升降机送到机库内，接受第二次检伤分类。对于在舱室内发生批量伤员的情况，初步检伤分类及伤员集中点根据舱室受损情况，在较为开阔且相对安全的区域开设，选定的位置还应该方便伤员的转移。该区域通常在战斗包扎站外。

(三) 集中分类区

经过初次分类确定已失去作战能力的伤员会通过升降机从飞行甲板送到位于机库的集中检伤分类区，由检伤分类军官(triage officer)——大多数情况下由牙医担任，进行二次检伤分类。由牙医担任检伤分类军官的主要原因是舰上外科手术人员人手紧张，发生批量伤员时，大多数医务人员都在手术室进行手术或开展急救。

在集中分类区内，伤员会接受较为全面的生命体征检查，根据伤情填写伤情卡，区分立即救治(用红色标签标识)、暂缓救治(用黄色标签标识)、简单救治(用绿色标签标识)和期待性治疗(用黑色标签标识)。简单救治的伤员直接送至辅助战斗包扎站或机库内另辟的区域内进行快速处理。期待性治疗或已死亡的伤员也留在机库内指定的隔离区域，其他伤员被送往主战斗包扎站或伤员等待区。作为伤员接收救治舰接收批量伤员时，两栖攻击舰或船坞登陆舰会在其坞舱内开设伤员集中分类区，主要对由两栖载具运送来的批量陆战队伤员进行检伤分类。

(四) 伤员等待区

伤员等待区的主要任务是将需要接受救治但还未能进入手术室的伤员或暂时留观的伤员集中在一起，由少量医务人员看护。一般来说，在这里伤员还会接受第三次检伤分类，由医务人员(一般是急诊科或外科医师)根据伤情确定手术优先级。需要立即手术的伤员会被送进主战斗包扎站/手术室接受手术，需要复苏的伤员会被送到重症监护治疗病房(intensive care unit，ICU)或复苏床位进行复苏，其他伤员继续留在这里等待后续治疗。

由于主战斗包扎站的空间有限，航母上没有专门设置的伤员等待区，在发生批量伤员时一般在与医疗区同层甲板的前部或后部航母士兵餐厅(mess deck)开设伤员等待区。

两栖攻击舰及船坞运输舰在设计上考虑到要在短期内接收大批量登陆作战的陆战队伤员，因此其主医疗区外设置了专门的伤员等待区，医务人员可在此对伤员进行简单处理，并对等待救治的伤员进行生命体征监护。该舰发生批量伤员时需手术或复苏的伤员也集中在此等候手术和密切监护。“美国”号两栖攻击舰上的伤员等待区的面积约为48 m^2，并配有氧气瓶、担架等一些辅助救治设施。

(五) 战斗包扎站/手术室

战斗包扎站是进行伤员救治的场所。在有多个战斗包扎站的舰艇上，设1个主战斗包扎站(一般为手术室)，所有需抢救的伤员都要进入主战斗包扎站接受治疗。轻伤、可走动伤员在其他战斗包扎站救治。舰上医疗能力无法处理的伤员，在战斗包扎站内处理后，送至编队医疗中心、医院船或岸上医疗机构，接受进一步救治。

二、批量伤员救治中各部门岗位职责及具体工作

在批量伤员救治过程中接受过专业培训的医务人员是稀缺的人力资源，需要合理调配使用以提高每个人的使用效率和避免任何资源损失。一般来说，由损管控制部门的人员将伤员从事发地点救出，例如，航母飞行事故中，由失事飞机火灾救援人员、消防员等专业救援人员负责将伤员从失事飞机中救出。由担架员负责将伤员送至医务人员处。由于在发生大规模伤员时，医务人员，尤其是外科医师、麻醉师、护士等人手紧张，且美国海军所有医务人员都要接受必要的战救训练，因此在紧急情况下牙医及辅助岗位医技人员也应参与到检伤分类及伤员的急救中。

下文根据美国海军水面舰艇的战备状态，分别简述在非战斗部署和战斗部署状态下批量伤员救治预案，以及所涉及的各个岗位的具体工作(表16－1)。由于批量伤员救治预案本身就较为复杂，且可能根据伤员事发位置不同制订多套方案，下文所述仅为《美国海军水面舰艇医学手册》中给出的一套模板方案，每条舰艇还会根据实际情况进行修改。

表 16-1　美国海军舰艇批量伤员救治各阶段人员配备要求

阶　段	战 斗 部 署 时	非战斗部署时
出事地点的应急响应	在损管控制中心指挥下担架员通过安全路线到达出事地点	医务人员/担架员 纠察 目击者
出事地点的检伤分类	担架员	医务人员
出事地点的急救	目击者 担架员	目击者 医务人员
伤员运送路线	在损管控制中心内的指挥官	损管控制部门或在现场的领导
检伤分类区	医务人员	医务人员
战斗包扎站或主医疗区	伤情严重的伤员送至主医疗区，轻伤员送至战斗包扎站。路线由损管控制中心内指挥官确定	医务人员 送至主医疗区

(一) 非战斗部署时发生批量伤员

1. *目击者*　目击事故的人员应当以最快的速度通知值班军官，报告伤员的位置和可能的人数。返回出事地点，使用最近的急救箱进行急救。

2. *值更官*　值更官(officer of the deck)使用1MC舰上广播(舰上公共的主广播线路)通知："紧急呼救！报告在xx位置有xx名伤员，医务人员立即前往现场。"值更官立即通知指挥官，根据舰艇所处状况，可能会开启全舰"战斗部署"状态；派遣专人前往主医疗舱室确保医务部门已做好接收伤员准备。若在港内，通知岸上单位联系救护车；待医务人员确定发生批量伤员时，使用舰上广播通知"发生批量伤员，启动批量伤员救治程序"。

3. *医务人员*　舰上值班的医疗应急分队达到现场后：第一，评估伤员伤情和人数，确定是否存在批量伤员的情况。如果未达到批量伤员标准时，通知值更官在需要时请求其他部门协助，如担架员搬运伤员、纠察维持秩序等。如果确实发生了批量伤员，通知值更官并启动"批量伤员救治"预案。第二，医疗应急分队立即使用可用的急救物资进行现场急救和简单的伤情分类，并组织伤员运送到伤员集中点或检伤分类区。第三，在检伤分类区根据伤情确定伤员救治顺序，并为需要后送的伤员做好后送准备。第四，在时间允许时，尽快向舰长、参谋长、指挥部值班军官做情况简报。

4. *指挥部军官*　指挥部军官(command duty officer)向舰长(CO)、参谋长(XO)、作战报告情况。前往事发地点协助指挥救援并获取现场情况。

5. *作战军官*　作战军官(operation officer)根据舰长指令向上级发送"Navy Blue Message"(海军蓝色报告)。该报告是海军特别事件报告的一种类型，主要报告可能对海军部队有重要影响的舰艇火灾、碰撞、搁浅、网络失泄密、重要装备损伤、人员损失(含伤亡失踪)等。一般要求事发1小时内上报文字信息。

6. *损管控制助理*　接到通知后，损管控制助理立即打开所有损管器材柜(repair locker)，方便担架员取用医疗物资。同时协助在伤员出事地点及检伤分类区分发批量伤员急救箱中的物资。根据请求，派出担架员及救援人员提供伤员援救和搬运。

根据舰艇事故情况，打通从事发地点至检伤分类区到医疗区的安全路线，并通过舰上广播通知全舰所有人员。确保各区域，包括伤员出事地点、检伤分类区、战斗包扎站、舰桥等通信顺畅。

7. *纠察*　维持出事现场秩序，并且将伤员运输路线周边清场，保证通道安全。在可能的情况下，将伤员身上的武器弹药全部清除，并交由武器部门军官保管。在需要时，协助控制精神及行为失控伤病员。

(二) 舰艇在战斗部署时发生批量伤员

1. *目击者*　目击事故的人员应当以最快速度通知损管控制中心(damage control central)，报告伤员的位置和可能的人数。返回出事地点，使用最近的急救箱进行急救。由于舰艇处于战斗部署状态，担架员随时待命，所以担架员可使用枪袋(gun bag)实施急救。若事故发生在飞行甲板上，飞行控制中心指挥官(air boss)也可根据情况直接发布"批量伤员"通知，进入批量伤员救治流程。

2. *损管控制部门*　通知舰桥发生批量伤员情况，并报告具体位置等信息。在作战环境允许的情况下，指挥担架员从待命的战斗包扎站到达出事地点，并与担架员保持联络，确认伤员数量和情况。

3. *担架员*　担架员携带枪袋和合适的担架前往出事地点。到达现场后，评估现场环境，并确认是否存在批量伤员的情况。如果确实发生了批量伤员，通知损管控制部门，并请求支援。为伤员提供紧急救治，并随时向损管控制部门报告实时情况，同时做好伤员运送到战斗包扎站的准备。在到达战斗包扎站后，向医务人员说明伤员情况和已做的处理。

4. 医务人员　在医务人员规定的战位上，例如检伤分类区、战斗包扎站内等待担架员将伤员送来，进行进一步的救治。

（李玺）

第二节　海上分布式作战时代大规模伤亡事件中的伤员管理实例

难以控制的大出血仍然是战场上可预防的主要死亡原因。专注于损伤点出血控制的战术战伤救护（TCCC）的后续进展无疑是成功的，尤其是在与早期医疗后送（MEDEVAC）和院前输血相结合的情况下。有证据表明，院前早期输血至少降低了24小时和30天的死亡率。这些数据导致强调快速有效的损伤控制复苏（DCR）作为对威胁生命的出血的早期外科干预的补充策略。尽管关注院前稳定，但Cap等确定76%在战斗中阵亡的战士在到达军事医疗救治设施前死亡，这表明需要将DCR原则应用到军事冲突的更远地区。美国海军舰队装备医疗设备的船只可以提供灵活机动的远程DCR（RDCR）保障以治疗岸上和海上受伤的战士和盟友。具体来说，伤员接收船需要提供舰载外科团队、血库，以及在发生大规模伤亡事故（MCI）时具有“移动血库”（WBB）的能力。2017年8月，在一次直升机坠毁事件后，美军“巴丹”（Bataan）两栖攻击舰曾经历了接收6名外国特种部队作战人员的大规模伤亡事件。

一、背景介绍

“巴丹”号是一艘“黄蜂”级直升机登陆艇（LHD）多用途平台——世界上最大的两栖攻击舰。与其他美国军舰相比，LHD是一种独特的伤员接收船，具备专门的伤员分诊和复苏区域，4间手术室，1间16个床位的重症监护治疗病房和1间45个床位的医疗病房。其他功能包括全血细胞计数仪（COULTER Ac-T diff 2）和动脉血气测量仪（i-STAT）。“巴丹”号航空母舰配备了基本的放射摄像设备和超声波仪器，但不具备计算机断层（CT）扫描或介入放射能力。“巴丹”号除了50单位新鲜冰冻血浆外，还有400单位浓缩红细胞。伤员可通过两种主要方式到达：旋翼飞机在飞行甲板上着陆，或者通过登陆艇或气垫船利用坞船甲板在海上着陆。如果通过飞机到达，它们会在驾驶舱被接收，并通过电梯转移到医疗设施。如果从海上到达，则在坞船上接收伤员，并将其运送到医疗设施。

2017年，“巴丹”号两栖攻击舰经历了一起海上大规模伤亡事件，在转移到最终救护机构之前，利用其WBB稳定了6名伤员，这在以前的报告中得到强调。“巴丹”号两栖攻击舰上的大规模伤亡事件与以前的病例不同的是，在成功的医疗后送之前，医务人员需要维持伤员状态长期稳定。在分布式海上作战（DMO）时代，接收伤员的船只可能要面临更多的地理偏僻和资源缺乏风险，可能需要更长时间的伤员稳定。医疗后送延迟导致的发病率和死亡率突出了在2级救治阶梯设置中内科医师的重要性，他们接受过重症监护原则和医学复杂伤员长期稳定的培训。

二、事情经过

2017年，一架黑鹰直升机在陆地上坠毁后，“巴丹”号航空母舰两栖攻击舰通过MV-22“鱼鹰”号同时接收伤员6人。虽然正在从受伤地点后送，但一个外科小组在前往船上的途中被要求进行初步复苏。在驾驶舱着陆后，伤员被护送到主要的伤员分诊区，在那里外科医生和护士麻醉师根据伤员敏锐度指导行动，最严重的患者首先接受评估。1名外科医生被安置在最初的分诊区，与RDCR平台排成一行，这不同于典型的船上指导和训练。每名伤员都有一份联合创伤系统伤员记录、伤情卡和基本医嘱。

鉴于遇难者是阿拉伯联合酋长国的皇室成员，特别是扎耶德·本·哈姆丹，因此没有典型的非洲医疗后送航线；因此，大规模伤亡事件反应小组做好了长期稳定的准备。除了3号伤员立即被送往手术室外，所有伤员都被送往医疗复苏室。所有这些患者都在受伤后幸存下来，并被成功遣返到他们的盟国。

伤员 1 是 1 名 39 岁男性，在途中接受 1 单位浓缩红细胞（pRBC）后出现骨盆不稳定和低血压。骨盆 X 线片显示有明显的骨盆骨折。胸部 X 线和 FAST 超声检查未发生伤员有明显急性出血。由于呼吸急促和氧气需求增加，在 38 小时后转移之前，他接受了中心静脉导管（CVL）、股静脉导管、骨盆固定带、气管插管和 4 个单位的全血。

伤员 2 是 1 名 28 岁的男性，表现为心动过速、血压正常和左下肢畸形，这是由胫骨和腓骨严重粉碎性骨折造成的。考虑到骨筋膜室综合征的发展，进行了 4 个筋膜室的切开术，24 小时后冲洗干净。在重症监护治疗病房住院期间，伤员出现呼吸急促和急性呼吸窘迫综合征（acute respiratory distress syndrome，ARDS），针对急性需氧量增加，进行气管插管和锁骨下 CVL 放置。在航空医疗后送前不久，出现缺氧、心动过缓和低血压，通过双侧胸管和将呼吸机设置调整到吸入 100%氧气和呼气末正压通气（positive end expiratory pressure，PEEP）来稳定。术后第 2 天，在实施医疗后送后，在 V-22 飞机上出现严重血氧不饱和，被紧急转移出飞行甲板，回到船上的 ICU。经过 4 小时的复苏，内科医生和重症监护医生使患者能够重新复张肺泡，并使其在 42 小时下船前稳定下来。

伤员 3 是 1 名 34 岁男性，表现为广泛的面部创伤和撕裂伤。在最初的空运过程中，未能触及颈动脉脉搏，停止了呼吸，随后接受了飞行中气管插管、左前开胸、主动脉夹钳和通过胫骨骨内管道的液体复苏。所有上述程序都是在 8 分钟的 MEDEVAC 飞行中进行的，伤员恢复了自发循环。到达后，他立即被送往手术室，接受锁骨下 CVL、股动脉切开术、动脉导管放置术和剖腹探查术。手术期间，从腹膜腔抽出 500 mL 血液，显示肠系膜撕脱伤和结扎的小肠系膜动脉出血。然后，他接受了小肠切除术，随后，由于面部严重骨折，他接受了双侧胸腔管造口术、暂时性腹部闭合术和气管切开造口术。在离开手术室的 1 小时内，他经历了逐渐加重的低血压，血性引流物增加，随后他被带回手术室，结扎了另一个肠系膜动脉出血。由于医疗后送的延误，他在 24 小时后第三次被送回手术室进行腹部冲洗、肠造口术、临时腹部闭合和面部伤口冲洗。与伤员 2 相似，该伤员在船上的医疗后送因 V-22 飞机上的急性血氧失饱和而变得复杂，必须紧急转移回船上的 ICU。内科医生和重症监护医生最终在医疗后送前 42 小时重新复张肺泡。

伤员 4 和 5 分别是 21 岁和 24 岁的男性，表现为正常的生命体征和与脊柱骨折有关的体检。他们接受了静脉输液和脊柱骨折固定预防措施。这两名患者都在 38 小时后被后送。

伤员 6 是 1 名 27 岁男性，其生命体征正常，左侧胫骨和腓骨开放性骨折，疑似脊柱骨折。他接受了胫骨外固定治疗，以及针对骨筋膜室综合征实施了筋膜间室切开术。所有这 3 名伤员在抵达后 38 小时被后送。

所有 6 名伤员转移到兰德斯图尔地区医疗中心进行最终治疗的时间都是延迟的。入院当天，很明显，伤员将无法使用美国水兵和海军陆战队使用的标准医疗后送路线。“巴丹”号航空母舰曾一度预计将这些患者扣留长达 5 天。幸运的是，伤员 1、4、5 和 6 在到达后 38 小时成功后送，伤员 2 和 3 在 42 小时后送。伤员 2 和 3 都与其他 4 名伤员重新会合，并安全地从 V-22 飞机转移到美国空军重症监护空运小组。总共有 55 个血液单位输给了 6 名伤员。所有 6 名伤员都幸存下来，并被安全转移到兰德图地区医疗中心，然后再次转移到当地的救护环境，没有进一步的突发事件。

三、讨论分析

尽管美国在过去几十年中参与了多次军事冲突，但美国海军在海上军事干预方面的经验有限。此外，之前的海上麦基事故发生在船只“靠近码头”的时候：“菲茨杰拉德”号和“麦凯恩”号上受伤的水手很快分别被“约克苏卡”号和“新加坡”号空运到附近。同样，2000 年在耶美尼港的“科尔”号上发生的爆炸和 2010 年在“马维马尔马拉”号上受伤的人在被后送上岸后接受了外科治疗。“巴丹麦基”号是一个独特的案例，因为在事件发生时地理位置相对孤立偏远。这种孤立在一定程度上可以归因于“巴丹”

号作为第五舰队的分散力量，利用“分布式海上作战”(DMO)在该地区具有更大的存在能力。DMO是一个新的作战概念，以增加海军部队各个组成部分的攻击力来达到战斗效果。为了效率最高，作战部队指挥人员不仅必须对其与其下级所属分散部队的连通性有信心，而且还必须清楚地了解每个节点的作战限制。虽然这种作战策略可以控制更大的地理区域，但它迫使具有伤员接收能力的船只分散在离援助更远的地方，这不同于距离更近的典型两栖战备群。在DMO时代，伤员接收船的地理隔离会对医疗能力产生深远影响，特别是在航空医疗后送和随后的长期稳定方面。

典型的2级救治阶梯平台有能力在运送到更高的救护级别之前稳定伤员6～12小时。在分布式作战条件下，这一处置时间延长到3倍以上，医疗小组计划延长救护时间长达5天。这一时间长度，加上伤员受伤的严重程度，对资源分配产生了直接的客观压力。例如，伤员3在初次就诊时需要所有3名外科医生关注3小时。由于处置的延迟和不确定性，所有3名手术伤员都必须返回手术室进行后续的手术冲洗。这些冲洗还导致了医疗用品使用数量的增加，包括胸管、胸管排空装置、抗生素和麻醉剂。除了手术限制增加之外，医疗后送延迟和随后的长期稳定转化为延长的呼吸机管理。3名伤员在航空医疗后送前进行了插管，2名伤员出现了急性呼吸窘迫综合征，这需要频繁观察和调整呼吸机设置以进行肺泡复张。

在“巴丹”号两栖攻击舰上，有两种类型的氧气瓶，容量为406 L的D型氧气瓶和容量为7 107 L的H型氧气瓶。24小时内的2号和3号伤员都已经出现了急性呼吸窘迫综合征，需要100%的吸入氧气。在这些设置下，呼吸机需要至少15 L/min的流速。这导致D型氧气瓶每30分钟必须更换1次。不幸的是，对于伤员2和3来说，第一次D型氧气瓶交换导致了急性呼吸失代偿的发展。由于这些伤员的高氧气需求，使用了船上60个D型钢瓶氧气瓶中的21个，其中许多为前述30分钟的增量使用。当D型气瓶被换成更大的H型气瓶时，这一问题得到了解决，这表明需要专用的H型气瓶来应对具有显著氧合要求的伤员。

此外，对于2名患有急性呼吸窘迫综合征的伤员，呼气末正压通气阀被连接到袋阀面罩中，对于维持这些伤员所需的适当高呼气末正压通气至关重要。除了严重的创伤外，2号和3号伤员出现急性呼吸窘迫综合征的一个主要因素可能是输血相关急性肺损伤(transfusion-related acute lung injury，TRALI)。输血后6小时内发生的非心源性肺水肿导致呼吸窘迫，是输血相关死亡的主要原因。TRALI的病理生理学被认为是一个二次打击的假设，最初的打击与潜在的临床状况有关，例如创伤，创伤引发了输血产品中的因素的第二次打击。伤员2和3分别在接受4个血液单位和44个血液单位后，在航空医疗后送前经历了呼吸状态的急性失代偿。考虑到飞行前稳定的需要，这在原本适当的医疗后送中造成了额外的时间延迟。

鉴于大规模伤亡事件可能会增加，需要长期稳定，重症监护医生可能会遇到越来越多的问题。为了对抗凝血和酸中毒，“巴丹”号航空母舰冷冻血库储存了400个单位的甘油溶液冷冻的pRBC和50个单位的新鲜冷冻血浆。解冻pRBC的过程需要将pRBC脱甘油，这可能需要长达1小时的时间，当需要大量输血量来适当复苏和稳定这6名伤员时，这就成了一个问题。现代指南和研究表明，全血至少相当于或优于成分输血治疗。由于该船无法生产储存用于成分治疗的血小板，因此可能需要在2级救治阶梯平台后的6～12小时窗口之后大量输血，以应对复杂伤员的长期稳定和管理。内科专业特定救护的多个方面对于这些伤亡的管理和这些伤员的成功稳定至关重要，如心脏病学方面，由船上经委员会认证的心脏病学专家进行床边超声心动图检查，这对监测液体状态和心脏动力学至关重要；肺病学方面，在急性呼吸窘迫综合征的诊断和治疗中至关重要，尤其是呼气末正压通气的评估和调整；血液学方面，在全血产品的管理和分配以及TRALI的鉴定中至关重要。危重患者的重症监护在许多方面都是必不可少的，从呼吸机管理到中心静脉通路建立，再到这些危重患者的长期稳定。

四、总结

分布式海上作战作为一种新的作战策略，必将导致地理上更加孤立的海上军事干预的可能性增加。美国海军装备精良的伤员接收船能够提供有效的 RDCR 救治，包括全血复苏。然而，尽管 RDCR 仍然是伤员生存能力的基石，但在为未来前沿部署准备方面，应考虑伤员长期稳定维持。受过住院医学、重症医学和手术后救护培训的医生对地理孤立隔离的大规模伤亡事件伤员的成功至关重要。

（李玺）

第三节　舰船外科批量伤员伤情评估方法和检伤分类原则

在现代高技术条件下作战，精确制导武器命中率高，高爆炸力弹药对舰艇损毁力大，与以往作战舰艇相比，伤员发生更为集中，伤类多样且复杂，伤情往往较重。此外，批量伤员并非一定在战时才发生，平时也可能出现。舰艇因为燃油泄漏、碰撞、飞机坠毁等事故，引起大火和爆炸，也会造成大批人员伤亡。另外，落水人员除面临水下冲击伤、低温、淹溺的威胁外，海水浸泡将加重原有伤情。由于海上作战环境的特殊性，舰上批量伤员、落水伤员的救治应当成为海军海上伤员救治的重点。

由于批量伤员救治存在诸多不确定性，且面临情况十分复杂，所以批量伤员的救治还需结合战场情况、伤员数量及舰上卫勤力量综合考量实际救治方案。一般流程为发生批量伤员时，首先由伤员自己或目击者在事发地利用就近、可用的急救器材开展自救互救。当救援人员到达现场后，利用携带的急救器材进行补充急救，同时将伤员移至附近安全区域(例如：掩体、临时开设的伤员集中点)，在伤员集中点由看护兵进行初步检伤分类，至集中分类场，由检伤分类人员进行二次检伤分类，在伤员等待区由急诊科或外科医生进行第三次检伤分类。之后送至战斗包扎站或手术室进行包扎或损伤控制性手术。对于超过本舰艇医疗能力的伤员，在伤情稳定后，立即组织后送，尽快至编队医疗中心、医院船或岸上医疗机构等上级救治机构开展进一步治疗。

美军联合作战卫勤保障的中心任务就是减少战时伤病发生率，提高部队的作战效率，提升参战人员士气，使他们时刻保持良好状态。一旦战区内发生伤病员，他们则通过先期制订的前瞻性卫勤保障方案及较为完善的分级救治体系，确保伤病员在受伤或发病地点得到及时、合理、有效救治。然后再根据伤病员救治的具体情况，妥善筛选、安排需后送的伤病员，经过逐级转送，最终使得伤病较重者能够回到美国本土医疗机构接受全面治疗。

时效救治是根据战伤救治的时效规律，在最佳救治时机采取最适宜的救治措施，以达到最佳救治效果的保障原则和工作方式，是军队卫勤保障的一项基本原则。首次现场急救宜在负伤后 10 分钟内实施；紧急救治宜在负伤后 3 小时内实施；早期治疗宜在负伤后 6 小时内实施；专科治疗宜在负伤后 12 小时内实施。

战时伤情评估和诊断是检伤分类、救治及后送的基础和依据。由于海战伤救治的特殊性，战时对伤情多数仅能做出快速评估和判断，且需要在后续各个救治阶梯中不断地修正和完善。海战环境险恶，只能对伤情做出初步评估和大致判断。短时内出现大批量伤员，伤情评估需要更加简单有效。在不同救治阶梯中，对于伤情的判断或诊断重点不同。战创伤诊断是一个连续过程，需要在后续救治阶梯中不断地修正和完善。

一、战(现)场急救(一级救治)

战场救治是指在战斗现场对负伤人员的抢救，是战伤分级救治的起点，主要包括对负伤人员的寻找、急救、搬运和隐蔽等救护活动。现场急救实施者既包括伤员本人、随行战友，也包括接受过战救培训的非医务人员和伴随保障的专业医务人员。

及时发现伤员是现场急救的首要步骤，发现伤员后，应设法迅速接近伤员，以便及时抢救。发现伤员后，应根据敌情和伤情对伤员的威胁程度，决定对伤员先救后撤，还是先撤后救。一般情况下，若伤情重而敌情威胁不大应先救后撤，反之先撤后救。救治实施者要注意保护自身的安危，否则不仅无法救治伤员，还会给本就脆弱的舰艇医疗力量带来负担。

急救伤员应遵循先急后缓、先重后轻的原则，包括迅速止血、包扎伤口，骨折固定、防治窒息、积极抗休克。搬运伤员是抢救工作的重要环节之一，迅速从火线撤下伤员不仅可以及早解除伤员痛苦，而且可避免伤员再次负伤。应将伤员搬运至安全区域，等待进一步处理或后送。

对于落水伤员来说，及时发现和尽快成功打捞是救治的首位。力求在伤员落水后3小时内得到捞救，在4小时内得到紧急救治。落水伤员还要注意防治淹溺、低体温的发生，防治猝死。伤员应静歇，避免继续散热，迅速采取防风保暖措施，脱去湿衣服，更换干燥、保暖的衣物，在不耽搁救治后送的前提下，利用身边的热源对伤员进行保暖、初步复温。

美国海军并不是在所有的舰船上都配备专职军医，若在没有军医的小型舰船上出现伤病员，一般由经过培训的卫生员独立开展急诊救治。在配有军医的舰船上，可根据舰船上的医疗装备条件和军医自身能力开展更高级别的救治。例如，在跟随海军舰船执行任务的美国海军陆战队中，一旦出现伤病员，首先由卫生员完成伤病情检查和评估，接着采取紧急救治措施。然后，海军陆战队军医在营一级的救护站救治伤病员，提供初级复苏治疗和常规健康保健服务。

(一) 紧急救治阶段的伤情评估

使用MARCH(massive hemorrhage, airway, respiration, circulation, hypothermia)顺序法进行快速伤情评估(图16-1)，在伤情评估的同时对致命性伤情(有无致命性大出血、气道阻塞、张力性气胸和开放性气胸、循环功能障碍、低体温)进行处理。

在创伤救治中，一般推荐使用ABCDE(A，airway，开放气道；B，breathing，人工呼吸；C，circulation，胸外按压；D，defibrillation，除颤；E，evaluation/drugs，评估/药物)的顺序对伤员进行现场的伤情评估，而从阿富汗战争和伊拉克战争中美军的经验可见，战时伤情评估顺序需要改变以适应战时的需求。他们建议使用MARCH顺序法进行伤情评估。其中，"M"(massive hemorrhage)是指有无致命性大出血，"A"(airway)是指是否存在气道阻塞，"R"(respiration)是指有无张力性气胸、开放性气胸等，"C"(circulation)是指有无失血性休克等，而"H"(hypothermia)是指是否存在低体温。采用这一检查顺序的理由是：伊拉克战争和阿富汗战争的数据分析显示，大出血、气道阻塞和张力性气胸等是阵亡伤员中可预防性死亡(preventable death)的重要原因，而大出血是首要原因(占80%以上)，第二位是急性气道阻塞或呼吸障碍(占10%～15%)，第三位是张力性气胸(占5%)。因而美军推荐将检查是否存在大出血放在了伤情评估的第一位。与ABCDE的另一个不同是，MARCH增加了低体温检查，这是因为低体温是构成严重创伤患者"死亡三角"中非常重要的独立因素之一，对战伤伤员预后有至关重要的影响。"死亡三角"是指严重创伤患者在伤后出现代谢性酸中毒、低体温、凝血功能障碍三种病理状态，主要由机体大量失血、复苏时大量输血输液等导致的全身生理内环境紊乱引起。一旦出现"死亡三角"，提示伤员处于生理的极限状态，死亡的风险极高。

填写方法：(打√并填空)

M止血	□止血带 □加压包扎 □止血敷料 □填塞止血					
A气道	□鼻咽通气 □口咽通气 □环甲膜穿刺 □环甲膜切开 □气管插管 □喉罩 □其他 ________					
R呼吸	□吸氧 □胸腔穿刺 □右 □锁骨中线第2～3肋间 □左 □腋前线第4～5肋间 □气胸封闭 □胸腔闭式引流					
C循环	□静脉□骨内	名称	剂量	途径	时间	加压
	扩容液体					
	血液制品					
	药 品	名称	剂量	途径	时间	
	止痛药					
	抗生素					
	其他					
H低体温	□复温毯 □温盐水冲洗 □输血输液加温器					
其他	□固定 □洗消 □导尿 □膀胱穿刺 □清创 □其他________________					

图16-1 MARCH流程图

(二) 分类

分类是救治批量伤病员所必须采取的工作程序之一，是做好伤病员收容、救治和后送工作的前提。战时伤情评估和诊断是检伤分类、救治及后送的基础和依据。由于海战伤救治的特殊性，战时对伤情多数仅能做出快速评估和判断，故需要在后续各个救治阶梯中不断地修正和完善。分类可根据伤部、伤类、伤型、伤势的诊断进行分类，一般采用综合分类法，既可以明确诊断，又可以表明损伤的严重程度。伤情评估需在无敌人火力威胁的情况下进行。

分类的目的在于区分伤病的轻重缓急，确定救治和后送的先后次序；根据伤类、伤情，确定伤员救治措施；确定伤员后送的体位和工具——从而使不同伤员得到最大限度的合理救治、后送。根据分类的主要目的，可分为收容分类、救治分类和后送分类三种基本形式。三种分类形式相互联系，贯穿于医疗后送的全部过程，具有多阶梯性、连续性的特点。

一般使用战地检伤分类评分法(field triage score，FTS)或简单分类及快速救治(simple triage and rapid treatment，START)法评估及确定伤员伤情轻重和后送的优先顺序(图 16－2)。

START 是一种有效的现场伤情评估方法，可用于评估及确定伤员伤情轻重和后送的优先顺序，START 法广泛应用在灾害救援中评估批量伤员，美国、英国、澳大利亚及部分北约国家的军队战时也使用此方法进行检伤分类。该评估方法可概括为“30-2-can-do”法则(表 16－2)。通过评估将伤员分为四类，即紧急处置、优先处置、常规处置和期待处置，分别为伤员佩带红、黄、蓝、黑四种颜色的标识，并据此确定伤员救治和后送顺序。

表 16－2　“30-2-can-do”法则

√“30”是指呼吸频率是否超过 30 次/min?
√“2”指毛细血管充盈时间是否大于 2 s?
√“can-do”指伤员是否可听从命令行走?

需要指出的是，现行的伤情标记(以下简称伤标)分为 5 种颜色，红色示出血，白色示骨折，黑色示传染病，蓝色示放射损伤，黄色示毒剂中毒，其颜色代表的含义与 SRART 法等的标记不同。为与国际接轨，在《2016 版战伤救治规则》中，采用红、黄、蓝、黑四种颜色的伤员标识，分别代表紧急处置、优先处置、常规处置和期待处置。

简易战伤计分法(表 16－3)评估指标包括桡动脉搏动和格拉斯哥昏迷指数-运动评分两项。如果桡动脉搏动减弱/消失或运动评分＜6 分，给予 0 分；而如果脉搏正常或运动评分正常，给予 1 分。两项指标评分相加，总分可为 0、1 和 2 分。对比分析显示，FTS 是一种简单实用的方法，在战场环境下可为一线急救人员提供一种简单的分类方法，并且可以很好地预测死亡率和住院时间。

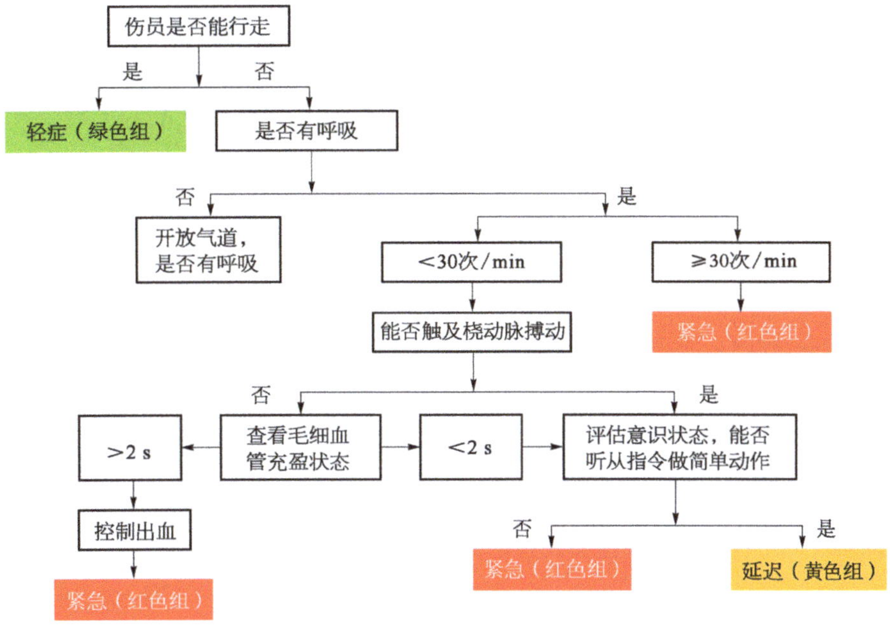

图 16－2　简单分类及快速救治(START)法伤员分类流程

表 16-3 简易战伤计分法(总分 12 分)

评 分	呼吸频率(次/min)	收缩压(mmHg)	格拉斯哥昏迷评分
4	10～29	>89	13～15
3	>29	76～89	9～12
2	6～9	50～75	6～8
1	1～5	1～49	4～5
0	0	<1	3

注：5 分以下(含 5 分)，危重伤伤员；6～9 分，重伤伤员；10～11 分，中度伤伤员；12 分，轻伤伤员。

(三) 伤票

伤票(表 16-4)是一种战时记录人员负伤及救治处置情况并随伤员后送的卡片，由首次急救军医开始填写，在后送的过程中由后续救治机构补充。伤票主要记录伤员的基本信息、伤情信息、处置信息、后送信息等情况，以便接受单位迅速了解伤员情况和已进行的救治内容。伤票填好后随伤员一起后送，以后救治机构应认真填写伤员医疗处置情况，最后收治伤员的救治机构应将伤票妥善保存。

表 16-4 2019 版伤票

基本信息	1. ID 号；2. 姓名；3. 血型；4. 过敏史；5. 负伤时间；6. 负伤地点；7. 到达时间；8. 急救时间；9. 简易战伤积分；10. 呼吸；11. 收缩压；12. 神志
伤情信息	1. 伤部(头部、面部、颈部等 9 项)；2. 伤类(炸伤、枪弹伤、刃器伤等 18 项)；3. 伤型(贯通伤、穿透伤、非贯通伤等 7 项)；4. 并发症(大出血、窒息、休克等 7 项)；5. 伤势(轻、中、重、危重)；6. 战伤或非战伤
处置信息	1. 止血处置(检查止血带或绷带、加压包扎、填塞止血、血管结扎)；2. 呼吸处置(环甲膜切开、气管插管、开放式气胸封闭、张力性气胸穿刺、胸腔闭式引流)；3. 其他处置(夹板制动、固定架固定、洗消、吸氧、抗休克裤等 10 项)；4. 用药及输血输液记录；5. 战现场获救方式(自救、他救、卫救、未处置)
后送信息	1. 时间；2. 地点；3. 方式；4. 体位
填写人员	军医或卫生士官

注：伤势指受伤的轻重程度，分为轻、中、重、危重伤。伤因分为机械性因素，交通伤、坠落伤、跌伤、锐器、钝器和火器；理化因素，热力-火焰、高温固体、高温气体、高温液体；强酸、强碱；电流、放射线等。生物因素包括水母、海胆、石鱼、海鳗、海蛇、河豚、鲨鱼等。

二、早期救治机构中的伤情评估和诊断(二级救治)

该级救治由跟随海军舰队、陆战队、任务部队的军医实施，并有医技人员和护士共同参与。其首要任务是开展伤病员的基本复苏治疗，稳定伤病情，保存受伤的肢体，为后送到三级医疗机构接受进一步治疗打基础。救治内容包括：开展必要的外科手术，基本的实验室、X 线检查，以及由药剂科向伤病员提供药品服务等。该级救治在美国海军外科连或伤病员接收治疗舰船上展开。在此期间，医疗队的普通外科医生和麻醉人员担负主要的救治任务，其他医务人员通力配合。但是，美国海军跟随任务部队的医疗队开展医疗辅助检查的能力十分有限，目前美国海军能够开展该级救治的作战舰船只有航空母舰和两栖运输舰。美国海军规定，两栖运输舰船作为战时伤病员接收治疗舰船，提供实施二级救治任务的平台。此外，在跟随美国海军舰队执行任务的陆战队医疗营中，拥有 3 个可以完成二级救治任务的外科连，6～8 个休克创伤治疗排。

(一) 病史询问

推荐使用 AMPLE 法进行病史询问，明确伤员的过敏史、药物使用史、既往史，包括是否怀孕、最后进食情况、损伤机制等(表 16-5)。

表 16-5 AMPLE 法

√ A 代表过敏史(allergies)
√ M 为目前使用的药物(medications currently used)
√ P 为既往疾病/怀孕(past illness/pregnancy)
√ L 为最后进食情况(last meal)
√ E 为与损伤有关的事件/环境(events/environment related to the injury)

(二) 体格检查

采用“CRASH PLAN”的顺序进行重点查体。需注意穿刺对判断有无胸腹腔脏器的损伤帮助很大(表 16-6)。

表 16-6 “CRASH PLAN”顺序

√“C”(cardiac)指检查心脏及循环系统是否存在损伤
√“R”(respiration)指检查是否存在胸部及呼吸系统损伤
√“A”(abdomen)指检查是否有腹部损伤
√“S”(spine)指检查是否有脊柱和脊髓损伤
√“H”(head and hypothermia)指检查是否有头部损伤和低体温
√“P”(pelvis)指检查是否有骨盆损伤
√“L”(limb)指检查是否有四肢损伤
√“A”(arteries)指检查是否有动脉损伤
√“N”(nerve)指检查是否有神经损伤

(三) 实验室检查

使用血常规、生化检查、血气分析、凝血三项检测等对伤员进行综合评估。

(1) 血常规：血红蛋白<70 g/L 或者血细胞比容<0.18 时，提示大量、急性失血；白细胞总数>10×10^9/L 和中性粒细胞比值>80%，是诊断战伤后全身炎症反应综合征的指标之一。

(2) 肾功能和血生化检查：注意水和电解质紊乱，其中以低血钠、低血钾等情况常见。战时应及时检查血生化，并多次复查，以了解伤员有无电解质紊乱及电解质紊乱的类型。

(3) 血气分析：酸中毒、凝血功能异常、低体温构成"死亡三角"。此外，在失血性休克伤员中，评估液体复苏能否成功的标准之一是能否使伤员的乳酸值尽快降到 2 mmol/L 以下。

(4) 凝血功能：通常使用凝血酶原时间、国际标准化比值和 D-二聚体等指标来综合判断；此外，还可使用血栓弹性描记图监测伤员的凝血功能状态，相比常规的凝血实验更准确，可动态监测血栓形成、血小板功能、纤维蛋白原和纤溶等异常情况。

(四) 影像学检查

(1) B 超：推荐使用 B 超协助诊断腹腔出血、血气胸、血管神经损伤和轻型颅脑外伤。创伤重点超声评估(focused assessment with sonography for trauma，FAST)具有方便、快捷、无创、便携等优点，在筛查腹部闭合性损伤方面不需移动患者，可与急救或专科检查等同步进行。可用于诊断张力性气胸、腹部损伤、神经系统损伤等。患者的血流动力学情况稳定后，再进行一些特殊检查项目。

(2) X 线检查：用于诊断骨折脱位、气胸、胸腔积血、胸腹腔的游离气体等。

(3) 计算机体层成像(CT)：对胸腹部创伤、复杂骨关节损伤、颅脑损伤和多发伤伤员的诊断具有明显优势。

(五) 诊断原则

伤员的诊断至少应包括：① 损伤部位和性质诊断；② 损伤并发症诊断；③ 并存疾病诊断；④ 损伤严重度评分。应注意多发伤作为独立的诊断。

诊断内容包括：① 损伤诊断，"损伤部位+损伤性质"；② 损伤并发症诊断，包括失血性休克、感染、间室综合征、水电解质酸碱平衡紊乱和器官功能障碍等；③ 并存疾病诊断，包括心血管系统疾病、肺部疾病、代谢疾病和药物依赖等；④ 伤员损伤严重度评估。

各诊断排列顺序遵循一定要求，① 由上而下，所有诊断按"头颈—面—胸—腹—四肢—体表"的顺序排列；② 从内向外，某一部位损伤按"内脏—骨骼—皮肤"的顺序排列；③ 先重后轻，同一部位同一层次时，先写重伤，后写轻伤；④ 左右前后，同时有左右对称器官受伤时，先左后右。

(六) 损伤控制手术指征

需要结合多种指标综合判断，进而识别需要实施损伤控制手术的伤员。目前，一般认为需要实施损伤控制手术的指征包括：① 严重脏器损伤伴大血管损伤；② 严重多发伤；③ 大量失血；④ 出现低体温、酸中毒和凝血功能障碍；⑤ 上述指标处于临界值而预计手术时间超过 90 分钟。

(七) 伤情严重程度评估

一般使用军事版简明损伤定级(military abbreviated injury scale，mAIS)/损伤严重度评分法(injury severity score，ISS)(mAIS/ISS)-2005 或战伤评分系统-军事战伤损伤量表(military combat injury scale，MCIS)评估伤员创伤严重程度(表 16-7～表 16-9)。

表 16-7　根据军事战伤损伤量表(MCIS)严重程度和身体部位分层的受伤示例

MCIS	头和颈部	躯干	手臂	下肢
1	脑震荡 无意识丧失或短暂意识丧失(<5 分钟，完全恢复至先前的意识状态)	肋骨骨折， 1 或未指明	手臂开放性伤，轻微、表面 单侧或双侧	腿部开放性伤口，轻微，浅表 单侧或双侧
2	脑震荡伴意识丧失时间≥5 分钟或<1 小时和(或)不完全恢复至先前的意识状态	锁骨或肩胛骨骨折， 单侧	烧伤，二度或三度，手、腕、肘或肩 单侧	小腿开放性创伤，深，广泛，单腿软组织损失<25%单侧

续 表

MCIS	头和颈部	躯干	手臂	下肢
3	下颌骨骨折(双侧或对位愈合或下颌骨撕脱性骨折除外)	开放性伤口,躯干或臀部肌肉量或骨盆带减少<10%	截肢或挤压伤,双侧 肩以下血管损伤;能够放置止血带	单腿、单腿或多腿开放性伤口,软组织损失≥25%,但<50%
4	下颌骨撕脱[包括下颌骨的复杂粉碎性骨折和(或)部分骨丢失]	开放性伤口,躯干或臀部肌肉量或骨盆带减少>10% 髂动脉撕裂或横断	肩部以下或者肘部以上截肢或挤压伤;能够放置止血带 肩部血管损伤(腋动脉);无法放置止血带	腹股沟以下血管损伤;能够放置止血带 腹股沟血管损伤;无法放置止血带
5	穿通性或爆炸性损伤,破坏口腔和面部的骨骼和软组织,气道受损	爆炸性肺损伤(超压),严重或多叶或双侧	截肢或右肩挤压伤(锁骨下腋动脉近端);无法放置止血带或压迫器	左髋截肢或挤压伤;无法放置止血带或压迫器

表 16-8 MCIS 编码定义和示例

定义				
1	2	3	4	5
损伤严重	身体区域	组织类型	特殊损伤	
1. 轻伤 2. 中度 3. 严重 4. 重度 5. 可能致命	1. 头颈部 2. 躯干 3. 手臂 4. 腿 5. 多发伤	1. 全部 2. 皮肤 3. 肌肉、肌腱、韧带和关节 4. 神经与脊髓 5. 骨骼 6. 血管 7. 头部、面部、颈部和胸部的器官 8. 腹部器官 9. 骨盆器官 10. 其他	与身体有关的特定伤害 组织的区域和类型,结合数字 1、2 和 3	
举例:5 cm 肝脏裂伤,MCIS 32812				
3 严重	2 躯干	8 腹部	1 肝脏	2 撕裂

表 16-9 MCIS 损伤严重程度

1	轻伤	可以在战区治疗的轻伤或浅伤,伤员可能会在 72 小时内重返岗位
2	中度	不需要立即治疗,并且在战术情况允许下延迟治疗的伤害不会导致发病率或死亡率增加
3	严重	不会导致休克或气道受损的严重伤害。但理想情况下应在受伤后 6 小时内到医疗机构进行治疗,以避免增加死亡或残疾的风险
4	重度	可能导致休克或气道受损的伤害;如果未在 6 小时内接受医疗机构治疗,部分伤员将增加风险或死亡或残疾
5	可能致命	在军事环境中可能无法幸存的伤害,包括灾难性伤害。伤员可能在受伤后几分钟内死亡

军事版 AIS/ISS-2005 战时损伤和平时有诸多不同,如平时多为钝性伤,战时则以穿透伤多见,而AIS/ISS 对穿透伤的描述较少,用于战伤严重度评估存在诸多不足。同时,民用 AIS/ISS 评分没有对烧伤和软组织损伤给予足够的权重。为此,美军于 2005 年制定了军事版 AIS/ISS 评分方法(mAIS/ISS-2005)。mAIS-2005 损伤分区同 AIS,分度也是 1～6 分,mISS 也是取最严重的三个区域的分值平方后相加,总分也是 1～75 分。其主要变化包括:① 强调战伤严重度高于平时损伤,将其损伤严重度分级上调,大部分(92%)调高 1 分,部分调高 2 分,提示这类损伤在战时可能会导致死亡;② 增加了胸部冲击伤等在民用 AIS 中没有而在战时可见损伤的编码。2016 年,由战区联合创伤救治体系和美陆外科研究所成员组成的专家组分析了战伤登记数据库中伤员评分情况,比较了 mISS 与民用 ISS 评估伤员损伤严重度的灵敏性和特异性,结果发现 mISS 较民用 ISS 预测战伤伤员死亡率的效果更好。

mAIS-2005 较好地描述了穿透性战伤,但缺乏描述战伤异质性和复杂性的项目。因此,2008 年 11 月,在美国得克萨斯州圣安东尼奥美陆军外科研究所召开了军事损伤严重度评分峰会,制定了新的战伤评分系统——军事战伤损伤分度(MCIS)。制定工作分为以下 4 个部分。① 确定战伤相关的解剖分区。MCIS 将身体分为 4 个基本区域加 1 个多发伤区域:A 区为头颈部;B 区为躯干部,包括胸部、腹部,以及骨盆带、腋窝和腹股沟等交界区,锁骨和肩胛骨等;C 区为上肢;D 区为下肢;E 区为多发区域损伤,代表损伤并不局限于上述四个区域中的一个。② 界定适用于战伤的损伤严重分度。③ 增加了战时应激性损伤、头颅和脑组织撕脱损伤等损伤描述。④ 给特定的损伤或损伤群编码。专家组推出了一个包含5位数字的编码，共269种。其中，第1位和第2位数字分别代表损伤严重度和损伤区域，第3位数字代表损伤类型，第4位和第5位数字与前3位数字一起描述特定的损伤。在全部的269种编码中，51种(19%)是在AIS 2005版和2008版中无法编码的，这些编码简单实用，可特异性地描述和区分战伤种类，相比AIS-2008简单且更适用于描述战伤伤情。同时，MCIS与伤后伤员重返战现场作战能力的相关性较高，可较好地反映伤后伤员的作战能力。

(八) 火器伤伤口评估

简单快速地判断火器伤损伤的严重程度，有助于指导清创等治疗。国际红十字会火器伤伤口分类法具有简单、实用、准确的优点，可用于战现场火器伤伤口的分类(表16-10)。其基本方法是通过创面入/出口直径、有无空腔、有无骨折、有无大脑等重要结构损伤、有无金属弹片残留等6个指标综合评估战时火器伤损伤的严重程度和类型，为战时创面的清创等处理提供有用的信息。

表16-10　国际红十字会火器伤伤口评估分级

伤口分级	伤口类型			
	软组织损伤(type ST)	骨折(type F)	严重器官损伤(type V)	严重器官损伤合并骨折(type VF)
Ⅰ级	小，简单伤口	1F	1V	1VF
Ⅱ级	2ST	2F	2V	2VF
Ⅲ级	3ST	3F	3V	危及生命的大伤口或损害肢体功能

注：Ⅰ、Ⅱ、Ⅲ级表示损伤的严重程度和影响的评估。Ⅰ级伤口为入口和出口创面直径<10 cm，空腔直径小于2指宽，无骨折或单纯骨折的创面。Ⅱ级伤口是指入口和出口伤口直径<10 cm，但空洞直径大于2指宽或并发骨折的伤口。Ⅲ级伤口为入口和出口伤口直径>10 cm，空腔直径大于2指宽或并发骨折的伤口。

三、高级生命支持操作及损伤控制性手术(三级救治)

在批量伤员到来时，应当舍弃那些过于复杂、过于精细、消耗时间过长的技术措施，采取针对救治伤病员生命的关键措施和简单、快速、有效的技术措施加以运用，挽救伤病员生命，同时保证效率，不在1名伤员上花费过多时间，耽误大量伤病员的救治。伤病员的专科治疗及后续进一步的处理，待后送至编队医疗中心、医院船或岸上医疗机构等上级救治机构进行。

在实施该级别的医疗救治任务时，美海军要求医疗机构必须拥有充足的医务人员，并具有提供复苏、创伤救治一期手术和术后治疗的能力。该级医疗救治是使伤病员接近恢复人体正常生理功能的第一步，如果救治工作开展顺利，将有助于稳定伤病员的伤病情。此时，负责救治的医务人员由普通外科医生、骨科医生和其他专科医生组成。在美国海军各舰队所属医疗机构及医院船和陆战队远征军医疗部门，一般都具备提供该级救治的能力。

(一) 高级生命支持操作

高级生命支持操作包括：心脏电除颤、无创体外起搏器安放；心肺功能的持续监护、吸氧、气管内插管和机械通气；纤维支气管镜检查；静脉输液、骨髓腔输液、深静脉穿刺术、静脉切开术、骨髓腔穿刺术；输血。

(二) 损伤控制性手术

损伤控制性手术包括：挽救生命的止血，如四肢大血管、开腹、腋窝/腹股沟区；环甲膜切开术；紧急气管切开术；胸腔闭式引流术；心包穿刺术；开胸直视下心脏按压术；骨折(包括颈椎骨折)的固定；颅骨钻孔减压术；开放性外伤清创术(严重烧伤的紧急处理)；消化道和泌尿系统造瘘术。

四、后送

伤病员后送是指将伤病员从前一级救治机构转到后一级救治机构的运动过程。后送工作是战时困难的工作之一。组织领导者应当合理部署，调配资源、力量，加快伤员后送的速度，尽力使重伤员能够在12小时黄金时间内得到确定性治疗。

美国海军伤病员在战区内或从一级到二级、二级到三级等这3个级别医疗救治的正常转送工作，由伤病员所在单位的司令部门负责，通过战场伤病员转运需求中心协调，完成逐级后送任务。正常情况下，美国空军负责战略性的空运医疗后送。战场伤病员的医疗后送属于美军运输司令部的职责范围。

由于后送工具及医疗资源的限制，伤员后送应当按照后送分类所确定的优先级，并且保证安排优先后送的伤员能够顺利安全地后送至下一救治阶梯。

军医及医疗人员应当了解伤病员情况，检查包括文件填写、手续办理在内的后送准备工作情况，联系运力，根据伤情分类和运输工具情况，统一组织后送。后送前检查伤病员全身和局部情况，本级救治机构实施的救治是否完成，医疗后送文书是否齐全。

伤病员的分级后送受下列因素影响：① 伤病员后送的需求程度；② 医务人员和医疗机构的机动需求度；③ 医疗系统人员个人能力、医疗装备和供应状况；④ 每级医疗机构的工作负荷及相对治疗能力。美国海军要求伤病员后送工作所要达到的目标，是通过医疗系统开展合理、有效的伤病员后送，使伤病员能够接受医疗机构确定性的干预治疗，并且有充足的时间接受治疗，有容纳其接受治疗的床位。

（一）后送工具

后送工具的选择上，直升机是伤员转运最有效的工具，但受直升机数量、海上环境、飞行员作业能力等条件限制，在海上使用直升机开展伤员转运具有一定的局限性。另外，小艇及两栖载具也是可选择的伤员转运平台。特殊情况下，舰船之间通过绳索、吊装设备等直接转运伤员也是一种选择。

伤病员后送应当尽量选择合适的运输工具，有条件时要尽量选用快速安全的后送工具，减少后送时间，使伤病员尽快到达确定性医疗救治机构。伤病员的安全是后送时要考虑的重要因素，在合理选择快速后送工具时，既要考虑速度，也要保证伤员后送途中的安全。卫生技术人员应当充分考虑到后送工具和后送环境对伤病员伤病情的影响，提前做好伤病员后送的医疗准备。

（二）后送体位

伤病员后送应当保持适宜的后送体位，胸部伤员后送应选择仰卧位或侧卧位，有呼吸困难者，可在吸氧条件下，用半坐位后送。其余重伤员一般可采取卧位，但为了发挥自身的支柱作用，减少颠震，如全身情况允许时，可采取坐位或半坐位。

（三）后送伤病员的选择

并非所有伤员均需后送，伤员是否需要后送，由军医或医疗工作者判断决定。

（1）对治疗条件要求不高、经过治疗短时间内可以治愈归队的轻伤员应当积极留治，不仅可以节省后送运力，合理使用卫生力量，而且为作战部队不断补充大量经过训练、有战斗经验的有生力量。

（2）昏迷、窒息和其他在后送途中有危险的伤病员，急性期传染病员，不宜立即后送。

（3）术后留治观察期限未满、伤情不稳定者不后送。

（4）休克伤员原则上不后送，必须后送时，尽量利用直升机等快速转运方式，途中继续抗休克措施。

（四）大批或危重伤病员后送

在大批伤病员或危重伤病员后送过程中，应当配备随行医疗人员，携带急救药材、器械，在后送途中继续监测伤病员一般状况、伤病情变化，进行维持性治疗和护理，发现状况及时处理。特别注意有无休克、大出血、窒息情况发生，及时给予急救，后送途中注意防范冻伤、中暑的发生。同时也要注意安排好伤病员休息、饮食。

在大批量伤病员到来时，美国海军卫勤保障的工作目标是对尽可能多的伤病员实施处置或分类，并将他们转送到战区内外的其他医疗机构。在任何伤病员收治点，若超出其规定级别的救治能力，无法接受其他伤病员时，说明这里出现了伤病员“过度负荷”情况。这时，就需要对伤病员“过度负荷”情况采取迅速、有效的缓解措施，以便恢复医疗机构的正常秩序。造成伤病员“过度负荷”的原因包括：等待手术的伤病员过多、医务人员出现自身伤亡减员，从而造成救治力量短缺；间接因素导致医务人员过度疲劳，医疗物资储备耗尽；缺少可用的医疗装备和（或）血液等。

批量伤病员救治过程中，还需要对伤病员进行多次分类救治。在进行不同情况下的大批量伤病员救治演练过程中，美国海军主要训练医务人员分类救治的基本技能，使其个人业务水平发挥到极致。美国海军陆战队的座右铭是：“以我们训练的方式来开展工作。”美国海军两栖任务部队远征军的军医主任和军医，平时承担协调、指导、培训相关人员的职责，将这些训练科目纳入部队的整个演练内容，使其成为平时训练的有机组成部分。美国海军还在演练中考虑动员“流动血库”的环节，也将其纳入了平时的训练内容。

（五）“治送结合”观念

应特别注意，在分级救治的过程中，医疗和后送是不可分割的一个整体。后送的目的是使伤病员得到更好的医疗。如果后送离开了医疗工作，就失去了其存在的意义。同样，医疗离开了后送，工作也难以得到完善。在伤病员得到确定性治疗之前，医疗的主要目的是保证伤病员安全后送。因此，应当因时因地制宜，全面审视后送和医疗的关系，将两者有机结合起来，争取又快又好，使伤病员在不断后送的过程中，逐步得到更完善的治疗。

（李一明）

第四节　水下冲击损伤情况评估系统简介

水雷、鱼雷、炸弹、航弹和导弹等爆炸性武器在水中爆炸时均可能产生水下冲击伤，由于水的密度约为空气的 80 倍，无明显的压缩性，所以与空气冲击波相比，水下冲击波具有传播速度快、传播距离远和无典型的压缩区及稀疏区等特点。因此，其致伤机制和损伤特点与空气冲击波有所不同，水下冲击伤的损伤情况与陆上冲击伤有着本质的区别。在前期课题研究成果的基础上，笔者团队研发了一种水下冲击伤损伤情况评估系统，以实现对于水下冲击伤伤员的信息采集、伤情判断以及评估分类。该系统存在着多种特性，可以满足战场及后方伤员评估救治的需要。

一、伤病员情况采集、批量导入与导出

在系统的初始界面，要求输入伤员的姓名、年龄、部职别等信息，以此为伤员建立损伤情况评估初始档案。在按要求输入后，即进入损伤评估环节。在评估完成后，伤员的损伤情况字段即被保存，存储于内置数据库中。当需要将伤员信息导出时，可以在系统界面选择批量导出，导出格式为“scs”。导出的文件可以发往上级救治机构，采用本客户端软件进行批量导入（图 16－3）。

二、根据伤情评估水下冲击伤损伤情况

现代海战存在不同伤情，由于致伤武器的不同，每种伤情都存在不同特点。本评估系统提供了伤员致伤武器的选择，并根据每种伤情的特点引导使用者进行评估，增加了伤情评估的效率（图 16－4）。

三、休克指数的自动计算

水下冲击伤的伤员往往存在休克等情况，对于

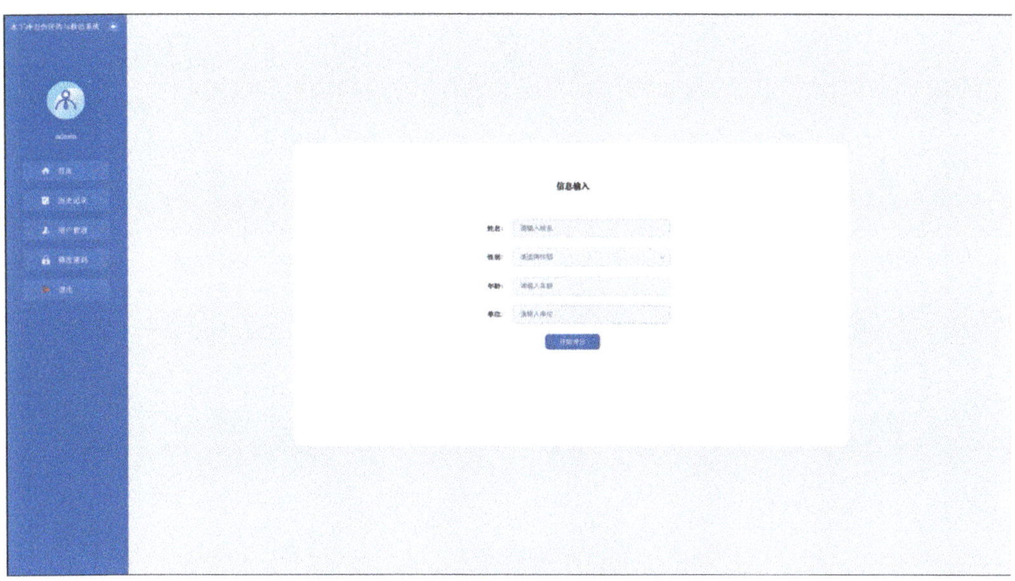

图 16－3　伤病员情况采集、批量导入与导出

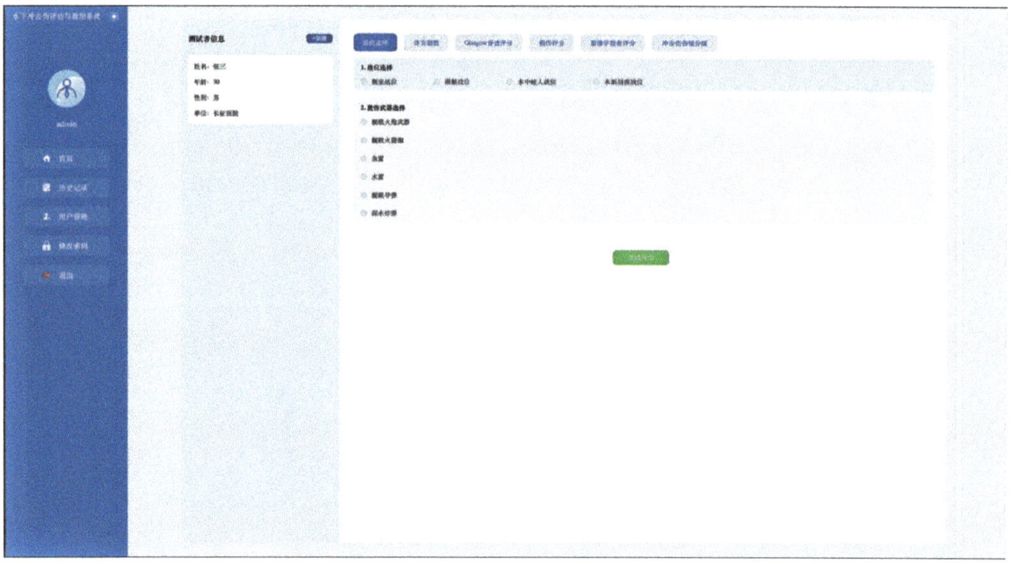

图 16－4

休克指数的快速计算可以诊断有无休克及休克严重程度。本系统内置休克指数的自动计算工具，有助于评估者迅速评估伤员的休克情况，提前采取相应液体复苏等抗休克措施，为伤病员的治疗节约宝贵的时间(图 16－5)。

四、急性生理状态评估

本系统内部集成了伤员急性生理状态评分，涵盖了基本生命体征和实验室检查等内容。

(一) 基本生命体征

(1) 体温。

(2) 平均动脉压。

(3) 心率。

(4) 呼吸频率。

(二) 血气分析

(1) 动脉血氧含量。

(2) 动脉血 pH。

(三) 血生化检验

(1) 血钠含量。

(2) 血钾含量。

(3) 肌酐含量。

(四) 血涂片检查

(1) 血细胞比容。

(2) 白细胞计数。

根据患者的基本生命体征和实验室检查，构建生理状态总评分，可有效地反映患者当前的生理状态(图 16－6)。

五、致伤各系统评分

本系统内置了各系统损伤评分的功能。主要包括颅脑损伤、颈部损伤、胸部损伤、面部损伤、腹部和盆腔损伤、四肢及盆骨损伤和体表损伤。将各个部位的损伤加权后得到全身损伤情况的评分，反映伤员的全身损伤情况(图 16－7)。

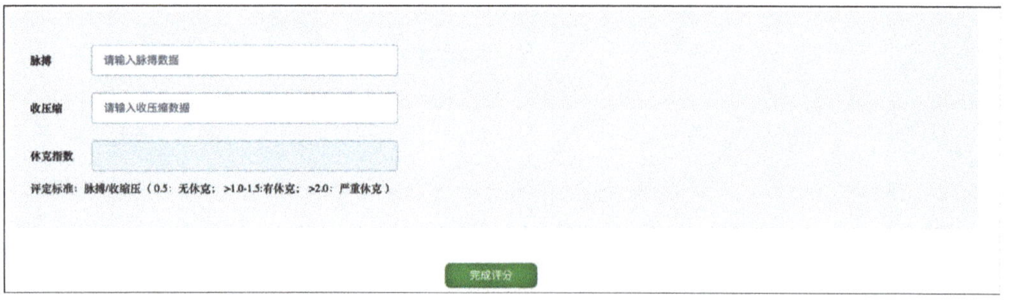

图 16－5　休克指数计算界面

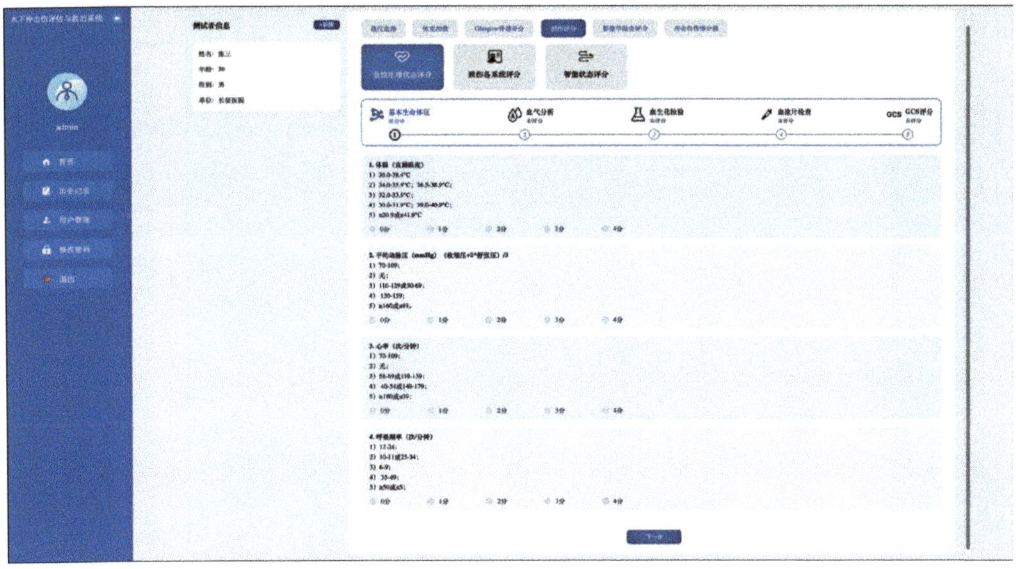

图 16-6　急性生理状态评估系统界面

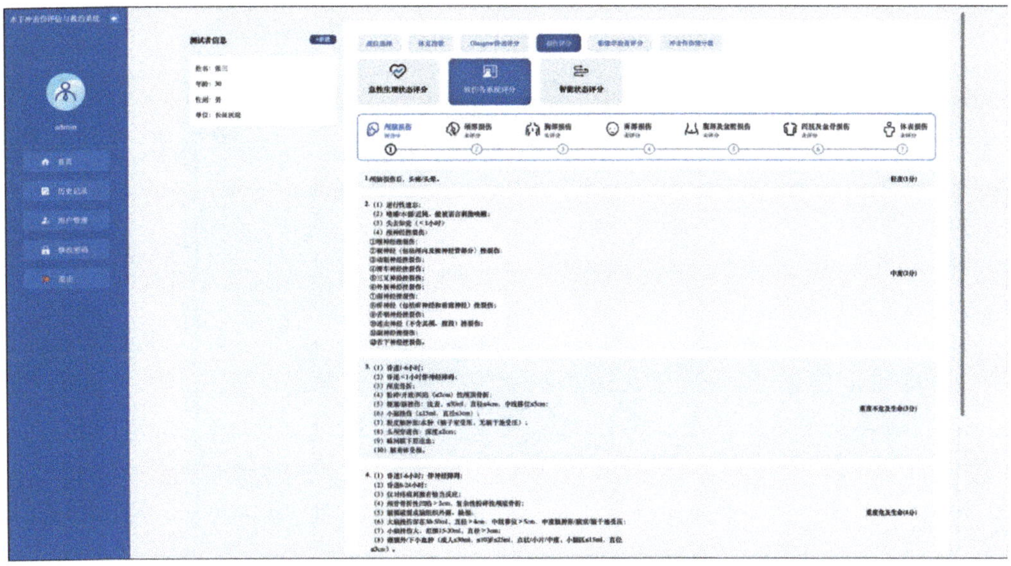

图 16-7　致伤各系统评分界面

六、影像学检查评分

本系统内置了影像学检查评分模块，可以指导评估人员依据影像学结果对伤员的损伤情况进行判断。

七、冲击伤伤情分级

本系统内置了冲击伤伤情分级的模块，可将伤员的冲击伤伤情分为轻度冲击伤、中度冲击伤、重度冲击伤和极度冲击伤。

八、用户管理功能

本系统可设定各级用户的权限，评估人员有系统录入的权限，治疗者有获得伤员全部数据的权限（图 16-8）。

九、历史记录与搜索功能

本系统具备历史记录功能，可记录所有录入的字段，防止信息丢失；同时支持伤员信息检索，可按照姓名、性别、部职别、损伤部位、伤情分级等进行检索和筛选。

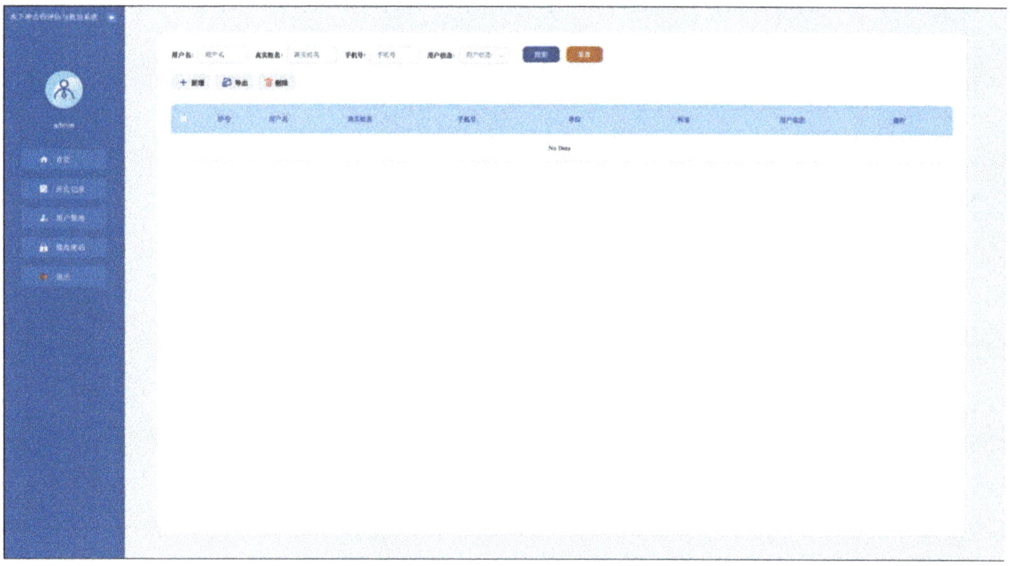

图 16-8 用户管理功能界面

（曲笑霖 陈文）

第五节 外军舰船外科救治平台的经验与教训

一、第二次世界大战后美国海军舰艇批量伤员事故不完全统计资料

在现代高技术条件下作战，精确制导武器命中率高，高爆炸力弹药对舰艇损毁力大，与以往作战舰艇相比，伤员发生更为集中、伤类多样且复杂，伤情往往较重。此外，批量伤员并非一定在战时才发生，平时也可能出现。舰艇因燃油泄漏、碰撞、飞机坠毁等事故而引起的大火和爆炸，也会造成大批人员伤亡。本部分列举了美国海军第二次世界大战后多起舰艇批量伤员事故概况及其伤亡人数。

1952 年 4 月 26 日，“霍布森”号驱逐舰（DMS-26）和“黄蜂”号航母（CV-18）在大西洋中部相撞，导致“霍布森”号驱逐舰拦腰撞断并沉入大海，舰上 176 人死亡。

1953 年 10 月 15 日，因意外点燃停泊在波士顿查尔斯顿海军船厂中的“莱特岛”号航母（CV-32）上弹射系统的液压油，导致大火，造成 37 人死亡，40 人受伤。

1954 年 5 月 26 日，“本宁顿”号航母（CV-20）在离开纳拉甘西特湾时，弹射系统液压油发生爆炸，并引发后续爆炸，导致 103 人死亡，201 人受伤。

1965 年 12 月 12 日，“独立”号航母（CV-62）上阻拦索故障导致 1 架 F-4B“幻影”飞机油箱破裂，随后发生大火，导致 16 名舰员烧伤或受伤。

1967 年，美国海军“福莱斯特”号航母（CV-59）上发生大火，烧伤致死 134 人。

1969 年，美国海军“企业”号（CVN-65）航母因机务人员操作不慎引爆火箭，致使其他飞机上的炸弹和火箭相继爆炸，导致 15 架飞机报废，死伤 147 人。

1972 年，美国海军“中途岛”号航母（CV-41）因舰载机事故造成大火，导致 5 人死亡，23 人重伤。

1975 年 11 月 22 日，“肯尼迪”号航母（CVN-67）与“贝卡纳”号导弹巡洋舰（CG-26）在地中海相撞，导致 1 名“肯尼迪”号航母舰员死亡，7 名“贝卡纳”号导弹巡洋舰舰员死亡，47 人受伤。

1981 年，美国海军“尼米兹”号航母（CVN-68）上一架 EA-6B 飞机在着舰过程中偏离跑道与停在甲板上的其他飞机相撞，发生爆炸并引起大火，造成 16 架飞机受损或被毁，死亡 14 人，伤 45 人。

1982 年 6 月 17 日,“萨拉托加”号航母(CV-60)发生蒸汽事故,导致 10 人受伤。

1990 年,“中途岛”号航母(CV-41)在离日本太平洋沿岸约 108 海里处进行常规飞行作业时,4 层甲板储藏室发生 2 次爆炸并起火,造成 2 人死亡,16 人受伤。其中 9 人因烧伤后送治疗,烧伤面积 14%~80%不等。

1994 年 6 月 11 日,“华盛顿”号航母(CVN-73)右舷后侧油站发生火灾,导致 13 人因吸入烟雾受伤送医。

2000 年,美国海军“科尔”号驱逐舰(DDG-67)停靠也门港期间,遭遇了自杀式恐怖袭击,造成舰艇严重损毁,17 人死亡,39 人受伤。

2005 年,美国海军“小鹰”号航母(CV-63)上一架 F/A-18F“犀牛”战斗机在进行夜间着舰时,着舰失败,勾断阻拦索。飞行员成功跳伞,但勾断的阻拦索弹到甲板工作人员,造成包括 2 名飞行员在内,共 8 人受伤,无人员死亡。其中 5 人轻伤,3 人重伤。

2011 年 3 月 30 日,一架停在“斯坦尼斯”号航母(CVN-74)上的 F/A-18C 战斗机引擎起火,造成 11 人受伤,其中 4 人后送至圣迭戈海军医学中心救治,其中 2 名重伤员,1 人腿部骨折,1 人胸部刺穿伤。另有 7 人轻伤,主要是轻微烧伤和脚踝骨折。

2017 年,美国海军“麦凯恩”号驱逐舰(DDG-56),与一艘悬挂利比里亚国旗的商船在新加坡海域附近相撞,造成 5 人受伤。

二、美国海军“科尔”号驱逐舰遇袭救援实录

“科尔”号驱逐舰(USS Cole)是美国海军“阿利·伯克”级驱逐舰的第 17 艘服役的舰艇,舰长 154 m,舰宽 20 m,吃水深度 9.4 m,满载排水量 8 886 t,最高航速 30 节,1996 年 6 月正式服役于美国海军大西洋舰队第 2 驱逐舰中队。

2000 年 10 月 12 日,“科尔”号驱逐舰为协助执行联合国对伊拉克的制裁,载着 350 名海军官兵,前往海湾地区参加美国领导的海上拦截行动。当天,“科尔”号停靠也门亚丁港加油,巴林时间上午 11 时 20 分左右,一艘满载高能量炸药的小型气垫船突然冲向“科尔”号,猛烈的爆炸将军舰炸开一个 20~40 英尺的大洞,但没有发生火灾。此次爆炸袭击造成 17 人死亡,39 人受伤。

(一) 伤情分析

本次袭击事件中共有 17 名舰员死亡,其中 16 人当场身亡(含 3 人溺亡),另有 1 人在转送也门医院手术后死亡。除 3 名溺亡舰员外,其余死亡舰员均合并有严重的骨科创伤。

39 名伤员中,28 人伤情较轻,11 人伤势危重。因爆炸产生的冲击力,有 25 人合并不同程度的骨科创伤,包括轻微软组织挫伤、需要给予抗生素治疗的蜂窝织炎及严重的开放性骨折。3 人出现肺部损伤,5 人有不同程度的脑部损伤,包括脑外伤和脑震荡。

(二) 救援实录

1. 伤员救治和后送 美国海军一般在驱逐舰上仅配备 1 名独立看护兵和 1 名初级看护兵,没有驻舰军医保障,“科尔”号驱逐舰也是如此。万幸的是,在此次任务中正好有 1 名实习医生在“科尔”号上实习,并且,“科尔”号驱逐舰上的指挥军士长也曾经是一名独立看护兵,爆炸发生后也立即投入到伤员救治任务中。因此,相比其他驱逐舰,“科尔”号上因医务人员数量相对较多,为在袭击发生后开展紧急救治提供了便利条件。

爆炸发生后,舰员立即开展自救互救,因进入主医疗舱室和药材仓库的通道被爆炸后产生的杂物阻塞而无法进入,因此舰尾部的战斗包扎站就作为主要的检伤分类区,首先由担架员使用舰上配备的担架将伤员送至检伤分类区,同时利用包扎站内便携式医疗箱中有限的医疗物资开展最初的伤员紧急救治。由于舰艇损毁严重,全舰大部分电力设施、公共广播系统和对外联络系统暂时无法使用,看护兵几乎需要独立完成所有的最初救治工作,包括检伤分类等。随后,伤员被转移到飞行甲板等待后送。28 名伤势较轻的伤员被送往也门当地的两家医院:有 30 张床位的 Saber 医院和有 300 张床位的 Al Goomaria 医院。11 名伤势较重的伤员,在遇袭后 9 小时内,由法国军队派出的一架救护飞机空中后送至吉布提的法国军队医院内接受救治,法军同时派出外科手术组随机保障。

爆炸发生后，美国空军第86航空后送中队的2架麦道C-9航空后送运输机从德国拉姆斯泰因空军基地起飞，分别搭载2支重症监护空运队(critical care air transport team，CCATT)于袭击发生后的24小时内抵达也门。重症监护空运队一般由1名医生、1名护士和1名呼吸科治疗技师组成。由于爆炸袭击可能出现较多的肺部损伤伤员，其中1支重症监护空运队增派了1名内科医生和1名肺科医生，以加强空运队后送肺部损伤伤员的能力。其中1支重症监护空运队飞往吉布提，1支加强后的重症监护空运队留在舰上。留舰的加强重症监护空运队在协助开展伤员检伤分类工作时，同时也制订了28名普通伤员后送德国兰斯图尔医学中心的具体方案，包括飞行高度、携行物资等。随后，增派的2名医生飞往吉布提与另一支重症监护队会合，开展重症伤员后送前的准备工作，包括伤员状态评估、骨折部位固定、气管内导管位置确定、气胸胸片排除、动脉内预置管、玻璃静脉注射瓶更换成塑料制品等。9名伤员使用担架后送，2名伤员需要机械通气并持续监测生命体征。途中，重症监护队在巡航高度时，对伤员伤情进行了二次评估，以确保大部分伤员伤情稳定。历经13小时，飞越2 900海里，中间经停2次加油及补充机上氧气，所有伤员均顺利转运至德国兰斯图尔医学中心。

2. 心理保障　除上述39名后送伤员外，另有12人在遇袭后出现急性应激反应，35名舰员在遇袭后的1周内报告出现噩梦等创伤后应激障碍症状。至今，幸存的舰员仍有出现焦虑、噩梦等情况。故在此类灾难事件发生后，提供及时的心理支持是十分必要的。

在袭击发生的最初24小时内，美国中央司令部的牧师就赶到了“科尔”号上，提供宗教服务和心理咨询。“科尔”号所属的驱逐舰中队内的牧师也在事发1周后从美国本土赶到“科尔”号上提供后续的服务及保障。

驻意大利西格奈拉基地内的海军特别精神卫生快速干预小组(special psychiatric rapid intervention team，SPRIT)在事发后第2天到达“科尔”号驱逐舰上，开展心理卫生支持，包括为舰队领导提供危机干预指导、开展一对一心理咨询和辅导、开展团队咨询及集体辅导等。该小组由9人组成，组长为精神病学专家，组员包括1名卫勤大队行政军官、1名精神病学技师、1名药物滥用咨询师、5名经过危机事件应急管理培训的初级保健医生。除此之外，在美国本土的舰队牧师、监察员和舰队家庭服务人员为遇难者家属提供了后续的心理和社会支持。

3. 公共卫生　因也门当地气温较高，而舰上海水淡化设备均无法使用，舰员长时间在甲板等待，所以少数舰员出现脱水的情况，舰上瓶装水供应量剧增。同时因当地存在疟疾等虫媒疾病传染风险，舰上医务部门向舰员配发疟疾预防药物。另外，由于舰上卫生设施和垃圾处理设施损坏无法使用，在遇袭后的2天内，有12人报告出现无血性腹泻，遇袭后5天内共报告了70例无血性腹泻的情况，医务人员使用盐酸环丙沙星治疗，直至舰上库存全部用完。

4. 海上搜救　在附近的英国皇家海军23型护卫舰“马博罗”号(HMS Malborough)是第一艘前往援助的舰艇。美国空军快速反应部队是第一支赶到救援的美方部队，该部队从沙特阿拉伯苏尔坦亲王空军基地起飞前往救援。随后，美国海军陆战队从巴林到达也门。在附近的美国海军“唐纳德·库克号”驱逐舰(USS Donald Cook)和“霍斯”号导弹护卫舰(USS Hawes)第一时间赶到亚丁港，为“科尔”号提供后勤支持。同时“卡托巴”号舰队远洋拖轮(USNS Catawba)、“卡姆登”号快速战斗支援舰(USS Camden)、“安克雷奇”号船坞运输舰(USS Anchorage)、“杜鲁斯”号船坞运输舰(USS Duluth)和“塔拉瓦”号两栖攻击舰(USS Tarawa)在之后的几天内相继到达，开展“科尔”号遇难舰员搜救、舰艇维修、港内安保等工作。“塔拉瓦”号两栖攻击舰作为此次搜救行动指挥舰，指挥了后续搜救行动。1666号通用登陆艇(LCU 1666)负责从“塔拉瓦”号向“科尔”号上运输食物和运送人员。来自机动潜水和救捞2队阿尔法分队的潜水员和爆炸物处理机动2队、3队、6队、8队、9队、11队，海豹突击队，海军陆战队第一侦察营，以及2名来自第53特遣队的救捞工程值班军官(EDO)参与了后续的遇难舰员打捞、舰艇损管维修等工作。爆炸物处理机动队的潜水员首先对爆炸物情况进行了侦测，在评估“科尔”

号已经处于安全状态后，海军机动潜水和救捞2队阿法尔分队的潜水员对溺水遇难舰员的遗体进行了搜索和打捞，并进入船体内部进行进一步的搜寻，同时对船体进行了固定。海军机动潜水和救捞2队中的几名队员曾经在与“科尔”号同类型的舰艇上服役过，因此十分熟悉舰艇内部舱室布局，便于后续进入舰艇内部进行搜救。

（三）经验教训

美国海军在此次自杀式爆炸袭击中伤亡惨重，虽然伤员救治和后送及时，只有1人在救治中死亡，但也暴露了很多问题。为此，美国海军针对“科尔”号救援中存在的问题和经验教训，提出了一系列的改进措施。结合近几年来，美国海军在医学训练、研究及后勤保障上的发展方向，笔者认为有以下几条经验教训值得学习参考。

1. *加强人员急救训练力度，增加看护兵训练科目* “科尔”号上舰员每年约有1/3的人员会因为各种原因调动或轮转，这也是美国海军舰艇上的常态。因此，美国海军要求所有舰员都必须定期参加急救训练，掌握8种常见伤的急救，即“关塔那摩八项”，包括有创骨折、面部损伤、开放性气胸、触电、腹部受伤、烧伤、断离伤和烟雾吸入，确保足够的自救和互救技能。2016年起，美国海军建议将舰员急救训练内容增加到了11项，包括骨折、撕裂伤、开放性气胸、触电、腹部脏器露出、烧伤、低体温症、烟雾吸入、穿透伤、热应激、大出血。对于担任担架员的舰员需要参加的急救训练要求更高，而且担架员任职时间不少于6个月，保证在岗担架员任职相对固定，团队磨合顺畅。此外，在“科尔”号驱逐舰遇袭事件发生之前，独立看护兵在批量伤员救治中仅限于负责伤员重要生命体征的监测和其他任务，仅有军医官才参与检伤分类。而美国海军驱护舰上并不配有军医，一旦发生批量伤员的情况，独立看护兵的能力将难以胜任。因此，从2003年开始，美国海军将“批量伤员发生时的检伤分类”作为水面舰艇和潜艇独立看护兵课程中的重要一部分，并且要求在各类任务中，多让看护兵参与伤员的检伤分类。

2. *检视舰上医疗物资定额，以实战实用为标准配备物资* 在此次伤员救援过程中，美国海军发现了舰上一些医疗物资配备不尽合理的情况，需要对舰上医用物资标准进行修订。例如，“科尔”号上配备了11副标准的斯托克斯担架和2副海空救援担架以及数副米勒全身固定夹板式担架。但在使用过程中发现，米勒全身固定夹板式担架很难有效固定伤员，尤其是体型较大的伤员。因此，美国海军在后续舰上医疗物资定额标准修订中，选择用里维斯Ⅱ型担架（Reeves Slevee Ⅱ）替代实战效果不佳的米勒全身固定夹板式担架。又如，遇袭后，舰上大部分公共卫生设施都无法使用，因饮食不卫生而导致的食源性疾病发生率大大增加，报告无血性腹泻病例增多。舰上军医使用盐酸环丙沙星给予治疗，但很快库存就全部耗尽。为此，美国海军增加了相关抗生素舰用库存的标准，同时增加了舰用免洗洗手液的供应，以尽可能保证在有限条件下的个人卫生。再如，在全舰电力设施损坏，仅有标准战斗照明可使用的情况下，开展伤员救治是十分困难的。除了对标准战斗照明光源性能提升外，美国海军向所有医务人员提供了头灯，以保证他们在有限光源的情况下，仍能开展伤员救治。在该案例的总结中，美国海军还提出了：为医务人员配备通信耳麦，便于他们通信联络及记录伤情；任务前，增加一次性手套的供应用于检查伤情、处理尸体等；便携式医疗箱使用塑料安全锁或存放在软质包装中，以免出现紧急情况下无法打开的情况。

3. *强调应急响应机动卫勤力量战备状态，要求重大危机事件下能够快速支持* 在发生批量伤员的情况下，往往单舰上的卫勤力量无法满足，因此能够快速响应的机动卫勤力量必不可少。在此次“科尔”号遇袭快速响应中，美国海军特别精神卫生快速干预小组和美国空军重症监护空运队作为两支快速部署的应急响应部队，在为“科尔”号伤员救治和幸存者的心理保障工作中发挥了巨大的作用，保证了救援行动顺利完成。但在前期动员过程中，海军特别精神卫生快速干预小组中成员的战备状态各异，受个人技能准备、出行准备（护照、差旅费）等问题的影响，整体部署的速度和响应时间比预期的要差一些。为此，美国海军建议制订统一的应急卫勤力量战备标准，包括个人状态、出行文件、技能要求等，以便能真正做到在危机发生时快速响应。

4. 关注伤员空中后送中存在的医学问题，开展进一步研究以保证后送安全　重症监护空运队在伤员后送过程中对伤员的情况进行了全程监测发现，除使用呼吸机的 2 名伤员外，其他伤员脉搏血氧饱和度仪读数均低于 80%，个别伤员甚至低于 50%，呈现出缺氧状态，但无伤员报告出现呼吸困难和缺氧症状。医务人员认为可能由于应激、疲劳或其他疼痛，导致伤员对于缺氧不敏感，这种情况对于重伤员尤其是肺部及脑部损伤的伤员是十分危险的，如果在后送途中持续缺氧可能会进一步加重伤情，因此应该引起特别的重视。为此，美国海军及空军医学研究机构开展了大量的空中后送伤员缺氧研究，研发缺氧报警传感器和制订合理的空中后送伤员方案。

5. 重视应急事件后的心理卫生，确保提供全方位、全覆盖的心理保障　从“科尔”号事故看，大部分经历者都出现了或多或少的创伤后应激障碍的症状，在出现急性应激反应的 12 名舰员中，只有 1 人经休息和治疗返回舰上岗位工作，有些经历者至今仍无法走出当时事件的阴影，可见提供及时有效的心理干预对于重大应急事件后人员的重要意义。除特别精神卫生干预小组外，美国海军自 2003 年后成立了海军战斗与作战应激控制中心，并以该中心为核心，根据各兵种和军事任务情况组建作战应激控制和卫勤战备小组等心理健康服务保障小组，有针对性地开展心理保障计划，为美国海军提供各种任务下的心理健康服务。现役军人家属也被纳入心理保障的范畴中，美国海军开展“聚焦家庭”心理保障计划，由舰队家庭服务人员、临床社工、心理咨询师等为参加任务部署的军人家属提供所需要的心理服务，构建良好的社会支持网络。

6. 确保应急事件通信畅通，保证外部信息交流及时、透明、高效　在“科尔”号事故发生后，伤亡舰员的家属竟然在媒体报道后才得知这一信息。这为后续家属安抚等工作带来了极大的难度，部队公信力遭到很大的质疑。同时，各级司令部对于伤员情况知之甚少，很难进一步安排后续救治。而这一情况的发生，主要是因为“科尔”号遇袭后，全舰停电，外界通信基本中断，只有舰长 1 台手机联络。而当不完整的信息传送至总部之后，各级司令部处理舆情不当而造成难以挽回的舆论压力。之后，美国海军迅速成立危机和信息处理中心，集中处理此类危机事件。同时，改进舰艇部署的外界通信联络方式，除军用无线电加密通信方式外，卫星通信、特种部队低阻高效的通信系统也应在舰艇上予以配备，并保证备用电源、电池供应。伤员伤情报送应制订类似陆军“9 - line”伤员后送请求模板，便于伤员信息能又快又准确地从现场传出，并向其他部门报送，同时第一时间通知家属。

三、美国海军“小鹰”号航母舰载机着舰事故救援实录

“小鹰”号航空母舰是隶属于美国海军第七舰队的常规动力航空母舰，是美国海军小鹰级航空母舰的首舰，1960 年 5 月 21 日下水，1961 年 4 月 29 日服役，2009 年 5 月 12 日退役封存。“小鹰”号航空母舰舰长 323.6 m，舰宽 93.6 m，吃水深度 11.4 m，满载排水量 81 780 t，最大航速 32 节，编制舰员人数 5 480 人。

2005 年 1 月 9 日，美国海军“小鹰”号航母在日本南部海域正在进行航母资格认证。日本当地时间 18 时 33 分，一架 F/A - 18F“犀牛”战斗机在进行夜间着舰时失败，勾断阻拦索，飞机继续滑行，并坠入海中。2 名飞行员成功弹射入海，之后被救生员救起，仅受轻伤。事故发生时，甲板上有 26 名工作人员，勾断的阻拦索弹到甲板工作人员，造成 5 人受伤，其中 3 人重伤，2 人轻伤。

（一）伤情分析

此次夜间着舰事故，包括 2 名飞行员在内，共造成 8 人受伤，无人死亡。其中 5 人轻伤，3 人重伤。重伤伤员中有 1 人需进行截肢。

（二）救援实录

1. 落水人员搜救　当地时间 18 时 33 分，“小鹰”号航母上一架 F/A - 18F 舰载机在着舰时，由于阻拦索阻拦失败，飞机继续向前滑行入海。此时，坐在后排的武器系统控制军官最先意识到着舰可能失败，遂即按下弹射按钮，被顺利弹射出舱，降落伞成功分离，安全落水等待救援。飞行员也成功弹射，但受到弹射座椅和降落伞的干扰，入水时已完全失去

方向，同时降落伞也未成功分离，被降落伞拖着下沉，航母马上关闭发动机，以免将飞行员卷入。经过一番努力后，飞行员最终成功脱离降落伞，漂浮在海面上等待救援。

事故发生后，2架在甲板上待命的“反潜直升机第14支队”的直升机（HH－60H“海鹰”直升机）分别带着2名游泳救生员（swim rescuer）飞到飞行员落水海域进行救援。1名游泳救生员到达降落伞漂浮位置后，先从直升机上跳入海中在降落伞附近搜索落水的武器系统控制军官，并成功将他救起，用吊索吊至飞机上。另一架直升机和游泳救生员也随后赶到，救起飞行员。两人随后被送回“小鹰”号航母上接受伤情检查和评估。

2. *伤员救治和后送* 在着舰事故发生后，指挥台人员还不知道飞行甲板上有人员伤亡的情况，仅通过1MC广播通知“飞机入海”，医务部门立即准备急救室（emergency room）以接收飞行员。而在飞行甲板上待命的医疗应急队（medical response team）已经意识到发生批量伤员的情况，并立即展开救治。1名看护兵使用止血纱布为肢体断离伤重伤员止血，其他伤员也得到了妥善的急救处理。此时，在医务部门的军医也已经得知甲板上伤员的情况做好了紧急手术的准备。2名担架员将这名重伤员固定在担架上，以免其腿部遭到再次受伤，并通过过道和楼梯将其从飞行甲板送至医务部门。航母上的高级军医官对其伤情进行了判断，确定其为“立即救治”伤员，并直接送入手术室。由1名外科医生、1名颌面外科医生、1名麻醉医生、1名独立看护兵和3名看护兵为其进行截肢手术。在事故发生15分钟后，全舰广播“发生批量伤员”，1名看护兵和1名牙科技师在机库设置了批量伤员舰上分类区，并根据伤情将伤员分为：立即救治（伤情卡标识为红色）、暂缓救治（伤情卡标识为黄色）、简单救治/可走动伤员（伤情卡标识为绿色）和期待伤员或死亡（伤情卡标识为黑色）。30分钟后，伤员通过飞行甲板电梯送至机库，并确定了伤情。左肩错位合并左足踝扭伤伤员被送入急救室内由1护士、1名高级军医官、1名独立看护兵和2名看护兵为其提供救治。其他伤员送往病房内救治，由1名飞行军医、1名普通军医、1名护士和1名看护兵具体负责。当时，病房内已有2名在事发前就已住院的患者。

事故发生当晚，3名重伤员由直升机医学后送至美国海军横须贺医院接收救治。翌日早晨，包括2名飞行员在内的5名伤员，被直升机送至美国驻日本厚木海军航空兵基地内，由横须贺海军医院下属的厚木初级保健诊所对他们的伤情进行评估，并在厚木航空兵基地内休养直至康复。截肢伤员伤情稳定后，被后送至美国本土陆军Brooks医院内接受确定性治疗。

（三）经验教训

就美国海军航母而言，单次超过5名伤员即可认为是出现批量伤员。尽管航母上医疗设施和设备配置比较齐全，医务人员也比较多，但在发生批量伤员时，医务部门如何合理配置医务人员，使用有限医疗资源是一个很大的挑战。“小鹰”号航母此次舰载机事故处置得当、救援成功与美国海军定期开展的“批量伤员”救治演练密不可分。事实上，在事故发生前1周，“小鹰”号航母上刚刚进行了“批量伤员”季度演练，全舰多部门参与，协同演练，以至于在发生此次事故之后，所有参与救援及指挥的人员都能够“在其位，谋其职”，并且保证通信交流顺畅，争取到了大量的救治时间。“小鹰”号航母上的医疗应急队，在指挥官意识到“批量伤员”情况前，就已经开展了大量的急救工作。根据美国海军水面舰艇卫生手册的规定，航母上的医疗应急队一般设在机库或引擎室内，为触电、窒息、心脏停跳等情况提供第一时间的救治。医疗应急队最低配置为4人，包括至少3名看护兵和1名非专业医务人员。由于其本身并不是为处理“批量伤员”而设置的，因此其只具备抢救1～2名伤员的能力，至少配备吸氧装置、急救包和除颤器。在无军医官时，医疗应急队仅提供基本生命支持，在需要增援时，可呼叫舰上医务部门增派1名军医官，此时可提供高级生命支持。同时，担架员已经将经过简单处理的伤员通过楼梯送至医务部门。航母上所有舰员都应掌握基本急救技能。担架员应该熟练掌握3种舰艇常用担架的使用方法，并具备更高的急救技能水平。

虽然救治过程总体顺利，但也暴露出一些问题。例如，军医在各救治点来回移动致使效率降低，且检伤分类记录相对较为混乱。在伤员来回移动过程中，伤情记录丢失，导致后续救治难以第一时间展开。此外，由于当时航母上仅有1名放射科技师，而每名伤员至少需要拍摄3张X线片，且伤员必须在后送前完成所有伤情评估以判断是否适合后送。因此，缺乏X线技师严重影响了整体救援进程。超声设备在外伤诊断中具有速度快的特点，能够取代X线检查，但航母上配备的超声设备也有限，未能发挥超声设备对外伤伤员快速诊断的作用。

四、美国海军陆战队“犀牛基地”伤员救治实录及经验总结

在“持久自由行动”中，美国海军陆战队尝试新的战术战法——远征机动作战。通过来自海基的后勤保障(理论上为200海里)，建立海军陆战队在岸上的前沿存在。在这一战法中，由于实际远离后勤保障单位，对伤病员如何提供有效且及时的救治成为美国海军陆战队探索解决的重要问题。为此，2001年末，他们在位于阿富汗南部的“犀牛基地”内进行了一次尝试。“犀牛基地”(Camp Rhino)是远征机动作战中较为极端的例子，它深处内陆，距离海上400英里。由于远离海上的手术力量，在“犀牛基地”内开设的休克创伤排加强营救护所成为美国海军陆战队第一支现代意义上的前沿手术力量。这支手术力量的建立，缩短了前线伤员得到救治的时间，加上通过直升机与海基和岸基其他医疗机构的协同，大大提高了战场伤员的救治效率。下文对海军陆战队“犀牛基地”在2001年11月25日至2002年1月3日卫勤保障工作及其经验教训进行简要介绍。

(一) 救治阶梯及卫勤力量

1. 前沿救治力量　“犀牛基地”内的前沿救治力量由三部分组成：① 海军陆战队第一医疗营的休克创伤排和手术力量作为救治主体；② 由海军陆战队第15远征队(MEU)卫勤保障分队负责开设营救护所；③ 海军陆战队第二医疗营中的外科医师和麻醉医师加强手术力量，具体卫勤力量配备见表16-11。“犀牛基地”内开设的前沿救治力量能开展复苏手术，稳定伤员伤情，具备美军二级救治阶梯的救治能力。

表16-11　“犀牛基地”内卫勤力量配备情况

医务人员	第1医疗营	第2医疗营	第15陆战队远征队卫勤保障分队	合计
普外科医生	1	1	—	2
麻醉师	1	1	—	2
急诊科医生	2	—	1	3
普通军医	—	—	1	1
急诊科护士	2	—	—	2
重症监护科护士	1	—	—	1
围手术期护士	1	—	—	1
医助	1	—	—	1
伤员后送调度军官	—	—	1	1
独立看护兵	1	—	—	1
手术室技师	2	—	1	3
普通看护兵	2	—	14	16
总计	14	2	18	34

2. 海上救治力量　搭载海军陆战队第15和第26远征队的“佩里琉”号(USS Pelelu)和“巴丹”号(USS Bataan)两栖攻击舰在阿拉伯海上，作为伤员接收和救治舰提供海上伤员二级救治阶梯的救治能力，舰队外科手术队(FST)驻舰加强手术力量。

3. 战区内住院治疗　美国空军在阿曼锡卜(Seeb)的战区医院是美军三级救治阶梯医疗机构，可提供有限的专科治疗。

(二) 医疗设施

1. 休克创伤排　休克创伤排开设在一个废弃的仓库中，周围环境相当恶劣，作业条件十分艰苦和简陋，使用了大量的简易设施。由于时值阿富汗冬季，沙漠中气温较低，夜晚温度仅为−1℃，中午温度也只有15℃，因此整个仓库使用一个煤油炉保持室温。

考虑到前沿救治的需要，当时休克创伤排医疗物资按照手术连的要求配备，包括：Impact 754(通用)呼吸机、Impact便携式吸引器、Propaq监护仪及进行100次复苏所需耗材等。输液液体用小型微波炉加热，血制品存放在战地冰箱中。由“佩里琉”号两栖攻击舰为休克创伤排提供浓缩红细胞(packed red blood cells)。其他用血由部队献血保障。休克创伤排不具备放射检查和实验室临床检验的能力。

2. 营救护所　营救护所由海军陆战队第15远

征队卫勤保障分队开设，与休克创伤排设在一起，包括 2 名军医和 14 名看护兵。营救护所内所需的卫生物资和器材装在 8 个 63 L 托盘中，重量约为 36 000 磅(16.33 t)。

3. *手术室*　2 名普外科医生、2 名麻醉医生和 3 名手术室技师负责手术室内工作。手术室开设在 Drash－5 帐篷中，约为 350 平方英尺(32.52 m^2)，紧邻营救护所/休克创伤排的仓库。帐篷内的温度由陆战队制式加热装置(USMC BOO5 ECU)控制。手术室内主要设备包括：2 台 Narcomed 麻醉机(带蒸馏汽化器)、2 张野战用手术台、2 台 Bovie machine、光纤头灯和 Propaq 监护仪。氧气由大型气罐提供。手术室内配备耗材可开展 50 次手术，最初计划方案该手术室每天可接收 6～10 名伤员。

(三) 伤员救治实录

2001 年 11 月 25 日至 2002 年 1 月 3 日，“犀牛基地”内开设的前沿救治力量共接收 3 批次，总计 48 名伤员。所有伤员都是因友军误射或误伤造成的爆炸伤和钝挫伤。

1. *第一次救治*　2001 年 12 月 5 日，在休克创伤排和手术室刚刚建立起 1 天后，就发生了一起联合防御攻击武器炸弹误投事件，造成 21 名美军士兵和 20 名阿富汗士兵受伤。事发后，参与后送的直升机立即在“犀牛基地”场站会合。由于受伤点距“犀牛基地”航程约 2～3 小时，且地面人员通信中断，地面安全情况无法确认，导致整个伤员后送稍有延后。事发时为当地时间上午 9 时，第一名伤员抵达“犀牛基地”约为下午 2 时，后送完成耗时约 5 小时。由于初始汇报伤员仅为 4 人，但实际伤员有 40 余人，因此在直升机达到事发点发现批量伤员后立即启动了特别预案：19 名美军伤员直接在到达“犀牛基地”后转运至美国空军位于阿曼的锡卜战地医院内接收救治。剩余的 2 名美军伤员和 20 名阿富汗伤员留在“犀牛基地”内接受救治。从“犀牛基地”场站到营救护所/休克创伤排约有 2 000 m 的距离，伤员通过车辆运送。2 名未后送至战区医院的美军伤员均为“预期救治”的伤员，其中 1 人最终因伤势过重而死亡。20 名阿富汗伤员中有 1 人需要立即手术以评估颈部和颌面部的弹片伤。该名伤员插管后经检查没有伤及主要血管，医务人员立即为其包扎伤口，并迅速通过直升机将其转运至位于阿拉伯海上的伤员接收救治舰上。除该名急需手术的阿富汗伤员外，另外 19 名阿富汗伤员中，有 2 人需要插胸管(1 人处于休克状态，1 人呼吸音减弱)；6 人有开放性骨折，需要在床边清创、包扎和固定；其余为轻伤。上述 19 名阿富汗伤员和 1 名美军伤员经初步处理和固定后，全部经由车辆送至“犀牛基地”场站，再由 CH－53 直升机送往 2 艘停在阿拉伯海上的伤员接收救治舰上，每艘舰各接收 10 名伤员并为其提供后续的手术治疗。

2. *第二次救治*　2001 年 12 月 6 日发生一起直升机失事事故，造成 4 人轻伤，所有伤员均无须手术治疗。

3. *第三次救治*　2001 年 12 月 16 日，在美国海军陆战队坎大哈基地内反步兵地雷误报，造成 3 名陆战队员受伤。尽管海军陆战队第 26 远征分队第 2 医疗营外科手术队就在当地驻扎，但由于当时医疗营的医疗设施还未完全建立起来，无法接收伤员，因此事故中的 3 名伤员被迅速送往“犀牛基地”接受初步救治。在事发后 1.5 小时伤员达到“犀牛基地”场站，军医主任在场站内对伤员直接进行了评估，1 名有部分断离伤的伤员直接送到美国空军阿曼锡卜战地医院内接收手术，另 2 名伤员通过车辆送至休克创伤排进行手术清创和冲洗。

(四) 经验教训

1. *前沿救治力量讨论*

(1) 岸基海基协作互补：在“犀牛基地”的三次救治任务中，美国海军陆战队充分利用了海基和岸基救治阶梯，根据检伤分类结果，合理安排伤员后送和救治，总体救治效果不错。海上部署的伤员接收救治舰是对前沿救治力量的有效补充和加强。

(2) 前沿救治能力仍需加强：休克创伤排加强营救护的配置在机动性上符合陆战队的要求，但在救治能力上仍然偏弱。由于当时海军陆战队的前沿复苏外科手术系统(FRSS)还在研制和论证阶段，并未能在“犀牛基地”内部署。若该套系统部署，海军陆战队前沿救治能力可以得到进一步的加强。

2. *伤员后送*

(1) 伤员后送时间不可控：“犀牛基地”的救治

机构与场站距离近，便于伤员转运的实施。这也是美国海军休克创伤排作为伤员中转站设置时应当考虑的重要因素。尽管在设计之初，“犀牛基地”的前沿救治力量理论上可以在发生伤员后1～2小时内接收伤员并开始实施救治，但实际情况是：出于安全、机动性及通信原因，伤员在事发后到达“犀牛基地”的时间都比预估的时间要长，甚至远超“黄金救援1小时”。

(2) 伤员途中护理需加强：伤员在后送途中护理也是一个急需解决的问题。上述三起救治事件中伤员的途中护理做得不甚理想，主要原因是当时美国海军陆战队并未设置专门途中后送小组，因此在后送10名伤员前往伤员接收救治舰的直升机上，仅有1名看护兵，他需要对1名重伤员进行时刻监护，这也就意味着剩余9人无法得到更好的途中监护。若增派看护兵伴随保障，那么他们将在几天内都无法回到基地工作，加剧“犀牛基地”内医务人员人手紧张的问题。

3. 战伤救治训练　2001年美国海军还没有开设专门的创伤训练中心，军医平时没有主动锻炼战伤救治技能的机会，这使得医务人员在实战中开展战伤救治时显得不够熟练，团队之间磨合也不够。此外，医务人员在前线部署时，其人身安全也受到极大威胁，基本的军事训练、安保能力及战时生存技能也与实战环境有差距。

(五) 改进与总结

根据美国海军陆战队在“犀牛基地”前沿救治力量部署和使用后的经验教训以及整个阿富汗战争中伤员救治的实践，美国海军陆战队在2003年前后在战伤前沿救治方面做了一些改进，具体如下。

(1) 海军陆战队前沿复苏外科手术系统正式启用，进一步提高了海军陆战队战场前沿的救治能力。

(2) 海军陆战队专门设有伤员后送途中护理小组，在不影响医疗机构救治力量的同时在后送途中为伤员提供持续的监护。

(3) 海军与南加州大学联合开设了一级创伤中心——海军创伤训练中心，为海军医务人员创伤训练提供重要实践场所，并要求海军医务人员每18～24个月进行30天的创伤急救轮训。

五、海上“孤独刺客”的终极拯救——“旧金山”号核潜艇事故医学救援

核潜艇作为“孤独的刺客”，通常都是远离岸基，长期独自游弋于大洋深处。美国海军核动力潜艇被设计成可以在世界各地部署数月之久(目前1个任务周期为70天左右)。如在任务中发生严重伤病，伤者需要几天才能得到额外的医疗救治。2005年，美国“旧金山”号核潜艇发生了水下撞山的严重事故，全艇98人受伤。以下内容是此次事故的相关介绍，信息均源自公开资料。

(一) 旧金山核潜艇简介

“旧金山”号核潜艇是“洛杉矶”级攻击核潜艇的第24艘，编号为SSN-711，艇长110 m左右，排水量达6 900 t，水下航速达33节，潜艇内部可容纳129名官兵。船上配有一个独立看护兵(IDC)。独立看护兵均在美国海军水下医学研究所(康涅狄格州格罗顿)接受为期12个月的临床、实验室和放射学培训，以及在耶鲁-纽黑文医疗中心(康涅狄格州纽黑文)进行4周的重症护理培训。在任务中，独立看护兵和其他经过正式培训的船员组成一个应急医疗援助小组(EMAT)，负责伤病员基本医疗救治与护理，包括患者搬运和静脉输液管道的放置等，其中一些EMAT成员曾经作为紧急医疗技术人员接受过额外的地方相关培训。艇上携带的医疗设备包括基本的实验室设备、自动除颤器、200多种不同的药物以及其他医疗用品。在大多数情况下，独立看护兵能够通过卫星与岸上的专科医师进行沟通。

(二) 救援经过

2005年1月8日11时42分(当地时间)，“旧金山”号(SSN 711)在于关岛东南方向360海里处与一个海底山相撞。撞击发生时船上有138人。事发地离最近的港口关岛还有2天的航程。

由于没有碰撞的警告(一般做战术躲避时常会发出碰撞预警)，所以艇员们没有机会做好充分应对准备。撞击后该艇立即快速上浮至水面。高速撞击导致98人受伤，事后统计较严重的伤情包括9例骨折(其中上肢骨折3例，头颈骨折2例，肋骨骨折2例，颅底骨折1例)。其中有2名严重伤员，22名需要立即处置的伤员，32名伤员可以暂缓处置，其余的

大多数人只受了轻伤。只有大约10%的艇员完全没有受伤。这些人事发时大多在一些空间较局限的地方，如浴室隔间或卧铺(限制了他们的大幅位移)。

1. 艇内紧急救治　由于艇上医疗舱室狭小，且伤员数量较多，因此主要的救护工作在艇员餐厅展开。在餐厅开展救护的做法也在后续的事故调查报告中被肯定。

1名伤员在碰撞时被甩出20英尺(6.1 m)，导致了致命伤(闭合性颅脑伤)。由于颅底骨折引起大面积脑损伤，伤员立即失去了意识。事发后看护兵根据其他人员的报告找到了他，经过现场检查后发现尚有微弱自主呼吸，脸部和头部肿胀，看护兵对其进行颈椎固定后用里维斯担架抬至餐厅。在餐厅里初始血压为190/74 mmHg，心率74次/分，呼吸25次/分，有呕吐反应。由于伤者面部损伤，无法从鼻咽和口腔路径建立气道，而独立看护兵又未受过环甲膜切开建立气道的培训，因此只能使用呼吸面罩给予吸氧，并为该伤者插导尿管导尿。随后看护兵通过远程会诊，在冲绳医院专家的指导下为其静脉滴注甘露醇减轻脑水肿，反复抽吸气道的呕吐物保持气道通畅，使用吗啡降低心率和呼吸频率，并持续监测血氧饱和度。在后续的24小时内，看护兵及外部救援力量投入了大部分时间来救治这名伤员(但最终因伤势过重还是无力回天)。

在救治这名伤员的同时看护兵还对其他伤员进行了检伤分类，对另一名脊椎骨折伤员进行了气道、呼吸、循环系统检查，使用米勒板进行了固定，并进行了输液和导尿治疗。

潜艇紧急医疗援助小组的其他成员在救治中基本处理清洗伤口、铺单子等辅助工作。主要帮看护兵进行救护的则是另外2名未受伤且曾经接受过一定程度医疗培训的艇员(1名艇员接受过EMT培训，1名军官提干前担任过看护兵，专业过硬但没能进入核心团队)。

在事发后的8～10小时内，艇上其他伤员也都得到了治疗，包括撕裂伤的缝合。救护过程中，艇上带的6个氧气瓶氧气都已用完，看护兵无奈使用了艇上氧气管路里的氧气来为伤员供氧。现在美军要求潜艇上独立看护兵必须熟悉艇上氧气管路及阀门的位置，看来也是肯定了这一做法，而且要求每艇必须配个4个复苏器(BVM)。

2. 外援　事发后潜艇浮到海面时，随即向太平洋潜艇司令部报告了情况。陆上指挥中心曾经打算派C-130空投救援人员，但是由于来不及准备而作罢。随后采用了派出水面舰艇支援的办法。最先抵达潜艇附近的是海岸警卫队的“加尔维斯顿岛”号船，在当地时间1月9日4时30分到达事发海域(事发后约18小时)。美海岸警卫队的“加尔维斯顿岛”号船(WPB-1349)，事发时在西太值班，该船本打算使用小艇换乘的方式将1名军医和1名独立看护兵送上潜艇支援救护，但由于海况不好以及潜艇干舷太低，此方案被认为不安全而被否定。

另一艘参加救援的舰船为海运司令部的海上预置船“斯托克姆”号(T-ak 3017)。该船为集装箱船，满载排水量54 450 t，属海运司令部海上预置船二中队，事发时就布置在关岛附近。该船执行的是直升机机降救援人员方案。搭载了1名海上救生员和2名有海豹突击队背景的军医和看护兵(海豹突击队员的训练可以应付海上复杂换乘)，并且在船上开设了复苏手术单元。“斯托克姆”号的直升机在9日9时左右将3名救援人员和救援器材转运至潜艇的指挥围壳附近(此处出入口相对安全)。

同时在整个救援过程中，潜艇一直通过卫星通信与太平洋舰队潜艇部队指挥中心(位于夏威夷)保持沟通，中心一直有外科医生指导看护兵的救治，并协调了冲绳海军医院神经外科专家指导颅脑伤伤员抢救措施和后送计划。计划将伤员由艇上送至“斯托克姆”号预置船，再由直升机送至关岛医院，再后送至冲绳医院救治。

3. 伤员转运　海豹军医登艇后首先对伤最重的颅脑伤者进行环甲膜切开并插管，随后准备将其通过围壳舱口转移出艇外再由直升机后送至“斯托克姆”号。但是在第一次转移通过围壳舱口过程中，由于插管位移而失败。在重新固定插管后，发现还是无法抬出舱口。

第二次吊运失败后，该伤员再也经不住折腾停止了心跳(12时41分)，海豹军医使用了阿托品和肾上腺素，抢救了半小时后于13时11分宣告该军士死亡。由于舱口无法通过担架，第二名重伤伤员也无法送出，医务人员转为对其他伤员进行进一步检查和治疗，包括纠正包扎、更换夹板固定、手臂脱臼复位等，并将伤员伤情传至关岛海军医院。

事后调查发现，该型艇围壳舱口尺寸过小，通过里维斯担架时会对伤员头面部造成挤压。事故调查小组后来使用了不装人的里维斯担架对当时处于值班状态的12艘洛杉矶级潜艇进行了担架通过测试，有5艘艇担架无法通过围壳舱口。而旧金山号潜艇在部署前没有进行从该舱口吊运伤员的训练(美国艇员队在不同艇之间轮换，艇员不可能对每条艇都非常熟悉)，因此没有发现此问题。

4. *回港治疗* 1月10日晚，经过30多小时航行，潜艇回到了关岛阿普拉港。29名伤员被送往关岛海军医院进行进一步检查治疗，其中3人住院，1名患者因合并颧骨和肋骨骨折而入院，第二例是腰椎骨折，第三例是甲状腺软骨骨折。1名心理学家、1名心理技师和1名牧师组成的心理救援小组与一些被认为需要立即帮助的人进行交谈。

事故发生3个月后，85%的机组人员健康状况良好，没有明显的遗留问题。无法重返工作岗位的人员主要与心理健康有关。大多数因精神健康原因被取消岗位任职资格的艇员被调任到非潜艇岗位。在撞船事件发生后的2年中，所有身体受伤的患者都重返潜艇服役，有2名艇员因精神因素而被取消了潜艇任职资格。

(三) 讨论与总结

在该船返回关岛后，立即开始对医疗救治过程进行详细评价。执行评价后所确定的关于潜艇应急准备和救灾反应的改进建议。新政策直接适用于整个美国潜艇部队。主要的政策变化可以分为以下三类：沟通、培训和事故后后续治疗。

1. *独立看护兵也要会远程会诊* 不间断的医疗通信通道和海军信息通信对远离岸基活动的舰艇是非常重要的。明确的医疗信息传递，加上确定的机制，是避免错误的必要条件。采取两种方法可更有效地应对以后的突发事件。首先，在海军水下医学研究所的训练中增加了专门的教育内容。所有的水下医疗人员以及所有的独立看护兵都接受了安全卫星通信的基础知识、安全的互联网聊天内容，以及在这些活动中使用其他通信手段方法的培训。二是编制了综合性潜艇指挥中心医学指南。指南每年更新，以确保联系信息和沟通程序保持准确。

2. *普及急救知识* 事故中最幸运的两点：一是看护兵没有受伤，二是还有2名船员曾接受过一些医学培训，2人在救治受伤的艇员方面发挥了重要作用。事故发生后，一项对驻扎在夏威夷潜艇部队的调查证实，每艘艇上非看护兵的艇员通常只有1名具备EMT知识。对于受伤的医护人员，或者被大量伤亡压得喘不过气来的医护人员，没有任何机制来提高后备力量的可用性。随后美潜艇部队开始执行一项政策，要求每一艘潜艇人员增加配备经过EMT训练的人员。现行规定要求艇上EMT队伍至少是6人，还不算担架员。除去专职的看护兵，至少还要有5名艇员必须经过EMT培训。EMT培训的志愿者是从那些对医学、消防或其他紧急反应领域感兴趣的年轻人中挑选出来的。2006年，25名夏威夷潜艇人员在Tripler陆军医疗中心完成了EMT培训。同时还增加EMAT的训练要求，包括要求更多地通过潜艇和在潜艇所有出口点进行患者运输训练。这是由碰撞后在担架上操作患者时遇到困难造成的。由于潜艇有各种不同的设计和修改，因此需要更多的实际训练来解决问题。

3. *伤者跟踪随访* 对碰撞造成的所有伤员进行了详细的跟踪随访。慢性间歇性肌肉骨骼疼痛的患者往往不适合再执行潜艇任务。潜艇的生活空间会对人体造成压力。睡觉的地方是独立的双层床，层高3层，在工作和生活区域有额外的空间限制。密切追踪身体受伤情况，以确保适当和及时的康复，除2名身体受伤的患者外，所有人在3个月后返回工作岗位。

尽管有一个积极有效的项目来识别和治疗与碰撞相关的心理健康状况，但心理障碍是导致3个月后艇员离岗的主要原因。先前发表的报告已经认识到创伤后应激障碍和其他心理健康问题正在不断发展。关岛海军医院将他们所有的资源都用于幸存者，并安排了1名学校心理学家和美国海军舰队与家庭服务中心认证的社会工作者为他们的配偶和家庭提供心理支持。

在撞击发生后的最初3个月内，有17名潜艇船员需要后续的心理治疗，以应对可能影响他们执行潜艇任务能力的情况。碰撞过程中伤势程度与心理状况的发展没有相关性。尽管希望通过努力留任现工作岗位上所有的潜艇人员，但 3 个月后，17 名心理疾病患者中只有 2 人返回到潜艇岗位。

碰撞后产生的较多心理类伤员可能部分归因于潜艇船员严格的心理标准。然而，在 1975 年的海上相撞事故后，也出现了类似的心理疾病发病率。美国“贝尔纳普”号(USS Belknap)导弹巡洋舰在海上相撞，造成 7 人死亡。在幸存的 329 名男子中，有 18 名没有既往病史，但在接下来的 3 年里需要接受心理专科住院治疗。其中 13 人因神经科相关症状住院治疗。

六、德国“不莱梅”号护卫舰上的神经外科急诊及医疗后送

(一) 简介

2012 年 8 月 13 日，德国的“不莱梅”号护卫舰在印度洋上航行中，1 名舰员出现严重的神经系统症状，舰上医务人员在紧急处理后由印度海军前出转运至孟买进行了手术救治，待病情稳定后转运回了德国。以下是对此次救治过程的简要介绍。

(二) 背景

“不莱梅”号护卫舰是德国 F－122 型“不莱梅”级多用途护卫舰的首舰，于 1979 年建造，1982 年服役，2014 年退役。该舰满载排水量 3 600 t，柴燃动力，最大航速 29 节，航速 18 节时续航力达 4 000 海里。武器系统配有 1 门 76 mm 奥托舰炮、8 枚鱼叉反舰导弹、1 具美制 MK－29 海麻雀防空导弹发射器(备弹 16 枚)，可搭载 2 架大山猫 MK－88 反潜直升机，编设舰员 219 人。

“不莱梅”级护卫舰医疗条件较好。除了血压计、血糖仪、数字温度计、耳镜和 12 通道心电图等基本的诊断设备外，船上还有血液常规检查、直接数字化 X 射线摄影(DR)系统以及非侵入式多参数监护仪。执行远海任务时船上除了配备本舰医务人员(1 名医生)外还会搭载 1 支由外科医生、麻醉师和牙医组成的医学专家小组，并会增加一些医疗物资携带量，具备开展损伤控制手术的能力。

“不莱梅”号护卫舰于 2012 年 5 月开始执行“亚特兰大行动”，为期 3 个月。亚特兰大行动是欧洲联盟海军于 2008 年 12 月开展的一项军事行动，重点是打击索马里海域的海盗，保护前往索马里的船只和属于非洲联盟驻索马里特派团(非索特派团)和世界粮食计划署(World Food Programme，WFP)的货物，以及选定的其他需保护的货轮。此外，“亚特兰大行动”还监测区域海岸的捕鱼活动。2012 年，活动的范围扩大到包括索马里沿海领土和内水，以便与索马里过渡联邦政府(TFG)和地区行政当局协调打击海盗行动。8 月 9 日，在吉布提与接替任务的“萨克森”号护卫舰完成任务交接后，舰上搭载的 2 架直升机及其机组人员提前返回德国，“不莱梅”号则启航访问孟买港，参加纪念两国建交 60 年的“德印年”庆祝活动。

(三) 救治过程

1. *突发病情*　2012 年 8 月 13 日晚上 6 时左右，船上的外科医生接到报告，1 名船员开始呕吐，并由于头部剧痛而昏倒，起初船上的医生怀疑这是名偏头痛患者。当医生到达时，患者保持敏捷的反应，能正确辨别方向，心血管状态稳定，没有神经系统受损的症状。患者没有摔倒，也没有可见的外伤。患者能够在无人帮助的情况下步行到船上的医务室接受进一步治疗，并在那里观察了一夜。

2. *船上处置*　夜间给予甲氧氯普胺(胃复安)、苯海拉明、地塞米松等药品，并分次给予对乙酰氨基酚(扑热息痛)和 3 mg 哌腈米特(阿片受体激动剂)用于镇痛。根据情况，注入总体积为 1 500 mL 的晶体溶液，观察到足够的尿量。患者随后由接受过重症监护医学训练的麻醉军士长监护。

8 月 14 日上午 8 时，对患者进行了重新评估，并复查了情况。尽管使用了足够的镇痛药物及止吐药，但患者额头颅区的疼痛没有减轻，并且在夜间反复呕吐。患者的整体情况很差，昏昏欲睡，疼痛难忍。然而，仍然无法确定任何具体的神经系统问题。运动能力和感觉能力测试结果正常。颈部无僵硬，两侧瞳孔等大，对光刺激敏感。同时，有轻微异常心动过缓(40～50 次/分)。

舰艇医生决定尽快让患者接受更全面的诊查。此时最接近的港口是印度孟买，距离该舰当时所处位置还有 370 海里。这艘船以最大航速(约 27 节)运行也需要 14 小时才能到达。

在 8 月 14 日上午接受检查后不久，患者出现全

身性癫痫发作，最长持续时间为 60 秒；医生给予静脉注射 10 mg 地西泮后，癫痫发作自动停止。尽管心血管状态和血压正常(120/70 mmHg)，但患者开始表现出一些特征性症状，包括意识不清，自主呼吸受到抑制。两侧瞳孔等大、中度扩张、对光敏感。

由于无法明确颅内病变(如肿瘤)的存在，给予患者 50 mg 地塞米松。在船上进行的实验室测试的结果也没有发现相关异常。由于船上没有 CT，无法对患者进行进一步检查。

考虑到病房空间不足，患者状态不佳、嗜睡、反复呕吐，医生们决定选择保护性插管(防止患者误吸、降低颅内压)。

8 月 14 日上午 9 时 15 分左右，患者在诱导性麻醉下顺利完成气管插管。使用异丙酚和芬太尼维持全身麻醉，并逐渐增加。为了防止麻醉下出现脑癫痫发作的风险，采用了间歇性大剂量给予地西泮的策略。麻醉诱导时开始使用去甲肾上腺素(1 μg/min)，维持心血管功能和控制脑灌注压，但后来发现并不需要。患者的心血管状况基本稳定，定期检查瞳孔显示双侧狭窄，反应缓慢。下午 1 时左右，再给予 10 mg 地西泮，并使用 600 mg/h 异丙酚和 300 μg/h 芬太尼维持麻醉。此时，两侧瞳孔都没有扩张。

下午 1 时 10 分左右，两侧瞳孔突然出现最大扩张，对光线不再敏感，尽管血压和心率无明显变化。立即加深麻醉，给予 500 mg 硫喷妥钠和 50 mg 地塞米松。无甘露醇可用，考虑给药 HyperHaes(高渗 7.2%生理盐水和 6%羟乙基淀粉溶液)用于颅内脱水，但实际并未使用。在呼气末二氧化碳浓度或者分压(endtidal carbon dioxide, $ETCO_2$)为 25 mmHg 的情况下，将通气量调整为 100%氧气，同时采用过度换气的方式降低颅内压。舰艇医生在与医疗组的外科医生协商后，讨论了一种减轻颅内压的钻孔术，并做好了相关准备。

大约 10 分钟后，瞳孔不再有最大扩张，再过 10 分钟，瞳孔又变得大小一致，很小，对光刺激有反应，因此决定暂时不进行进一步的手术治疗。在颅内高压症状出现后约 30 分钟内，出现心动过速、心律失常和明显的期前收缩，但不需要治疗。

引入中心静脉导管和静脉血压监测套管，并用 500 mg/h 硫喷妥钠、500 mg/h 异丙酚、500 μg/h 芬太尼和约 5～10 μg/min 去甲肾上腺素继续麻醉，后来瞳孔的状态没有继续变化。

3. *空中后送* 与此同时，印度“维拉特”号航空母舰已接到医疗紧急情况的通知，并已向“不莱梅”所在位置驶去。8 月 14 日下午 5 时，两舰已经在直升机的作战半径内，患者已经准备好乘坐印度海军的海王直升机后送至孟买。“不莱梅”号舰上使用转运担架将插管并麻醉的患者从甲板下运送到直升机着陆台(通过餐厅的舱口安全地在垂直位置吊运患者)，患者的心血管状况在儿茶酚胺的帮助下保持正常。

经过大约 90 分钟的飞行，患者到达了位于孟买的印度海军艾斯维尼医院。患者在医院休克室小组的护理下，立即接受 CT 检查。在第三脑室发现一个胶状囊肿(大小约为 2.5 cm×2.5 cm)，这给两个 Monro 孔施加了压力，导致了严重的梗阻性脑积水。诊断后立即在持续麻醉下行双侧脑室-腹腔(V－P)分流术。

8 月 16 日上午 8 时许，患者成功拔管。在足够的恢复期后，除了明显的逆行性失忆症外，没有发现严重的神经系统问题。医院对患者是否适合运送进行了评估，然后为他被送往德国做了准备。8 月 17 日，他在德国空军的空中客车 319 飞机上被运送到斯图加特，在那里他被转送到乌尔姆联邦国防军医院。在他到达的当天，对胶质囊肿进行了切除，并移除了 V－P 分流术。

(四) 讨论

本案例中遇到的有症状的胶质囊肿，每年仅在每 100 万人口中发生 3.2 例，非常罕见。只有当它们位于第三脑室顶部靠近 Monro 孔时，才会引起严重的神经问题，这无法从任务前的例行体检中被筛查出来。“不莱梅”号能避免致命的后果，一方面是由于印度海军提供的大力支持(出动航母接病号)，另一方面也是因为该舰有较强的危重症急救和监护能力。该舰任务前加强了 1 名麻醉医生，抢救和监护中使用了多种麻醉及抢救药品，并使用急救呼吸机、多参数监护仪和输液泵进行伤员抢救和生命体征维持。在本案中如果加强了随舰医生的神经外科颅内高压知识的培训及增加便携式超声设备，及时给伤员做超声引导者侧脑室外引流(EVD)，就可避免双侧瞳孔散大的情况出现。

舰船在远海长时间执行任务时，人员海上活动时间长，一些特殊疾病在海上发生的概率增加，当超出本舰诊断和常规救治能力而又无法及时后送时（天气、作战环境及装备原因），将给指挥员和医务人员带来巨大压力，毕竟谁都不愿接受任务中出现人员死亡的情况。因此针对随舰医生的神经外科专业知识的培训及增加便携式超声设备尤为重要，从而可提升单舰的重症急救和监护能力，尽量延长人员待援时间十分必要。与医院相比，舰船医疗舱室面积小，同时伤员后送过程中很多设备都要随伤员一并转运，因此舰艇配备的急救和监护设备需要小巧便携，也要考虑多平台转运的环境适应性。

七、现代海军大规模伤亡事件及其对未来分布式海上作战的影响

美国在伊拉克、阿富汗和叙利亚近 20 年冲突中的经验表明，做好战备至关重要，可以预测当前和未来战场的需求。2016 年，美国海军预测了来自大国和近邻对手的潜在力量竞争后，进行了一次力量结构评估，确立的最终目标是到 2035 年编配并维持总共 355 艘舰艇的舰队，到 2045 年编配并维持 500 艘有人和无人驾驶舰艇，而目前的数量为 253 艘舰艇和潜艇。除了增加舰队规模外，美国海军还将“继续完善分布式海上作战（DMO）概念”，虽然仍在发展中，但 DMO 概念中隐含的意思是，海军部队的各个构成单位将在地理上更加分散，通过新的和正在发展的“综合作战架构”技术体系提供连接，以提供对更大地理区域的海上控制。

在地面冲突中，快速转运一直是伤员医疗后送的关键所在。伤员在不到 72 小时内移动超过 8 000 英里，并在多个级别的救治阶梯和不断升级的能力中得到救治。在海上环境中，DMO 的保障不适合当前的地面战斗伤员救护模式；对伤员与患有内科和外科疾病的急症病员的长期救治不仅是外科团队所必需的，而且也是由独立值班卫生人员领导的 Role 1 医疗部门所必需的能力。DMO 将使其成为海上作战伤员救治的一种基本能力。下文将审查海上大规模伤亡事件（MCI），从 1980 年 1 月 1 日至 2020 年 10 月 16 日，涵盖各类大规模伤亡事件，通过识别挑战、了解海上伤害模式、资源需求和研究以往的经验教训，以便在当前和未来的作战环境中为海军卫生勤务保障提供相应信息和准备。

（一）马岛

马岛战争是 1982 年阿根廷和英国之间为争夺包括马岛在内的南大西洋领土而进行的一场短期（10 周）战争，其中有大量海上行动；23 艘英国舰船沉没或损坏。总体伤害率为 8.6%，死亡率为 14.7%，大多数人因爆炸、烧伤或吸入烟雾窒息而立即死亡。对加拉哈德部队伤员转运船的轰炸导致船上 50% 的人受伤，在 169 名受伤者中，近一半（49%）发生烧伤，主要是面部和手部。其中，46 人需要后送回英国接受进一步治疗。战争期间大多数受伤者最初在“乌干达”号医院船上接受治疗，包括 666 例“与战斗有关的情况”。其中，烟雾吸入（12%）和体温过低（10.3%）较为常见。在 516 名实际“战斗伤员”中，烧伤占 21%，穿透伤占 52.3%。由于许多袭击导致舰船沉没或无法航行，受伤和未受伤的幸存者需要离开舰船，在几分钟至 1 小时内获得后续救治，除了英国皇家海军“谢菲尔德”号（4 小时）和英国皇家海军“普利茅斯”号（1.5 小时）。受伤后 3 小时内，来自加拉哈德的伤者正在“乌干达”号医院船上接受治疗。

（二）以色列国防军登陆“蓝色马尔马拉”号

2010 年 5 月 31 日，以色列精锐部队——海军第 13 突击队搭乘直升机登陆土耳其籍“蓝色马尔马拉”号，与船上人员发生冲突。事毕，所有突击队员都活了下来，但 69% 受伤。其中最严重的 5 名伤员被抬上直升机进行后送救治，用时 40 分钟。受伤者被送往当地医院后的手术干预包括开颅手术（2 例）、剖腹探查术（5 例）、膈肌修复术（1 例）、肠修复术（2 例）、血管修复术（2 例）以及长骨（2 例）和下颌骨（1 例）骨折的手术治疗。

（三）美国海军舰艇的大规模伤亡事件

涉及美国海军舰艇的大规模伤亡事件包括 1 起恐怖爆炸、1 起导弹袭击和 9 起与战斗无关的大规模伤亡事件。对美国军舰“斯塔克”号（FFG 31 号）和“科尔”号（DDG 67 号）的袭击造成 9.7% 的人员死亡，10.4% 的人员受伤。

1. *“斯塔克”号*　在“斯塔克”号上，烟雾在船上蔓延，使得小型医疗空间无法使用，包括液体在内的

一些医疗用品不得不从另一艘船上运来。在这两次袭击中，都进行了快速伤员分类，有时是并行的，受伤者在袭击发生后 1.5～3 小时内被后送到高级救治中心。在“斯塔克”号上的 21 名受伤者中，2 人有二度和三度烧伤，5 人从水中获救；其余的人在试图救船时受了轻伤。

2. “科尔”号　在“科尔”号上，利用舰船甲板进行了初步分诊，39 名伤员伤情如下：长骨骨折(4 处开放性、2 处闭合性)、脑震荡(5 处)、硬膜下血肿(1 处)、肋骨骨折(3 处)、锁骨骨折(1 处)、膝关节复杂韧带损伤(3 处)、面部或四肢一级和二级烧伤(4 处)、鼓膜破裂(16 处)、需要抗生素治疗的蜂窝织炎等软组织损伤(25 处)、吸入性损伤(4 处)、眼眶骨折(1 处)、下颌骨骨折(1 例)、肺挫伤(1 例)和肺冲击伤(1 例)。在 17 例死亡病例中，有 2 例被官方归类为潜在存活病例：1 例在受伤后几分钟内死于颅骨凹陷和颅底骨折并伴有蛛网膜下腔出血；另一例在发病 8 小时后死于可能的失血性休克(已在当地亚丁医院接受了初步剖腹探查、脾切除术和肝缝术)。患有严重创伤性脑损伤(TBI)的舰组人员可能无法存活，尽管其被归类为潜在的幸存者。尚不清楚死亡的主要原因是来自 TBI，还是缺乏关键的气道干预。

(四) 美国海军非战斗人员大规模伤亡事件

在 9 艘非战斗舰船 MCI 中，4 艘涉及火灾或爆炸，4 艘涉及与另一艘舰船或物体的碰撞，1 艘来自飞行甲板事故。

“金凯德”号航空母舰的碰撞导致了船上火灾，但“菲茨杰拉德”号航空母舰和“麦凯恩”号航空母舰的碰撞则没有；“小鹰”号 MCI 是独特的，是因为一架 F-18 战斗机在航空母舰着陆期间，由于阻拦索拉断，造成 1 名飞行甲板舰组人员下肢创伤性截肢，另有数人受伤。当时舰上约有 5 000 名舰组人员，但只有 28 人可能受到事故影响，2 名空勤人员和 26 名飞行甲板人员；对于“爱荷华”号和“硫磺岛”号，伤亡率基于那些受影响的人员，而不是舰组人员总数；“中途岛”号上受火灾影响的船员总数不得而知，由于火情全部扑灭花了 20 小时，因此伤亡率基于全体船员。

在这 9 个非战斗性 MCI 案例中，人员有 87 例死亡，223 例受伤。在 87 例死亡中，55 例(63.2%)死于爆炸或火灾，17 例(19.5%)死于溺水，5 例(5.8%)死于与大面积烧伤相关的并发症，3 例(3.4%)死于吸入烟雾后的窒息，2 例(2.3%)死于钝性 TBI。

在 223 例受伤者资料中，21.5%是与接触燃料有关的轻度软组织伤害或轻度烧伤，5.8%来自 TBI，4%是烧伤相关伤害，4%是各种骨折，1.8%是吸入燃料或海水造成的。

“旧金山”号潜艇与海底暗礁相撞，导致大约 90%的船员受伤。尽管在美国海军“旧金山”号潜艇碰撞中，1 名伤员在医疗后送前存活了 24 小时，但最终该伤员从未恢复意识并死亡。“艾奥瓦”号上的炮塔两次爆炸导致 47 人几乎瞬间死亡，其中 12 人死于钝器伤，30 人死于与高温相关的伤害，5 人死于两种混合原因。

在 11 起美国舰船 MCI 中，7 起具有 Role 1 医疗能力，4 起具有 Role 2 手术能力，后送到更高救治级别的时间从 0.5 小时至 24～36 小时不等。从船上撤离时间最长的是“金凯德”号(24～36 小时)、“旧金山”号(24 小时)、“菲茨杰拉德”号(5.7～7.75 小时)和“麦凯恩”号(3.8 小时)，都在美国印太司令部任务区。

(五) 美国海军旋转翼飞机 MCI 船上救治

共确定了三起涉及旋翼飞机的轻度事故，其中伤员被转移到伤员接收治疗船(CRTS)，共涉及 68 名舰组人员。其中，36.8%在事故中死亡，63.2%幸存。两次事故中，坠机发生在陆地上，患者被转移到 CRTS(“贝洛伍德”号和“巴丹”号)；最初的伤员救治发生在陆地和离船的途中。在“贝洛伍德”号航空母舰(LHA-3)上，该舰的外科医生在坠机后 30 分钟内接收了 15 名伤员，并监督了现场治疗。在坠机现场，舰船总医疗官(非紧急)对 1 名严重受伤的海军陆战队员进行了紧急环甲切开术。不幸的是，这位伤员在抵达 CRTS 时死亡。在这 14 名幸存者中，船上的外科医生为 4 名全层烧伤伤员进行了双侧下肢切痂术，为 2 名伤员进行了诊断性腹腔灌洗术，这是在超声波设备使用之前。值得注意的是，额外的医疗用品和晶体液必须从附近的舰船空运进来。所有幸存者在抵达舰船后 2～3 小时内接受了医疗后送，送至首尔陆军第 121 后送医院。“邦霍姆·理查德"号航空母舰在 MV-22"鱼鹰"号与附近一艘船相撞后伤亡 23 人。伤员首先被安排在一艘具有 Role 1 能力的船上,然后被转移到"邦霍姆·理查德"号上接受进一步治疗。1 名伤员严重受伤,小腿开放性骨折,很快被送往澳大利亚进一步治疗。"巴丹"号(LHD-5)的 MCI 已在前文描述,但值得注意的是,所有 6 名伤员都接受了 55 单位的血液制品,其中 39 单位来自该船的移动血库(WBB)。此外,所有伤员都需要在海上长时间保持稳定;4 人在抵达后 38 小时接受了医疗后送至兰兹图赫尔地区医疗中心(LRMC),2 人在 42 小时后接受了医疗后送。所有伤员都幸存了下来。

1. 与海上 MCI 伤员救治密切相关的挑战　海上 MCI 是复杂和动态的,尤其是那些威胁到舰员生命的 MCI。伤员分诊和救生措施将与船舶损害控制、灭火、保持水密完整性和确保船舶稳定性同时进行。拯救舰船的必要损害控制干预可能会造成额外的伤亡。这必须包括在所需的资源中,并强调所有人员知道如何进行基本的救生措施的重要性。主要分诊区或医疗空间可能因火灾、烟雾或结构损坏而无法使用。船上的多个区域可能需要由非医务人员进行平行的分诊和治疗。船内和船外的通信设备都可能被禁用,使分诊、医疗物资运送和医疗后送变得复杂。

海上 MCI 可伴有钝器伤(爆炸、碰撞)导致的 TBI、长骨骨折、实体器官损伤和穿透性碎片伤。火灾可导致烧伤和烟雾吸入,需要晶体复苏、确切的气道管理和机械通气。浸没会导致体温过低,以及海水或燃料吸入。大多数海上 MCI 死亡是由于火灾、爆炸或船体沉没和溺水;它们可以快速或瞬间发生。在 MCI 期间,船上的医疗用品可能会被破坏或迅速耗尽。

如果旋翼飞机无法在船上着陆,医疗后送可能会很耗时。未能对伤员进行重新分类可能会导致与医疗后送延迟相关的伤害和并发症,甚至威胁生命。Role 1 船上医疗部门不具备机途中救治能力、船上储存的血液制品或 WBB 能力。如果行动环境允许,MCI 的伤员应被送往具有手术能力的舰船,以避免潜在的救生干预措施的延误。在常规手术中,海上手术平台通常只有一个手术团队;而 MCI 中通常不止 1 名需要紧急手术的伤员。所有参与伤员初步评估的人员,包括医务人员,必须接受过执行 FAST 的正式培训,以执行适当的分诊和长期救治。

2. 讨论　当伤亡人数超过可用资源时,就发生了 MCI。在民用或军用环境中,MCI 挑战救治系统的每一级救治机构。海上 MCI,尤其是那些威胁舰船生存的 MCI,增加了很多不可预测性,带来了独特的挑战。回顾 25 起 MCI,这些 MCI 涉及 40 多年来具有代表性的现代海战、常规海军行动以及支援空中、陆地作战的舰载 Role 2 医疗保障支持。海战幸存者中,大约 1/4 的受伤包括烧伤和骨折;20%包括 TBI,高达 10%涉及吸入性损伤。不太常见的是浸泡和低温。碰撞、火灾或爆炸引发的事故导致了类似的伤害模式。舰船受损期间的大多数人员死亡几乎是瞬间或迅速发生的,原因是爆炸、闪光、烟雾吸入或船体完整性丧失后溺水造成的影响,这突出了快速分类和识别幸存者的重要性。

(1) 与海上 MCI 相关的独特挑战:海上 MCI 需要独特的临床和战术技能来减少可预防的死亡,因为舰船的生存(以及临床救治平台)可能受到火灾、爆炸、烟雾或洪水的威胁。类似于战术战伤救护(TCCC)的火线救治原则,医务人员和船员必须执行战术和临床损害控制。最初的分诊和救生干预必须在灭火、保持水密完整性与确保舰船稳定和生存的同时进行。海上 MCI 罕见且不可预测,因此,初级医疗或分诊空间可能会变得无法使用,通常出于必要,会进行平行分诊,强调战术和临床能力对全体船员的重要性。通信设备可能无法操作,使分诊和治疗变得复杂,并且会延迟伤员后送,强调每艘船需要长期的伤员救治能力。

当前的海军海上作战原则要求在全舰分散的战斗包扎站(BDS),以允许同时进行战术反应、分诊和临床救治。医疗救治人员的初始行动由舰船的非医疗损害控制团队决定,包括通过救治伤员的具体路线、何时可以撤离以及他们应该被带到哪个 BDS。定期进行大规模伤亡演习,以保持平行分诊和基本临床救治的准备状态,重点是初始伤口管理。虽然海军医务人员在其职业生涯中经常需要在不同的时间点接受 TCCC 训练,但目前在分配到舰载医疗平台时并不经常开展。虽然国防部已经授权所有服役人员（第 1 级）接受 TCCC 技能培训，但在分配到水面和水下舰队时，它还没有完全被采用或要求。在“科尔”号航空母舰遇袭前，该舰医疗队为所有新船员提供了为期 1 天的急救人员培训，重点是关塔那摩八项，包括治疗四肢骨折、腹部取内脏、电击、截肢、吸入烟雾、吮吸胸部伤口、颌骨骨折和烧伤。“科尔”号袭击后，舰组人员表示，与担架员一起训练，在伤员管理过程中是有帮助的。但是，缺乏对医护人员的大规模伤亡培训。2015 年，对关塔那摩八项进行了修订，纳入了低体温、热应激和撕裂伤的管理、大出血截肢中止血带的使用以及穿透性伤口管理。最近，海军已经做出努力，定期向所有船上医务兵培训第 3 级技能，向船上医务人员培训第 4 级技能；然而，这并没有得到普遍实施。例如，使用氨甲环酸治疗出血和最近的 TBI 是 TCCC 的一个原则，然而它不是教义性的，在撰写本文时，它也不在漂浮的 Role 1 平台上可用。

（2）对未来 DMO 的启示：在马岛战争期间，大多数伤员在受伤后 90 分钟或更短时间内被送往最终治疗和外科救治。同样，在“科尔”号和“斯塔克”号袭击后，伤员在受伤、初步分诊和治疗后 1.5～3 小时内被送往最终救治。舰船撤离后，“科尔”号的伤员最初在当地医院得到救治，血库储存最少，直到袭击发生后大约 8 小时，1 个法国外科小组抵达，将 11 名伤势最重的人撤离到吉布提，大约 47 分钟的飞行路程。没有关于输血产品的信息。值得注意的是，“科尔”号上没有血液制品或 WBB 功能。目前情况仍然如此，因为 WBB 不被认为是美国海军 Role 1 水上医疗部门的作战要求。正如现代海战中遇到的舰载伤害类似于第二次世界大战伤害，必须回溯舰载医务人员在未来有争议的 DMO 环境中可能面临的挑战。美国海军在第二次世界大战期间撤离太平洋战区伤员的经历，是有争议的 DMO 冲突的最新历史事例。

美国海军当时的原则是让伤员在受伤后 12 小时内接受确切的外科治疗。为此，非医院船，如驱逐舰和坦克登陆舰（LST）增加了外科手术队，因为医院船经常成为攻击目标。在最初的两栖入侵中，使用了“捞帆”战术。在运送物资和部队后，滩头的伤员将被分类，放在空船上。外科手术造成的伤亡将在 LST 号上重新分类，并送往有外科手术能力的舰船进行初步的最终治疗。最终，这些伤员被转移到远处的医院船上，通常是几天后。最初，医院船主要用于将患者运送到岸上医疗设施。然而，在太平洋战役接近尾声时，医院船更接近成为攻击点；在两栖攻击中，患者被迅速从滩头转移到医院船上接受最终治疗，类似于马岛战争。这种做法在朝鲜战争、越南战争和 20 世纪 90 年代海湾战争期间继续存在。然而，在目前的常规和未来有争议的 DMO 环境中，这种做法不是一种选择。虽然不常见，但当日常操作中发生事故时，Role 1 医疗部门可能会有很大的伤亡负担。在 DMO 期间，这些舰船将在地理上分散，导致比本次审查确定的更长的伤员滞留时间。考虑到在有争议的 DMO 期间，医院船可能会成为攻击目标。因此，第二次世界大战太平洋战役早期阶段使用的“scoop and sail”撤离战术将可能用于未来的海上和沿海战场。与第二次世界大战类似，在常规的 DMO 战争中，海上外科团队正在扩充海上第一阶梯医疗部门。

在过去 20 年伊拉克、阿富汗和叙利亚的持续冲突中，已经吸取了巨大的教训；然而，在为有争议和无争议的 DMO 准备海军卫生勤务支持时，陆上救治连续性的某些方面与海战没有直接关系。最明显的区别是陆上战斗伤员救护行动的原型，具有空中优势、快速转运和快速补给能力。在最近的冲突中，远征外科团队通常在受伤后 30～60 分钟内到达现场。这些严格的 Role 2 团队常规执行损伤控制复苏和手术，随后迅速转移到 Role 3 医院，配备由外科医生和非外科医生领导的重症监护团队，并有经过研究专业培训的重症监护人员。在进一步的重症监护领导稳定后，包括先进的气道和呼吸支持、战区内体外膜氧合（extracorporeal membrane oxygenerator，ECMO）和连续性肾脏替代治疗（continuous renal replacement therapy，CRRT）以及通常额外的手术干预，这些伤员中最危重的伤员在受伤后 72～96 小时内通过美国空军重症监护空运团队（CCATT）被运送到德国 LRMC 医疗中心（Role 4）。这些冲突最显著的特点是伤亡人数总体较低。只有 1～2 名严重受伤的患者会导致 MCI，因为资源有限，远征队的医疗保障范围小，严重依赖快速转运到下一个救治级别。虽然超过 20 名伤员的多重伤亡事件确实发生了，但这并不常见。在为未来的作战环境做准备时，无论是在陆地上还是在海上，都应该预料到大量的伤亡，创伤系统应该准备好管理大规模的作战行动。

在未来潜在的有争议的 DMO 冲突中，在太平洋这样的广阔地理空间内，美军不太可能拥有空中优势，这使得严重依赖目前部署的创伤系统进行快速转运不太可行。伤员可能会在美国航空母舰和两栖 CRTS 号上接受治疗，这些航母和两栖号具有强大的 Role 2 外科手术和危重救治能力，或者由不适合患者的小型舰船上的严格的外科手术团队进行治疗。此外，由于战术风险，医疗船不太可能接近战斗舰船。在该系统中，船上医疗部门需要在医疗后送至 Role 3 医院之前的 2～5 天内管理可能的危重伤员。与非试验状态（因此资源充足且具有快速撤离能力）的 DMO 的医疗需求相比，2017 年美国“巴丹・麦基”号航空母舰使用了 3 个不同的手术团队和整个船上医疗特遣队，成功救治了 6 名危重伤员，共需要 55 单位血液制品。考虑到巴丹岛相对的地理隔离，与目前的陆地创伤系统模式相比，伤员在船上停留的时间更长，但仍在不到 2 天的时间内被后送到 LRMC。在未来的 DMO 环境中，船上的医疗部门可能需要提供长时间的海上救治，包括手术、烧伤和失血性休克复苏以及呼吸机或 TBI 管理。

美国海军目前正在开发一种 Role 2 类似“救护车”(ambulance)的舰船概念，比目前的 Role 3 医院船小得多，以双体船脱壳远征快速转运船为基础，撤离 DMO 期间的船上伤员。通过设计、配备相应人员和装备，以便在从 DMO 环境后送到更高救治水平期间，对伤员进行分诊、复苏、紧急手术和必要的术后救治。未来的 DMO 冲突也可能需要从海上战区进行航空医疗后送。目前，美国海军没有自己的 CCATT 能力。AV-22“鱼鹰”重症监护航空医疗转运能力模仿了空军的固定翼 CCATT，可以快速增加海上平台的外科手术或重症监护能力，或将危重和受伤伤员撤离舰船，这在未来有争议的 DMO 环境中可能是必要的。

从过去的多次战争中吸取的另外一个教训是，需要使用血液，特别是全血，来复苏大出血的伤员，降低可预防的死亡率。随着重新认识到快速获取血液以降低战场死亡率的必要性，复苏策略已经全面展开。在前沿部署环境中，重新引入冷藏低滴度 O 型全血（LTOWB）不仅具有临床优势，还具有后勤优势。移动血库可以收集特定类型或 LTOWB，并立即输注给伤员；在最近的中东冲突中，已经输了 10 700 多单位的全血。两栖 CRTS 有大量储存的血液和强大的 WBB 能力。同样，航空母舰也有 WBB 能力，但不定期携带储存的血液。随着美国海军实施 DMO，海上外科团队越来越多地扩充 Role 1 舰载医疗部门。虽然这些 Role 2 团队配备了有限的成分血产品供应，但 Role 1 船上医疗部门没有接受过执行 WBB 的培训或配备和拯救外科伤员生命所需的能力。“科尔”号和“巴丹”号军舰的伤亡表明了对全血能力的救生需求。总体而言，目前需要改变海军理论、组织、政策和训练，以支持舰载 Role 1 WBB 能力，为未来的 DMO 做准备，并有可能减少可预防的死亡。

3. 说明　以上内容仅回顾了那些通过文献综述和开放获取资源可获得的 MCI。虽然确定了一般战伤类型，但无法获得大多数 MCI 伤员输血产品的一些细节和数量；伤员的长期预后结果也是无法获知。然而，据目前所知，这是对现代海军 MCI 最全面的回顾，描述了损伤类型以及与这些复杂动态事件相关的具体挑战。

八、马岛战争和第二次世界大战中海战伤发生特点及救治启示

距离最近的为第二次世界大战中的海战和马岛战争。下文将从分析这两次战争中海战伤的发生特点着手，并结合相应战略需求提出建议。

（一）马岛战争和第二次世界大战中海战的简介

第二次世界大战（以下简称二战）波及 61 个国家和地区，共造成 9 000 余万军民伤亡。二战中发生诸多经典的海战，包括马塔潘角战役、马来亚战役、莱特湾战役、北角大海战、瓜岛海空战等。由于二战后很少发生大规模海战，因此二战中的海战伤救治资料仍是弥足珍贵的。马尔维纳斯群岛战争（简称马岛战争）英国称之为福克兰群岛战争，发生于 1982 年 4 月到 6 月，是英国和阿根廷为争夺马尔

维纳斯群岛的主权而爆发的一场战争。马岛战争历时 74 天，英方参战兵力 3.5 万人，各型舰只 118 艘，各型飞机 340 架，地面部队 9 000 余人；阿方参战兵力 6.5 万人，作战舰艇和辅助船只 33 艘，飞机 350 余架，地面部队 1.3 万人。本次战争中，英国共损失 30 艘舰艇、20 架飞机，死亡 255 人，伤 777 人；阿根廷损失 10 艘舰艇、90 架飞机，死亡 649 人，伤 1 000 余人。马岛战争中英阿双方大量使用了导弹、导弹驱逐舰、核潜艇、"鹞"式战机等先进武器和装备，并有长途空袭、两栖登陆作战方式等，被称为二战后唯一一场真正意义的现代大海战。

（二）马岛战争和二战中海战伤的发生特点

公开发表的关于上述两次战争中海战伤的英文文献约有 56 篇，笔者纳入了资料相对齐全的 14 篇文献。通过分析这些文献发现，虽然海战伤会呈现同陆战相似的一些战伤发生特点，如容易发生伤员批量、爆炸伤和穿透伤发生率高等特点，但其呈现自身独特的特点，进而对战伤救治提出不同的要求。

1. *海战时更容易发生批量伤员* 海战具有作战区域环境特殊，舰船人员大多在具有一定防护能力的舱室内作战的特点。一旦舰船被高毁伤能力的导弹、炮弹、鱼雷、航弹等武器击中时，常发生大批量伤员。同时，海战时弹药存储在战舰上，被击中后容易发生二次爆炸，因而海战时批量伤员的数量会显著高于陆战伤。Blood 等的统计数据显示，在二战美军参与的 513 次海上战斗中，平均每一次战斗有 35 名人员受伤。而在马岛战争中，当英军的"加拉哈德爵士"号被炸后，在短短的 1 小时内，就有 130 名伤员被转运到 AjaxBay 复苏站。而随着武器杀伤效应的提高，预期现代海战中战中批量伤员的发生频率和数量要远高于这些数字。

2. *海战时烧伤和吸入性损伤发生率高* 现代战争条件下，随着燃烧武器的发展和广泛应用，烧伤的发生率越来越高。常规武器造成的损伤类型中，烧伤可占到 20%～30%。而在海战时，烧伤的发生率会明显高于传统陆战。Blood 等的统计数据显示，日军神风敢死队袭击战舰后美军伤员中烧伤比例可高达 67%。而在二战的一次海战中，美军的"富兰克林"号航空母舰被两枚炸弹严重击伤，共发生 724 名人员死亡，其中，210 人(29.0%)的主要致死原因为烧伤，133 人(18.4%)的主要致死原因为窒息。由此可见，烧伤和吸入性损伤是海战伤伤员伤亡的重要原因。英军在马岛战争中烧伤的发生比例约为 1/3，而有些战斗中发生比例会明显增加。当英军的"加拉哈德爵士"号被炸后，被转运到 Ajax Bay 复苏站的 130 名伤员中，不计入轻微烧伤伤员，需要接受治疗的伤员比例高达 43.8%(57 名)。

3. *海战的特殊环境导致冻伤、淹溺和海水浸泡伤的发生率高* 战时因冻伤导致的战斗力下降和减员有时可能会超过敌军的杀伤作用。海战的环境不同于陆战，同一季节条件下海洋气温常低于常规陆地，导致海战中冻伤的发生率高于陆战。英军福岛战争发生 70 例严重的足部冻伤，遗留残疾。同时，海战时，伤员可能落水，导致容易发生淹溺和海水浸泡伤。1945 年 3 月 19 日，美军"富兰克林"号航母被击中时，因淹溺致死者有 14 人，高于因冲击伤(12 人)、肢体骨折(8 人)、颅骨骨折(1 人)致死的人数。

4. *战斗应激反应高发* 战时应激反应(combat stress response)，也被称为"战斗应激"，是指暴露于战斗或军事行动出现的应激性事件，包括一系列可预测的，在情绪、智力、躯体和(或)行为上的反应。没有得到良好调控的战时应激反应会发展为战时应激伤害(combat stress injury)，影响战斗力；同时，还可能发生创伤后应激反应综合征，影响生活质量，严重时会发生自杀等极端现象。海战时，战时应激反应的发生率高于陆战。英国媒体流传一句话，即"福岛战争老兵自杀身亡的人数高于在该次战争的直接死亡人数"，虽然这句话有点夸张和误传，但参与福岛战争英军老兵的自杀人数还是惊人的。截至 2013 年，参与福岛战争英军老兵的自杀人数为 95 人，而福岛战争中英军的直接伤亡人数仅为 237 名。

（三）马岛战争和二战中海战伤的发生特点对海战伤救治的启发

由上述分析可见，海战伤呈现同传统陆战不同的特点，其对战伤救治提出了不同的要求，对我军的海战伤救治有重要的借鉴意义。

1. *与传统的陆战的不同* 海战时更容易发生批量伤员，且伤员数量通常较多。这一特点要求针对批量伤员救治治疗更为简单和程序化的救治流程，以保证更多伤员得到及时的救治。在二战中后期，美军制定了针对海战批量伤员的救治规则(MCD)，程序化救治批量伤员，收到良好的效果。

2. *烧伤和吸入性损伤的高发生率*　要求在战船上配备更多针对烧伤和吸入性损伤的急救措施和设备，而在医院船等Ⅲ级救治机构中需要配备专门的烧伤病房。在二战期间，为提高吸入性损伤的救治成功率，美军配置了吸氧设备(OBA)和紧急逃生吸氧设备(EEBD)。而随着现代救治水平的提高，建议在医院船等救治机构中，配备一定数量呼吸机和体外循环膜人工氧合仪等设备，以进一步提高对批量烧伤和吸入性损伤伤员的救治成功率。

3. *海战时冻伤发生率高*　在海战中，需要预防冻伤的发生。同时，低温会加重战伤的病理生理变化，导致器官功能障碍和死亡发生率增加。严重战伤患者会出现低体温、酸中毒和凝血功能障碍，被称为"致死三联征"。出现致死三联征的伤员其生存率大大降低。低体温、酸中毒和凝血功能障碍三者相互影响，形成恶性循环。因而，在海战伤救治中，应特别注意预防低体温。

4. *战伤合并海水浸泡*　又称为海水浸泡伤。伤员负伤落水后除自身伤势外，还将承受伤口被海水浸泡，造成额外的多种危害，如海水浸泡后软组织的坏死和感染概率增加、容易发生低体温和水电解质酸碱平衡紊乱等，其救治特点不同于普通损伤，需要加强低体温、感染和水电酸碱平衡紊乱的预防；同时，海水浸泡时的脏器损伤特点不同单纯陆战伤，需要采用不同的损伤控制救治策略。因此，相关的救治救援规范，需加强研究。

5. *淹溺最主要的危害*　主要危害是水进入气道和呼吸道，导致呼吸困难，严重时可导致呼吸停止和心脏停搏而死亡。淹溺的次要危害来自水通过胃肠道吸收到血液循环引起血液渗透压改变、电解质紊乱和组织损伤，其次是淹溺可导致低体温。海水淹溺比淡水淹溺危害更大，因海水含3.5%氯化钠及大量钙盐和镁盐且温度低，对呼吸道和肺泡有化学性刺激作用，容易导致心律失常、低血压、心脏停搏等。这些特点对战伤救治的需求是，需要加强战现场急救中的保温、心肺复苏等。因而，需要加强战现场急救环节的心肺复苏和保温等急救技术的培训，并配备相应的设备。

6. *有效的预防措施*　可减少战时应激反应和战时应激伤害的发生。据统计，英军福岛战争中15%的人员有战斗应激反应，而因应激损害需要后送的伤员占总体伤员的2%，低于美军距离较近几次战争的发生率，如美军在第二次世界大战中因应激损害需要后送的伤员占总体伤员的23%，朝鲜战争中这一数据为6%，越南战争早期这一数据为5%，而1972年的这一数据则高达60%。Price等认为造成这一现象的主要原因是英军在前线配备心理师、伤员在后送之前进行心理筛选等。由上述分析可见，海战伤呈现同陆战伤不同的特点，需要制定对应的救治策略、发展对应的救治技术，并配备相应的救治设备，以提高海战伤的救治成功率。但需要指出的是，上述的海战发生时间相对较为久远，现代武器杀伤效应提高和作战对手不同等因素使得现代和未来海战伤的发生特点必然会发生一定的变化。因而，需要根据战略需求，做相应的准备：① 应根据现代海战中各种舰船特点、武器杀伤特点、可能的作战海域等特点，建立起可靠的海战伤伤员发生预测模型，为海战的战伤救治提供良好预测和模拟，进而发展相应的战救组织理念、体系和技术。② 应发展与远海作战相适应的海战伤救治技术和卫勤保障；第二次世界大战期间，美军"富兰克林"号航母的主要救治设施被摧毁，只能靠为数不多的急救包进行救治。为应对这一特点，此后美军要求在舰船多处放置便携式医疗箱(portable medical locker, PML)和急救包，以保证医疗设备不会被集中摧毁，并保证在舰船不同部位发生伤员时均能较快地获得救治资源。这些特点要求制订相应的远海条件下的战救物资保障策略、急救和损伤控制手术策略、体系和相应的救治技术。③ 需要发展舱室等狭小空间内海战伤救治技术和策略；舱室爆炸是海战时常遇到的一种形式，呈现与水上舰船损伤不同的战伤特点，其主要特点包括救治空间狭小、伤员批量发生、烧伤(包括吸入性损伤)的发生率更高、冲击伤发生率高。这些特点对救治提出不同的需求，需要针对性地制定救治措施和规范。

纵观外军舰船外科救治平台的经验与教训中的有关案例，对于舰船外科建设及救治提高有极大地借鉴效果。第一，舰船医护救治配备的设备要向小型化、便携式、多功能化发展，除常规外伤救治设备外，尽量配置一些专科器材，如便携式超声仪等。第二，在医护人员培训上，要提高专科知识，特别是颅脑外科急救知识，如颅内高压、急性脑出血等。就如上文所述，如果随舰医生掌握了神经外科颅内高压知识及配置了便携式超声设备，就可以及时判断伤员是否发生颅内高压，及时做超声引导者侧脑室外引流(EVD)，可避免伤员出现双侧瞳孔散大等情况。

(李旭霞)

第十七章

舰船外科战现场急救

海上军事行动通常以舰船为单位，但海上环境和气候条件恶劣，后送工具承载能力有限，因此舰船战救人员需要独立完成伤员的一线救治任务。海上作战时多使用威力大、命中精度高的高科技现代化武器，特别是高燃高爆武器的使用和舰船舱室的特殊环境导致海战伤伤情复杂，复合伤、多发伤、炸伤、烧伤（尤其是吸入性损伤）以及爆震伤的发生率明显高于其他作战环境。根据时效救治理念，舰船外科战现场急救能力，包括普通官兵自救互救和卫生人员专业急救，将直接影响伤死、伤残率的高低和伤员的预后转归。

如今，各国海军都十分重视水面舰艇部队的战现场急救能力建设，其中最具代表性的是美军战术战伤救治（tactical combat casualty care，TCCC），美国海军一级救治阶梯就是基于 TCCC 开展现场急救；TCCC 经过多次局部战争和非战争军事行动的检验，显示有助于降低参战人员伤死率。美军决策层已把 TCCC 的推广和应用上升到了空前的高度，不仅要求所有参战人员接受 TCCC 培训并通过考核，而且规定每 6 个月必须进行至少 1 次复训，且已成为军衔晋升的重要依据之一。TCCC 的核心内容也被北约以及英国、澳大利亚、新西兰等国家广泛借鉴，用于指导其军队（包括海军水面舰艇部队）的战现场急救。

美军实施的“灰色地带冲突”战略，是一种低于传统战争门槛、有意模糊性质界线的渐进性竞争，也是一种全球分布式、小单位、低强度的军事行动战略；在该战略模式下产生的伤员很难在“黄金时间”内接受早期救治。面对这种新挑战，美军认为不能再局限于“黄金 1 小时”，而要关注远远超过 1 小时甚至数天时间范围内的救治策略，于是提出了延时现场救护（prolonged field care，PFC）理念，这对海上军事行动中舰船伤员后送延迟情况下的持续监护与生命维持具有重要指导意义。

综上，本章主要介绍 TCCC 和 PFC 的最新进展，以期对我国海军舰船外科战现场急救发展与完善提供参考。

第一节　战术战伤救护

一、概述

（一）概念

战术战伤救护（TCCC）指战场一线救治阶梯中救护伤员的实用性策略，涵盖了伤员到达任何医疗机构前、在战术战场环境中的全部救护措施。美国海军一级救治阶梯（水面战斗舰艇等）和二级救治阶梯（航母、两栖攻击舰、船坞运输舰等伤员收治舰）中伤员被转运至战斗包扎站/手术室救治之前的阶段，包括事故发生点救治、伤员集中点急救、集中分类区救治和伤员等待区救治均属于战术战伤救护范畴。

(二) 发展历程

1993 年,由美国海军特种作战司令部发起,后由美国特种作战司令部继续实施 TCCC 相关研究,发展了一套适用于战术战场环境的创伤救护指导法则;并于 1996 年 8 月,由海军巴特勒上校在 *Military Medicine* 杂志上发表了 *Tactical Combat Casualty Care in Special Operations* 一文,这是一份专为战场制定的创伤救护指南,也被认为是 TCCC 指南最初版本。

2001 年,美国国防部成立了 TCCC 委员会,该委员会是美国国家联合创伤急救体系的一部分。TCCC 委员会根据战伤救护现实需要,每季度对指南进行审查和修订。一旦更新,最新版 TCCC 指南将在军队卫生系统和院前创伤生命支持的美国急诊医技人员协会网站发布;每 3~4 年,TCCC 指南也将被写入更新版的《院前创伤生命支持(军队版)》专著中。

美军 TCCC 培训对象包括全体指战员(ALL deploying combatants, ALL)、战斗救生员(combat lifesaver, CLS)、医护兵(combat medic, CM)、战场医疗辅助人员(combat paramedic, CPM)。培训内容囊括 TCCC 概述、止血术、搬运术、气道管理、气胸处置、液体通路与给药、预防低体温、眼部贯通伤处置、口服和肌内给药、骨折处置、烧伤处置、生命体征的电子监测等 12 项知识与技能;总体而言,上述四类人员所需技能水平要求呈递增趋势。

二、救护策略与技术

美军根据战术形势,将战术战伤救护分为三个阶段,即火线救护、战术区域救护和战术后送救护。

(一) 火线救护

火线救护指与敌交火环境下,在受伤地点所实施的救护;对于水面舰艇,一般指事故发生点救护或战位救护。第一施救者往往是伤员自己或其战友,包括普通士兵或战斗救生员,因此该阶段更强调士兵的自救与互救。由于面临直接火力威胁,该阶段救护策略为:首先进行火力回击和躲避,避免引起进一步伤亡;指示伤情不严重的伤员继续参加作战;有自救能力的伤员在火力掩护下实施自救,仅对威胁生命的四肢出血使用旋压式止血带止血,止血带直接扎在军装外,尽量靠近伤侧肢体近心端,不追求止血带的精准位置,即称作"高而紧"止血带;将着火的运输工具或建筑(舱室)中伤员救出并设法将火扑灭。

(二) 战术区域救护

战术区域救护指暂时脱离敌军火力时(如敌军火力被压制或伤员被转移到附近安全的掩体)所实施的救护;对于水面舰艇,一般指伤员集中点急救、集中分类区救治、伤员等待区救治、区划救护站救护等。相较于火线救护,此时战术形势已发生改变,没有直接的火力威胁,救护时间更充分,救护环境更安全,所能实施的救护更全面、更细致。该阶段施救者大多为医护兵,救护重点是损伤控制,其救护策略为:首先,按照单元战术标准作业流程,确保周边安全,保持战术态势感知;其次,根据需要对伤亡人员进行分类,卸除意识状态改变伤员的武器和通信设备;之后,采取"MARCH"救护策略先对威胁伤员生命的伤情进行紧急处置,再按照"PAWS"救护策略完成其他伤情处置;最后,进行伤情记录和后送准备。

1. *MARCH 救护策略* 按照从 M 到 H 的顺序进行评估与处置。

(1) M(massive hemorrhage,控制大出血):评估并处置所有大出血。① 对于尚未止血的四肢严重出血,在距伤口近心端 5~10 cm 处的皮肤上扎 1 根旋压式止血带,如有需要,可紧挨其在近心端再扎 1 根止血带以确保止血。② 对于交界部位的出血,如腹股沟、臀部、会阴、腋窝、颈部根处、四肢根部等,推荐使用"交界止血钳"(图 17-1)。③ 对于不适合止血带或交界止血钳止血的部位,如头部或躯干出血,推荐使用止血纱布进行加压(填塞)止血。④ 对于头颈部外出血但创面边缘容易被重新合拢的伤口,TCCC 指南推荐使用 iTClamp(图 17-2);该装置重量轻,体积小,易操作,可用来固定伤口,并通过压力方式密封伤口,使血液被暂时阻塞,直至伤员到达医疗机构后可以得到进一步专业处理。使用 iTClamp 时无须额外压迫止血。如果 iTClamp 被用于颈部,需对气道进行持续监测并评估可能危及气道的扩大血肿;如果血肿有扩大的迹象,应考虑放置高级气道。请勿将 iTClamp 用于眼周或眼睑附近,即眼眶四周 1 cm 内。

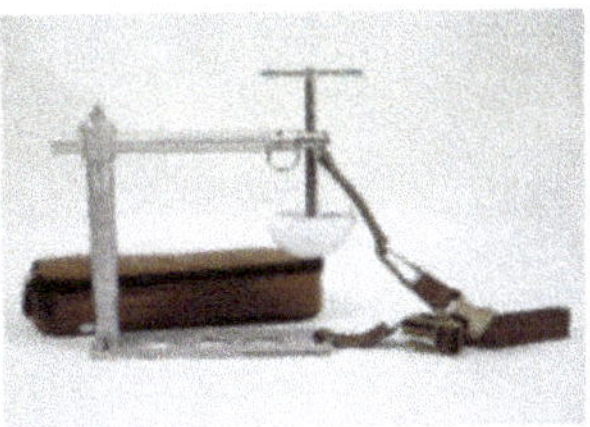
战斗准备钳

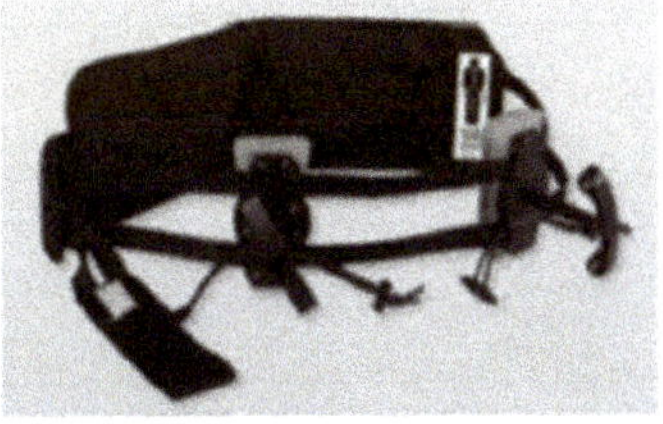
交界急救工具

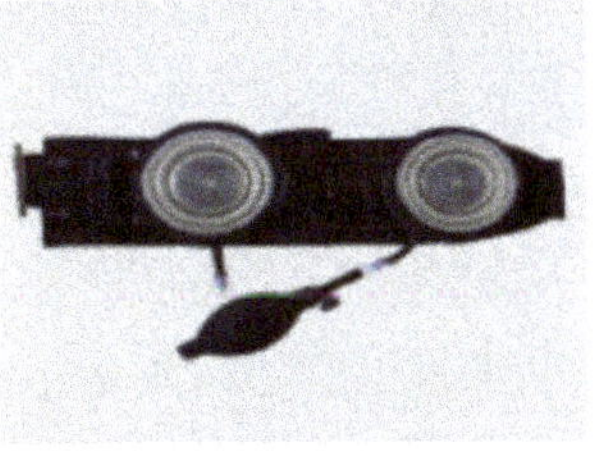
SAM交界止血带

图 17-1 TCCC 委员会推荐的交界止血工具

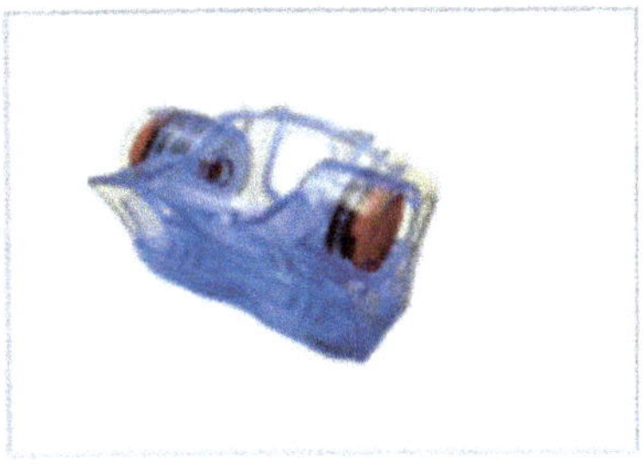

图 17-2 TCCC 委员会推荐的 iTClamp

(2) A(airway management,气道管理):对于意识清楚且无气道问题的伤员,无须进行气道管理。其他情况处置如下:① 对于无意识、无气道梗阻伤员,先摆放恢复体位,后采取仰头提颏/托举下颌法开放气道,或置入鼻咽通气管,或置入声门上高级气道。② 对于已发生或即将发生气道梗阻伤员,若其意识清楚,则保持呼吸道通畅的体位,如坐位;用仰头提颏/托举下颌法开放气道;必要时行吸引术;置入鼻咽通气管或声门上高级气道(仅限无意识伤员);将无意识伤员摆放至恢复体位。③ 如上述措施不能缓解气道梗阻,则采用环甲膜切开术。对意识清楚的伤员采用利多卡因局部麻醉。④ 有条件时需监测血氧饱和度,以帮助评估气道的通畅性。由于伤员气道状态可能会发生变化,所以需要持续评估。

(3) R(respiration/breathing,气胸处置):

1) 张力性气胸:当伤员存在严重躯干创伤或原发性冲击伤,且伴随严重或进行性呼吸窘迫、呼吸急促、呼吸音降低或消失、脉搏血氧饱和度<90%、休克、创伤性心搏骤停(但无明显致命伤)等以上至少 1 种情况时,就可视为其发生了张力性气胸,需要立即进行处置。① 若伤员已置有胸腔密封贴,则需揭开或移除。② 监测脉搏血氧饱和度。③ 将伤员置于仰卧位或恢复体位,但对于意识清楚的伤员,若其颌面部受伤需要保持呼吸道通畅,则将其置于坐位。④ 用胸腔穿刺针在患侧锁骨中线第 2 肋间(前路)或腋前线第 5 肋间(侧路)进行胸腔穿刺减压。⑤ 对于存在严重躯干创伤或原发性冲击伤的创伤性心搏骤停伤员,在放弃复苏前,需进行双侧胸腔穿刺减压。

2) 开放性气胸:对开放性气胸伤员进行评估时会发现明显的呼吸窘迫,胸壁伤口在吸气时会发出吸吮声,呼气时发出冒泡的声音。开放性气胸的处置包括:① 优先选用有单向排气孔的胸腔密封贴封闭伤口;如无,则采用没有单向阀的密封贴封闭伤口。② 持续监测其是否会演变成张力性气胸;若已演变,则参照张力性气胸的处置方法。

(4) C(circulation,循环支持):

1) 确保有效止血:① 怀疑有骨盆骨折的伤员,对于以下一项或几项钝性或爆炸性创伤,如骨盆疼痛、任何下肢离断伤或近似离断伤、体格检查提示骨盆骨折、无意识、休克,推荐使用骨盆固定带。目前 TCCC 委员会推荐的骨盆固定带有三种,如图 17-3 所示。其中,SAM Pelvic Sling™ Ⅱ 是第一个也是唯一一个受力控制的环形骨盆带,操作简单,坚固耐用,只需三步即可完成;一旦施力到位则会给予有效反馈,防止施压过大或过小;不影响随后 CT、MRI 影像学检查;可用普通或抗微生物洗液清洗重复使用。此外,之前介绍的 SJT 和 JETT 两种交界止血钳也可以用于固定骨盆。② 止血带重置和更换,再次评估止血带应用情况,可在距离肢体伤口 5~10 cm 近心端的皮肤上直接扎 1 根止血带,后将火线救护“高而紧”止血带松开但不去除,即完成“止血带重置”;若伤员后送时间超过 2 小时,且无休克、非离断伤、可密切监测伤口,则考虑将止血带止血更换为加压包扎止血,松开的止血带仍保留在原位,即完成“止血带更换”;上述松开的止血带在必要时可再次扎紧以加强止血;只有卫生人员可以去除、重置和更换止血带。对于扎紧时间已超过 6 小时的止血带，除非有密切监测和实验室检查的条件，否则不轻易松开。用不褪色笔记录止血带应用、重置、更换、去除时间等。

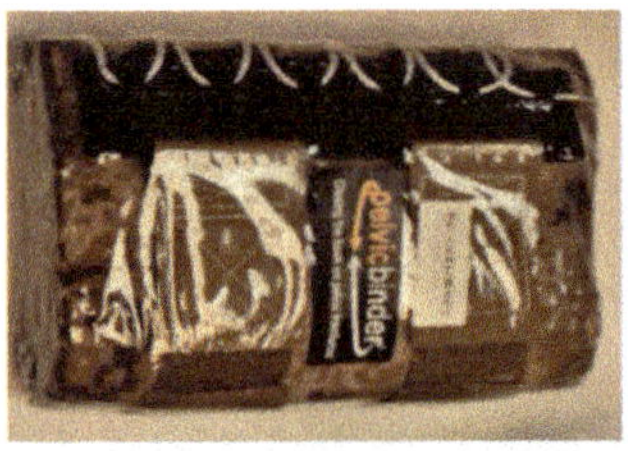
骨盆固定带

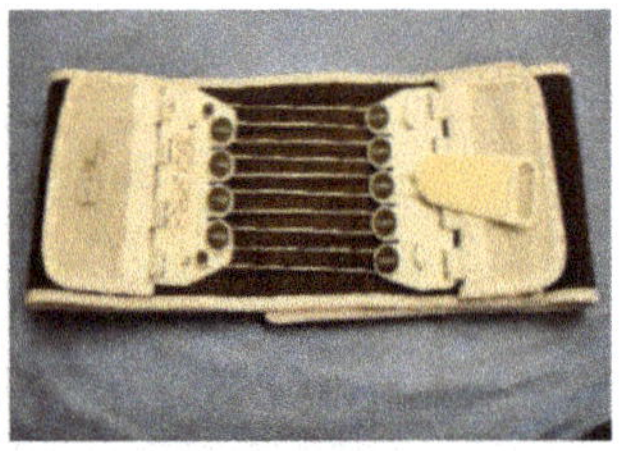
创伤骨盆矫形器

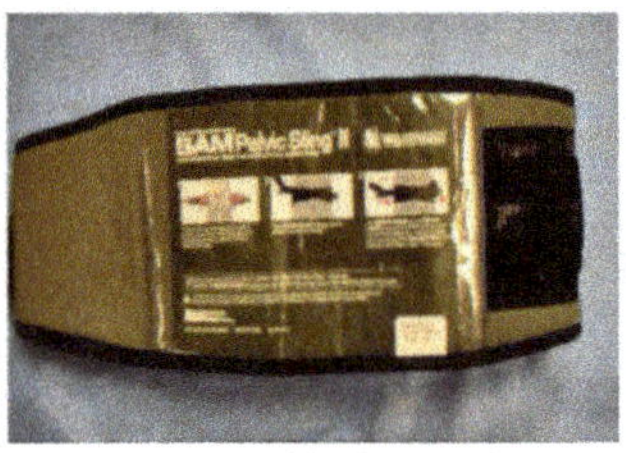
SAM Ⅱ型骨盆固定带

图 17 - 3 TCCC 委员会推荐的三种骨盆固定带

2) 建立补液通路：对于出现休克(存在休克风险)或无法经口给药的伤员，首选 18 号留置针建立静脉通路(IV)；若静脉通路建立困难，可建立骨内通路(IO)(图 17 - 4)。FAST1®是美军使用最多的骨内通路装置，通过胸骨柄骨髓输注液体和药物，由于有定位贴，可适用于弱光环境。EZ - IO 骨内通路也被推荐使用，其体积小、质量轻、易使用，可以选择手动或电动，现在可用于胸骨、肱骨及胫骨远/近端。

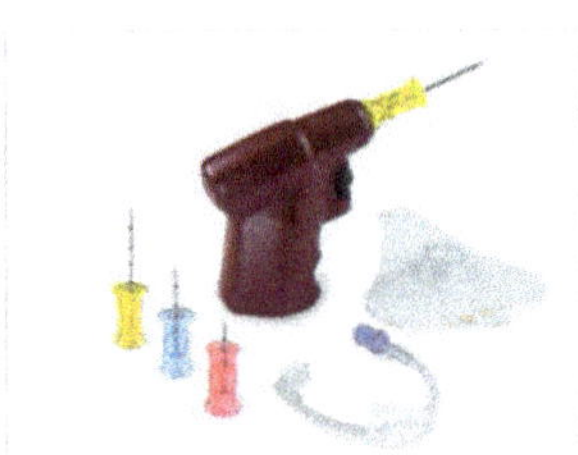
EZ-IO骨内输液钻

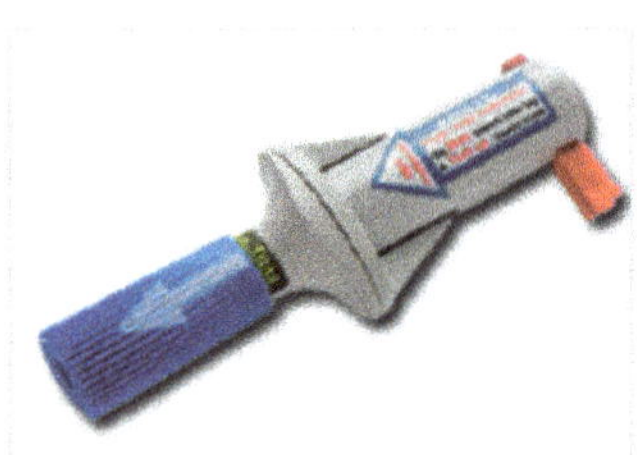
BIG自动骨内注射枪

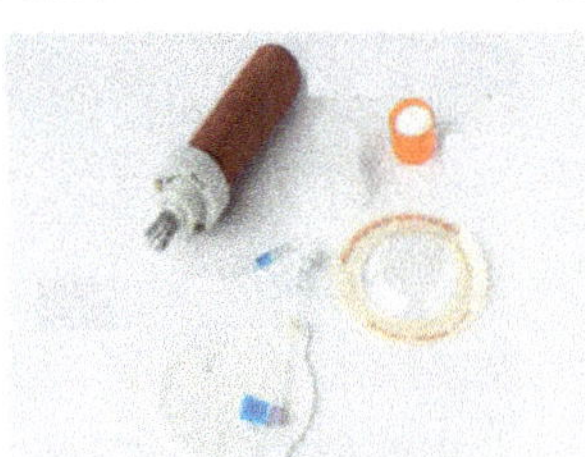
FAST1®胸骨输液器

图 17 - 4 骨髓腔内输液装置

目前推荐使用 BIG 骨髓腔内输液装置，其小而轻便，由针筒、弹簧、套管针针筒护套、套管针(针管和针芯)和安全阀组成，常用于胫骨近端骨内输液。

3) 输注氨甲环酸：对可能需要大量输血(如失血性休克、肢体离断伤、穿透性躯干伤、其他严重出血等)、发生严重创伤性脑损、出现爆炸伤或钝伤相关意识状态改变的伤员，通过静脉或骨内通路，缓慢推注 2 g 氨甲环酸。

4) 实施液体复苏：对于失血性休克伤员，其识别指征包括非颅脑损伤引起的意识水平下降，和(或)桡动脉搏动细弱或消失，则输注复苏液体，优先顺序为：① 冷藏低滴度抗体 O 型全血；② 预筛低滴度抗体 O 型全血；③ 血浆、红细胞、血小板比例 1∶1∶1 的血液制品；④ 血浆、红细胞比例 1∶1 的血液制品；⑤ 血浆或红细胞。实施损伤控制性复苏，每输完 1 单位元的血制品，都需再次评估，当伤员意识水平提升、可触及桡动脉搏动或收缩压达 100 mmHg 时(满足 1 个或以上条件)，即可停止液体复苏，谨防过度复苏。为防止发生输血反应，在第一次输注血制品后可静脉或骨内通路给予 1 g 钙(10%葡萄糖酸钙 30 mL 或 10%氯化钙 10 mL)。鉴于潜在致死性溶血反应的风险增加，未经筛选的 O 型新鲜全血或特定类型新鲜全血的输血，应只由训练有素的人员在适当的医疗指导下进行。为确保伤员生命，输血应在危及生命的出血后尽快进行。如果 Rh 阴性血制品不能立即获得，则应使用 Rh 阳性血制品治疗失血性休克。一旦停止液体复苏，需要经常重新评估伤员，防止休克复发；如果再次出现休克，应确保所有外出血已被有效控制，并重复上述液体复苏措施。如果液体复苏对休克伤员无效，即难治性休克，应考虑伤员存在尚未处置的张力性气胸，应及时处置。

(5) H(hypothermia/head injuries，预防低体温/头部损伤防治)：预防低体温措施包括脱离寒冷环境、更换潮湿衣服，之后运用低体温防治专用装备，包括防低温帽、速热毯和热反射罩。若没有上述装备，可使用干燥的毛毯、雨披、睡袋或其他能保温的任何装备。条件允许的话，可输入温热液体。

头部损伤是指头皮、头骨和(或)大脑的创伤，可能由以下原因引起：处在车辆爆炸、碰撞或翻车事件中；在爆炸 50 m 范围内（内部或外部）；头部直接受到重击或失去知觉；暴露于多个爆炸事件（这种情况下，如有必要，指挥官将指导进行医疗评估）；其他外力也可致头部损伤。战现场应严密监测创伤性脑损伤人员的各项指标，包括意识水平是否下降、瞳孔是否扩大、收缩压（应>90 mmHg）、血氧饱和度（应>90%）、是否出现低体温、呼气末二氧化碳分压（保持在 35～40 mmHg），确保穿透性头部创伤应用抗生素，做好脊柱固定保护；当疑似脑疝时，可使用 3%或 5%高渗盐水 250 mL、抬高头部 30°、过度通气（20 次/分）并保持呼气末二氧化碳分压 30～35 mmHg，条件允许时最大氧浓度吸氧。

2. PAWS 救护策略　PAWS 救护策略没有特定的救护次序，注意不要遗漏。

（1）P（pain，止痛）：

1）对于轻中度疼痛，仍有战斗能力的伤员，推荐使用战斗药包里的止痛药：对乙酰氨基酚，500 mg/片，口服，2 片/8 h；美洛昔康，15 mg，口服，1 次/d。

2）对于中重度疼痛，无休克、无呼吸窘迫或无此类风险的伤员，使用芬太尼镇痛，给药方式分三种：① 芬太尼黏膜含片（OFTC）800 ug，把含片放在面颊与牙龈中间，不要咀嚼，15 分钟后再次评估疼痛水平，必要时在另一侧再使用一片；② 芬太尼静脉注射（IV），50 mcg（0.5～1 mcg/kg），每 30 分钟重复；③ 芬太尼经鼻吸入（IN），100 mcg，每 30 分钟重复。

3）对于中重度疼痛，出现休克、呼吸窘迫或存在此类风险的伤员，使用氯胺酮镇痛。给药方式分两种：① 氯胺酮 30 mg（0.3 mg/kg），通过静脉（IV）或骨内（IO）缓慢推注，每 20 分钟重复，直至疼痛控制或出现眼球震颤（眼睛有节奏的来回运动）；② 氯胺酮 50～100 mg（0.5～1 mg/kg），肌内注射（IM）或经鼻吸入（IN），每 20～30 分钟重复。

4）对于需要镇静的伤员，包括伤员发生严重创伤，需要分离性麻醉以确保安全和完成任务；伤员需要进行侵入性操作；伤员需要做好保护呼吸道的准备。方法为氯胺酮 1～2 mg/kg（初始剂量），静脉缓慢注射；氯胺酮 300 mg（2～3 mg/kg，初始剂量），肌内注射；直至分离性麻醉状态。如果出现紧急情况，可考虑给予 0.5～2 mg 咪达唑仑。如果需要较长时间的镇痛，可把氯胺酮 0.3 mg/kg 加入 100 mL 生理盐水中缓慢静脉滴注，持续 5～15 分钟；可每 45 分钟重复（静脉或骨内）；直至疼痛控制或出现眼球震颤。

（2）A（antibiotics，抗生素）：建议对所有开放性伤口的伤员使用抗生素。如果可以口服药物，则口服战斗药包里的莫西沙星，400 mg，1 天 1 次；如果不能口服药物，则使用厄他培南 1g，IV/IM，1 天 1 次。

（3）W（wounds，伤口处置）：检查并包扎已有的伤口，但有以下几种情况需要特别关注。

1）眼损伤。如果出现以下情况，应怀疑眼睛发生穿透性损伤：眼睛周围、眼球内部或眼球出血；弹片或碎片明显地穿透眼球或眼窝；眼球中有突出异物；眼球肿胀或裂伤；眼球从眼窝突出；视力下降和眼部肿胀；眼睛出现畸形。如果发现或怀疑有穿透性眼损伤，必须采取以下三个步骤：① 现场视力快速测试并记录结果，测试包括阅读、数手指、识别手部动作和感知光线能力。② 用硬眼罩覆盖伤眼，不要用压力敷料，否则可能导致永久性失明；如果没有眼罩，可使用护目镜或其他硬质材料进行保护。③ 使用莫西沙星或厄他培南进行抗感染治疗。

2）腹部脏器膨出。首先使用止血纱布控制出血。其次，用干净的液体冲洗以减少严重污染。之后尝试复位，进行一次简单的尝试可以替换或减少膨出的腹部内容物。如果复位成功，使用可用材料重新对紧皮肤，最好是像胸腔密封贴一样的黏合敷料，其他方式包括缝合、钉子、伤口闭合装置；如果无法复位，使用不透水的非黏性材料覆盖内脏气管（首选透明的，便于能够重新评估持续出血），如肠袋、静脉输液袋、透明食品包装袋等，并使用黏性敷料将不渗透的敷料固定在患者身上。切忌将内容物强行放回腹腔或活动性出血的内脏。最后，可以使用战斗药包里的止痛消炎药物。

3）烧伤。烧伤部位覆盖干燥、无菌敷料。对于面部烧伤警惕吸入性损伤，应严密监测气道情况、血氧饱和度，考虑早期环甲膜切开。烧伤伤员还应做好止痛、抗感染和预防低体温。当烧伤面积>20%

总体表面积(total body surface area, TBSA)时，尽快开始液体复苏。复苏液体可选乳酸林格液、生理盐水或羟乙基淀粉。如果用羟乙基淀粉，其输入量不能超过 1 000 mL。之后如有需要可补充乳酸林格液或生理盐水。补液速度为 TBSA×10 mL/h (伤员体重为 40～80 kg)，之后体重每增加 10 kg，输液速度相应增加 100 mL/h。失血性休克液体复苏优先于烧伤性休克。如果可行，考虑对于烧伤面积>30% TBSA 的伤员进行口服补液。

(4) S(splinting，骨折固定)：伤员可能发生开放性骨折和(或)闭合性骨折。闭合性骨折没有伤口暴露。开放性骨折具有暴露的伤口，有时伴有突出的骨头，其主要威胁是严重感染。骨折体征包括明显的疼痛或肿胀、可听或感知的“咔嚓”声、双侧肢体长度或形状不同、上肢远端动脉搏动或感觉消失、骨擦音(当皮肤下某个区域被移动时，会听到噼里啪啦的声音)。所有骨折伤员都需要夹板固定，视情况给予镇痛；对于开放性骨折伤员，还需抗感染治疗。

3. 其他措施

(1) 沟通：如果可行，鼓励、安抚伤员并做好解释工作。尽快与战术指挥官沟通，并保持沟通，向其汇报伤亡情况和后送需求，根据需要在整个伤员救治过程中进行沟通。与后送系统(患者后送协调小组)沟通，安排伤员后送。如有可能，与后送医护人员就后送资源、受伤机制、症状体征、已完成的治疗措施等进行沟通，必要时提供其他额外信息。

(2) 心肺复苏：在战场上为无脉搏、无呼吸、无其他生命体征的爆炸或穿透性创伤的伤员实施心肺复苏不会成功，也不应尝试。然而，对于无脉搏、无呼吸的躯干创伤或多发伤伤员，应在放弃复苏前进行双侧胸腔穿刺减压以排除张力性气胸所致的心搏骤停。此外，条件允许情况下，可对低体温、淹溺、电击以及其他非创伤性原因引起的心搏骤停实施心肺复苏。

(3) 伤情记录：在伤情单上记录伤员的临床评估、治疗和状态变化，并将此信息与伤员一起后送到下一级医疗机构。

(4) 后送准备：填完伤情单并置于伤员身上；确保所有绷带末端已扎紧；固定防低温包装/毯子/带子；备好垃圾袋以收集长时间后送时替换下的敷料；根据需要为可行走的伤员提供后送指导；根据单元战术标准作业流程组织后送；根据单元战术标准作业流程确保后送地点安全。

(三) 战术后送救护

美军战术后送可分为医疗后送(medical evacuation，简称 MEDEVAC)和伤员后送(casualty evacuation，简称 CASEVAC)。其区别主要在于后送工具不同：医疗后送使用专用伤员运送平台，如救生直升机、救护车、救护艇，带有红十字标识，高级救治功能相对强大，但是火力支撑较弱；伤员后送使用作战运输工具，武装力量较强，但欠缺高级救治功能，在火力密集区后送伤员可采用此方式。该阶段与战术区域救护阶段相似，只是由于可能增加了更加专业的救护人员或药械设备，从而可开展更多救护，包括实施气管内插管并进行呼气末二氧化碳监测、给氧、置入胸管。需要注意的是，当后送平台纬度增高，需要对高级气道置入后气囊压力进行监测，以防破裂；需要密切监测张力性气胸的变化。

(王毅欣　桂莉)

第二节　延时现场救护

一、概述

(一) 概念

延时现场救护(PFC)指在远离保障体系及严苛现场环境下维持严重伤病员生命状态稳定的有限医疗救护措施。PFC 是建立在良好的 TCCC 基础上，在不具备快速战术后送条件下对战现场滞留伤员的过渡性或延续性救治。PFC 基于确定的能力需求以及任务情境对特种作战部队卫生兵进行训练，最终目的是对战术或野外环境中的伤病员进行有效的持续管理。从某种意义上看，TCCC 更加强调抢救战场伤员生命，避免可预防性死亡的发生，而 PFC 更注重维持伤员生命和降低伤病员的伤死率。

（二）发展历程

美军在长达 10 余年的伊拉克战争和阿富汗战争期间建立起较为完备的战场伤员救治后送体系。2009 年，时任美国国防部长罗伯特·盖茨授权要求伤员须在 1 小时内空运后送至就近的医疗救治机构，以确保在"黄金时间"内对伤员实施早期外科处置。由于有高效的医疗后送系统支持，美军在阿富汗战争中伤员伤死率不断降低。随着在伊拉克和阿富汗战场中的兵力部署以及战斗任务的减少，美军特种作战部队继续在其他国家包括非洲、东南亚或南美洲等偏远恶劣环境地区执行军事行动任务。由于远离卫勤保障基地和高效可及的伤员转送体系，如空运后送严重受制于降落场、天气、长飞行时间以及非友好国家的领空禁入等因素，伤员不能在"黄金时间"内尽快完成后送救治。面对这种新挑战，美军认为不能再只局限于院前急救的黄金 1 小时，需要关注远超过 1 小时甚至数天时间范围的救治策略。2013 年美国特种作战司令部和特种作战医学会成立了 PFC 工作组，以探讨应对这种不同于传统任务情境下伤员救治的对策。该工作组提出的 PFC 核心措施可概括为：在超过"黄金时间"或规定时限范围内进行的现场医疗救护，其目的是降低伤病员的短期及长期伤死率，在伤病员运抵医疗卫生机构或得到合适的医疗资源支持前，使用有限手段保持伤员生命状态稳定。自此，PFC 的理念和技术逐渐形成，并成为指导美军在远离保障体系及严苛现场环境下维持严重伤病员生命状态稳定的现场救护策略。

二、救护策略与技术

（一）任务情境

不同于 TCCC 按照战术阶段进行分级救治，PFC 更侧重于按照不同任务情境实施相应的救治策略。考虑到多样化的特种作战任务情境，以及运力和卫生装备的限制，美军把 PFC 的任务情境分为了四种：包囊(ruck)、车辆(trunk)、房屋(house)和飞机(plane)。其中，包囊是指执行战术任务行动时医务人员携行的急救包囊；车辆指可携带额外急救装备的交通工具，包括卡车、船艇和全地形车等；房屋是指仅能在基地住所或任务站点等建筑物内使用和维护的卫生装备；飞机主要是指利用飞机进行空运后送，包括医疗后送和伤员后送两种形式。PFC 根据特定的任务情境明确医疗资源分配使用和救治体系设计，具体内容见表 17－1。

（二）核心能力要求

基于特种作战任务情境，部分伤病员将在远离手术支持以及重症监护的复杂严苛环境中接受医疗处置，为提高战场伤病员长时间救护与监护管理能力，特种作战医疗协会 PFC 工作组在提交的第一份立场文件中提出建立 PFC 核心能力清单的建议，表述为"最低、好、最好"的 3 级能力要求，并实现与四大基本任务场景相匹配。这十大核心能力为：伤员监护、输液复苏、通气供氧、气道舒适化控制管理、疼痛管理、排查潜在伤情、提供护理/卫生/舒适措施、急救手术干预、远程医疗会诊、准备伤员转送（空运），具体能力清单见表 17－2。

表 17－1　四种任务情境下救治条件和技术要求

情境	监护	复苏	供氧	气道
包囊	脉氧仪、血压计、听诊器	人均一个新鲜全血输液器材，2 袋 250 mL 生理盐水	能提供正压通气的球囊面罩	声门上气道、环甲膜切开、肌内注射氯胺酮、利多卡因麻醉
车辆	监护仪	1 箱平衡液，更多的新鲜全血输液器材、3%生理盐水	能提供正压通气的球囊面罩、氧气袋	声门上气道、环甲膜切开、快速诱导气管插管、静注氯胺酮
房屋	监护仪	多 2 箱平衡液、1 箱生理盐水、更多 3%高渗盐水	制氧机（氧气压缩机）	增加苯二氮䓬类药物（咪达唑仑）
飞机	监护仪	上述均有	能提供正压通气的球囊面罩	上述均有并双倍

表 17-2 PFC 十大核心能力清单

PFC 任务	最低要求	更高标准	最佳状态
伤员监护	血压计、听诊器、脉搏血氧仪、Foley 导尿管等监测生命体征，评估心理状态，理解生理指标含义，准确记录生命体征发展趋势	进一步增加 CO_2分压监控	利用生理指标监控仪自动提供固定间隔时长的生理指标数据
输液复苏	野外新鲜全血输液器材	对严重烧伤及闭合性脑外伤提供晶体液（2～3 份乳酸林格液或复方电解质注射液 Plasmalyte A、高渗生理盐水）；考虑增加冻干血浆；输液加热器材	维持浓缩红细胞以及新鲜冷冻血浆库存，即刻确认新鲜全血供血人员血型
通气给氧	通过袋式阀门面罩提供呼气末正压（避免呼吸紧迫综合征风险）	使用制氧机提供补充氧气	带补充氧气的便携呼吸机
气道舒适化管理	卫生兵有能力做氯胺酮麻醉的环甲膜切开术	使伤病员处于长时间镇静状态（麻醉）	进一步具备快速插管及后续呼吸道维持能力，对长时间麻醉产生的其他问题的处理能力
伤员疼痛管理	静脉输注阿片类镇痛药	氯胺酮麻醉（必要时添加咪达唑仑）	长期运用并熟练掌握吗啡、氯胺酮、咪达唑仑、芬太尼等药物进行镇痛管理
排查潜在伤情问题	通过物理查体排查伤员潜在损伤（如腹部出血、头部受伤等）	训练使用先进诊断学工具，如超声成像、即时生化检测等，排查潜在伤情	对前述两者均有经验
护理措施	确保患者清洁、温暖、干燥，敷料填充，导尿，并提供基本伤口护理	抬高伤员头部，去除伤处坏死组织，冲洗伤口，从湿敷至干敷，腹部减压	对前述两者均有经验
急救手术干预	胸腔闭式引流、环甲膜切开	筋膜切开术、伤口清创、截肢等	对前述两者均有经验
远程医疗会诊	通过可靠沟通，清楚表达伤病员关键生理指标的变化趋势	增加检测结果和超声图像	远程医学视频会诊
准备伤员转送（空运后送）	熟悉飞行对生理的应激源	接受过重症伤员监护转运训练	有丰富的重症伤员监护转运经验

（三）救护流程

PFC 遵照 RAVINES 流程框架进行救护，具体内容如下。

1. R（resuscitation with appropriate fluid，液体复苏；reduce tourniquets as soon as possible，尽快松解止血带）

（1）液体复苏：在 PFC 阶段，想维持失血性休克伤员的生命以及组织功能灌注，新鲜全血是首选液体，常常需要现场采血，不同任务情境下都要配备采血和输血器材。如果不发生延时后送情况，对于失血性休克伤员，特别是胸腹穿透性创伤，液体复苏的目标是允许性低血压；但是若发生延时后送，如果是低血压状态，伤员会面临器官末端损伤、再灌注损伤和休克状态恶化等风险，从代偿性休克到失代偿再到难治性。因此 PFC 液体复苏的目标是保持“低正常灌注”状态，包括以下三种任何一种状态：① 平均动脉压（mean arterial pressure，MAP）为 65 mmHg；② 足够的尿排量（UOP）0.5 mL/(kg・h)；③ 充分的意识状态。

创伤性脑损伤合并失血性休克是一种比较复杂的情况，处置的原则是保持收缩压为 110 mmHg，比之前低正常灌注水平还要高，因为需要维持一定的脑灌注，防止脑组织的继发性损伤。具体而言，如果条件有限，应止住所有出血，静脉推注 2 g 氨甲环酸；如果条件允许，应输全血或血制品，没有血制品，给予 1 L 生理盐水，但不能用平衡液，因为平衡液是低渗液体，会加重脑水肿；此外，也慎用羟乙基淀粉或白蛋白等胶体，这些胶体液也有预后恶化的趋势。如果创伤性脑损伤出现颅内压升高，应考虑积极通过输注 250 mL 3%高渗盐水降低颅内压，输注时间 20 分钟，降压效果可持续 3 小时；视需要每 3 小时重复 1 次。但是慎用甘露醇，甘露醇虽然有效，但它是一种利尿剂，可能会降低血压，反复使用后可能会穿过受损的血脑屏障，恶化颅内压。

（2）尽快松解止血带：目前还没有记录到因正确应用止血带不超过 2 小时而导致永久性组织损伤、永久性血管损伤或永久性神经损伤的病例。但在进入下一阶段的每个渐进过程中，都应该尝试转换，除非止血带已绑扎超过6小时而且还未到达确定的医疗机构。止血带绑扎时间<2小时，被认为是安全的，尝试转换；2～6小时，可能是安全的，尝试转换；>6小时，需要谨慎，不建议转换。

2. A(airway management，*气道管理*)　战场上气道受损的原因主要有两大类：一类是面部或颈部解剖受损，如面部大面积创伤、烧伤或吸入性损伤伴有声音嘶哑或喘鸣、颈部大面积创伤、颈部肿块/血肿扩大、急性咽部感染（咽后脓肿、扁桃体周围脓肿、会厌炎）、异物吸入、过敏反应（气道肿胀）；另一类是各种创伤、感染、疾病所致氧合或通气不足，或者需要配合程序性镇静开展手术。无论哪一种，气道管理的原则都是首先考虑简单易行、创伤性小、耐受性好的方法，包括开放气道、恢复体位/前倾体位、鼻/口咽通气管置入术、声门上气道、快速序贯诱导插管(rapid sequence induction，RSI)、环甲膜切开；其中后4种需要镇静，相比较而言，环甲膜切开，耐受性较好，一旦置入，需要较少的镇静来维持。

3. V(ventilate or oxygenate，*通气或给氧*)　PCC主要强调呼气末正压通气，防止呼气末肺塌陷，增加氧合，减少肺损伤，预防ARDS，同时也有利于二氧化碳排出。主要装置包括带PEEP阀的球囊面罩通气和呼吸机选择PEEP模式。一般PEEP值为5～10 cmH_2O的正压值即可，从较低压力开始，如果想改善血氧饱和度，呼气末正压可以安全地增加到15 cmH_2O。但是如果呼气末正压过高，会导致心脏静脉回流减少，心输出量减少，血压下降，所以要做好各方面监测。

4. I(initiate early telemedical consult，*启动早期远程医疗咨询*)　PFC特别强调向合适的专科医生寻求远程会诊。远程会诊，尤其是实时远程会诊，代表了当今军事医学的又一变革，不是把伤病员送到专科医生或者ICU，而是把专科医生和ICU送到伤病员面前。

5. N(nursing care，*护理*)　PFC阶段，对延时后送的伤员进行有效护理至关重要，关键护理措施英文首字母可概括为"SHEEP VOMIT"：① skin protection（皮肤护理），保持皮肤干净、湿润，避免尿粪刺激物刺激，做好防晒，防治虫咬；② hypothermia/hyperthermia（体温管理），防治高热或低体温；③ elevate head（抬高头部），做好体位护理；④ exercise（活动），不管是伤员主动运动还是护理人员帮助伤员运动，都要防止伤员肌肉坏死；⑤ pad stretcher/pressure points（担架/压力点加垫），预防压疮；⑥ vital signs（监测生命体征）；⑦ oral (and nasal) hygiene（口/鼻腔基础护理）；⑧ massage（按摩），预防深静脉血栓；⑨ ins & outs（监测摄入/排出量），注意伤员的饮食，必要情况下吃流食；⑩ turn/cough/deep breath（翻身/咳嗽/深呼吸），防止肺部感染。

6. E(environmental considerations，*环境考虑*)　考虑环境温度、噪声、紫外线、湿度、晕船、晕机、晕车等影响；医护人员需要配备防晒霜、润唇膏、蚊帐、干燥衣服、无水肥皂等物资以便给伤员创造一个舒适的环境。

7. S(surgical procedures，*外科手术*)　PFC阶段，医护人员应配备必要的手术器械和物资，包括手术刀、止血钳、手术剪、组织钳、线锯、氯己定、碘、洞巾、手术衣、帽子、外科口罩、无菌手套等；具备开展环甲膜切开术、胸腔闭式引流术、焦痂切开术、筋膜切开术外、眦切开术、截肢术、清创缝合术和伤口引流术的能力。

（王毅欣　桂莉）

第十八章
舰船外科概论

第一节　舰船外科无菌术

一、舰船外科感染

（一）总论

海洋环境下的外伤通常合并海水浸泡伤，因此对于此类外伤所发生的外科感染，海洋因素将成为影响治疗的关键因素。外伤合并海水浸泡伤的一个显著特点就是海水中存在的大量细菌可导致伤口感染，由于海洋环境下与陆地环境下的伤口污染程度和细菌类别有着明显区别，因此海水浸泡后的外科感染治疗需要针对海洋与陆地环境的差异做出相应调整。

（二）外科感染

海水浸泡后所有的伤口都被细菌严重污染，除非迅速进行适当的治疗，否则大多数伤口将受到感染。外科感染常见的感染部位有皮肤、软组织、肌肉和骨骼。外科感染的常见形式是伤口化脓，如蜂窝织炎、脓毒性关节炎、骨髓炎、坏死性筋膜炎、气性坏疽，严重时继发引起腹腔脓肿、腹膜炎、脑膜炎、脑脓肿、全身性败血症。当出现外科感染时局部伤口出现疼痛（dolor）、发红（rubor）、发热（calor）和肿胀（tumor）（前述为拉丁语，即红肿热痛）；伤口引流液或渗出液发生变化，从单纯的脓液到由梭菌感染导致的污秽的“洗碗水”样引流液；局部出现捻发音。全身反应有发热，白细胞增多，不明原因的心动过速或低血压。X线片显示软组织内有气体，表皮起泡或表皮坏死，是坏死性软组织感染的特征（如梭菌性气性坏疽或坏死性筋膜炎）；通过革兰染色、培养、组织活检可确诊。

（三）海水浸泡后外科感染的常见病原菌

从20世纪70年代开始，国外就陆续有接触海水和使用海产品后因弧菌引起组织感染的报道；在此后的几年中又有溶藻弧菌伤口感染的报道，并证实海洋中分解乳糖的弧菌与海水淹溺后肺炎和败血症的发生有关；法国还报道了因章鱼咬伤后感染溶藻弧菌的病例，并提出溶藻弧菌应列于引起皮肤感染的病原菌中，特别是在温暖地区的患者与海水或海洋动物有接触史时更应引起重视。总之，海洋细菌对人的致病性已经得到越来越多专家学者的肯定。

原中国人民解放军海军总医院马聪课题组在我国四个海域203个采样点共采集海水531份，分离得到各种细菌145种共计759株，在759株细菌中弧菌最多，占52.9%，肠杆菌次之，占16%，非发酵菌占13.7%。真菌占5.1%，巴斯德菌占4.3%，革兰阳性球菌占4.1%，啮氏艾肯菌占3.2%，革兰阳性杆菌占0.5%，厌氧菌占0.3%。弧菌为我国海域数量最多的细菌，弧菌数量从多到少依次为东海海域（70.8%）、黄海海域（47.3%）、南海海域（42.4%）和渤海海域（35.5%）。我国海域分离的弧菌主要为溶藻弧菌、河流弧菌、副溶血弧菌、沙鱼弧菌、非O1非O139群霍乱弧菌、海鱼弧菌、创伤弧菌和霍利斯弧菌。

分离率第二和第三位的分别是肠杆菌和非发酵菌，肠杆菌主要为大肠埃希菌，非发酵菌主要为腐败希瓦菌。我国海域中分离率>10%的细菌从高到低依次为溶藻弧菌、河流弧菌、副溶血弧菌、大肠埃希菌、嗜蚀艾肯菌、腐败希瓦菌和沙鱼弧菌。肠杆菌和非发酵菌分布比率在不同的海域略有差异，南海海域肠杆菌最多，分离率为22%，其他三个海域肠杆菌分离率基本一致；黄海海域非发酵菌分离率为20%，东海海域非发酵菌分离率为9.25%，其他两个海域非发酵菌分离率基本一致。

总体看，中国四大海域中主要细菌分布特征基本一致，但也有一些区别，如东海海域弧菌最多，并分离出厌氧菌，南海海域的真菌、渤海海域的革兰阳性菌与其他3个海域有明显的差别。值得一提的是，我国海域中存在一些人畜共患病细菌，主要为腐败希瓦菌、巴斯德菌和啮氏艾肯菌，这些细菌虽然数量不占优势，但由于目前国内外报道较少，其在未来也应引起重视。

（四）海水浸泡后外伤感染的途径

1. *伤口创面感染*　伤口创面是病原菌侵入机体的主要途径。伤口表面坏死组织的存在是病原菌生长的良好培养基，加上适宜的温度和湿度，有利于病原菌在创面生长繁殖。如果伤口表面较小、浅部受损、细菌毒力较低、伤员全身情况良好，即使创面分泌物较多、细菌数量较大，如果能及时清创引流，临床上也很少发生侵袭性感染。

2. *吸入性损伤继发肺部感染*　海水淹溺(seawater drowning)是海上作战、海上渔业生产等海上作业中经常发生的急症，是患者由于各种原因坠入海水中，海水由呼吸道进入肺内引起肺水肿，或因咽喉、气管、支气管反射性痉挛致气道阻塞，引起肺通气功能障碍出现的一系列临床症状。海洋细菌进入肺内常引起肺部感染，吸入性损伤不仅增加了肺部感染的机会，还使肺部感染的时间提前。吸入性肺损伤后，气道黏膜分泌增加，大量黏膜坏死脱落。如果脱落的黏膜和分泌物没有及时清除，可堵塞支气管引起肺不张，造成肺部感染。同时，气道内的大量分泌物和坏死组织也有利于细菌生长繁殖，为细菌入血提供了机会。

3. *尿路感染*　尿路可成为海水浸泡外伤病原菌入侵的途径，主要见于会阴部损伤之后，细菌逆行感染所致。致病菌种以大肠埃希菌、铜绿假单胞菌多见，有时也可见肠球菌。应及时封闭会阴部创面，以减少或避免病原菌经尿路发生感染。

4. *肠道菌群移位所致的肠源性感染*　正常肠道微生物菌群可分为三类。第一类为致病型，在人体中，如果微生态环境的平衡被打破，致病型细菌数量异常增多则可致病。第二类为共生型，在正常肠道中，有些菌群对人体有益，如专性厌氧菌，可合成维生素和蛋白质，有助于人体的消化和吸收，具有生物拮抗和免疫调节等生理作用。第三类为中间型类型，其数量介于致病型和共生型之间，作用也介于两者之间。

病原微生物的致病力各不相同，除了其致病因子作用外，还与宿主防御系统密切相关。如铜绿假单胞菌、金黄色葡萄球菌只对免疫系统功能不完整或功能低下的人致病。在海水浸泡情况下，由于外伤或应激等因素使宿主的防御功能有一定损伤或局部破坏，细菌的寄居部位发生改变，致使宿主的生理功能发生改变进而致病。

5. *细菌分泌的毒素和酶*

(1) 内毒素：内毒素是革兰阴性杆菌细胞壁的最外层结构，正常情况下机体不会发生明显的内毒素血症，但在严重感染或外科应激情况下，体内灭活清除功能障碍或内毒素过量释放入血，则可能出现内毒素血症或全身性炎症综合征(systemic inflammatory response syndrome, SIRS)和多脏器功能障碍综合征(multiple organ dysfunction syndrome, MODS)。

(2) 溶血毒素：创伤弧菌溶血毒素是创伤弧菌的致病因子之一，能在细胞表面形成孔道，造成溶血和细胞功能障碍；副溶血弧菌耐热直接溶血毒素可使细胞膜上形成小孔道，改变细胞内外渗透压，使细胞膨胀甚至死亡；副溶血弧菌相对耐热直接溶血毒素与副溶血弧菌耐热直接溶血毒素具有相似的毒性作用，可以引起红细胞溶血，小动物致死肠毒素作用。

(3) 霍乱毒素：霍乱毒素是霍乱弧菌分泌的一种具有核糖基转移酶活性的毒蛋白，是引起腹泻的主要因素，引起霍乱主要典型症状：水粥样腹泻，迅速失水，酸中毒，死亡。霍乱毒素还可作用于上皮层的神经内分泌细胞，分泌5-羟色胺和血管活性肠肽(vasoactive intestinal peptide, VIP)等一些促分泌物质。

(五) 海水浸泡后外科感染的治疗

1. *治疗原则* 及时的外科介入包括大量冲洗和彻底清创，是预防和治疗所有伤口感染的基石。一般原则是抗生素治疗应尽早开始，最好在受伤后1小时内开始，并在预防伤口感染时反复使用。最理想的手术清创应在受伤后6小时内完成。海水浸泡后注意预防低体温的发生，做好保暖措施，如使用加热毯、补液的液体提前预热。海水的高渗会通过伤口进入内环境引起渗透压变化，注意调整补液液体的渗透压。

在初步探查和清创后，应充分冲洗伤口，确保清除所有坏死物、细菌污染和异物。为减少严重污染，应将生理盐水或无菌液体通过冲洗球或冲洗袋加压冲洗伤口；合理放置引流，保持引流通畅；每1～2天将患者送至手术室进行连续的冲洗和清创。皮肤保持开放状态，轻轻用湿润的无菌纱布敷料覆盖；对于较大的伤口，放置真空辅助闭合装置可能更合适；弹道伤口绝不能缝合。多次冲洗和清创来清除缺血和污染的组织。受伤后应尽快开始使用抗生素，然后根据伤口的大小、破坏程度和污染程度继续使用24小时。如果从受伤到开始使用抗生素的时间>6小时，或从受伤到手术的时间>12小时，则对已确诊的感染开始使用抗生素治疗。针对可能的病原体使用经验性广谱抗生素治疗，经验性抗生素的选择取决于身体受伤的部位和受伤海域。理想情况下，应对伤口分泌物进行培养，并针对革兰染色和培养中的实际病原体进行相应的抗生素治疗。一旦伤口发生感染，手术和药物时必不可少的。

2. *不同海域的抗生素使用*

(1) 弧菌感染的抗生素治疗：针对中国海域的弧菌感染，优选抗生素为左氧氟沙星、四环素、头孢他啶(渤海海域为备用抗生素)、头孢吡肟(渤海海域为备用抗生素)、亚胺培南(黄海海域为备用抗生素)。备选抗生素为哌拉西林/他唑巴坦(黄海海域慎用)、妥布霉素(渤海海域慎用)、氯霉素、加替沙星。慎用或禁用抗生素为氨苄西林、哌拉西林(南海海域例外)。

(2) 肠杆菌感染的抗生素治疗：美罗培南为中国四大海域肠杆菌感染的优选抗生素。其他抗生素的使用基本无规律可循，但具体问题具体分析。东海海域：头孢他啶、亚胺培南、左氧氟沙星、哌拉西林/他唑巴坦为优选抗生素；四环素、头孢唑林、氨苄西林、哌拉西林、头孢哌酮、头孢呋辛钠为慎用或禁用抗生素。南海海域：头孢他啶、头孢吡肟、美罗培南、亚胺培南为优选抗生素；阿莫西林/棒酸为禁用抗生素。渤海海域：氯霉素、美罗培南、氧氟沙星、四环素、亚胺培南为优选抗生素；加替沙星为备选抗生素。头孢哌酮、头孢呋辛钠、哌拉西林、阿米卡星为慎用或禁用抗生素。黄海海域：头孢吡肟、美罗培南为优选抗生素；四环素、阿莫西林/棒酸、氯霉素、哌拉西林和阿米卡星为慎用或禁用抗生素。

(3) 非发酵菌感染的抗生素治疗：头孢吡肟为中国四大海域非发酵菌感染的优选抗生素。其他抗生素的使用基本无规律可循，但具体问题具体分析。东海海域：哌拉西林、头孢他啶、头孢哌酮、氨苄西林/舒巴坦、哌拉西林/他唑巴坦、头孢哌酮/舒巴坦为优选抗生素；四环素、氯霉素、舒他西林、头孢呋辛为慎用抗生素，氨苄西林、头孢唑林为禁用抗生素。南海海域：头孢吡肟、亚胺培南、美罗培南、哌拉西林/他唑巴坦、妥布霉素为优选抗生素；磺胺、氨苄西林/舒巴坦、复方磺胺甲噁唑、氯霉素为慎用或禁用抗生素。渤海海域：头孢吡肟和亚胺培南、美罗培南为优选抗生素；氨苄西林/舒巴坦为备用抗生素；头孢噻肟、头孢曲松、头孢哌酮/舒巴坦为慎用抗生素；阿米卡星、哌拉西林、妥布霉素、环丙沙星、头孢他啶、头孢哌酮、氨曲南为禁用抗生素。黄海海域：头孢他啶、氧氟沙星、氯霉素、左氧氟沙星、四环素为优选抗生素；哌拉西林、氨苄西林为慎用或禁用抗生素。

(4) 其他细菌感染的抗生素治疗：两性霉素B为南海海域分离真菌的优选抗生素。渤海海域分离到肠球菌，万古霉素、替考拉宁为优选抗生素；庆大霉素为备选抗生素；环丙沙星、左氧氟沙星、氨苄西林、青霉素、四环素、阿奇霉素、红霉素、加替沙星、氯霉素等9种抗生素为慎用或禁用抗生素。对抗厌氧菌感染，建议以甲硝唑作为常备药物。三种主要的人兽共患病细菌的抗生素治疗依据非发酵菌治疗方案进行。

二、舰船外科无菌术

在远离海岸的情况下，舰船外科具有海上理化条件复杂(晃动、高盐高湿等)、人员与仪器设备配置要求高、救治空间有限等特点，在舰船上开展以损伤控制性手术为代表的外科手术对抢救海战伤员具有重要意义，而外科无菌术则是预防手术切口创面感染、保证切口愈合良好和手术成功的必要条件，直接影响着伤病员的康复及痊愈。

外科无菌术是指专门用于防止微生物污染手术区域所采用的一系列预防措施，它包括手术器械、物品的灭菌、消毒法，手术人员和患者手术区域的准备，手术进展中的无菌原则和手术室的管理规范。自 19 世纪中期提出相关概念以来，该技术从简单的洗手换衣发展到今天，已形成了一整套先进的、系统的、行之有效的措施，使手术感染的发生率大大减少。舰艇上开展手术前，实施有效的外科无菌术是手术成功的重要前提条件之一，主要包括以下内容。

(一) 手术器械、物品的灭菌、消毒法

1. *高压蒸气灭菌法*　该方法是目前医院内应用最多的灭菌法，效果可靠。高压蒸气灭菌器分为下排气式和预真空式两种。下排气式灭菌器是指蒸气进入灭菌室内，积聚而使压力增高，室内温度也随之升高。当高压蒸气达到一定的温度和时间，即能杀灭包括具有顽强抵抗力的细菌芽孢在内的一切微生物。相比而言，预真空式蒸气灭菌器则更为先进和便捷，更适合舰船使用。其特点是先抽吸灭菌器内的空气使其呈真空状态，然后由中心供气系统将蒸气直接输入灭菌室，这样可以保证灭菌室内的蒸气分布均匀，灭菌过程所需时间可缩短，对物品的损害也更轻微。

高压蒸气法适用于大多数医用物品，包括手术器械、手术衣及布类敷料等的灭菌。为保证高压灭菌的效果，使用过程有严格的规定：① 灭菌包裹体积的上限为长 40 cm、宽 30 cm、高 30 cm；② 包扎不能过紧，不用绳扎；③ 灭菌室内不宜排得过密；④ 预置专用的包内及包外灭菌指示纸带，当压力区温度均达到灭菌要求时，包内卡由无色变为黑色，包外指示带即出现黑色条纹；⑤ 已灭菌的物品应注明有效日期，通常为 2 周。

2. *化学气体灭菌法*　这类方法适用于不耐高温、湿热的医疗材料的灭菌，如电子仪器、光学仪器、内镜及其专用器械、心导管、导尿管及其他橡胶制品等物品。目前主要采用的是环氧乙烷气体灭菌法。使用方法如下：气体有效浓度为 450～1 200 mg/L，灭菌室内温度为 37～63℃，需持续 1～6 小时才能达到灭菌要求。物品以专用纸袋密封后放入灭菌室，灭菌后的有效期为半年。环氧乙烷法处理后残留气体的排放不能采用自然挥发，而应设置专用的排气系统排放。

3. *煮沸法*　此法适用于金属器械、玻璃制品及橡胶类物品。在水中加热至 100℃并持续 15～20 分钟，一般细菌即可被杀灭，但带芽孢的细菌至少需持续 1 小时才能被杀灭。该方法简单易行，效果肯定，适合在舰艇医疗急用或急救场合采用。为节省时间和保证灭菌质量，可采用压力锅煮沸灭菌。压力锅内的蒸气压力可达到 127.5 kPa，锅内最高温度为 124℃左右，10 分钟即可达到灭菌效果。

4. *药液浸泡法*　锐利手术器械、内镜等还可以采用化学药液浸泡达到消毒目的。目前临床上大多采用 2%中性戊二醛作为浸泡液，浸泡 30 分钟达到消毒效果，灭菌时间为 10 小时。用于消毒的其他浸泡液包括 10%甲醛、70%乙醇、1∶1 000 苯扎溴铵和 1∶1 000 氯己定等。

(二) 手术人员和患者手术区域的准备

1. *手术人员的术前准备*　手术人员需要按照一定的规程进行术前准备，以保证手术在无菌条件下进行。

(1) 一般准备：手术人员进入手术室后，先要换穿手术室准备的清洁鞋和衣裤，戴好帽子和口罩。帽子要盖住全部头发，口罩要盖住鼻孔。剪短指甲，并去除指甲缘下的积垢。手或臂部有破损或有化脓性感染时，不能参加手术。

(2) 外科手消毒：人体皮肤表面存在着微生物群落，一部分存在于皮肤皱褶和毛孔等深部，称为常居菌落，主要包括凝固酶阴性葡萄球菌、棒状杆菌类、丙酸菌属、不动杆菌等，不易被摩擦等方式清除；另一部分为皮肤表面的暂居菌，多数来自环境，松散

附着于皮肤表面。手臂消毒法能清除皮肤表面几乎所有暂居菌和少部分常居细菌。在手术过程中，深藏的常居菌可能逐渐移到皮肤表面。所以在手臂消毒后，还要戴上消毒橡胶手套和穿无菌手术衣，以防止这些细菌污染伤口。

手臂的消毒包括清洁和消毒两个步骤：先用皂液或洗手液，按“七步洗手法”彻底清洗手臂，去除表面各种污渍，然后用消毒剂进行皮肤消毒。目前常用的手消毒剂有乙醇、异丙醇、氯己定、碘伏等。消毒方法有刷洗法、冲洗法和免冲洗法。外科手消毒最常用刷洗法，按一定顺序刷洗手臂 3 分钟，可达到外科手消毒标准。

传统的手臂消毒法有肥皂水刷洗、乙醇浸泡法，需要 15 分钟才能完成，仅在紧急情况下临时使用。新型手消毒剂的出现使消毒过程逐渐简化。

(3) 穿无菌手术衣和戴手套的方法：手臂消毒完成后，需要按无菌术的要求穿上无菌手术衣，戴无菌手套。

2. 患者手术区的准备　患者皮肤表面也存在着暂居菌和常居菌。这些细菌进入切开的组织，可能会导致感染。患者手术区准备的目的是清除手术切口处及其周围皮肤上的暂居菌，并抑制常居菌的移动，最大限度减少手术部位相关感染。

手术区域附近皮肤如果毛发浓密，可能影响显露和操作时，应于术前去除。手术前一日，健康状况允许的患者应沐浴。如皮肤上有较多油脂或胶布粘贴的残迹，可用汽油或松节油拭去。

除局部麻醉外，手术前皮肤消毒应在麻醉后进行，传统的皮肤消毒法是用 2.5%～3%碘酊涂擦手术区，待其干燥后以 70%乙醇涂擦两遍，脱去碘酊。或者使用含活性碘或活性氯的专用皮肤消毒剂，对皮肤刺激性小，可长时间留在皮肤表面，消毒抑菌作用持久。

消毒规范：① 涂擦消毒剂时，应由手术区中心部向四周涂擦。如为感染部位手术，或为肛门区手术，则应从手术区外周涂向感染处或会阴肛门处。已经接触污染部位的药液纱布不应再返擦清洁处。② 手术区皮肤消毒范围要包括手术切口周围 15 cm 的区域。如切口有延长的可能，应相应扩大皮肤消毒范围。

手术区消毒后，需铺设无菌布单，目的是显露手术切口所必需的最小皮肤区，遮盖非手术区，尽量减少手术中的污染，为手术操作提供充分的无菌平面。除手术切开部位外，手术切口周围必须覆盖四层或四层以上无菌巾。铺巾原则是：先铺相对不洁区(如下腹部、会阴部)，最后铺靠近操作者的一侧，并用布巾钳将交角夹住，以防移动。无菌巾铺设完成后不可随便移动，如果位置不准确，只能由手术区向外移，不能由外向内移动。

(三) 手术进展中的无菌原则

虽然无菌设施以及各项消毒灭菌技术为手术提供了一个无菌操作的环境，但是如果没有一定的规章来保持这种无菌环境，那么已经消毒灭菌的物品与手术区仍有可能受到污染，引起伤口感染，因此在整个手术过程中，应严格遵循以下无菌操作原则。

(1) 手术人员一经“洗手”，手与前臂即不准再接触未经消毒的物品。穿无菌手术衣与戴无菌手套后，背部、腰部以下与肩部以上都应认为是有菌地带，不能接触，手术台以下的床单也不能接触。

(2) 不可在手术人员背后传递器械及手术用品，手术人员不要伸手自取，应由器械护士传递，坠落到无菌巾或手术台边以外的器械物品，不准拾回再用。

(3) 手术过程中，同侧手术人员如需调换位置，应背靠背进行交换，出汗较多或颜面被血液污染，应将头偏向一侧，由他人代为擦拭，以免落入手术区内。

(4) 手术中如手套破损或接触到有菌地方，应更换无菌手套，前臂或肘部触碰到有菌地方，应更换无菌手术衣或加套无菌袖套。如果无菌布单已被湿透，其无菌隔离作用不再可靠，应加盖干的无菌单。

(5) 手术开始前要清点器械、敷料，手术完毕后，检查胸、腹等体腔，认真核对器械、敷料(尤其是纱布块)无误后，方能关闭切口，以免异物遗留体内，产生严重后果。

(6) 切口边缘应用大纱布块或手术巾遮盖，并用巾钳或缝线固定，仅显露手术切口。切皮肤用的刀、镊等器械不能再用于体腔内，应重新更换。行皮肤切口以及缝合皮肤之前，应用消毒液再次涂擦消毒皮肤 1 次。

(7) 切开空腔器官之前，要先用纱布垫保护好周围组织，以防止或减少污染。

(8) 手术如需额外添加器械，应由巡回护士用无菌钳夹送，并记录增加物品的种类及数目，以便术后核对，手术人员严禁自行取物。

(9) 参观手术人员不可太靠近手术人员或站得太高，尽量减少在手术室内走动，有条件的医院可设专门的隔离看台，或现场录像转播。

(10) 施行连台手术，若手套未破，可由巡回护士将手术衣背部向前反折脱去，手套的腕部随之翻转于手上。脱手套时注意手套外面不能接触皮肤，此时术者无须重新刷手，仅用消毒剂重新消毒即可。但前一手术为污染手术时，需重新刷手。

(四) 手术室的管理规范

手术室是无菌设施的重要组成部分，它应包括几个重要局部：① 卫生通道用房（换鞋处、更衣室、淋浴间、风淋室等）；② 手术用房；③ 手术辅助用房（洗手间、麻醉间等）；④ 消毒供给用房（消毒间、器械存放间等）；⑤ 办公用房（医生办公室、工作人员休息室等）。根据需要还需配备教学用房及实验诊断用房。

1. 手术室的分区　根据干净程度，手术室可分为有菌区与无菌区。有菌区包括卫生通道用房、办公用房等，无菌区包括手术用房、手术辅助用房。有菌区与无菌区应严格隔离，并应有醒目的分界标志。

无菌区还可划分为“相对无菌区”及“绝对无菌区”，摆放手术器械及敷料一侧可视为“绝对无菌区”，未穿手术衣者应禁止在此区穿行；摆放麻醉器械一侧可视为“相对无菌区”，非手术人员应将活动范围局限于此区。

2. 手术室的管理规定

(1) 进入手术室人员，必须更换手术衣、裤、鞋，戴手术帽及口罩。临时出手术室需换外出衣裤与鞋，帽子要盖住全部头发，口罩要求遮住口鼻。参加手术人员应修剪指甲，除去甲缘污垢。

(2) 手术室内应保持安静，禁止吸烟及大声喧哗。

(3) 手术室应尽量减少参观人员入室。参观者亦应正规穿戴参观衣、裤、鞋，配戴口罩、帽子，且只允许在指定地点参观，不得靠手术台太近或过高，不得触碰手术人员。参观感染手术后，不得再到其他手术间参观。

(4) 平诊手术需提前 1 天送手术通知单，并注明所需特殊体位及备用特殊手术器械。急诊手术可临时送手术通知单。

(5) 无菌手术间与有菌手术间应相对固定，如连台手术。应先做无菌手术，后做污染或感染手术。严禁在同一个手术间内同时开展无菌及污染手术。每次手术完毕后，应彻底洗刷地面，去除污液、敷料及杂物。

(6) 手术完毕后应及时清洁或消毒处理用过的器械及物品，对具有传染性患者的手术器械及废物应行特殊处理，手术间亦需按要求特殊消毒。

(7) 手术室内应定期进展空气消毒，每周应彻底大扫除 1 次。

(8) 患有普遍化脓性感染的患者或呼吸道炎症的人员不能进入手术室。

(9) 手术室外的推车及布单原则上禁止进入手术室，手术患者应在隔离区换乘手术室推床。

三、舰船外科清创

所有的战伤都是污染伤口，不应该一期缝合。目标是通过战场上早期和积极的手术治疗来挽救生命，保持功能，减少发病率，防止感染。

(一) 术前治疗

1. 预防感染

(1) 抗生素：① 抗生素不是外科治疗的替代品；② 对于战争创伤，抗生素是治疗性的，而不是预防性的；③ 所有穿透性伤口应尽快使用抗生素。受伤 1 小时内是理想的用药时机。

(2) 无菌敷料：① 尽快放置无菌敷料；② 手术前保持敷料不受干扰。初次诊疗时可行 1 次软组织检查。术前多次检查会增加感染率。最初的伤口培养是不必要的。

2. 外科伤口处理的重点

(1) 救生程序优先于肢体和软组织伤口处理。

(2) 保存肢体：① 血管分流、搭桥或修复；② 筋膜间隙压力释放。

(3) 预防感染：① 早期抗生素治疗（<1 小时）；② 尽早进行伤口清创，最好在伤口发生后 6 小时内（如果延迟清创，感染概率每小时增加 3%）；③ 无菌

敷料覆盖；④ 骨折固定，软组织稳定。

(4) 浅表穿透性碎片(单发或多发)损伤通常不需要手术探查：① 伤口应评估是否有污垢、碎块和碎片；② 有限的伤口延长是合理的，以清除伤口深层污染；③ 如果没有明显的深层污染，可以用杀菌剂和刷子清洗浅表伤口和皮肤；④ 避免"瑞士奶酪"式手术——将多个小伤口连接成一个手术伤口，比制造多个大伤口更可取，因为大伤口会导致愈合时间延长或可能限制修复能力；⑤ 高度警惕血管损伤及合并头部、胸部、腹部和骨盆的受伤。

3. 伤口处理

(1) 外科伤口处理原则：① 有限的纵向切口；② 切除异物及失活组织；③ 冲洗；④ 伤口敞开，避免一期缝合；⑤ 应用抗生素和破伤风预防；⑥ 运输夹板(改善疼痛控制)。

(2) 外科伤口处理方法。

1) 纵向切口：① 平行于伤口的纵轴，扩大切口，便于深部组织暴露。② 纵向切口允许向近端和远端延伸，以便更彻底地观察和清创。③ 避免横向切口；即使需要，它们也不会有利于随后的扩大伤口。④ 弯曲部位宜采用斜切口，以防止屈曲挛缩。

2) 伤口切除(清创术)。

a. 皮肤：对受损皮肤边缘进行保守切除(1～2 mm)。在下一次清创时可以评估可疑区域。

b. 脂肪：受损、污染的脂肪应被大量切除。

c. 筋膜：筋膜的损伤相对于其下方的组织损伤程度通常是最小的。切除撕裂的筋膜部分，通过纵向切口广泛切开筋膜，暴露下方的整个损伤区域。对于骨筋膜室综合征应施行完全筋膜切开术。筋膜切开术适用于局限性的、没有骨筋膜室综合征表现的筋膜损伤。

d. 肌肉：大量切除所有不能存活、严重损伤的无血供的肌肉。切除坏死的肌肉对防止感染很重要。对肌肉活力进行准确的初步评估是困难的。如果在清创术后 24 小时内进行伤口修复手术，那么可以采取保留组织的清创术。如果后续伤口修复手术需要超过 24 小时才能进行，则需要更积极地彻底清创。"4C"(颜色、收缩、一致性和循环)可能不适用于肌肉活力的初步评估。它们应该一起使用来帮助确定肌肉损伤的程度。① 颜色：在独立使用时可能不太可靠。由于血液在肌肉下方、发生挫伤，或局部血管收缩，表面肌肉可能会变色。在未完全复苏的患者中，伤口边缘的肌肉也可能出现短暂的低灌注。② 收缩：观察肌肉的收缩(镊子轻捏或电刺激的反应)来进行评估。③ 一致性：可能是肌肉活力的最佳预测因素。一般来说，当被钳子抓住时，可活肌肉会反弹到原来的形状，而保留钳子压痕的肌肉生存能力是有问题的。④ 循环：通过新伤口出血组织进行的评估。一过性血管痉挛，常见于战伤，可能不会使其他健康组织出血。

e. 骨头：保留带血管化软组织附件的骨碎片和大块自由关节碎片。去除所有比拇指指甲盖小的、没有软组织附着的坏死、无血管的骨头。去除没有软组织附着的骨干骨和后骨干骨的大块碎片，但在彻底清创后，如果碎片没有从损伤机制中严重污染，可以考虑保留骨关节碎片。每一块断骨均要一同运送，清洁骨表面，清除骨髓腔。

f. 神经和肌腱：通常不需要清创术，除了磨损的边缘和切除严重破坏的部分。初次清创不修复。为防止干燥，使用软组织或潮湿敷料覆盖。用缝线(Prolene 或其他单丝/不可吸收物)标记神经或肌腱的末端，以便在以后的手术中再次识别。

g. 血管：为了降低感染风险，一般只建议对血管进行微创清创术。在初始清创时，应优先考虑血流的恢复，以减少远端组织缺血。

h. 冲洗：冲洗应在完成彻底的外科清创术后开始。冲洗直至伤口明显清洁。对于大的、明显污染的开放性伤口，应使用 6～12 L 的冲洗量。急性创面采用低压冲洗。高压可能迫使伤口的污染物深入软组织。如果伤口长期受到污染，可能需要机械冲洗。当资源稀缺时，无菌生理液(0.9%生理盐水)可作为替代。可考虑用无菌溶液(1～2 L)进行终末冲洗。无菌的、松散的、大面积的干敷料最适合运送患者出入战场。

i. 负压伤口治疗(NPWT)：NPWT 设备有助于保持独立的伤口环境。NPWT 设备可增强局部创面环境和血管通透性，促进创面愈合。NPWT 装置可以放置在半厚皮肤移植物上，以促进移植物的黏附。NPWT 设备故障会造成更高的感染风险。在使用时，需要经常检查 NPWT 设备，以确保运行性能。临时和简易的 NPWT 装置不应在战区或航空医疗运输期间使用。

j. 抗生素珠：抗生素珠并不用于大多数开放性伤口。抗生素珠可能有助于延缓初始清创后细菌的再生。抗生素珠通常使用 1 g 万古霉素或 1.2 g 妥布霉素/40 g 聚甲基丙烯酸甲酯（polymethylmethacrylate，PMMA）混合制成。可考虑在 NPWT 设备下使用 PMMA 抗生素珠。

k. 局部软组织覆盖：在初次手术创面清创过程中不应进行皮瓣的形成和旋转。通过温和地动员邻近健康组织覆盖局部软组织，以防止干燥、坏死和感染。生理盐水纱布是一个替代选择。不要一期缝合战伤伤口。

l. 敷料：空洞创口可轻轻填塞纱布作为液体引流。不要用填充物堵住伤口，这样会导致伤口引流不畅，造成无氧环境。用环形绷带松散的绑住组织可预防术后 72 小时内的组织水肿。

4. 初次手术后的伤口处理

（1）伤口在 24～48 小时内进行第二次清创术和冲洗，并进行后续操作，直到伤口清洁。

（2）如果使用 NPWT 设备，清创间隔时间可延长至 48～72 小时，前提是所有不能存活的组织和严重污染已被清除。

（3）在不同的手术过程中，可能会更好地区分不能存活的组织或发生的局部感染。

（4）创面清洁后 3～5 天内进行早期软组织覆盖，防止继发感染。

（5）初次延迟缝合（3～5 天）需要一个干净的伤口，可以在没有过度张力的情况下缝合。这种状态在战争创伤中可能很难实现。

（6）软组织战争创伤通过二次处理可以良好愈合。对于简单的软组织创伤尤其如此。

（7）如果可以撤离，则不应在手术室使用植皮和肌皮瓣进行最终缝合。然而，对于受伤的本地人员，这些技术可能是必需的。

5. 挤压综合征 当患者被挤压或困住，四肢长时间受压时，有可能出现挤压综合征，以缺血和肌肉损伤或死亡（横纹肌溶解）为特征。① 横纹肌溶解时，钾、肾毒性代谢物、肌红蛋白、嘌呤和磷流入循环，从而导致心功能和肾功能障碍。② 再灌注损伤可导致每只肢体第三间隙液损失达 10 L，从而导致低血容量性休克。③ 急性肾损伤（acute kidney injury，AKI）可由肌肉死亡（肌红蛋白、尿酸）和低血容量引起的肾毒性物质联合引起，导致肾低流量。

（1）辨别：

1）病史：① 怀疑有长期（从数小时到数天）受困史（如城市手术、山地手术、地震或轰炸）的患者。② 在战斗中并不总是有明确的病史，而且该综合征在最初表现良好的患者中可能表现得很隐蔽。

2）查体：① 必须对四肢、躯干和臀部进行全面检查。② 查体取决于困住时间、治疗和受害者释放后的时间。③ 四肢：最初可能在刚刚去除压力后才显得正常。水肿发展，四肢变得肿胀、冰凉和紧张。可能会产生与检查不成比例的严重疼痛。四肢麻醉和麻痹，可模拟弛缓性麻痹的脊髓损伤，但会有正常的肠道和膀胱功能。④ 躯干/臀部：在肌紧张的部位可能有与检查不相称的剧痛。

3）实验室结果：① 肌酸激酶（creatine kinase，CK）升高，通常为＞100 000 IU/mL。② 尿液最初可能是浓缩的，后来会变成典型的红褐色——所谓的“波特酒”或“冰茶”尿液。尿量随时间而减少。③ 由于肌红蛋白的存在，尿试纸检测血液呈阳性，但显微镜检查不出红细胞。尿液可能被送去检查肌红蛋白，但结果需要几天，不应延误治疗。④ 血细胞比容/血红蛋白（H/H）随失血量的变化而变化，但在单纯性挤压综合征中，H/H 升高是由于第三间隙液丢失引起的血液浓度升高。⑤ 随着病程进展，血清钾和 CK 进一步升高，代谢性酸中毒加剧。随着肾衰竭的发生，肌酐和尿素氮含量会上升。高钾血症通常是导致心律失常死亡的最终原因。

（2）治疗：

1）现场治疗：① 治疗的主要目的是预防挤压综合征中的 AKI。早期怀疑、识别和治疗横纹肌溶解症的被困伤员。② 应尽快开始治疗，最好是在伤者仍被困的现场。理想情况下，建议在手臂或腿部建立静脉通路。③ 避免静脉注射含钾和乳酸盐的溶液。④ 补液速度应为至少 1 L/h（在较短的时间内），而在较长时间内则可高达 6～10 L/d。作为最后手段，截肢可能是必要的（用于麻醉和使用近端止血带的氯胺酮 2 mg/kg，IV）。在这种情况下，Gigli

锯的"皮肤对皮肤"技术见效很快。

2）住院治疗：① 如前所述，在继续进行液体复苏的同时，必须治疗其他损伤和电解质异常，以保护肾功能。② 插入导尿管以监测尿量。③ 建立并维持尿量＞100 mL/h，直到尿素从尿中清除。如果还有必要：将碳酸氢钠加入注射液（1 安瓿/L 的 D5W）可将 pH 值为 6.5 以上的尿液碱化。如果不能监测尿液 pH，在其他静脉注射液体中加入 1 安瓿。除静脉滴注液外，可在 4 小时内施用甘露醇 20%溶液 1～2 g/kg（最高可达 200 g/d）。④ 当输液量较大（为了达到必要的排尿量，可能超过 12 L/d）时，可能需要中心静脉监测。⑤ 电解质异常：高钾血、高磷血、低钙血和高尿酸血必须加以处理。⑥ 透析：50%～100%的 AKI 出现在严重横纹肌溶解症患者中。⑦ 骨筋膜室综合征的诊断和治疗外科管理中心：记得检查躯干和臀部，截肢用于四肢不可逆转肌肉坏死/坏死的伤者。⑧ 高压氧治疗：手术治疗后提高肢体生存率的有效方法。

6. 骨筋膜室综合征

（1）骨筋膜室综合征是一种紧急的外科疾病。

（2）战斗性肢体损伤在受伤后 48～72 小时内发生骨筋膜室综合征的风险较高。

（3）任何筋膜间室损伤都可能发生骨筋膜室综合征：例如四肢、臀部或躯干。

（4）筋膜缺损或开放性伤口可发生骨筋膜室综合征。该缺陷可能不足以完全向腔室减压。

（5）骨筋膜室综合征是一种临床诊断。压力测量在战斗中是不必要的，也不建议使用。

（6）手术治疗的肢体内所有腔室都应该被释放。不要进行单次或选择性的筋膜间室释放，特别是在小腿和前臂。

（7）与骨筋膜室综合征相关的损伤机制包括：① 开放性骨折；② 闭合性骨折；③ 穿透伤；④ 挤压伤；⑤ 血管损伤；⑥ 血管修复后的再灌注；⑦ 早期烧伤/电休克临床诊断。

（8）骨筋膜室综合征的早期诊断：① 疼痛与受伤和治疗不成比例；② 腔室紧张，肿胀；③ 被动伸展导致的疼痛。

（9）晚期临床诊断：① 感觉异常；② 脉搏苍白无力；③ 麻木。

（10）治疗：紧急筋膜切开术。

（11）筋膜间室压力测量：① 检查清楚的患者不适用；② 对于无法准确评估的患者（闭塞、插管、镇静、身体状态），临床怀疑程度低，但需长期运输的患者，可考虑使用。

（12）如果怀疑程度高，复查能力有限，可考虑预防性筋膜切开术：① 插管，昏迷，镇静；② 闭合性头部损伤；③ 血管的修复与缺血时间无关；④ 长时间的运输。

7. 筋膜切开术技术

（1）使用全长切口，以确保皮肤和皮下组织不会收缩下层肌肉组织。

（2）筋膜切开术伤口用湿敷料或 NPWT 设备覆盖。如果被运送，在最初的筋膜切开术中不要使用闭合技术。如果患者没有被运送，并且可以得到充分的监测，这些可能是可以适当考虑的（图 18－1）。

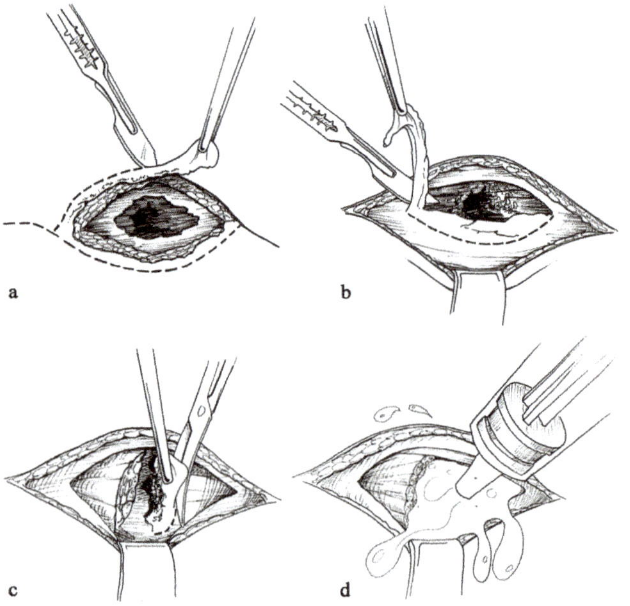

图 18－1 筋膜切开术。a. 皮肤切除。b. 去除筋膜。c. 去除无血管活性组织。d. 冲洗

（杨光 贾齐）

第二节 舰船外科环境损伤

舰船外科环境损伤根据致伤特点大体分为海水浸泡伤与热射病两大类。海水高渗、高碱、低温、富含致病菌，且以海水浸泡性体温过低症为代表的各类海水浸泡伤具有不同的伤情特点，因而给海水浸泡伤的救治带来了极大的困难。其救治原则为：迅速打捞，快速复温，早期清创，纠正休克，改善缺氧。而热射病作为一类危急重症会涉及多个器官系统——颅脑、血液系统、肝脏、肾脏和肌肉，它的救治原则可归纳为"八早一禁"。下面从以上两大类损伤入手，对舰船外科环境损伤进行多方面的深入阐述。

一、海水浸泡伤

随着高科技武器的大量应用，特别是精确制导导弹在海战中的广泛应用，爆炸伤已成为火器伤中最多的伤类。在现代高科技条件下的海战中，由于海上及登陆作战地域狭窄、人员集中且环境特殊，海战中弃舰或抢滩登陆，使伤员受海水浸泡的可能性极大，打捞及后送困难，因此导致了海水浸泡伤的高发生率。科学快速救治战伤合并海水浸泡的伤员是医务人员面临的关键课题。

1. 海水的特殊环境

(1) 海水是一种高渗、高碱环境：海水含有多种盐类成分，其中90%为氯化钠(0.53～0.58 mol/L)。其他盐类包括氯化镁、硫酸镁、碳酸镁及含钾、碘、钠、溴等。海水pH值为8.00～8.21，属高渗、强碱性液体。溶解于海水中的有机物成分也非常复杂，其主要成分是一种叫作"海洋腐殖质"的物质，它能与金属结合形成化合物，分子结构尚未完全确定，性质类似于土壤中植被分解生成的胡敏酸和腐殖酸。

(2) 海水温度低：以处在亚热带的台湾海峡为例，其海水表层年平均温度为18～21.3℃，春、夏、秋、冬季的平均温度分别为22℃、26℃、21.3℃和13.2℃。加上海水的导热系数大，人体浸泡在这样温度的海水中容易造成低体温。

(3) 海水富含致病细菌：海水中含有20多种对人体有明显致病作用的细菌，其中嗜盐弧菌含量最多，它是海洋环境中开放性外伤导致感染的重要致病菌。动物实验研究显示海水致病菌侵入伤口会增加局部血管通透性，引起软组织水肿，同时产生溶酶、蛋白水解酶从而破坏细胞结构。海水的高渗透压也会增加伤口的渗透压，增加身体的能量消耗，降低机体的免疫力。

2. 海水浸泡伤的伤情特点

(1) 海水浸泡性体温过低症：由于海水的导热系数是空气的几十倍，所以人员落海后机体散热很快，极易发生体温过低症。海水具有低温、高渗、高钾等特殊性，大多数坠海伤员主要死亡原因为体温过低症。机体浸泡在不同水温下耐受时间不相同，水温越低，伤员存活时间越短，病死率越高。低温海水中，落水者仅浸泡几小时，生命就会受到极大威胁；同时海水浸泡的时间愈长，机体脏器功能恶化程度愈严重。重度低温环境下，机体的病理生理会发生很大改变，如酸中毒、脱水、低氧、凝血障碍、电解质紊乱、呼吸衰竭、心功能不全，其中低温、酸中毒和凝血障碍被称为创伤患者的"致死三联征"，三者互为因果，恶性循环。

一般按照机体核心温度可分为3级，轻度体温过低症指核心体温在32.0～35.0℃，此时伤员体温调节中枢基本正常，主要表现为意识清醒、明显寒战、呼吸急促、心率增快、皮肤苍白、心输出量增加、血压增加。中度体温过低症指核心体温在28.0～31.9℃，伤员寒战消失，神志淡漠、记忆力下降、思维混乱、发音含糊、生理反射减弱、肌肉关节僵硬、心脏收缩功能抑制、心输出量下降、意识逐渐丧失，可能会出现心房颤动等心律失常。重度体温过低症指核心体温低于28.0℃，伤员处于半昏迷或昏迷状态，无寒战，脉搏消失、呼吸极度微弱、肺水肿、幻觉、反射消失、瞳孔扩大、心输出量降低、血压下降，此时极易发生心室颤动等心律失常，严重者可发生心搏骤停或死亡。

(2) 皮肤软组织损伤合并海水浸泡：火器伤是战时最为常见的一种开放性创伤，其造成的损伤包括直接损伤、压力波损伤、瞬间空腔损伤、水粒子加速损伤和二次投射物损伤等。火器伤的损伤范围广泛，周围软组织损伤严重，可形成比原发伤道直径大数倍甚至数十倍的瞬时空腔，伤道复杂且污染重，极易出现组织坏死和感染。火器伤的伤处多有疼痛、肿胀、出血或骨折、脱臼等。海战时发生的损伤多为爆炸伤，其伤道形态不一，多伴有大面积的组织剥离，若侵犯深度大，则可造成骨损伤。在海战或登陆作战中，四肢火器伤的发生率达 40%～60%，并伴有不同程度的海水浸泡。与单纯爆炸伤相比，海水浸泡后的组织继发损伤较重，愈合能力差，伤口炎症反应较严重，周围组织出现水肿、变性、坏死。这种变化以横纹肌溶解为主，其损伤的严重程度及创面深度随海水浸泡时间增加而增加。

由于海水中病原微生物丰富，加之伤员伤情严重，会使机体防御功能下降，导致伤口严重感染，重者甚至扩散至全身。在合并重度烧伤时，会造成伤员肠道屏障功能受损，肠道细菌异位，从而进一步加重感染。海水浸泡可以导致皮肤软组织局部缺氧和低温，从而诱发炎症反应和局部微循环障碍，同时由于海水高渗，使血液浓度和黏稠度增加，促使其发生高凝、多发性微血栓等病理反应。低体温浸泡引起的血小板功能不全、凝血酶原时间和部分凝血酶时间延长等血液系统改变，可能会使机体发生不可逆的凝血功能障碍。伤口局部微循环障碍和凝血功能异常，会使创面愈合延迟。

（3）颅脑海水浸泡伤：颅脑损伤仍然是全球死亡和残疾的主要原因之一，具有高发生率、高致死率等特点，而颅脑海水浸泡伤是一类特殊的复合型损伤。随着海上贸易与作业的飞速发展以及海战在现代战争体系中地位的日趋显著，海上颅脑损伤后由于特殊的地理环境以及不同战位的特点，伤员更容易合并海水浸泡伤、淹溺伤、低体温或创面感染等海水相关性损伤。因此，加强对颅脑海水浸泡伤的临床研究，有着独到的战略意义与海上救援医学价值。

伤后早期，海水高渗的特征一定程度上可以延缓脑水肿进展。浸泡在低温海水中的脑组织代谢率下降，耗氧量降低，氧自由基释放受到抑制，自由基造成的脂质过氧化以及乳酸堆积减少，因此脑缺血导致的组织病理神经损伤减轻，酸中毒延迟产生。同时轻度低温也可减少水通道蛋白过表达，降低血脑屏障通透性，从而减轻脑水肿。但随着时间推移，其对脑组织的破坏性影响占主要作用。海水浸泡使创伤组织细胞膜内外离子浓度紊乱、自由基增多，神经元和神经胶质细胞膜水通道异常开放，致使血脑屏障破坏加剧。神经元、神经胶质细胞的电活动及生物学行为受影响，从而出现高钠血症、高氯血症及代谢性酸中毒，最终加重创伤性脑水肿。由于海水比热及导热系数远大于空气，短时间内即可导致人体严重失温。随着海水浸泡时长的增加，可引起严重心血管功能紊乱和呼吸抑制，出现如神志淡漠、意识丧失甚至瞳孔对光反射消失等不可逆症状，可能机制为重度低体温导致脑损伤的脂质过氧化和胞内钙超载，引起大脑神经元骨架破坏和凋亡加速，引发严重脑水肿，使个体存活率下降。目前颅脑海水浸泡伤可能的主要致伤机制为：海水浸泡加剧了颅脑损伤对组织的损害，破坏血脑屏障，影响神经元形态；海水浸泡上调脑组织的氧化应激，产生大量活性氧(reactive oxygen species，ROS)，加剧缺氧；海水浸泡增加神经元对凋亡诱导因子的敏感性，Bax 表达水平的增加、Bcl－2 表达水平的降低以及整体 Caspase－3 表达的增加，使损伤区域细胞更容易发生凋亡，从而使神经功能恶化；海水浸泡促进脑组织血管生成，CD31 和 CD34 表达增加同时促进血小板黏附，凝血和血运重建；海水浸泡加速星形胶质细胞增生，增加了损伤组织中 GFAP 的表达水平，引起了更高水平的星形胶质细胞增生；海水浸泡加重线粒体功能障碍，线粒体内 Ca^{2+} 聚集，造成线粒体肿胀、嵴断裂等细胞器损害等。

（4）胸腹部开放性海水浸泡伤：现代海战和渡海登陆作战时由于精确制导武器的大量使用，爆震伤合并海水浸泡的占比很高。胸腹部开放伤合并海水浸泡是战时和平时海上作业时易发生的急重症，伤情通常较为复杂且需要紧急救治。胸腹部开放伤合并低温海水浸泡，会加重伤病员伤情并提高伤病员死亡率，海水温度越低，胸腹部开放伤伤员的生存时间越短。在海水浸泡胸腹部开放伤中可发现肾、肺脏的微血管内血栓形成、实质脏器细胞变性坏死。海水进入体腔不仅对脏器有压迫、损伤作用，还可引起高渗性脱水。海水的高渗性可通过体腔浆膜透析作用，引起机体高渗性脱水。血液可出现高钠、高氯、高凝状态，多发性微血栓形成，严重的血流动力学及电解质紊乱。经海水浸泡的实验动物，在短时间内可出现严重的代谢性酸中毒。海水浸泡胸、腹部开放伤、烧伤及失血性休克动物模型发现，海水浸泡组动物代谢性酸中毒比对照组出现早且严重。在海水浸泡胸、腹部伤的病理学观察中可见多脏器小血管中有微血栓形成，血管通透性增加，并伴有广泛出血。许多动物实验证实，引起动物胸腹腔感染的细菌主要为大肠埃希菌、副溶血弧菌、鲍曼不动杆菌、奇异变形杆菌和金黄色葡萄球菌。

(5) 骨关节开放性海水浸泡伤：四肢骨关节开放性损伤合并海水浸泡有别于海水浸泡四肢软组织损伤，也有别于一般的关节开放性损伤，主要在于损伤和污染更加严重，机体的病理生理改变更大。且关节腔开放后污染细菌和海水中的微细泥沙容易进入关节腔内和滑膜皱襞间，成为手术清创的难点，同时造成关节腔、骨髓腔感染的风险增高。经过海水浸泡的开放性骨折，除具有普通开放性骨折的特点以外，还具有一系列由海水浸泡所引起的伤情特点，因组织细胞严重脱水、血液浓缩，随之继发局部组织灌流不足，使局部的生理环境不利于骨折愈合；高渗环境可加重骨断端与骨膜的损伤，使骨折愈合过程延迟；低温使组织能量代谢障碍；致病菌使组织变性坏死程度加重。总之，海水浸泡开放性骨折愈合过程大大延迟。

3. *海水浸泡伤的救治原则* 应将伤员迅速救治出水，尽量减少在海水中的浸泡时间；伤员出水后，立即采取复温、保暖、吸氧等措施；对浸泡伤员进行初期外科清创处理，尽量除去体腔内的海水，伤口及腹腔内加用生理盐水或低张液，避免海水损伤作用；注意有大面积创伤或体腔开放的伤员有高渗性脱水、酸碱紊乱者应及时纠正；休克输液要注意根据体温、心率状况进行调整。

(1) 海水浸泡性体温过低症的救治：迅速发现并打捞伤员，为避免或减轻伤员的休克症状，打捞时应尽量采取平卧位，缓慢出水，避免剧烈晃动。伤员打捞成功后，通过观察伤员意识状态、肢体行为能力等，迅速判断伤情，立即开始复温治疗，然后通过观察生命体征进一步判断伤情。在条件允许的情况下，静脉使用的液体应加热到40～42℃。不要使用乳酸林格液，因为肝脏在低体温状态下无法代谢乳酸；加热(40～42℃)的5%葡萄糖生理盐水是补液首选。除去湿衣服，晾干，保暖，并添加一个外部的蒸汽屏障。用多层保暖被装把伤员包裹起来。对身体核心温度应采用限制性的主动复温法，如用加热(40～45℃)的湿润氧气、加压热空气与塑形的胸部外支架联用、将热水袋放在腹股沟和腋窝、采用插管和加热通气。如果发生心跳呼吸暂停，应立即予心肺复苏(cardiopulmonary resuscitation, CPR)进行抢救。

对于发生心室纤维性颤动的伤员，立即应用托西酸溴苄铵，10 mg/kg。溴苄铵是目前已知的唯一有效的用于治疗低体温引发心室颤动的药物，它在低体温的心脏中仍然有效，其他药物尚未被证明有效。静脉用温热液体(无乳酸和无钾)。通过食管(首选)或直肠探头监测核心温度。仔细纠正酸碱平衡。复温核心温度至32℃，尝试心脏电复律(360 J)。继续复温并重复。温度每升高1℃就尝试除颤1次。监测钾、葡萄糖、温度和pH。复苏失败的主要原因包括中心静脉压升高过快或过早，心脏温度低于32℃时就试图除颤，或超过33℃后继续升温，此时血钾升高、pH降低。如果血钾水平高，考虑静脉注射葡萄糖和胰岛素。避免使用其他抗心律失常药物或其他药物。核心温度(直肠)在30℃以上的患者，一般可采用暖毯、温水浸泡躯干等多种方法进行体外复温。直肠温度低于30℃的患者往往更虚弱，通常需要采用内部复温方法(如温水行胃、结肠或膀胱冲洗、温水腹膜灌洗透析、温水胸腔灌洗和体外血液复温)。灌洗液应加热到40～42℃。患者脱离寒冷暴露后，核心温度将继续下降。持续的温度下降可能有严重的预后影响和增加心室颤动的可能性。复温后，表面上功能正常的心脏一旦发生衰竭通常会导致复苏失败和患者死亡。

(2) 皮肤软组织损伤合并海水浸泡：火器伤合并海水浸泡的清创应在6～8小时内完成，若超过这一时间，感染的发生率将增加25%。清创时应做到彻底逐层清创，并可适当扩创，使伤道深部充分显露，彻底清除伤口内的坏死和失活组织；对重要组织，如血管、神经、骨等应注意予以保护；对于复杂创面，可考虑采用新型医用敷料，如水凝胶敷料、水胶体敷料、胶原蛋白敷料以及人工真皮等功能性敷料可为创面提供湿润环境，抑制细菌生长，促进创面愈合。利用负压封闭引流(vacuum sealing drainage, VSD)可以替代传统换药法，避免创面渗出积聚，促进血供恢复，降低创面感染发生率。待创面条件好转后，可采用皮片、皮瓣或者其他组织进行覆盖修复。

(3) 颅脑海水浸泡伤：急救措施包括坠海后迅速打捞出水，减少海水浸泡时间，并迅速行复温治疗；早期正规彻底清创并根据受伤海域的细菌谱情况应用适宜的抗生素治疗；密切关注内环境稳态，及时纠正水电解质、酸碱平衡紊乱；在相应时间节点恰当运用药物控制脑水肿反应及减轻神经炎性反应；运用损伤控制手术原理，对于恶性高颅压脑疝等危重病情予以先进的神经外科专科损伤控制手术救治技术。

颅脑海水浸泡伤是一类具有多种致伤因素的复杂伤情，目前主要的研究方向主要针对脑水肿的特点、伤后过度炎症反应以及神经元凋亡进行干预。水通道蛋白4(aquaporins 4, AQP-4)可以作为减轻复合伤大鼠脑水肿的治疗靶点，依达拉奉似乎有这样的功效，且氨甲酰化促红细胞生成素亦可通过下调AQP-4的表达来减轻脑水肿；镇静类药物可能对颅脑海水浸泡伤具有抗炎和脑保护作用，如右美托咪啶等可改善颅脑损伤术后阵发性交感神经过度兴奋综合征(paroxysmal sympathetic hyperactivity, PSH)导致的自主神经不稳定，可显著降低血液中IL-1β、TNF-α等炎症因子水平；TLR4抑制剂可作为救治颅脑海水浸泡伤的神经保护剂，有望改善脑水肿、神经细胞坏死及神经功能损伤；鼠神经生长因子可降低大鼠海马组织中β-淀粉样前体蛋白与神经丝蛋白轻链多肽的表达，对神经细胞起到保护作用；广谱蛋白酶抑制剂，如乌司他丁可通过抑制促炎细胞因子，从而发挥颅脑海水浸泡伤后脑保护作用；改善线粒体功能可作为救治的有效治疗策略。

(4) 胸外伤合并海水浸泡：急救措施包括封闭胸部伤口、吸氧、胸腔闭式引流、静脉输注5%碳酸氢钠溶液等可以及时改善电解质紊乱、血流动力学异常。但胸部开放性外伤后海水浸泡造成肺萎陷、胸腔内海水对肺组织的压迫，呼吸运动明显限制，大多数伤员表现为Ⅱ型呼吸衰竭，应密切监测血氧饱和度，积极改善肺泡换气功能障碍。

(5) 腹部外伤合并海水浸泡：急救措施包括尽快将脱出肠管还纳腹腔，清除腹腔内海水，可选用0.45%低渗盐水进行腹腔冲洗。可联用6%右旋糖酐和聚维酮碘液冲洗腹腔以减少术后腹腔感染及肠粘连发生率。积极补充血容量，可静脉输注5%碳酸氢钠溶液加低分子右旋糖酐进行抗休克补液治疗。早期应用糖皮质激素能保护机体多器官功能，以提高伤员生存率，同时早期应用广谱抗生素。

(6) 骨折合并海水浸泡：既往观念将开放性骨折的治疗重点放在伤口处理上，而骨折的治疗往往由于伤口的状况而延误，影响骨愈合和肢体功能恢复。针对海水浸泡开放性骨折愈合延迟的特点，在早期救治中更需要坚强的内固定来提供足够的愈合环境，以避免骨折断端异常活动所致骨坏死吸收、软组织损伤及皮肤压迫坏死。

二、热射病

(一) 热射病的临床表现

热射病是一种临床上较为常见的急症，涉及多个器官系统：颅脑、血液系统、肝脏、肾脏和肌肉。脑病表现为晕厥、意识混乱、癫痫发作或伴有去大脑僵直的昏迷。对于进展快的劳力性热射病所致的伤亡人员中，严重的神经精神损害常出现于早期。内皮细胞的热损伤、横纹肌溶解和血小板直接热激活会引起血管内微血栓形成，激活纤维蛋白溶解系统。肝功能障碍和巨核细胞热损伤减缓凝血因子的补充。肝损伤在中暑中较为常见，出现转氨酶酶升高(达到正常上限的100倍或以上)、凝血因子缺乏和黄疸(发病24～36小时内)。转氨酶水平可能是短暂且可逆的；但是，如果持续48小时以上往往提示损伤的严重程度更高。低血糖是劳力性热射病的常见并发症。发生劳力性热射病时，横纹肌溶解致肌红蛋白尿，灌注不足引起急性肾小管坏死，弥散性血管内凝血引起肾小球病变、直接热损伤和高尿酸血症。肌肉常表现为僵硬和过度收缩：横纹肌溶解是劳力性热射病的常见急性并发症，急性肌肉坏死释放大量的钾、肌红蛋白、磷酸盐、尿酸和肌酸。

热射病患者需要立即转移到有重症监护能力的救护机构。应立即启动主动降温，并在转运期间继续进行降温治疗。前驱症状包括头痛、头晕(头昏)、坐立不安、虚弱、共济失调、意识混乱、定向障碍、困倦、非理性或攻击性行为、晕厥、癫痫或昏迷。虚脱是热射病的普遍特征。个体的核心温度≥40℃和中枢神经系统功能障碍导致精神错乱、抽搐或昏迷。昏迷不醒且核心温度≥39℃的伤员即可诊断为热射病。在到达救治地点时，核心温度通常较低。

（二）热射病致多脏器损伤

1. *肌红蛋白尿和高尿酸血症引起的横纹肌溶解和继发性肾功能衰竭、高钾血症、低钙血症以及肌肉肿胀引起的骨筋膜室综合征* 肌酸磷酸激酶升高（数以千计）。静脉补液时可以应用呋塞米，以维持尿量＞50 mL/h（保证足够的肾灌注和尿量可以减轻肌红蛋白和尿酸的肾毒性作用）。高钾血症可由 K^+/Na^+ 离子交换树脂（Kayexalate），口服或作为灌肠剂直肠给药。如条件允许的话，可考虑行间断透析。低钙血症通常不需要治疗。肌肉张力和压痛逐渐增高提示筋膜室压力的增高。可考虑直接测量肌内压力或行筋膜切开术。骨筋膜室综合征引起的疼痛和感觉异常可能在发生永久性损伤后才会出现。碳酸氢钠溶液静脉输注以碱化尿液。急性肾功能不全的治疗需要高度注意水电解质酸碱平衡。尿毒症性代谢性酸中毒和高钾血症需要透析控制。

2. *肝损伤所致凝血功能障碍* 肝损伤常导致转氨酶升高、凝血因子缺乏和黄疸。转氨酶水平升高可能是短暂且可逆的。但如果转氨酶持续升高48小时，常常提示更为严重的损伤。最差的凝血酶原时间发生在受伤后48～72小时。血小板减少和弥散性血管内凝血的风险在受伤后18～36小时达到高峰。在计划转运伤员时应注意凝血相关疾病的发生顺序。无须太过积极的处理亚临床的凝血功能障碍。但如果有出血的临床表现，往往是不好的征兆。治疗旨在延缓凝血速度和补充消耗衰竭的凝血因子。谨慎输注肝素可减慢血管内凝血速度[5～7单位/（kg・h）]，2～3小时后再输注新鲜冰冻血浆和血小板。成功的治疗可使纤维蛋白溶解相关指标（如纤维蛋白裂解产物）下降。根据实验室指标的变化，可在2～3天后逐渐减少肝素用量。及时监测低血糖和高血糖。

3. *脑病程度越重者预后越差* 热射病可导致永久性神经系统后遗症，包括小脑共济失调、轻瘫、癫痫发作障碍和认知功能障碍。

4. *有所恢复后再发生神经功能恶化者* 可能是由于弥散性血管内凝血或创伤性脑血肿引发的颅内出血，且在最初诊断时未能发现。

5. *其他并发症* 包括胃肠道出血、黄疸、吸入性肺炎、非心源性肺水肿和心肌梗死，特别对于严重肾功能衰竭的患者，免疫力下降和感染是常见的晚期并发症。

（三）热射病的救治原则

热射病主要的救治原则可归纳为“八早一禁”，即早期积极降温、早期充分扩容、早期适当镇静、早期血液净化、病情需要时及早气管插管辅助通气、早期改善凝血功能预防DIC、早期抗炎调节免疫、早期肠内营养支持、禁止手术。

1. *快速降温* 快速降温可以将热射病死亡率从50%降低到5%，通过在身体上喷洒冷水和大力风扇降温均有效，但不如冰水浸泡更为有效。任何能够有效降温的方法都是可接受的。临床上已经使用了多种技术。虽然蒸发散热效果较差，但冰水浸泡可能会妨碍安全的心脏监测或快速复苏。用冷水浸泡（20℃）配合皮肤按摩是经典的降温技术，能够使伤员快速降温。密切监测患者是否发作寒战，并防止其发生。用冷水浸湿的床单或冰片降温配合大力风扇是非常有效的。不要在降温液中混入乙醇，因为皮肤可能会因此冻伤。治疗的目标是将核心温度迅速降低到38℃且不引起寒战。降温时应密切监测直肠温度。当核心温度达到38.3℃时停止降温措施，以避免低体温的发生。

2. *禁忌药* 热射病伤员不应服用阿司匹林和对乙酰氨基酚。

3. *液体复苏* 无需过于积极的液体复苏。在前30分钟内需要1 000 mL的液体，在接下来的2小时内增加2 000 mL的液体可能就足够了。因为中暑患者频繁出现低血糖，初始液体应包括葡萄糖（冷的静脉液体效果有限）。根据机体体液状态和尿量（留置导尿）进一步调整补液策略。补液过多可能导致充血性心力衰竭、脑水肿和肺水肿。

4. *寒战* 如果发生寒战，用地西泮（5～10 mg静脉推注）或氯丙嗪（50 mg静脉推注）治疗。患者常表现为烦躁不安、好斗或到处抓握，地西泮可有效控制，可静脉、气管内或直肠给药，但应谨慎使用。

5. 气道维护　气道维护至关重要。呕吐是热射病的常见症状，任何意识下降或无法保护气道的患者都应接受气管插管。在可能的情况下补充氧气。

6. 低血压患者　对常规补液无法改善的低血压患者，应接受血管活性药物治疗。在合理用药的条件下谨慎给予多巴胺或多巴酚丁胺，并有改善肾血流灌注的潜在优势。肺动脉楔压监测应用于持续性血流动力学不稳定的患者。

7. 脑病的治疗　本质上是支持性的，旨在通过避免液体过度输注和确保血流动力学、热量和代谢稳定性，从而减少脑水肿。在治疗危及生命的脑水肿时，可考虑选择静脉滴注甘露醇，但存疑的是，这一治疗要求患者肾功能足够良好且补液治疗到位。目前，地塞米松治疗中暑性脑水肿的疗效尚不清楚。

8. 热射病伤员　多伴有严重脱水，血液系统处于高凝状态，及时应用蛋白 C 及抗凝血酶Ⅲ等药物可灭活凝血因子，具有纠正凝血-抗凝血平衡紊乱的作用。

（结祥　郭彦谷）

第三节　舰船外科休克复苏

一、概述

复苏的目的是维持足够的灌注。伤员的复苏在战场上仍然是一个巨大的挑战。复苏首先要放置两个大口径静脉输液通道（16 G 或 18 G）。绝大多数伤员在到达前方医疗救治场地之前不需要任何静脉输液复苏。对于受伤较重的伤员，在术前准备时进行液体复苏，目标是迅速将患者送往手术场地，同时最大限度地提高伤员的生存机会。这是使用损伤控制复苏（DCR）原则在损伤点（POI）的一级救治机构和二级救治机构设施，以减轻酸中毒、低体温和凝血障碍构成的“死亡三角”的伤害。在伤员中，大约有10%的人是最严重的伤员，他们处于休克和凝血障碍的状态，他们可能是可预防的出血性死亡，血液制品应该是初始液体复苏的一部分。

二、休克的识别与分类

休克是一种以器官灌注不足和组织氧合不足为特征的病理生理过程，表现为皮肤干燥，面色苍白，四肢冰冷，毛细血管反流超过 2 秒，焦虑、意识模糊、反应迟钝，心跳过速，脉搏无力或细弱，低血压。实验室检验结果包括碱缺失＞5 mmol/L 和乳酸性酸中毒＞2 mmol/L。

（一）低血容量性休克

由出血、腹泻、脱水和烧伤引起的血容量减少导致灌注不良。外伤性休克是低血容量的，除非有证据证明不是这样（表 18－1）。在院前的情况下，特别是在没有实验室分析条件的情况下，低血容量性休克常表现为精神状态改变和微弱的桡动脉脉搏。

注：低血压提示严重休克状态，发生在血容量损失 30%～40% 后。早期症状为心动过速、脉压降低和精神状态改变。然而，这些早期迹象在军事伤亡中可能不明显，人体受到伤害后通常会进行生理性代偿。

表 18－1　低血容量休克的临床相关因素

分级失血量（mL）	Ⅰ级 ＜750	Ⅱ级 750～1 500	Ⅲ级 1 500～2 000	Ⅳ级 ＞2 000
血容量*	＜15%	15%～30%	30%～40%	＞40%
脉搏（次/分）	＜100	＞100	＞120	＞140
血压	正常	正常	↓	↓
脉压	正常	↓	↓	↓
呼吸频率（次/分）	14～20	20～30	30～40	＞35
尿量（mL/h）	＞30	20～30	5～15	无尿
意识状态	正常	焦虑	模糊	昏睡

注：*人体正常总血容量一般约为体重的 7%（比如：70 kg 的伤员总血容量约为 4 900 mL）。

（二）心源性休克

内源性心力衰竭引起泵衰竭，或张力性气胸引起阻塞性心功能障碍（单侧无呼吸音＋颈静脉扩张）或心脏压塞（颈静脉扩张）。

（三）分布性休克

分布性休克是由血管张力丧失导致灌注不良。

（1）神经性休克：心动过缓伴低血压，见于第 6

颈椎及以上脊髓损伤，其原因是交感神经张力丧失，无对应性副交感神经刺激导致血管舒张。

（2）感染性休克：发热、低血压、心动过速和感染相关的大量血管舒张导致四肢发热。

（四）治疗低血容量性休克——控制出血

治疗休克的目的是恢复组织灌注和氧供（依赖于血红蛋白、心排血量和氧合）。

（1）控制明显出血，评估隐匿性出血。

（2）氧饱和度<92%时需要开放气道、吸氧。

（3）诊断和治疗张力性气胸。

（4）评估血液循环，建立静脉注射通道：即使没有颈部静脉怒张，也要考虑心脏压塞。

（5）术前准备：遵循 TCCC 指南，非颅脑损伤患者允许低血压，大剂量羟乙基淀粉×2。

（6）二级/三级救治机构：最初复苏可以用任何液体。如果患者先前接受了治疗，那么在做出治疗决定时考虑已经接受的液体。必须优先考虑早期输血，特别是那些有大量输血风险的伤亡人员[24 小时内输入 10 个单位的红细胞（浓缩红细胞）]。

1）大量输血的生理/实验室预测因素包括：① 收缩压<110 mmHg；② 心率>105 次/分；③ 红细胞压积<32%；④ pH<7.25。3/4 的危险因素＝70%的大量输血风险；4/4 的危险因素＝85%的大量输血风险。

2）与大量输血风险相关的损伤包括：① 未使用止血带或止血敷料控制的躯干/腋窝/颈部/腹股沟出血；② 多部位截肢；③ 流血不止的大面积软组织损伤；④ 大量血胸；⑤ 大量腹腔积血。

注：这些患者应立即使用血液制品复苏[浓缩红细胞（PRBC）∶新鲜冰冻血浆（FFP）∶血小板＝1∶1∶1]，如果不能采用全成分治疗，则考虑使用新鲜全血。

（7）根据对液体复苏的反应，伤员可分为三组：有反应者、瞬变者和无反应者。

1）有反应者：对液体复苏有持续反应的伤员可能有大量失血，但已经停止出血。然而，他们仍然可能要接受有决定意义的手术。

2）瞬变者和无反应者：伤员仍在流血，需要立即进行手术治疗。① 尽快开始输血，PRBC∶FFP∶血小板目标比率为 1∶1∶1；② 对于无反应者，可以继续补液以维持伤员的生命，但不应该尝试把伤员的血压恢复到正常，根据战术方案，应该考虑到复苏的无效性；③ 遵循本章中提出的损伤控制性复苏指南。

注：大出血是战争期间大多数可预防的致死原因。战斗中休克的伤亡应假定为失血性休克，直到有证据证明并非如此。

（8）血管升压药物在失血性休克的初始治疗中没有作用。

（9）复苏液体的选择。① 最新的策略参见 TCCC 指南（表 18－2）。② 在复苏过程中应尽早考虑输血，特别是对于丧失 30%或更多血容量的患者。对于没有达到这个阈值，但有持续失血或有持续出血高风险的患者，血液制品也可能是必要的。新鲜全血治疗应在成分血产品治疗（如 PRBC、FFP、血小板）不足以满足 1∶1∶1 目标比率进行配比的情况下考虑。

表 18－2　血管内液体复苏

液体/初始剂量	使 用 指 征	优　　点	注 意 事 项
晶体：生理盐水、乳酸林格液	血容量减少、出血、休克、烧伤	易于储存、便宜、有效、等张	质量比要求 3∶1，可用于失血、血液渗透压下降、水肿及凝血功能障碍
高渗晶体液：3%～5%，7%*，高渗晶体-胶体混合液*，高渗右旋糖酐*，高渗羟乙基淀粉	出血性休克：出血量为 4 mL/kg 或者一次性出血达 250 mL，可重复使用 1 次 烧伤：仅使用 1 次	质量轻、少量高效、增强心脏收缩能力、体内持续时间长于单纯的高渗液体	使用量>500 mL 时，有高钠血症和痉挛的风险，不能用于呕吐、腹泻、大量出汗及热损伤所导致的脱水 未使用其他液体时不可重复使用 必须补充大量丢失的组织液
胶体：白蛋白，人工胶体，右旋糖酐，6%羟乙基淀粉，10%五乙基淀粉*，明胶胶体*	失血性休克（一次性出血量达 500～1 000 mL） 烧伤：第 3 天	更长的体内持续时间，1∶1 替代血浆，提高血浆胶体渗透压，吸收组织液，密度大于晶体溶液	过量使用会导致免疫球蛋白和 Ca^{2+} 漏入组织中 必须替换耗尽的血管外人工胶体：凝血障碍，过敏反应，渗透性利尿，干扰血型交叉配对 羟乙基淀粉：导致纤溶系统亢进，导致淀粉酶功能亢进。最大用量：20 mL/(kg·d)（约 1.5 L）

续 表

液体/初始剂量	使用指征	优 点	注意事项
口服补液	脱水导致的血容量减少，烧伤	非无菌成分：糖4茶匙、盐1茶匙、水1L	腹部有伤口及无意识患者谨慎使用
血液	出血：O型血通用供体	可携氧，自体输血，血库供血	储存、血型、交叉配血、免疫排斥、感染
人造血浆：血红蛋白代血浆，碳氟化合物代血浆	失血	易于储存，无须进行交叉配型	仍在试验阶段，还未能投入临床使用，碳氟化合物代血浆不能携带氧气 未来备选

注：*未通过美国食品药品监督管理局证实。

（五）控制性低血压复苏/允许性低血压的概念

（1）通过液体复苏提高血压可能会使已形成的血块脱落，导致持续失血。在进行明确的出血控制之前，使用受控制的复苏来实现并维持足够的灌注，至少符合以下优先目标之一：① 恢复意识（服从命令）；② 明显的径向脉搏；③ 收缩压＞90 mmHg；④ 平均动脉压＞60 mmHg。

注：控制性复苏（允许性低血压）不能替代明确的手术控制。让一个重伤的伤员在得到明确的治疗之前活着只是一种尝试进行的方法。

（2）复苏的终点。

1）在确定控制了出血之后，更传统的复苏终点包括：① 收缩压＞110～120 mmHg，舒张压＞65～70 mmHg；② 尿量＞0.5 mL/(kg·h)（约30 mL/h）；③ 通过使碱剩余＜2 mmol/L或血清乳酸＜2 mmol/L来纠正酸中毒。

2）体温过低：保持正常体温是很重要的。液体、血液制品和伤员护理区的环境温度必须加热。伤员经常在低温下到达救治区域。在担架、X线片检查台和手术台上，要保护好伤员。从最初的急诊区到手术室和重症监护治疗病房，所有的伤员护理区都应使用外部的加热器。低温症的预防比治疗容易得多。

（六）血管通路

（1）建立血管通路是创伤处理的关键早期步骤。

（2）应先尝试在肘前窝建立大口径外周通路；如果不成功，考虑在初始复苏时放置骨内（IO）器械，然后选择经皮中线（即锁骨下、颈内、股静脉）或"切开"（腹股沟或踝关节处的隐静脉）。

（七）锁骨下静脉穿刺或颈内静脉穿刺

（1）将伤员仰卧位置于头低足高位（Trendelenburg位）（头朝下15°）。

（2）做好术前准备后，在锁骨下/颈静脉区域铺好洞巾。必须戴无菌手套。使用中央静脉导管检查工具。

1）锁骨下静脉：① 将示指置于胸骨切迹处，拇指置于锁骨中间1/3处；② 将1%利多卡因注射到皮肤、皮下组织和锁骨骨膜；③ 采用附有大口径针的5 mL注射器。在锁骨中部与外侧交界处将针的斜面向上插入，指向对侧锁骨头。保持针头水平以避免气胸；④ 吸气时，在锁骨下面慢慢插入针。

2）颈静脉：将伤者头部转向对侧45°，露出颈部。如果考虑到颈椎损伤，必须将头摆正，体位为仰卧位。

3）目前的操作标准是在超声引导下进行，然而，如果不具备超声条件，可以利用以下标志执行：① 确定由胸锁乳突肌的头组成颈前三角的顶点，以此来定位颈动脉；② 触诊颈动脉，静脉穿刺时保持侧位；③ 将10 mL注射器上的大口径针头以45°角朝向颈动脉脉搏的外侧，插入三角的顶端；④ 平行于矢状面并以30°角（即朝向同侧乳头）缓慢入针；⑤ 当出现自由流动静脉血时，将针再向前推进4 mm（针的斜角长度），然后取出注射器并迅速盖住针的中心，以防止空气栓塞。

注：如果出现空气或动脉血，立即停止。立即取出针并压在患处至少5分钟。如果前进5 cm后没有静脉血回流，边抽气边慢慢抽出针。如果失败，重新定位进针。

4）锁骨下静脉或颈内静脉置管：① 一旦针进入静脉，通过针引入"J"导丝（Seldinger技术）。导丝应以最小的阻力通过。如果不容易通过，收回整个设备，重新尝试插入导丝。② 拔针。③ 用手术刀和扩张器扩大穿刺部位。④ 将导管穿过导丝，同时将导丝固定在锁骨下部位，深度为左侧 18 cm，右侧 15 cm；颈静脉部位，深度为右侧 9 cm，左侧 12 cm；然后拔掉导丝。⑤ 从所有的导管口抽吸，并对所有的导管口进行冲洗，缝合穿刺创口，涂抹抗生素软膏，包扎，固定导管，并标注插入日期。⑥ 拍摄胸片，以确保导管的位置和排除气胸的发生。

(八) 骨内输液

1. 禁忌证 ① 插入部位的创伤或感染；② 骨膜至皮肤的组织过多或解剖标志缺失/不足；③ 同一部位进行过骨内输液；④ 插入骨发生骨折；⑤ 最近行胸骨切开术。

2. 设备选择/操作步骤

(1) 操作步骤根据设备型号的不同而不同，可以是手动的，也可以是电动的：① 手动：Cook，FAST1，sternal EZ－IO，Sur－Fast；② 半自动：成人和儿童骨注射枪(B. I. G.)－弹簧加载，成人和儿童 EZ－IO－电池动力钻。

注：成人和儿童体内注射器械和针头通常在包装标签上有详细说明。小儿 IO 设备仅被批准用于胫骨近端和远端。

(2) 插入位置：① 胫骨：B. I. G.，Cook，Sur－Fast，EZ－IO；② 肱骨近端：EZ－IO；③ 胸骨(胸骨柄)：FAST1，sternal EZ－IO。

注：不要在胸骨上使用肱骨或胫骨 IO 装置。

(3) 所有静脉输液使用的液体[除了高渗盐水(HTS)]和药物都可以通过骨内注射，其并发症发生率与静脉输液相似。

(4) 先抽吸少量血，然后注入 10 mL 生理盐水，确认置入骨髓。

注：骨内固定器的放置取决于年龄和解剖位置。必须注意确保 IO 设备在使用时与包装标签说明相符，例如，由于针的长度，胫骨 IO 不能用于胸骨。

(5) 在其他静脉注射通路建立后，应尽快在 24 小时内取出 IO 设备。

(6) 参见 JTTS 临床实践指南“损害控制复苏”。

(7) 静脉注射液的种类：① 乳酸林格(LR)溶液：在输注 1 000 mL 后 1 小时内只增加血管内容量约 250 mL。不建议用生理盐水。② Hextend (500 mL，六羟乙基淀粉 6%＋一种生理平衡的晶体液，包括乳酸缓冲液和葡萄糖)在 1 小时内使血管内体积增加约 800 mL，功能相当于 3 袋 LR，并可维持至少 8 小时。可以使用两次，总共 1 000 mL。③ 7.5%的 HTS 和 1/8 体积的 LR 或生理盐水导致相同的生理反应。每次输注 250 mL 即可。尽管这一建议是由医学研究所(华盛顿特区)和两个军事共识小组提出的，但 7.5% HTS 还没有上市。3% HTS 和 5% HTS 可以代替使用，是规定的库存项目。

注：Hextend 和 HTS 主要通过将细胞外液转移到血管内来实现其扩充血容量的功能。如果在严重脱水的伤员中使用，可能效果不佳，需要使用晶体液进行补充。

(8) 孤立性神经源性休克：用晶体液进行血管内复苏，维持收缩压平均动脉压＞90 mmHg 或收缩压＞110 mmHg。

注：晶体液体复苏是孤立性神经源性休克的首选治疗方法。

(9) 在适当的血管内容量刺激(一般为 2～3 L)后增加血管升压剂，以解决血管张力丧失的问题。血管升压剂的类型应根据其有效性进行选择。

(10) 感染性休克[初步复苏(第 1 个 12 小时)]：① 目标：平均动脉压≥65 mmHg 或收缩压≥90 mmHg；中心静脉压 8～12 mmHg；尿量≥0.5 mL/(kg・h)；中心静脉或混合静脉氧饱和度≥70%。② 在发现严重脓毒症的第 1 个小时内开始静脉注射广谱抗生素。③ 在适当的血管内容量增加[通常高达 5 L 晶体和(或)胶体]后加入血管升压剂。例如：去甲肾上腺素，初始剂量为 8～12 μg/min，然后滴定在 2～4 μg/min[对于败血症的患者，使用下面的公式(体重依赖型剂量给药)：0.01～3 μg/(kg・min)；对于 70 kg 以上的伤员，剂量可调整为 0.7～210 μg/min]。或抗利尿激素 0.04 单位/min(可边滴边观察效果；滴定不要超过最大值：0.04 单位/min)。④ 急性肺损伤/急性呼吸窘迫综合征采取早期机械通气措施，采用低潮气量(4～6 mL/kg，体重较轻)和＜30 cmH_2O 的吸气末平台压。⑤ 后续治疗：复苏 12 小时后的总液体平衡目标在 3～12 L。超过 12 L 与死亡率增加相关。如果血红蛋白＜7 g/dL，可考虑输血，以达到目标血红蛋白 7.0～9.0 g/dL。

(吴鉴今 聂少杰)

第四节 舰船外科输血与血液保存

一、简介

大约87%的战地伤亡发生在院前。在这些人中,24%是有可能被救活的,其中90%以上死亡的潜在原因是出血。在受伤后30～40分钟内进行院前输血已被证明能显著降低因失血性休克造成的战地死亡率。此外,到达医疗机构(medical treatment facility, MTF)后死于创伤的患者中,尸检发现约51%原本仍有存活的可能,其中80%死于出血。因此,出血是战场上导致死亡的主要原因,且可预防。

出血的治疗需要积极控制出血和输血。在伊拉克和阿富汗的冲突中,到达医疗机构之前失血而死的院前急救患者,以及在没有进行初期复苏的情况下直接到达医疗机构的患者,要么接受了大量输血[24小时内输入>10单位的红细胞制品和(或)全血],要么在复苏过程中死于出血。这样算来,总共至少有10%的伤亡人员在受伤时有失血的危险,需要大量输血。事实上,这些患者接受的血液占战地输入的所有血液的90%。

关于战地输血的必要性,还有另外一个观点:在2003—2012年,伊拉克和阿富汗某医院收治的所有伤员中有13.6%需要输血,其中近一半需要大量输血。

可能需要大量输血的这10%～20%的患者的早期死亡风险很高,通常发生在受伤后6小时内。这些患者需要立即输血复苏,最好在受伤后30分钟内开始复苏,特别是院前患者仍处于苏醒状态的时候。在大量失血的情况下,输血是无可替代的救治方法。

二、出血的早期控制

受伤后没有失血的患者不太可能需要血液制品。虽然显而易见,但这强调了每一种控制外出血的措施都应该在照护初期执行。对于有可能危及生命的出血四肢,应立即使用止血带,例如创伤性截肢、活动性/持续性出血或可疑血管损伤(即搏动性出血或血肿扩大)。应使用经批准用于战地的高级绷带或局部止血剂来帮助控制外出血的部位。对于特殊部位出血(如腹股沟、腋窝和颈部),应使用交界处止血带或压迫止血法,每次止血都应在院前进行,同时还不能耽误快速转运患者至外科治疗。躯干等不可压迫部位的止血需要快速手术治疗,患者才能存活。用于控制出血的辅助药物包括抗纤溶氨甲环酸(tranexamic acid, TXA)和输血,最好是全血。早期使用止血带、绷带和直接手动按压控制肢体外出血是至关重要的。疑似胸、腹或盆腔出血的患者必须迅速转运到有手术能力的医疗单位。

三、按角色提供血液制品

在院前急救初期复苏时,必须使用血液制品。配备二级救治机构外科病房的血液制品主要是低滴度O型全血(LTOWB)(具有低滴度抗A和抗B抗体的全血,可以输给任何患者),O型储存红细胞和AB或A型血浆[新鲜冰冻血浆(FFP),解冻后能在1～6℃保存长达5天,作为解冻血浆,或从未冰冻的液体血浆,或冻干血浆]。三级救治机构有更大的ABO特定类型血液制品的库存,其中还包括分离血小板(APLT)和冷沉淀制品。从一级救治机构到三级救治机构都必须具有采集和输注新鲜全血的能力。

四、血液制品的ABO配型

在明确伤者的ABO血型之前,O型红细胞和LTOWB型红细胞是安全的,建议紧急输血。AB型血浆(既不含抗A抗体也不含抗B抗体)用于紧急输血是安全的。然而,AB型血浆是一种稀缺资源,因为只有4%的人有这种血型,所以AB型血浆经常无法取得。由于A型抗原反应往往更严重,因此,A型血浆(不含抗A型抗体)也被推荐用于紧急输血,并用于所有血型的患者。一旦知道伤者的ABO血型,如果可能的话,应该使用特定类型的血液制品。

在二级救治机构外科病房，冷藏的 LTOWB 可能是可用的。红细胞和血浆应随时可用。然而，如果血液制品不足，则需要紧急采集特定类型的全血或 LTOWB。从预先筛选的捐献者中提取的 LTOWB 可以给患者输血，而不考虑患者的血型。如果没有预先筛查的 LTOWB 献血者，采集的全血必须与患者的血型相匹配。如果没有 ABO 分型和 LTOWB 献血者，O 型新鲜全血（滴度水平未知）可以作为最后的手段。LTOWB 或 O 型红细胞用于紧急输血最安全。

AB 型血浆（或 A 型血浆，作为下一个最安全的选择）可以紧急输血。如果需要新鲜的全血，LTOWB 供者为首选。如果全血不是 O 型血（LTOWB 更好），那么它必须是 ABO 血型特异性的全血。

五、女性伤员的 Rh 血型配型

女性，无论是军人还是平民，正越来越频繁地成为冲突的受害者。在没有输血史的男性中，Rh 血型不合的严重后果很少。

输注 Rh＋血的 Rh－妇女很可能（约 20%）产生抗 D(Rh＋)抗体。当这位因为输入 Rh＋血而致敏的 Rh－母亲怀上 Rh＋胎儿时，这种血清转换可能会危及随后的怀孕。这可能会导致胎儿和新生儿溶血病（HDFN），这对胎儿可能是致命的。在目前的 HDFN 治疗中，大约 6%的妊娠会发生严重的不良事件。

在 O 型血供应允许的情况下，应将 O 型 Rh－血紧急输入有生育潜力的妇女（年龄＜50 岁），直至知道她们的 ABO 和 Rh 血型。如果没有 Rh－血，Rh＋血也可以使用（挽救一条生命优先于 Rh 免疫的风险）。

尽管用分离血小板进行 Rh 血清转换（由于单位内有少量红细胞）有风险，Rh 血型不合不应影响输血。如果 Rh＋血小板被输注给 Rh－女性，在血小板输注后 72 小时内使用 Rh 免疫球蛋白（RhoGAM）可以缓解这种情况。

用 FFP 和冷沉淀制品进行 Rh 血清转换的情况很少见，而且这些产物通常不决定 Rh 配型。在任何情况下，都不应因为 Rh 血型不合而停止救命输血。拯救生命优先于 Rh 免疫。

六、大量输血

大量输血的定义有多种，但最常见的定义是在 24 小时内输入≥10 单位血液。这一定义不够完善，因为没有考虑输血率。例如，1 名在复苏的第 1 个小时内接受 8 单位血液的伤员，可能会比 1 个在 20 小时内每小时接受 15 单位血的伤员受到更严重的解剖学和生理学负担。因此，这一定义正在接受审查，但仍被广泛接受。

24 小时内超过 10 单位的大量输血是基于平均成年男性的全身血量来估计的。小体重患者的血量较低，在决定患者是否需要大量输血时应该考虑到这一点。小体重患者大量输血的定义为 24 小时内联合血液制品输入超过 40 mL/kg。

在大量输血的战地伤员中，红细胞、血浆、血小板的比值越大，患者存活率越高。根据这些观察结果，在明确手术控制出血之前，大出血患者应输注全血或成分治疗，以 6 单位红细胞∶6 单位 FFP∶1 单位 aPLT 为宜。按照这个比例输注 10 单位的冷沉淀制品也是可以的。全血是首选的治疗方法。

（在入院时）需要大量输血的情况如下：① 收缩压＜110 mmHg；② 心率＞105 次/分；③ 红细胞压积＜32%；④ pH＜7.25。具有上述四种危险因素中三种的患者需要大量输血的风险为 70%；具有上述四种危险因素的患者需要大量输血的风险为 85%。

在患者病情稳定之前，实验室结果提示的输血阈值不应用于大出血患者（因为送检和收到结果之间有明显的时间间隔）。在手术纠正出血之前，输血速率和输血量应由临床确定。目标包括支持充分灌注的临床因素、血流动力学的生理性恢复、精神状态、肤色和尿量＞0.5 mL/(kg·h)。大量输血规程以及急诊室、手术室、重症监护治疗病房和血库提供方之间良好的沟通是必不可少的。如果不能进行全血或成分血治疗（包括血小板和血浆），应输注流动血库采集的 LTOWB 或特定类型的新鲜全血。在大量输血的战地伤员中，接受全血或成分血治疗的患者存活率较高，且血浆和血小板的比例高于红细胞。全血是首选的输血疗法。无论是晶体液还是胶体液都不应该使用。急救标准是用血液复苏，而不是用晶体液或胶体液。目标血压是收缩压达到90～110 mmHg(目标为100 mmHg)。对于中枢神经系统损伤的患者，目标血压应为110 mmHg。如果没有全血，应以6单位红细胞：6单位FFP：1单位aPLT的比例输注成分血。

七、大量输血并发症的处理

创伤患者的低体温是由环境和手术暴露造成的传导、对流、蒸发和辐射损失。因为全血、红细胞和血浆都储存在4℃，所以在大量输血的过程中，体温过低的情况会迅速发生。体温过低会导致凝血障碍(凝血因子和血小板受损)，增加心律失常的风险。液体加热器以及其他措施对于预防或控制体温过低是绝对必要的。

目前，复苏期间的目标是体温正常化，即37℃。大量输血患者的酸中毒在很大程度上是由低灌注所致，但晶体液和储存的红细胞会加重酸中毒(由于细胞新陈代谢，红细胞在储存过程中酸性变得越来越强)。酸血症会导致凝血功能紊乱，并可能导致心律失常、低血压和对儿茶酚胺的反应性降低。酸中毒的逆转主要是通过恢复足够的组织灌注来完成的。逆转酸中毒的最好方法是复苏；然而，在极端情况下(如心功能不全)，必要时可使用碳酸氢钠或氨丁三醇(THAM)以达到动脉血气pH＞7.2。高钾血症是一种常见的并发症，原因是储存的红细胞中的细胞外钾随着时间的推移而增加。在大量输血过程中，血液可以在没有充足的时间或混合的情况下通过中心静脉快速输送，以防止细胞外钾到达右心，导致室性心律失常和心脏骤停。通过从右心房较远的线路输血来控制不良反应。高钾血症也可以通过使用新鲜血液(＜14天)来控制。对这种并发症保持警惕是必要的(实验室和心电图监测)。

八、战地输血反应

在严重或多发伤员中，输血反应可能难以识别。无论如何，临床医生应该意识到输血的潜在并发症及其在部署环境中的管理。

九、输血反应的治疗方案

(1) 停止输血。

(2) 拔除输液部位的输液管；用生理盐水冲洗静滴部位；将血液制品送到血库进行检测。用生理盐水使静脉输液通道保持畅通。

(3) 评估患者：复查生命体征和听诊肺部。如果患者有意识，询问主诉。如果出现发热和不明原因的低血压，考虑ABO不匹配和细菌污染/败血症。

(4) ABO配型不合可导致弥散性血管内凝血(DIC)和难治性出血，这可能是ABO配型不合和溶血的唯一术中表现。

(5) 如果出现原因不明的缺氧，考虑容量超负荷和输血相关急性肺损伤(TRALI)。

(6) 如果出现原因不明的低血压/休克不伴发热，考虑严重的过敏反应。

(7) 如果支气管痉挛或血管性水肿，考虑类过敏反应。

(8) 如果只是荨麻疹，很可能是荨麻疹反应。

(9) 如果患者稳定只是发热，应考虑发热反应，但仍需送1单位至血库，排除ABO配型不合或细菌污染。

十、急性溶血性输血反应(ABO血型不合)

一般在ABO血型不合的红细胞输注开始后迅速发展(几分钟至几小时)。死亡率可能＞15%，并且随着输血量的增加而增加。溶血性输血反应最常见的原因是血库文书错误，或在血库内输入患者或捐献者的信息错误。发热是最常见的早期症状；因此，只要输血后出现发热反应，就应该考虑溶血性输血。

在昏迷/镇静的患者中，唯一的体征可能是：① 发热；② 过度低血压；③ 心动过速；④ 深色尿液(反映血红蛋白尿)；⑤ 肾衰竭；⑥ 合并DIC导致的全身/凝固性出血。

通常，在医务人员意识到溶血性输血反应发生之前，这些患者会被额外给予不相容的血液单位。意识清醒的患者还可能报告寒战、严重的下腰痛(反映肾脏受累)、呼吸困难、恐惧、胸痛、恶心和呕吐。为防止肾功能衰竭，根据需要给予0.9%生理盐水和静脉注射呋塞米以维持尿量[目标：100 mL/h；对于小体重患者：1～2 mL/(kg・h)]，直至血红蛋白尿消失。为预防DIC的发生，必须监测凝血系统和血小板计数。如果出现凝固性出血，可能需要 FFP 和血小板输注。

十一、急性溶血性输血反应的治疗

(1) 停止输血，并清楚地标记可疑输血单位。

(2) 如果在持续出血的复苏过程中发生输血反应，请停止输血。

(3) 如果未处于积极复苏状态，请根据需要使用0.9%生理盐水±呋塞米维持血压和尿量(目标尿量：100 mL/h，直到血红蛋白尿消失)。

(4) 观察 DIC 所致的凝固性出血，监测凝血试验/血小板计数。必要时使用新鲜冰冻血浆和(或)血小板进行治疗。

(5) 重新检查患者和输血单位的身份是否有文书错误，若有则重新打字以排除打字错误。

(6) 在病历上注明疑似反应和治疗的说明。

(7) 将床边的所有输血单位送至血库(或送至下一个救治机构)。

十二、受污染血液制品导致的菌血症和败血症

以液体形式储存的血液制品(aPLT 和 RBCs)是一种营养丰富的培养基，在储存过程中血液制品中可能会滋生少量的污染细菌。这些细菌在输血过程中或输血后不久会引起发热和菌血症。如果细菌载量足够高或存在革兰阴性菌，就会出现明显的脓毒症(低血压/休克)。

室温储存的血小板使患者患菌血症/败血症的风险最高，因为它们在手术室储存长达 7 天。冷藏血小板被细菌污染的风险要低得多(类似于红细胞)。如果患者在室温血小板输注期间或之后立即出现发热和低血压，则应使用广谱抗生素。

由于发热和低血压也是 ABO 不匹配的迹象，脓毒症通常不能立即与床边急性溶血性输血反应区分开来。血库可以排查/排除 ABO 血型不合的情况。一旦血库排除了 ABO 不匹配，就应该考虑广谱抗生素。

十三、发热性非溶血性输血反应

大约 1%的输血伴随体温升高(定义为在输液后 1 小时内比正常温度升高 1℃)，可能伴有或没有寒颤。通过使用降白细胞的血液制品来预防。

目前还没有明确的试验来诊断良性发热反应，这也可能是溶血反应或输注被细菌污染的制品的第一个迹象。因此，如果发生发热，管理措施包括：① 立即停止输血；② 评估/考虑 ABO 不匹配或菌血症。

十四、输血相关急性肺损伤

输血相关急性肺损伤(TRALI)表现为输血后 6 小时内迅速出现非心源性肺水肿，伴有呼吸困难、低氧血症和肺部感染。公认的 TRALI 的死亡率估计为 5%～8%，尽管大多数患者在适当的支持治疗下完全康复。

鉴别：① 创伤患者的 TRALI 可能很难与伴发的肺挫伤、吸血、脂肪栓塞和(或)吸入性损伤(特殊的损伤机制是一个重要的考虑因素)相区分，是一种排除性诊断。② 胸部 X 线片类似于急性呼吸窘迫综合征，具有双侧斑片状的肺泡浸润，典型的心脏轮廓正常，没有通气。③ 需要插管的患者气道峰压升高，气道分泌物呈粉红色泡沫。④ TRALI 是一种非心源性肺水肿，必须与容量超负荷或心力衰竭相鉴别。在二级救治机构中，评估由临床评估、检查和中心静脉压的改变来指导。在三级救治机构中，床边超声心动图可以进一步帮助评估容量状态。⑤ TRALI 的管理：支持治疗；较轻的病例可能只需要补充维持血氧饱和度所需的氧气；经常需要机械通气插管；通气最好采用“肺保护性”模式(如低潮气量和较低压力)；与成人呼吸窘迫综合征不同，该病情会迅速缓解。大多数患者可以在 48 小时内拔管，胸片通常在 4～7 天内恢复正常。

十五、荨麻疹输血反应

荨麻疹(荨麻疹/瘙痒)是血液制品的输血反应中唯一可持续的。其被认为是由捐献血液制品血浆中的致敏物质引起的。哮喘/支气管痉挛或过度低血压属于过敏反应。

荨麻疹反应的处理：① 暂停输液；② 用苯海拉明 25～50 mg 静脉滴注或口服；③ 如果荨麻疹消退，且没有明显的呼吸困难或低血压，则可以恢复输血。

十六、类过敏性输血反应

类过敏反应包括呼吸困难、支气管痉挛/喘息和(或)腹痛(肠水肿)。更严重的反应可能包括快速发作的语音震颤、血管性水肿和呼吸衰竭。真正的过敏反应(表现为低血压和休克)很少见。不会引起发热。

类过敏反应的处理：① 立即停止输液。② 如果只有明显的支气管痉挛(没有语音震颤、血管性水肿或低血压)：支气管扩张剂(沙丁胺醇)；苯海拉明25～50 mg 静滴；考虑雷尼替丁 50 mg 静滴；氧气6～8 L/min，经面罩维持血氧饱和度>93%。③ 如果有明显的喘鸣或血管性水肿，包括上述措施，以及插管；肾上腺素 0.3 mL，1∶1 000 溶液肌内注射(成人剂量)，根据需要每 3～5 分钟重复 1 次。④ 如果明显有过度低血压或休克：液体复苏和维持血压所需的血管升压剂(如多巴胺)；考虑给予甲泼尼龙125 mg 静滴。

十七、舰船血液采集与保存

舰船任务期间大量携带新鲜血制品可行性不高，血制品保质期较短，并且保存条件较高，如果舰船受到攻击或者以外等情况断电，那么血制品很有可能变质损坏进而存在隐患，因此携带鲜血采集器进行现场采集并短暂保存显得可行。

在任务前务必将所有指战员的血型确定好并在特定位置进行记录，一旦需要采血/输血时可以有效减少血型鉴定、交叉配血的时间。

(一) 舰船血液采集

1. 静脉及其穿刺路径评估与选择

(1) 穿刺部位的选择应选择无损伤、炎症、皮疹、皮癣、瘢痕的皮肤区域为穿刺部位。

(2) 穿刺静脉的选择：① 选择上肢肘部清晰可见、粗大、充盈饱满、弹性好、较固定、不易滑动的静脉。② 常选择的静脉主要有肘正中静脉、头静脉、前臂正中静脉、贵要静脉等。③ 用示指指腹上下左右触摸，确定其位置、粗细和弹性，评估并确定穿刺位点和路径。④ 使用止血带可使静脉充盈，便于触及和穿刺。

2. 穿刺部位消毒　用无菌棉蘸取适量消毒剂，以穿刺点为中心，自内向外螺旋式旋转涂拭，消毒面积不小于 6 cm×8 cm，作用 1～3 分钟。宜消毒 2～3 遍。不应触摸已消毒的皮肤，不应靠近已消毒的皮肤讲话。

3. 静脉穿刺　待消毒剂干后方可进行静脉穿刺。采取相应措施(如用止流夹夹住血袋导管)防止空气进入血袋。手持针柄，取下护针帽，按照预先选定的穿刺部位进行穿刺。穿刺路径为自皮肤穿刺点进入，皮下组织前行约 0.5～1.0 cm，进入静脉腔，前行约 0.5～1.0 cm。如需第二次穿刺，应当在征得献血者同意后，在另一手臂选择穿刺部位和静脉，使用新采血袋的采血针进行穿刺。

4. 血液采集和混匀

(1) 静脉穿刺成功后，如果使用带留样袋的采血袋，松开留样袋夹子，使最先流出的血液流入留样袋，15～20 mL，用作血液检测标本。夹闭留样袋夹子，松开阻塞件下端止流夹，使血液流入采血袋。如果使用不带留样袋的采血袋，松开夹子，使血液直接流入采血袋，血液采集完成后，应先留取血清学检测标本管，再留取核酸检测标本管。

(2) 固定针头位置，用敷料保护穿刺点。维持静脉穿刺点与血袋的落差，保持血流通畅。嘱献血者做握拳和松手动作，以促进静脉回流。血流不畅时，及时调整针头位置。当不易观察血流时，应注意观察穿刺部位有无异常及血袋重量是否递增。

(3) 血液开始流入采血袋后，即将其与抗凝剂轻匀混合。宜采用连续混合采血仪。如果采用手工混合，应当至少每 90 秒混合 1 次，充分混匀。

(4) 应当对采血时间进行控制。200 mL 全血采集时间>5 分钟，或 400 mL 全血采集时间>10 分钟，应给予特殊标识，所采集的全血不可用于制备血小板。200 mL 全血采集时间>7 分钟，或 400 mL 全血采集时间>13 分钟，所采集的全血不可用于制备新鲜冰冻血浆。

(5) 与献血者进行交流，观察献血者面容、表情，及时发现并处置献血不良反应。

5. 采血结束和献血者休息与观察

(1) 采血量达到要求时，嘱献血者松拳，松开止血带，合闭止流夹，用创可贴/消毒棉球/纱布轻按静脉穿刺点，拔出针头后即加重按压，用弹力绷带包扎，松紧度适中。

(2) 嘱献血者在献血者休息处饮水进食，休息10～15分钟。

(3) 如出现献血不良反应，按相应程序处理。

(二) 舰船血液保存

舰船现场采血进行成分分离难度较高，一般是全血保存。保存条件：① 储存温度，2～6℃。② 保存期：含 ACD-B、CPD 血液保存液的全血保存期为21天；含 CPDA-1(含腺嘌呤)血液保存液的全血保存期35天。使用其他血液保存液时，按其说明书规定的保存期执行。③ 保存期间应该保证冰箱温度符合要求。

(杨光)

第五节　舰船外科影像技术

一、头颅 X 线摄影技术

(一) 解剖与定位

1. *解剖*　头颅骨共23块，分为面颅骨和脑颅骨。面颅骨共15块，包括成对的鼻骨、泪骨、上颌骨、颧骨、下鼻甲骨、颚骨，不成对的舌骨、犁骨、下颌骨。脑颅骨共8块，包括成对的顶骨和颞骨，不成对的筛骨、蝶骨、额骨、枕骨。额骨、顶骨、枕骨和两侧颞骨鳞部构成穹隆状，也称穹隆骨。额骨和顶骨之间有冠状缝，两块顶骨之间有矢状缝，顶骨和枕骨之间有人字缝(图18-2)。

2. *体表定位*

(1) 定位面：① 正中矢状面，经过前正中线(眉间、鼻尖、颏部的连线)与枕外隆凸的平面，经过此面将头颅分为左右相等的两半。② 冠状面，与双侧外耳孔连线平行，与矢状面和双侧听眦线垂直，将头颅分为前后部分。③ 横断面(横轴面)，与冠状面垂直，平行于双侧听眦线，将头颅分为上下部分。

(2) 定位线：① 听眉线，从眉间到外耳孔中心的连线，听眉线与颅前窝底同一平面。② 听眦线，从眼外眦到外耳孔中心连线。③ 听眶线，从眼眶下缘到外耳孔中心的连线，听眶线与颅骨的横断面平行，是将头颅分为上下部分的标准线。④ 听鼻线，从鼻前棘到外耳孔中心的连线。⑤ 听口线，从口角到外耳孔中心的连线。⑥ 瞳间线，两侧内眦之间的连线。⑦ 前正中线，眉间、鼻尖、颏部之间的连线。⑧ 后正中线，经过枕外隆凸，与前正中线平行。

(3) 定位标志：① 眉间，双眉内侧中点，位于前正中线上。② 鼻根，鼻的上部狭窄部分，眼眶之间。③ 颏部，下颌骨体下缘正中向前突出的部分，位于前正中线上。④ 外耳孔，外耳道的入口，位置固定，是头颅 X 线摄影重要的定位标志。⑤ 耳屏，外耳孔前缘的突出部分，可以用耳屏代替外耳孔进行体表定位。⑥ 下颌角，下颌骨体与下颌支移行处的外侧，易触摸。⑦ 乳突，位于耳廓后方可触摸到的隆起部分，内为中耳乳突部。⑧ 颞颌关节，位于耳屏前缘的深面，口腔做开闭运动时，能见到下颌骨髁状突的移位。⑨ 枕外隆凸，脑后下部最突出的部分，易触摸(图18-3)。

(二) X 线摄影技术

随着现代影像新技术的发展，X 线摄影在中枢神经系统检查中的作用不断下降，临床上已经较少采用摄片来诊断中枢神经系统疾病，更多的则是利用 CT 或 MRI 检查来观察颅骨及颅内的组织形态和病变特征。但是，在一些特殊情况下，摄片仍然是有效的检查，如颅骨的骨瘤、骨髓瘤、肉芽肿、血管瘤、转移瘤，在 X 线摄片影像上具有一定的特征，有助于诊断。对于外伤后的骨折，X 线摄片常能直观地显示骨折线的走向和形态，对于颅底、蝶鞍区、枕大孔附近、颅颈交界等区域的病变，头颅摄片检查也有一定的辅助诊断价值(表18-3)。

1. *头颅正位*

(1) 摄影目的：头颅正位是颅骨整体的正位影像，以显示穹隆骨为主。颅底和面颅骨重叠较多，能显示眼眶构成骨、双侧乳突、鼻窦、鼻腔结构、上颌骨及下颌骨。蝶骨大翼和蝶骨小翼上缘投影于眼眶上部，双侧颞骨岩锥和内听道投影于眼眶中下部。可

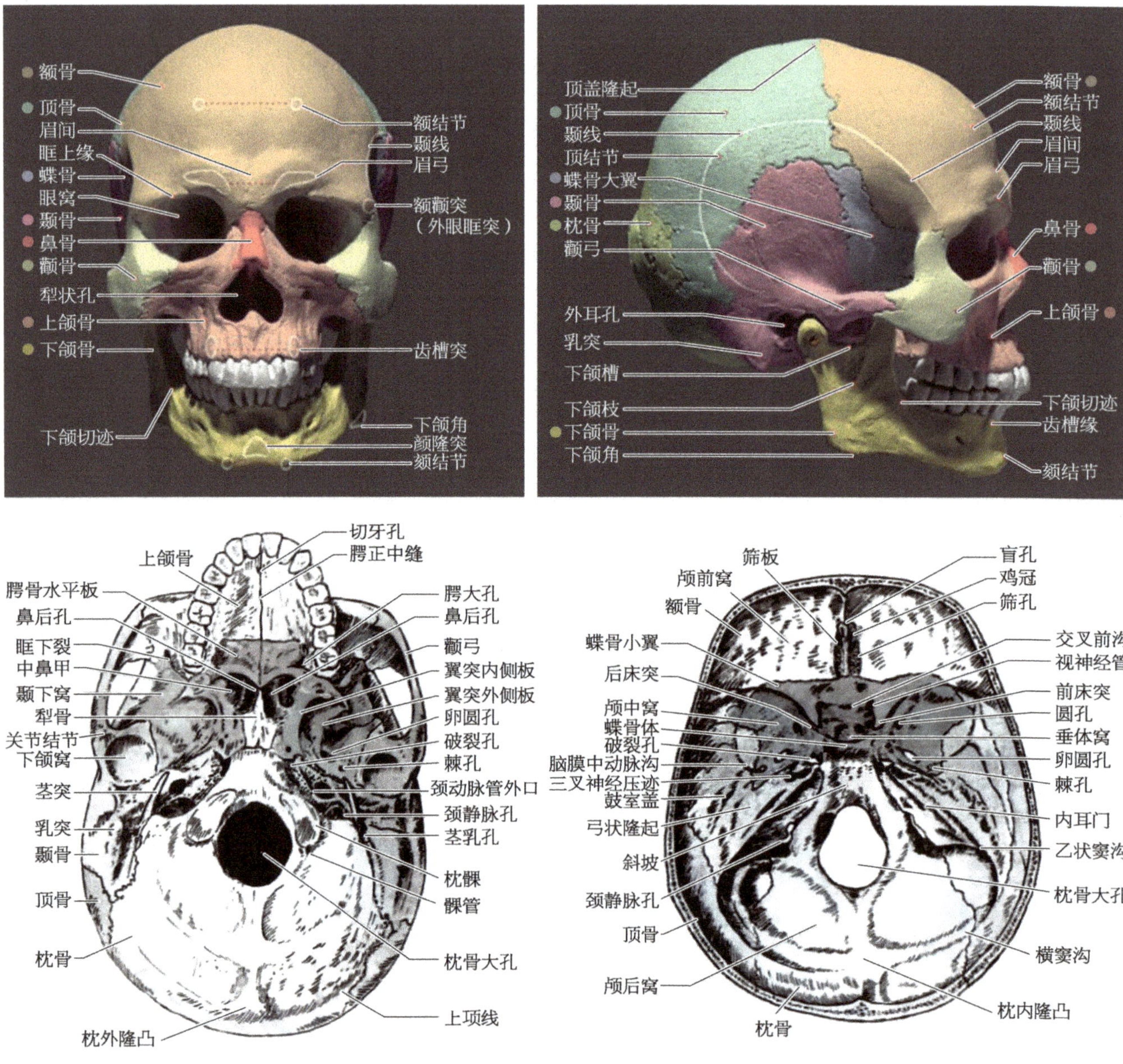

图 18-2 颅骨解剖图

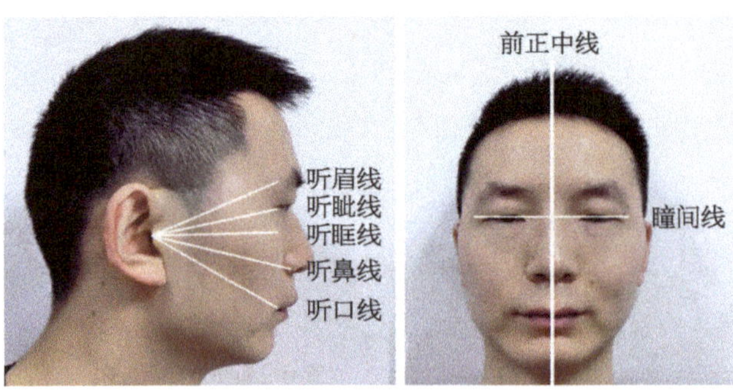

图 18-3 头颅体表定位图

表 18-3 常用头颅摄片体位

病 变	首选体位	补充体位
颅骨骨折 颅骨凹陷性骨折	头颅前后位、仰卧水平侧位	头颅切线位
多发性骨髓瘤 颅内钙化 黄色素瘤	头颅后前位、侧位	—
颅骨感染 脑积水	头颅后前位、侧位	头颅前后位
颅骨肿瘤	头颅后前位、侧位	头颅切线位
颅内肿瘤	头颅后前位、侧位	汤氏位、颅底位
视网膜母细胞瘤	柯氏位	头颅后前位

续 表

病 变	首选体位	补充体位
颅骨陷窝 肢端肥大症 侏儒症 鞍区肿瘤、垂体瘤 库欣综合征	头颅侧位	—
茎突过长	茎突前后位、侧位	—
耳源性脑脓肿	许氏位	劳氏位
中耳乳突病变	许氏位、梅氏位	伦氏位
内听道病变	斯氏位	颅底位、汤氏位
额窦病变	柯氏位	鼻旁窦侧位
蝶窦病变	鼻旁窦侧位	颅底位
筛窦病变	华氏位、柯氏位	鼻旁窦侧位
上颌窦病变	华氏位	鼻旁窦侧位

观察颅骨的对称性、骨板厚度、层次(外板、板障、内板)、冠状缝、矢状缝、人字缝、血管压迹和颅内钙化。

可用于颅脑外伤(颅骨骨折、颅缝分离)、颅内高压、颅内肿瘤(弥漫性、局部骨质破坏、病理性钙化)、颅底和面部肿瘤(听神经瘤,眼眶、鼻窦、牙源性肿瘤)、炎性病变(肉芽肿、结核、骨髓炎)、脑积水、先天性畸形、先天性发育不良、代谢性疾病等的诊断。与颅骨侧位联合使用作为头颅X线常规检查。

(2) 摄影体位:包括后前正位(PA位)和前后正位(AP位)。① 后前正位(PA位):被检者俯卧于检查床上或站立在胸片架前;头颅正中矢状面与检查床垂直且与床面中线重合;两侧外耳孔与床面等距;下颌稍内收使听眦线与床面(胸片架)垂直;两侧手臂手掌置于头颈两旁,帮助固定体位;中心线经枕外隆凸至眉心垂直射入。② 前后正位(AP位):用于急诊头颈、下颌外伤者,应避免强迫搬动。不合作的受检者采用头颅固定设备或家属帮助固定头部并做好辐射防护;被检者仰卧于检查床上,头颅正中矢状面与检查床垂直且与床面中线重合;两侧外耳孔与床面等距;下颌内收使听眦线与床面垂直,不能配合者可将球管倾斜使中心线平行于听眦线;中心线经眉心至枕外隆凸垂直射入;曝光参数:SID 100~120 cm,FOV 30 cm×24 cm,小焦点,75 kV±5 kV,中心电离室,AEC控制曝光。

2. 头颅侧位

(1) 摄影目的:观察颅骨的骨质、骨缝及蝶鞍的形态、大小及颅内情况。注重颅骨穹隆部骨折以及骨折线走行、骨破坏、指纹压迹、颅缝宽度等。

(2) 摄影体位:包括侧卧位和仰卧水平侧位。① 侧卧位:受检者俯卧于床面,头侧转,被检侧贴靠床面;头部正中矢状面平行床面,瞳间线与床面垂直;下颌稍内收,使听眶线与影像接收器(IR)长轴垂直;对侧肩部、前胸抬起,肘部弯曲,下肢屈膝共同支撑身体并保持体位稳定;中心线经蝶鞍区垂直射入(外耳孔前上各2.5 cm处)。② 仰卧水平侧位:用于急诊意识障碍、昏迷者,面部骨折、肿胀,病情严重不能搬动者;受检者仰卧于床面,枕部用棉垫或泡沫垫高;下颌稍内收,听眶线与床面垂直;中心线从水平方向经蝶鞍区(外耳孔前上各2.5 cm处)垂直射入胸片架;曝光参数:SID 100~120 cm,FOV 30 cm×24 cm,小焦点,75 kV±5 kV,中心电离室,AEC控制曝光。

3. 鞍区点片(蝶鞍侧位)

(1) 摄影目的:蝶鞍侧位能清晰显示蝶鞍(垂体窝)的大小,鞍底、前、后床突和鞍背的骨质结构,蝶窦等。用于诊断垂体腺瘤、垂体囊肿、神经源性肿瘤、脑膜瘤、动脉瘤所致的骨质破坏。非肿瘤性病变可出现蝶鞍扩大,鞍背骨质吸收,为脑积水的征象,同时也可诊断蝶窦病变。

(2) 摄影体位:① 同头颅侧位的位置摆法,照射野缩小,观察蝶鞍局部影像;② 曝光参数:SID 100~120 cm,FOV 15 cm×15 cm,小焦点,60 kV±5 kV,10~15 mAs,中心电离室。

4. 汤氏位(Towne's position)

(1) 摄影目的:汤氏位也称头颅半轴位,30°额枕位。观察顶骨后部、颞骨岩部、内耳道、枕骨大孔和人字缝。用于枕骨、顶骨后部外伤(骨折、人字缝分离),肿瘤及炎性骨质破坏,肿瘤(听神经瘤、三叉神经瘤)等疾病的诊断,也用于椎动脉造影的正位摄影。

(2) 摄影体位:① 仰卧正位、站立位或坐位均可。② 头颅正中矢状面垂直于IR且与IR中线重合,两侧外耳孔与IR等距。下颌稍内收,使听眦线与IR垂直。③ 中心线向足侧倾斜25°~30°(长头型35°、中头型30°、短头型25°),对准眉间上方8~10 cm处(相当于发际线平面),经枕外隆凸射出。倾斜角度不能超过35°,否则影像模糊度加大,枕部变形严重，影响枕部线形骨折的显示。④ 头部、颈部、下颌骨外伤的患者不能强迫搬动头部，可使用泡沫垫高枕部，尽量使听眦线垂直于床面，利用 X 线倾斜达到位置要求。⑤ 曝光参数：SID 100～120 cm，FOV 30 cm×24 cm，小焦点，80 kV±5 kV，中心电离室，AEC 控制曝光。

5. 颅底位

（1）摄影目的：① 颅底位也称头颅轴位，此位置显示颅底影像，颞骨岩部、乳突、卵圆孔、棘孔、破裂孔、颈动脉管、蝶窦、鼻中隔、下颌骨、颧骨弓、枕骨大孔、寰椎和枢椎齿状突等。② 注意颈椎骨折或半脱位不能行此检查。

（2）摄影体位：包括颅底颌顶位和颅底顶颌位。① 颅底颌顶位：仰卧位，被检者仰卧于摄影床上，背部用沙袋或枕头垫高 10～20 cm，髋部和膝关节弯曲，使腹部肌肉松弛，足部踏床面支撑身体；颈部过伸，头尽量后仰，使头顶与床面接触，正中矢状面垂直于床面并于床中线重合，听眦线与床面平行。坐位，被检者坐于摄影架前，面对 X 线球管，颈部过伸，头尽量后仰，使头顶与摄影架接触，正中矢状面垂直于摄影架并于之中线重合，听眦线与摄影架平行；中心线与听眦线垂直，经下颌角连线中点射入。若被检者头部后仰角度不够，中心线向头端适当倾斜 5°～10°；曝光参数：SID 100～120 cm，FOV 30 cm×24 cm，大焦点，85 kV±5 kV，中心电离室，AEC 控制曝光。② 颅底顶颌位：被检者俯卧位，下颌前伸，颏部置于床面，头尽量后仰，两手臂置于头部两侧，以支撑稳定头部。听眦线与床面呈 45°，正中矢状面与床面垂直；中心线向足端倾斜约 15°（垂直于听眦线），经颧弓中点向内 1 cm 处射入；曝光参数：SID 100～120 cm，FOV 30 cm×24 cm，大焦点，85 kV±5 kV，中心电离室，AEC 控制曝光。

6. 头颅切线位

（1）摄影目的：观察颅骨局部的骨质及软组织情况。特别是头部外伤后出现血肿，需确认是否有颅骨内外板损伤、凹陷型骨折。注重骨折的累及范围和测量颅骨局部凹陷程度。

（2）摄影体位：① 摄影位置不固定，根据被检者外伤部位采取适当体位，并固定头部。② 在病变皮肤表面固定金属标记，不能重叠于颅骨上。③ 以隆起/凹陷部位为中心，局部肿胀的弧形边缘最高点与 IR 垂直相切。④ 曝光参数：SID 100 cm，FOV 15 cm×15 cm，小焦点，手动曝光模式 65 kV±5 kV，10～15 mAs。

7. 视神经孔位

（1）摄影目的：显示视神经管的轴位，管壁重叠呈具有致密骨质的环状，并显示眼眶内侧壁、上壁为主的周围骨质结构，观察其形态、有无扩大、骨质破坏等。用于外伤（视神经管骨折，眼眶、颅中窝骨折累及视神经管）、视神经胶质瘤、视神经鞘脑膜瘤、眼动脉病变诊断；也用于眼部和颅中窝其他病变如动脉瘤、血管瘤、转移瘤和脑膜瘤等视神经管是否累及的观察。可作为显微外科术了解视神经孔的骨性解剖的方法之一。

（2）摄影体位：① 人体俯卧，双手臂置于身旁，以支撑稳定身体。患侧外眦内侧置于 IR 的中心点。② 头向患侧偏转使正中矢状面与台面呈 53°，听鼻线垂直台面。③ 中心线垂直通过患侧外眦。④ 曝光参数：SID 100～120 cm，FOV 15 cm×15 cm，小焦点，70 kV±5 kV，中心电离室，AEC 控制曝光。

8. 柯氏位

（1）摄影目的：柯氏位也称鼻窦后前 23°位，观察额窦、前组筛窦、眼眶、眶上裂等。常规与瓦氏位、鼻窦侧位组合摄影，能观察全组副鼻窦。用于诊断额窦、筛窦炎症、肿瘤、外伤。

（2）摄影体位：① 中心线倾斜法：受检者俯卧位（或立位），头颅正中矢状面垂直并重合于 IR 中线，两侧外耳孔距台面等距；头稍屈曲，下颌内收，额部及鼻尖贴靠床面，听眦线垂直于床面。两前臂置于头部两侧，支撑稳定头部；中心线向足侧倾斜 23°经鼻根部射出。② 自体倾斜法：在标准头颅正位的基础上，头后仰 23°（听眦线与台面夹角 67°，听鼻线垂直台面，鼻颏线紧贴台面）；中心线经鼻根垂直射出；曝光参数：SID 100 cm，FOV 24 cm×18 cm，大焦点，70 kV±3 kV，中心电离室，AEC 控制曝光。

9. 瓦氏位

（1）摄影目的：瓦氏位也称鼻窦 37°后前位，观察两侧额窦、上颌窦、后组筛窦等。包括上颌窦窦壁、牙槽突、上颌窦窦腔及其黏膜增厚、液气平面；显示后组筛窦气房、鼻腔及其内的鼻甲、鼻道和鼻中隔等。用于颌面部外伤(骨质及骨折分型)、鼻和鼻窦炎病变(鼻息肉、鼻窦炎)、肿瘤(乳突状瘤、鼻窦癌)、颞下窝病变累及鼻窦者、面部骨纤维结构不良、发育畸形等疾病的诊断。常规与柯氏位、鼻窦侧位组合摄影。

(2) 摄影体位：① 被检者坐于摄影架前，双手扶住摄影架以支撑稳定头部，头颅正中矢状面垂直并重合于 IR 中线，两侧外耳孔距 IR 等距，下颌前伸，下颌颏部贴于 IR，头稍后仰使听眦线与台面呈 37°，鼻尖至于 IR 中心。② 中心线垂直经鼻尖射出。③ 曝光参数：SID 100 cm，FOV 24 cm×18 cm，大焦点，78 kV±5 kV，中心电离室，AEC 控制曝光。

10. 乳突劳氏位

(1) 摄影目的：此位置显示乳突小房、鼓室盖、乙状窦和颞骨岩部等部位的侧位影像，内耳孔和外耳孔的影像在此位置互相重叠，应摄取左右两侧做比较。

(2) 摄影体位：① 受检者俯卧于摄影台上，将被检侧耳廓向前折叠。头部成标准侧位，前胸稍抬高，用沙袋支撑。外耳孔对于成像件中心前方 2 cm 处，使头颅矢状面与成像件平行，瞳间线与成像件垂直。对侧手握拳支撑下颌部，或用棉垫垫平，保持头部不动。② 中心线向足侧和面侧各倾斜 15°，对准对侧外耳孔的上方和后方各 5 cm 处，经过下方鼓窦，射入成像件中心。

11. 乳突许氏位

(1) 摄影目的：此位置显示乳突小房、乙状窦、乳突导血管、鼓窦盖、颞颌关节、内外耳孔和颞骨岩部的侧位影像，应摄取左右两侧做比较。

(2) 摄影体位：① 受检者俯卧于摄影台上，将被检侧耳廓向前折叠。头部成标准侧位，对侧前胸稍抬高，用沙袋支撑。外耳孔对于成像件中心前方 1 cm 处，使头颅矢状面与成像件平行，瞳间线与成像件垂直。对侧手握拳支撑下颌部，或用棉垫垫平，保持头部不动。② 中心线向足侧倾斜 25°～30°，对准对侧外耳孔的上方 7 cm 和后方 2 cm 处射入成像件中心。

12. 乳突伦氏位

(1) 摄影目的：此位置显示乳突的全部影像，鼓窦及其入口能清晰显示，应摄取左右两侧做比较。

(2) 摄影体位：① 受检者俯卧于摄影台上，将被检侧耳廓向前折叠。头部成标准侧位，两侧前胸稍抬高，并用沙袋支撑。外耳孔对于成像件中心前方和上方 1 cm 处，使头颅矢状面与成像件平行，瞳间线与成像件垂直。对侧手握拳支撑下颌部，或用棉垫垫平，保持头部不动。② 中心线向足侧倾斜 35°，对准健侧外耳孔上方射入成像件中心。

13. 乳突梅氏位

(1) 摄影目的：此位置显示颞骨岩部轴位影像，乳突小房、鼓室、内耳孔、外耳孔、颈动脉管、迷路部位和颞颌关节等都能显示，用于检查岩部的骨质病变(如胆脂瘤等)很有价值。

(2) 摄影体位：① 受检者仰卧于摄影台上，两臂垂于身旁，将被检侧耳廓向前折叠。将外耳孔对于成像件中心上方 1/3 处。面部转向被检侧，使矢状面与成像件成 45°，下颌下倾，使听眦线与成像件垂直。② 中心线向足侧倾斜 45°，通过被检侧乳突射入成像件中心。

14. 乳突斯氏位

(1) 摄影目的：此位置显示颞骨岩部的后前斜位影像。岩骨的尖部、上缘、下缘、乳突尖部和小房、鼓窦、迷路区域和内耳孔等都能显示，对诊断内耳病变和听神经肿瘤颇有价值。

(2) 摄影体位：① 受检者俯卧于摄影台上，两肘弯曲，两手放于头旁。面转向对侧，外耳孔前 2 cm 处放于成像件中心，将额部、鼻尖、颧骨三点紧靠成像件，使头部矢状面与成像件成 45°，对侧听眶线与成像件垂直。② 中心线向头侧倾斜 12°，对准被检侧的枕外隆凸与外耳孔连线的中点，射入成像件中心。

15. 茎突正位

(1) 摄影目的：此位置能使两侧颞骨茎突在上颌窦内显示，观察茎突的长度与走行，应摄取双侧对比。

(2) 摄影体位：① 前后正位(双侧)，受检者仰卧位/站立位，头颅正中矢状面垂直于台面中线，两外耳孔与台面等距。下颌尽量内收，听眶线垂直于台面。或在枕后部垫上一定厚度的垫子，帮助下颌内收到位。② 前后正位(单侧)，受检者仰卧位/站立位，下颌内收，听眶线与成像件垂直，头部向对侧稍偏转大约 5°，曝光时嘱受检者尽量张口。③ 仰卧水平侧位，头部矢状面与成像件平行，下颌前伸上抬或成反咬合状。④ 前后正位，中心线对准鼻尖，垂直射入成像件中心。⑤ 前后正位(单侧)，中心线经被检侧乳突尖内 2 cm 处垂直射入成像件中心。⑥ 仰卧水平侧位，中心线水平方向，经外耳孔射入成像件。

16. 鼻骨侧位

(1) 摄影目的：观察鼻骨侧面整体影像，重点观察鼻骨骨折。

(2) 摄影体位：受检者俯卧于台面，头侧转，被检侧贴靠台面，头部正中矢状面平行台面。下颌内收，瞳间线与台面垂直。对侧肩部、前胸抬起，肘部弯曲，下肢屈膝共同支撑身体并保持体位稳定。

17. 下颌骨正位

(1) 摄影目的：此位置显示下颌骨和颞颌关节的后前位影像，但下颌骨体部的中部与脊柱重叠，用作检查下颌骨支部骨折的骨块移位情况。

(2) 摄影体位：① 受检者俯卧于摄影台上，两肘弯曲，两手放于胸前。踝部下方垫以沙袋，将足稍抬高，可使受检者较为舒适。头部正中面对成像件或台面中线，并与之垂直。鼻尖和颏部紧靠成像件，鼻尖对成像件中心。② 中心线通过口角平面垂直射入成像件。

18. 下颌骨侧斜位

(1) 摄影目的：此位置显示下颌骨体、角和支部的侧位影像。

(2) 摄影体位：① 受检者俯卧位，对侧躯干部抬高，下肢膝部屈曲支撑身体。被检侧肩部抬高，前臂置于躯干旁。头颅侧向被检侧，下颌体、下颌支贴近床面，颅正中矢状面向床面倾斜 20°～30°，对侧下颌部朝上移动，使两侧下颌骨在空间位置错开。② 中心线向头侧倾斜 15°～25°，经被检侧下颌骨角射入成像件。

19. 颞颌关节张闭口位

(1) 摄影目的：观察颞下颌关节形态改变。着重显示颞下颌关凹和喙突构成的解剖结构关系，测量颞下颌关节凹深度，张口、闭口运动有无关节脱位。此位置应双侧对比。

(2) 摄影体位：① 受检者俯卧于台面，头侧转，被检侧贴靠面，头部正中矢状面平行台面。下颌内收，瞳间与台面垂直。对侧躯干部抬起，肘部、下肢共同支撑身体。该体位需要张口和闭口两次摄影，头部保持不动，仅口腔作张开和闭合动作。先摄取张口位，然后摄取闭口位。同样方本摄照对侧张口、闭口位。② 中心线向足侧倾斜 25°，经外耳孔上方 6～8 cm 处射入成像件。

二、胸部 X 线摄影技术

胸部 X 线摄影是影像学常规检查项目，目的主要是肺部疾患的初诊、筛查、复查，为大部分常见肺部疾病的诊治过程提供影像学依据。

怀疑有胸部异常的患者首先应采用胸部 X 线片检查进行评估。行动自如的患者最好在良好的摆位和曝光条件下吸足气拍摄后前位和侧位胸片。由于多种同密度的解剖结构间的重叠，胸片是放射科医生难做出解释分析的检查方法之一。

创伤后患者的影像学评估也应首先从胸片开始。然而，由于重伤患者需要稳定，常规采用床边摄片。在多器官创伤情况下，对便携式胸片做出解释分析挑战更大。重叠伪影很常见，包括外部监护和支持设备、患者衣服上的金属部件。此外，呼吸运动和低肺容量也增加了解释分析的难度。如果同时存在肥胖以及前弓和(或)旋转的投照位置，则难度还会进一步增加。然而，便携式胸片能迅速地对胸部不同区域和器官的整体观提供有价值的信息。此外，还可以方便地显示可疑的或没有意料到的金属异物。

平片对胸部的评估包括了对胸壁、胸膜、肺、气道、纵隔和膈肌的系统性评估。只有知晓了正常的解剖和胸部表现，才能排除移位骨折、气胸、胸腔积液、肺挫伤或裂伤、创伤性血管损伤导致的纵隔影增宽、气道/食管损伤继发的纵隔气肿以及创伤性膈肌破裂。此外，床边胸片可以迅速地评价生命支持设备放置的位置是否恰当。

评价创伤条件下胸片上异常的范围和部位，有助于放射科医生推荐和拟定最佳的后续影像检查方法或患者下一步恰当的处理方法。床边胸片正常的稳定患者可能被带至影像科拍摄摆位良好的后前位和侧位胸片做进一步评估。

胸部 X 线摄影大体可分为肺部摄影，心脏、大血管摄影，儿童/婴幼儿摄影，床旁 X 线摄影等。摄影方法主要有：① 常规采用正侧位组合摄影，从两个空间方位进行解剖结构定位和诊断。② 补充摄影是非常规检查技术，主要是对正侧位不能良好显示的某些解剖结构进行重点/局部显示或属于某种病变的最佳表现体位。这需要技师有较好的影像初诊能力，能及时发现病变并采用技术手段解决问题。补充摄影常常采用透视定位/点片。③ “床旁 X 线摄影”是在患者不能完成转运时，使用平板 C 臂或移动 DR 等移动设备在病房、手术室环境进行坐位/半坐位胸部摄影，以了解肺野基本情况(感染、积液)为目的。④ 特殊摄影，主要采用特殊的成像技术获得更具诊断细节的影像，例如双能量胸部摄影，融合体层摄影等。

1. 呼吸运动心肺部 X 线摄影的移动因素　主要是心脏冲动、呼吸运动。呼吸属非自主运动，在胸部摄影中涉及的呼吸方式有多种，需要在检查前让受检者了解或进行呼吸训练。① 胸部摄影常规采用吸气后屏气并曝光。胸廓在吸气状态下扩张，双横膈下降 2～3 cm，可以显示更多的肺野并提高肺野内组织反差。② 最大吸气方式是深吸气后屏气，此时可达到最大吸气状态。③ 可疑气胸应在呼气后屏气摄影，有利于提高肺野和积气的反差。④ 呼吸状态不良/疾病障碍时，可采用平静呼吸时屏气。⑤ 婴幼儿很难控制呼吸运动，根据婴幼儿的呼吸抓准时机曝光。

2. 胸腔积液定位　疑有胸腔积液或胸腔积液定位的检查，在患者可能支撑的前提下，采用站立位或坐位。仰卧位或半仰卧位不能作为测量积液量或胸腔积液穿刺定位的依据。

3. 伪影　应去除可能产生伪影的衣物和饰品，包括移开成束发辫、胸饰、挂饰、项链，以及衣服上纽扣、印刷痕迹等产生的伪影，必要时更衣。

4. 影像分辨率　① 成人胸部摄影建议采用大焦点(≥1.2 mm)。② 成人胸部 DR 摄影，像素应>200 μm，影像分辨率>2.5 lp/mm；小儿胸部 DR 摄影，像素应在 110～142 μm。这样有利于提高肺纹理显示率和清晰度。

5. 影像处理数字化　胸部影像采用的基本影像处理技术，包括影像剪裁和 LUT 显示曲线调整，窗技术调整(密度和对比度)，细节重建等。根据兴趣区和诊断需求确定。

6. 胸部 X 线摄影体位

(1) 常规模式：① 站立后前正位，站立左侧位(或右侧位)。② 胸部体检可先检查胸部正位，发现可疑病变后加照侧位或补充体位。

(2) 补充体位：① 仰卧正位，用于重症或急诊。② 半卧正位，用于重症或急诊。③ 侧卧水平位，用于重症或急诊。④ 肺尖部前弓位，重点显示双肺尖部。⑤ 肺中叶前弓位，重点显示右肺中叶(表 18－4)。

表 18－4　胸部摄影常用体位

病　变	首选体位	补充体位
肺及支气管病变	胸部后前位、胸部侧位	—
胸腔游离积液	胸部后前位、胸部侧位	胸部侧卧后前位、胸部仰卧侧位
包裹性积液	胸部后前位	胸部切线位
肺下积液	胸部后前位、胸部仰卧前后位	胸部侧卧后前位
气胸	胸部后前位、胸部侧位	胸部侧卧后前位、胸部半坐前后位
肺不张、中叶综合征	胸部后前位、胸部侧位	胸部前凸前后位、胸部后仰后前位
咯血、纵隔病变	胸部后前位、胸部侧位	—
左心房增大	胸部后前位、胸部左侧位、胸部右前斜位	—
右心房增大	胸部后前位、胸部左前斜位	胸部右前斜位、胸部左侧位
左心室增大	胸部后前位、胸部左侧位、胸部左前斜位	—
右心室增大	胸部后前位、胸部右前斜位	胸部左前斜位、胸部左侧位
膈膨出	胸部后前位、胸部侧位	—
横膈麻痹、支气管异物	胸部前后位(摄吸气相和呼气相)	—
膈下脓肿	胸部后前位、胸部侧位(高电压摄影)	—
胸部外伤、肋骨外伤	胸部后前位、胸部斜位	—
胸骨病变	胸骨后前位、胸骨侧位	—
胸锁关节病变	胸锁关节后前位	—

(一) 胸部后前正位(立位)

(1) 摄影目的：观察全肺野，主支气管气道，心脏形态，双膈面，中上端肋骨和上中段胸椎。观察感染、胸腔积液、损伤、气胸、包块、结节、肺不张等。

（2）摄影体位：① 受检者面向摄片架站立，胸部紧贴成像件，人体冠状面与成像件平行。两足分开站稳。人体正中矢状面与成像件中线重合，头部摆正，稍向后仰，成像件上缘须超出两肩。肘部弯曲，双手背放于髋部，两肩尽量内转靠近成像件，如此可使两侧肩胛骨分开，不致遮挡肺部。两肩尽量放平，不可高耸，使锁骨成水平位，肺尖部就不致被锁骨影像所遮盖。如果受检者不能做到上述姿势，评估患者状况，可嘱其抱住摄片架或其他人员进行扶助，并采取必要防护措施。② 中心线从水平方向对准第 7 胸椎平面垂直射入成像件。深吸气后屏气曝光。

（二）胸部左侧位（立位）

（1）摄影目的：观察胸骨后区，纵隔区，心后区、心脏肺底部，肋膈角和胸椎侧位。能了解肺分叶、分段和确定病灶的位置。能观察胸膜（包括叶间胸膜）的病变。着重观察感染、包块、肺不张等。

（2）摄影体位：① 受检者侧立于摄片架前，被检侧胸部紧贴成像件，两足稍分开，使身体站稳。胸部腋中线对成像件中心，胸部冠状面与成像件垂直，避免胸部旋转。两臂高举，环抱头部，使两肩尽量不与肺部重叠。下颌略上抬，离开患者前胸部，适当做收腹动作。② 由于患者病情重双臂不能上举，可由其他人员扶助将双臂尽量上抬，尽量不遮挡肺尖部，并采取必要防护措施。③ 中心线从水平方向对准腋中线第 7 胸椎平面垂直射入成像件。深吸气后屏气曝光。

（三）胸部仰卧正位（前后位）

（1）摄影目的：观察全胸部基本情况。适用于一般情况不佳、病重或不能站立者的胸部摄影，着重观察肺感染、肺损伤、肺不张等以及胸廓病变、胸锁关节骨折、肋骨骨折等。

（2）摄影体位：① 受检者仰卧，背部紧贴成像件，人体正中矢状面对成像件中线，冠状面与床面平行，头部稍向后仰，颏部和下颌部不能遮挡上肺野。手臂自然置于身体两侧。如果可能可将患者肘部弯曲，外移、前旋，使两侧肩胛骨离开肺野。② 中心线对准胸骨中点垂直射入成像件。深吸气后屏气曝光。

（四）胸部侧卧水平后前位

（1）摄影目的：观察全肺野整体情况，对检查少量胸腔积液很有价值。侧卧位通过体位变化显示出肺野内局限性病变形成的液气平面，气胸的游离气体，肺叶段间隙或肋膈角的积液，以及在其他体位被病变遮挡的肺部区域。

（2）摄影体位：① 受检者侧卧于摄影台上，在检查床面预先铺上泡沫垫或其他软垫，抬高患者躯干离开床面，气胸患侧向上，积液患侧向下。双手臂上举高于头部，下颌略上抬，不能与胸腔重叠。下肢弯曲以保持稳定。人体冠状面与床面垂直，与成像件平行。② 对不能保持体位者或摆位困难时，评估患者状况，由其他人员进行扶助将双侧手臂上抬至面部，采取必要防护措施。③ 中心线从水平方向对准正中矢状面第 7 胸椎平面垂直射入成像件。常规吸气后屏气曝光，可疑气胸应在呼气后屏气曝光。

（五）胸部肺尖前弓位

（1）摄影目的：主要观察肺尖部上 2/3 肺野。对在前后位被肋骨或锁骨遮蔽的空洞或病灶都能清楚显示。其他如叶间积液和右肺中叶不张等也有诊断价值。着重观察结核、肺炎、结节、肺尖部胸膜改变。

（2）摄影体位：① 受检者背向摄片架直立，人体正中矢状面与成像件中线重合，两足分开身体站稳。肘部弯曲，手背放于髋部。身体稍离开摄片架，上胸向后仰，腹部向前挺出使背部后倾，胸部冠状面与成像件呈 30°～40°。患者双肩部、颈部和头部贴靠成像件，保持体位稳定。两肩尽量内转，使肩胛骨影像不致肺部重叠。头部摆正，下颌稍上抬。成像件上缘超出肩部上方 7 cm。② 对不能保持体位者或摆位困难时，评估患者状况，由其他人员进行扶助摆位并采取必要防护措施。③ 患者后仰困难或病情不允许后仰姿势达到 30°，可嘱患者尽可能后仰，然后中心线向头端倾斜达到体位要求。有的胸片架可以倾斜角度，患者可贴靠在倾斜角度的成像件上。④ 患者后倾到位，中心线向头侧倾斜 12°，对准胸骨角与剑突连线的中点。⑤ 患者后仰困难，仅能直立或稍后仰时，中心线向头侧倾斜 25°～30°，对转胸骨角与剑突连线的中点射入成像件中心。深吸气后屏气曝光。

三、腹部 X 线摄影技术

腹部 X 线摄影是包括腹腔、盆腔在内的组织器官和腹部团组织的常规影像学检查。腹部 X 线摄影也称为腹部平片，多用于泌尿系结石和急腹症的初诊。泌尿系结石采用腹部前后正位，急腹症多采用腹部站立位的前后正位(表 18-5)。

表 18-5　腹部 X 线摄影的体位

病　变	首选体位	补充体位
急腹症(胃肠道穿孔、外伤性膈疝、外伤性脏器破裂、肠梗阻、肠套叠、肠扭转、肠粘连、肝脓肿、膈下脓肿、急性胃扩张、急性胰腺炎等)	腹部站立前后位	腹部仰卧前后位、侧卧水平位
泌尿系结石	腹部仰卧前后位	腹部侧卧侧位
胆系结石	胆区后前位	胆区右后斜位、腹部侧卧侧位
游走肾、肾下垂	腹部站立前后位、仰卧前后位	—
异物	腹部仰卧前后位、侧卧侧位	—
刀伤、火器伤、腹腔内穿通伤	腹部仰卧正位、仰卧侧位(皮肤外缘破口放置金属标记)	—
先天性肛门闭锁	腹部倒立前后位、倒立侧位	—

腹部 X 线摄影由于腹部组织和脏器缺乏天然对比，临床诊断价值受限。

(一) 腹部仰卧前后位

(1) 摄影目的：观察全腹。着重观察泌尿系统结石，腹腔内脏器钙化，腹部异物等。

(2) 摄影体位：① 受检者仰卧于摄影台上，人体正中矢状面对准台面中线，人体冠状面与台面平行，确保躯干和骨盆没有旋转。两臂放于身旁或上举，下肢自然屈曲以使骨盆和腰椎更贴近成像件，头部用枕头稍垫高。成像件上缘超过胸骨剑突约 3 cm，下缘尽量包括全部外生殖器，并包全腹部两侧皮肤。腹部可用压迫带压紧，能获得更清晰的影像。② 尿路平片检查时，如果最大尺寸的成像件尚不能全部包括检查范围，可采用分段摄取法分别拍摄上、下尿路。③ 中心线对准成像件中心，并与之垂直。呼气后屏气曝光。

(二) 腹部站立前后位

(1) 摄影目的：观察全腹。着重观察消化道病变，对胃肠道穿孔、肠梗阻病例的诊断有重要价值。同时适用于肾下垂的诊断。

(2) 摄影体位：① 受检者背部贴靠摄影架站立，人体正中矢状面对摄影架中线，两臂自然下垂置于体侧。成像件上缘超过膈肌水平(约为男性乳头平面)，下缘尽量包括耻骨联合，并包全腹部两侧皮肤。② 中心线对准剑突到耻骨联合连线中点垂直射入。呼气后屏气曝光。③ 站立前后位适合观察膈下游离气体、液平面较好，站立位患者腹部应尽量伸直，在病情许可前提下，保持体位 3～10 分钟，使腹腔内气体/液体充分移动到位，液气面可清晰显示。④ 站立位由于腹部脂肪和腹腔脏器下移，使下腹部厚度加大，特别是对下腹部肥胖的患者，适当加大摄影条件。

(三) 腹部侧卧水平位

(1) 摄影目的：腹部正位的补充体位，观察全腹腔游离气体液平面和病变平面/梗阻平面定位(对发现腹腔器穿孔、肠梗阻较好)。腹部侧卧水平位有右上平位和左上水平位。根据病变在腹腔的位置进行选择；当病情不明时可选择腹三位(仰卧位、右上水平位和左上水平位组合摄影)。

(2) 摄影体位：① 受检者面向 X 线管，侧卧于检查床上，身下垫一定高度的泡沫垫，两臂上举，胸腹部伸直，背靠成像件，上缘超过膈肌水平(约为男性乳头平面)，下缘尽量包括耻骨联合，包全两侧皮肤。② 人体冠状面垂直床面，确保躯干部和骨盆没有旋转。③ 中心线对准成像件中心垂直射入。呼气后屏气曝光。

(四) 小儿腹部倒立正侧位

(1) 摄影目的：观察初生婴儿先天性直肠肛管闭锁或畸形。可从骶前直肠充气情况了解肠管闭锁部位，并可测量闭锁部位与肛门间的距离，供临床手术参考。出生后 20 小时左右为最适宜的摄影时间。

(2) 摄片前准备：① 去除可能重叠在腹部的物品。② 与患儿家属/医护人员进行沟通，理解摄影体位并负责实施检查体位的放置。③ 将新生儿置于头低卧位 5～15 分钟，并在其腹部施以轻柔按摩，使气体进入盆腔部位。④ 在新生儿肛门窝区涂以少许稠钡剂(或放置一金属标记)。

(3) 摄影体位：① 摄片时采用安全的保护措施，陪护人员一手握住患儿双踝部，一手托住肩颈部/头颈部，使患儿呈倒悬位，臀背部紧贴成像件。② 倒置 1～2 分钟后摄取前后位、侧位。③ 正位：正中矢状面对成像件中线并与其垂直。④ 侧位：矢状面与成像件平行，边缘超过肛门处皮肤 6 cm。⑤ 中心线对准脐孔等高平面垂直成像件射入。

(五) 胆区后前位

(1) 摄影目的：此位置显示右上腹部(胆囊区)的后前位影像，观察有无胆囊阳性结石。

(2) 摄影体位：① 受检者俯卧于摄影台上，身体转向左侧，使右半侧稍抬高，避免胆囊与脊柱的重叠，冠状面与床面成 20°～30°，右半侧中线对台面中线。② 头放于枕头上，转向右侧，右手上举抱头，左臂放于身旁。③ 成像件上缘包括第 10 胸椎，下缘包括髂骨嵴。④ 中心线对成像件中心，并与之垂直。

四、脊柱 X 线摄影技术

对于损伤，一般应优先考虑 X 线片。X 线片必须以两个相互垂直的角度拍摄，如果没有侧位片，有些脱位可能被遗漏。肩关节的完整摄片十分复杂，还需要加摄腋位和西点位。另外一个需要考虑的摄片的部位，通常来说并不需要拍摄双侧腕关节和双手，只需要拍摄受累方。如拇指受累，则应该拍摄拇指位，因为手正侧位片不能从两个角度显示拇指。需要注意的是长骨摄片应包括相邻关节。理想的摄片选择应该是尽可能减少成本及辐射剂量但仍能完全显示病变的方法(表 18－6)。

表 18－6　脊柱 X 线摄影的体位

部位	病　变	首 选 体 位	补 充 体 位
颈椎	神经根型颈椎病 脊髓型颈椎病 椎动脉型颈椎病	颈椎斜位	颈椎前后位、颈椎侧位
	颈椎骨折(第 1、2 颈椎) 寰枢椎病变	颈椎张口位	颈椎侧位
	颈椎骨折(下段) 颈椎结核	颈椎前后位、颈椎侧位	—

续　表

部位	病　变	首 选 体 位	补 充 体 位
颈椎	落枕	颈椎前后位、颈椎侧位	颈椎张口位
	颈椎脱位、椎间关节绞锁	颈椎功能位(过伸位、过屈位)	颈椎前后位、颈椎侧位
	颈部软组织病变	颈椎侧位	颈部软组织侧位
	胸腔开口综合征	颈椎前后位	—
	颈肋	颈椎前后位(包括第 2 胸椎)	—
胸椎	截瘫	相应脊柱段前后位、侧位	—
	上段胸椎病变	胸椎上段前后位	胸椎上段侧位、斜位
	胸椎结核、肿瘤、炎症	胸椎前后位、侧位	—
	胸椎骨折	胸椎前后位、侧位	胸椎横突前后位、仰卧水平侧位
	脊柱侧弯	胸椎前后位、腰椎前后位	—
	椎体骨软骨病	胸椎前后位、侧位	腰椎前后位、侧位
腰椎	腰椎骨折	腰椎前后位、侧位	腰椎横突前后位、仰卧水平侧位
	腰椎结核、肿瘤、炎症	腰椎前后位、侧位	—
	腰椎退行性病变	腰椎前后位、侧位	腰椎斜位
	腰椎间盘脱出	腰椎前后位、侧位	—
	强直性脊柱炎	腰椎前后位、骶髂关节前后位	腰椎侧位、胸椎前后位
	腰椎滑脱	腰椎前后位、侧位	腰椎斜位、腰椎侧位功能位
	腰椎椎弓峡部裂	腰椎斜位	腰椎关节突关节位
	脊椎裂	腰椎前后位、骶骨前后位	—
	腰椎骶化、骶椎腰化	腰椎前后位(包括骶髂关节)	—
	致密性骨炎	骶髂关节前后位	骶髂关节前后斜位
	布鲁菌病	腰椎前后位	腰椎斜位、骶髂关节前后位
	骶尾骨骨折	骶、尾骨前后位、侧位	—

脊柱是全身骨骼的支柱，解剖学结构是由多节形态各异的椎体和关节结构连接而成，具有多生理曲度、多神经平段的特点。脊柱承担着负重、运动和平衡的重要生理功能。脊柱 X 线摄影注重各类骨病、肿瘤、先天性或后天性脊柱畸形、损伤、感染、活动功能改变等。应根据医嘱要求和病变特点进行多

种体位的组合摄影。

(一) 颈椎张口位

(1) 摄影目的：观察第 2 颈椎椎体齿突，寰枢关节。显示齿突骨折、前后弓骨折、寰枢关节情况及有无先天性改变。

(2) 摄影体位：① 被检者前后仰卧位或站立位，颈背部贴靠检查床/台，正中矢状面垂直于成像件并与中线重合，瞳间线平行于成像件。疑似脊髓损伤的患者在医师帮助和指导下摆位。② 头部稍后仰，嘱患者口尽量张大。此时调整头部后仰程度，使上颌门齿咬合面与乳突尖连线与成像件垂直。③ 中心线对准上下牙齿中点，与成像件垂直。当患者颈部强直后仰困难时，中心线向头端倾斜，平行于上颌门齿咬合面和颅基底部连线。

(二) 颈椎前后位

(1) 摄影目的：观察第 3～7 颈椎正位的椎体和关节结构，功能状态。着重观察钩突关节、椎间隙。

(2) 摄影体位：① 被检者仰卧位或站立前后位，颈背部贴靠检查床/台，人体正中矢状面垂直于成像件并与其中线重合，头部稍后仰，使上颌门齿咬合面与乳突尖连线垂直台面(注意头部、颈部、下颌骨外伤的患者不能强迫后仰头部)。② 中心线向头侧倾斜 7°～10°，对准甲状软骨下方射入成像件中心。

(三) 颈椎侧位

(1) 摄影目的：与颈椎正位组合摄影。观察颈椎侧位的整体影像，包括椎体和关节结构，颈椎序列曲线和颈椎前软组织。着重观察椎体骨折与破坏，退行性颈椎关节改变，颈椎失稳等。

(2) 摄影体位：① 被检者侧立于摄影架前，两足分开，使身体站稳。侧面肩部贴靠摄影架，正中矢状面平行于 IR，瞳间线垂直于 IR，头稍后仰，下颌前伸，以免下颌骨支部与上部颈椎重叠。双肩部尽量下垂，必要时采用外力或持重物将肩部向下牵引，可使下部颈椎和上部胸椎不致被肩部重叠。② 中心线对准第 4 颈椎(相当于甲状软骨平面)，与成像件垂直。

(四) 颈椎左右斜位

(1) 摄影目的：观察颈椎椎间孔、椎弓根、椎间隙、椎间关节情况。与正侧位组合用于颈椎病诊断。常规拍摄左右两侧斜位，以作对比。

(2) 摄影体位：① 后前斜位包括左后斜位和 RPO 右后斜位，被检者被检侧前胸靠近成像件，对侧后旋，使人体冠状面与成像件呈 55°～65°。头部偏转呈侧位，颈椎椎体长轴与成像件长轴重合。下颌略前伸。② 前后斜位包括右前斜位 RAO 和左前斜位 LAO，被检者被检侧背部和颈部靠近面板，对侧前旋，使人体冠状面与 IR 呈 45°～55°。头部偏转呈侧位，颈椎椎体长轴置于 IR 长轴中线。下颌略前伸。③ 中心线：后前斜位向足侧倾斜 15°，前后斜位向头侧倾斜 15°，对准第 4 颈椎射入成像件中心。

(五) 颈椎功能位(过伸位、过屈位)

(1) 摄影目的：此位置显示颈椎的功能位影像。主要用于判断椎间盘变性或因外伤所致颈椎体间不稳定性，椎间隙异常变窄或增宽，如寰枢椎脱位，在前屈位上，寰椎前弓后缘与齿状突前缘间的距离增大 3 mm 者断定为横韧带松弛或者断裂。

(2) 摄影体位：① 被检者侧立于成像件前，两足分开，使身体站稳。头部尽量前屈(过屈位)或后仰(过伸位)。双手各握一沙袋，使两臂尽量下垂。成像件上缘超出枕外隆凸，下缘低于第 2 胸椎。② 中心线对准第 4 胸椎，与成像件垂直。

(六) 胸椎前后位

(1) 摄影目的：观察全部胸椎序列的椎体和关节结构。着重观察骨折、先天性脊柱侧弯/后凸畸形、骨肿瘤、感染性骨病、骨质疏松等。

(2) 摄影体位：① 仰卧位，被检者仰卧于摄影台上，人体正中矢状面与台面中线重合。头部略后仰，双手臂置于体侧。双膝部弯曲，双脚掌平放于台面，可减小脊柱的生理弯曲度。② 前后站立位，受检者背部贴靠摄影架，人体正中矢状面与成像件中线重合。头部略后仰，双手臂置于体侧，确保躯干部没有旋转。③ 中心线对准胸骨角与剑突连线中点，与成像件垂直。

(七) 胸椎侧位

(1) 摄影目的：胸椎正位组合摄影。观察全部胸椎序列的椎体和关节结构。着重观察骨折、先天性脊柱侧弯/后凸畸形、骨肿瘤、感染性骨病、骨质疏松等。

(2) 摄影体位：被检者侧卧于摄影台上，两臂上举抱头，两髋和两膝弯曲。腰部用棉垫垫平，使胸椎序列位于同一高度并平行于床面。脊柱长轴与床面平行，棘突后缘置于床面中线外 5 cm 处。成像件上缘包括第 1 胸椎，下缘包括第 1 腰椎。

(八) 腰椎前后位

(1) 摄影目的：观察第 11 胸椎到第 2 骶椎的骨结构(包括腰椎椎体、椎间关节、棘突、横突，骶髂关节和骶骨等)和椎旁软组织。着重观察骨折、骨肿瘤、感染性骨病、退行性关节病、脊柱侧弯等。

(2) 摄影体位：① 被检者仰卧于摄影床上，身体正中矢状面垂直床面并与床面中线重合。两臂置身旁或胸前。两髋、膝屈曲，双足踏床面，使腰部贴近床面，减少生理弯曲度。确保躯干部和骨盆没有旋转。成像件上缘平第 11 胸椎，下缘包括部分骶椎。X 线管阴极端置于下部腰椎。② 中心线对准脐孔上方 2 cm 处，通过第 3 腰椎垂直射入成像件。

(九) 腰椎侧位

(1) 摄影目的：(与腰椎正位组合摄影)观察腰椎侧位形态、排列曲度、棘突、椎间孔、关节突及骨质等情况。

(2) 摄影体位：① 被检者侧卧于摄影床上，两臂屈曲放于胸前或上举抱头，双下肢并拢，髋、膝稍屈曲支撑身体。身体冠状面与床面垂直。腰细臀宽者，需在腰下放棉垫，使脊柱与床面平行。棘突后缘置于成像件中线外约 5 cm 处(或棘突垂线在成像件边缘内 2～3 cm)。成像件上缘平第 11 胸椎，下缘包括部分骶椎。② 中心线对准第 3 腰椎平面，垂直探测器射入。臀部较宽，腰部未放棉垫时，中心线向足端倾斜一定角度。

(十) 腰椎斜位

(1) 摄影目的：重点观察椎弓峡部，为检查椎间关节、上下关节突和椎弓的外伤或病变之用，需摄取左右两侧以做比较。

(2) 摄影体位：① 受检者仰卧于摄影台上，脊柱长轴与床面中线重合，然后身体一侧腰背部抬高，使人体冠状面与床面约成 35°～45°。近床面侧髋部和膝部稍弯曲，对侧手臂支撑身体稳定以保持体位。棘突后缘置于床面中线后方 5 cm 处。成像件上缘包括第 12 胸椎，下缘包括部分骶椎。② 中心线对准第 3 腰椎，与成像件垂直。

(十一) 腰椎功能位(过伸位、过屈位)

(1) 摄影目的：① 可发现腰椎正侧位、双斜位及 CT、MRI 无法观测到的腰椎不稳情况。② 可测量出不稳定椎体的微前移或后移的改变及移位程度。③ 可观测腰腿痛患者腰椎屈伸运动的范围。④ 可用于观察治疗前后的一个重要指标。

(2) 摄影体位：① 被检者侧卧于摄影床上，与腰椎侧位体位相同。② 过伸位：腰椎、两侧髋部和膝部，两侧上肢尽量伸展。③ 过屈位：腰椎、两侧髋部和膝部尽量弯曲，两手臂抱膝。④ 成像件上缘包括第 11 胸椎，下缘包括上部骶椎。⑤ 中心线对准第 3 腰椎棘突前方约 8 cm 处，通过第 3 腰椎垂直射入成像件。

(十二) 骶尾椎正位

(1) 摄影目的：观察骶骨、尾骨正位骨质情况。

(2) 摄影体位：① 被检者仰卧于摄影床上，后腰部和骨盆紧贴检查床，人体正中矢状面与床面中线重合，两侧手臂放于体侧，两膝部稍弯曲。成像件上缘包括髂骨嵴，下缘超出耻骨联合。② 中心线：骶尾椎正位中心线垂直于两侧髂前上棘连线下方 3 cm 处；骶椎正位中心线向头侧倾斜 15°～25°；尾椎正位中心线向足侧倾斜 10°～15°。

(十三) 骶尾椎侧位

(1) 摄影目的：观察骶骨、尾骨侧位骨质情况，多用于检查外伤后骨折。

(2) 摄影体位：① 被检者侧卧于摄影台上，背部与床面垂直，腰部用棉垫垫平，使骶尾椎正中矢状面与床面平行，确保骨盆和躯干部没有扭曲旋转，呈整体侧位。双下肢屈曲使身体稳定。成像件上缘包括髂骨嵴，下缘超出尾骨尖部，后侧包括臀部外侧皮肤边缘，前缘包括腰部中轴线(包全第 5 腰椎和腰骶关节)；② 中心线垂直于髂前上棘向下、向后 8～10 cm 处(耻骨联合上方约 4 cm 处)。

五、骨盆 X 线摄影技术

(一) 骨盆前后位

摄影体位：被检者仰卧于摄影台上，人体正中矢状面垂直台面，并与台面中线重合。两下肢伸直，双足内旋 10°～15°，两踇趾内侧相互接触。确保躯干部和骨盆没有旋转，两侧髂前上棘至台面的距离必须相等。成像件上缘包括髂骨嵴，下缘包括耻骨联合下方 3 cm。

中心线对准两髂前上棘连线中点下方 3 cm 处，垂直射入成像件(表 18-7)。

表 18-7 骨盆 X 线摄影的体位

病变	首选体位	补充体位
躯干下部外伤	骨盆前后位	—
下腹部、臀部异物	骨盆前后位	骨盆侧位
骨包虫囊病	骨盆前后位	腰椎前后位、侧位
畸形性骨炎、骨软骨瘤	骨盆前后位	—
髂骨炎性病变	髂骨前后位	骶髂关节前后斜位
髂骨肿瘤	髂骨前后位	骨盆前后位
耻骨外伤	耻骨后前位、耻骨前后轴位	—
坐骨外伤	坐骨前后位	—
产后耻骨联合分离	耻骨联合站立前后位	—
氟骨病	骨盆前后位	腰椎前后位

(二) 骨盆侧位

摄影体位：① 被检者仰卧于摄影台上，两下肢完全伸直，以避免大腿与耻骨联合重叠。腰部和两膝的中间用棉垫或沙袋垫平，使脊柱长轴与台面平行，骨盆成完全侧位。成像件上缘包括髂骨嵴，下缘超出耻骨联合，将大粗隆上方的软组织凹对成像件中心。② 中心线对准股骨大粗隆外侧上方的软组织凹，与成像件垂直。

(三) 髂骨斜位

摄影体位：① 被检者仰卧于摄影台上，身体转向被检侧。健侧抬高，人体冠状面与床面成 20°～30°，使被检侧髂骨与台面平行，将髂前上棘内侧 5 cm 处放于成像件中心。两侧髋和膝关节稍弯曲，对侧背部和膝部用沙袋支撑，髋部用棉垫垫高。② 中心线对准被检侧髂前上棘内侧 5 cm 处，与成像件垂直。

(四) 耻骨和坐骨前后位

摄影体位：① 被检者仰卧于摄影台上，人体正中矢状面与床面中线重合。下肢伸直，双足内旋 10°～15°，两踇趾内侧相互接触。确保躯干部和骨盆没有旋转，两侧髂前上棘至台面的距离必须相等。成像件上缘包括髂前上棘，下缘包括耻骨联合。② 中心线向头侧倾斜 20°～45°，对准耻骨联合上缘下方 5 cm 处，射入成像件中心。中心线倾斜角度与性别有关，一般男性为 20°～35°，女性为 30°～45。

(五) 耻骨和坐骨前后轴位

摄影体位：① 被检者坐于摄影台上，人体正中矢状面与床面中线重合。膝关节稍弯曲，下方用沙袋垫高，身体后倾，两侧上臂支撑身体，使腰背部与床面呈 40°～45°，使骨盆入口与床面平行，耻骨联合对成像件中心。② 中心线对准耻骨联合上缘垂直射入成像件。

(六) 耻骨和坐骨后前位

摄影体位：① 被检者俯卧于摄影台上，人体正中矢状面与床面中线重合。膝关节稍弯曲，踝部下面垫沙袋，骨盆放平，耻骨联合对成像件中心。② 中心线对准两侧大粗隆连线中点与成像件垂直。

六、四肢 X 线摄影技术

四肢摄影，应包括上、下两侧关节。如病变局限在一端时，应至少包括邻近病变侧的关节，以明确解剖位置。肢体的长轴应与成像件长轴平行。摄影时，应根据被检侧部位大小，选择合适的照射野，应充分包括被检部位的软组织(表 18-8)。

表 18-8 四肢 X 线摄影的体位

病变	首选体位	补充体位
多趾，伴骈趾畸形	足正位	足斜位
趾骨、跖骨骨折	足正、斜位	—
踇外翻	足正位	—
第 1 趾骨骨折	足正位、外斜位	—
足部异物	足正位、侧位	—
骨结核	患侧骨正位、侧位	—
软骨瘤	双手(或足)正位	双手(或足)斜位
类风湿性关节炎	双手(或足)正位	肘、膝、肩、髋关节正位
痛风	足正位、内斜位	足外斜位
马蹄内翻足	足正位、踝关节侧位	—
趾骨骨疣	足正、侧位	—
扁平足	足负重侧位	双侧对照
髌骨骨折	髌骨侧位、轴位	膝关节正位
膝内翻、外翻畸形	双膝正位、侧立位对照	—
膝关节副韧带损伤	双膝强力外展位	—
骨软骨瘤	膝关节正、侧位	—
成骨肉瘤	患侧骨正、侧位	—
股骨头缺血性坏死	髋关节正位	髋关节前后斜位

续 表

病变	首选体位	补充体位
髋部外伤和疾病	髋关节正位	髂关节侧位
股骨头后脱位	谢氏位	—
股骨颈骨折	髋关节正位、水平侧位	—
骨龄测量：1岁以内	双膝关节正位或足正位	—
1～6岁	双手或双腕正位	
7岁以上	双手、双腕、肘及肩关节正位	

对外伤患者进行摄影时，应尽量采用改变X线投射方向或移动检查台床面等方式，以适应摄影体位的要求。若需移动肢体，应做到轻、准、快，以免发生骨折错位或增加患者痛苦。

(一) 手后前位

摄影体位：① 被检者侧坐于摄影床旁。被检侧手掌向下平放于成像件上，五指伸直略分开。第3掌骨头置于成像件中心。② 中心线对准第3掌骨头垂直成像件射入，若同时摄取双手影像，中心线经两手间的中点射入成像件中心。

(二) 掌下斜位

摄影体位：① 被检侧小指及第5掌骨靠紧成像件外缘。手内旋，使手掌与成像件成45°。各手指均分开并将指尖触成像件上。② 中心线对准第5掌骨头，垂直射入成像件中心。

(三) 拇指正位

摄影体位：① 被检者侧坐于摄影床旁，面对摄影床。被检侧前臂伸直，手和前臂极度内旋，使拇指背侧紧贴成像件。其他四指伸直，也可以用对侧手指将四指固定，被迫过伸位，避免与拇指重叠。② 中心线对准拇指掌指关节垂直射入成像件。

(四) 拇指侧位

摄影体位：① 被检者侧坐于摄影床旁，面对摄影床。被检侧前臂伸直，第2～5指伸直，手背向上。拇指外侧紧贴成像件，使拇指背面与成像件垂直。② 中心线经拇指掌指关节垂直射入成像件。

(五) 腕关节后前位

摄影体位：① 被检者侧坐于摄影床旁。被检侧手呈半握拳或伸直，掌面向下。尺、桡骨茎突连线中点置于成像件中心。② 中心线对准尺、桡骨茎突连线中点垂直射入成像件，若同时摄双侧腕关节，中心线对准成像件中心。

(六) 腕关节侧位

摄影体位：① 被检者侧坐于摄影床旁。被检侧手呈半握拳或伸直，腕部尺侧在下(靠近成像件)。尺骨茎突置于成像件中心。② 中心线对准桡骨茎突垂直射入成像件中心。

(七) 腕关节外展位(舟骨)

摄影体位：① 被检者坐于摄影床旁，肘部弯曲。掌面向下紧贴床面。五指并拢朝尺侧偏转呈外展。② 中心线对准桡骨茎突与第1掌骨近端连线中点垂直射入(或对准成像件中心)。

(八) 尺桡骨正位

摄影体位：① 被检者坐于摄影床旁，被检侧前臂伸直，掌面向上，平放于床面上，腕部稍外旋。尺桡骨中点放于成像件中心。成像件上缘包括肘关节，下缘包括腕关节(若病变局限于一端，可只包括邻近端关节)。② 中心线对准前臂中点垂直射入(或对准成像件中心)。

(九) 尺桡骨侧位

摄影体位：① 被检者坐于摄影床旁，被检侧肘部弯曲，前臂尺侧紧贴床面成90°。尺桡骨中点放于成像件中心。成像件上缘包括肘关节，下缘包括腕关节(若病变局限于一端，可只包括邻近端的关节)。② 中心线对准前臂中点垂直射入(或对准成像件中心)。

(十) 肘关节正位

摄影体位：① 被检者侧坐于摄影床旁。被检侧肘关节伸直，背侧在下。尺骨鹰嘴置于成像件中心。② 中心线对准肱骨内、外上髁连线中点垂直射入成像件中心。

(十一) 肘关节侧位

摄影体位：① 被检者侧坐于摄影床旁。被检侧肘关节屈曲约呈90°，尺侧在下。肱骨内上髁置于照射视野中心。② 中心线对准肱骨外上髁垂直射入成像件中心。

(十二) 肱骨前后位

摄影体位：① 被检者仰卧于摄影床上，被检侧手臂伸直稍外展，手掌向上。肱骨中点放于成像件中心。成像件上缘包括肩关节，下缘包括肘关节(若病变局限于一端，可只包括邻近端关节）。② 中心线对准肱骨中点垂直射入（或对准成像件中心）。

（十三）肱骨侧位

摄影体位：① 被检者仰卧于摄影床上，被检侧手臂屈肘90°，前臂内旋置于腹前。肱骨中点放于成像件中心。成像件上缘包括肩关节，下缘包括肘关节（若病变局限于一端，可只包括邻近端关节）。② 中心线对准肱骨中点垂直射入（或对准成像件中心）。

（十四）肩关节前后正位

摄影体位：① 被检者站立于摄影架前。被检侧上肢稍外旋且与躯干分开，肩部背侧紧贴成像件，成像件上缘超出肩部软组织3 cm。肩胛骨喙突置于中心。② 中心线对准肩胛骨喙突垂直射入成像件中心。

（十五）肩关节侧位（穿胸位）

摄影体位：① 被检者侧立于成像件前，被检侧上臂外侧紧贴成像件，肱骨外科颈放于成像件中心。对侧上肢上举抱头。对侧肩关节上抬，使肱骨头高于被检侧。② 中心线对准对侧腋下垂直射入（或对准成像件中心）。

（十六）锁骨后前正位

摄影体位：① 被检者俯卧（或站立）于摄影床上（成像件前）。头部转向对侧，使被检侧锁骨紧贴床面或成像件。手臂内转，掌心向下（或前）。将锁骨中点置于成像件中心。② 中心线对准锁骨中点垂直射入（或对准成像件中心）。

（十七）肩锁关节后前位

摄影体位：① 被检者站立于成像件前，面向成像件，头部转向对侧，使被检侧肩锁关节紧贴成像件。掌心向前。成像件上缘超出肩部软组织，将肩胛骨喙突置于成像件中心。② 中心线对准喙突垂直射入（或对准成像件中心）。

（十八）足前后正位

摄影体位：① 被检者坐于摄影床上。被检侧膝关节屈曲，足底部紧贴成像件。第3跖骨基底部置于成像件中心。② 中心线对准第3跖骨基底部垂直射入成像件中心。

（十九）跟骨侧位

摄影体位：① 被检者坐于摄影床上。被检侧足部外踝紧贴成像件并置于成像件中心。② 中心线对准内踝下2 cm，垂直射入成像件中心。

（二十）跟骨轴位

摄影体位：① 被检者坐于摄影床上，被检侧下肢伸直。足尖向上，足背极度背屈（可用布带牵拉）。② 中心线向头侧倾斜35°～45°，经跟骨中点射入（或对准成像件中心）。

（二十一）踝关节前后位

摄影体位：① 被检者坐于摄影床上。被检侧下肢伸直且稍内旋，足尖向上。内、外踝连线中点上1 cm置于照射野中心。② 中心线对准内、外踝连线中点上1 cm，垂直射入成像件。

（二十二）踝关节外侧位

摄影体位：① 被检者坐于摄影床上。被检侧下肢屈髋屈膝外旋，外侧在下紧贴成像件。外踝上1 cm置于照射野中心。② 中心线对准内踝上1 cm垂直成像件射入。

（二十三）胫腓骨前后位

摄影体位：① 被检者仰卧于摄影床上，被检侧下肢伸直稍内旋，足尖向上。将被检侧胫腓骨中点放于成像件中心。成像件上缘包括膝关节，下缘包括踝关节（若病变局限于一端，可只包括邻近端关节）。② 中心线对准胫腓骨中点垂直射入（或对准成像件中心）。

（二十四）胫腓骨侧位

摄影体位：① 被检者侧卧于摄影床上，被检侧下肢伸直，外侧在下紧靠床面。将胫腓骨中点放于成像件中心。成像件上缘包括膝关节，下缘包括踝关节（若病变局限于一端，可只包括邻近端关节）。② 中心线对准胫腓骨中点垂直射入（或对准成像件中心）。

（二十五）膝关节前后正位

摄影体位：① 被检者仰卧或坐于摄影床上。被检侧下肢伸直且稍内旋，足尖向上，腘窝靠近成像件。髌骨下缘置于照射野中心。② 中心线对准髌骨下缘垂直射入成像件。

（二十六）膝关节侧位

摄影体位：① 被检者侧卧于摄影床上。被检侧下肢屈膝约呈135°，外侧靠近成像件。髌骨下缘与腘窝皮肤皱褶连线中点置于照射野中心。② 中心线对准髌骨下后缘垂直射入成像件。

(二十七) 髌骨轴位

摄影体位：① 被检者俯卧于摄影床上，被检侧膝部尽量屈曲(被检者用手或用布带拉住踝部)，对侧下肢伸直。股骨长轴与成像件长轴平行。② 中心线对准髌骨下缘、经髌骨后缘垂直射入成像件。

(二十八) 股骨前后正位

摄影体位：① 被检者仰卧于摄影床上，被检侧下肢伸直稍内旋，足尖向上。将股骨中点放于成像件中心，长轴与成像件长轴平行。成像件下缘包括膝关节。② 中心线对准股骨中点垂直射入(或对准成像件中心)。

(二十九) 股骨侧位

摄影体位：① 被检者侧卧于摄影床上，对侧髋部与膝部屈曲并置于被检侧下肢前方。被检侧膝部屈曲约135°，外侧在下紧靠床面。将股骨中点放于成像件中心，成像件下缘包括膝关节。② 中心线对准股骨中点垂直射入(或对准成像件中心)。

(三十) 髋关节正位

摄影体位：① 被检者仰卧于摄影床上。双下肢伸直且稍内旋，足尖向上，使两趾接触。被检侧髂前上棘与耻骨联合上缘连线中点向外下作垂线5 cm处为髋关节正位摄影的定位点，此点对准成像件中心。② 中心线对准定位点垂直射入成像件(如同时摄取双侧髋关节前后位影像时，摄影要点同骨盆正位)。

(三十一) 髋关节水平侧位

摄影体位：① 被检者仰卧于摄影床上或推床上，被检侧臀部垫高。对侧髋部与膝部屈曲成直角，尽量抬高，并置于被检侧下肢上方。被检侧下肢伸直，足尖稍内旋，大腿外侧缘紧靠成像件(或呈45°角)，将股骨颈放于成像件中心。② 中心线向头侧倾斜25°～30°，经被检侧股骨大粗隆射入(或对准成像件中心)。

七、舰船外科辅助检查技术——超声

受现代战争作战模式和新式武器的影响，海战伤呈现伤情严重、致死致残率高、后送困难等特点，在短时间内迅速识别需紧急手术挽救生命的伤员是救治工作的基础。拓展的创伤重点超声评估法(extended focused assessment with sonography for trauma, E-FAST)是战时检伤的重要手段，其具有便捷、实时、无辐射、可重复等优点，能在战术救治阶段后对伤病员进行快速、准确的伤情评估，因而在国内外广泛应用于战场伤情评估、检伤分类、指导手术决策中。

(一) 舰船环境下E-FAST的实施

舰船上过道狭小，伤员搬运不便，应由具备E-FAST检查能力的医生或技师携带便携式超声设备在伤员旁处实施检查，单次检查时间应控制在3～5分钟，主要可诊断或排除的伤情包括腹腔积血、胸腔积血、心包压塞、气胸或血气胸、膀胱破裂等。E-FAST具体扫查方式及切面如下。

1. 右上腹

(1) 探查区域：肝周、肝肾隐窝。

(2) 探头位置：① 肋间声窗，探头置于第8～11肋间，探头面与肋骨平行，该方向与患者身体的长轴方向夹角约45°。② 肋缘下声窗，如果患者的肝脏位置较低(少数人群)，可将探头放在锁骨中线肋缘下的位置，要求患者“深吸气和屏气”，利于目标区域的检查。

(3) 观察征象：肝周、肝肾隐窝无回声(图18-4)。

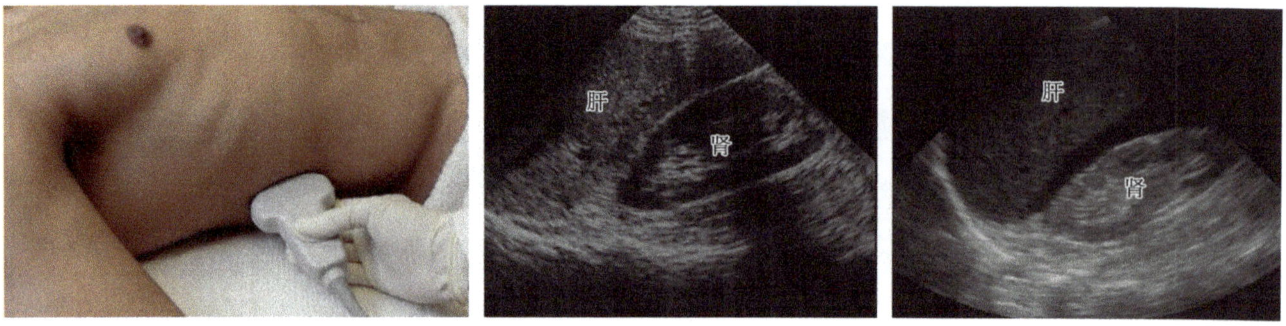

图18-4 右上腹检查

2. 左上腹(借助脾脏为声窗)

(1) 探查区域：脾周、脾肾间隙、左肾下极(左结肠旁沟)。

(2) 探头位置：左侧腋后线第6～9肋间(由脾脏大小和位置决定探头位置较右侧更靠后和靠上)，如果患者可以变换体位，可使患者右侧卧位，以便探头从后方更靠近脾窗，评估左侧膈下和脾肾间隙。

(3) 观察征象：脾周、脾肾隐窝、左肾下级无回声(图18-5)。

3. 盆腔(借助膀胱为声窗)

(1) 探查区域：男性——直肠膀胱陷凹；女性——直肠子宫陷凹。

(2) 探头位置：耻骨联合上方(横切、纵切)。

(3) 观察征象：盆腔无回声、膀胱壁连续性(图18-6)。

4. 心包

(1) 探查区域：心包腔。

(2) 探头位置：探头置于剑突下，方向标志指向患者左侧，稍向上倾斜使超声束朝向患者左肩。

(3) 观察征象：心包腔内无回声(图18-7)。

5. 胸腔

(1) 探查区域：双侧胸腔。

(2) 探头位置：沿腋中线/腋后线第4～10肋间，由上至下对肋间隙进行逐一扫查，至扫查到肝脏(右侧胸腔)或脾脏(左侧胸腔)。

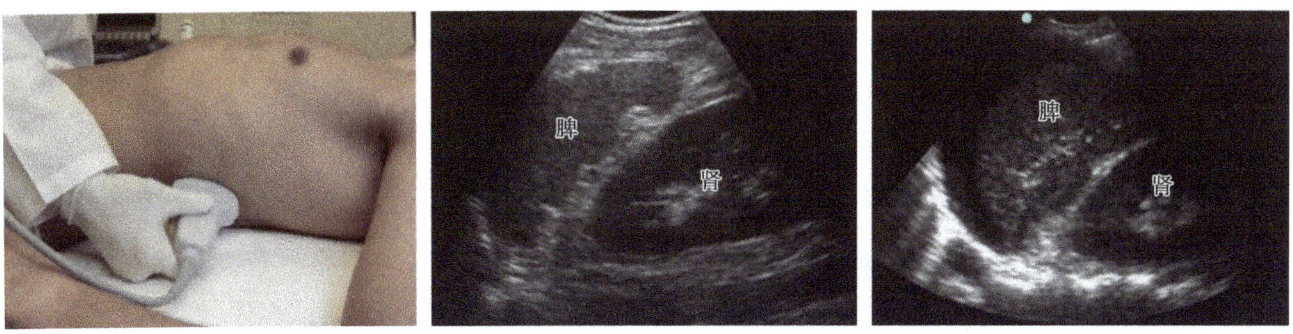

图18-5　左上腹检查

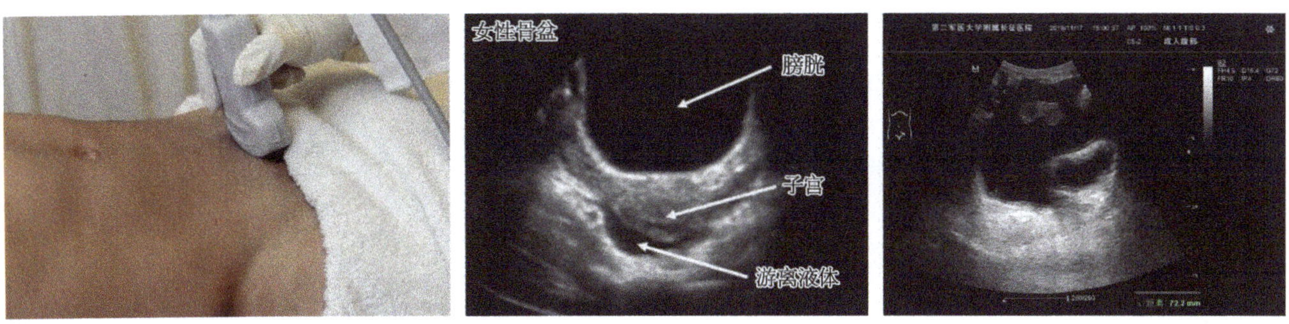

图18-6　盆腔检查

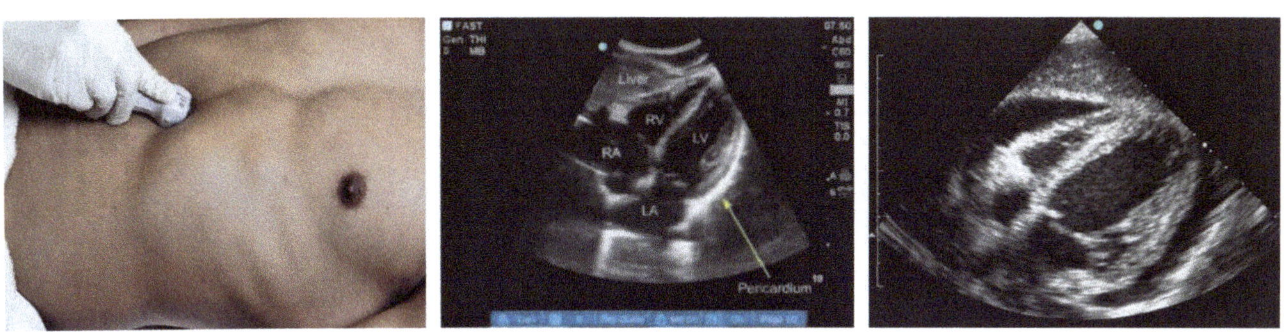

图18-7　心包检查

(3) 观察征象：肋膈角或胸壁与肺组织间的无回声，评估血胸、膈肌破裂、肺实变/挫伤。

6. 肺脏

(1) 探查区域：双侧肺脏。

(2) 探头位置：将 11 MHz 线阵探头垂直于胸壁置于锁骨中线第 2～4 肋间且与肋骨走向垂直。

(3) 观察征象：① 胸膜滑动征消失，M 型超声下因肺滑动消失而导致“沙滩征”被“条码征”取代。② 肺点，“沙滩征”与“条码征”的交点，提示气胸诊断(图 18－8)。

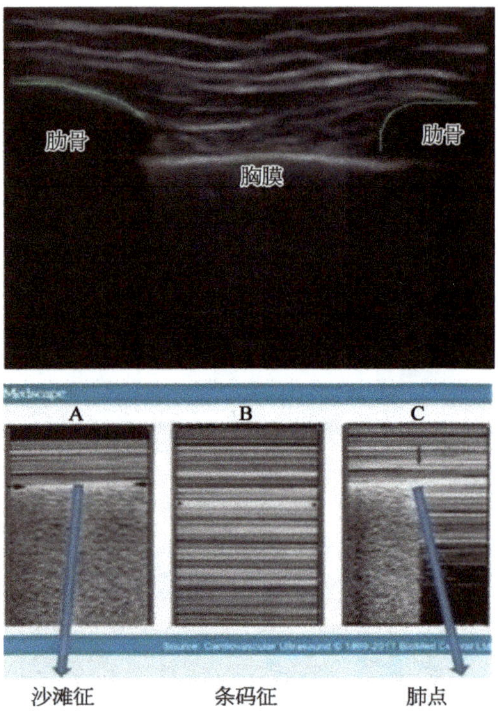

图 18－8 肺脏检查

(二) 舰船环境下基于 E－FAST 的超声引导紧急介入手术

1. *超声引导下心包穿刺减压术* 当 E－FAST 扫查心包发现心包腔内出现多处无回声区，或心脏在无回声区中摇摆时，多提示大量心包积液，此时如观察到右室壁塌陷，则提示急性心包压塞，需尽快行心包穿刺减压，否则有心脏停搏的风险。超声实时引导的心包积液(积血)的穿刺抽液或置管引流，可清晰显示穿刺路径上各层结构及针尖到达位置，在舰船颠簸环境下急性心脏压塞的抢救中，可有效避免穿刺针伤及心脏，具有快速、安全、准确的优势。手术步骤如下。

(1) 确定穿刺点及穿刺路径：穿刺点多选择在积液深且无肺遮挡处，一般在锁骨中线第 5 肋附近或胸骨旁、剑突下积液较深处。确定穿刺路径无重要结构遮挡后，标记穿刺点并消毒、铺单。

(2) 实施穿刺：超声引导下用 18G PTC 针按选定路径进行穿刺，实时观察穿刺针经皮下、胸壁、壁层心包进入无回声积液内，当强回声针尖突破壁层心包时停止进针并固定，拔除针芯，见积液流出，或用注射器抽出积液(积血)；需要置管引流时，可送导入丝，退出穿刺针，沿导丝扩皮后 6F 猪尾引流管沿导丝置入无回声区，确认引流通畅后采用无菌透明贴膜固定，外接一次性抗反流引流袋。

2. *超声引导下胸腔积液穿刺引流术* 当 E－FAST 扫查胸腔发现胸腔内出现无回声区，即提示胸腔积液。若胸腔内短时间出现大量胸腔积液，可导致肺不张、呼吸困难。若一侧胸腔积液量大，甚至可能引起纵隔向对侧偏移，影响血流动力学，需尽快行胸腔穿刺引流术。手术步骤如下。

(1) 确定穿刺点及穿刺路径：穿刺点多选择在积液深且无肺遮挡处，一般在腋中线第 6 肋附近或肩胛下线第 9 肋附近积液较深处。确定穿刺路径无重要结构遮挡后，标记穿刺点并消毒、铺单。

(2) 实施穿刺：超声引导下用组装完毕含针芯针鞘的 10F 猪尾管按选定路径进行穿刺，实时观察穿刺针经皮下、壁层胸膜进入无回声积液内，当强回声针尖突破壁层胸膜后再向前进针约 2 cm，停止进针并固定，拔除针芯针鞘，送入猪尾管，见积液流出，确认引流通畅后采用无菌透明贴膜固定，外接一次性抗反流引流袋。

(三) 舰船环境下颅脑外伤的超声诊疗

提高颅脑损伤的迅速检伤、可重复性监测和精准救治能力是海战颅脑损伤救治的核心难题，结合目前国内外 E－FAST 及颅脑超声相关研究基础，通过测量视神经鞘直径间接性评估颅内压的手段简单可行且具有重复性，而超声直接观测颅内并行脑室外引流(external ventricular drainage，EVD)则可采取去颅瓣、缩小探头的方式，克服超声波不能穿透颅骨、传统的超声探头过大等难题。由此，E－FAST 便可向颅脑损伤方向进行延伸，形成前线迅速检伤分类-转运途中可重复性颅内监测-适时超声引导下 EVD 精准救治的三个舰船救治阶梯，是一种新型的拓展的舰船上颅脑损伤超声检查与救治体系。

1. 前线迅速检伤分类——经眶视神经鞘直径测量 快速、准确判断伤病员颅脑损伤的严重程度并做出分类处置至关重要。颅脑战创伤的核心表现及致命表现是颅内压（ICP）剧烈升高，解剖学研究显示视神经周围的蛛网膜下腔与颅内视交叉池直接沟通，即当 ICP 增高时颅内充盈的脑脊液通过视神经管进入视神经蛛网膜下腔，使得视神经鞘内间隙扩张，即理论上视神经鞘直径（ONSD）的扩大与 ICP 增高呈时相一致性。与此同时，由于超声对于液体的判别灵敏性极高，视神经鞘内脑脊液和鞘外组织便形成明显的成像反差，视神经鞘表现为束状的低至无回声，观测较为简单，且经眶探查视神经鞘的路径短、无遮挡、无创伤、干扰因素少，具有较好的重复性。故使用超声可以清晰、准确地显示视神经鞘，并完成测量。

而通过给传统 E-FAST 便携超声设备配备小型线阵探头即可实现对伤员的经眶 ONSD 测量，完成对伤员颅脑损伤的检伤分类。正常视神经直径约 3 mm，视神经鞘厚约 0.3 mm，蛛网膜下腔厚 0.1～0.2 mm。目前国外报道认为，通过超声测量视神经鞘直径（ONSD）判断 ICP 增高有较高的有效性和可行性。Munawar 等研究发现经眶测量 ONSD 预测 ICP 升高的灵敏度和特异度分别为 100% 和 95%。国内有研究表明，超声测量 ONSD 预测 ICP 增高的阈值为 ONSD＞5 mm，与国外大多数研究结果相一致。另外一项对 60 例颅脑损伤患者的研究结果指出，以 ONSD＞4.8 mm 作为预测 ICP 增高的阈值时，其灵敏度为 91%，特异度为 89%；以 ONSD＞5.0 mm 作为阈值时，其灵敏度为 79%，特异度为 96%。近期有研究提出，用该值作为预测 ICP 增高的阈值具有较高的灵敏度和特异度。与此同时，Jin 等对 50 名颅脑损伤患者进行 ONSD/眼球横径（ETD）与 ICP 的相关性研究，认为 ONSD/ETD 比率是 ICP 增加的更好预测指标[3]。

经眶 ONSD 测量具有无创、简便、价格低廉、可重复等众多优点，能够满足舰船作战时空间小、后送慢等前提下的检伤需求，有极大的海战场应用价值，通过 ONSD 直径评估 ICP，并及时结合全身情况合理应用甘露醇、高渗盐水、钻孔减压、大骨瓣减压等方式控制 ICP，改善脑灌注与脑代谢，有助于早期实行神经保护策略，预防脑疝，提高伤病员的存活率。

2. 转运途中可重复性伤情监测——小型颅内相控阵超声多普勒探头 颅内外出血，包括硬膜下出血（SDH）和硬膜外出血（EDH），是严重颅脑损伤后死亡率增加的重要危险因素，若无法及时诊断导致治疗延迟，死亡率可能高达 90%。此外，迟发性外伤性血肿根据临床表现通常难以预测，有些病情迅速恶化而导致不良后果。CT 检测颅内出血的准确率接近 100%，但在没有常规神经成像的海战环境中，准确检查颅内出血仍然是降低死亡率的关键步骤。

相较于常规神经成像，超声由于其便携性可以在战斗前线及转运过程中进行使用，超声相控阵是超声探头晶片按一定的规律分布排列的组合，能有效地控制发射超声束（波阵面）的形状和方向，相控阵检测技术的优点是能够使用不同形状的多阵元换能器产生和接收超声波束，因此不拘泥于传统凸阵探头和线阵探头固定形状，可以设计更小的锥形探头。由此舰船海战场景下的小型颅内相控阵超声多普勒探头应运而生。在舰船第一阶梯检伤完成后，被判断为颅内压升高的伤病员多行去颅瓣减压术，能够避开超声波无法穿透颅骨的缺陷，为超声观测颅内情况提供一个狭小范围的颅骨骨窗，此时锥形设计的小型颅内相控阵超声多普勒探头能够在内操作，观察颅内情况并能够反复应用以监测颅内病情变化。

操作方法：使用上述小型颅内相控阵超声多普勒探头，透过骨窗对颅内组织进行探查，调节增益、深度后从前颅底至后颅底完成完整的全颅扫查，直观地测量侧脑室的大小以评估颅内压，同时观察颅内是否存在二维异常回声区域及多普勒异常灌注区域，并结合左右对照、多次检测对照等方法，观察其变化规律。一般认为，颅内出血最初表现为高回声团块（新鲜血肿），且占位效应逐渐显著，随病情变化回声可有不同程度的增减，边缘趋于不规则但回声增强，液化后内部出现弱回声或小片状无回声区，至陈旧性血肿可出现边缘回声增高且不规则、内部无回声区形成假性囊肿(脑空洞或脑穿通性囊肿),但血块边缘机化部分仍可保持相当高的回声,纤维化后回声进一步增高。脑室内出血则多出现侧脑室内径增宽、透声变差,进而可出现侧脑室扩张显著,其中为均匀一致的高回声(新近出血或新鲜凝血块),如脑室血液凝固可形成数段短粗棒状回声,并随病程而变化,在侧脑室三角区上方沉积变成新月状无回声区。硬脑膜下血肿则可于颅骨回声下方可见密集半月形高回声,随时间的推移可变为双凸形,血肿回声变化规律同上,但其与脑组织弥漫性减低回声对比鲜明。

在舰船海战缺乏常规神经成像的场景下,通过给传统 E-FAST 便携超声设备配备该种颅内探头,能够直观地测量侧脑室的大小以评估颅内压,以及观察颅内二维超声异常回声区域及多普勒异常灌注区域判断出血、血肿等情况,为部署在第三阶梯的专业神经外科医生争取时间、提供思路,以降低颅脑海战伤的致残率和死亡率。

3. *适时参与治疗——超声引导下 EVD* 根据战伤救治规则,颅脑的早期救治可简单归纳为 A(airway,保持气道畅通)、B(bleeding,控制出血)、C(compression-relief,解除颅内压迫)、D(debridement,清创)、E(edema,控制脑水肿)、F(function,尽可能保护脑功能)原则,其中 C(解除颅内压迫)是降低不良事件的重要一环。上海长征医院神经外科在"舰船外科"救治体系中率先提出:Ⅱ级救治阶梯中,神经外科救治的核心理念是"防止致死性脑疝",使伤员在后送至神经外科专科医生救治前,能够维持足够的脑灌注和脑功能,防止因为各种伤情造成的脑水肿、脑缺氧演变至脑疝,造成不可逆转的损伤甚至死亡。针对上述核心理念,早期颅脑海战伤救治的关键技术是:在掌握颅内压升高的证据后,能及时通过任何方式控制颅内压,预防脑疝。其中较为常用的方式是侧脑室穿刺外引流术,其本质是将脑室内的脑脊液引出以降低颅内压,是神经外科临床常用的救命技术之一。但是在舰船海战场景下的侧脑室外引流术对于非神经外科医生而言,操作难度较大,如角度偏差,则可能将导管插入脑组织内其他功能区,造成医源性损伤。

为解决上述问题,业内采取的方式是进行影像引导,其中在舰船海战场景下,超声引导依旧最具有战场适用性。在上述可探测颅腔探头的基础上,在探头上搭载穿刺导针架,即可形成可视化的侧脑室穿刺导航系统,降低穿刺难度。穿刺前首先透过颅孔窗设计穿刺路径并预测穿刺深度,观察穿刺脑室扩张程度,判断液体量是否达到穿刺标准,观察拟穿刺点及设计针道上重要脑组织情况以减少医源性损伤。术前评估完善后,准备脑室穿刺套管针,消毒引导穿刺的超声探头或采用消毒探头隔离套,常规消毒铺巾,进行穿刺,依据超声实时图像显示针尖位置,掌控进针深度,至针尖送入侧脑室无回声内,拔出针芯抽出少量脑脊液,接引流袋并计量、固定引流袋。应注意必须重复和详细地进行评估,穿刺针不宜过深,达到侧脑室即可,整个穿刺过程中应密切监视针尖位置,切勿让针尖触及重要脑组织。

超声引导下的 EVD 具有较好的便携性,能克服舰船海战场景下影像引导方式匮乏的缺陷,而其可视化实现了非神经外科专业的军医也能较为安全地在超声引导下行脑室外引流置管术,进行紧急减压抢救措施,缓解颅内高压。

(四) 舰船环境下超声在战创伤诊治中的应用展望

1. *超声造影技术对腹部实质脏器出血的诊断* 超声造影(contrast-enhanced ultrasound, CEUS)是在常规超声检查的基础上,通过静脉注射超声造影剂四氟化硫微泡,利用血液中造影剂气体微泡来增强组织内微血管的显示,实时动态地观察组织、器官的血流灌注情况的一种超声检查技术,目前已广泛应用于临床。常规 E-FAST 检查及二维超声检查对器官创伤位置和程度的灵敏性和特异性较低,也不易识别不伴腹腔积液的腹部创伤患者,而超声造影技术可实时显示创伤脏器血流灌注情况,其最大优势在于可快速准确识别活动性出血,即超声图像表现出特征性的造影剂外溢现象。在国内外研究中,该技术对腹部实质脏器外伤的诊断明显优于常规超声检查,且与增强 CT 具有很好的相关性。目前常用的超声造影剂为意大利 Bracco 公司生产的 Sonovue,该造影剂具有配制简单、易于存储、毒副作用小的特点,方便携带上舰进行使用,因此在舰艇环境下具有良好的应用前景。

2. 超声造影引导局部注射治疗腹部实质脏器出血　在超声造影明确病灶位置、大小及被离断的血管后，在超声引导下首先于病灶内多点注射蛇毒凝血酶，接着将 α-氰基丙烯酸酯黏合胶注射到微血管横断处。注射治疗后常规给予适量抗生素。该技术具有简单快捷、止血迅速、损伤小、恢复快的特点。唐杰、吕发勤团队采用此技术治疗平时肝脾肾创伤出血患者千余例，结果证明，此方法可在 10～15 分钟内完成单脏器出血的止血治疗。随着止血材料和注射器材的飞速发展，该技术必将在舰船战创伤救治现场及后送途中发挥更大的作用。

（萧毅　文文）

第六节　舰船外科麻醉与疼痛处置

一、麻醉前评估与处理

（一）初步评估

海战发生时，由于海上条件的限制，医疗设备难以携带，医护力量较薄弱，且伤员批量，无法立刻对伤员进行全面系统的评估。因此，初步评估十分重要，可通过定量评分来估计患者的损伤严重程度，由此决定后送救治单位，进行合理治疗。

常用的评分介绍如下。

1. 医院前指数　医院前指数(prehospital index，PHI)以收缩压、脉搏、呼吸和意识 4 项生理指标为依据，每项指标分别记 0～5 分，最高总分为 20，伤情愈重分值愈高(表 18-9)。总分 0～3 分定为轻伤，4～20 分为重伤。如果患者合并有胸部或腹部穿透伤，总分加 4。

表 18-9　医院前指数

项目	分值				
	0	1	2	3	5
收缩压	>100	86～100	75～85	—	0～74
脉搏	50～119	—	—	≥120	<50
呼吸	正常	—	—	费力/浅	呼吸<10 次/分，需插管
意识	正常	—	—	模糊/烦	所述言语不能被人理解

2. CRAMS 评分　CRAMS 为循环(circulation)、呼吸(respiration)、腹部(abdomen，包括胸部)、运动(motor)及言语(speech)5 个单词第一个英文字母的缩写组成。每项指标计 0、1、2 分不等，最后把 5 项指标的评分相加，即为 CRAMS 总分(表 18-10)。总分≥9 分定为轻伤；<8 分定为重伤；<6 分定为极重伤。伤情愈重分值愈低。

表 18-10　CRAMS 评分

项　目	分　值		
	2	1	0
循环			
毛细血管充盈	正常	迟缓	不充盈
收缩压(mmHg)	≥100	85～99	<85
呼吸	正常	>35 次/分，费力、浅	无自主呼吸
胸腹	无触	胸或腹有压痛	腹肌紧张、连枷胸、深部穿透伤
运动	正常	对疼痛刺激有反应	无反应或去脑强直
言语	正常	语无伦次	发音听不清或不能发音

3. 格拉斯哥昏迷评分　格拉斯哥昏迷评分(Glasgow coma score，GCS)是 1974 年由 Teasdale 等提出的头伤分类方法，主要根据运动反应(满分 6 分)、言语反应(满分 5 分)和睁眼反应(满分 4 分)评分来评定，总分 15 分，分值愈低伤情愈重(表 18-11)。

表 18-11　格拉斯哥昏迷评分

项目	分　值					
	6	5	4	3	2	1
运动反应	遵嘱动作	刺痛能定位	刺痛能躲避	刺痛后肢体能屈曲	刺痛后肢体能过度伸展	无运动反应
言语反应	—	回答准确	回答含混	用词不当	答非所问	不能言语
睁眼反应	—	—	自动睁眼	呼唤睁眼	刺痛睁眼	不睁眼

(二) 伤情判断与再评估

在完成现场急救后，根据初步评估的结果，对伤员进行分类后送。伤员到达Ⅱ级、Ⅲ级救治阶梯后，还需再次进行伤情判断和进一步的评估。

1. *了解病史*

(1) 伤史：主要通过患者自身或目击者描述而了解，面临严重创伤患者时则更为困难。包括致伤因素、受伤经过或事故现场等方面的信息，对受伤部位、范围、程度、失血量进行初步了解。

在战创伤救治的临床实际中，许多情况下既往病史(过敏史、以前存在的疾病、既往手术史和药物治疗等)、系统体检、鉴别诊断和详尽的治疗计划等一系列常规工作可能需要适当取舍或简化，需要结合新的诊疗条件加以优化。取舍或简化的基本原则是：首先确定和纠正最威胁生命的问题，确保战创伤患者生命体征的稳定，为获得更好的预后争取更多时间。这正是战创伤患者救治工作的特殊性所在。

虽然在许多情况下不允许或不能够详尽掌握战创伤患者的伤情和既往病史，但同样需要重视。应在救治过程开始后向有关人员继续询问和了解，并根据生命体征监测和实验室检查结果再评估，以便使后续治疗。

(2) 进食和药物服用：虽然创伤患者均应视为"饱胃"并予以防范，但麻醉前仍有必要仔细询问最后进食的具体时间和种类，以便采取更合适的预防措施。

2. *术前检查* 创伤患者的术前检查包括体格检查和实验室检查两个方面。

(1) 体格检查：按照"ABCDE"法或按头颅、颈、胸、腹、四肢顺序检查患者以避免漏诊、误诊，尤其是存在多发伤或复合伤的情况更需如此。平时培训应养成正确的顺序检查习惯，既可以节约评估时间，又可避免遗漏。对呼吸、循环、神经系统状态要重点评估。中枢神经系统状态是由简短的神经学检查评价，包括意识水平(GCS)、瞳孔大小和对光反应、四肢运动功能。有必要对所有创伤患者进行口咽显露(mallpatini 法)或张口情况、颈部活动或受伤情况或是否采用颈部固定护具等进行评估，以了解是否存在潜在的困难插管等问题，为后续救治中可能采取的气管插管技术顺利实施提供帮助。应检查患者有无血气胸、心肌挫伤及心脏压塞，或有无出血性休克和活动性出血。对闭合性损伤的患者，不要忽视对内部脏器损伤程度的判断。对容易发生致命性出血的常见部位(胸腔、腹腔、腹膜后等)进行重点检查(表 18-12)。

表 18-12 术前检查重点评估项目要点与处理

项 目	评估要点	处 理
A 维持呼吸道(颈部脊柱固定)	• 观察有无胸壁活动、反常呼吸和鼻翼翕动 • 听呼吸音，有无喘鸣音和阻塞性通气音 • 观察呼吸动度，呼吸通畅程度	• 托下颌 • 简易呼吸器面罩辅助口咽和鼻咽通气道 • 气管插管
B 通气(支持供氧)	• 确定通气是否足够 • 胸部检查排除开放性气胸、吸入性肺部损伤或连枷胸 • 比较双侧呼吸音 • 对通气困难者提供辅助通气	• 机械通气 • 胸腔闭式引流 • 胸腔穿刺术
C 循环(放置静脉通道)	• 检查外周血管搏动、毛细血管充盈时间 • 测定血压 • 测心电图 • 通过生命体征确定休克程度	• 足够的静脉通路 • 加温输液 • 加压输血 • 介入手段
D 中枢神经系统	• 意识和神经精神状态 • 四肢运动和肌张力情况 • 警觉状态 • 言语刺激反应 • 疼痛刺激反应	• 氧合、血压支持 • 尽快手术 • 检测颅内压
E 暴露和二次检查	• 实验室检查 • 测心电图 • 有指征的行 X 线和 CT 检查	• 脱掉衣服 • 回顾检验和影像学检查 • 导尿、胃肠减压

(2) 实验室检查：包括心电图、颈部 X 线、胸(腹)部 X 线、动脉血气、血红蛋白和血细胞比容、血小板计数、凝血指标、血糖、尿素氮、肌酐、电解质等。

3. *伤情评估*

(1) 麻醉耐受力评估：通常采用美国麻醉医师协会(ASA)制定的 5 级分类法(表 18-13)。对战创伤较为局限或麻醉耐受力良好的患者，术前一般不需特殊处理，可以接受各种类型的手术和麻醉。对创伤程度重或合并中重度休克的患者，除一般性准备外，必须根据病情对全身情况和脏器功能状况进行评估与调整，必要时应遵循创伤控制救治原则，采取分期手术。

表 18-13　ASA 病情评估分级

分级	标　准
Ⅰ	正常健康
Ⅱ	有轻度系统性疾病
Ⅲ	有严重系统性疾病，日常活动受限，但尚未丧失工作能力
Ⅳ	有严重系统性疾病，已丧失工作能力，且经常面临生命威胁
Ⅴ	不论手术与否，生命难以维持 24 小时的濒死患者

(2) "crash plan"速查法：针对严重战创伤患者救治设计的快速检查和判断伤情的简便易学的评估方法。该词汇两个英文单词的 9 个字母分别代表 9 个重要部位和功能，不易遗漏(表 18-14)。

表 18-14　"crash plan"伤情速查法

Circulation	心脏及循环系统
Respiration	胸部及呼吸系统
Abdomen	腹部脏器
Spine	脊柱与脊髓
Head	颅脑
Pelvis	骨盆
Limb	四肢
Arteries	动脉
Nerves	神经

(3) 失血量评估：创伤后失血或内出血造成的低血容量对麻醉药物作用能产生很大影响，在麻醉前应根据创伤患者的临床表现、休克程度、骨折部位、创面大小和深度以及胸腹部 X 线片等情况进行判断，确定术前和术中容量补充和输血治疗计划。

(4) 再评估：严重创伤患者伤情的变化常具有隐匿性发展或渐进性加重的特点，就诊初期有些症状或伤情并不一定全部表现出来，需要在救治过程中根据生命体征等情况及时对伤情做出进一步的再判断，防止延误救治。多次再评估是战创伤救治与麻醉管理的主要特点之一，除伤情的反复评估和完善之外，对手术和麻醉必需的准备(器材、药品、血液成分等)、手术和麻醉计划、可能风险与预防措施，以及手术和麻醉期间的病情等方面均要体现这一特点，确保手术和救治顺利进行。

如有条件，推荐采用创伤超声重点评估(focused assessment with sonography for trauma，FAST)法进行进一步评估。FAST 是指军医应用超声在剑突下、右上腹、左上腹和盆腔四个必要检查区域着重探查创伤患者的心包(pericardial)、肝周(perihepatic)、脾周(perisplenic)和盆腔(pelvic)是否存在游离液体，快速评估心脏和盆腹腔脏器是否存在损伤出血等危及生命的情况(表 18-15)。

表 18-15　FAST 阳性图像解读汇总表

临床问题	超声切面	相关解剖	阳性结果	可进行的干预
有无心包积液(血)	剑突下切面	心包	心包腔中出现无回声液性暗区	病情不稳定的患者应立刻行心包穿刺或紧急心血管手术
有无盆腹腔积液(血)	右上腹切面	肝肾间隙，膈下间隙，右肾下方	盆腹腔中任何潜在的间隙(肝肾间隙、脾肾间隙、膈下间隙、肾脏下方、膀胱直肠陷凹/子宫直肠陷凹)出现无回声液性暗区	取决于病情的稳定性：病情不稳定的患者应安排进行盆腹部手术；病情稳定的患者可行进一步检查，如盆腹部 CT
	左上腹切面	脾肾间隙，膈下间隙，左肾下方		
	盆腔切面	膀胱直肠陷凹(男性)，子宫直肠陷凹(女性)		
有无胸腔积液(血)	上腹切面	胸腔的重力依赖区	膈肌(明亮强回声)上方出现无回声带	胸腔闭式引流
有无气胸	肺部切面	胸腔的非重力依赖区	肺滑移征消失、B 线可消失；M 超下出现平流层征；肺点也是气胸的特异征象	胸腔闭式引流或胸腔穿刺

二、战创伤对麻醉实施与管理的影响

战创伤对麻醉实施与管理的影响需要高度重视并加以认真防范，确保救治安全和顺利。

(一) 呼吸道梗阻与通气道显露困难

严重创伤或多发(处)伤患者早期救治期间，为了确保呼吸道通畅，防止呼吸抑制或缺氧等意外情况发生，或在需要实施外科手术治疗时，通常需要行气管内插管并借此给予呼吸支持和呼吸道管理。多数情况下，气管内插管的操作均能顺利实施。但是，当遇到遭受头面部、颌面、口咽、颈部创伤、呼吸道吸入性损伤，或某些解剖异常(张口受限、咬合畸形)等情况时，呼吸道和声门的正常显露可能会因为喉镜置入不利、口腔与咽喉部位黏膜或软组织肿胀、解剖结构异常、出血或分泌物使操作视野模糊等因素的干扰而产生困难，使呼吸道的通畅和呼吸道管理成为棘手问题。

创伤患者救治初期即应对呼吸道的畅通情况进行及时和正确的评估，患者能正常讲话提示呼吸道通畅，但对昏迷患者需要注意观察有无鼾声、喘鸣和反常呼吸。除了鼻导管、面罩给氧以及口咽或鼻咽通气道等非控制性呼吸道管理措施外，按照困难气道管理流程准备相关器材和应对措施尽早建立安全、可靠的控制性通气是十分必要的。因为这类创伤的患者随着时间的拖延，创伤局部肿胀、水肿将使呼吸道的管理变得愈加复杂和困难。

(二) 颈椎损伤

颈椎损伤对麻醉期间气管插管的操作影响最大，不加注意可能使患者伤情加剧。对清醒患者，若无颈部疼痛或触痛，能够按医嘱进行常规活动，则可以排除颈椎损伤。若出现① 颈部疼痛，② 严重的放射痛，③ 出现神经系统症状和体征，④ 昏迷或一过性意识消失等任何一种情况，就应考虑存在颈椎损伤的可能。胸部以上无明显外伤的创伤患者约2%可能伴有颈椎损伤，而严重颅脑伤的患者则可能高达10%合并颈椎损伤。为避免气管插管时颈部过度后仰造成颈椎或脊髓继发性损伤，应确保颈椎的固定，可采取双手托下颌或放置口(鼻)咽通气导管、将头部固定中位而避免旋转动作，尽可能采用纤维镜引导等可视化插管技术实施气管插管。

(三) 气胸

单侧气胸可出现同侧肺萎陷并导致严重通气/血流比例失调和缺氧，胸壁叩诊呈鼓音，呼吸音减弱或消失，胸片能确诊。气胸患者不宜采用笑气诱导和麻醉维持，可能导致气胸扩大。张力性气胸严重者可导致全肺塌陷甚至纵隔和气管偏向对侧，静脉回流和健侧肺通气受限，严重者可能导致心搏呼吸骤停。麻醉诱导时面罩给氧期间正压通气前必须放置胸腔闭式引流管，以免使病情加重。

(四) 失血与低血容量

失血性休克患者的麻醉处理难度在于对药物作用的耐受能力下降或微循环障碍造成的药物作用效果受影响。麻醉诱导和维持时药物应分次、小剂量应用，密切观察生命体征的变化。椎管内麻醉可导致阻滞区域血管扩张，回心血量减少，因此不宜用于休克患者。

(五) 意识障碍

昏迷患者容易发生呼吸道梗阻，应尽早给予气管插管维持呼吸道通畅和呼吸支持。麻醉前应注意判断四肢活动状况、肌力和病理反射、瞳孔与眼球运动，判断有无中枢定位性病变。对伴有颅底骨折的患者，尽量不要经鼻气管插管，以免妨碍颅内引流或引起感染。麻醉后恢复期注意对比麻醉前后肢体活动与肌力的变化，及时发现术中或术后发生脑血管意外。

(六) 颅内压改变

创伤后颅内压增高将急剧降低脑血流量，加重脑缺血和脑水肿，甚至引起脑疝而危及生命，是颅脑创伤死亡的主要原因。临床上也常有术前神经学检查无明显异常的创伤患者术后出现脑功能异常。对于创伤患者，尤其是头部可能受到冲击的患者均需要在麻醉前进行基本的神经学检查、头颅CT、格拉斯哥昏迷评分、双侧瞳孔，以对颅内压变化形成初步判断。对于合并闭合性脑外伤的患者，有条件时术中应对颅内压进行监测。麻醉期间合理选用药物与控制输液，合理应用甘露醇和利尿剂，采用适量过度通气有助于降低颅内压，这比药物治疗(甘露醇脱水)更重要。

(七) 饱胃、呕吐与反流

由于创伤、紧张和焦虑、疼痛等原因，所有创伤患者都可能发生胃排空延迟而形成饱胃。最大的风险在于手术或麻醉期间出现呕吐或胃内容物反流造成呼吸道梗阻，或误吸而导致肺炎或肺部感染。尤其是当胃液 pH<2.5，吸入量>25 mL 时，将会造成肺的严重损伤。

(八) 体位限制

创伤患者因骨折(尤其是脊柱)、疼痛或异物贯穿躯体等多种原因可能出现体位不能变动的受限情况，例如颈椎骨折的患者不能活动颈部或带有颈托固定而对气管插管操作形成妨碍；此外，有些患者可能不能在正常体位情况下实施麻醉诱导和气管插管，或有些手术需要采取俯卧位或坐位等特殊体位，麻醉管理可能不便，需要更加注意。气管插管、吸痰等常规操作也可能需要在特殊体位下实施，要求麻醉医生熟练掌握和进行操作。

(九) 穿刺部位损伤与感染

创伤患者手术和麻醉过程中，由于液体治疗、麻醉监测、麻醉实施等方面需要进行多项侵袭性穿刺和操作，如外周或中心静脉(颈内静脉、锁骨下静脉、股静脉等)通道建立、有创动脉血压测定或动脉血气分析监测通道(桡动脉、股动脉、足背动脉等)、椎管内麻醉穿刺(脊柱，尤其是腰部椎体)、神经阻滞(颈部、腰部、股部等)。当这些部位受到损伤或合并感染将会对相关的有创穿刺或诊疗操作造成影响，有时需要放弃而采取另外的方法。

三、麻醉计划的制订

完善、可行和个性化的麻醉计划源于麻醉医生麻醉前对战创伤患者伤情评估、体格检查、实验室检查结果、手术治疗方案或创伤救治预案与诊疗常规的知晓程度和实践经验。

(一) 手术与麻醉时机

在充分了解并正确评估患者伤情的基础上，应在对患者实行有效监控的同时，进行必要的手术前准备工作。采取必要的早期治疗和处理措施，以使患者的生命体征尽可能趋于稳定。

创伤患者因失血、休克、重要脏器或系统功能障碍并存而病情复杂，在有限的时间内需处理和调整的环节较多。如何正确地掌握手术和麻醉时机十分重要。既要避免盲目追求尽早手术、不顾患者内环境紊乱及承受能力低弱等风险，又要避免过于强调而实际上难以实现的所谓调整机体平衡或生命体征的平稳。因为对于中重度创伤患者而言，由于活动性出血和休克随时间拖延逐渐加重，内环境或生命体征的平稳在手术干预之前通常难以实现。手术医生和麻醉医生应具备在两者之间权衡利弊和勇于娴熟应对的临床经验和理论能力。

受伤至“致死三联征”(酸中毒、低体温、凝血异常)出现之前的救治阶段称为“黄金时间”，应当力争在此时期内对患者尽早给予手术干预及相关治疗。

在对创伤患者完成控制性呼吸道管理之后，麻醉药物对呼吸抑制的顾虑就基本排除。主要风险在于药物对循环稳定的影响。应选择对心肌抑制和颅内压影响轻微的药物，在不产生严重低血压的情况下达到并维持所需要的麻醉效果。临床观察结果表明：在中、重度创伤患者中，许多情况下少量的静脉用药就能达到需要的药效，这显然与创伤或出血性休克后机体药物代谢动力学改变有关，但也应注意，对于快速发挥作用的肌肉松弛药物似乎仍然需要给予正常剂量方可满足气管内插管所必需的肌松程度。血流量的减少可能使神经中枢活跃部位药物浓度得到提高，肝血流量减少可能使药物的清除时间延长，这些变化尚有待于更深入临床研究予以证实。考虑到血流灌注降低对肝、肾功能的不良影响，手术期间肌肉松弛药的维持用量需要酌情减量。

(二) 麻醉方法的分类

1. *全身麻醉* 包括吸入麻醉、静脉麻醉、复合麻醉。后者主要指静脉与吸入全身麻醉的复合，也包括全身麻醉与椎管内麻醉或神经阻滞之间的联合实施。全身麻醉可以通过药物调控患者镇静镇痛深度，适用于各类手术和诊疗操作的麻醉。需要专用设备、器材，要求实施人员熟练掌握药物对机体循环和呼吸以及中枢神经系统作用。

2. *椎管内麻醉* 包括硬膜外隙阻滞、蛛网膜下腔阻滞、腰-硬联合阻滞。根据阻滞节段能满足一定部位的手术，主要适用于腹部、下肢手术。胸壁和乳腺等部位的高胸段硬膜外隙阻滞已经很少使用，上腹部手术也因牵拉反应导致所需阻滞节段偏高带来的风险而逐渐减少使用。目前主要用于下腹部、泌尿外科和会阴部、下肢手术的麻醉。由于相应节段脊神经阻滞可引起相应区域血管扩张而造成严重低血压或加重休克，因此对于失血或腹腔内出血等伴有低血容量的创伤患者不宜采用椎管内麻醉。

3. *神经阻滞* 包括臂丛、颈丛、腰丛、股神经、坐骨神经阻滞等。适用于上肢、下肢手术的麻醉，近年来神经刺激定位与超声引导技术的应用，使神经阻滞更为精确、用药量下降、安全性更高，临床应用逐渐增多。尤其是伴有心肺疾患的老年人肢体手术的麻醉，对全身干扰轻微，术后与麻醉后恢复更加平稳。

4. *局部麻醉* 包括表面麻醉、局部浸润麻醉等。适用于手术部位局限且表浅、神经支配单一、时间短的手术的麻醉，多数情况下由术者自行实施。

5. *麻醉监护治疗* 即MAC(monitored anesthesia care)，近年麻醉学专业领域新概念，指由麻醉医生参与监测和指导用药的中深度镇静。适用于各类短小手术、内镜诊疗操作期间的镇静和镇痛，或椎管内麻醉和神经阻滞的辅助措施。

(三) 确定麻醉方法的基本原则

各类麻醉方法具有本身特定适应证，各有一定利弊。尤其对于战创伤患者因为伤情与受伤部位的多样性，脏器功能和全身状况的影响不尽一致，麻醉方法的选择和确定需要综合考虑，必要时可以两种方法联合应用，达到增强效果、降低风险的目的。选择麻醉方法应遵循的基本依据如下。

(1) 能满足手术方案(包括手术部位、切口、体位、手术可能持续时间以及手术对麻醉的特殊要求)和刺激强度的要求，提供足够的镇痛与镇静。

(2) 便于麻醉操作和术中呼吸与循环管理，保证患者的安全。

(3) 对患者循环与呼吸等重要脏器系统功能干扰程度相对最轻。

(4) 对手术和麻醉期间可能出现的问题与困难具有一定预见和应对经验和能力。

(5) 麻醉实施者对所选方法、药品、设备充分了解并能熟练应用。

(6) 有利于患者术后苏醒与创伤恢复。

(7) 患者知情同意。

四、麻醉的准备与实施

(一) 各救治阶梯手术操作范围

Ⅱ级救治阶梯包括早期救治和损伤控制性手术，早期救治又分为紧急救治和外科复苏，其分别包括的手术操作范围如下。

1. *紧急救治* 包括钳夹/结扎止血、气囊导管压迫止血、颈部血管伤止血、气管插管术、气管造口术、肋骨骨折固定、脊柱简易固定、骨盆骨折外固定、眶尖综合征减压治疗、角膜/结膜异物剔除术、开放性气胸封闭缝合、胸腔闭式引流术、肋骨骨折麻醉镇痛、膀胱穿刺术、造口术、软组织清创术、骨折临时支架外固定、肢体筋膜间隙切开术、肢体挤压综合征防治、截肢术、创伤性肢体残端修整术、环形焦痂切开减张术。

2. *外科复苏* 包括心肺复苏术、气管切开置管术、颅骨钻孔引流术、去颅骨瓣减压术、下颌骨骨折牙弓夹板固定、剖胸探查术、心包穿刺术、剖腹探查术、腹腔实质脏器、中小血管损伤桥接、修补或栓塞、结扎术、腹腔空腔脏器伤手术治疗、胰腺伤外科治疗技术、肢体血管伤治疗技术、软组织伤清创术、肢体筋膜间隙切开术、截肢术、创伤性肢体残端修整术、脊髓减压术、烧伤清创。

3. *损伤控制性手术* 包括损伤食管改道/引流、气胸封闭缝合术、胸腔大血管止血术、心脏压塞解除术、肺部分切除术、腹腔实质脏器填塞止血、腹部空腔脏器断端夹闭/结扎术、胆汁引流术、胰腺引流术、暂时性血管转流术、骨折临时支架外固定技术、骨盆骨折外固定架固定、腹膜后骨盆填塞止血术、烧伤环形焦痂切开减张术。

Ⅲ级救治阶梯即专科救治技术，是指在野战条件下开展的，以专科紧急处置为标志的专科救治，以及必要的确定性治疗技术，是早期救治技术的继承和完善技术。其范围主要包括：① 脑、胸、腹、骨、脊柱、颌面口腔、眼等专科急救手术；② 重症监护及防治战伤并发症技术；③ 对留置伤员开展基本的确定性外科治疗；④ 救治分类和后送分类技术。

(二) 麻醉前的一般准备

(1) 条件允许时，将手术间室温调节在适宜范围(≥25℃)。

(2) 备好输血输液加温装置，将体腔冲洗溶液预加热(37～38℃)。

(3) 准备适宜型号的双腔或三腔中心静脉导管、大口径(14～16G)外周静脉套管针，必要时可采用9F血管鞘和加压装置，用于快速输血输液；准备18～20G动脉穿刺针，用于有创测压。

(4) 备好动脉测压和中心静脉压测压装置，提前预充传感器及相应管路。

(5) 有条件时应准备快速静脉输液泵、微量注射泵、自体血回收装置、超声诊断仪等设备。

(6) 基本气道管理装置包括普通喉镜、可视喉镜、口咽或鼻咽通气道、喉罩、插管管芯、气管导管、纤维支气管镜等。

(7) 抽备麻醉诱导/维持用药、肌肉松弛药、急救用药，视伤情准备所需的血管活性药。

(8) 完成血型鉴定和交叉配血。对中、重度失血性休克伤员，或伴有活动性出血、血流动力学不稳定的伤员，应提前与血库联系，及时启动大量输血方案。如果交叉配血的未能准备好，可先采用O型血应急。

(三) 麻醉药物

(1) 对循环稳定伤员，可按常规选用麻醉药物。

(2) 对循环不稳定、出血较多、内环境严重紊乱、有潜在低血容量的伤员，需在药物选择中注意以下几点：① 静脉麻醉药首选依托咪酯，也可使用氯胺酮，循环不稳定时慎用丙泊酚；② 适当减少芬太尼或舒芬太尼用量，采用滴定法使用瑞芬太尼；③ 肌肉松弛药可选用罗库溴铵、维库溴铵或顺式阿曲库铵，琥珀酰胆碱由于有升高胃内压及眼内压的作用、有误吸风险，应慎用；④ 吸入性麻醉药应以低浓度维持；⑤ 循环稳定后追加咪达唑仑，加强镇静、遗忘作用。

(四) 麻醉诱导与气道建立

创伤后由于胃内容物排空减慢，存在反流、误吸风险，尤其是昏迷伤员更需注意。不论实施何种麻醉方法，均应将伤员视为饱胃伤员处理。

全身麻醉诱导期间，可在Sellick手法下实施快速顺序麻醉诱导。具体流程为：① 给氧去氮6 L/min，3分钟，诱导开始停止人工呼吸；② 快速顺序注射药物进行麻醉诱导；③ 诱导开始后按压环状软骨，直至插入气管导管、套囊充气后；④ 气管内插管完成后加深麻醉，追加阿片类镇痛药物。

对未排除颈椎损伤的伤员实施全身麻醉和气管插管时，应始终维持颈椎的轴线稳定。

气道建立时，宜选可视喉镜。疑为困难气道者，可考虑使用纤维支气管镜或光棒进行气管插管。对于存在严重颌面部或咽喉部损伤，或血气胸伤员，宜先行气管切开或胸腔闭式引流。

(五) 麻醉维持与管理

1. *监测* 根据伤员病情危重程度监测心电图、脉氧饱和度、呼气末二氧化碳分压、有创动脉压、体温、血红蛋白、电解质、尿量、中心静脉压、动脉血气等，有条件及伤情需要时可扩展监测心排血量、每搏量变异度(SVV)、血栓弹力图(TEG)、凝血功能及麻醉深度等。

2. *术中管理*

(1) 静脉通道的建立：在中心静脉建立之前先开放2路外周静脉，然后再进行深静脉穿刺置管，并根据复苏情况调整外周和中心静脉通道的数量和输注速度。对腹部损伤者应开放上肢或颈部外周血管或深静脉。

(2) 合理输血输液：对需要大量输血的伤员以合适比例匹配血液成分，必要时补充冷沉淀、纤维蛋白原。当出血被控制、凝血状况得到改善后，及时调整输血策略。根据病情及实验室检查结果考虑使用其他促凝血药物和辅助药物，及时纠正低钙血症。

(3) 纠正酸中毒：当pH<7.2，对液体和血液成分治疗无反应时，应输注碳酸氢钠。

(4) 维护凝血功能：可尽早给予氨甲环酸(负荷量10分钟内1 g维持量1 g/8 h)，并通过国际标准化比值(international normalized ratio，INR)指导凝血酶原复合物的应用。

(5) 术中管理目标：收缩压>90 mmHg，血红蛋白为60～100 g/L，体温维持≥36℃，INR<1.5，pH>7.2。建议动态复查血气、电解质、凝血功能等指标指导麻醉与复苏。

3. *术后管理* 麻醉后注意事项：① 低体温致药物代谢减慢，麻醉恢复期应特别注意包括肌肉松弛药在内的药物残余作用。② 准确把握拔管时机，尽可能清醒拔管。③ 采用外周神经阻滞加非甾体抗炎药(nonsteroidal antiinflammatory drugs，NSAIDs)为主的多模式镇痛方式，尽可能减少阿片类药物的用量，以减少相关并发症。④ 具有PONV风险患者，推荐常规采用联合预防措施，在中枢抗组胺药物(如苯海拉明)基础上，应用包括5－HT_3受体拮抗剂、地塞米松、氟哌利多等药物措施，以及吸氧、针灸、按摩等非药物手段。

手术和麻醉结束前，提前联系ICU相关人员并通报病情，以便顺利转运伤员。转送过程中，确保气管导管、中心静脉和动脉导管、导尿管和各类引流管安全可靠。保持与术中相同的监测和管理目标继续复苏治疗，并及时预料和发现再回手术室紧急救治的可能性。在ICU应继续采用多模式镇痛治疗，适度镇静，以利伤员的恢复。

五、疼痛处理

疼痛是战创伤救治早期就需要面临的突出问题之一。尽早进行镇痛干预，有效缓解疼痛，对于减轻伤病员生理和心理的双重伤害、避免急性疼痛慢性化、促进伤员康复、维持部队战斗力均有重要意义。

（一）战创伤疼痛的主要特点

1. *发生速度快* 均以急性痛开始，故需要及早评估，制订并随时调整治疗方案，快速有效控制疼痛。

2. *发生率高* 所有创伤均伴发疼痛。但因伤情错综复杂、部位不一，治疗方法需因人因伤而异，需要有针对性的评估和分级处理。

3. *程度重* 大多表现为中、重度疼痛，常伴有脏器功能损害，在评估疼痛的同时须评估脏器功能。

4. *管理难度大* 环境特殊、救治条件差及伤情轻重不一都增加了治疗的难度。早期需伤者的自救或互救，不同救治阶段常更换施治人员，施救药物和措施存有一定风险。这些因素使得战创伤疼痛的管理难度显著增加。

（二）战创伤镇痛管理原则

1. *尽早原则* 由于战创伤伤员伤情复杂多变、疼痛发生快且程度不一等特点，伤员必须尽早开展自救互救。首先要尽早将伤员转移至相对安全的环境，并迅速评估伤情严重程度，首要处理危及生命的创伤。然后利用单兵急救包所备药品或器材进行早期止痛处理，包括伤口包扎、骨折固定、口服或肌内注射镇痛药等措施。由于伤员众多、时间紧急，专业救治人员应选择起效快、镇痛优、不良反应少、使用方便的药物和技术，尽早有效控制疼痛。

2. *安全原则*

（1）保证救治周边环境安全：努力使伤员脱离火力威胁环境，在相对安全条件下实施救治。

（2）保证救治方法安全：快速准确地评估伤员伤情，优先处置危及生命的伤情（如肢体大出血、张力性气胸、呼吸道梗阻或窒息等）。

（3）保证药物及技术安全：选择合适的镇痛药物种类、剂型、剂量和给药途径，严密监测呼吸、心率、循环等重要生命体征。

3. *个体化原则* 评估后的治疗要根据伤情变化适时调整，同时增加伤病员治疗参与度，根据救治疗效及伤情变化，定期（10～30分钟）重复评估和调整救治方案。

4. *多模式原则* 在条件允许的情况下，联合应用多种药物和方法，实现镇痛效果最大化、不良反应最小化的治疗目的。

（三）战创伤镇痛管理流程

目前，战伤镇痛救治体系采用分级制，主要包括战场、战术后方、战役后方及战略后方镇痛，各部分相辅相成；镇痛药物的选择与使用也遵从战伤分级救治的原则，从战场上以快速起效镇痛为主到后方以综合治疗为主，尽最大限度消除伤员的疼痛感，保持军队的整体战斗能力。

1. *战现场镇痛管理* 战现场伤病员的疼痛管理分为自救互救和医务人员救治两个组成部分。自救互救通常指在医务人员到来之前，伤病员自行或同伴协助的最初救治与处理，是保持战斗力、维持生命体征、降低致残率的关键。医务人员救治包括指导和协助伤病员脱离危险环境、稳定生命体征、伤情与疼痛程度的快速评估和处理。在优先处理气道梗阻、呼吸困难、肢体活动性出血、休克等危及生命的情况后，根据伤情和疼痛程度，选择合适的镇痛药物、给药方法和实施流程，尽早进行疼痛治疗，并注意监测生命体征及药物不良反应。

（1）对于意识清醒、轻度疼痛和尚有作战能力的伤病员：适合口服对乙酰氨基酚、NSAIDs类药物，如塞来昔布、美洛昔康。

（2）对于伤情较重的中、重度疼痛伤病员：可通过静注、肌内注射、黏膜贴剂和经鼻给药等方式给予镇痛药物，包括强效阿片类镇痛药物（吗啡、哌替啶）或麻醉药（氯胺酮）。用药后密切监测伤员呼吸、循环，及时撤离和后送，如出现阿片类镇痛药过量，必要时可使用纳洛酮拮抗。

特殊剂型的阿片类药物（如吗啡10 mg预充式注射剂型）可作为特种作战单兵携带的自救互救镇痛手段。经口腔黏膜吸收的制剂或者新型的缓释阿片类药物，外军曾一度用于无失血性休克、无呼吸窘迫的伤病员，但在管理中存在药物滥用和使用时呼吸抑制的风险。

从价格和安全方面考虑，目前主要推荐使用吗啡或芬太尼注射液：① 吗啡注射液，5～10 mg/次，肌内注射或皮下注射，30 分钟内疼痛未有效缓解者可追加 1 次；② 芬太尼注射液，0.05～0.1 mg/次，肌内注射。

氯胺酮在缓解战创伤疼痛方面有积极意义，氯胺酮几乎无组胺释放作用，对心率及血压影响不大，且具有支气管舒张作用，在预防中枢和外周敏化的形成、抗抑郁、抗焦虑方面也有重要作用。但是由于其升高颅内压和眼压作用，创伤性脑损伤或开放性眼球损伤者慎用氯胺酮。经鼻给药制剂易于携带、给药操作便捷，适合于战场使用。

2. 战现场向战地医疗机构转运及战地医疗机构的早期治疗阶段的镇痛管理　脱离火线后，伤口经过止血、包扎、固定等初期处理的伤情较重或不具备继续作战能力的伤病员，在向后续救治阶梯或战地医疗机构转运过程中，继续使用前序镇痛方案，并密切注意病员转运过程中疼痛程度、生命体征变化和使用药物的特征。病情不稳定或加重者，需立即采取相应急救措施，根据伤情的动态变化调整用药。在转运过程中，有条件时应给予间断血压、脉搏氧饱和度等监测，如有需要立刻开放静脉通路并给予抢救药或镇痛药。

战地医疗机构是实施紧急救治或早期损伤控制外科手术的诊疗场所。伤病员送达后，需要进一步完善伤情评估，应优先处理失血性休克、呼吸窘迫等危及生命的紧急情况，通过有效的损伤控制复苏稳定伤情，同时根据疼痛评分、伤情、手术需求等选择合适的镇痛与麻醉方案。相关手术结束后，再次评估伤员意识、呼吸、循环、疼痛程度，根据评估结果调整或选择合适的技术方案，包括药物种类、剂量和给药途径等。

（1）对乙酰氨基酚和 NSAIDs 类药物：主要用于轻、中度疼痛。除继续选用美洛昔康、对乙酰氨基酚外，还推荐选用：① 口服用药，布洛芬（ibuprofen）、双氯芬酸（diclofenac）、塞来昔布（celecoxib）和氯诺昔康（lornoxicam）。② 注射用药，双氯芬酸、氟比洛芬酯（flurbiprofen axetil）、帕瑞昔布（parecoxib）、酮咯酸（ketorolac）等。以上药物用法和用量见表 18 - 16 和表 18 - 17。

表 18 - 16　常用口服用对乙酰氨基酚和 NSAIDs 类药物的用法和用量

药　物	每次剂量（mg）	每日次数（次）	每日最大剂量（mg）
对乙酰氨基酚	300～500	3～4	单独＜3 000，复合＜1 500
布洛芬	400～600	2～3	2 400～3 600
双氯酚酸	25～50	2～3	75～150
塞来昔布	100～200	1～2	200～400
美洛昔康	7.5～15	1	7.5～15
氯诺昔康	8	3	24

表 18 - 17　常用注射用对乙酰氨基酚和 NSAIDs 类药物的用法和用量

药　物	每次剂量（mg）	静注起效时间（分钟）	维持时间（小时）	用法和用量
对乙酰氨基酚	500～1 000	15	4～6	1 000 mg/6～8 h，最大剂量不超过 3 000 mg/d
氟比洛芬酯	50	15	8	50 mg/次，最大剂量不超过 250 mg/d
帕瑞昔布	40～80	7～13	12	首次 40 mg，以后 40 mg/12 h，连续用药不超过 3 天
酮咯酸	30～60	50	4～6	首次 30 mg，以后 15～30 mg/6 h，连续用药不超过 2 天

（2）阿片类药物：主要用于中、重度战创伤疼痛治疗，建议采用多种药物、多种途径联合用药。多模式镇痛技术可以减少阿片类药物的用量及不良反应的发生率。静脉给药是最常用方式，经皮给药，如芬太尼和丁丙诺啡（buprenorphine）。芬太尼贴片，每 72 小时更换 1 次，药物释放速率为 12～75 μg/h；丁丙诺啡贴片，每 7 天更换 1 次，药物释放速率为 5～20 μg/h。可采用患者自控镇痛（PCA）方式给药，包括静脉、硬膜外、局部连续给药等途径。静脉 PCA 使用的具体用法见表 18 - 17。

（3）氯胺酮和其他药物：氯胺酮、α_2 肾上腺素能受体激动药（右美托咪定）静脉给药，口服加巴喷丁、普瑞巴林等药物。

（4）区域神经阻滞：在创伤部位周围或所支配的神经处注射局部麻醉药，可产生维持一定时间并且效果确切的镇痛作用，适用于局限在四肢以及头颈躯干部一定神经支配区的创伤镇痛。

3. 向后方医院转运及后方医院内的镇痛管理　战地医疗机构完成紧急救治和早期治疗后，将根据伤员伤情向后续救治阶梯或后方医院转送。转运过程中，伤情稳定的伤员可延续前序镇痛方案，并定期对疼痛治疗效果再评估，争取由静脉给药逐步过渡到口服给药，由阿片类药物为主逐渐过渡到NSAIDs类药物为主。对于伤情不稳定或持续加重的伤员，在维持生命体征平稳的同时，实时调整镇痛方案，充分使用NSAIDs进行镇痛，合理使用阿片类药物，并密切监测呼吸、循环变化。对于行神经阻滞镇痛的伤员，选择时效合适的局部麻醉药，并定时观察阻滞效果；如果行连续阻滞，还需注意给药导管的保护固定，防止污染或脱落；对接受硬膜外PCA的伤病员要进行阻滞平面的评估，防止出现蛛网膜下腔给药等意外情况。静脉PCA配方中应减少阿片类药物的用量，必要时可关闭背景剂量，改为完全自控，并注意密切监测伤病员生命体征。

伤病员送达后方医院后，应参照平时创伤急性疼痛治疗临床实践、相关指南和专家共识，采取预防性镇痛和多模式镇痛策略进行规范治疗。药物不仅包括短效和长效阿片类药物，还包括NSAIDs、抗抑郁药和各种神经调节剂。对于需大量使用阿片类药物的伤病员，必须制订明确的计划，既要尽量做到镇痛适当，又要避免因阿片类药物的长期或超量使用而产生耐受和成瘾。除了药物治疗的方法，战创伤康复期的镇痛还可以采用一些补充治疗的方法，如射频神经消融术、针刺疗法、半导体激光照射以及电磁镇痛等。另外，还要防止出现神经病理性疼痛以及创伤后应激障碍(posttraumatic stress disorder, PTSD)、抑郁、焦虑和睡眠问题。

（蒋鑫）

第十九章

舰船外科颅脑损伤的分级救治

第一节　颅脑水下冲击伤概述

现代海战中水雷、鱼雷、深水炸弹等高爆性武器在水中爆炸，对战斗人员造成严重损伤，又称水下冲击伤，岛屿作战及登陆作战时尤为常见。水下冲击波和空气冲击波相比，传播介质不同，水的密度和黏度相比空气均有增加，导致传播速度和传播距离均有差异，因而水下冲击波致颅脑损伤效应和空气冲击伤相比存在差异。此外，水下爆炸无明显的弹片穿透伤和热力、化学等损伤因素，研究水下爆炸冲击波致颅脑损伤对于阐明爆炸冲击波的原发性损伤也有重要的意义。然而，由于爆炸条件的限制和实验操作的复杂性，水下冲击波致颅脑损伤的研究还相对较少。近年来，随着脑科学的发展，欧美等发达国家把武器致人员损伤分为失智和失能两个方面，颅脑爆炸冲击伤成为武器毁损效应的焦点和热点。

早在1916年英国医务工作者就记录了皇家海军水下冲击伤的病例，这些病例在遭受深水炸弹后出现了咯血、血便和血尿等症状。第二次世界大战期间，水下冲击伤开始引起人们的重视，有相当多水下爆炸伤的病例记录在案，当时病死率为20%～80%。水下冲击波对颅脑造成的硬膜下出血等损伤也逐渐开始有所报道。尽管认为水下爆炸比空气中爆炸传播距离快也更容易致伤，但美国海军的水下爆炸风险指南的建立却是基于1943年发表的未经测试的假说，而不是真实的水下爆炸数据。国内开展了水下冲击伤的量效关系、个人防护等实验研究，用高压瞬发雷管在药球中心起爆致水下冲击伤，发现严重肺损伤、胃肠道穿孔和肝脾破裂等伤情特点，但此类研究主要聚焦于胸腹部损伤，实验模型动物的头部在水面以上，胸腹部及四肢在水下，对水下冲击波致颅脑损伤的研究少有报道。

一、水下冲击伤的损伤特点

水的密度约为空气的800倍，并具有相对的不可压缩性，与空气冲击波相比，水下冲击波具有传播速度快、传播距离远及无典型的压缩区和稀疏区等特点，所以其致伤机制和损伤特点不同于空气冲击波。水下冲击波经舰体转变成为固体冲击波后，其致伤方式、致伤特点及损伤程度也发生了明显的变化。因此，在海战中，人员所处的位置不同，其损伤机制、损伤程度往往也不同。

（一）分类

水下爆炸产生水下冲击波，水下冲击波在发展过程中，因传播介质不同，分为液体冲击波（在液体中传播）和固体冲击波（在固体中传播）。

（二）阈值

当水下冲击波的冲量为33.79 kPa・ms时，人员无损伤；引起人员阈值损伤、轻度损伤和中、重度损伤的冲量分别为68.79 kPa・ms、137.93 kPa・ms

和 282.76 kPa·ms。引起人员 1%致死和 50%致死的冲量分别为 427.59 kPa·ms 和 596.82 kPa·ms。水下人员的安全压力值为 29.42 kPa(0.3 kg/cm^2)或冲量<13.73 kPa·ms (0.14 kg·cm～2 kg·ms)。

有量效关系分析表明,引起轻度、中度、重度和极重度水下冲击伤的冲量值分别为 121.1～142.0 kPa·ms、142.0～214.3 kPa·ms、247.8～322.6 kPa·ms 和 322.6～579.8 kPa·ms。

(三) 伤员位置

水下爆炸对作战人员的损伤可以分 4 个位置展开,即舰艇舱室位置、水下位置、水面泅渡位置和水下潜艇位置。

舰艇舱室位置是海战中最常见的位置。在水下冲击波和气泡脉动等载荷的作用下,舰船发生剧烈的冲击运动。当作用在舰艇艇员身上的力、加速度或位移等超过人体能够承受的最大限度时,就会导致人体发生损伤,这称为舰艇冲击伤;舰艇冲击伤伤员轻者丧失战斗能力,重者可死亡。舱室位置人员受固体冲击波影响,主要表现为颅底出血、脑干损伤和颅底骨折等颅底损伤变化,颅脑二次损伤较为严重。

水下爆炸致水下位置的损伤多出现在岛礁登陆作战时,主要是对水下蛙人、弃船落水人员的损伤。研究表明,水下冲击波主要通过动压和超压对机体造成损伤,负压也有一定的致伤作用,如导致肺、肠道等含气器官的扩张、组织过度机械性拉伸等。一般情况下,冲击波由水进入空气后能量会大大衰减。因此,冲击波对水中人员的损伤主要集中在水面以下的人体部位,导致肠道、肺部的损伤。位于水下位置的作战人员全身浸没于水中,如水下蛙人,其在遭受水下冲击之后全身各部位均会遭受直接损伤,水下蛙人受液体冲击波后血脑屏障损伤严重。

水面泅渡位置人员则是身体的大部分浸没于水中,仅头部保持在水面上保证其正常呼吸,水下爆炸之后头部并不会遭受冲击波的直接损伤;水面泅渡位置人员分为水上、水下两部分,水上部分受空气冲击波影响,主要表现为震荡伤、脑出血和神经细胞坏死等,水下部分与蛙人类似。

水下潜艇位置是指作战人员位于水下潜艇内,水下冲击波通过潜艇传递之后对作战人员造成损伤,损伤机制较为复杂,既有直接的冲击损伤也有潜艇内的二次碰撞损伤。潜艇位置人员因潜艇受创后加压减压情况不同,表现为颅脑损伤合并加压、减压损伤。

(四) 损伤特征

颅脑水下冲击伤的主要特点如下:① 冲击震荡区广泛,涉及人体的各个组织脏器;②“内重外轻”,即内伤大于外伤,损伤较为隐匿;③ 在器官、组织、细胞、分子等不同层面均有损伤;④ 液体冲击波特征性损伤主要发生在固体和液体交界的室管膜下组织;⑤ 固体冲击波致颅脑损伤,其特征性损伤以骨和脑组织交界的颅底创伤为主。

二、颅脑水下冲击伤的发生机制假说

爆炸冲击波引起颅脑损伤的可能机制包括头部的加速伤、冲击波直接进入颅内、迷走神经传导以及血流扰动理论等。冲击波可以通过内脏、肌肉、骨骼、血流和脑脊液传导到大脑,导致脑内尤其是脑干的毛细血管压力增加。Cernak 等在 1999 年对轻型颅脑爆炸损伤进行了流行病学研究,提出了压力冲击波经胸肺部传播入颅的学说。这与血流扰动理论相近,血流扰动理论已经通过动物躯体的爆炸载荷有限元模拟得到证实,即当冲击波作用于一种不可压缩的充满液体的器官(比如大血管)时,管壁突然增加的压力会造成大体积的血流涌动(快速的血液流动和移位),通过血流传递到远端的器官和组织,从而引起非接触性的远处损伤。挪威有一项捕鲸实验研究,研究人员在渔船上使用带有手榴弹的鱼叉枪来猎杀须鲸,手榴弹在其胸部爆炸,然后取脑组织进行解剖和光镜检查。研究发现 37 只鲸鱼中有 35 只出现了明显的脑损伤,主要表现为严重的脑挫裂伤、颅骨骨折、脑膜和脑实质内明显的出血。作者认为,当冲击波到达颅脑组织时,瞬间产生的血管内压差异和颅内压升高导致脑膜和脑组织中的血管破裂。该研究对于颅脑水下冲击伤的血流扰动作用和加速损伤有一定的参考意义,但是爆源在动物体内爆炸产生的冲击波,跟常规的水下爆炸经水传递冲击致伤还有所区别。冲击波更容易选择阻力较小的传播途径,也就是说通过血液和脑脊液等液体传播,而不是通过固体组织进行传播,这种说法可以被广泛的室管膜下出血所证实。冲击波引起的脑出血也可以由其他机制来解释，比如爆炸瞬间引起的躯体加速，导致大脑移位，造成脑膜桥接静脉撕裂以及深部脑出血(图 19－1)。

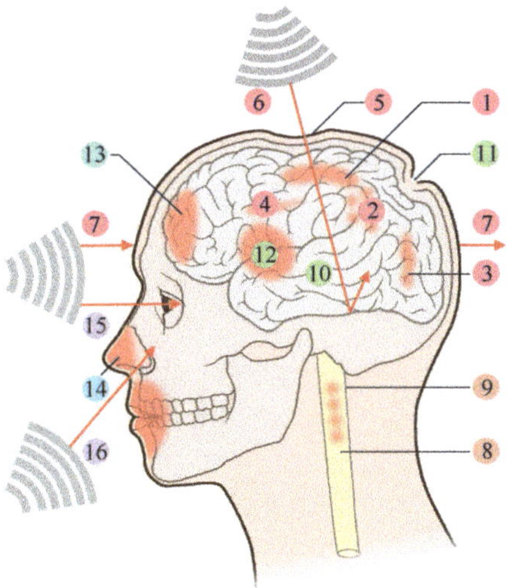

图 19－1　颅脑损伤机制示意图。①～⑦是原始爆炸伤的脑局部效应；⑧～⑨是系统效应；⑩～⑫是二级爆炸性损伤；⑬是三级爆炸性损伤；⑭是四级爆炸性损伤；⑮、⑯是冲击波传递到脑的入口

注：① 声阻抗引起的裂解；② 冲击波引起的气泡相互作用；③ 剪切效应引起的弥散性轴突损伤；④ 空洞；⑤ 回弹引起颅骨变形；⑥ 冲击波在颅内的反射；⑦ 加速－减速引起的头部损伤效应；⑧ 躯体微血管损伤引起的大量出血；⑨ 肺冲击伤引起的空气栓塞；⑩ 破片穿透伤；⑪ 复杂的颅骨骨折；⑫ 颅内出血；⑬ 对侧挫伤；⑭ 烧伤；⑮ 冲击波通过眼眶传递；⑯ 冲击波通过鼻窦传递

Säljö 等通过水听器检测并记录水和大脑中的爆炸冲击波，发现水中爆炸脉冲的高频模式在大脑中基本没有出现，大脑中冲击波的峰值发生时间比水中要晚，大脑中的峰值压力仅为水中的 10%，但在二次脉冲中增加到 40%～50%。对水中脉冲频率分布的分析表明，100 Hz 左右的频率在爆轰脉冲中占主导地位；在水中，在 5 000～10 000 Hz 范围内，爆轰脉冲的频率高于次级脉冲；在大脑中，几乎没有任何频率高于 1 000 Hz。作者认为，低频冲击波相比高频波更容易穿透脑组织引起损伤。该研究分析了水下爆炸时颅内外冲击波的频率、峰值等物理特性，对进一步阐明水下冲击伤的致伤机制有一定的借鉴意义。

三、颅脑水下冲击伤的病理生理特点

虽然冲击波对于空腔脏器的损伤已被广为接受，但是由于临床诊断和实验验证的复杂性，冲击波致颅脑损伤的机制尚未完全明确。

Cernak 等通过比较全身暴露和局部暴露(仅胸部)于空气冲击波的 2 种模型后发现，2 种模型都出现了海马神经元损伤的超微结构改变(包括神经元间隙扩大、细胞质空泡形成、神经元脱髓鞘、神经轴突皱缩等)，认为大血管可能为爆炸冲击波传递到颅内提供了特殊有效的通道，爆炸导致的脑组织神经纤维变性主要是由爆炸冲击波通过脉管系统传播进入颅内所致，冲击波还可引起脑组织神经纤维联系断裂，以及颅内压升高等。

Sawyer 等研究了水下冲击波对离体脑神经细胞的致伤效应，爆炸后即刻未发现明显的神经细胞形态学改变，也没有增加细胞凋亡和死亡；神经元中神经丝 H、乙酰胆碱酯酶、胆碱乙酰转移酶和胶质细胞中胶质纤维酸性蛋白、谷氨酰胺合成酶含量没有发生明显变化。但是，与细胞存活相关的分子通道，即蛋白激酶 b 磷酸化增加，血管内皮生长因子水平降低，并且这种改变与时间和压力变化有关。作者认为在水下爆炸冲击期间，细胞聚集物的自由漂浮状态置于高度密封的透析管中，能使边界效应最小化，因而能够模拟和评估脑细胞对于简化的水下冲击波冲击压力的反应，冲击波会造成轻微的脑组织改变。

炎症反应是创伤性颅脑损伤的一个重要病理过程，已有研究证实，空气冲击波致颅脑损伤后，有关炎症因子可以作为预测损伤及划分损伤程度的生物学指标。水下爆炸冲击伤后也可见颅脑海马组织炎性细胞浸润，犬海马组织中白细胞介素(IL)－6、IL－1β、IL－10、肿瘤坏死因子(TNF)－α、转化生长因子(TGF)－β 水平随着爆源距离缩短呈升高趋势，因而，炎症反应可能是水下冲击波致颅脑损伤的重要病理机制之一。严重创伤后机体发生免疫功能障碍，继发炎症反应如全身炎症反应综合征等。炎症过程涉及炎症因子变化等病理生理学变化。细胞因子的本质是糖蛋白，由淋巴细胞等炎症细胞分泌。如何预防过度的炎症反应已成为现代创伤治疗的重要问题之一。多种细胞因子如 IL－1、IL－6、TNF－α、TGF－β 等参与创伤后炎症过程。临床研究发现，IL－1β 和 IL－6 等炎症因子与脑外伤预后明显相关，而关于水下冲击波致动物颅脑损伤后炎症因子的改变及其与预后的关系目前尚未见报道。实验结果显示比格犬在经受水下冲击波损伤后，颅内海马组织中常见的炎症因子 IL-1、IL-6、TNF-α 和 TGF-β 表达均会升高。一般而言，动物距离爆源越近、爆炸强度越大，其损伤程度越重，炎症因子表达水平越高，因而颅内炎症因子表达可以作为该动物模型伤情评价的指标。

四、颅脑水下冲击伤的神经病理学改变

解剖水下爆破后实验大鼠大体观，见脑组织表面血管充血，无颅骨骨折、颅内出血以及脑挫伤等明显损伤。脑含水量测定结果显示伤后 3 小时各致伤组大鼠脑含水量增加，伤后 24 小时脑含水量达峰值。随着固体冲击波水平增加，大鼠脑组织含水量增高，脑水肿加重。光镜观察结果显示高倍镜下伤后 24 小时致伤组大鼠大脑皮质、丘脑及海马等多个区域可见神经元缩小变形、细胞核固缩或者核溶解现象，海马神经元细胞排列松散，存在细胞质深染等急性坏死变性改变。

利用自制的水下爆炸装置对比格犬进行爆炸致伤，采用水下高速摄像观察爆炸致伤的动态过程。爆炸后 24 小时取脑标本，观察并记录颅脑损伤的情况，对海马组织和肺组织进行苏木精-伊红染色。采用免疫组织化学染色方法检测海马组织中炎症因子 IL-6、IL-1β、IL-10、TNF-α 和 TGF-β 的表达水平。结果示实验组比格犬脑组织结构正常，未出现血管扩张、充血、出血，苏木精-伊红染色结果示实验组比格犬海马组织炎症细胞浸润。免疫组织化学染色结果示各实验组比格犬海马组织中 IL-6、IL-1β、IL-10、TNF-α 和 TGF-β 的表达水平与对照组相比均升高，差异均有统计学意义（均为 $P<0.05$）。且随爆源距离缩短呈升高趋势，提示炎症因子水平可能与爆炸伤损伤程度有关。

（徐涛　洪新杰）

第二节　颅脑水下冲击伤的临床表现与诊断

一、颅脑水下冲击伤的临床表现

（一）生命体征变化

水下冲击伤可伴随呼吸、心率、体温、血压等生命体征的一系列变化。不同程度的损伤，生命体征会呈现不同的变化。轻、中度损伤后会出现呼吸频率加快、心率减慢、体温下降明显等表现。但伤后 20～28 小时，生命体征会逐渐恢复到伤前水平。重度、极重度损伤后会出现呼吸频率明显加快(个别出现呼吸减慢)，心率减慢、体温下降等表现都较轻、中度损伤更为明显。伤后 20～28 小时，心率和体温可逐渐恢复到伤前水平，但呼吸频率仍较快。由此可得出结论，若伤后出现呼吸明显加快、心率明显减慢、体温明显下降，且生命体征恢复情况较差，则提示伤情较重。

（二）颅内压升高

水下冲击伤后也会出现颅内压的一过性升高，可表现出头痛、呕吐等一系列颅内高压的症状。颅内压可在伤后数小时逐渐恢复到正常水平。当然不同程度的水下冲击伤也会直接或间接影响颅内压升高的水平以及恢复程度。

（三）认知功能障碍

除生命体征、颅内压等生理指标变化以外，针对颅脑水下冲击伤，伤员可出现头痛、记忆力下降、注意力不集中、认知功能下降等表现。这些症状可在伤后立即出现，也可在伤后数月甚至数年逐渐出现。虽然实验研究发现水下冲击波致颅脑损伤，在组织大体标本上肉眼观可无明显病灶，但镜下病理可看到脑组织部分区域炎症细胞浸润明显。电镜下可看到脑组织细胞内染色质固缩、成块，形成特征性的凋亡小体。以上病理特征可能与伤后出现的记忆力下降等认知功能改变存在一定联系。

（四）听力损伤

根据水下冲击波的主要靶器官为空腔脏器，水下爆炸除对肺组织、消化道造成损伤外，可能也会对中耳鼓室造成一定损伤，可表现为伤后出现耳鸣、听力下降甚至丧失。

（五）癫痫

水下冲击伤也不排除可诱导伤员出现癫痫等表

现。癫痫发病形式多样，脑外伤后出现2次或2次以上无明显诱因的癫痫发作则称为外伤后癫痫（post-traumatic epilepsy，PTE）。外伤性癫痫一般在伤后5年内出现。虽然其发病机制仍不太清楚，但伤后脑电图、MRI等检查可对PTE进行有效诊断。

（六）其他损伤

水下冲击波可通过应力波和气泡脉动对颅脑和空腔脏器造成直接或间接损伤。虽致颅脑损伤作用不明显，脑组织可仅表现为局部的炎症反应，但肺组织、消化道等空腔脏器的损伤会加重脑损伤，因此对脑组织损伤的筛查仍不可忽略。颅脑冲击伤伤员常可见有各种精神症状，如淡漠、忧郁、恐惧、激怒、失眠、记忆力减退等。如有蛛网膜下腔出血，可出现体温升高和脑膜刺激征（如头痛、呕吐、颈项强直等）。脑实质及其传导束的任何平面（脑皮质、内囊、大脑脚、脑干）的损伤均可引起对侧肢体偏瘫，出现偏瘫侧腱反射亢进，病理反射（上肢弹指反射、下肢划跖反射）阳性，腹壁及提睾反射消失。广泛的脑损伤或脑干损伤可引起双侧腱反射亢进和病理反射阳性，损伤极重时，各种反射均会消失。

二、颅脑水下冲击伤的辅助检查

颅脑水下冲击伤具有“内重外轻”的特点，即内伤大于外伤，损伤较为隐匿。

多数患者仅表现为轻度脑震荡或脑损伤，所以常常是症状多、体征少或无，除进行神经系统检查外，可能时需进行神经电生理检查和心理评估。

对于发生颅脑水下冲击伤的患者，要注意其全身情况，观察血压、脉搏、呼吸、意识、体位姿势等，判断是否存在溺亡、休克等危及生命情况，这样既能防止遗漏重要伤情，又能提高诊断效率。

颅脑水下冲击伤发生轻度脑震荡以及少数伤情严重的患者，需结合病情进行必要神经影像学检查。如计算机断层（CT）扫描、磁共振成像（MRI）、功能性磁共振成像（fMRI）、正电子发射型计算机断层显像（PET）、磁共振血流量扫描（MRS）和脑电图（EEG）等。CT及MRI对轻度脑震荡的诊断价值有限，且需考虑射线暴露及军队医疗资源配置等因素。一般来讲，除非伤员有意识降低、临床症状严重及局部功能障碍等情况发生，影像学检测临床并不推荐应用。

一般实验室检查有监测血气、电解质、脑脊液和血浆等，与此同时，生物标志物在轻度脑震荡的诊断中的应用呈现出优势。首先，生物标志物在外周（血液、唾液、尿液等）中的检测是微创的，且检测费用较低。其次，生物标志物水平可反映有无脑损伤及脑损伤程度，这为是否需行颅脑影像学检测提供了依据。这对于缺少专业设备及医护人员的海战一线及前线医院诊断伤员的脑震荡具有重要意义。有关生物标志物有钙结合蛋白（S100B）、神经元特异性烯醇化酶（neuron specific enolase，NSE）、微管相关蛋白（Tau）、胶质纤维酸性蛋白（glial fibrillary acidic protein，GFAP）、泛素羧基末端水解酶1（UCHL-1）、髓鞘碱性蛋白（myelin basic protein，MBP）和微小核糖核酸（microRNA）等，对伤后脑功能和全身情况判断具有一定作用。生物标志物的应用为临床准确诊断轻度脑损伤或预测相关症状提供了新的思路。

三、颅脑水下冲击伤的临床诊断

（一）脑震荡

对伤员来说，水下爆炸伤可致脑震荡，轻则出现头晕头痛、注意力不集中、精神不振、记忆力下降等临床症状，重则可致士兵意识障碍、溺亡等严重后果，对部队战斗力影响较大。脑震荡的诊断通常基于伤员自述的临床症状，且部分伤员试图掩盖症状或无法意识到微小功能及意识改变，对正确诊断和治疗均会造成负面影响。

（二）轻度颅脑冲击伤

主要表现为不同程度脑高级神经功能缺失，注意力、知觉、记忆力、语言表达能力或执行能力的缺损，神经系统专科检查可发现认知功能、语言功能或逻辑功能有不同程度损害；持续性类似脑伤后或脑震荡后综合征症状，表现为头痛、恶心、呕吐、眩晕、视觉模糊、睡眠紊乱、易怒、抑郁、恐惧、焦虑、情绪不稳定等。这些症状通常在伤后几小时或几天内好转，但伤后恐惧可能会持续数天。

轻度TBI，定义为头部创伤伴有意识丧失30分钟或更少，意识改变不超过24小时，轻度TBI伤员的格拉斯哥昏迷评分为13～15分，但该评分对于评估轻度TBI来说是一个相对粗糙的工具，因为许多患者的评分为 15 分。爆炸相关和非爆炸相关的轻度 TBI 可随后出现头痛、认知功能障碍、注意力困难和平衡受损，所有这些症状的诊断特异性都很差。

（三）中度颅脑冲击伤

冲击波相关的中度 TBI 伤员的格拉斯哥昏迷评分为 9～12 分。临床上由于颅内出血和脑水肿，这些患者有很大的恶化风险，应将其送往能够提供神经外科、重症监护和神经影像的救治机构。这些患者病情恶化的处理方法与重度 TBI 相同。

（四）重度颅脑冲击伤

爆炸相关的严重 TBI 表现为脑水肿、颅内出血、迟发性血管痉挛和假性动脉瘤形成。伤员的格拉斯哥昏迷评分为 3～8 分。

（徐涛　洪新杰）

第三节　舰船外科颅脑损伤救治原则与防护

一、颅脑水下冲击伤的救治原则

水下高爆性武器可以导致不同程度的颅脑损伤，以呼吸暂停和颅内高压为主要特征。研究显示：① 动物伤后均出现呼吸暂停、心率减慢、平均动脉压降低等，与脑干及脑干以上中枢受到损伤有关。② 冲击伤早期死亡的主要原因在于呼吸抑制，积极有效的辅助呼吸能减少冲击伤的病死率。③ 冲击伤颅内高压出现早且明显。④ 直接挫伤区小，震荡区范围广泛，颅内血肿发生率高。针对以上特点提出冲击伤早期救治关键技术为 A(Airway，保持气道畅通)、B(Bleeding，控制出血)、C(Compression-relief，解除颅内压迫)、D(Debridement，清创)、E(Edema，控制脑水肿和颅内高压)、F(Function，尽可能保护脑功能)原则。后期治疗包括并发症的治疗：感染、癫痫、脑脊液漏、血管损伤、脑神经损伤、脑积水、发作性交感神经功能亢进的治疗，颅骨修补，功能康复等。在整个治疗过程中，维持有效呼吸及避免低氧血症、低血压和有效控制颅内高压是颅脑冲击伤救治的核心措施(图 19－2)。

颅脑冲击伤遵循分级救治原则：一级救治为现场急救和初步的神经外科专科评估，关键救治技术为即刻生命支持，包括保持气道通畅、呼吸复苏、紧急止血和初步的神经外科专科评估。二级为神经系统专科监测、紧急救治和损伤控制治疗，关键救治技术为初级生命体征支持，包括建立人工气道、控制呼吸、抗休克，以及颅高压的处理及救命手术。三级为有创专科监测和进一步专科治疗，关键救治技术为高级生命支持、重症 NICU 监护治疗和专科手术治疗，如颅内血肿清除术、微清创术和去骨瓣减压术等损伤控制性手术，颅底创伤手术、血管内介入治疗手术等。四级救治为神经外科专科康复治疗，关键救治技术为运动和功能康复治疗、言语功能康复治疗、行为障碍康复治疗和促醒康复治疗等。详见表 19－1。

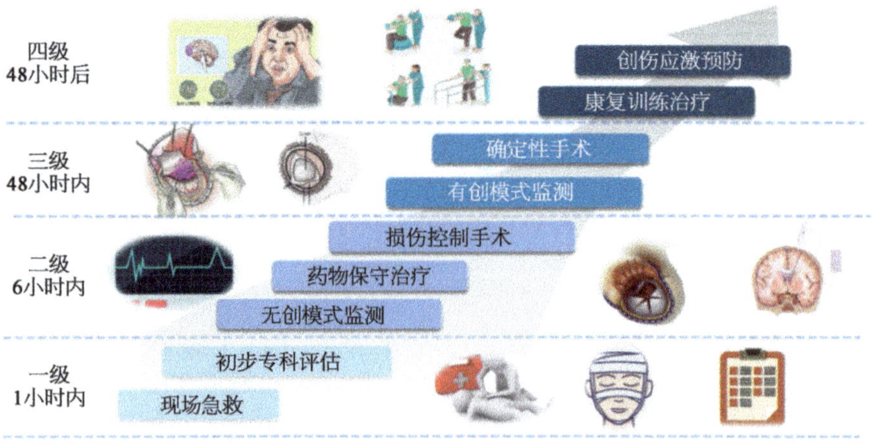

图 19－2　以“颅内压控制”为核心的颅脑水下冲击伤持续专科救治关键技术模块

表 19－1　颅脑海战伤救治关键技术

救治阶梯	模　块	关键技术	掌握者
一级	现场急救	• 止血(活动性出血) • 包扎 • 张力性气胸处理 • 窒息管理 • 搬运(脊柱损伤)	所有医务人员均需掌握
	初步专科评估	• 格拉斯哥昏迷评分(GCS) • 瞳孔监测 • 肌力和肌张力 • 基本生命体征 • 分类后送标准	
二级	多模式神经监测	• 经颅超声检查硬膜外/硬膜下/颅内血肿 • 头颅和颈椎的 X 线检查 • 无创颅内压监测	全科海军军医、舰艇编队救护所医疗队军医应当掌握
	通用治疗	• 气管切开/气管插管和通气 • 颅内压增高的保守治疗 • 控制感染、癫痫等	
	损伤控制手术	• 诊断性钻孔引流术 • 超声引导下脑室外引流 • 去骨瓣减压术(如有必要)	
三级	高级监测	• 头部和脊柱 CT 扫描 • 有创颅内压监测	神经外科专科医生掌握
	确定性手术	• 去骨瓣减压术 • 硬膜外/硬膜下血肿清除术 • 开颅清创术 • 其他确定性的神经外科手术	
四级	专科康复治疗	• 运动功能 • 言语功能 • 行为障碍 • 促醒康复	专科康复师
	创伤应激治疗	• 创伤应激预防	心理医生

(一) 颅脑冲击伤的一级救治

现场急救和初步的神经外科专科评估。所有战场急救人员及医务人员都需要掌握这些关键技术，并应在受伤后的“黄金 1 小时”内完成救治。

现场急救包括自救、互救，即刻的生命支持。根据颅脑冲击伤伤情特点，现场急救关键技术包括维持呼吸道通畅、止血、抗休克、保护伤口及其他必要的急救措施。此外，伤员经常伴有脊髓损伤，因此在运输过程中必须格外小心，以避免额外的伤害。

1. *保持气道通畅*　冲击伤伤员呼吸暂停发生率高，伤员应解开衣领，采取侧俯卧位，避免血液或分泌物逆流入气道。若有呼吸不畅应放置口咽通气管，对于昏迷的伤员，应及时行气管插管。

2. *止血*　对头皮活跃性出血可采用局部压迫止血，或用纱布卷，水杯置于伤口周边，再加压包扎。对创口内部的出血，则不宜盲目填塞或加压包扎，应适当抬高伤员头部，保持安静及气道畅通，然后用止血棉纱或可利用的灭菌敷料贴敷于出血处轻压片刻，待其凝结后，再予以包扎，以免搬动或后送时继续失血。对喷射性出血可缝合结扎。

3. *抗休克*　输全血、输液，优先使用高渗盐水，纠正低血压，补充血容量。低血压也可明显增加重型颅脑损伤患者的死亡率；需尽可能将收缩压控制在 90 mmHg 以上，如果低于 90 mmHg，尽快给予纠正，可根据出血情况进行容量复苏，早期输血及高渗盐水，维持收缩压在 90 mmHg 以上。

4. *妥善包扎伤口*　可使用急救包中的无菌敷料包扎伤口，以减少出血和污染；检查伤部时，严禁探查伤道或取除异物。

5. *脊髓损伤搬运*　当伤员伴随有脊髓损伤时，尤其是颈髓的损伤，常附加有四肢的瘫痪和感觉异常。因此在搬运的过程中应更加注重转运的细节，避免进一步损伤。

(二) 颅脑冲击伤的二级救治

神经系统专科监测、紧急救治和损伤控制治疗，该阶梯要求所有海军军医都需要掌握这些技能，并且在受伤后 6 小时内完成。

紧急救治关键救治技术主要包括初级生命支持(建立人工气道、控制呼吸、抗休克)、颅内高压的处理及救命手术。在颅脑损伤治疗的早期阶段，颅内压管理是至关重要的(图 19－3)，应经常检查生命体征和进行神经系统查体，直到伤员被允许后送。

1. *初步查体和基本生命体征监测*　应拍摄颅骨和颈部的 X 线片，以排除任何骨折，这对运输和治疗计划的决策非常重要。由于大多数二级救治单元很少有 CT 扫描能力，医生主要根据体格检查和临床判断来估计颅内压。高血压、脉搏缓慢和潮式呼吸是表明颅内高压的库欣反应三联征。快速伤情评估：对于所有的颅脑冲击伤伤员，都应进行简要

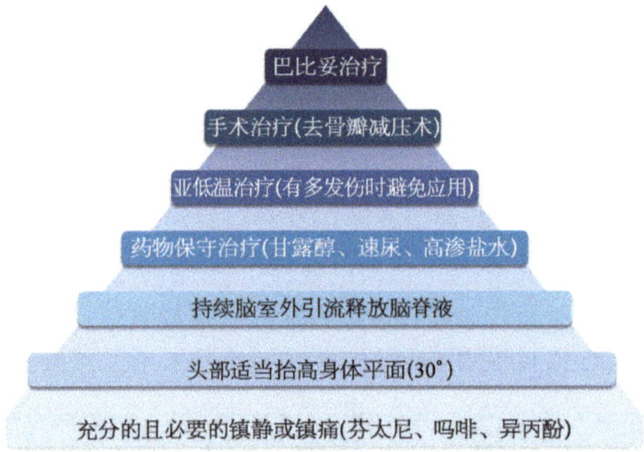

图 19-3 模块化颅内压关键救治技术

快速的生命体征、意识、瞳孔和伤口检查。包括GCS，瞳孔大小和对光反射，有无开放性脑损伤，记录体温、脉搏、呼吸、血压等，行血气分析。根据GCS标准初步分类：轻型为13～15分，中型为9～12分，重型为6～8分，特重型为3～5分。有条件建议早期行头颅CT检查明确有无颅内血肿。

2. *无创的神经系统监测* 检测设备可以用来可靠地检测颅内变化，从而帮助识别潜在的高危伤员。使用床边便携式超声诊断仪可以早期发现颅内血肿以及定位和变化。当没有更精确的监测设备时，测量视神经鞘直径(ONSD)是一种快速、安全、简单的超声检查技术，可以帮助检测颅内压升高。近红外光谱(NIRS)是一种新兴的非侵入性监测方式，可用于识别颅内浅层病变，如硬膜下血肿，就其高灵敏度而言，还能监测脑灌注。见表19-2。

表 19-2 用于急性创伤性脑损伤评估的无创性神经系统监测设备或技术

名称	原理	作用	FDA批准时间
脑电图检测仪(BrainScope One)	脑电图的量化处理	预测异常的头CT结果或监测颅内情况	2016年9月
颅脑扫描仪(Infrascanner)	近红外光谱成像原理	测量颅内>3 cm^3的血肿，定位距离大脑表面2 cm内的病损	2013年1月
经颅多普勒超声系统(Lucid M1)	经颅多普勒超声成像原理	动态监测脑脊液流速、创伤后脑血管痉挛情况、脑血管闭塞情况	2016年12月
脑外伤血清学检验技术	通过ELISA对UCH L-1/GFAP进行血液(血清)检验	预测异常的头CT结果或监测颅内情况	2018年2月

3. *纠正低氧血症* 低氧血症可明显增加重型颅脑损伤患者的死亡率，应控制血氧分压不能低于60 mmHg。对于昏迷、气道梗阻、头颈部损伤、头面颈部明显肿胀、吸入性气道损伤的患者应行气管插管，给予高流量吸氧以纠正低氧血症，如单纯吸氧不能纠正低氧血症，建议使用呼吸机治疗，维持PO_2>60 mmHg，PCO_2在35～40 mmHg。

4. *预防感染* 对于开放性颅脑损伤、脑脊液漏以及颅脑损伤术后，包括颅底骨折所致隐性开放伤在内，需早期给予能透过血脑屏障的广谱抗生素。

5. *癫痫的预防及治疗* 硬膜下血肿、颅骨骨折、颅内血肿、开放性颅脑损伤的伤员，易发生外伤后癫痫，可使用抗癫痫药物预防癫痫。如果外伤后期出现癫痫发作，应根据新的癫痫发作标准治疗方案进行抗癫痫治疗，静脉推注5～10 mg地西泮终止癫痫发作，控制后继续给予苯妥英钠维持，防止后续发作。

6. *颅内高压的治疗* 脑冲击伤患者易出现颅内高压，如果出现颅内高压和脑疝征象，如两侧瞳孔不等大、意识下降、瞳孔散大固定、行为异常或者意识混乱、脉压扩大等，应当立即采取降颅压措施：头位抬高30°；给予控制性通气，设定呼吸频率20次/分，吸入高浓度氧，维持PO_2>80 mmHg，SPO_2>95%，PCO_2在30～35 mmHg；控制体温；适当镇静镇痛。静脉滴注3%～5%高渗盐水250 mL或20%甘露醇等。

7. *控制紧急的并发症* 其他可能导致颅内压升高的因素，如发热、焦虑、疼痛和癫痫发作状态，都要及时控制，以避免继发性脑损伤。

8. *损伤控制专科手术*

(1) 诊断性钻孔引流：这是最简单的神经外科手术。在创伤患者中，精神状态改变、单侧瞳孔扩大并失去对光反射和对侧偏瘫的临床三联征，最常见的原因是形成脑疝，在大多数创伤病例中，是硬膜外血肿引起的。在没有CT的情况下，可以探查性的钻孔，主要是作为一种诊断工具，以尽可能地找到并排出血液。此外，如果钻孔是阳性的，可以进行适度的减压，然后再进行最终的开颅手术。

(2) 减压性去骨瓣手术：文献和实践证明，这种手术有利于挽救患者的生命，并在整个后送期间保持颅内压稳定。进一步建议在 4 小时内进行适当的去骨瓣减压术，以降低 GCS 和神经功能明显受损伤员的颅内压。对于严重的穿透性创伤，紧急清创和闭合手术可以在伤后 6 小时内完成。

(三) 颅脑冲击伤的三级救治

有创专科监测和进一步专科治疗，这些关键技术需要由神经外科医生掌握，并应在受伤后 48 小时内完成。

颅脑冲击伤的三级救治阶梯主要指对颅脑冲击伤伤员进行确定性治疗。是在较为稳定的环境中和完善的设备条件下进行的彻底解除伤病原因和生命威胁的根本性治疗，对提高治愈率、减低致残率有重要作用。主要包括颅底创伤手术、彻底清创术、迟发性血肿清除、扩大去骨瓣减压、颅内血肿清除、脑脓肿引流或切除手术、脑脊液漏修补、神经重症监护与治疗、脑外伤后遗症与并发症治疗。

1. *全面专科评估和检查* 伤员在被后送到像医院船这样的三级救治阶梯，此时具备有创专科监测，可获得更精确的临床体征，并通过更全面的实验室检查来明确。在这个救治阶梯上，应根据 CT 检查结果做出最终诊断。

2. *复杂气道管理* 意识障碍及呼吸不畅者行气管插管及气管切开，如单纯吸氧不能纠正低氧血症，建议使用呼吸机治疗。管理好重症患者气道，严密监测血气分析，避免低氧血症，维持 PCO_2 在 30～35 mmHg 为佳，避免过度通气后的脑血管痉挛和二氧化碳蓄积后的脑血管过度扩张及脑血流过度灌注而增加颅内压；保障 PO_2>80 mmHg，SPO_2>95%。

3. *血容量和血压管理* 避免低血压和低有效血容量，通过中心静脉压等监测血流动力学，避免低灌注引起的脑缺血以及后续颅内压增高；控制高血压，对于原发高血压的患者，在保证脑灌注压的情况下，合理控制血压，避免过度脑血流灌注增加颅内压，增加再出血和血肿扩大的风险。

4. *颅内压监测* 若 GCS 为 3～8 分，予常规脑室内插管行颅内压监测。对于行颅内血肿清术的患者，GCS 为 13 分或低于 13 分者，如果术中发现有明显脑肿胀，推荐行颅内压监测。另外，未行手术治疗的 GCS 为 9～13 分的伤员，如有明显的脑实质损伤且 CT 发现有脑水肿者，行颅内内压监测，可以实时监测病情的发展。当颅内压持续>20 mmHg 时，需要启动降颅压措施。

5. *颅内血肿清除* 经术前头颅 CT 检查明确颅内血肿并进行定位后，骨瓣开颅，一般为 8～10 cm 大小骨窗，若脑挫裂伤脑水肿严重合并颅内高压，可采取标准外伤大骨瓣开颅方法。清除硬膜外血肿或呈瓣状切开硬脑膜清楚硬膜下及脑内血肿，并可根据颅内压力行去骨瓣减压。

6. *开放性颅脑伤清创术* 开放性颅脑损伤的清创目的在于清除颅内血肿及碎化脑组织与异物，取出手术区和伤道内易于取出的骨片和金属破片，对于脑组织深部手术难以达到的骨片和金属破片不做勉强摘除，仅对入口和出口进行彻底清创。硬脑膜必须修复，头皮全层缝合；颅骨缺损待后期处理。

7. *颅脑冲击伤的重症监护治疗*

(1) 镇静镇痛：对于躁动、插管、呼吸机治疗及重型颅脑损伤患者建议适当镇静镇痛，理想的镇静效果 Ramsay 评分或 SAS 评分 3～4 分。镇静药物首选右美托咪定，另外可选丙泊酚和咪达唑仑。适当控制药物剂量，实时监测患者的呼吸、血压状况，防治药物引起的呼吸抑制和血压下降。

(2) 降低颅内压、提高脑灌注压：当颅内压持续>20 mmHg 时，需要启动降颅压措施。头位抬高 30°；给予控制性通气，设定呼吸频率 20 次/分，吸入高浓度氧，维持 PO_2>80 mmHg，SPO_2>95%，PCO_2 在 30～35 mmHg；控制体温；适当镇静镇痛。静脉滴注 3%～5%高渗盐水 250 mL 等。行脑室型颅内压探头监测者，可以根据颅内压水平适当通过脑室外引流来辅助控制颅内压，需注意脑脊液引流量和速度的合理控制。

(3) 营养支持治疗：现已明确颅脑创伤患者存在高代谢和氮消耗增加的现象，单纯颅脑创伤昏迷的患者的代谢消耗要比一般情况高出 120%～250%不等，平均高出 140%。所以颅脑外伤后营养支持至关重要。肠内营养是优选的途径，应在伤后 24～48 小时内开始肠内营养，争取在 48～72 小时后到达能量需求目标。重症患者应激期可采用20～25 kcal/(kg·d)作为能量供应目标，肠内营养蛋白质提供能量比例16%，脂肪提供20%～35%，其余是碳水化合物，热氮比在130∶1左右。如果在5～7天肠内营养支持还不能达标，应联合肠外营养支持。

(4) 颅内感染预防及治疗：颅脑冲击伤容易出现颅内异物，脑脊液漏发生率高，伤情也较重，这些都是颅内感染的高危因素。因此，所有开放性颅脑冲击伤均需尽早预防性应用抗生素，抗生素的选择应该包括针对革兰阳性菌和革兰阴性菌。建议在抗生素应用方面尽量使用最广谱的抗生素进行预防。脑脊液漏在得到控制之前，需一直使用抗生素。若有脑室外引流，抗生素用至拔除引流管为止。

(5) 癫痫的预防及治疗：严重颅脑损伤的患者[典型表现为长时间的意识丧失，CT上表现为颅内血肿或脑挫裂伤，和(或)凹陷性颅骨骨折]可应用预防性AED等治疗，开始为静脉途径负荷量，应在伤后尽早用药以减少伤后早期痫性发作(7天内)的风险。不推荐在外伤7天以后常规预防性应用苯妥英钠、卡马西平或丙戊酸来减少创伤后晚期痫性发作(7天后)的风险。对于癫痫急性发作或癫痫持续状态需要立即终止发作并持续治疗。苯二氮䓬类药物用于初始紧急治疗，同时静脉滴注苯妥英钠、丙戊酸钠或左乙拉西坦。

(6) 静脉血栓栓塞症防治：颅脑冲击伤患者常见且为后果严重的并发症，包括深静脉血栓(deep vein thrombosis，DVT)和肺栓塞两种类型。轻型伤患者建议早期活动；大部分ICU患者无法早期活动，建议给予间歇充气加压泵(IPC)、加压弹力袜等，可增加下肢静脉血流和减少静脉血流淤滞，IPC可以明显降低DVT发生率。对于高危患者给予普通肝素、低分子肝素和非肝素抗凝剂(例如重组水蛭素、阿加曲班)预防。

(7) 特殊类型电解质紊乱的治疗：脑冲击伤后可出现特殊类型水盐代谢失衡，包括中枢神经源性尿崩症(CNDI)、抗利尿激素分泌异常综合征(SIADH)和脑耗盐综合征(CSWS)等。严密监测每小时尿量，准确记录24小时出入量，每日监测尿钠、尿渗透压、体重，监测电解质每12小时1次。中枢性尿崩症患者，给予静脉补液及垂体后叶素、氢氯噻嗪(双氢克尿塞)、醋酸去氨加压素(弥凝)等治疗；严重的患者必要时建立2条静脉通路，保证水电解质的平衡。SIADH患者限水治疗，入量要少于出量；严重水中毒患者给予呋塞米等治疗，若血钠<120 mmol/L时，应给予高渗盐水，以纠正低渗状态。CSWS患者应及时补充丢失的钠，并补充血容量，保证出入量及电解质的平衡。

(8) 发作性交感神经功能亢进的诊治：严重颅脑冲击伤患者早期会出现发作性交感神经功能亢进，表现为同时出现短暂的发作性的高热、血压升高、心动过速、呼吸急促、出汗过多和运动活性增强。治疗上通常采用序贯疗法，用吗啡、地西泮或右美托咪定静脉注射以立即终止发作，然后用普萘洛尔联合加巴喷丁口服预防发作。

(四) 颅脑冲击伤的四级救治

神经外科专科康复治疗，主要指对颅脑冲击伤伤员进行康复性的治疗，来减少战后致残率和应激性创伤反应的发病率。颅脑冲击伤之后伤员的康复需要根据伤员的病情来决定。

1. *对于持续昏迷的患者* 例如持续植物生存状态的患者，康复措施主要包括各种的感官的刺激，如听觉刺激、视觉刺激、嗅觉刺激、味觉刺激、触觉刺激、前庭刺激、穴位刺激、光电刺激和神经刺激，以及高压氧治疗和药物治疗等一系列的手段。

2. *对于运动功能障碍的伤员* 主要的康复措施有高压氧、针灸、理疗、水疗、仪器辅助运动和功能训练等。

3. *对于言语功能障碍的患者* 包括言语训练，针对找词困难的患者，可以进行词语表达训练、语句表达训练，以及训练表达时可以采取一些特殊的方法，如自动语言的主动控制、旋律语调疗法，以及失语性持续性言语的治疗等，还可以进行听力训练、完全性失语患者代偿手段的训练、阅读理解能力的训练，以及书写训练等。

4. *对于有行为障碍的患者* 主要包括创伤后遗忘和异常行为的康复，这种情况需要循序渐进的在专业医师指导下康复训练。

二、颅脑水下冲击伤的防护

(一) 水下爆炸防护材料

1. *复合材料* 不同密度、不同类型的复合材料防护效果具有差异性。此类材料层包括 PC 小孔层(聚碳酸纤维层,厚 0.5 cm)、玻璃纤维层(厚 0.3 cm)、聚氨酯泡沫材料层(厚 0.3 cm,密度 0.480 g/cm^3,孔径 0.1 mm 至数毫米),以及海绵层复合材料层(厚 0.4 cm)。

复合材料防护机制可能与下列因素有关:① 聚氨酸酯可使能量在相互贯通的含气孔隙中迅速转移和吸收,从而达到所谓的"滤波效应"作用。② PC 聚碳酸酯小孔材料有变形及其间含有大量空气的存在对激波有较强的衰减作用,从而减少了入射激波的能量。③ 硬质海绵的缓冲作用,减少了机体对激波能量的吸收。④ 玻璃纤维材料:当爆炸冲击波作用于玻璃纤维材料层时可见玻璃短纤维材料的分层破裂,以及其在冲击波作用下的压缩、拉伸、弯曲,这些变化可以对冲击波有一定的衰减作用,如果将玻璃纤维材料层用缝线缝合则见复合材料层的分层破裂减少,对冲击波的衰减作用会更强。

2. 聚氨酯材料　冲击波在聚氨酯材料中的初始冲击波压力随着初始孔隙度增加而显著下降。当初始孔隙为 0.25 mm 左右时,聚氨酯泡沫材料对爆炸冲击载荷具有较强的减压效果,其机制可能与冲击能量转化为弹性能、塑性能等有关。

(二) 水下爆炸致颅脑损伤的基本防护原则

水下冲击伤的防护要实用化,应考虑与救生衣等有机结合,或在研制防护器材时考虑多功能(如防冲、防烧伤、防破片及保暖、漂浮功能)于一体,根据水下爆炸致颅脑损伤的特点进行针对性的防护。

1. 固体冲击波的防护

(1) 防冲击垫:固体冲击波主要引起以骨和脑组织交界的颅底创伤为主,防冲击鞋垫对于减缓固体冲击波传导有一定作用。防冲击鞋垫由面层、中间层和底层相互复合而成:面层的后跟及前掌着力部位的厚度均为 2.5～3.5 mm;中间层后跟的厚度为 27～29 mm,前掌的厚度为 7.5～8.5 mm;底层的后跟厚度为 3.5～4.5 mm,前掌厚度为 3.5～4.5 mm。采用此结构后,使防冲击鞋垫的后跟处的高度高于前掌处的高度,能使鞋后跟适当垫高,跟骨与重力线之间的夹角相应增大 8°～12°。

(2) 防冲击头盔:水面舰船作业人员佩戴防冲击头盔,包括盔体、抗冲击层和缓冲网,抗冲击层紧贴在盔体的内侧,缓冲网设置在抗冲击层的内侧,并与抗冲击层顶部之间留有间隙,缓冲网的边缘设有缓冲网边条,通过紧固件,将缓冲网边条固定在盔体上。在头部发生碰撞或弹片打击时,能避免或减轻固体冲击波对颅脑的损伤,兼有防弹性能和抗冲击性能。

2. 液体冲击波的防护

(1) 抗冲击服:胸腹部等空腔脏器是水下爆炸冲击波重要靶器官,水下爆炸瞬时产生巨大的压力,挤压胸腹部空腔脏器,产生血流扰动,沿大血管传递,造成颅脑等远隔脏器损伤,即远达效应,因此液体冲击波致颅脑损伤除了使用防冲击头盔对颅脑进行防护外,胸腹部脏器的防护也尤为关键。

(2) 不同分层材料组合的复合材料能够削弱水下冲击波:目前用于抗冲击服的材料包括:① 发泡镍、LC4 铝合金和海绵条复合材料,可有效降低冲击波损伤程度。② 聚氨酯泡沫材料:当初始孔隙为 0.25 mm 左右时,对爆炸冲击载荷具有较强的减压效果。③ 聚酯树脂复合材料比乙烯基树脂强度和弹性系数更高。因此,聚酯树脂复合材料比乙烯基树脂复合材料更好。④ MMC 金属基复合材料是一种增强材料与另一种金属基体复合组成的。增强剂可以是碳或碳化物等高强度材料制成的连续纤维或丝,也可以是氧化铝、碳化硅或碳化硼等短纤维或颗粒。⑤ Gr/Al 金属基复合材料是一种应变率相关材料,随着应变率的提高,材料的拉伸强度、失稳应变以及残余强度均相应提高,具有明显的应变率强化效应与动态韧性现象。⑥ 聚碳纤维加强的铝复合材料也对水下冲击波有一定的防护作用。

三、典型案例分析

(一) 基本情况

患者,男,21 岁。因意外而受伤,系爆炸性损伤。伤时以坐姿,距离爆点约为 2 m。伤后瞬间,伤员意识丧失。现场急救后,患者意识未恢复,整体情况未见好转。伤后 1 小时入院。入院后查体,患者生命体征不稳,出现呼吸困难,急诊行气管切开术,呼吸困难有所改善。查体见患者右侧头部颞侧,右侧胸壁下部可见明显弹片伤,颜面部轻微肿胀且口鼻处可见明显出血,双下肢及双侧踝关节有明显挫伤。GCS 为 4 分。行头部及胸部 CT 检查，提示创伤性颅脑损伤及创伤性胸部损伤。诊断为弹片伤、冲击伤、半球贯通伤、脑室内出血、创伤性动脉瘤、脑脊液漏、原发脑干伤。

（二）入院辅助检查及病情分析

1. 头部 CT　见图 19－4～图 19－6。

2. 血管造影　见图 19－7。

3. 肺部 CT　见图 19－8。

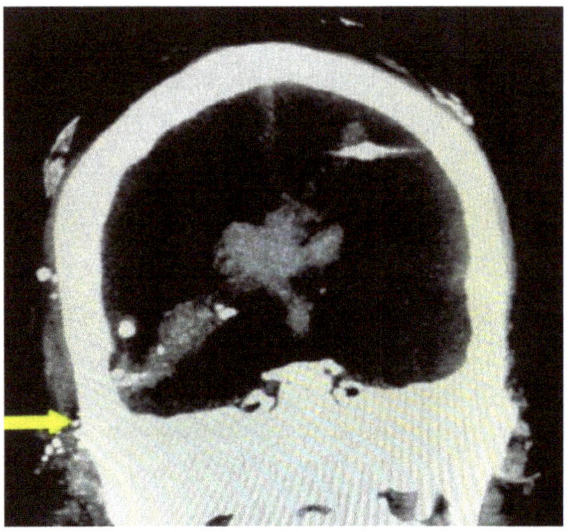

图 19－4　伤型为开放伤，与外界相通

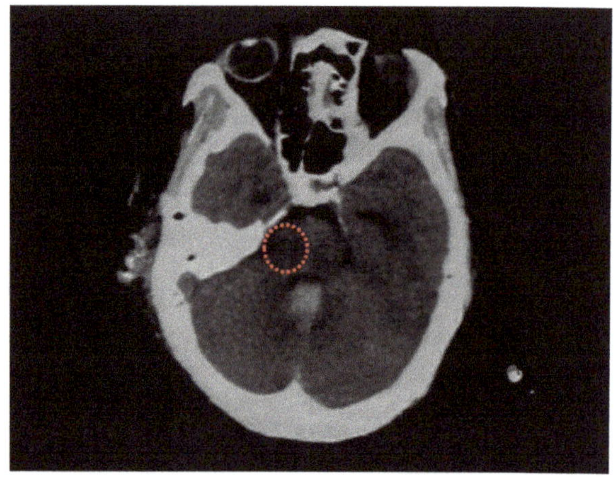

图 19－5　脑干损伤，射入点距脑干距离 4.5 cm，伤道及挫伤区较小，震荡区广泛

4. 临床印象　伤情复杂，为复合伤、多发伤、冲击伤。伤部涉及颅脑、胸部、腹部、躯干及四肢等重要器官。

5. 伤类　以弹道伤、冲击伤为主，弹道伤多由弹片引起，冲击伤内伤大于外伤。

（三）诊治经过

1. 临床诊断　根据现代武器杀伤生物效应评估理论和方法，对伤员进行规范化诊断。

（1）复合伤：① 弹片伤；② 冲击伤。

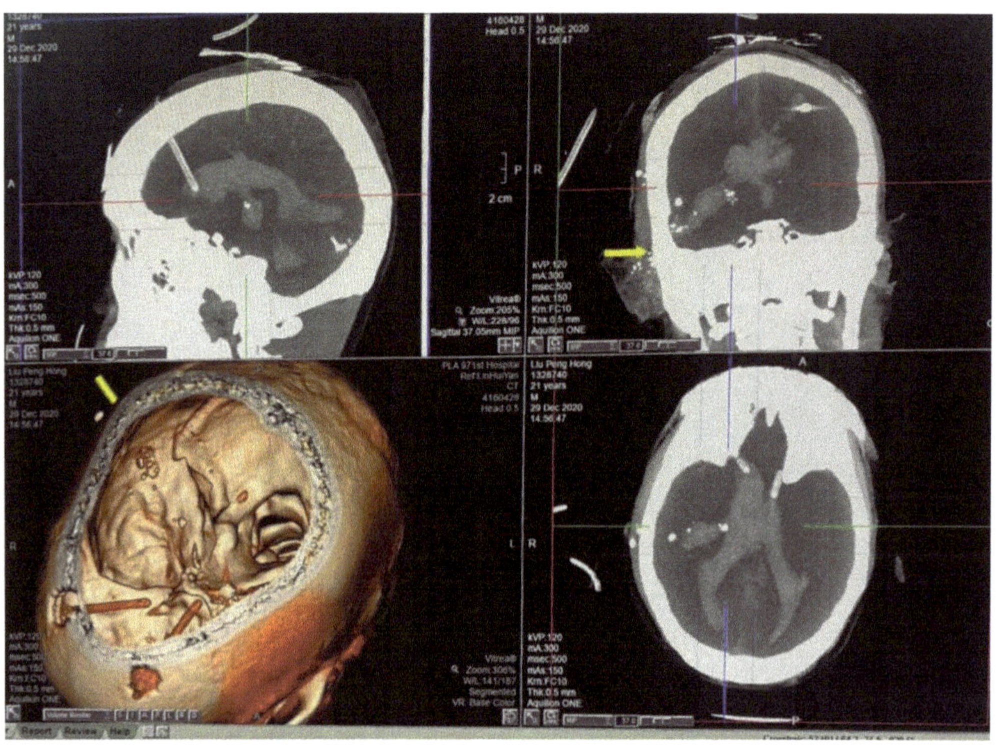

图 19－6　伤因以“弹片伤＋冲击伤”复合伤为主

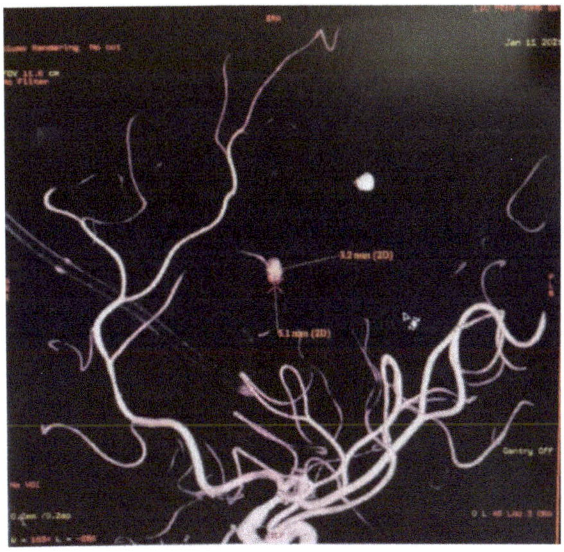

图 19-7　大脑前动脉创伤性动脉瘤

(2) 多发伤：① 创伤性颅脑损伤；② 创伤性胸部损伤；③ 气胸。

(3) 特重型开放性颅脑损伤：① 弹片伤；② 冲击伤；③ 半球贯通伤；④ 原发脑干伤；⑤ 创伤性动脉瘤；⑥ 脑室内出血；⑦ 脑脊液漏。

2. 手术治疗　对该伤员进行救治。该伤员先后经过 6 次手术治疗，并取得理想效果。

(1) 第 1 次：气管切开术及时有效，解决呼吸道梗阻的问题。

(2) 第 2 次：第 1 次右侧脑室引流手术，解决了中脑导水管梗阻、四脑室血肿压迫、颅内压急骤升高和呼吸暂停的问题。

(3) 第 3 次：第 1 次左侧脑室引流术，实现了脑脊液每天引流 200 mL 脑脊液和控制颅内压持续升高的问题(图 19-9)。

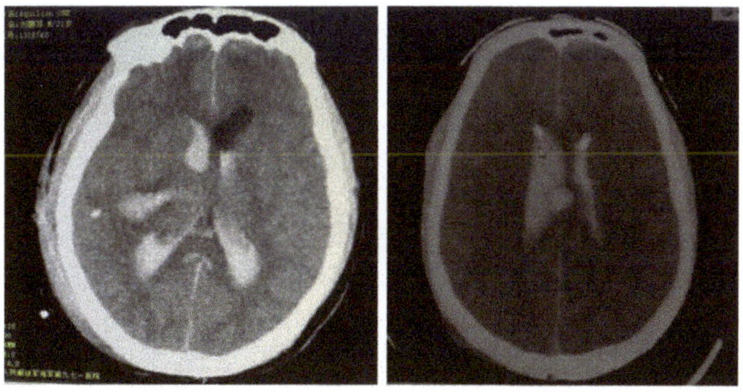

术前　术后

图 19-9　左侧脑室引流术术前、术后对比

(4) 第 4 次：第 2 次右侧脑室引流术和颅内压探头植入术，解决了右侧脑室血块引流(粗导管)和颅内压力数字化、可视化的问题，实现精准脱水和控制颅内压，解决了脑室内积血铸型问题(图 19-10)。

(5) 第 5 次：去骨瓣＋颞极切除内减压＋伤道清创手术解决了顽固性颅内高压、脑疝和伤道清创问题。

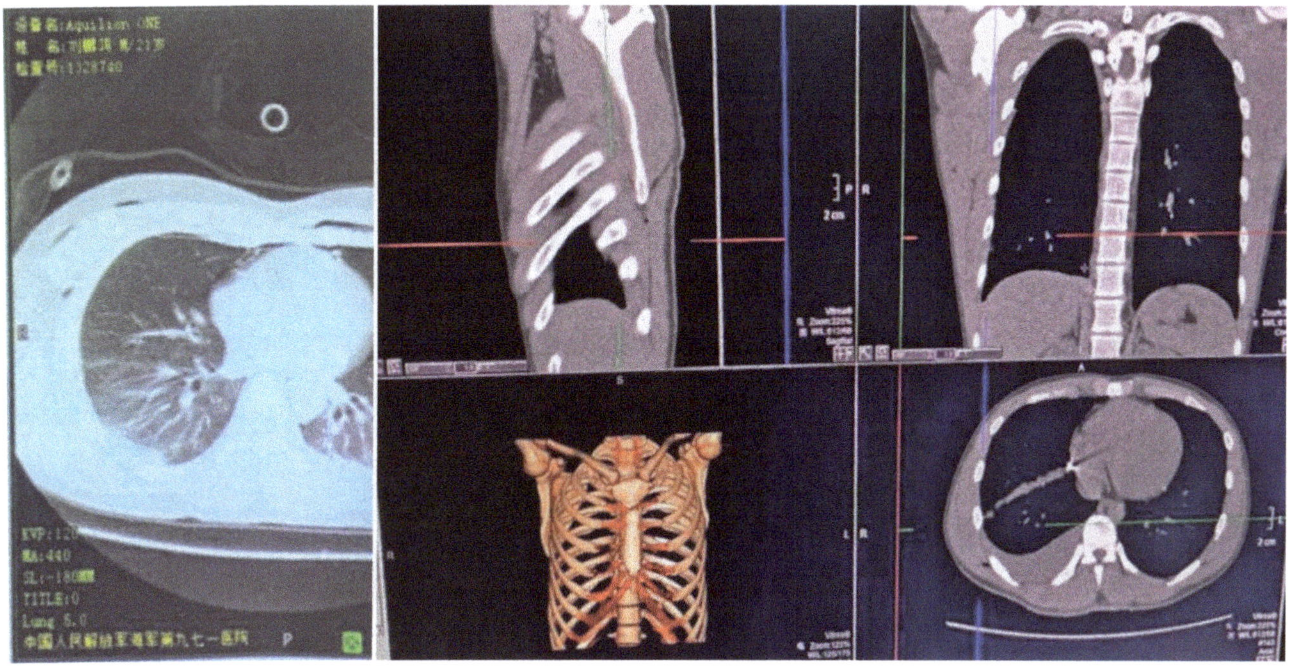

图 19-8　肺爆震伤

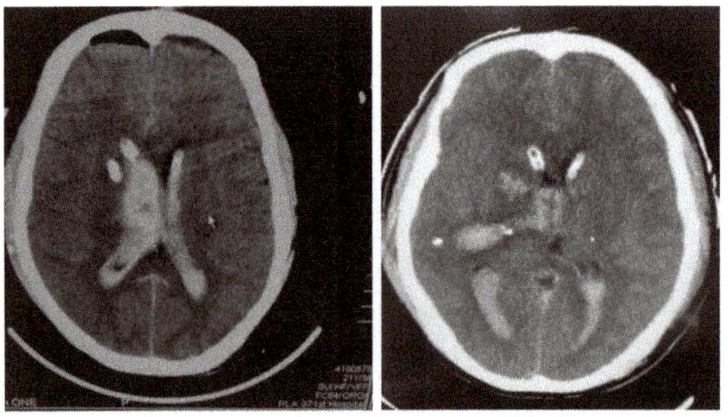

术前　　术后

图 19－10　右侧脑室引流术术前、术后对比

（6）第 6 次：大脑前动脉创伤性动脉瘤栓塞术，解决了再出血的问题（图 19－11）。

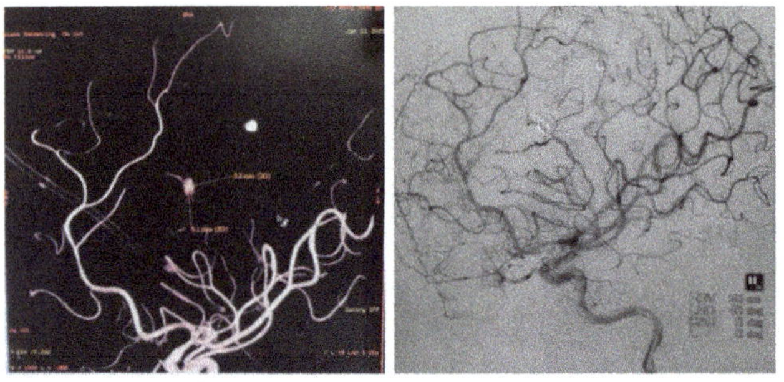

术前　　术后

图 19－11　大脑前动脉创伤性动脉瘤栓塞术术前、术后对比

3. 结果　该伤员整体病情平稳，意识明显好转，颅内压稳定，预后良好。生命体征方面，伤员从呼吸停止到有生命体征，从生命体征不平稳到医疗支持的平稳，从医疗支持的平稳到自然平稳。意识状态方面，从深度昏迷上升到浅昏迷，GCS 从 4 分到 10 分，经过积极康复训练后，已恢复正常生活。

（四）诊治体会

1. 现场急救特别及时　早期对症急救处理，对挽救危急重症伤员生命、争取后续深入治疗，恢复伤员功能有较为重大的意义。

2. 多学科统筹参与　配合治疗能够明显提高患者预后以及功能恢复。

（五）成果转化应用

1. 姑息清创术　姑息清创术使颅内遗留碎片没有明显增加颅内感染的发生，但该术式可减少肢体功能障碍的发生率，提示姑息性清创术可改善颅脑爆炸伤的生存质量。

2. 开放性颅脑损伤的诊断与治疗理论　解决了“复合伤＋弹道伤”的诊断问题，在此基础上对颅内压阶梯救治和脑脊液漏的防治起到了至关重要的作用。

3. 超早期插管辅助呼吸技术　爆炸冲击波可导致脑干超微结构和生物化学改变，呼吸暂停和心动过缓与之相关，针对性提出“超早期插管辅助呼吸”。通过超早期插管辅助呼吸可以救治呼吸暂停的伤员，解决了危重伤员呼吸暂停的问题。

4. 颅内压阶梯控制技术　从药物降颅压到脑室外引流降低颅内压，再到去骨瓣手术降低颅内压，解决了颅内压持续升高和顽固性颅内高压的问题。

（徐涛　洪新杰）

第二十章

舰船外科胸部损伤的分级救治

第一节　舰船外科常见胸部损伤

一、肋骨骨折

(一) 病因和发病机制

肋骨骨折(rib fracture)是最常见的胸部创伤。胸部创伤中有40%～60%合并有肋骨骨折。肋骨共12对,平分在胸部两侧,前与胸骨、后与胸椎相连,构成一个完整的胸廓。肋骨骨折可由直接暴力或间接暴力造成。直接暴力由于力由外向内作用于胸壁,肋骨骨折发生于力作用区,骨折断端可以向内刺入胸腔,损伤肋骨附近的组织器官,例如:肋间血管、胸腔、肺等,造成血胸、气胸或血气胸。在枪弹伤中产生的骨折,常为粉碎性骨折。间接暴力,如胸部前后挤压伤,骨折常发生于肋骨中段腋前后线间,骨折断端向外,因此由骨折断端直接造成的脏器损伤较少出现。儿童肋骨富有弹性,不易折断,而在成人,尤其是老年人,肋骨弹性减弱,容易骨折。老年人偶尔因胸部肌肉突然剧烈收缩,如咳嗽等也会引起肋骨骨折。

肋骨骨折常发现于第4～7肋骨。第4～7肋骨长而固定,是最常见的肋骨骨折的部位。第1～3肋骨本身短粗,上有锁骨、后有肩胛骨以及周围肌肉的保护因而不易骨折。若发生骨折,要警惕有无胸腔内重要器官的损伤,往往合并锁骨、肩胛骨骨折。第8～10肋骨虽然较长,但前端连接于由肋软骨组成的肋弓,因有缓冲作用不易折断。第11～12肋为浮肋,活动度更大,不易发生骨折,若发生骨折,要警惕有无腹膜后脏器的损伤,例如肝、脾、肾破裂和腹膜后血肿。

由于致伤力的大小、方向、性质不同,可引起单根或多根肋骨骨折。每根肋骨只一处骨折称为单处骨折;有两处以上骨折称为多处骨折。1～2根单处骨折如无合并胸内脏器、血管损伤,由于肋骨上下缘有完整的肋骨和肋间肌的支撑,骨折端少有移位,除因疼痛对呼吸、咳嗽有限制外,多不严重。多根多处骨折,由于几根折断的肋骨前后端均失去了骨性连接,上下缘也失去了完整肋骨的支撑,因而形成伤处胸壁软化。在患者吸气时由于胸腔内负压致伤处胸壁向内凹陷,呼气时胸腔内的正压致伤处胸壁向外凸起,与周围相对正常的胸壁运动相反即反常呼吸,临床上称之为连枷胸(flail chest)。反常呼吸常常出现在前、侧胸壁。在伤后早期,由于剧烈疼痛患者不敢剧烈呼吸,加上伤处肌肉痉挛,因而反常呼吸可能不太明显,数小时后,肌肉因疲劳松弛,另外由于呼吸道分泌物的逐渐蓄积,患者呼吸幅度逐渐增大,反常呼吸开始明显。由于疼痛使呼吸受限,通气量减少,咳嗽无力,排痰不利,呼吸道分泌物增多、潴留,且常伴有肺挫伤,故易导致严重低氧血症。

过去认为反常呼吸时患侧肺和健侧肺之间存在

摆动气(pendelluft),并认为摆动气是造成严重的呼吸功能障碍的主要原因。经过多年实验和临床研究已否定了"摆动气"假说。现在认为,严重胸部创伤、连枷胸后出现成人呼吸窘迫综合征的主要原因是肺挫伤,并非"摆动气"。肺挫伤致使肺泡内和肺间质出血、水肿、炎症,损害了肺内血气交换,导致低氧血症。低氧血症的严重程度与肺挫伤程度、范围呈正相关关系。

(二) 临床表现及诊断

1. *病史* 有明确创伤史,如车祸、摔伤、重物砸伤、挤压伤及枪弹伤等。老年人可能没有明确的创伤史,要仔细问诊有无剧烈咳嗽、打喷嚏。如无以上病史要仔细查体,以免漏诊恶性肿瘤转移至肋骨导致的病理性骨折。

2. *症状* 肋骨骨折断端刺激肋间神经产生疼痛是最显著的症状。深呼吸、咳嗽、喷嚏、旋转体位、抬动上肢可使疼痛加剧。患者常因疼痛不敢深呼吸、咳嗽,气管内分泌物潴留而加重呼吸功能障碍。高龄患者会出现低氧血症和二氧化碳性昏迷。

连枷胸患者常有严重受伤史,胸壁上可见反常呼吸。常伴有呼吸困难、低氧血症,甚至休克。

3. *体征* 骨折断端处有明显压痛,用手指直接按压受伤部位(直接法)或双手前后位挤压胸廓(间接法),可以引起骨折断处疼痛,有时候可以触及骨折断端或者扪及骨擦感、听及骨擦音。常伴有不同程度的组织肿胀和皮下淤血。

多发性肋骨骨折创伤范围大,程度重。可出现反常呼吸运动,表现为吸气时胸廓扩张,但浮动胸壁向内凹陷;呼吸时胸廓缩小,但损伤的浮动胸壁凸出。可有不同程度的呼吸困难和循环功能障碍。在伤后早期或体胖的患者,当时反常呼吸不明显而可能忽略。

患者由于疼痛等,呼吸道分泌物增多,咳嗽无力,可闻及痰鸣音或干、湿啰音。分泌物积聚在气道中易导致肺部感染,肺不张时呼吸音降低或者消失。

直接暴力导致肋骨粉碎性骨折或多发性肋骨骨折,可见局部畸形明显。

4. *辅助诊断方法*

(1) 实验室检查:血常规检查可见白细胞增高,与创伤应激有关。血红蛋白及红细胞计数等指标对判断是否有内出血有一定意义。对多发性肋骨骨折,或伴有低氧血症者,应进行动脉血气分析,以明确低氧血症及二氧化碳潴留的严重程度,有利于临床判断和急救工作。

(2) X线检查:胸部受伤史结合临床症状和体征,多数肋骨骨折可以得到诊断。但要准确确定肋骨骨折准确部位及错位情况,需行X线检查。X线检查除可了解肋骨骨折情况,更重要的是可以了解有无合并气胸、血胸,有无胸内脏器损伤的并发症存在。X线检查应重复进行,如条件允许,立即进行立位X线检查,根据病情变化,数小时后再拍胸部正侧位片,才能确定有无血胸、气胸、肺不张及肺实变等;另外可以显示因出血导致的纵隔增宽,气管或食管的损伤而导致的纵隔气肿,膈疝等。在肋骨骨折无明显移位或者骨折位于软骨交界处,X线片上不易看出,但在伤后3~6周的胸部X线片上,可以看见骨折端的骨痂形成的阴影,可以协助后期诊断。

(3) CT检查:胸部CT检查与X线检查相类似,但较X线检查更加细致,更可以了解胸部脏器及腹部脏器受损的情况。对于病情较重、不能立位检查的患者,具有相当重要的意义。

(三) 治疗

1. *闭合性单处肋骨骨折(三级救治)* 骨折端无明显错位,无合并伤者,一般胸痛较轻,可予以弹性胸带固定,其他无须特别处理,或口服非甾体类药物镇痛即可。

2. *闭合性多根多处肋骨骨折伴反常呼吸(二级救治)* 出现反常性呼吸的患者是急症,必须进行优先紧急处理。严重的胸部创伤,往往伤情复杂,警惕漏诊,根据病情采取综合治疗非常关键。

(1) 保持呼吸道通畅:必要时吸痰,行气管插管或气管切开术。气管切开术可减少呼吸道无效腔,有利于呼吸道管理,可及时帮助患者排除分泌物。缺点是有创性操作,护理不到位时,更加容易导致呼吸道感染。

(2) 充分镇痛:对保持呼吸道通畅和预防肺部感染有重要作用,根据各家医院情况采取不同的镇痛措施,原则在于尽早使用安全有效的镇痛措施。尽早打断由疼痛导致分泌物排除不良,从而导致肺不张、低氧血症、呼吸窘迫及肺部感染等一系列并发症的恶性循环。

(3) 防治休克：由于剧烈疼痛、出血，多发性肋骨骨折患者易出现休克。在纠正休克的同时，应注意全身其他部位的合并损伤。

(4) 防治肺部感染：及时应用抗生素，并根据痰培养结果应用敏感抗生素。注意肺部并发症的预防和处理，限制输液量。伤后初期，应减少晶体的输入，应以输注胶体液为主。大量输入液体会加重肺部的损伤。

(5) 处理连枷胸：多根多处肋骨骨折，胸壁浮动，可选用多种方式处理，消除反常呼吸运动。① 包扎固定法，在胸壁软化区加外力，或用敷料覆盖，胶布固定，这适用于现场急救，或处理较小范围的胸壁软化。② 牵引固定法，于浮动胸壁的中央，选择 1～2 根能持力的肋骨，在无菌条件局部麻醉下，在肋骨上、下缘各刺一小口，用巾钳将肋骨固定住，用牵引绳链接巾钳的尾部，通过滑车用 2～3 kg 的力量牵引，牵引时间为 2 周左右。患者需卧床，不能下地活动，且不便搬迁。③ 呼吸机内固定法，气管插管或气管切开后，连接呼吸机进行辅助通气，从胸内排除反常呼吸运动，可称之为呼吸内固定法。不仅可以保证通气量，克服低氧血症，还可促进肺间质水肿消退，预防肺不张的发生。近年来多篇临床报道都证实，患者呼吸困难程度，与浮动胸壁的大小无关，而与肺挫伤的严重程度成正比，大家认识到发生反常呼吸本身并不是长期应用呼吸机的指征，仅在同时伴有呼吸衰竭时才有明确的指征，PaO_2＜8 kPa(60 mmHg)，$PaCO_2$＜6.67 kPa(50 mmHg)时，常规吸氧无效，及时应用呼吸机治疗有积极有效的作用。根据血气分析结果，调整呼吸机模式，待血气分析参数基本恢复正常后，可以试行自主呼吸，并逐步停止使用呼吸机。在使用呼吸机之前，需排除气胸。若有气胸，应先行胸腔闭式引流术，防止出现张力性气胸。④ 手术固定法，用于因胸部创伤并发症需开胸探查的患者，其优点是直接探查和治疗胸内创伤，通过手术迅速、牢固恢复胸廓的完整性，患者可早期下床，减少了并发症。有学者回顾性分析了采用爪形肋骨接骨钛板固定法治疗 42 例连枷胸患者的临床资料，结果显示，患者术后胸痛均显著减轻，胸壁稳定，胸廓矫形满意，呼吸功能恢复。术后 3～48 个月复查胸部 X 线，显示胸廓饱满，内固定牢固，骨折断端骨性愈合。结论认为，应用爪形肋骨接骨钛板，应用内固定法治疗连枷胸操作简便，疗效可靠，并可同时探查处理胸内合并伤，安全快捷，值得临床推广。另有学者回顾分析了 36 例多发性肋骨骨折患者的临床资料。结果显示，行电视胸腔镜探查、止血，清除胸内血凝块，修补肺损伤，定位肋骨骨折部位切开复位，并采用肋骨接骨板行肋骨内固定术，这些患者的胸壁畸形均得到矫正，其认为联合应用胸腔镜、肋骨接骨板治疗多发性肋骨骨折合并血胸，具有创伤小、操作简便、固定可靠、组织相容性好等特点，有利于促进骨折愈合和呼吸功能改善。

(6) 防治并发症：肋骨骨折发生气胸、血胸时，应给予适当处理。在临床中有些患者，伤时即刻检查气胸血胸，可非常轻微。但应密切观察病情变化，叮嘱患者定期复查胸片，必要时给予收入院治疗。对第 1、2 肋骨骨折应注意有无血管神经的损伤，对下胸部的肋骨骨折应仔细检查，有无腹部脏器的损伤。及时诊断，根据病情及时处理。

3. 开放性肋骨骨折(一级救治)　及时封闭伤口，对损伤胸壁需行彻底清创。用不锈钢丝、肋骨接骨钛板固定肋骨骨折断端。如胸膜破裂，还应放置胸腔闭式引流管，术后应用抗生素预防感染，其他处理原则与多根、多处肋骨骨折相同。

如出现胸壁缺如时，应考虑胸壁重建。胸壁软组织重建材料主要包括自身组织、同种异体组织和人工材料。其主要作用是：① 覆盖创面、充填残腔；② 为邻近组织提供氧气和养分，促进愈合；③ 保持胸腔的密闭性，保护胸内重要器官；④ 覆盖假体，防止和控制感染。

目前对于大面积胸壁缺损最为理想的修复方法为 Mc Cormack 等报道的“三明治”式复合体修复法。所谓“三明治”式复合体就是指将软组织修复材料和硬组织修复材料复合在一起构建成一个整体，他们采用 Maxlex 网＋骨水泥＋Marlex 网构建“三明治”式复合体，其结合了网状材料和硬质材料的优点——强度大、塑性容易、缝合方便，被认为是目前最好的胸壁缺损修复方法。但是其也存在较多缺点，例如无法诱导自身骨再生，影响内脏器官观察等。

组织工程技术是近年研究的热点之一，其被应用于多种组织的再生，包括骨、软骨、皮肤、毛发、血管等，其中组织工程化骨是目前研究较多，也是比较成熟的一项技术。这一技术为大面积胸壁修补提供了一个很好的方向和思路。

二、创伤性气胸

（一）创伤性气胸病因和分类

胸部创伤累及胸膜造成胸腔内积气，称为创伤性气胸。在胸部创伤中气胸的发生率仅次于肋骨骨折。肋骨骨折断端刺破胸膜和肺组织，致空气进入胸膜腔，子弹、刀刃刺破胸壁和胸膜时，外界空气经胸壁创口进入胸膜腔；支气管、气管、食管破裂，空气也可进入胸膜腔；医源性损伤，如肺穿刺活检、锁骨下静脉穿刺、胸腔穿刺、针灸等均可形成气胸。根据胸膜腔是否与外界相通，以及胸膜腔积气的压力状况，可将气胸分为闭合性气胸、开放性气胸和张力性气胸。

1. *闭合性气胸* 闭合性气胸是气胸形成后，空气进入胸膜腔的通道随即封闭，胸膜腔不再与外界或呼吸道相通。一般来说闭合性气胸胸腔内聚集的气体数量不多，对胸膜腔的负压影响不大，不会明显导致呼吸和循环功能的障碍。多数由肋骨骨折端刺破肺组织引起。少数无肋骨骨折，也可发生气胸，其发病机制为创伤时声门紧闭，肺泡内压力骤升，引起肺泡破裂，可导致气胸形成。另外，食管或支气管破裂也可引起气胸，少量气胸患者常常无明显临床症状。如大量气胸引起肺萎陷，超过健侧肺代偿功能，可出现呼吸困难。

2. *开放性气胸* 开放性气胸是刀刃锐器或弹片等造成胸壁伤口裂开或部分缺损，致胸膜腔与外界相通，以致空气可以自由进入胸膜腔而形成的气胸。进入胸腔的空气数量与胸壁创口的面积成正比，创口面积超过气管口径时可使伤侧胸完全萎陷而丧失换气功能。伤侧胸腔压力高于健侧，致使纵隔被推向健侧，健侧肺也部分萎陷。由于空气自由进出胸腔，呼气时纵隔向伤侧移位，吸气时纵隔向健侧移位，纵隔在每次呼吸运动中左右摆动，称为纵隔扑动。纵隔扑动妨碍静脉回流心脏，同时引起心脏、大血管移位扭曲，造成循环功能紊乱，加之对内脏神经的刺激，以上原因容易引起休克。

3. *张力性气胸* 张力性气胸是胸膜腔内积气压力高于大气压的一种气胸。张力性气胸经常由肺裂伤、气管支气管破裂所引起。由于肺、支气管损伤后，通道组织出现活瓣作用，吸气时通道敞开，空气进入胸膜腔；呼气时活瓣口又自动闭合，胸膜腔气体不能排出。反复呼吸导致胸腔内压力逐渐上升，致使伤侧肺萎陷。伤侧胸腔内的高压气体压迫腔静脉和左右心房，使回心血量减少；同时纵隔移位，导致健侧肺受压，腔静脉扭曲，减少回心血量，引起循环衰竭。心脏排血量减少会导致组织缺氧和酸中毒，另外由于健侧肺受压影响其通气功能，患者会发生严重缺氧。张力性气胸是胸外科的急症，需及时处理，如处理不及时，其预后较差，可并发多脏器功能衰竭，甚至死亡。

（二）临床表现及诊断

1. *病史* 患者有创伤史，如锐器伤、爆震伤、挤压伤、枪弹刀刺伤或医源性损伤等，常合并肋骨骨折。

2. *症状* 患者的临床症状主要取决于肺受压萎缩的程度及伤员伤前肺功能的情况。小量气胸指肺萎陷在30%以下，患者可无明显的呼吸与循环功能障碍。中量气胸是肺萎陷在30%～50%，超过50%则为大量气胸。中到大量气胸可出现胸痛、胸闷、气急。

大量气胸表现为明显的呼吸循环功能紊乱，患者出现呼吸困难，发绀、休克等，尤其是在张力性气胸患者。

3. *体征* 少量气胸患者体检时常无阳性体征，中到大量气胸检查时气管向健侧移位，伤侧胸部叩诊呈鼓音，呼吸音明显减弱或消失。在开放性气胸和张力性气胸常可扪及皮下气肿。

胸壁有伤口随呼吸可听到空气出入伤口的“嘶嘶”音，伤口以主气管内径为准(2.7 cm)，超过2.7 cm则为大型缺损。胸壁出现大型缺损常伴严重的呼吸困难。

气胸患者中半数以上可伴血胸，临床称为血气胸。积血量超过500 mL时，下胸部体格检查叩诊呈实音。

4. *辅助诊断方法*

(1) 血常规检查：白细胞计数可增高，如血红蛋白或红细胞计数有下降趋势，注意可能有出血，放置胸腔闭式引流管，观察出血量及出血速度。

(2) X线检查：是诊断气胸的重要手段。患者情况允许时，应做立位胸片，能清楚地显示患者气胸的情况。胸片可见肺边缘消失，纵隔及气管移向健侧，同侧膈肌下降，如合并血胸可见肋膈角模糊或出现液平面。局限性气胸在后前位X线检查时易漏诊，侧位胸片可协助诊断，X线透视下转动体位也可发现。若围绕心缘旁有透光带应考虑有纵隔气肿。

(3) CT检查：对于小量气胸、局限性气胸以及肺大疱与气胸的鉴别比胸部X线片敏感和准确。气胸的基本CT表现为胸膜腔内出现极低密度的气体影，伴有肺组织不同程度的压缩萎陷改变。

(三) 治疗

治疗要点：① 开放性气胸一定需要先封闭伤口；② 张力性气胸一定优先放置胸腔闭式引流减压；③ 闭合性气胸根据气胸的量决定治疗手段。

1. 闭合性气胸(三级救治)　治疗方法取决于气胸的量，肺是否继续漏气，以及肺受压、萎缩的情况，症状及合并损伤等。肺萎陷在20%以下，不伴有呼吸困难者。患者应绝对卧床休息，充分吸氧，尽量少讲话，使肺活动减少，有利于气体吸收和肺的复张。治疗同时应严密观察患者症状变化情况，复查胸部X线检查。

如为中等量或大量闭合性气胸，应结合患者临床表现，考虑行胸腔穿刺抽气或于伤侧胸壁锁骨中线第2肋间行胸腔闭式引流术。Kirsh等提出胸腔闭式引流的适应证：① 中量到大量气胸；② 无论气胸多少，只要有呼吸困难的；③ 非手术治疗中气胸增加者；④ 需用机械辅助通气者；⑤ 胸腔闭式引流拔出后气胸复发者；⑥ 需行全身麻醉者；⑦ 双侧气胸；⑧ 张力性气胸。完成胸腔闭式引流，术后应注意吸氧、化痰，适当应用抗生素治疗。

2. 开放性气胸(二级救治)　所有开放性气胸患者，均有可能危及生命，一经发现必须紧急处理。① 封闭伤口：首先应封闭伤口，将开放性气胸变为闭合性气胸。如用凡士林纱布填塞伤口，再用不透气的胶布固定。变为闭合性气胸后，要防止出现张力性气胸的危险。② 胸腔闭式引流：如伤口已经封闭，应紧急行胸腔闭式引流术，如已经出现张力性气胸，且病情危重，应立即行紧急穿刺减压术。③ 气管插管：行胸腔闭式引流术后，立即气管插管，进行机械呼吸，在严重损伤时，这是最好的治疗方法。在全身麻醉下仔细检查伤口，并彻底清创，如怀疑肺损伤，应行开胸探查术。如有肺破裂，给予修补缝合，原则上最大限度保留正常可以存活的肺组织，清创完毕后，应用大量生理盐水冲洗胸腔及伤口，仔细检查有无支气管、肺漏气、食管破裂等。常规放置胸腔闭式引流后关胸，如出现伤口严重污染应行皮肤、皮下组织延期缝合。术后常规放置胸腔闭式引流管。注意胸腔引流量，保持其通畅，术后应用抗生素等，并注射破伤风抗毒素(tetanus antitoxin，TAT)。

3. 张力性气胸(一级救治)　张力性气胸是胸外科的急症，出现后应紧急处理。治疗原则是立刻减压，可先放置胸腔闭式引流管，使胸腔内大量气体得以逸出。① 穿刺排气减压：因病情凶险，发展迅速，如治疗不当或不及时，可因呼吸循环衰竭而死亡。如果患者症状典型，切勿行过多体检，应在救治现场地点进行快速减压，可用大号针头沿患侧锁骨中线，第2肋间刺入胸腔，可以紧急排气减压，并将针头固定于胸壁，以乳胶管连接于水封瓶，做胸腔闭式引流；也可于穿刺针尾连接一橡皮指套顶端，切一小口，使其成为排气活瓣。② 胸腔闭式引流：患者急救处理，一般状况有所改善，局部麻醉下于患侧锁骨中线第2肋间插管，行胸腔闭式引流，待漏气停止、肺充分膨胀后24～48小时拔管(战场一线可直接使用便携式胸腔闭式引流包)。③ 剖胸探查：如插管后仍有重度漏气，呼吸困难改善不显著，肺未能复张，怀有严重的肺裂伤或支气管破裂时，应开胸探查，修复漏气的破裂口。

三、血胸

(一) 创伤性血胸病因和发病机制

血胸是指全血积存在胸腔内，又称胸膜腔积血、胸腔积血。最常见的原因是创伤或外科手术。血胸是胸部创伤严重并发症之一，胸内大出血是胸部创伤早期死亡的重要原因。血胸的临床表现因胸腔内积血的量、速度、患者的体质而有所不同，急性失血可出现面色苍白、脉搏细速、呼吸急促、血压逐步下降等低血容量休克症状。

胸腔内积血来源：① 心脏或大血管出血，包括主动脉及其分支，上、下腔静脉，肺动、静脉。因出血量多，大多数患者死于院前。② 胸壁血管出血多来自肋间动静脉和胸廓内动脉，因为出血来源于体循环，血压较高，不易自然停止，往往需要剖胸手术止血。③ 肺组织破裂出血，肺动脉平均压力较低，肺实质多为肺段支气管远端组织，故血管较细，受压萎缩的肺血管通过的循环血量比平时明显减少。短期内出血自行停止，需行剖胸手术者较少。④ 开放性胸部创伤，气管或食管破裂，此类损伤造成的血胸如处理不及时，常易造成感染，而成为脓胸。⑤ 胸椎骨折，特别是第 4～6 胸椎的骨折，也可常引起血胸，但多在伤后数天才出现，易被忽视。

血胸发生后，不仅因失血而出现出血征象，且随着胸膜腔内血液的积累而压迫肺组织，并将纵隔推向健侧，同时心房受压，造成回心血量减少，因而影响呼吸和循环功能。

胸膜腔内的积血由于肺、心和膈肌运动的去纤维蛋白作用多不凝固。如出血速度很快，则在胸内凝集成块，血块机化后形成的纤维组织，限制肺和胸壁的活动幅度，机化组织压迫肺组织损害气体交换功能，这种情况称为纤维胸。由于细菌在积血中容易繁殖，因此，血胸不及时处理容易继发感染形成脓胸。

(二) 临床表现及诊断

1. 病史　患者有胸部创伤史。肋骨骨折的断端容易损伤胸壁血管、肺等，其他致伤物如利刃、子弹、弹片，都可直接损伤胸部血管。

2. 症状　创伤性血胸的临床表现取决于损伤部位的出血量和速度以及并发伤的程度，患者损伤后血管出血如为持续性，伤后在几小时或几天后，可以发展成中量或者大量的血胸，所以临床处理中对少量血胸患者，甚至早期无血胸表现，但可能出现血胸的患者，应严密观察。因此，在患者伤后应复查胸片，动态观察患者的血胸情况。

(1) 少量血胸：胸腔内积血少于 500 mL 为少量血胸，临床上可无明显症状。

(2) 中量血胸：积血 500～1 000 mL 为中量血胸，患者有明显出血表现，面色苍白，脉搏细弱，血压下降，呼吸困难，伤侧胸部呼吸运动减弱。如上所言，少量血胸也可变成中量，甚至大量血胸。

(3) 大量血胸：积血 1 000 mL 以上为大量血胸，患者出血量大，可出现严重的呼吸和循环紊乱症状，严重休克，有躁动不安，面色苍白，呼吸困难，脉搏细速，血压下降等。

临床上对血胸的分类只是相对而言，其临床表现还取决于患者受伤前的体质情况、伤势情况等。

3. 体征　少量血胸因出血量少而体征不明显。中、大量血胸患者查体时可见肋间隙饱满，气管向健侧移位，胸部叩诊呈实音，心界向健侧移位，呼吸音减弱或消失。血气胸伤员，上胸部体检呈鼓音，下胸叩诊呈浊音或实音，如伴肺裂伤，可引起患者咯血。

4. 辅助诊断方法

(1) 血常规检查：红细胞计数和血红蛋白指标帮助较大。动态血红蛋白检查呈持续下降趋势，常提示胸腔内有活动性出血。

(2) 胸部 X 线检查：少量血胸 X 线检查仅见肋膈角变钝。胸腔内如果积血量较少，卧位检查常导致漏诊，故怀疑血胸时应行直立位检查。受伤时 X 线检查示少量血胸，应该严密观察病情变化，复查 X 线，直到确认胸腔内出血停止。中等量血胸 X 线检查可见积血平面达肺门平面(500 mL)至肩胛下角平面(1 000 mL)。大量血胸 X 线检查可见胸腔积液超过肩胛下角平面，甚至全血胸，导致伤侧胸部呈现一片致密而均匀的阴影。血胸未经及时处理可形成机化性血胸或称凝固性血胸。当胸腔闭式引流量减少，影像学检查见血胸平面仍存在，考虑凝固性血胸。胸部 X 线片除诊断血胸及其程度外，对了解其他内脏损伤及有无膈疝均有帮助。

(3) B 超检查：可见积液，对积血的多少、穿刺部位的选择很有价值。B 超对少量血胸诊断比 X 线灵敏性更大。

(4) CT 检查：可明确有无胸腔积液积气、有无其他损伤，对复合性损伤尤其有帮助。尤其对不能行直立位检查的患者，有重要意义。

(5) 胸腔穿刺：B 超引导下胸腔穿刺，如果抽出不凝血，可确诊。在凝固性血胸时不易抽出血液或抽出的量很少，但出血症状很明显，胸部 X 线片可显示积液量进行性增多。

5. 进行性血胸的判断　对早期血胸诊断明确

后，尚需判断胸腔内出血是否持续，如出现以下情况，应考虑出血仍在继续：① 患者处于休克状态，伴明显呼吸困难，脉搏加速，血压下降，经积极输血、输液等抗休克治疗不见好转，或情况暂好转，不久后又恶化者。② 血红蛋白往往低于 8～9 g/dL，胸穿时血液从穿刺针涌出，应诊断为张力性血胸，为进行性血胸的最严重类型。③ 开放性血胸伴休克状态，有大量血液随呼吸从伤口涌出。④ 胸腔穿刺抽得的血液很快凝固，若能肯定不是刺入血管时，说明胸腔内有活动性出血。⑤ 重复测定周围血红蛋白、红细胞计数、红细胞压积，呈进行性持续下降。⑥ 胸腔穿刺抽不出血或抽出少量血，但出血症状加重，胸部 X 线片示胸膜腔絮状阴影持续增大，但可无液平面，此时不能除外凝固性血胸。⑦ 放置胸腔闭式引流后，每小时引流量超过 200 mL，并持续 4 小时以上，或 24 小时引流血液超过 1 000 mL。⑧ 胸腔引流血液色鲜红，温度高，其血红蛋白测定及红细胞计数与周围血液相似。

（三）治疗

治疗要点：① 血胸的治疗原则主要是防治休克。② 多数患者经保守治疗，应用止血药，穿刺抽出胸内积血或放置胸腔闭式引流管等措施后出血可自然停止。③ 对较严重且存在持续性胸内出血的患者，则需行剖胸止血，及时清除胸腔内积血，防止感染。

1. 进行性血胸（二级救治）　怀疑进行性血胸时，应尽快安置胸腔闭式引流管，以方便观察及判断，同时可以防止血液在胸腔内积聚。在积极抗休克的同时，及时进行开胸探查。根据术中所见，对出血的血管给予确切的缝扎止血；对肺破裂出血，做缝合止血，肺组织损伤严重时可行部分切除或肺叶切除术，对破裂的血管进行修复；对凝固性血胸要分区清除血凝块，以便有序寻找出血灶，确切止血，避免再次出血。

2. 非进行性血胸（二级救治）　行胸腔 B 超或胸片检查，估计胸腔内积血少于 200 mL 时，可考虑自行吸收，不需要穿刺抽液；积血量超过 200 mL，应早期在 B 超引导下进行胸腔穿刺，抽尽积血，促进肺复张，改善呼吸功能；对于 500 mL 以上的血胸，应在 B 超引导下直接置管引流。及时准确地处理胸腔内积血是预防积血凝固、继发胸内感染的有力措施。

3. 感染性血胸（三级救治）　若继发感染，应及时放置胸腔闭式引流管，排除积脓。同时全身应用大剂量对致病菌敏感的抗生素，避免慢性脓胸的形成。同时鼓励患者咳嗽，早日下地活动，营养提高免疫力。

四、创伤性肺损伤

肺是冲击波超压作用的“靶器官”，是最易致伤的内脏器官。核试验证明，自爆心或爆心投射点至冲击波直接杀伤边界的最远处，都可出现肺损伤；近爆心处密闭性能差的工事或大型兵器内，也能发生肺损伤。

有关肺冲击伤的致伤阈值，因测试方法等条件不同而有很大的差异。据美国的研究报告，在正压作用时间很短（2～3 ms）的条件下，造成狗斑块状肺出血（最轻的肺损伤）的超压阈值为 0.845～1.126 kg/cm^2（12～16 磅/时^2，或 82.7～110.3 kPa），造成局限性小片出血为 1.408～2.113 kg/cm^2（20～30 磅/时^2，或 137.9～206.8 kPa）；造成绵羊最轻肺损伤的压力阈值为 2.113～2.465 kg/cm^2（30～35 磅/时^2，或 207～241 kPa），接近于绵羊 LD_{50}（11.69 kg/cm^2，166 磅/时^2，1 144 kPa）值的 1/4。由此推算出人的肺损伤阈值约为 2.113～3.521 kg/cm^2（30～50 磅/时^2，或 207～345 kPa）。在正压作用时间较长（10^6 t 当量核爆炸）的条件下，肺损伤的压力阈值为 1.056 kg/cm^2（15 磅/时^2，或 103.5 kPa）。

从群体上看，随着超压峰值的增高，肺损伤的发生率和伤情有增高和加重的趋势。

另有文献报告，超压峰值在 0.2 kg/cm^2 以下时，44%的动物发生了肺损伤，个别还可发生重度损伤。超压峰值在 0.2～0.4 kg/cm^2 时，40.8%的动物发生轻度肺损伤，约 1/3 无伤，其余为中度以上损伤。超压峰值在 0.4～0.6 kg/cm^2 时，25.0%的动物发生中度肺损伤，约 60%为轻伤或无伤，其余为重度以上损伤。超压峰值在 0.6～1.0 kg/cm^2 时，近 15%的动物发生重度肺损伤，近 80%的动物发生中度以下的损伤，极重度损伤不足 10%。超压峰值在 1.0 kg/cm^2 以上时，近 15%的动物发生极重度肺损伤，近半数为重度损伤，其余为中度以下损伤。

(一) 致伤机制

有关肺冲击伤的发生机制,除了前面提到过的内爆、碎裂等效应和血流动力学的变化外,还需补充以下一些资料。

1. *直接经胸腹壁致伤* 一般认为,肺损伤是冲击波直接作用于胸腹壁的结果。其根据如下:① 动物实验证明,在炸药爆炸条件下,动物如距爆心较远,肺损伤为两侧性,如紧靠爆心,则仅在向爆心侧发生损伤。② 用海绵橡皮外套紧套在实验动物兔胸部,这时动物不发生肺损伤或损伤很轻,而同一处的未防护动物,损伤却很重。③ 保护动物(实验动物兔)一侧躯干,并使动物靠近爆心。如动物未保护侧的躯干向爆心时,该侧伤情较对侧重;如保护侧向爆心时,则两侧肺均无损伤或伤情很轻。④ 在致死性区域布放实验动物兔,保护胸腹部(躯部置于木箱内),头露向爆心,使周围环境中的冲击波能进入呼吸道,结果是肺损伤很轻。⑤ 未加防护的动物,其肺损伤多在肺的表面和肋膈窦处,表明可能是外力直接打击或膈肌上顶所致。水下爆炸时,冲击波也是通过对体壁的直接挤压而致伤。有人曾将许多种动物(猴、猪、山羊、狗、鸡、鸭)的躯干置于水下,头露在水面上,然后进行水下爆炸。结果发现,近爆心处未经保护的动物,肺损伤很重,如用橡皮外套保护躯干,则肺损伤较轻,保护腹部较保护胸部的效果更好。

2. *压力差的作用* 原发性肺冲击伤可用肺内液体和气体两部分间波阵面的压力差来解释。起初,随着外界压力的迅速升高,肺内液体部分(血管)和气体部分(肺泡)的压力均有所上升,但液体部分上升得更多,液体和气体间形成很大的压力差,由此造成小血管撕裂,引起肺出血。紧接着,这种压力差迅速逆转,含气部分较含液部分产生更高的压力,因而促使气体进入含液的部分内,形成气栓。

(二) 临床表现和分级

临床表现常受其他合并损伤的影响。另外与患者体质、肥胖程度、发生创伤前肺功能状态有密切关系,临床上大致可分为 3 级。

1. *轻度肺挫伤* 临床症状轻微,常被并发的肺部其他损伤,如皮肤挫伤、皮下淤血、肋骨骨折、反常呼吸等症状所掩盖。呼吸困难也可以很轻,但有咳泡沫性血痰,患侧肺可闻及湿性啰音。呼吸空气时,有轻度 PaO_2降低(65~75 mmHg)及轻度 $PaCO_2$降低(25~35 mmHg)。

2. *重度肺挫伤* 体格检查类似轻度肺挫伤,但肺湿啰音较多、较广泛。患者不停地咳嗽,仍不能把痰排干净。伤者会出现烦躁不安、呼吸费力、鼻翼扇动、呼吸困难、呼吸浅快、呼吸次数大于 30 次/分、胸闷、心动过速、发绀等。一般在呼吸空气时,PaO_2可进行性下降(低于 70 mmHg),$PaCO_2$在发病初期,因呼吸增快、过度通气而下降(25~35 mmHg),以后便逐渐升高。

3. *肺挫伤伴呼吸功能衰竭* 患者躁动不安、呼吸快而费力、心跳快、发绀、不停咳嗽,咳出大量泡沫血痰或咯血。听诊两肺布满湿啰音或支气管呼吸音。血气分析:PaO_2低于 50 mmHg,吸氧也不容易提高;$PaCO_2$升高(高于 60 mmHg)。这是十分严重的肺挫伤,具有呼吸衰竭的早期表现,如不及时处理极易发生 ARDS。

(三) 辅助检查

1. *胸部 X 线片* 胸部 X 线片是诊断肺挫伤的重要手段,肺挫伤在胸片上主要有两种表现:① 肺浸润性病变,呈斑片状边缘的毛玻璃大片浸润阴影,也可呈现边缘清晰的小片状密度增高影,严重时可呈现整个肺叶乃至全肺一致性高密度阴影。另外可见肿大的肺推移膈肌致患者膈肌下移。② 沿支气管分布呈线状浸润影,是由小气管周围出血所引起。

另外,值得注意的是肺挫伤早期胸部 X 线片呈动态变化。胸部 X 线片所呈现的变化在伤后 1 小时即可出现,但有部分患者可延迟到 4~6 小时才出现。怀疑肺挫伤,应连续复查胸部平片,肺挫伤经治疗后 48~72 小时开始吸收,2~3 周后才能肺野才能完全清晰。

2. *胸部 CT* 胸部 CT 是横断扫描,避免重叠,而且灵敏性高,对肺挫伤的显示明显优于胸片。肺挫伤胸部 CT 主要表现为肺纹理增多增粗、斑片状阴影或边缘不清的片絮状影。对于严重的患者,可以多次复查,以了解病情进展情况,对预防治疗继发的 ARDS 有重要的临床意义。

3. *动脉血气分析* 监测肺挫伤的伤情主要依靠血气分析,定期复查血气分析十分重要。轻度肺挫伤 PaO_2可正常或轻度下降。重度及呼吸功能不全性肺挫伤，动脉血气分析有明显低氧血症，而 $PaCO_2$ 正常或稍低，肺内右向左分流比值（Q_s/Q_t）显著升高，可达 20%或以上。由于右向左分流量增加，在吸氧甚至机械通气时，PaO_2 仍可较正常为低，肺泡-动脉氧差明显升高（>350 mmHg）。

在钝性胸部创伤患者中，气管内出现泡沫样红色痰液，早期即有呼吸困难，无吸入性肺炎病史，X 线及 CT 检查有大片实变阴影，应考虑肺挫伤。24～48 小时后，胸部阴影逐渐清晰，可诊断为肺挫伤。

（四）治疗

治疗要点：① 肺挫伤的治疗原则以内科保守治疗为主。② 轻度肺挫伤给予一般对症治疗即可，无须特殊处理。③ 对严重肺挫伤，必须给予及时、有效的综合治疗。

二级救治：及时处理合并伤如连枷胸、内脏破裂、气胸及血胸，特别是连枷胸合并肺挫伤。

1. *保持呼吸道通畅*　及时清除气管、支气管内的分泌物、渗出液，鼓励患者咳嗽、咳痰，可采取经鼻导管吸痰。若不能有效清理呼吸道，应行气管插管或气管切开。气管切开术除便于吸痰外，可减少呼吸道阻力和无效腔。对严重的肺挫伤、呼吸困难显著、有分泌物潴留的患者应及时行气管切开。

2. *止痛*　适当给予止痛、祛痰药物，或行肋间神经封闭以减轻胸痛，从而可以改善患者咳嗽、咳痰。

3. *充分供氧*　对于轻度肺挫伤者可给予鼻导管吸氧（5～10 L/min），而对于严重肺挫伤者，无论有无呼吸窘迫或肺不张，只要是 PaO_2 进行性下降（<60 mmHg），肺内分流>25%，$PaCO_2$>50 mmHg，应给予气管插管或气管切开机械通气。机械通气治疗可发生一些并发症，应掌握好应用指征，无明显呼吸障碍的连枷胸或肺挫伤，并不是机械通气的指征。呼吸机治疗的目的是纠正低氧血症，辅助患者度过最困难的时期。过去推荐采用呼吸末正压通气（PEEP）治疗严重的肺挫伤，但最近有学者的研究证实，PEEP 虽然能够降低分流，改善氧合，但却加重肺挫伤，这应引起临床医生的注意。

4. *防治感染*　肺部感染是肺挫伤常见并发症，可加重呼吸功能不全，所有肺挫伤患者应给予有效的广谱抗生素。

5. *限液利尿*　肺挫伤可引起肺毛细血管的通透性增加，肺间质水肿，因此在肺挫伤早期要严格限制晶体摄入，必要时应用利尿剂，保证晶体排出量大于输入量，适当应用白蛋白、血浆等胶体药物，以提高血浆的胶体渗透压。以上措施有利于消除和减轻肺间质水肿。在肺挫伤早期，可给予糖皮质激素和前列腺素 E_1。糖皮质激素具有稳定溶酶体，降低肺毛细血管通透性，抑制白细胞在肺内聚集，减少炎症因子的释放以及减轻肺纤维化。目前提倡糖皮质激素宜早期、大量、短程使用。前列腺素 E_1 也有抑制白细胞有肺内聚集、抑制溶酶体释放和氧自由基的产生等作用，还可以扩张肺内血管、降低肺动脉压和血管阻力、改善肺通气/血流比例。

6. *监测血气分析*　对于严重肺挫伤患者此措施非常重要，在肺挫伤初期应 4～6 小时监测 1 次动脉血气分析，根据患者血气分析的变化随时了解患者内环境的变化并可评估患者病情变化情况，可以根据情况随时调整的治疗措施。

7. *体外膜肺氧合器（ECMO）*　上述各种措施无效时，可以考虑应用 ECMO 进行临时呼吸支持，能取得良好的效果。ECMO 可以替代患者受损伤的肺，使受损伤的肺得到充分的休息，促进肺泡上皮细胞再生。严重的肺挫伤在呼吸机支持无效的情况下，ECMO 治疗呼吸功能衰竭、有效进行气体交换，改善严重低氧血症方面具有较好的疗效。

ECMO 原理是将体内的静脉血引出体外，经过特殊材质人工心肺旁路氧合后注入患者动脉或静脉系统，起到部分心肺替代作用，维持人体脏器组织氧合血供。ECMO 的基本结构：血管内插管、连接管、动力泵（人工心脏）、氧合器（人工肺）、供氧管、监测系统。临床上常将可抛弃部分组成套包，不可抛弃部分绑定存放，并设计为可移动，提高应急能力。

五、气管、支气管损伤

气管、支气管损伤作为胸部创伤的一部分已被普遍认可，但是由于许多患者在送医之前已经死亡，至今无法获得真实的发生率。其主要由颈、胸部钝性或穿通性伤所引起，可单独发生或合并有其他脏器的损伤，患者常出现严重的呼吸循环功能紊乱，病情重，死亡率可达 30%，但是能够被送到医院的患者 90%可以完全康复。因此，早期诊断与急救，及时正确地手术治疗常能挽救伤者的生命，避免肺功能的丧失及其他并发症的发生。晚期病例亦应争取施行气管、支气管吻合重建，不张的肺常能恢复膨胀，肺功能得到恢复。

(一) 气管、支气管损伤致伤机制

气管、支气管损伤可分为穿透伤和钝性创伤。穿透伤可由锐器刺伤、火器伤、刀剑劈刺或切割伤等引起。钝性创伤多由紧急刹车过程中与方向盘或仪表盘相撞而使过伸的颈部受到冲击引起。此类创伤大多同时合并颈部及纵隔内大血管和其他邻近脏器的损伤，如颈总动脉、颈内静脉、心脏、主动脉、食管、脊柱等的损伤，这些合并伤的发生是影响患者死亡率的重要因素。据统计，50%～80%的病例有严重的合并伤。胸内支气管创伤较为少见，主要机制是声门关闭，肺内巨大压力骤升导致破裂，虽然这种情况下可能出现气管完全断裂，但是主要常见的是气管膜部纵行破裂。

(二) 气管、支气管损伤临床表现

最常见的症状是出现明显的纵隔及皮下气肿，并且迅速向颈、肩、胸腹壁等处扩展。患者有不同程度的呼吸困难、发绀、咳嗽、咯血等表现，吸氧后呼吸困难常无缓解。创伤严重及大出血者常有休克及昏迷表现。颈部气管穿通伤还可有吞咽疼痛、声音嘶哑、失语、呼吸窘迫等表现，检查可发现颈部伤口随呼吸运动有空气进出伤口而发出吸吮声。

胸内气管、支气管损伤多伴有主动脉及食管损伤等复合伤存在。此类患者病情常较颈部创伤更为严重，除纵隔及皮下气肿、呼吸困难及咯血外，一般均有开放性或张力性气胸以及肋骨骨折、肺脏破裂、血胸等，引起严重呼吸及循环障碍，如不及时抢救，病死率极高。若纵隔胸膜有破裂或伤及纵隔外支气管则出现张力性气胸，胸腔引流可持续大量地漏气，肺膨胀不全。

(三) 诊断

1. *受伤史* 患者存在创伤病史。

2. *临床表现* 颈部有可能伤及气管的穿通伤，颈部伤口有气流出入及吸吮声。胸部穿通伤后，出现明显的皮下气肿、呼吸困难、咳嗽、咯血等。伤后出现张力性或开放性气胸，胸腔引流有持续大量的漏气、肺膨胀不良者。听诊患侧呼吸音消失。

3. *影像学* 依据伤后胸部X线检查或CT扫描发现张力性气胸、纵隔气肿、肺萎陷不张等征象。

4. *纤维支气管镜检查* 可以确定有无气管损伤以及损伤的部位与程度等，若病情危重，极度呼吸困难而难以进行检查时，可先行气管切开，待呼吸困难缓解后再行气管镜检查，或在手术室内进行此项检查。

伤后出现上述典型临床表现，张力性气胸经引流后不能缓解病情紧急时可直接行开胸探查明确诊断并进行治疗。

(四) 治疗

治疗要点：① 先行处理危及生命的症状及伴随伤，然后再进行根治性手术。② 急救措施包括紧急止血、保持呼吸道通畅(必要时行气管插管或气管切开)、吸氧、纠正休克等措施。

二级救治：快速诊断和治疗是避免创伤引起致命性呼吸道梗阻或难以治愈的长期后遗症的关键。

1. *早期气道创伤的治疗* 保证气道通畅是治疗气管损伤的最重要的初始步骤，出现呼吸困难的需行紧急气管插管，但是反复插管危害较大，需要避免。许多患者可以在气管镜引导下进行插管更为有利，因为这样更容易通过创伤部位，避免二次损伤。

患者存在严重呼吸困难，估计插管困难时，应紧急行气管切开，有利于清除呼吸道内的分泌物，保持呼吸道通畅。

2. *合并伤治疗* 一旦患者呼吸道通畅得到保证，要及时处理患者的合并伤，如腹腔内脏器出血和心脏大血管创伤，并及时进行治疗。

3. *治疗注意事项*

(1) 颈部气管损伤早期行手术探查，常用低位领状切口。多数气管破裂一期手术修复效果最佳。术中去除失去活力的软骨碎片或剥脱黏膜的软骨组织，尽可能多地保留可用气道组织。术中根据气管裂伤程度进行修补或对端吻合。合并咽喉部损伤者，应请耳鼻喉科医生协助处理。因为可能伴双侧声带创伤，一期修复后可气管切开气管插管。如果合并食管撕裂，一期修补破口并在修补后以周围肌肉覆盖。颈部气管横断创伤应该及早行一期吻合术，通常需要气管切开。

(2) 胸内气管损伤行气管插管，一般需放置胸

腔闭式引流，若经气管切开及闭式引流呼吸困难仍不能缓解，或出现胸内大量进行性出血，应紧急进行剖胸手术处理。术中对大的气管裂伤或完全断裂均应早期行手术修补或对端吻合，若伤侧肺严重受损应行肺切除术。合并其他器官损伤时应同时予以治疗。术后加行气管切开。

六、食管破裂

食管破裂是一种突发的严重疾病，属于胸外科急症之一。食管破裂的致病原因复杂，发病率较低，创伤性食管破裂约占所有患者的 20%。由于食管组织在解剖结构上缺乏浆肌层，因此，一旦受到损伤就容易造成食管全层破裂。创伤性食管破裂主要以枪弹伤、刀刺伤为多见。此外，各种原因引起的爆震伤或强烈的胸腹部撞击伤引起的冲击波也可导致食管突发破裂可能。食管位于后纵隔，在心脏大血管后方，与心脏、气管等脏器相邻，一旦受到创伤后常常合并有气管、心脏和大血管的损伤，容易造成致命性的胸部创伤，患者常因来不及抢救而当场死亡。因此，临床就医者以颈部食管破裂较多。食管内含有各种细菌的食物及反流胃内消化液，一旦从破裂口溢入纵隔内会引起严重纵隔感染、胸腔感染，危及生命，早期诊断是决定预后最重要因素，如果延误治疗超过 24 小时，死亡率可高达 50%。

（一）食管破裂临床表现

创伤性食管破裂的症状会随着破裂的部位、破裂原因和破裂时间长短而出现不同的表现。

1. 颈部食管损伤临床表现　在非贯通性颈段食管破裂时，开始表现颈部钝痛，随后出现颈部疼痛、吞咽困难、血性呕吐物，查体可见胸锁乳突肌前缘明显压痛、颈部皮下气肿现象。而贯通性创伤除可见颈部伤道外，也可以表现为气管损伤，如呼吸窘迫和伤口空气漏出，或大血管损伤引起的颈部大出血表现。虽然食管内容物可以从食管后侧间隙进入纵隔，但由于颈后侧与脊柱前筋膜紧密黏着，感染并不易扩散。

2. 胸部食管损伤临床表现　胸段食管破裂时，患者刚开始会出现明显的胸部剧烈疼痛、呼吸困难等纵隔炎表现。破裂后常容易形成纵隔气肿，由于食管周围组织疏松无法阻止感染扩散形成弥漫性纵隔炎，一旦胸膜破裂，食管内容物进入胸膜腔后进一步加重感染，患者可出现单侧或双侧的液气胸，甚至低血容量、心动过速、脓毒血症甚至全身败血症等情况。

3. 腹部食管损伤临床表现　一旦出现破裂时，表现为急性腹膜炎症状，上腹痛并可放射至肩部，发热、心率加快、呼吸急促等，感染可以很快发展成为脓毒血症、休克。

（二）食管破裂诊断

创伤性食管破裂有时临床表现无明显特征性，早期诊断往往较为困难。创伤性患者出现了突发性的颈部、胸部或腹部疼痛症状，同时出现发热伴有局部皮下气肿，行 X 线平片检查可见颈部、纵隔气肿、气胸、胸腔积液或膈下积气情况，需要高度怀疑破裂可能。CT 检查可以清楚地显示纵隔气肿和胸腔积液，食管旁脓腔及纵隔污染的范围，建议有条件情况下直接行颈部或胸部 CT 检查。用水溶性造影剂（泛影葡胺）行食管造影检查，可帮助明确食管破口的部位和大小，阳性率可达 90%，但造影未见破口但临床表现仍然高度怀疑者，可以采用左、右和平卧位 3 种姿势造影，可以增加破口显示的机会。目前，许多医院急诊往往不具备此条件。若患者已经出现胸腔积液，胸膜腔穿刺简易而且必要。如抽出物为血性酸味液体，或发现食物渣滓，则可以确诊，如穿刺前口服少量亚甲蓝液更能明确显示。穿刺液淀粉酶值可以很高，其淀粉酶主要来源于唾液，这个特征几乎是食管破裂的特异性表现。食管镜检查可以清楚显示出破裂部位大小，有助于治疗方案的选择和部分病例引流管的准确放置，对于小的破口可考虑非手术疗法。但是，食管破裂的急性期应尽量避免使用内镜检查，避免使本来较小的食管破口变成大破口从而加大治疗难度。此外，内镜检查时充气会加重胸腔、纵隔污染和皮下气肿，因此，在急性期行此检查需要慎重。

（三）食管破裂治疗

食管破裂的治疗仍是比较复杂和困难的。创伤性食管破裂的部位和大小、确诊的时间长短、治疗措施和患者自身状况的不同，均会影响治疗时间和效果的差异。

治疗要点：① 推荐早期手术关闭破口，即使从破裂到修补的时间超过24～48小时，仍然建议性手术探查并修补。② 如果部分患者破口较小，症状轻微、无脓毒血症表现，也可以尝试非手术治疗。③ 对于食管破裂患者治疗首要目标是感染部位充分引流防止感染进一步扩散，同时恢复食管的连续性。④ 在整个病程中维持足够的液体、营养以及给予患者敏感的抗生素治疗。

治疗方案主要分为非手术治疗和手术治疗两类。

1. 非手术治疗(三级救治) 对于部分症状轻微、破口较小、污染局限、无严重合并伤等，可考虑非手术治疗。保守治疗包括绝对禁食8～10天，予以胃肠减压引流，进行静脉高营养或经肠内营养支持，广谱抗生素的抗感染治疗至少10～14天。对患者胸腔或纵隔感染部位充分引流是保守治疗的关键，保持破裂口周围组织清洁，控制纵隔或胸腔感染有利于破口的包裹和修复。一般可以采取B超或CT引导下进行更加精确的穿刺置管引流或冲洗，也可以进行食管镜检查，在内镜下将胃肠减压管置于破口处，用生理盐水进行冲洗，再结合营养支持治疗等获得治愈。由于材料科学的发展，可以经食管镜在破口处置入带膜的镍钛记忆合金内支架，隔绝食管内容物经破裂口外溢，保持破口干净，加快破口愈合后行支架取出，这也不失为一种值得进一步尝试的非手术替代疗法。但是，如果患者采用保守治疗效果不佳或症状加剧，需立即考虑改为手术治疗。

对大多数食管破裂患者来说，应积极手术治疗，去除感染坏死组织，安全可靠地闭合破口，保持污染区域的充分有效引流。

2. 手术治疗(二级救治)

(1) 手术指征：① 食管破裂应争取在24小时内手术；② 经非手术治疗症状无好转或破口经久不愈；③ 估计破口较大，愈合后将产生食管狭窄者；④ 有异物残留不能去除而影响愈合者。

(2) 手术入路：根据破口部位的不同而有所区别。

1) 颈部食管破裂患者颈部食管破裂后，手术应沿着左侧胸锁乳突肌的前缘颈部切口进入，向侧面牵拉颈动脉鞘和胸锁乳突肌并向中间牵拉气管，如果可以明确破口位置，采用可吸收缝线进行修补；如果不能定位可以将食管后椎前区域向下游离至后纵隔，大量冲洗并留置引流管。对于一些确诊较晚和明显有软组织坏死病例，可以行伤口包扎，保持伤口引流，直至伤口肉芽生长闭合伤口。在贯通伤合并气管损伤时，应该将带蒂肩胛舌骨肌瓣或条状肌肉插入两者之间修补。

2) 胸部食管破裂胸部食管治疗延误和并发症和死亡率有关，所以一旦确诊需要优先选择行手术治疗。关闭胸部食管破口的黄金期在24小时内。胸部上2/3食管破裂最佳手术入路是右侧第4或第5肋间进胸；食管破口位于胸部下1/3可经左侧第6或第7肋间后外侧进胸。

(3) 手术方式：大致分为食管一期修补术、食管旷置术、胸段食管切除及重建术、食管腔内置管术等。

1) 食管一期修补术：适用于食管破裂未超过24小时，能耐受手术者。有部分医生认为，即使对超过24小时才确诊的食管破裂仍然首选一期修补。禁用于：食管远端有需要手术矫正的狭窄；食管壁损坏严重，纵隔有严重的感染坏死，组织水肿变脆，时间超过24小时，估计一期修补后不能愈合；术前或术中患者生命体征不稳定；食管存在严重基础病变，广泛炎症伴糜烂溃疡。

a. 方法：食管破裂一期修补包括提起食管、辨认位置、纵向切开肌层暴露全部黏膜缺损、去除坏死组织、修剪边缘、双层缝合缺损。可用胃管置于破口上方，胃管注入亚甲蓝液观察破口修补情况，并行纵隔清创，留置胸管冲洗引流。对患侧胸腔行脓胸壁扩创或胸膜纤维板剥脱术。

b. 修补成功的关键：① 食管黏膜破口往往比肌层大，术中切开食管肌层显露黏膜破口的两端，从黏膜破口两端，严密缝合。坏死组织切除，清创彻底。② 食管黏膜缝合针距、边距保持在3～5 mm，线结松紧适度，黏膜对合严密。③ 食管修补前，手指探查远端食管预防瘢痕性狭窄。④ 带蒂软组织包盖食管，破口周围缝合，促进闭合。⑤ 胸腔清创彻底，充分胸腔冲洗，术后禁食、持续胃肠减压，鼓励患者活动，促进肺尽快复张。

2) 食管旷置术：适用于裂口不能修补的病例(延误诊断、裂口较大、严重胸腔感染)或不能耐受剖胸手术者，极少使用。

3) T管引流术：对食管破口较大并伴有广泛黏膜坏死和怀疑一期修复很难成功患者可行T管引

流。患侧开胸，将大孔硅胶 T 管置入破口内，沿 T 管关闭破口；置入 T 管远端穿过胃食管连接处；将 T 管穿出胸壁形成一个食管皮肤瘘，可将一个胃管经 T 管置入胃内。

4）切除重建患者破裂食管内本身存在肿瘤性病变、食管狭窄等：可行食管切除术，重建最好推迟至患者好转后。

5）腹部食管破裂手术：手术可以采取上腹正中切口，主要是修补与引流。穿孔修补后利用大网膜包盖，效果甚为满意。

七、胸内大血管

（一）闭合性主动脉破裂

1. *病因及发病机制*　病因包括：① 减速伤与挤压伤共同作用：即在调整行驶时突然减速造成的巨大压力，造成挤压伤，如方向盘压迫前胸；② 垂直减速：多见于从 10 m 以上坠落着地减速形成的撞伤；③ 直接挤压伤及挫伤：重物直接挤压或暴力直接撞击胸、背部致伤。总之，闭合性主动脉破裂的发生机制是：胸部直接受暴力撞击、快速行驶中骤然减速、外力引起脊柱屈曲产生的挤压等，均可造成对主动脉壁产生应力作用，即放射方向的剪应力，产生沿主动脉长轴的屈曲应力和与主动脉壁相切的扭转应力。由于主动脉峡部位于活动的主动脉弓与相对固定的降主动脉交接处，其接受减速作用均程度各不相同，峡部则以剪应力和屈曲应力占优势，故容易引起峡部破裂。

2. *临床表现*　临床表现有：① 急性出血性休克，大血管破裂以后，如果为心包外出血甚至更猛烈，早期出现休克者，绝大多数当即死亡，仅少数幸存者送至医院。此时可继续抗休克，但应小心继续出血，在快速、有效补充血容量的基础上，适当投入降压药。② 伤后胸背部疼痛，伤后有胸背部疼痛，尤其是肩胛区疼痛，这是因为主动脉破裂后形成纵隔血肿、假性动脉瘤以致胸膜撕裂或压迫神经而引起。③ 急性主动脉缩窄综合征，由于损伤后假性动脉瘤压迫，加上主动脉内膜撕裂和中层卷缩呈“球瓣”活动，可引起部分主动脉梗死甚至锁骨下动脉管腔受压而部分狭窄，导致此征出现。具体表现为上肢血压增高，脉压增大，主动脉腔和（或）肋间动脉梗阻，严重者可致肾缺血，出现无尿，脊髓缺血以致下肢无力等。假性动脉瘤形成后可出现其他压迫症状：如桡动脉搏动减弱；压迫气管以致气管移位导致呼吸困难；压迫食管引起吞咽困难；压迫交感神经出现霍纳综合征等。④ 心脏压塞、动-静脉瘘或动脉-心腔瘘形成，升主动脉根部破裂可致心包积血，严重心脏压塞可致命：动-静脉瘘可产生连续性杂音、心脏扩大等。

3. *诊断*　诊断包括：① X 线检查：应争取做床边检查，如有上纵隔增宽、主动脉结和主动脉弓模糊、气管右移、左总支气管凹陷等，应考虑主动脉破裂存在。但纵隔本身创伤性血肿，胸椎旁骨折后血肿均可引起纵隔影增宽，应加以鉴别。CT、DSA 或 MRI 固然可明确诊断，但多数患者的情况不允许做太繁杂的检查，除非条件许可。② 经食管超声心动图检查、经食管超声检查：对夹层动脉瘤、主动脉瘤的诊断与主动脉造影近似甚至更敏感。况且主动脉造影不但费时，且有危险性。Stephen 等还发现，经食管超声可观察到心脏全貌，尤其对室间隔损伤诊断更具把握，比主动脉造影更优越。但对主动脉检查有其缺陷性。气管位于食管和主动脉之间，经食管超声难以探及主动脉全貌，对主动脉远段及主动脉弓部的头臂动脉难以探到，有待日后不断改进。因此，经食管超声探查心脏，大血管损伤仍不能完全代替主动脉造影。③ 升主动脉造影：对上述临床表现及检查未能明确诊断者，只要患者血流动力学稳定，在提高血压及 β 阻滞剂治疗的同时，急诊进行主动脉造影检查，一般可从主动脉腔充盈缺损迅速明确诊断。但有可能出现以下危险性：主动脉破裂已形成血胸者，主动脉造影导管有可能穿破已形成血块的破裂处或主动脉裂伤处，加重失血；有可能促进已形成的假性动脉瘤不断增大。④ 诊断性三联征：通过以上临床表现以及各项检查，其中有半数病例可出现“诊断性三联征”：上肢血压增高和脉压增大，下肢血压降低和脉压缩小，X 线显示上纵隔增宽。

4. *救治（二级救治）*　救治要点：① 积极抗休克；② 必要时急诊开胸。

（1）急诊处理有休克者积极抗休克，在快速有效补充血容量的同时，做好术前准备；有心脏压塞者应行心包穿刺或引流；有血胸者术前安置胸腔闭式引流，自血回输，可迅速改善呼吸、循环功能；为术前准备最主要环节。

(2) 手术探查较简单的损伤，可用侧壁钳阻断或指压后用带垫片双头针行"U"形褥式缝合。复杂损伤者，一边压迫止血，一边迅速建立体外循环，阻断升主动脉后进行修补。如果破口过大难以修补，应建立左心转流或体外循环下进行修补。

(二) 主动脉破裂

主动脉破裂多见于刺伤和枪弹伤，80%～90%患者因短期内大量出血而死亡。

1. 临床表现　临床表现有：① 急性出血性休克多见于升主动脉、主动脉弓或降主动脉损伤者。患者出血量多少决定是否有休克出现。② 急性心脏压塞主要见于心包内主动脉损伤患者，如果心包破口不大，血未涌出心包到胸腔或少量入胸腔，心包内积血不断增加，形成急性心脏压塞。③ 纵隔阴影增宽或皮下气肿多见于子弹横贯纵隔时形成纵隔血肿，以致纵隔影增宽。由于80%胸部穿通伤者合并肺裂伤，可出现皮下气肿，但非特征性。

2. 诊断　诊断包括：① 胸部X线片，患者胸部穿通伤后，如果胸部X线片纵隔阴影增宽即是重要提示；② 主动脉造影，只要病情许可，应经股动脉或上肢动脉插管，行主动脉逆行造影，但此检查有促使大出血之可能。

3. 救治(二级救治)　救治要点：急诊开胸。

据报道，主动脉破裂后仅有12.2%的患者能存活1小时，其中有94%在伤后8天内死亡。然而，在欧美急诊开胸处理的存活率可达80%。可见，急诊开胸是救治主动脉破裂的主要手段，手术切口要求能充分而尽快地显露破口处，并可向任何方向延长。一般采用左胸第4肋间前外切口进胸。

八、心脏损伤

心脏穿透伤的伤因主要为枪击和刺戳，在美国等西方国家以前者为多，我国则主要为后者。心脏枪击伤因常为贯通伤和多心腔伤，死亡率甚较高；而锐器刺伤只要抢救及时，存活率一般均在90%以上。

(一) 临床分型

1. 心脏压塞型　心包裂口较小，容易被血凝块堵塞，造成心包积血。

2. 休克型　心包裂口较大，不易被血凝块堵塞，出血形成大量血胸而非血心包。

3. 混合型　出血过快，同时形成大量血胸和在心包内积聚，兼有心脏压塞和休克表现。

4. 隐匿型　心脏伤口较小或非全层裂伤，尤其在受伤早期出血量小或暂停止，但仍有突然加重可能。

(二) 诊断

注意心前区或剑突下伤口；或伤口距心脏稍远，但致伤利器较长且伤道朝向心脏。手指或软探子经伤道感知心脏搏动。部分患者有颈静脉怒张、脉弱(脉压小)、心音遥远等心脏压塞表现。有血胸伴失血性休克体征。以上表现也是紧急剖胸的指征。

心电图虽无特异性，但有时可出现异常心电图。超声心动图可发现心包积血；更多用于后期对心内结构损伤的检查。X线胸片发现血心包，有时可能出现气心包，均为心脏穿透伤的确凿证据，X线检查亦是发现和定位心脏异物的主要手段。病情稳定、诊断未明的少数患者，CT有助诊断。病情稳定、诊断未明的少数患者，可采用电视胸腔镜检查，但某些部位显露困难。以上表现也是积极剖胸的指征。

伤道经纵隔引起的心脏穿透伤可无血胸，伤口较大时也可无心脏压塞，但有休克。

(三) 治疗(二级救治)

1. 手术指征　伤后早期无症状体征，未积极手术，突发延迟性血心包时，应迅速紧急剖胸。由于某些原因早期未手术，有陈旧性血心包，无论有无心脏压塞临床表现，均应手术行血心包清除，穿刺治疗不彻底可形成纤维性血心包，以及带来创伤性缩窄性心包炎的严重后果。未急诊手术或手术后，影像学发现心腔内异物或心肌壁内较大异物存留。后期有心内结构损伤(外伤性间隔缺损或瓣膜关闭不全等)的明显临床症状，并经检查明确诊断。

2. 术前准备　低血压、心脏伤口血凝块、心脏压塞和血气胸对心脏伤口的压迫，是暂时限制出血的因素，容许程度下术前不宜打破这一平衡。按"延迟性(限制性)"复苏的原则，术前扩容应适度，勿过多提升血压。不将心包穿刺作为术前常规，因血凝块造成的假阴性使诊断价值不大，缓解心脏压塞的作用可被不强求麻醉的迅速剖胸所取代。

术前可不安放胸腔引流，全身麻醉前揭去堵住伤口的敷料，即可防止正压呼吸致张力性气胸。术前准备从简，紧急情况下术区消毒用"泼洒法"，一切服从于分秒必争地剖胸。如有利器存留在心脏伤口，术前不可移动，简单固定，剖胸后直视下拔除。

3. 麻醉选择　濒死病例或已心搏骤停时，不应等待任何麻醉，紧急气管插管的同时，迅速经第 4 肋间开胸，控制心脏伤口和心脏按压复跳后，再完善全麻，进一步手术。心脏穿透伤尤其锐器刺戮伤，通常均无须体外循环，多数情况下也来不及准备。

4. 手术入路　常用第 4 肋间前外侧切口，切断上或下一肋软骨，根据胸部穿透伤口位置选择左或右侧，左侧较多。必要时(如发现右侧损伤)可横断胸骨(切断的胸廓内动脉可在心脏止血后再结扎)。已知为前后壁贯通伤时，做后外侧切口。

5. 术中要点　充分显露并找到心包伤口，用手指堵住心肌伤口以控制喷血，再剪开心包清除积血，以防止心包骤然减压后大量涌血难以控制。心脏伤口先做一针褥式缝合控制出血。若已停搏，此时即做心脏按压，复跳后再做确定性修补。心房伤口可用心耳钳控制后修补。可用丝线或无损伤缝线对心肌伤口做间断缝合，心肌脆弱时可加垫片。打结后引起心律失常的缝线应立即调整，重新缝合。伤口紧邻冠状动脉时，经血管下方做褥式外翻缝合，以避免结扎该动脉。冠状动脉远侧干损伤可结扎。发现心脏后壁伤口时，难以手术操作，应先手压或小块纱布轻填伤口，并迅速改变患者体位为侧卧，延长切口为后外侧切口。先前在后壁的伤口，此时变为侧壁，即容易进一步控制和手术修复。如为利器存留的心脏贯通伤，开胸后在心脏的进出伤口预置缝线，逐一拔出的同时打结。术中注意动作轻柔，操作与心搏同步，勿托起心脏过久，心脏表面可点滴利多卡因以降低心肌应激性。常规膈神经后心包开窗引流，心包切口仔细止血后稀疏缝合。急诊手术通常不处理心内结构损伤，也不提倡手指伸入心腔盲目探查。对于心内机构损伤的治疗，术后有临床表现者，进一步检查明确诊断后，通常在受伤 3 个月后，择期体外循环手术。

九、胸部创伤后 ARDS

在 20 世纪 40 年代出现了关于一种描述在严重创伤后发生的急性呼吸衰竭，当时命名为"创伤性湿肺"。1967 年，Ashbaugh 等发现由于该综合征的临床表现类似于婴儿呼吸窘迫综合征而定名为成人呼吸窘迫综合征(adult respiratory distress syndrome)。经过进一步的研究表明它不仅发生于成人也可发生于儿童。因此当前多数学者主张采用急性呼吸窘迫综合征(acute respiratory distress syndrome, ARDS)更为确切。ARDS 是指胸部和肺遭受严重损伤后出现的一种以肺泡间质和肺泡内水肿为特征的综合病变，这种综合病变不仅在胸部创伤患者可以发生，而且在胸部外的严重创伤(例如颅脑伤、腹部伤)、低血容量性休克、脂肪栓塞、过量输血(液)、体外循环及其他疾病患者也可发生。本病起病急骤，发展迅速，经过适当的治疗的严重 ARDS 的生存率约 60%，如不及早诊治，死亡率可以高达 50% 以上，常死于多脏器衰竭。

ARDS 常发生于多种致病因子或直接作用于肺或作用于远离肺的组织，造成肺组织的急性损伤引起相同的临床症状。直接作用于肺的致病原因，如创伤、误吸、有毒物质吸入、各种病原体引起的严重肺部感染和放射性损伤等。间接原因有败血症、休克、肺外创伤、药物中毒、输血、坏死性胰腺炎、体外循环等。

(一) 胸部创伤后 ARDS 病理生理

尚未完全阐明，目前多数认为主要与胸部创伤触发的全身炎症反应综合征(systemic inflammatory response syndrome, SIRS)有关，其中包括补体、中性粒细胞和血小板等被激活、聚集和细胞因子的释放，激活单核巨噬细胞和释放前炎症反应细胞因子(PIC)，形成恶性循环和级联反应，直接或间接损伤了肺血管的内皮细胞及肺泡基质，引起肺血管通透性增加，导致肺水肿、肺泡萎陷、肺内分流增加、通气与血流比例失衡。

1. 胸部创伤后 ARDS 发病阶段　① 原发性损伤阶段是指创伤直接打击造成的肺挫伤，称为原发性急性肺损伤，又称为"原发性器官功能不全"。② 继发性损伤阶段就机体的应激反应，包括了一系列生理、代谢和免疫功能障碍，它激活肺内的效应细胞引起呼吸爆发和失控性炎症介质释放，致使全身炎症反应综合征和代偿性抗炎症反应综合征(compensatory

anti-inflammatory response syndrome，CARS）平衡失调，而引起全身一连串的病理变化，其中肺是最容易受损伤的靶器官，导致继发性急性肺损伤和ARDS。

2. 伤后ARDS病理分期　胸部创伤后ARDS病理改变包括肺间质和肺泡水肿、出血和炎症细胞浸润；肺小血管内微血栓形成，局部出血性坏死；呼吸性细支气管和肺泡内透明膜形成；肺泡萎陷；晚期肺纤维化等。① 渗出期主要变化为充血性肺泡不张伴中性粒细胞浸润，细胞可阻塞肺的毛细血管腔，肺毛细血管及肺泡上皮细胞发生肿胀变性和坏死。在细支气管、肺泡管以及肺泡上皮细胞上有含纤维蛋白丰富的水肿液形成透明膜（一般在发病72小时才出现）。② 增生期一般在发病3天后出现，7天后肺上皮细胞和间质成纤维细胞增生或呈广泛纤维化。

（二）胸部创伤后ARDS临床表现

ARDS一般是在创伤后12～72小时出现进行性呼吸困难、过度通气性碱中毒、进行性中央性发绀，即使吸氧治疗也无效，并逐渐加重甚至死亡。Moore将其分为4期。

1. Ⅰ期（创伤早期）　伤后24小时内，在创伤急救复苏后，动脉血氧饱和度开始下降，血中乳酸增加，表现为自主的持续性过度换气及低氧血症。胸部X线片可正常。

2. Ⅱ期（相对稳定期）　一般在伤后的24～48小时内（也可早在伤后6小时就出现或发生在伤后3～5天内）。其循环稳定，心排出量可为正常的2～3倍而呼吸困难加重，突出的症状是过度换气，$PaCO_2$降低，PaO_2也下降至8～9.3 kPa（60～70 mmHg）。若吸入纯氧20～30分钟仍无明显改善，则提示肺内已发生右向左分流。体征可能为阴性，胸部X线片示肺野网状纹理增加，再晚时肺内有片状阴影出现。

3. Ⅲ期（进行性肺功能不全期）　由于肺顺应性的降低和肺内右向左分流增加，临床上可出现高潮气量、高气道压力、低氧血症和高碳酸血症。呼吸困难和发绀加重，虽吸入纯氧亦无法改善，两肺可听到干、湿啰音。胸部X线片显示弥漫性小片状阴影，随后可融合成大片实变阴影。

4. Ⅳ期（终末期）　此时肺泡有的有灌注却无通气，有的有通气却无灌注。持续严重低氧血症，动脉血中乳酸急剧上升，pH下降，昏迷加深，心电图QRS波增宽，S－T段下降，心动过缓，严重时出现多脏器功能不全综合征，最终可因心搏停止而死亡。

（三）胸部创伤后ARDS诊断

根据创伤史、临床表现，结合胸部X线片、血气分析等辅助检查，一般典型的ARDS诊断并不困难，只是早期诊断在临床上尚有困难。

1. 诊断标准　诊断标准包括：① 急性起病；② 动脉氧分压/吸入氧浓度（PaO_2/FiO_2）＜200 mmHg（不论PEEP值多少）；③ 后前位胸部X线片示双侧肺浸润影；④ 肺毛细血管嵌入压（PAWP）＜1.6 kPa（12 mmHg）或临床上无左心房高压证据。

2. 诊断依据　诊断依据包括：① 受伤史，可见于严重的胸部闭合性创伤伴有休克，经过大量输血后才得以复苏或伴有继发感染者。② 临床表现，起病急，有进行性呼吸困难，吸氧后也难以改善，呼吸频率＞28次/分，心动过速，唇指发绀，烦躁不安，肺部可听到干、湿啰音。③ 胸部X线检查，肺部广泛浸润性阴影，先是间质性而后是肺泡性，由散在小片状阴影迅速融合成大片实变阴影。④ 血气检查，当FiO_2＞60%，PaO_2＜8.0 kPa（60 mmHg），$PaCO_2$一般正常或低于正常，晚期可高于正常。肺泡-动脉血氧分压差[$P(A-a)O_2$]明显增加，吸纯氧后大于26.6 kPa（200 mmHg）。⑤ 氧合功能指标PaO_2/FiO_2＜200 mmHg，呼吸指数[$RI=P(A-a)O_2/PaO_2$]＞1。⑥ 血流动力学检查平均肺动脉压增高，但PAWP＜2.13 kPa（16 mmHg）。

（四）胸部创伤后ARDS治疗（三级救治）

治疗要点：① 总的治疗原则是纠正缺氧、改善组织氧供、阻断或延缓ARDS的进展和促进肺功能的恢复。② 重点在于消除原发病因、矫正缺氧和保护生命器官以及预防感染。

目前对于ARDS，尚缺乏特异的有效治疗方法，关键在于早期防治。治疗仍以对症和支持疗法为主。

1. 改善氧供、纠正低氧血症　① 吸氧：轻症患者早期吸入高浓度氧（50%以上），维持PaO_2在8～10.6 kPa（60～80 mmHg）以上。② 机械通气：当患者吸氧浓度为50%而其SaO_2＜90%、PaO_2＜8 kPa（60 mmHg）、PaO_2/FiO_2＜200时应使用机械通气和呼吸末正压通气(PEEP)。目前多主张采用低潮气量通气加适度 PEEP,既可保证适当的通气、防止肺不张、减少机械通气所致的肺损伤,又可改善心排出量,从而增加氧供。③ 体外膜肺氧合(ECMO):目的是利用体外呼吸法去除过高的 CO_2,纠正呼吸性酸中毒,同时减轻肺的负荷,增加氧供应以利肺损害修复。其适应证是经气管切开和采用呼吸末正压机械通气及循环支持疗法仍无效,在 $FiO_2>60\%$而 $PaCO_2$持续高于 6.7 kPa(50 mmHg)者。

2. *防止感染* 合理使用抗生素是预防或阻止 ARDS 发生和发展的重要措施。一般主张使用有效广谱抗菌药物或两种以上联合静脉给药。最好依据痰、血、尿等细菌培养结果来指导抗生素选择应用。值得注意的是还应防治霉菌感染。

3. *药物治疗* ① 限制液体:在保持全身灌注充分、体内酸碱平衡和肾功能的前提下要对输液进行一定限制。抢救期间严格控制水的入量,以晶体为主。每日液体控制在 2 500 mL 以内,必要时配合呋塞米,有利于肺水肿的吸收。② 改善微循环:短程大剂量皮质激素可抗炎、促进肺水肿吸收;缓解支气管痉挛;减轻脂肪栓塞和炎性吸收的肺炎反应;抑制白细胞附着于肺毛细血管床,防止溶蛋白酶释放,保护肺组织,促进肺表面活性物质释放,保持肺泡膜稳定;抑制后期纤维化。通常在 24～48 小时内。③ 药物使用:细菌感染在 ARDS 的发生上不可忽视,又是导致 ARDS 患者死亡的主要原因之一,控制感染及预防院内感染是重要的措施,明确感染部位,通过痰、血、尿等的细菌培养,检出致病菌,给予敏感抗生素治疗。在未明确病原菌的前提下,可根据病情经验选用抗生素,抗生素的使用主要主张是足量、联合、静脉给药,配合大剂量祛痰药物临床效果好。④ 营养支持:ARDS 患者处于高代谢状态,应该及时补充热量和蛋白质、高脂肪营养,一般按照每日每千克 83.6～125.4 kJ(20～30 kcal)补充葡萄糖、氨基酸、白蛋白、脂肪乳等,可采用鼻饲或静脉方法。

十、食管爆震伤典型病例

(一) 简要病史

患者男性,49 岁,因“高压气体冲击后致胸痛约13 小时”入院。患者 2018 年 4 月 7 日 15 时左右在近距离维修氩气钢瓶时,气体从阀门衔接处突然冲出,阀门撞击患者胸部、颈部、下颌及面部,高压气体随即喷向患者,致患者面部着地,当时自行站立后,即感右侧胸痛,呼吸困难,鼻腔及口腔出血,面部肿胀,头痛头晕,全身乏力,无意识障碍,无抽搐、无四肢功能活动障碍,无大小便失禁,无恶心、呕吐,由 120 救护车送至急救科抢救室。入抢救室时查体示面部多处软组织损伤,口腔、鼻腔反复渗血,颈部及前胸部皮下气肿。患者烦躁不安,测生命体征:脉搏为 93 次/分,血压为 102/70 mmHg, SO_2 87%,体温为 36.0℃,右肺呼吸音明显降低,血气分析:pH 7.37, PCO_2 39 mmHg, PO_2 45 mmHg, Lac 3.0 mmol/L, Hct 49%, HCO^{3-} 22.5 mmol/L, BE −2.5, PO_2 79%,THbc 15.2 g/dL。血常规示血红蛋白 98 g/L。予以鼻导管吸氧(8 L/min)、补液等对症处理,指脉氧饱和度逐渐上升,复查血气分析提示 PO_2 升至 185 mmHg, SPO_2 99%。

(二) 救治经过

予以急查头、颈、胸、腹部 CT 提示:① 颅内未见明显异常;② 上颌骨骨折,左侧上颌窦积血;③ 颅面部软组织肿胀;④ 舌骨及甲状软骨骨折;⑤ 颈部软组织肿胀、积气;⑥ 右侧液气胸,双肺炎症,双侧胸背部皮下及纵隔积气,左侧胸膜增厚(图 20－1);⑦ 腹腔脏器未见实质脏器损伤,腹腔无积液。

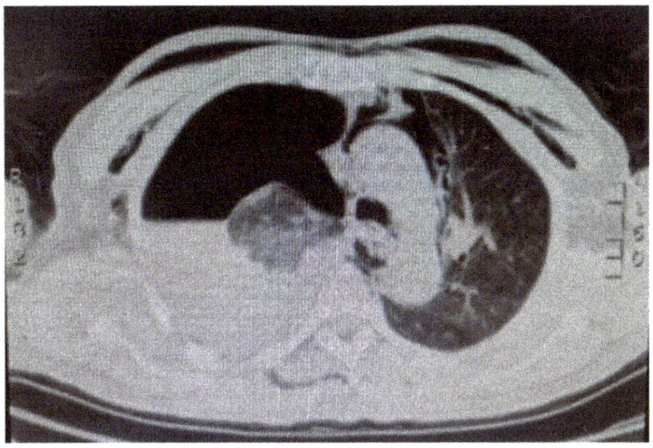

图 20－1 食管破裂液气胸、皮下气肿

2018 年 4 月 7 日行右侧胸腔闭式引流术,1 小时内共引流血性液体 2 100 mL,患者神志逐渐转为嗜睡,肢体厥冷,血压波动在 90～100 mmHg/40～

50 mmHg，心率波动在 130～150 次/分，呼吸频率在 20～30 次/分，复查血气分析示氧分压下降至 46 mmHg，指脉氧合指数 76%，予以气管插管辅助通气、输血、升压等处理，生命体征稍平稳，神志逐渐转清。密切观察患者生命体征变化，发现患者意识再次逐渐转为嗜睡，血压在大剂量去甲肾上腺素维持下，波动在 60～80 mmHg/30～40 mmHg，心率 120～130 次/分，呼吸 34 次/分，SO_2 90%，瞳孔对光反射稍迟钝，胸腔闭式引流管再次引流出 400 mL 血性液体。胸外科会诊考虑胸腔持续出血，具备剖胸探查指征，拟行急诊"剖胸探查术"，转运至手术室途中，引流管短时间再次引出约 700 mL 血性液体。术中探查发现纵隔胸膜多处撕裂伴纵隔积气、积血明显，食道纵向裂开，食管黏膜下出血明显，遂行"胸腔止血＋病变食管切除＋残端旷置术"；患者术中生命体征不稳，血压需大剂量去甲肾上腺素维持，血压波动在 60～80 mmHg/30～40 mmHg，术中输红细胞悬液 3 000 mL，血浆 2 400 mL，冷沉淀 40 U，术毕带气管插管入 ICU 病房，继续予以抗休克、输血、呼吸机辅助通气等治疗。

2018 年 4 月 11 日行气管切开＋气管插管，呼吸机辅助通气；同日行空肠造瘘术，予以肠内营养支持治疗(图 20－2)。

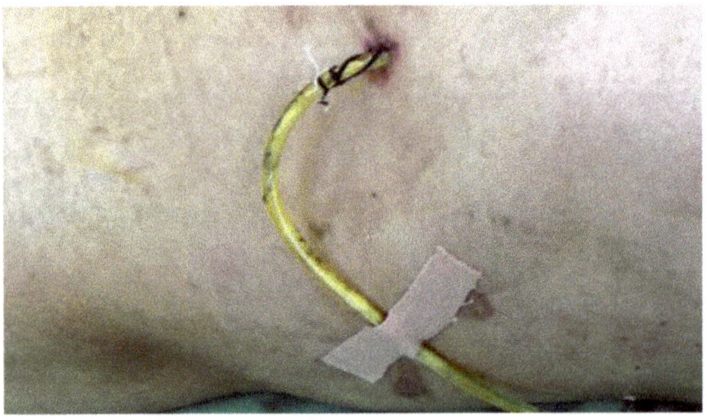

图 20－2 空肠造瘘

2018 年 4 月 20 日，患者持续高热，经鼻食管残端引流管注入美兰溶液，可见胸腔闭式引流管引流蓝色液体，考虑患者颈段食管残端瘘，予以急诊行颈段食管外置术，同时经颈部留置食管引流管(图 20－3)。安返病房后继续予以抗感染、抑酸、化痰、营养支持等对症治疗，患者病情逐渐好转。

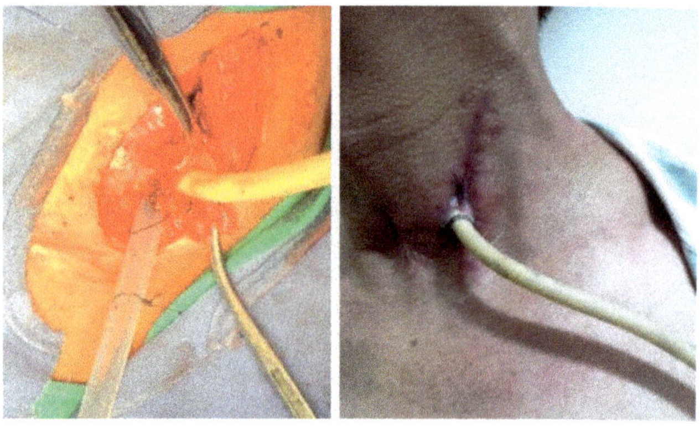

图 20－3 颈部食管外置引流

2018 年 6 月 11 日顺利出院。出院时颈部食管引流管在位通畅，腹部空肠造瘘管在位通畅，出院后继续肠内营养支持治疗，择期行消化道重建手术。

2018 年 6 月 21 日行腹正中切口游离胃＋胃食管左颈吻合术(胸骨后)(图 20－4)，术后予以抗感染、化痰、营养支持、补液、对症支持等治疗。术后出现颈部吻合口处管状胃胃壁坏死，予以拆线开放颈部吻合口，充分引流、换药，切口逐渐愈合，患者可进食半流质，顺利出院。

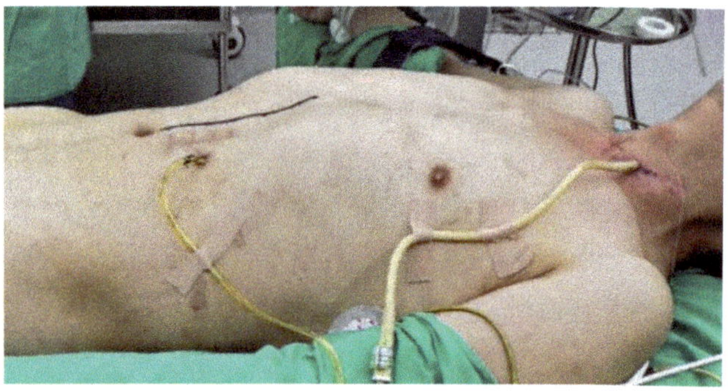

图 20－4 胃食管吻合术体位

术后患者出现进食哽噎，考虑术后胃食管吻合口狭窄，予以内镜下球囊扩张治疗，间断扩张 10 余次，扩张效果可，进食哽噎症状较前缓解。

(三) 诊断

(1) 多发伤：① 食管爆震伤；② 纵隔胸膜撕裂伤；③ 右侧胸腔血气胸；④ 失血性休克；⑤ 失血性贫血(极重度)；⑥ 肺挫伤；⑦ 纵隔气肿；⑧ 上颌骨骨折；⑨ 舌骨骨折；⑩ 甲状软骨骨折；⑪ 牙龈撕裂伤；⑫ 颈部皮下气肿。

(2) MODS(呼吸、循环、胃肠、凝血)。

(3) 呼吸衰竭(Ⅰ型)。

(4) 肺部感染。

(5) 肝功能损伤。

(6) 心肌损伤。

(7) 急性肾损伤。

(8) 水电酸碱平衡紊乱：① 代谢性酸中毒；② 呼吸性碱中毒合并代谢性碱中毒；③ 高钠血症；④ 高钾血症。

(四) 救治经验

食管爆震伤是一种较为少见且致死率较高的一种外伤性疾病，发生率为0.004%～0.01%，往往是由于高压气体的突然释放通过口腔传导至食管，而食管在高压气体及贲门这种特殊的解剖结构双重压迫下食管内压力急剧升高，发生食管全层破裂，多为纵行的单一裂口，长度2～20 cm不等，但有的时候可出现两处破裂，进而导致大量血胸、气胸，这与自发性食管破裂的原理类似，但有明显区别。目前由空气爆炸及高压气体导致食管破裂的相关文献报道比较少，国内外大概总共有十几例报道。对于这种发生率较低的疾病，临床医生经验不足，无法做出及时准确的诊断，容易误诊、漏诊。因此，对于类似煤气罐等各种带气物体爆炸或者军事训练、野战、工程爆破等引起的外伤性疾病，需要留意食管破裂可能。

爆震伤引起食管破裂的早期诊断往往较为困难，其气浪、水浪对人体造成的伤害往往出现在呼吸道较为多见，消化道脏层破裂较为少见。尤其是破口较小时，或者合并肺破裂、肋骨骨折时，医生往往会将重心放在血气胸而忽略食管破裂的可能，因为胸部的损伤临床症状比较相近，容易漏诊，往往在患者进食后出现胸部剧痛才会考虑此因素；另外，当患者出现上腹部剧痛时应考虑食管下段破裂，避免漏诊；因此，对于这种特殊因素造成患者损伤时，可以考虑患者口服美兰溶液或行碘水胸部CT、碘水造影检查，排除该疾病后再予以进食。而当食管破口较大时，胸腔出现大量气体及血性液体，行胸腔闭式引流术后，胸腔引流管会持续引流出暗红色血性液体，并且患者的生命体征难以维持。对于这种情况要积极行开胸探查手术，结合本例报道，对于爆震伤后患者出现颜面部、胸部皮下气肿，胸部CT提示胸腔血气胸及纵隔气肿，且胸部持续出血，要考虑食管破裂可能，行开胸探查术时要仔细探查食管，避免遗漏，另外要注意探查食管全段，要考虑食管跳跃性损伤的可能。相关文献报道死亡率高达40%，患者食管破裂后24小时内如未明确诊断并治疗，患者的死亡率将会大大提高至50%。因此，早期诊断是这一重大疾病的重要预后因素。食管破裂最常见的症状是胸痛和呼吸困难，而气胸和纵隔气肿则是食管破裂的比较常见的临床征象。因此当受到高压气体或者爆震损伤的患者出现胸痛、呼吸困难、皮下气肿时应当想到存在食管破裂的可能。

一般来说，对于食管破裂损伤24时内明确诊断的患者，应当首先考虑外科手术干预。对于小的破口，胸腔无明显感染征象的情况下，可以考虑予以胸腔大量氯己定水冲洗后抗菌微乔可吸收线直接缝合破口，同时破口旁留置负压球，方便术后出现瘘口时予以及时的冲洗。对于食管破口较大的患者，生命体征平稳且胸腔无明显感染的情况下，可以考虑行食管切除胃或者结肠代食管手术一期吻合。但是，如果患者生命体征不稳，术前及术中出血量较大时，不建议行一期吻合，建议行食管次全切除，将食管旷置在颈部，待患者病情稳定后二期行胃或结肠代食管胸骨后路径颈部食管残段吻合。本例报道较为特殊，由于患者伤后病情极为不稳，胸腔持续出血，术前、术中出血量较大，总共出血约5 000 mL，且术中生命体征极为不稳，故剖胸探查时仅行“胸腔止血＋病变食管切除＋残端旷置术”，未行食管颈部旷置术、胃或空肠造瘘术、消化道重建术，而是待病情度过危险期后再行二期、三期、四期手术。另外强调的一点是，术后营养是患者术后恢复极为重要的因素，对于此类患者，术中建议尽量行胃或空肠造瘘术，便于术后营养支持治疗。因为食管破裂伤后患者即使行手术修补，出现吻合口瘘等可能性仍然较大，此时胃或空肠造管的优势就突显出来了。

(唐华 黄可南)

第二节 舰船外科胸部创伤的分级救治技术

一、一级救治

主要针对开放性肋骨骨折、开放性气胸、张力性气胸，这些情况比较危急，急需处理。① 及时封闭伤口，对损伤胸壁需行彻底清创。用不锈钢丝、肋骨接骨钛板固定肋骨骨折断端。② 应紧急行胸腔闭式引流术，如已经出现张力性气胸，且病情危重，应立即行紧急穿刺减压术(战场一线可直接使用便携式胸腔闭式引流包)。③ 如病情危重积极向后方转运，必要时立即气管插管，进行机械呼吸，在严重损伤时，这是最好的治疗方法。在全身麻醉下仔细检查伤口，并彻底清创，如怀疑肺损伤，应行开胸探查术。如有肺破裂，给予修补缝合，原则上最大限度保留正常可以存活的肺组织，清创完毕后，应用大量生理盐水冲洗胸腔及伤口，仔细检查有无支气管、肺漏气、食管破裂等。常规放置胸腔闭式引流后关胸，如出现伤口严重污染应行皮肤、皮下组织延期缝合。术后常规放置胸腔闭式引流管。注意胸腔引流量，保持其通畅，术后应用抗生素等，并注射破伤风抗毒素(tetanus antitoxin，TAT)。

二、二级救治

主要针对闭合性多根多处肋骨骨折伴反常呼吸、血胸、气管及支气管损伤、食管破裂、心脏破裂、大血管破裂、肺损伤等。

1. 闭合性多根多处肋骨骨折伴有反常呼吸　对此类患者是急症，必须进行优先紧急处理。① 保持呼吸道通畅，必要时吸痰，行气管插管或气管切开术。② 充分镇痛，对保持呼吸道通畅和预防肺部感染有重要作用，尽早使用安全有效的镇痛措施。尽早打断由疼痛导致分泌物排除不良，从而导致肺不张、低氧血症、呼吸窘迫及肺部感染等一系列并发症的恶性循环。③ 防治休克，由于剧烈疼痛、出血，多发性肋骨骨折患者易出现休克。在纠正休克的同时，应注意全身其他部位的合并损伤。④ 防治肺部感染，及时应用抗生素，注意肺部并发症的预防和处理，限制输液量。伤后初期，应减少晶体的输入，应以输注胶体液为主。大量输入液体会加重肺部的损伤。⑤ 处理连枷胸、多根多处肋骨骨折、胸壁浮动，可选用多种方式处理，消除反常呼吸运动。

2. 进行性血胸　① 应尽快安置胸腔闭式引流管，以方便观察及判断，同时可以防止血液在胸腔内积聚。② 在积极抗休克的同时，及时进行开胸探查。根据术中所见，对出血的血管给予确切的缝扎止血。③ 对肺破裂出血，做缝合止血，肺组织损伤严重时，可行部分切除或肺叶切除术，对破裂的血管进行修复。④ 对凝固性血胸要分区清除血凝块，以便有序寻找出血灶，确切止血，避免再次出血。

3. 非进行性血胸　① 行胸腔B超或胸片检查，估计胸腔内积血少于200 mL时，可考虑自行吸收，不需要穿刺抽液。② 积血量超过200 mL，应早期在B超引导下进行胸腔穿刺，抽尽积血，促进肺复张，改善呼吸功能。③ 对于500 mL以上的血胸，应在B超引导下直接置管引流。及时准确地处理胸腔内积血是预防积血凝固、继发胸内感染的有力措施。

4. 气管及支气管损伤　① 快速诊断和治疗是避免创伤引起致命性呼吸道梗阻或难以治愈的长期后遗症的关键。② 早期气道创伤的治疗保证气道通畅是治疗气管损伤最重要的初始步骤，出现呼吸困难的需行紧急气管插管，但是反复插管危害较大，需要避免。③ 患者存在严重呼吸困难，估计插管困难时，应紧急行气管切开，有利于清除呼吸道内的分泌物，保持呼吸道通畅。

5. 食管破裂

(1) 手术指征：① 食管破裂应争取在24小时内手术；② 经非手术治疗症状无好转或破口经久不愈；③ 估计破口较大，愈合后将产生食管狭窄者；④ 有异物残留不能去除而影响愈合者。

(2) 手术方法：

1) 食管一期修补术：适用于食管破裂未超过24小时，能耐受手术者。有部分医生认为，即使对超过24小时才确诊的食管破裂仍然首选一期修补。

禁用于：食管远端有需要手术矫正的狭窄；食管壁损坏严重，纵隔有严重的感染坏死，组织水肿变脆，时间超过 24 小时，估计一期修补后不能愈合；术前或术中患者生命体征不稳定；食管存在严重基础病变，广泛炎症伴糜烂溃疡。

a. 方法：食管破裂一期修补包括提起食管、辨认位置、纵向切开肌层暴露全部黏膜缺损、去除坏死组织、修剪边缘、双层缝合缺损。可用胃管置于破口上方，胃管注入亚甲蓝液观察破口修补情况，并行纵隔清创，留置胸管冲洗引流。对患侧胸腔行脓胸壁扩创或胸膜纤维板剥脱术。

b. 修补成功的关键：① 食管黏膜破口往往比肌层大，术中切开食管肌层显露黏膜破口的两端，从黏膜破口两端，严密缝合。坏死组织切除，清创彻底。② 食管黏膜缝合针距、边距保持在 3～5 mm，线结松紧适度，黏膜对合严密。③ 食管修补前，手指探查远端食管预防瘢痕性狭窄。④ 带蒂软组织包盖食管，破口周围缝合，促进闭合。⑤ 胸腔清创彻底，充分胸腔冲洗，术后禁食、持续胃肠减压，鼓励患者活动，促进肺尽快复张。

2）食管旷置术：适用于裂口不能修补的病例（延误诊断、裂口较大、严重胸腔感染）或不能耐受剖胸手术者。

3）T 管引流术：对食管破口较大并伴有广泛黏膜坏死和怀疑一期修复很难成功患者可行 T 管引流。患侧开胸，将大孔硅胶 T 管置入破口内，沿 T 管关闭破口；置入 T 管远端穿过胃食管连接处；将 T 管穿出胸壁形成一个食管皮肤瘘，可将 1 根胃管经 T 管置入胃内。

4）空肠造瘘手术：保证患者术后的营养，促进恢复。如果患者病情危机没有条件完成，待后送后方医院后再予以完成手术。

6. *心脏损伤及大血管损伤*　手术指征：伤后早期无症状体征，未积极手术，突发延迟性血心包时，应迅速紧急剖胸。由于某些原因早期未手术，有陈旧性血心包，无论有无心脏压塞临床表现，均应手术做血心包清除，穿刺治疗的不彻底，可形成纤维性血心包，以及带来创伤性缩窄性心包炎的严重后果。

7. *肺损伤*　① 保持呼吸道通畅：及时清除气管、支气管内的分泌物、渗出液，鼓励患者咳嗽、咳痰，可采取经鼻导管吸痰。若不能有效清理呼吸道，应做气管插管或气管切开。气管切开术除便于吸痰外，可减少呼吸道阻力和无效腔。对严重的肺挫伤、呼吸困难显著、有分泌物潴留的患者应及时行气管切开。② 止痛：适当给予止痛、祛痰药物，或行肋间神经封闭以减轻胸痛，从而可以改善患者咳嗽、咳痰。③ 充分供氧：对于轻度肺挫伤者可给予鼻导管吸氧（5～10 L/min），而对于严重肺挫伤者，无论有无呼吸窘迫或肺不张，只要是 PaO_2 进行性下降（低于 60 mmHg），肺内分流大于 25%，$PaCO_2$>50 mmHg，应给予气管插管或气管切开机械通气。

三、三级救治

三级救治包括：闭合性单处肋骨骨折、闭合性气胸、感染性血胸、食管破裂非手术治疗、气管及支气管损伤、心脏损伤、肺损伤。

1. *闭合性单处肋骨骨折*　骨折端无明显错位，无合并伤者，一般胸痛较轻，可予以弹性胸带固定，其他无须特别处理，或口服非甾体类药物镇痛即可。

2. *闭合性气胸*　治疗方法取决于气胸的量，肺是否继续漏气，肺受压、萎缩的情况，症状及合并损伤等。肺萎陷在 20%以下，不伴有呼吸困难者。患者应绝对卧床休息，充分吸氧，尽量少讲话，使肺活动减少，有利于气体吸收和肺的复张。治疗同时应严密观察患者症状变化情况，复查胸部 X 线检查。如为中等量或大量闭合性气胸，应结合患者临床表现，考虑行胸腔穿刺抽气或于伤侧胸壁锁骨中线第 2 肋间行胸腔闭式引流术。

3. *感染性血胸*　若继发感染，应及时放置胸腔闭式引流管，排除积脓。同时全身应用大剂量对致病菌敏感的抗生素，避免慢性脓胸的形成。同时鼓励患者咳嗽，早日下地活动，营养提高免疫力。

4. *食管破裂非手术治疗（三级救治）*　对于部分症状轻微、破口较小、污染局限、无严重合并伤等，可考虑非手术治疗。保守治疗包括绝对禁食 8～10 天，予以胃肠减压引流，进行静脉高营养或经肠内营养支持，广谱抗生素的抗感染治疗至少 10～14 天。对患者胸腔或纵隔感染部位充分引流是保守治疗的关键，保持破裂口周围组织清洁，控制纵隔或胸腔感染有利于破口的包裹和修复。一般可以采取B超或CT引导下进行更加精确的穿刺置管引流或冲洗，也可以进行食管镜检查，在内镜下将胃肠减压管置于破口处，用生理盐水进行冲洗，再结合营养支持治疗等获得治愈。由于材料科学的发展，可以经食管镜在破口处置入带膜的镍钛记忆合金内支架，隔绝食管内容物经破裂口外溢，保持破口干净，加快破口愈合后行支架取出，这也不失为一种值得进一步尝试的非手术替代疗法。但是，如果患者采用保守治疗效果不佳或症状加剧，需立即考虑改为手术治疗。

5. 气管及支气管损伤　① 颈部气管损伤需要手术探查，常用低位领状切口。多数气管破裂一期手术修复效果最佳。术中去除失去活力的软骨碎片或剥脱黏膜的软骨组织，尽可能多地保留可用气道组织。术中根据气管裂伤程度进行修补或对端吻合。合并咽喉部损伤者，应请耳鼻喉科医生协助处理。因为可能伴双侧声带创伤，一期修复后可气管切开气管插管。如果合并食管撕裂，一期修补破口并在修补后以周围肌肉覆盖。颈部气管横断创伤应该及早一期吻合术，通常需要气管切开。② 胸内气管损伤行气管插管，一般需放置胸腔闭式引流，若经气管切开及闭式引流呼吸困难仍不能缓解，或出现胸内大量进行性出血时，应紧急剖胸手术进行处理。术中对大的气管裂伤或完全断裂均应早期行手术修补或对端吻合，若伤侧肺严重受损应行肺切除术。合并其他器官损伤时应同时予以治疗。术后加行气管切开。

6. 心脏损伤　一般心脏损伤第一时间紧急剖胸探查，由于某些原因早期未手术，有陈旧性血心包，无论有无心脏压塞临床表现，后期均应手术做血心包清除，穿刺治疗的不彻底，可形成纤维性血心包，以及带来创伤性缩窄性心包炎的严重后果。未急诊手术或手术后，影像学发现心腔内异物或心肌壁内较大异物存留，后期有心内结构损伤(外伤性间隔缺损或瓣膜关闭不全等)的明显临床症状，并经检查明确诊断，通常在受伤3个月后，择期体外循环手术。

7. 肺损伤　严重的肺挫伤在呼吸机支持无效的情况下，可以考虑应用ECMO进行临时呼吸支持，能取得良好的效果。ECMO在治疗呼吸功能衰竭、有效进行气体交换、改善严重低氧血症方面具有较好的疗效。ECMO可以替代患者受损伤的肺，使受损伤的肺得到充分的休息，促进肺泡上皮细胞再生。ECMO原理是将体内的静脉血引出体外，经过特殊材质人工心肺旁路氧合后注入患者动脉或静脉系统，起到部分心肺替代作用，维持人体脏器组织氧合血供。ECMO的基本结构包括：血管内插管、连接管、动力泵(人工心脏)、氧合器(人工肺)、供氧管、监测系统。临床上常将可抛弃部分组成套包，不可抛弃部分绑定存放，并设计为可移动，提高应急能力。

四、四级救治

四级救治主要针对闭合性多根多处肋骨骨折伴反常呼吸、开放性肋骨骨折、食管破裂。

1. 闭合性多根多处肋骨骨折伴反常呼吸　对于部分患者呼吸机效果仍然不佳或者胸部创伤并发症多等原因，后送后可以安排手术治疗，其优点是直接探查和治疗胸内创伤，通过手术迅速、牢固恢复胸廓的完整性，患者可早期下床，减少了并发症。应用爪形肋骨接骨钛板，应用内固定法治疗连枷胸操作简便，疗效可靠，并可同时探查处理胸内合并伤，这些患者的胸壁畸形均得到矫正，安全快捷。

2. 开放性肋骨骨折　如出现胸壁缺如时，应考虑胸壁重建。胸壁软组织重建材料主要包括自身组织、同种异体组织和人工材料。其主要作用是：① 覆盖创面、充填残腔；② 为邻近组织提供氧气和养分，促进愈合；③ 保持胸腔的密闭性，保护胸内重要器官；④ 覆盖假体，防止和控制感染。

目前对于大面积胸壁缺损最为理想的修复方法为Mc Cormack等报道的“三明治”式复合体修复法。所谓“三明治”式复合体就是指将软组织修复材料和硬组织修复材料复合在一起构建成一个整体，他们采用Maxlex网+骨水泥+Marlex网构建“三明治”式复合体，其结合了网状材料和硬质材料的优点——强度大、塑性容易、缝合方便，被认为是目前最好的胸壁缺损修复方法。但是其也存在较多缺点，例如无法诱导自身骨再生，影响内脏器官观察等。

3. 食管破裂　对于食管破裂，往往造成大量失血，需要紧急抗休克及急诊开胸探查止血。对于部分患者需要实施二级救治：为食管一期修补术、食管旷置术。如果患者救治成功，转入后方医院就考虑执行四级救治了，其手术重建食管是重要的一个环节：胸段食管切除及重建术、胃代替食管消化道重建手术等。食管旷置后，待患者病情平稳，经腹部游离胃并制备管状胃经胸骨后路径提至颈部，与颈部旷置的食管进行吻合。

（唐华　黄可南）

第二十一章

舰船外科腹部及泌尿生殖系统损伤的分级救治

第一节　舰船外科腹部损伤救治技术

冲击伤指机体在爆炸产生的冲击波影响下所造成的解剖损害和临床综合征。其中,腹部占体表面积最大,其内器官众多,相比其他部位更易受冲击波的影响而发生损伤,因此腹部冲击伤值得进行深入的探讨和研究。

一、发生情况

最近的研究调查中发现,在住院的爆炸幸存者中,腹部原发冲击伤的发生率为3.0%。封闭空间腹部冲击伤的发生率为6.7%,略高于开放空间腹部冲击伤(5.6%)。如果爆炸发生在水下,腹部冲击伤的发生率甚至会高达69%。

空气冲击波所致的腹部冲击伤中,以肝脾损伤最为多见。据文献报告,核爆炸时动压峰值较高处(一般在0.3 kg/cm^2以上),动物肝脾常同时损伤;动压峰值稍低处,则多为单一的肝脏或脾脏损伤。大多数情况下肝损伤的发生率较高,肝破裂和脾破裂发生频数之比约2∶1。但据临床调查,炸药爆炸事故所致的人员冲击伤中,脾损伤较肝损伤更为多见。在交通事故等平时创伤中,脾破裂的发生率也远高于肝破裂。由此推测,人员发生腹部冲击伤时,脾损伤的发生率可能更高些。动物实验中出现的脾损伤较为少见,可能与其脾脏较小,不易发生损伤有关。肝脾损伤最主要的危险是大出血。肝破裂后,因其静脉分支很多,又无静脉瓣,加上小胆管破裂后溢出的胆汁能溶解纤维蛋白,因此不易止血。脾是“血库”,破裂后常大量出血。这些都易导致失血性休克,如不及时抢救,势必危及生命。肝脾包膜下出血,特别是发生血肿时,如包膜破裂,也可引起大出血。

水下爆炸时,肠管等含气的空腔脏器更易发生损伤。肠管常见的病变为浆膜下出血,其次是黏膜层出血、浆膜面撕裂以致胃破裂和肠壁多处穿孔。有文献报告,大肠损伤较小肠为多,大肠以横结肠与乙状结肠的损伤为多,小肠以回肠最易受损,胃损伤的发生率较肠损伤为低。实际上,空腔脏器的损伤情况与冲击波作用时局部的含气状态有关。实验研究中曾看到,出血常发生在充气扩张的肠段。

含液体的脏器(如膀胱、胆囊、肾盂)远不如含气脏器那样易于受损伤,即使在充盈时也是如此。有人甚至强调,上述空腔脏器在充有液体时可免除损伤。

二、发病机制

腹部冲击伤的发病机制一般可分为三级。

(一)原发性腹部冲击伤

原发性腹部冲击伤是由爆炸产生的超压冲击波引起的。冲击波直接对腹部冲击引起损伤。这种损伤并不常见。一般来说,空腔脏器如胃肠道更容易受到原发性腹部冲击伤的影响。

(二) 二次冲击伤

二次冲击伤是由爆炸产生炸弹碎片及飞行物体造成的损伤。这是造成伤害最常见的方式。因为碎片传播的距离比冲击波传播的距离要长得多。穿透碎片主要包括爆炸装置的金属部分、简易爆炸装置的金属内容物、地形上的灰尘和碎片，或其他受害者的骨头碎片。

(三) 三次冲击伤

三次冲击伤是指人体被超压波或冲击风冲击到另一个物体时造成的钝性损伤。如被抛向空中、车辆侧翻或建筑倒塌压迫所致的骨盆骨折或腹部脏器压迫伤。这种损伤常常会导致挤压综合征和骨筋膜室综合征。

三、临床表现

腹腔中含有多种脏器，其中空腔脏器为胃肠道，实质脏器为肝、脾、肾等。爆炸冲击波最易损伤的脏器为肠道，易引起肠穿孔。实质脏器受到冲击波损伤，会产生出血、挫伤、破裂等表现。因此，腹部冲击伤的临床表现因损伤部位及伤情不同会有不同的表现，下文将一一进行论述。

(一) 腹痛

腹痛是腹部冲击伤最常见的临床表现。一般在受伤现场立即发生。若仅有轻度挫伤，那伤员 3～4 天后腹痛症状逐渐消失；而若是不幸发生内脏破裂，伤员经短暂的缓解后腹痛常再次发作。腹痛刚开始多出现在损伤部，继而弥漫至全腹。胃、上段肠管和胆囊等穿孔时，因其外溢的消化道内容物刺激性较强，常引起急性腹膜炎表现，表现为全腹压痛、反跳痛、肌紧张；而当结肠穿孔时，其溢出的内容物少，故腹痛较轻，但因细菌含量高，易继发严重感染。

部分伤员因战斗时注意力较集中，肾上腺素分泌较多，可能暂时感受不到疼痛。而有的伤员可能尽管有上腹部疼痛，但腹部并无损伤，可能是肋间神经损伤所致。因此在进行诊断时，需结合影像学及其他检查的结果具体分析。

(二) 恶心呕吐

腹部冲击伤致消化道损伤后，常常会引起恶心、呕吐的现象。若损伤较轻，则短暂恶心、呕吐后会恢复；若持续不缓解，排除颅内高压引起的恶心、呕吐后需考虑胃肠道受损严重，急诊手术恢复胃肠道功能是救治要点。

(三) 腹膜刺激征

胃肠道等空腔脏器损伤，内容物漏出，会引起强烈的腹膜刺激征，表现为全腹压痛、反跳痛、肌紧张等腹膜刺激症状。实质脏器损伤出血往往也会引起腹膜刺激征，但一般症状较胃肠道损伤轻。但是肝脏破裂可能导致胆汁漏入腹腔，腹膜刺激征会较脾损伤严重。

(四) 休克

肝脾破裂引起大量出血会产生失血性休克；而胃肠道受损、消化道内容物漏出引起严重的弥漫性腹膜炎会产生感染性休克。休克的主要表现有血压下降、脉频、眩晕、面色苍白、出冷汗、肢体发凉、烦渴、躁动不安等。因内失血而引起的休克，其严重程度与失血量大体一致，但在失血代偿期内，可不出现休克症状。因腹膜炎而引起的感染性休克，腹膜刺激症状表现得更为突出。

(五) 血尿

肾脏和膀胱损伤时会出现血尿，一般持续 2～3 天或更久。

(六) 血便

肠黏膜损伤或肠穿孔时可出现暗紫色或黑色血便；肛门有鲜血流出表明远端结肠或直肠损伤。

(七) 大便次数改变

盆腔脏器损伤时可刺激直肠而有频繁的便意。

四、诊断

由于腹部冲击伤多为闭合性损伤，常出现“外轻内重”的征象，漏诊率高。所以在有限的医疗设备条件下，快速、方便的诊断方法尤为重要。

(一) 诊断性腹腔穿刺术

为明确有无闭合性腹腔脏器损伤，首先应行诊断性腹腔穿刺术，如抽出血性液体即为阳性。此法简便迅捷，能快速确定腹腔内有无血性液体。对闭合性创伤而言，其阳性率可达 83.0%～97.7%。近年来，国内外开发了适合应用于战场条件下的便携式腹腔镜设备，有望进一步提高闭合性腹腔脏器损伤的诊断准确性。

（二）创伤重点超声评估（FAST）

创伤重点超声评估（FAST，图 21 - 1）已经成为腹部体检的延伸，在腹部损伤的情况下，只要有适应证，就应该进行 FAST 检查。在腹部通过四个标准的超声窗口进行检查：右上象限、剑突下、左上象限和耻骨上。扩展 FAST（EFAST）还可用于识别肺部病理改变。其优点是：① 无创性，可重复多次，快速、简便，对腹腔积液的识别可靠性强；② 辅助判定穿透伤患者接受手术治疗的优先顺序；③ 有助于确定胸腹联合损伤患者首先进入哪个体腔；④ 可识别心包积液，有助于心脏压塞和血气胸的诊断。但也存在一些缺点：① 依赖于操作者，可能会漏诊少量液体和空腔内脏的损伤；② 虽可协助外科医生判定钝性腹部损伤患者是否需要剖腹手术，但无法确定具体损伤情况；③ 无法鉴别实质器官或空腔器官损伤。近年来，便携式超声设备的开发和应用，可使 FAST 在战场条件下得到广泛应用。

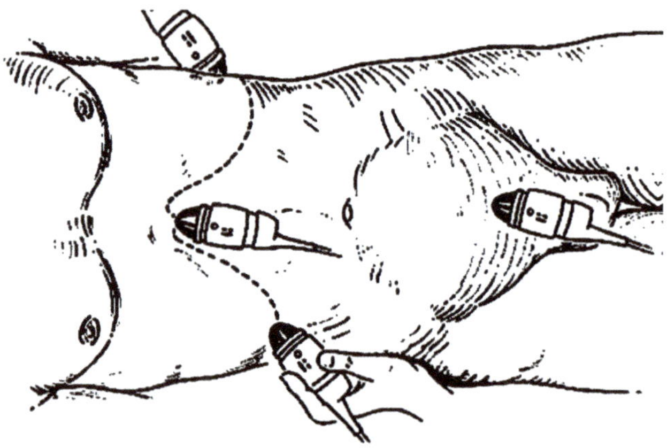

图 21 - 1 创伤重点超声评估（FAST）示意图

（三）导尿检查

如导出的尿液澄清无血，表明膀胱无损伤；如有大量血尿，提示膀胱、输尿管或肾脏有损伤；如无尿导出或仅有少量血尿，可从导尿管内注入 50～100 mL 无菌等渗液，数分钟后再吸出，如吸出量明显少于注入量或带有血液，则证明有膀胱破裂。

（四）X 线检查

利用腹部 X 线片检查观察有无腹腔游离气体、肠襻胀气等，可确定有无消化道穿孔。目前便携式小型 X 线设备也有开发和应用，可满足战场条件下快速诊断消化道穿孔的需求，并可以用于前线介入止血手术。

（五）实验室检查

血常规、肝、肾功能、动脉血气分析、尿液、胃液等实验室检查对患者局部和全身功能判断具有重要意义。在前线救治中，便携式快速血气分析仪可以早期及时判断患者全身状况。

（六）CT 检查

对于大型医疗单位（如医疗船）来说，接收到送来的腹部冲击伤患者，若诊断依旧不明确，可进一步行 CT 检查明确诊断。CT 扫描优势有：① 在伤情稳定的患者中，了解哪些解剖部位出现损伤，并在一部分经过适当筛选的患者中提供治疗决策，避免不必要的剖腹手术；② 在病情稳定的患者中，如果有 CT 可用，有助于腹部穿透性损伤的检查，明确是否存在射弹穿过腹膜腔的问题；③ 可能有助于孤立穿透性腹膜后和臀部损伤的评估；④ 当使用 CT 扫描评估腹膜后穿透性损伤时，使用三重对比剂（口服、静脉和直肠对比剂）对于排除损伤十分重要。但其尚有不足之处：① 速度慢；② 需要使用对比剂和必要的设备；③ 可能会漏掉小的空腔器官损伤；④ 需要转运到远离复苏区域的地方；⑤ 受操作/报告解读人员的主观影响。

（七）剖腹探查

若以上方法依然难以诊断，患者的生命体征及血红蛋白持续降低，或出现严重的腹膜炎表现，则可行剖腹探查。剖腹探查的适应证为：① 失血性休克，FAST、腹腔穿刺提示有腹腔内出血；② 明显腹膜炎体征，腹腔穿刺抽出胃肠道内容物，X 线检查有气腹；③ 胃肠道出血；④ 严重的腹壁开放伤。剖腹探查的步骤为：① 首先快速清理腹腔内积血或血凝块，寻找活动性出血灶，用快速止血纱布直接压迫或钳夹法控制出血；② 全面探查腹腔，探查顺序为右上腹（肝、胆囊）、左上腹（肝左外叶、脾、胃）、中腹部（小肠）、盆腔（结肠）；③ 用温生理盐水反复大量地冲洗腹腔。在战场条件行临时关腹。

五、治疗

（一）一级救治

核心技术：现场急救（止血、抗休克、防窒息、包扎、止痛、保温、抗感染、后送）。

腹部冲击伤的一级救治一般指现场的急救。处理原则按照MARCH检伤策略进行，依次按M(Massive hemorrhage，大出血控制)、A(Airway，气道管理)、R(Respiratory，呼吸维持)、C(Circulation，循环维持)、H(Hypothermia/Head injury，低温防护/颅脑损伤预防)依次进行。

1. 止血　伤口大出血时，应及时加压包扎止血，对肢体大动脉出血，可用止血带止血，并加上明显标记，优先后送。无明显外伤而处于休克状态，并有胸痛、呼吸困难、烦躁不安、呕血、血尿或咯血的伤员，应当按内脏损伤处置，需立即后送。如合并其他严重损伤(内脏破裂、烧伤等)而造成全血或血浆丢失时，需及时输血输液以恢复血容量和抗休克。

2. 防止外伤性窒息　清除口鼻分泌物，保持呼吸道通畅；改善呼吸功能和鼓励清醒的伤员咳嗽排痰；伤员出现呼吸暂停时，立即行口对口人工呼吸，禁止按压胸部。

3. 包扎　如有开放性伤口，可用三角巾、衣服等进行简易包扎。胸、腹部伤口需用厚敷料紧密包扎。发生张力性气胸者，需做穿刺排气。

4. 止痛　重伤员有剧烈疼痛者，可给予随身携带的止痛剂，以止痛和防治休克。

5. 防止体温过低　利用毯子或其他保温设备来防治低体温。一般需使体温维持在35℃以上。

6. 抗感染　应用广谱抗生素和甲硝唑抗感染，对于未用过破伤风类毒素的应注射破伤风抗毒血清。

7. 及时后送　根据美军在阿富汗战争时实行的"黄金1小时"原则，在1小时内将伤员转运至医疗场所进行确定性治疗可以显著降低战斗死亡率。应尽量避免激烈活动，以减轻心肺负担和防止出血加重。途中减少颠簸，以防出血或加重伤情。对咳出血性泡沫痰的重伤员，应将头抬高卧位后送，不能让这类伤员步行。较轻的胸腹部冲击伤，如仅有轻度心肺或腹腔脏器损伤，经休息和对症治疗后，通常在数日内症状即可消失，一级救治即可。

(二) 二级救治

核心技术：早期医疗救援，损伤控制手术(肝脾快速止血、肠造口、血管损伤止血、临时关腹)。

对于腹部冲击伤的伤员的二级救治，应采取一种简短的手术方法，以控制出血和污染，然后将伤员复苏到正常生理状态，并以延迟的方式进行最终确定性的修复手术。这种方法被称为损伤控制手术(DCS)，旨在恢复正常解剖之前先恢复正常生理。众所周知，出现凝血障碍、酸中毒和低体温这三种致命性临床表现的患者会显著增加死亡率。DCS旨在通过在最短的时间内快速控制出血和污染来防止或限制这一进程。

(1) 在接收到送来的腹部冲击伤伤员后，医疗队应立即做全身检查，以判断有无腹腔内脏器伤和其他部位合并伤。如出现呼吸循环功能障碍，应优先进行初期复苏，必要时行气管内插管、紧急气管切开或胸腔闭式引流，以解除呼吸道梗阻，保持呼吸道通畅，行正压通气时需防止空气栓塞，然后再做腹部伤情处理，必要时需行剖腹手术。

(2) 禁食、水，安置胃管，持续胃肠减压，并观察有无出血。

(3) 安置导尿管并记录尿量。

(4) 补充血容量：近年来有研究表明受伤后早期大量快速地输入晶体液后虽可恢复循环功能，但全身凝血功能会降低，从而导致出血增加。因此，目前通常采用损伤控制性复苏理论进行补液。即对于出血风险高的伤员，应尽早使用氨甲环酸或基因重组的活化Ⅶ因子控制出血，在此基础上使用晶体液进行补液，使血压保持在容许性低血压水平，既可以维持基本的终末器官灌注，又可以避免出血加重导致血容量枯竭。

(5) 早期应用广谱抗生素和甲硝唑抗感染，对于未用过破伤风类毒素的应注射破伤风抗毒血清。

(6) 对于术前FAST快速超声检查明确诊断为肝脏损伤出血的伤员，前伸手术队可使用快速止血纱布直接压迫或填塞法或简单创面缝合止血，然后积极复苏和纠正凝血功能障碍。如果填塞没有奏效，则需要广泛显露，并应及早积极进行。首先打开三角韧带、镰状韧带和冠状韧带，充分显露肝脏。如需在减缓出血的同时进行其他控制性操作，可能需要短时间夹闭肝动脉和门静脉(普林格法)。如果尽管使用了普林格手法，出血仍在继续，特别是从肝脏后面出血，这表明肝静脉损伤或肝后腔静脉损伤。这些损伤具有极高的死亡率。如果肝后出血是通过填塞控制的，最佳的处理方法是通过积极填塞肝脏和复苏来维持生命体征。如果有必要，一旦患者得到更充分的复苏，并后送到更高一级的救治机构，有足够的救治资源，这些损伤可能会得到救治。如果所有其他方法都不能控制肝脏出血，可以考虑交叉钳夹左胸或上腹部的主动脉，作为最后的手段。

(7) 左上腹出血量多首先考虑脾脏破裂，对于明确诊断为脾脏破裂出血的伤员，快速处理为开腹行脾蒂钳夹。目前，随着技术和设备的进步，也可以用无线超声刀结合直线切割闭合器行脾切除术。可先用超声刀打开胃结肠韧带，然后迅速控制脾蒂，用直线切割闭合器行脾切除，再快速游离脾周韧带，完成脾切除。需要注意的是，所有脾切除术后患者在后送后都应接种肺炎球菌、嗜血杆菌和脑膜炎球菌疫苗。

(8) 若结肠经腹部冲击伤发生严重的肠穿孔甚至断裂，腹膜刺激征严重，时间上来不及进行后送的伤员，可临时行近端肠管造口＋远端肠管封闭术，先行控制损伤，后续于后方医院行进一步手术治疗。

(9) 如有冲击波致开放性腹部创伤的伤员，由于大量失血、复苏和巨大创伤所致的严重水肿和胃肠道积气，可能需要临时缝合关闭腹腔。但对于需要送往上级医疗单位进一步进行腹部手术的伤员，为防止增加转运时漏诊和感染的风险，应避免关闭筋膜，可用海藻盐泡沫敷料结合聚氨酯薄膜或生物补片临时关闭腹腔，具有良好的生物相容性和透气透湿性能，同时能防水和防止细菌入侵。

(10) 如受冲击波影响合并有血管损伤破裂的伤员，首先可使用前线介入装置及时有效的止血。若未能止住，则需在抗休克的同时行手术止血。在腹部冲击伤的处理上应首先止血。

(三) 三级救治

核心技术：确定性手术(脏器损伤修补切除手术、消化液转流手术)。

对于未合并腹部脏器损伤的腹部冲击伤患者，可行禁食、补液、抗感染等保守治疗。而对于明确诊断的合并腹部脏器损伤的患者，尽快实施手术治疗是抢救的关键。对于病情特别严重的患者，特别是失血性休克的患者，应争分夺秒，赢取时间挽救生命。不可片面强调纠正低血压而延误抢救时机。手术力求简单、短时、有效，以修复、止血、引流、关闭腹腔和损伤控制为目的。在手术中应使用广谱静脉抗生素，并考虑在大量失血患者中追加抗生素。剖腹手术一般采用正中切口。当需要广泛暴露时，可将切口向上延伸至剑突外侧，耻骨联合下方。下面将按照损伤部位分别阐述手术方法。

1. 胃损伤　胃是一个血供丰富的器官，几乎在修复后都会恢复良好。整个胃必须进行完整直视下探查。探查胃时，先探查胃前壁，切开胃结肠韧带，将胃向上翻折至头侧，以评估后壁损伤，从而进入小网膜囊，应完整探查贲门、胃底、胃体、胃窦、幽门。一旦确定了胃损伤，应尽可能降低创伤来完成清创，胃的破裂口间断或连续缝合关闭，视情况加固缝合包埋。术后应放置鼻胃管，并在术中触摸引导至恰当位置，视情况留置腹腔引流管。

2. 十二指肠损伤　轻度的十二指肠损伤可以分间断或连续缝合修补，修补应保证管腔直径缩小不超过原来的50%，并在修补周围放置封闭吸引管。严重复杂的十二指肠损伤可能需要行胃、空肠、胆囊三造口，先挽救患者生命，后期再视情况行确定性手术。

3. 胰腺损伤　多数胰头损伤应先控制可见的出血，可先行 Kocher 手法游离十二指肠和胰头，然后通过前后压迫胰头控制出血，适情况行缝合止血。胰头的严重损伤可能需要行胰十二指肠切除术。胰体、胰尾的严重损伤，可行远端胰腺切除术(含脾切除术)。胰腺/胰管的任何损伤手术后都需要放置腹腔引流管进行引流，术后监测腹腔淀粉酶指标。

4. 胆道损伤　胆囊的损伤可以视情况行胆囊缝合修复术、胆囊造瘘术和胆囊切除术来治疗。术后应放置引流管进行引流。肝外胆管损伤的伤员可清创后以可吸收细线缝合修补，并留置胆道引流T管，T管短臂应放在越过损伤部位的胆管内，可以发挥支撑的作用，并可以预防狭窄。T管的位置旁应另外放置腹腔负压引流管。

5. 小肠损伤　对于局限于一段的多发小肠破裂口，如损伤肠段长度小于肠周径的50%，则行一期全层缝合修补，浆肌层包埋加固，注意缝合的创口走行应与肠管走行相垂直。如损伤肠段长度大于肠周径的50%，或肠管完全断裂。则行受损肠段部分切除＋一期端端吻合术。术后吻合口位置留置引流管。

6. 结肠损伤　若结肠损伤破口不大，肠管没有发生离断，伤员生命体征平稳，腹膜炎体征不明显，受伤时间短，小于8小时，则可行一期缝合修补。若结肠损伤严重，或发生离断，腹腔污染严重，全身情况较差时，应行近端结肠造口术＋远端结肠封闭术。待全身情况改善后于后方医院行造口还纳术。

7. 直肠损伤　直肠损伤一般处理原则为4D原则，即：① 转流（Diversion），乙状结肠造瘘；② 远端清洗（Distal washout），对远端直肠进行持续低压冲洗，尽可能地减少粪便对直肠周围间隙的污染；③ 清创（Debridement），清除损伤坏死组织；④ 引流（Drainage），直肠周围间隙置管充分引流。如直肠损伤发生在腹膜内，则行远端封闭，近端乙状结肠造口。如直肠损伤发生在腹膜外，则行末端回肠造口，并行远端直肠冲洗。切勿切开腹膜反折，以防感染灶扩散至腹腔。

8. 肾脏损伤　肾脏损伤一般早期较难发现，如在留置导尿后发现血尿，则表明有肾脏损伤。肾脏损伤因伤情不同而采取不同的手术方式。如肾脏仅受到部分挫伤，则采取单纯修补术，可直接将创缘对拢缝合。如肾的一极发生严重挫裂或一极肾组织已经游离而其余部分无损伤时，可做肾脏部分切除术。如一侧肾脏发生严重碎裂，伴有严重的血管损伤，而对侧完好无损时，则考虑行一侧肾脏切除术。

9. 术后处理　术后应防止腹腔间室综合征的发生，腹腔间室综合征是由于不同因素导致腹腔内压非生理性、进行性的急剧升高，引起腹腔内器官和相关的腹外器官系统功能损害的一种临床综合征。术者手术后应评估腹腔间室综合征发生的可能性，不可在高张力的条件下强行一期关腹，必要时可以使用海藻盐泡沫敷料结合聚氨酯薄膜或生物补片，辅助关腹。术后应及时使用抗生素和抗破伤风毒素控制感染。腹部冲击伤术后并发症发生的概率很高，术后需密切观察伤员生命体征及引流情况，一旦伤员出现再次出血、胆漏、胰漏、肠漏等并发症，需及时进行处理，必要时可再次进行手术。

（四）四级救治

核心技术：修复性手术和康复治疗。

腹部冲击伤的四级救治主要为后期的修复性手术以及术后的康复治疗。

1. 造口还纳　对于前期行肠造口的伤员，可在第一次手术3个月至半年后，于后方医院行造口还纳术。造口还纳虽是小手术，如果不注意防范，也会有很多并发症。其中典型的有：① 切口感染；② 肠梗阻；③ 吻合口漏；④ 切口疝。手术时应注重无菌操作，术后鼓励早期下床活动，如发生吻合口漏或切口疝，必要时需再次手术治疗。

2. 切口疝修补　对于前期临时关腹或术后形成切口疝的伤员，待其他腹腔脏器康复后，可在后方医院行切口疝修补术，如疝面较大，可使用轻量合成补片或生物补片行无张力修补术。术后建议3个月内使用腹带保护腹部，防止突发腹内压升高引起补片移位和疝复发。

3. 二期修复性手术　对于在前期治疗时因各种情况导致的非确定性处理进行二期修复性手术。比如对于肝脏、胰腺损伤的伤员，后续继发感染坏死，可能需要反复穿刺或手术清创，并恢复其解剖生理功能。对于继发胆管狭窄的伤员，可能需要行狭窄整形术或胆肠吻合术。

4. 康复治疗　对于腹腔冲击伤的患者，康复治疗包括：消化功能的恢复、伤口创面的护理、疼痛的处理、理疗及心理疏导等。

（周海洋　张鑫）

第二节　舰船外科泌尿生殖系统损伤救治技术

泌尿生殖系统（genitourinary，GU）损伤是指男性或女性泌尿生殖系统内任何结构或器官的损伤。与所有其他身体系统的损伤不同，GU是唯一具有以下特征组合的区域或系统：受伤时死亡率低，由于解剖和功能（即排尿、性活动、生殖功能）的私密性，当组织丢失或功能受到影响时，功能康复的选择非常有限。在20世纪的战争中，泌尿生殖系统外伤约占战伤总数的5%；在冲突频发的最近几年，这一比例已上升至近10%。随着战争模式的改变，GU损伤的发生率和高发部位也发生了改变。

一、发生情况

在 20 世纪及 21 世纪初的局部战争中，基本以陆战和空战为主，致伤原因多为炮弹、航空炸弹、火箭、简易爆炸装置(improvised explosive device, IED)及各种类型的枪支、火器。海战环境下伤员除了存在陆战空战环境下的部分战伤，还有一些其他特点。

(一) 高速子弹及弹片对泌尿生殖系统的穿透性损伤

在不同兵种、不同作战环境下，尤其步兵作战和城市作战时战伤主要自子弹及各种高速弹片的穿透性创伤。当高速子弹/弹片击中目标时可压缩物体(如肌肉、固体器官)，将其动能传递给组织，产生球形冲击波，在组织中产生空穴现象，其直径远远大于子弹/弹片的直径，出现广泛的间质和细胞内损伤，对腹腔内器官的影响更大，死亡率也更高。由于战斗伤亡人员几乎没有仅限于泌尿生殖系统的损伤，95%以上的泌尿系统损伤涉及其他器官系统，多在剖腹探查时直接观察和触诊泌尿生殖器官才能发现，包括肾脏(39.6%，如图 21-2)、膀胱(15%)、输尿管(7.75%～9.5%)及尿道损伤(3%～5%)等。

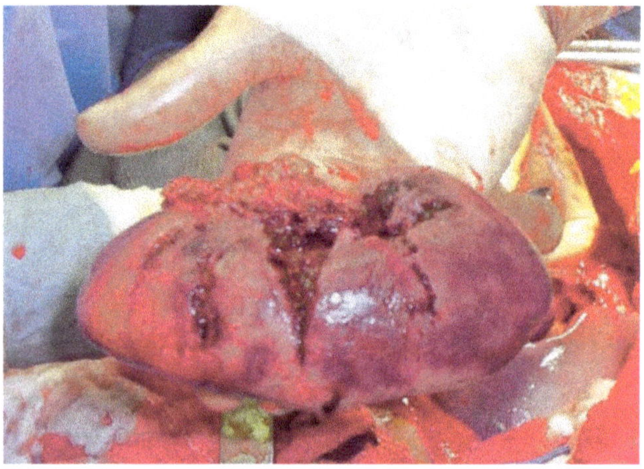

图 21-2 肾脏严重挫裂伤危及生命，肾脏被切除术

(二) 爆炸性武器对泌尿生殖系统损伤

炮弹、航空炸弹、火箭及 IED 是现代战争中常用的爆炸装置，根据损伤模式分为：冲击波(原发)、碎片穿透伤(继发/二级)、减速(三级)和热损伤(四级)。GU 损伤多由爆炸产生的碎片(二级爆炸伤)穿透性创伤(75%)，涉及阴茎、阴囊和睾丸的创伤中 8%是三级损伤，0.08%是四级损伤，10%未知；爆炸性冲击波(原发)造成的损伤多为腹壁外损伤，若累及肾脏多为黏膜下出血点；如果膀胱充盈可能会因腹壁受压而破裂。

(三) 水下爆炸中泌尿生殖系统的损伤

现代海战中武器威力大，命中精度高，舰艇常遭到导弹、各型炸弹、水雷和鱼雷等武器的攻击，由各种高爆武器在水中爆炸导致的冲击伤称为水下冲击伤，是海域战斗、水下排雷、两栖侦察等作业人员易于发生的伤类。由于水域作战环境特殊性，水下冲击伤常常有冲击波、气泡脉冲、热原、减压、海水浸泡或病原菌等损伤因素协同作用，与水下冲击伤同时并存的还有舰艇冲击伤(水下冲击波传播到舰艇时对舰载人员造成的损伤)。随着女兵在各种舰船官兵比例的增加，女性泌尿生殖系统的海战伤将得到更多的重视。

1. 水下冲击伤的特点

(1) 死亡率高：水下冲击波传播速度快，传播的距离远，杀伤效应大，同距离-等量炸药在水下爆炸时的冲击波要比空气冲击波分别高 200 倍和 10 倍左右。

(2) 空腔含气脏器损伤重，肺是水下冲击波致伤和致死的靶器官，发生率最高(83.7%)。

(3) 体表外伤和实质/含液脏器(如胰腺、肝脏、脾脏、胆囊等)损伤较轻，头部损伤多较轻。

(4) 腹部损伤发生率较高且损伤严重，小肠损伤的发生率为 29.73%，结肠损伤的发生率为 51.35%，远高于空气冲击波的发生率。

(5) 泌尿生殖系统的直接损伤较少见，常伴有多脏器复合型损伤。

2. 舰艇冲击伤的特点

(1) 以骨骼和关节损伤为主，常伴软组织和内脏器官(尤其是腹腔实质性器官)的损伤。

(2) 冲击伤呈现“外轻内重”现象(即指体表损伤较轻或完好无损，而内脏或骨骼等内部组织器官损伤较重)。

(3) 损伤部位与人体体位密切相关(例如站立者易发生下肢骨折或脱位等损伤；坐姿人员易发生骨盆骨折、脊椎损伤等)。

(4) 常常伴随二次冲击损伤(人体跳离甲板过程中与其他物体发生碰撞，或其他物体飞溅时碰撞人体等)。

3. 水下冲击伤和舰艇冲击伤中泌尿生殖系统损伤的特点

(1) 腹部多脏器损伤受累的器官：腹腔脏器损伤以结肠损伤更为常见，其次为小肠、胃、肝脏、脾脏、胰腺等，主要表现为浆膜、黏膜下出血、破损、穿孔，在多脏器损伤的情况下，肾脏作为休克的靶器官之一，极易发生急性肾功能不全。

(2) 骨盆骨折的受累的器官：骨盆骨折是舰艇冲击伤较为常见的伤型，骨盆是由成对的髂骨、坐骨和耻骨组成，呈环状结构，形成腹部的下缘，包括小肠和大肠、输尿管和尿道以及生殖器官，骨盆拥有丰富的血管网络。骨盆骨折尤其是不稳定型骨折，常常伴发腹部闭合性损伤、泌尿生殖系统及某些大血管的损伤。骨盆环损伤可通过直接或间接损伤导致泌尿生殖道损伤，膀胱损伤发生率大约在 4.6%～16%之间，尿道损伤的发生率为 5.03%，膀胱颈部损伤伤口可延伸到前列腺造成前列腺下段尿道撕裂伤。骨盆骨折伴尿道损伤(pelvic fracture urethral injury，PFUI)会导致多种并发症，如尿道狭窄、尿失禁、勃起功能障碍。

二、泌尿生殖系统损伤的病理改变

(一) 肾损伤

1. 肾实质创伤　① 肾挫伤：肾实质轻微创伤，毛细血管破裂、肾包膜完整或包膜淤血、血肿形成。② 肾裂伤：肾实质浅表裂伤，肾被膜及肾盂肾盏完整，仅表现为被膜下血肿。若被膜破裂，可形成肾周血肿，若被膜及集合系统同时破裂，形成全层肾裂伤，则可形成肾周血肿伴尿外渗。③ 肾粉碎伤：肾实质的多处裂伤、横断破裂或破碎成多块，常伴发严重肾内、外出血及尿外渗。

2. 肾盂裂伤　单纯肾盂裂伤十分罕见。一旦发生肾盂外伤，常有大量外渗尿液积存于肾周间隙，形成尿性囊肿。

3. 肾蒂损伤　肾蒂损伤系指肾动、静脉创伤。肾蒂损伤易被忽略，因其出血迅猛、量大，可同时伴有合并伤及休克。

(二) 输尿管损伤

依据损伤的类型、处理时间不同，输尿管损伤可分为挫伤、穿孔、医源性损伤(如结扎、钳夹、切断或切开、撕裂、扭曲、外膜剥离后缺血、坏死)等。输尿管轻微的挫伤均能自愈，并不引起明显的输尿管狭窄。输尿管损伤后发生腹膜后尿外渗或尿性腹膜炎，感染后可发生脓毒症。输尿管被结扎或切断，近端被结扎，可导致该侧肾积水，若不及早解除梗阻，会造成肾萎缩。双侧均被结扎，则发生无尿。输尿管被钳夹、外膜广泛剥离或被缝在阴道残端时，则可发生缺血性坏死。一般在 1～2 周为形成尿外渗或尿瘘，伴输尿管狭窄者可导致肾积水。输尿管医源性损伤在战创伤救治中也需要密切注意。

(三) 膀胱损伤

1. 挫伤　膀胱壁保持完整，仅黏膜或部分肌层损伤，膀胱腔内有少量出血，无尿外渗，不致引起严重后果。

2. 破裂　膀胱破裂可分三种类型：① 腹膜外型，破裂多发生在膀胱前壁的下方，尿液渗至耻骨后间隙，沿筋膜浸润腹壁或蔓延到腹后壁，如不及时引流，渗尿区可发生组织坏死、感染，引起严重的蜂窝织炎。② 腹膜内型，多发生于膀胱顶部。大量尿液进入腹腔可引起尿性腹膜炎。③ 混合型，即腹膜内、腹膜外混合型。膀胱破裂可并发尿瘘，膀胱与附近脏器相通可形成膀胱阴道瘘或膀胱直肠瘘等；发生瘘后，泌尿系容易继发感染(图 21－3)。

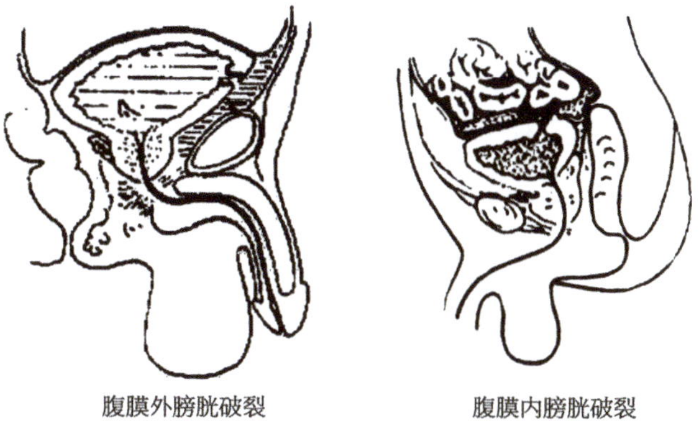

图 21－3　腹膜外型以及腹膜内型膀胱破裂

(四) 尿道损伤

1. 尿道挫伤　仅有水肿和出血，可自愈。

2. 尿道裂伤　引起尿道周围血肿和尿外渗，愈合后可引起瘢痕性尿道狭窄。

3. 尿道断裂　血肿和尿外渗明显，可发生尿潴留。

(五) 男性外生殖器损伤

1. 闭合性损伤 ① 阴茎闭合性创伤主要是阴茎折断/阴茎嵌顿。② 阴囊闭合性损伤主要造成睾丸的破裂、异位以及阴囊皮下血肿。

2. 开放性损伤 ① 阴茎脱套伤、系带撕裂伤、阴茎横断伤及阴茎皮肤撕脱伤。② 阴囊皮肤撕脱伤及内容物损伤。

(六) 女性生殖器官的损伤

战伤中女性生殖器官损伤往往继发于骨盆骨折，发病率极低，多为骑跨伤、穿透伤及钝挫伤所致。

三、战伤中泌尿生殖系统损伤的临床表现及诊断

泌尿生殖系统的创伤多不致命，但处理不好会带来各种并发症，严重影响生活质量，尤其是男性外生殖器，由于没有骨盆保护，更容易受到损伤。主要包括肾脏损伤、输尿管损伤、膀胱损伤、尿道损伤、外生殖器损伤，其主要临床表现如下。

(一) 肾损伤

国内一般将肾挫伤及肾部分裂伤归为轻度肾损伤，其他为重度肾损伤，主要表现为血尿、疼痛、腰腹部包块、发热、休克。推荐使用 1996 年美国创伤外科协会器官损伤定级委员会(AAST)制订的肾损伤分级方法(表 21－1)。肾外伤伤员应基于致伤机制、体格检查、尿液检查、血流动力学评估病情，目前影像尤其 CT 对肾外伤程度的判断上正发挥越来越大的作用。伤员存在下列情况，如血流动力学稳定伴肉眼血尿、无肉眼血尿伴低血压、伴随其他重要器官损伤、躯干穿透伤需要放射学评估。血尿常见于肾外伤患者，对于成年患者来说，肉眼血尿是提示肾外伤的重要体征；没有血尿并不能除外肾外伤。对于严重多发性损伤的伤员一定要怀疑肾外伤的可能，如：多根肋骨骨折、椎体或横突骨折、胸部挤压伤或胸部、上腹部、腰部的贯通伤。CT 能够对肾脏损伤进行分级，有助于决定是否需探查损伤肾脏。

(二) 输尿管损伤

血尿、尿外渗、尿瘘、梗阻症状。单纯的输尿管外伤较为罕见，通常会合并其他重大外伤；且在术前和术中难以诊断明确。

表 21－1 肾损伤分级

分级	类 型	表 现
Ⅰ	挫伤	镜下或肉眼血尿，泌尿系统检查正常
	血肿	包膜下血肿，无实质损伤
Ⅱ	血肿	局限于腹膜后肾区的肾周血肿
	裂伤	肾实质裂伤深度不超过 1.0 cm，无尿外渗
Ⅲ	裂伤	肾实质裂伤深度超过 1.0 cm，无集合系统破裂或尿外渗
Ⅳ	裂伤	肾损伤贯穿肾皮质、髓质和集合系统
	血管损伤	肾动脉、静脉主要分支损伤伴出血
Ⅴ	裂伤	肾脏碎裂
	血管损伤	肾门血管撕裂、离断伴肾脏无血供

注：对于Ⅲ级损伤，如双侧肾损伤，应评为Ⅳ级。

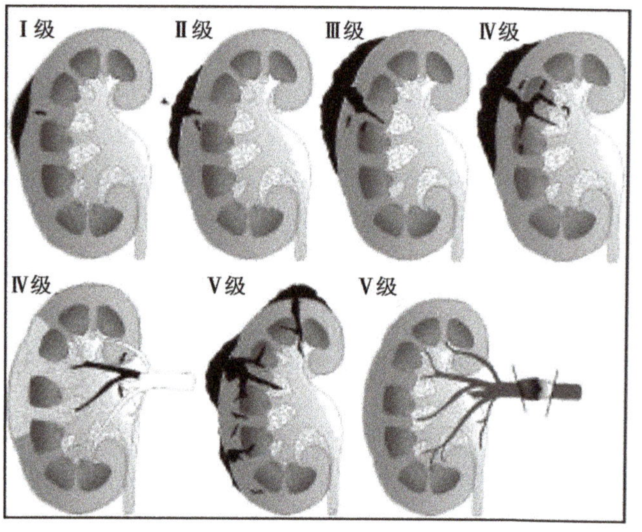

图 21－4 美国创伤外科协会肾损伤分级

(三) 膀胱损伤

休克(骨盆骨折大出血所致)、有排尿感但无尿液排出或仅有少量血尿、腹痛、腹胀、尿瘘。针对特定的伤员在确定尿道完整性后(见下文的“尿道损伤”)，用膀胱造影对膀胱进行 X 线评估。

1. 膀胱造影采用三次摄片技术 KUB 平片用于骨盆评估，逆行造影剂充盈膀胱后的全膀胱 X 线摄片，以及抽出造影剂后再行 X 线摄片。

2. 摄片技术 膀胱造影采取前后位摄片，腹部以上抬高 20～30 cm，将不透光造影剂通过导尿管注入膀胱。一次确切的评估至少需要 300 mL 造影剂(儿童 5～7 mL/kg)。拍摄一个全膀胱 X 线片。

3. 用导尿管引出膀胱内的尿液和造影剂并拍摄引流后 X 线片 观察有无膀胱后壁损伤的可能。

如存在膀胱的腹膜外部分破裂，则排出造影剂后能在X线片上看见遗留于膀胱外的造影剂。当条件允许时，可采用CT膀胱造影的检查方法。

(四) 尿道损伤

1. 前尿道损伤　尿道滴血及血尿为前尿道损伤最常见症状。受损伤处局部有疼痛及压痛，排尿时疼痛加重向阴茎头及会阴部放射。还可出现排尿困难、尿潴留、血肿、瘀斑、尿外渗等。

2. 骨盆骨折所致后尿道损伤　常合并其他内脏损伤，一般较严重可导致大量出血，引起创伤性、失血性休克。尿道滴血及血尿为后尿道损伤最常见症状，多表现为尿初及终末血尿或小便终末滴血。后尿道损伤疼痛可放射至肛门周围、耻骨区及下腹部。还可出现排尿困难、尿潴留、血肿、瘀斑、尿外渗等。

3. 逆行尿道造影术用于评估尿道解剖完整性　行骨盆半斜位X线片，如图21-5和图21-6所示。避免端部显像，使尿道球部模糊。男性尿道造影时抓住阴茎头，将无菌注射器(60 mL)的头端插入尿道外口内，以防漏出造影剂。另一种方法是将未润滑的导尿管插入舟状窝(深入约3 cm)，注入3 mL的水使球囊膨胀。慢慢注入15～20 mL水溶性造影剂，注射时拍摄X线片。必须看到造影剂进入膀胱以排除近端尿道损伤的可能。此外，骨盆骨折时常见的后尿道损伤可能会被漏诊；造影结束后可嘱咐患者排尿，获得一个完整的尿道造影的排泄期图像。如果没有发现损伤，小心放置导尿管。

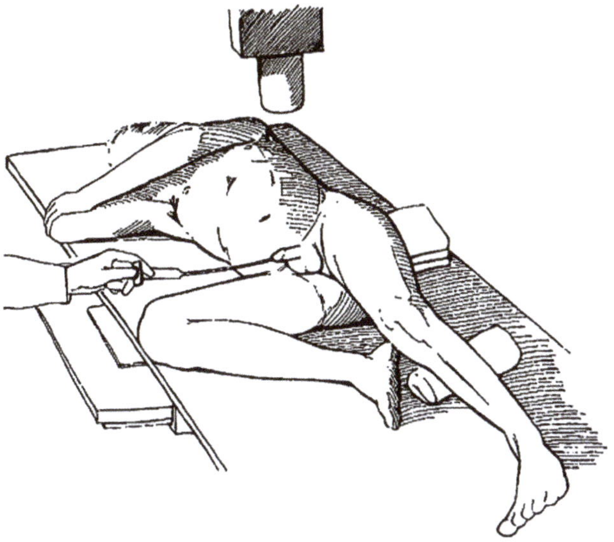

图21-5　逆行尿道造影操作体位

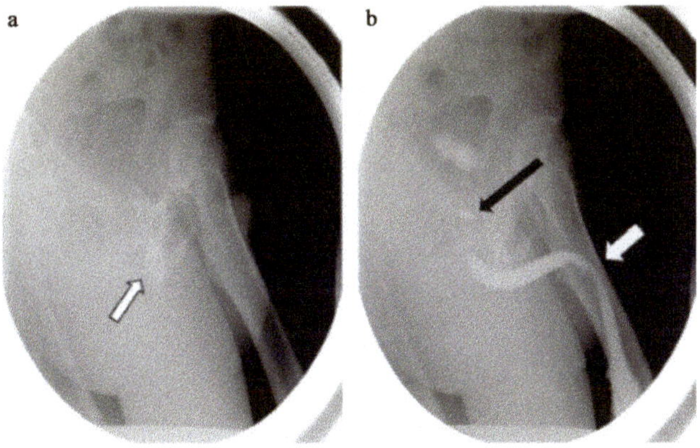

图21-6　逆行尿道造影。a. 在骨盆斜位下右侧闭孔肌肉可以看到，而左侧的闭孔肌看不到，箭头所在部位提示闭孔大致位置。b. 白色尖头提示阴茎悬韧带将阴茎悬垂部和球部尿道分开，白色箭头提示尿道球部，黑色箭头提示膜部尿道造影剂外渗

(五) 男性外生殖器损伤

1. 阴茎损伤　阴茎皮肤肿胀弯曲变形与阴茎离断、瘀斑、裂口、出血、皮肤撕脱。

2. 阴囊损伤　阴囊部肿胀、皮肤瘀斑、压痛。

3. 睾丸损伤　剧烈疼痛，向下腹、腰骶甚至上腹部放射，严重者发生休克。

(六) 女性生殖器官损伤

1. 外阴撕裂　出血或血肿。

2. 阴道裂伤　擦伤：表层黏膜及皮肤损伤；Ⅰ度裂伤：皮肤、皮下组织及黏膜裂伤，未累及肌肉组织，深度在0.2～1 cm；Ⅱ度裂伤：会阴部裂伤涉及肌层及筋膜；Ⅲ度裂伤：肛门括约肌断裂或合并直肠阴道隔裂开。

3. 子宫及子宫内膜损伤　下腹部疼痛；不规则阴道出血。

四、战伤中泌尿生殖系统损伤的分级治疗

(一) 肾战创伤的救治

肾脏损伤的患者，血压、心率、呼吸、神志、尿量的动态监测，绝对卧床，留置导尿，以及开放静脉通路、预防感染、清创，甚至输液是战伤一级救治的重要工作。肾外伤可根据肾脏的损伤程度进行分类。肾外伤的处理过程中需要兼顾止血与保护肾脏功能，整体原则先保命后保肾。

1. 肾轻伤　包括肾挫伤或浅层皮质裂伤。最常见于闭合性外伤后，通常无须手术探查，保守治疗

即可康复。

2. 肾重伤　包括深层皮质裂伤(伴或不伴尿外渗)、肾粉碎、肾血管蒂损伤或肾盂撕脱。严重肾外伤的患者80%合并其他内脏的损伤。大多数患者需要剖腹探查评估并修复并发的腹腔脏器损伤。手术治疗包括清除失活的肾组织(部分肾切除术),修复集合系统,放置腹膜后引流。在可能的情况下,应尽可能考虑保留肾脏,但损伤严重的肾脏或全身情况不稳定的患者可能需要肾切除。在切除一侧肾脏前应触诊确认对侧肾脏在位。

3. 手术技术　当严重肾外伤危及患者生命时,应立即行全肾切除术。在这些情况下,首选的方法是进腹后通过肾内侧内脏转位以显露血管控制肾脏。与探查前尝试控制肾蒂血管相比,该方法已被证实速度更快、失血量更少。当计划挽救部分或全部肾脏时,从主动脉周围入路至肾蒂血管进行血流阻断。将小肠向外上方牵开,并在主动脉上方切开后腹膜。必须将穿过主动脉前方的左肾静脉向头侧牵开,才能暴露并阻断左或右肾动脉。无创伤性血管钳可用于阻断相应的肾动脉。

尽管血流阻断的方式是最安全的处理肾出血的方法,并能够减少肾切除的发生,但它并不是泌尿外科医生或普通外科医生通常采用的手法。直接通过结肠后入路暴露肾脏是更可行的(图21-7)。如选用此法应术前备好肾蒂钳。

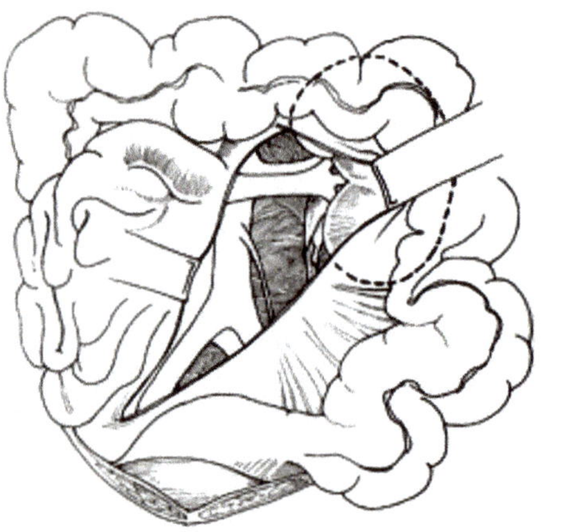

图21-7　显露左肾门

受损的肾实质可根据肾脏外伤的程度和患者的情况选择局部清创予以清除(图21-8),或采用肾部分切除术(图21-9),或全肾切除术。对于重度肾外伤患者,按创伤救治原则,应以拯救生命为原则,可优先选择肾切除术(紧急肾切除术通常在二级或者以上救治中完成,因此紧急转运可能至关重要,转运过程中需要平卧位制动;部分患者可采用选择肾动脉造影联合肾动脉栓塞术;其他可供选择的肾脏确定性手术通常在三级、四级救治中完成)。

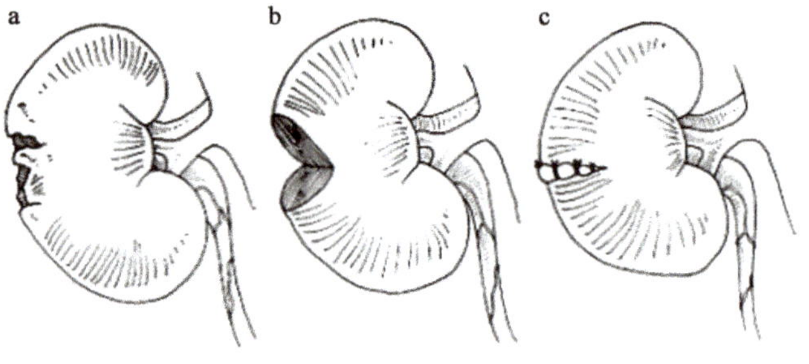

图21-8　a～c. 肾脏清创缝合步骤

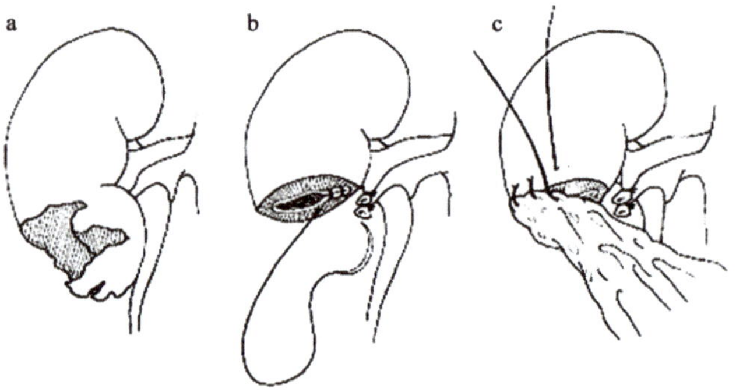

图21-9　a～c. 肾部分切除步骤

用可吸收缝线缝合集合系统,可防止发生尿瘘。对于完成肾修补术的患者,通常无须行尿流改道。如为了手术的快捷方便或存在十二指肠、胰腺或大肠外伤的情况下,可行尿流改道。可选择肾造口术、输尿管支架植入术或输尿管皮肤造口术。修补好的肾脏应覆盖肾周脂肪、大网膜或纤维蛋白黏合剂。应妥善放置引流。

(二) 输尿管战创伤的治疗

单纯的输尿管外伤较为罕见,通常会合并其他重大外伤;且在术前和术中难以诊断明确。① 常无血尿。② 即使输尿管在CT检查时基本正常、完整可见,输尿管爆炸性外伤仍可引起明显的迟发性并发症。当输尿管周围发生高速冲击伤或爆炸伤时,应考虑到放置输尿管支架。③ 如在最初接诊时漏诊了输尿管外伤且逐渐出现症状,应给予肾造瘘术使尿流改道,并延迟3～6个月后修复,这是一种较为安全的方法。战场环境下，针对输尿管损伤的最佳处理为暂时性置管引出尿液或输尿管支架管植入，待二期手术时行输尿管损伤修复。在择期行输尿管修复时，医生选择微创腹腔镜或者远程机器人手术，尽可能减少创伤。

手术原则及技术如下。

1. 术中输尿管外伤的定位　可通过静脉注射靛胭脂/亚甲基蓝或直接加压注射到集合系统。

2. 修复的基本原则

(1) 最小限度地清创和避免过度移位。

(2) 采用可吸收缝合线(4－0或5－0)进行吻合，每层对位准确无张力，采用匙形吻合。

(3) 内(双J形输尿管支架)外引流。

(4) 延长方法：① 输尿管移位；② 肾脏移位；③ 腰大肌悬吊术(图21－10)；④ 膀胱壁瓣输尿管成形术。

(5) 使用大网膜或后腹膜行单纯修补。

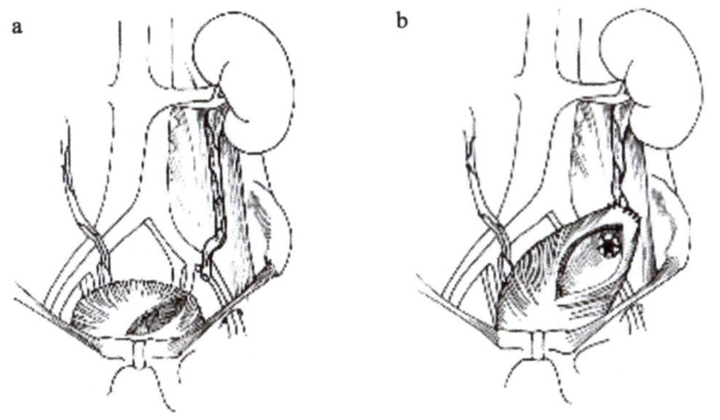

图21－10　a、b. 腰大肌悬吊术

3. 修复方式　选择基于以下几点。

(1) 损伤输尿管的解剖节段(上、中、下)。

(2) 节段性缺失的程度。

(3) 其他合并外伤。

(4) 患者的临床稳定性。

4. 输尿管上段或中段损伤

(1) 短段缺失：放置输尿管支架后行输尿管吻合术(图21－11)。

(2) 长段缺失：可能需要临时行输尿管造口并置入支架，或输尿管结扎术及肾造瘘。

5. 输尿管下段损伤

(1) 当损伤发生在膀胱附近时，应行输尿管膀胱吻合术(图21－12)：通常是使用不可吸收缝线如2－0或3－0的普理灵缝线将附着于腰大肌的筋膜缝合于膀胱壁以修补裂孔；当张力较大时为将膀胱向损伤处移位以实现无张力的吻合，常常通过横向的膀胱切开术予以辅助。

(2) 输尿管下段损伤合并直肠外伤时，不推荐行输尿管再植手术；可考虑行暂时性尿流改道。

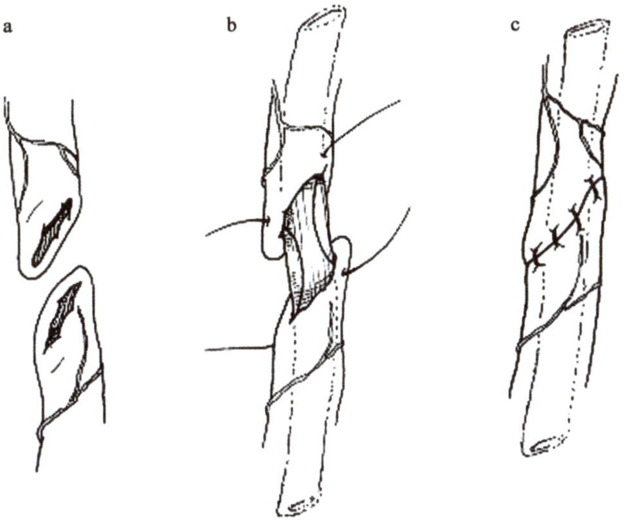

图21－11　a～c. 输尿管吻合术

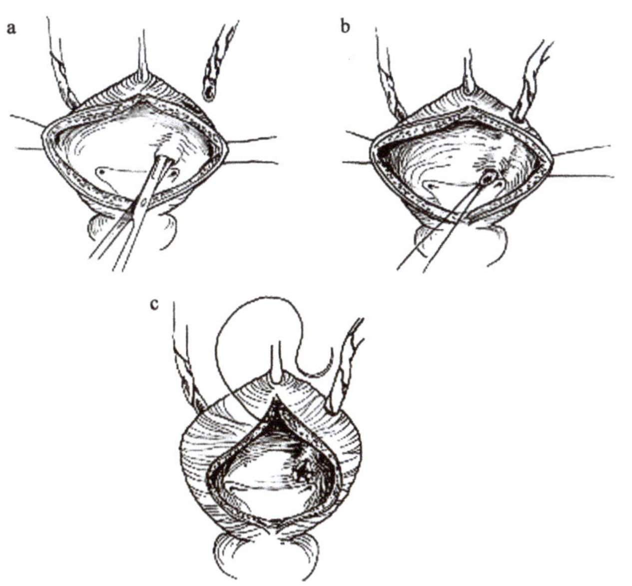

图21－12　a～c. 输尿管膀胱吻合术

(三) 膀胱损伤的外科治疗

1. 腹膜内损伤

(1) 膀胱造影显示造影剂散布于肠袢间。

(2) 处理包括立即探查，可吸收线分层缝合修复损伤，行耻骨上膀胱造瘘，引流膀胱周围的腹膜腔。也可考虑行膀胱切开术，打开膀胱以便更彻底地检查损伤后再行修复。

2. 腹膜外损伤

(1) 膀胱裂伤通常由骨盆骨折导致的碎骨片刺破膀胱壁所致。

(2) 膀胱造影时在引流造影剂后常能看到骨盆内造影剂外渗呈致密、火焰状。

(3) 通过10～14天的留置导尿处理膀胱通常能够自行愈合，不需手术修复。如尿液清澈，首选留置导尿术用于治疗大多数腹膜外膀胱破裂。

(4) 如因其他损伤行腹部探查时，如果进入腹膜外间隙，则需要进行最基本的膀胱修补和引流。修复时可以通过膀胱切开术从膀胱内完成，以避免刺激盆腔血肿导致大出血。并发直肠损伤的患者应更积极地处理，积极行血肿清除和膀胱修补往往对患者是有益的。

(四) 尿道损伤的治疗

尿道分为前尿道和后尿道，前后尿道以尿生殖膈为界。

1. 前尿道损伤　可由钝性外伤引起，如骑跨物体(跨坐)时摔倒，或穿透性损伤引起。

(1) 对于钝性损伤导致的轻微尿道挫伤患者，可通过轻柔插入16号导尿管7～10天处理。

(2) 穿透性伤口应通过探查和确切地清创予以处理。① 小而清洁的撕裂伤可用4-0铬肠线间断缝合尿道裂伤的边缘来修复。② 初次吻合时不要使整个尿道发生移位，因为在下垂的尿道中尿道长度缩短可能导致勃起后阴茎向腹侧弯曲和吻合时存在张力。③ 前尿道损伤，尤其球部损伤，如果不能达到无张力吻合，或者损伤部位炎症明显或者被污染，建议行近段尿道的一期造瘘术，3个月后重建尿道连续性。

2. 骨盆骨折后常发生后尿道断裂

(1) 直肠指诊检查发现前列腺尖端浮动常提示后尿道外伤。

(2) 耻骨上膀胱造瘘术作为初始治疗策略极大地改善了治疗的效率。

(3) 耻骨上膀胱造瘘可以维持10～14天，并在被移除耻骨上造瘘管之前通过X线检查确认尿道完整性。

(4) 通过广泛的病例观察显示，几乎所有这些尿道损伤都能愈合，但伴有闭塞性尿道前列腺部和膜部狭窄，可在盆腔血肿吸收后3～6个月再次手术修复。

(5) 对于合并膀胱颈或直肠损伤的患者，应严格掌握行骨盆血肿探查的手术指征。

(五) 外生殖器外伤的治疗

1. 阴茎创伤的治疗　阴茎出血剧烈时可暂时在阴茎根部使用阻断带止血，清创缝合止血后再予以放开；阴茎损伤时断裂的Buck筋膜应予以缝合，以防止进一步出血，避免以后阴茎勃起时弯曲。海绵体破裂时应该2-0微乔缝线予以缝合止血；当大面积阴茎皮肤撕脱时，用剩余的皮肤和无菌湿敷料覆盖裸露的阴茎体。阴茎完全离断罕见，战场环境下显微外科予以海绵体、血管重建困难，可暂时海绵体缝合止血、尿道末端腹侧开口、阴茎残端皮肤关闭，重建阴茎的形态，同时需要留置尿管或者膀胱造瘘。阴茎截断性损伤需在损伤后18～24小时内进行再植手术，但对于睾丸离断手术需在6～8小时内进行睾丸再植手术。

2. 阴囊损伤　阴囊血供十分丰富，阴囊外伤通常不需要广泛清创。

(1) 大多数穿透性阴囊损伤应探查并评估睾丸损伤程度和减少血肿形成风险。

(2) 大多数阴囊局部撕脱伤的处理选择清创后采用3-0可吸收线分层缝合。

(3) 一期清创缝合适用于外伤时间少于8小时且无危及生命的合并伤的患者，缝合后放置引流管以减少血肿的形成。

3. 睾丸损伤　睾丸的穿刺伤一般需要术中探查，超声在判断睾丸损伤时有帮助，但在战场环境下有时无法实施。处理睾丸创伤时，最重要的原则是尽可能多地保留组织。

(1) 应清除疝出的实质组织，用可吸收线褥式缝合以关闭白膜。

(2) 将睾丸回植在阴囊内或用湿纱布包裹，恢复睾丸的正确解剖位置并固定防止扭转(图21-13)。

(3) 除非睾丸已严重毁损或血供完全丢失，否则在任何情况下都不应该切除睾丸。

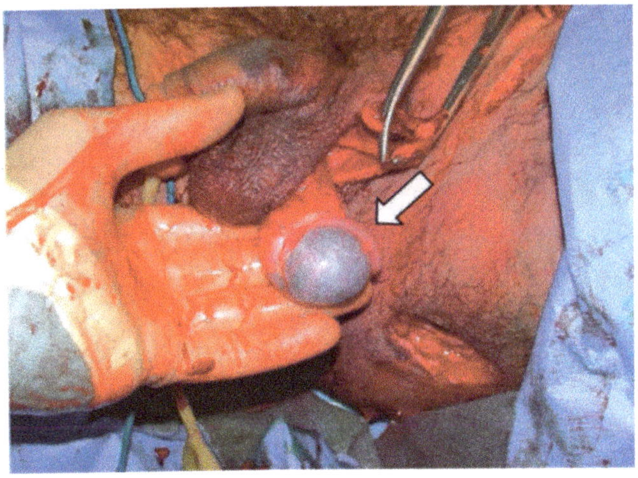

图 21-13　左侧睾丸探查后复位时应注意附睾与睾丸之间缝隙，正常情况下该间隙在睾丸的外侧

（六）女性泌尿生殖系统战创伤

自20世纪中叶以来，世界上的发达国家已经在海军舰艇上部署女军人，至2000年，美国女军人在海军舰艇上服役的比例已达到13.6%。现在所有战斗角色都向女性开放，因此女性军人面临着与男性军人相同的战斗伤害风险。据报道，大约3.5%的女性创伤性骨盆骨折的患者有阴道创伤，约30%的阴道创伤患者伴随泌尿系统创伤，最常累及膀胱和（或）尿道。无论受伤机制如何，女军人一旦发生外生殖器损伤，应立即评估是否有内生殖器、下尿路、骨盆损伤。位于会阴和外阴部位的血肿，应切开引流，并结扎出血血管。阴道和宫颈内裂伤只要没有严重出血，在紧急情况下都应关闭缝合。大裂口与出血和血肿相关，需要在麻醉下进行检查，以全面评估和修复损伤。紧急情况下阴道填塞是止血的关键措施。

1. 外阴损伤　包括撕裂伤和血肿。外阴撕裂伤后应检查和探查深部裂伤，以排除尿道、肛门、直肠黏膜或阴蒂周围损伤。对表面、干净且小于6小时的裂伤可使用可吸收缝线初步闭合，对明显失活的组织进行清创后缝合，缝合时可放置导尿管，有助于确定尿道损伤，如伴有尿道损伤，建议将尿管留在原位进行缝合。如伴有肛门裂伤，应用可吸收线缝合肛门括约肌的断端。

外阴创伤可导致筋膜下（骨盆下方隔膜）血肿，血肿可自由扩散至前腹壁。大多数外阴血肿采用保守治疗，使用冰袋外敷，确保止血，大血肿可能需要切开止血。

2. 阴道创伤　阴道撕裂伤通常表现为筋膜上（骨盆膈上方）血肿。阴道撕裂伤患者通常表现为阴道出血，有时大量出血，在医疗条件允许的情况下，可在镇静或麻醉下进行检查，并用可吸收缝线进行缝合。

阴道血肿通常伴有严重的直肠压迫，通过触诊一个硬而嫩的肿块，肿块膨胀到阴道外侧来诊断，直肠阴道检查对发现阴道损伤是必要的检查手段。阴道血肿应通过切开、引流、结扎和填塞进行治疗。如需长期观察，应使用留置导尿管。

3. 子宫/宫颈创伤　子宫和宫颈创伤最常见于妊娠，但也可能是阴道或腹部穿透性创伤的结果。修复未感染的单纯性宫颈撕裂伤，以恢复优化正常解剖结构为主，可用2-0或0级可吸收缝线。累及子宫底部的急性穿透性损伤可导致少量出血，无须修复。子宫壁出血性损伤可使用0号可吸收缝线修复。子宫外壁的创伤可导致严重出血，可连续结扎子宫动脉的升支和降支。如果结扎后不能彻底止血，或宫颈或子宫广泛损伤，应通过子宫切除术进行治疗，术后应用抗生素进行抗感染治疗。

4. 附件创伤　腹部穿透伤所致输卵管破裂，如损伤到输卵管壁，需行输卵管切除术治疗。如果损坏相当于线性输卵管切开术，及时止血，即可达到治愈。

卵巢囊肿破裂应行囊肿切除术治疗，将囊肿壁剥离出卵巢，然后烧灼或结扎囊肿底部的出血血管；卵巢囊肿扭转发生时需先进行卵巢评估，先松解开卵巢和（或）输卵管，如果卵巢色泽健康，有持续的血液供应，可保留在原位；如果松解后，卵巢呈暗灰色，可通过结扎进行输卵管卵巢切除术。

五、战伤中泌尿生殖系统损伤远期影响及功能恢复原则

战争中95%以上的士兵都在35岁以下，他们对性生活及生殖方面有极高的要求，泌尿生殖系统创伤留下的“后遗症”都可能会对以后的健康和生活质量产生巨大影响。

1. 尿道损伤后的尿道狭窄、排尿困难　目前尿道狭窄的治疗方式主要包括尿道扩张术、尿道内切

开术、尿道支架置入术及尿道成形术。对于前尿道狭窄较短时可以使用尿道扩张术或尿道内切开术治疗；对于较窄的复发性尿道球部狭窄可行尿道支架置入术治疗；对于后尿道狭窄或狭窄较长或复杂性尿道狭窄，尿道成形术为首选治疗方式。

2. 继发于颅脑外伤和脊髓外伤的性功能障碍　颅脑损伤后包括直接的机械损伤(特别是额叶、垂体及边缘系统的损伤)和颅内压增高、低血压、缺氧以及血管痉挛导致的继发性损伤会损伤垂体柄和脆弱的垂体血管，引起垂体前叶的梗死，引发激素分泌变化，进而导致的性功能障碍，主要表现为：① 过度的/不恰当的性行为；② 性欲望和性行为频率改变。

脊髓损伤(spinal cord injury, SCI)后男性性功能障碍主要表现为性兴趣仍然很高，而性功能不同程度严重受损，包括性欲降低、勃起障碍、射精控制问题、性交不满意等。SCI虽然损害男性勃起功能和射精能力，但一定的治疗方式能够促进性功能恢复和改善，包括辅助勃起能力药物治疗、物理辅助治疗(包括用于勃起功能障碍的真空勃起装置和用于射精的阴茎振动刺激/电射精装置)、外科手术干预(用于阴茎勃起功能的假体阴茎植入物、TOMAX手术等)、中医中药等。

脊髓损伤后女性有独特的顾虑心理和相关性功能的障碍。心理方面的变化：感觉缺乏吸引力或缺失吸引力，缺乏自信，难以见到或找到伴侣。生理方面的变化：性欲显著下降，润滑不良和达到高潮能力下降，膀胱或肠道问题；移动和定位困难。这些生理及心理变化影响了她们性生活的各个方面。脊髓损伤后女性性功能障碍的干预措施包括提高阴道润滑度，采取合适的体位，做好膀胱管理工作，减少二便对性活动的影响，尽量避免引起患者痉挛的因素，性伙伴需共同参与患者康复。

3. 男性外生殖器损伤后的勃起功能障碍　战创伤后阴茎异常勃起首先要区分引起异常勃起的原因是“高流量”还是“低流量”因素。“低流量”是因为血液没有充分从阴茎回流到身体，通常与血液学条件相关，如镰状细胞病。“高流量”通常是发生在严重爆炸伤害之后，由外伤性阴茎血管瘘造成的。通过体表血气分析可以确认异常勃起的高流量性，这种情况可通过超选择性血管栓塞术(通常在4级以上医疗救治机构)控制持续性异常勃起。

4. 战创伤对女性生殖能力的远期影响　战创伤不但可造成女性外生殖器的损伤，也可造成盆腔内部子宫、卵巢、输卵管等的器质性损伤，输卵管的损伤导致的拾卵、运卵功能减退或丧失，卵巢的器质性损伤造成的卵巢功能减退，是战伤后女性不孕的重要原因。同时战场应激反应会引发女性内分泌紊乱，也可增加女性不孕的发生概率。

5. 自然生殖能力的受损、丧失　对于严重睾丸创伤后应该立即处理睾丸损伤行睾丸保护，睾丸切除，早期精子回收是外军首要选择方式，对远期产生健康后代有确切意义。在美军伊拉克自由行动和持久自由行动期间，美军从伤亡战士的精囊及输精管道中进行了精子提取，并成功为近一半的士兵进行了体外受精。为了更好保留生育力，军队建立军人精子库，可为执行危险任务或参与战争前的官兵进行精液保存，为军人家庭提供生育保障。

相较于男性，女性取卵及卵子保存的复杂性远超过男性，其开展难度及伦理要求也更高，因此女性军人卵子保存尚未开展，为了更好地保存女性官兵的生育力，军队医院辅助生殖中心应该增加卵子冷冻和卵巢组织冷冻的方法和可行性的研究和探讨。

无论是男性还是女性官兵生殖系统的损伤所导致的不孕不育均需借助辅助生殖技术才能保障其生育能力。对泌尿系创伤的英国军队服役人员的研究显示，如果在早期阶段就知道未来的生育能力，会有更多积极的心理作用。美军Tricare卫生保健计划(一项服务于美国军队人员及家属的卫生保健计划)为辅助生殖服务只提供有限的诊断和治疗覆盖，并对辅助生殖进行限制，限制因疾病或损伤失去自然生殖能力的现役军人进行体外受精(in vitro fertilization, IVF)和其他辅助生殖服务(如精子与卵子回收、人工授精、胚泡植入和胚胎的冷冻保存与存储等)，其覆盖范围要求严重受伤的现役男性能够产生精子，女性则需要有卵巢功能和子宫腔才可以怀孕。

相关政策和机构应全方位保障为军人及家属提供辅助生殖技术，包括夫精人工授精、供精人工授精、体外受精-胚胎移植技术、卵胞浆内单精子显微注射技术、植入前胚胎遗传诊断技术；提倡优生优育，开展贴心服务，全面提高出生人口素质和母婴健康水平，解决广大官兵的生育难题，提升家庭幸福指数，解决军人的后顾之忧。

6. *焦虑个人身份和性身份的丧失*　很多患者会在伤后的很长时间里遭受其损伤带来的性功能障碍、不孕不育等并发症的影响，甚至影响持续终身。阴茎损伤会造成极严重的性功能障碍，治疗以恢复阴茎的结构和功能为主，阴茎皮瓣移植和阴茎假体的植入可能会改善患者的满意度，增强性功能，但是阴茎移植技术也存在一定的伦理道德挑战。

泌尿生殖系统创伤后除了身体上的影响外，还会产生长期的心理影响。虽然目前缺乏对泌尿生殖系统精神创伤与心理负担的研究，但现有研究已提示了部分心理健康问题，在泌尿生殖系统创伤的伤员中，抑郁症和创伤后应激障碍的患病率更高，而且康复过程更慢、更痛苦，自杀倾向更高。

综上所述，军队应根据泌尿生殖系统战创伤的特殊性，从泌尿系统战伤救治的实际需求出发，构建符合实际的战伤阶梯救治体系，建立健全战时伤员信息登记系统，建立长期的医疗服务覆盖范围及惠及所有军队伤病员的卫生保健计划，覆盖其长期医疗及受伤后的辅助生殖服务。

（任善成　曹万里　孙宁霞　胡煜）

第二十二章

舰船外科脊柱脊髓、四肢及骨盆损伤的分级救治

第一节　舰船外科脊柱脊髓损伤救治技术

一、发生情况

在冲击波动压作用下，人体可被抛掷或发生位移，由此引起脊柱脊髓的损伤。在限定的空间内据 305 例因炸弹爆炸致死的伤员资料分析，脊柱骨折的发生率相当高(表 22－1)。核爆炸时，此类伤员常因合并其他严重损伤而于伤后不久死亡。存活的伤员中，脊柱的发生率较低且多为间接损伤。另据一次特大型爆炸事故的调查，在约 4 000 例伤员中，脊柱损伤中腰椎损伤最多(表 22－2)。

表 22－1　305 例炸弹爆炸致死者脊柱骨折发生率

受伤部位	骨折发生率(%)
颈椎	9
胸椎	4
腰椎	17

表 22－2　1 次大型爆炸事故中脊柱骨折的发生情况

骨折部位	例　数
颈椎	1
胸椎	1
腰椎	17

二、脊柱的解剖

脊柱由三个结构柱组成(表 22－3)：① 前柱；② 中柱；③ 后柱。

表 22－3　脊柱的支撑结构

结构柱	骨结构	软组织结构
前柱	椎体前 2/3	前纵韧带，纤维环前部
中柱	椎体后 1/3，椎弓根	后纵韧带，纤维环后部
后柱	椎板，棘突，关节突关节	黄韧带，棘间韧带

脊柱的稳定性主要取决于三个区域的完整性：前、中、后。前柱包括大部分椎体和前纵韧带。中柱是后椎体和后纵韧带。后柱是棘突和黄韧带/棘间韧带。如果这三个韧带结构中有两个被破坏，那么损伤很可能是不稳定的。

脊髓所对应的感觉、运动水平如下。

运动：第 4 颈椎——三角肌；第 5 颈椎——肱二头肌；第 6 颈椎——腕伸肌；第 7 颈椎——肱三头肌；第 1 胸椎——手指外展；第 2 腰椎——髋屈肌；第 3 腰椎——膝关节屈曲；第 4 腰椎——脚踝背屈；第 1 骶椎——足底屈曲。

感觉：第 4 颈椎——三角肌；第 4 胸椎——乳头；第 10 胸椎——脐部以上水平。

三、病理改变

脊髓震荡又称脊髓休克，系由强力作用引起脊髓神经的超限抑制和传导暂停而出现的弛缓性瘫痪，无明显的形态变化，3～4 周可逐渐恢复。

脊髓挫裂伤较为常见。损伤累及神经细胞和轴索、血管、脊膜等，除直接受力作用的部位发生损害外，上、下数个节段的脊髓组织也可受到压迫或牵拉。病理变化为出血、水肿、神经细胞变性坏死、神经纤维脱髓鞘等，后期可出现囊腔形成，纤维组织及胶质组织增生，以致瘢痕形成。

脊髓受压系指椎体移位、椎管内血肿或异物等直接压迫脊髓，表现为伤部缺血、缺氧和水肿，由此而加重受压程度，引起继发性损伤。

四、病理生理改变

脊髓损伤是原发和继发损伤机制共同作用的结果。

尽管胸廓肋骨结构可提供有效的抗旋转作用，但不能完全防护胸腰椎损伤。

原发机制：初始的机械性损伤主要由局部形变和能量传递（原发损伤的级联效应）所造成，通常无法预防。

当战创伤中爆炸波的前沿到达人体本身时，它会导致大气“静压”几乎瞬间升高，从而立即产生正压位移，这是造成组织损伤的原因。

即使没有直接击中脊髓，椎旁区域的高速枪弹伤也可造成脊髓损伤。弹道形成的空腔可使周围组织发生牵拉，弹片和碎骨可导致二次弹射伤，这些因素在不直接破坏脊柱的情况下造成了脊髓损伤。

与穿透伤相比，钝性脊柱损伤更容易破坏多个区域，导致脊柱不稳定，因此脊柱的孤立射弹伤很少不稳定。与不稳定性相关的其他损伤模式包括椎体高度损失＞50％的压缩性骨折和Ⅱ型或Ⅲ型齿状突骨折。

继发机制：原发损伤引发的级联生化反应造成进一步的细胞损伤甚至细胞死亡（继发损伤的级联效应）。

颈椎和高胸椎损伤通常是造成心动过缓和低血压的原因。

五、脊柱损伤的分类

在脊柱损伤的分类和处理过程中，需关注四个鉴别点。

（1）损伤是开放的还是闭合的？

（2）神经功能状态：完全损伤、不完全损伤，还是完好无损[完全损伤指损伤水平以下在脊髓休克过后（通常为 48～72 小时，以球海绵体反射恢复为特征）仍无神经功能]。

（3）损伤部位：颈椎、胸椎、腰椎还是骶椎。

（4）骨和韧带结构的断裂程度：稳定还是不稳定。

六、临床征象

由于海上的特殊环境，伤者的伤口易受到海水浸泡，海水的高渗、高钠以及富含细菌的特性易导致伤口情况更复杂，伤口可能进一步水肿、变性、坏死，且伤者极易失温过快、体内水电解质紊乱、高渗脱水等。

1. 单纯的脊柱骨折　一般仅出现局部疼痛、脊柱活动受限、脊柱畸形等改变；如合并有脊髓损伤，则可发生运动、感觉障碍和病理反射。

（1）损伤是由直接穿透力或屈曲、轴向压缩、旋转和牵张的共同作用力造成的。

（2）脊柱不稳定与骨折形态和韧带复合体的完整性有关。CT 是评估脊柱骨折形态最有效的手段。

（3）脊柱钝性伤或枪弹/碎片伤可能导致脊柱不稳定。爆炸相关损伤中，脊柱不稳定的发生率尤其高。

（4）颈椎过伸过屈侧位 X 线片（必须包括第 7 颈椎/第 1 胸椎关节）可用于评估颈椎稳定性。颈椎不稳征象主要包括：矢状面位移＞3.5 mm，矢状面成角＞11°。

（5）存在以下情况的患者必须考虑脊柱不稳定：① 主诉脊柱不稳定感（例如需用手辅助固定头部）；② 脊柱疼痛；③ 后正中线棘突压痛阳性；④ 存在神经功能损害；⑤ 意识状态改变；⑥ 怀疑但未经证实的脊柱损伤。

受压伤最常见的地方是第 10 胸椎和第 2 腰椎之间的胸腰交界处。但是，在军事人群中，腰椎爆裂性骨折（第 3 腰椎及以下）的发生率很高。

2. 脊髓损伤

(1) 脊髓出现损伤时，伤员可立即瘫痪，如经过一段时间后发生瘫痪，则可能是骨折端发生移位或因局部进行性肿胀而使脊髓出现继发性损伤所致。

(2) 脊髓损伤后出现的暂时性功能抑制，即脊髓休克。经 3～4 周后逐渐恢复。

(3) 脊髓有毁损性伤时，损伤平面以下的感觉、运动和括约肌功能丧失是永久性的；位于所损伤平面的脊髓节段，因前角细胞遭到损害，它所支配的区域出现下运动神经原性损伤征象，如肌张力消失、腱反射消失、肌体呈弛缓性瘫痪、无病理反射等。脊髓损伤后反射的恢复有一定的次序，通常屈曲反射早于伸直反射，同侧反射早于对侧反射，简单反射早于复杂的反射。

(4) 脊髓不同节段完全性损伤各有其临床特点。上颈节(颈 1～4)完全性损伤时出现高位瘫痪和膈肌麻痹，伤员呼吸困难；颈膨大(颈 5～胸 2)完全性损伤时，出现两上肢下运动神经元损伤症状，即双上肢呈弛缓性瘫痪，后期有下肢痉挛性瘫痪，两侧受累程度对称。第 7 颈椎以上的损伤通常会导致四肢瘫痪，而第 7 颈椎以下的损伤则会导致截瘫；胸中节(胸 3～10)完全性损伤时，出现双下肢痉挛性瘫痪，两侧对称，并易发生体位性低血压。在第 4 胸椎和第 6 胸椎之间(最狭窄的管腔)，脊髓的血管供应最为脆弱。即使是很小的畸形也可能导致脊髓受伤。胸腰节完全性损伤时有几种情况：胸 11～12 节损伤时，症状与胸 3～10 损伤相似；胸 12 及腰 1 节损伤时，如同时有脊髓末端损伤，则出现弛缓性瘫痪，如未受累，则仍可出现痉挛性瘫痪；腰 1～4 损伤时，踝反射仍存在并可增强，出现踝阵挛；圆锥(骶 2～尾 1)损伤时，已不能建立反射性膀胱，肛门括约肌松弛，肛门反射等消失。

(5) 脊髓不完全性损伤时，常见有半侧或前侧损伤。脊髓半侧损伤综合征的临床表现为：损伤平面以下对侧的半边痛觉和温度觉丧失，同侧的运动功能、位觉、运动觉、震动觉和两点分辨觉丧失。脊髓前侧损伤综合征的临床表现为：损伤平面以下的运动功能丧失，感觉和痛觉减退；触觉、运动觉、位置觉、震动觉和两点分辨觉仍保留。

脊柱损伤可能导致神经性休克，临床表现为低血压、心动过缓；孤立性神经源性休克常无心动过速，四肢温暖干燥，且患者常有明显的颈脊髓损伤。常持续 1～3 周。年轻健康的患者、老年患者和损伤前使用β-受体阻滞剂的患者在出血时通常不会表现出心动过速。

七、体格检查

临床可通过 GCS 以及对患者四肢肌张力的检查来评判患者是否有脊髓损伤，以及区别是完全性还是不完全性(表 22-4)。

表 22-4 Glasgow 昏迷评分(GCS)

项目	刺激	患者反应	评分
睁眼(E)	自发	自己睁眼	4分
	语言	呼叫时睁眼	3分
	疼痛	疼痛刺激时睁眼	2分
		任何刺激不睁眼	1分
	如因眼肿、骨折等不能睁眼，应以“C”(closed)表示		C分
言语反应(V)	语言	能正确会话	5分
		语言错乱，定向障碍	4分
		说话能被理解，但无意义	3分
		能发出声音，但不能被理解	2分
		不发声	1分
	因气管插管或切开而无法正常发声，以“T”(tube)表示		T分
	平素有言语障碍史，以“D”(dysphasic)表示		D分
运动反应(M)	口令	能执行简单的命令	6分
	疼痛	疼痛时能拨开医生的手	5分
		对疼痛刺激有反应，肢体会回缩	4分
		对疼痛刺激有反应，肢体会弯曲，呈“去皮质强直”姿势	3分
		对疼痛刺激有反应，肢体会伸直，呈“去大脑强直”姿势	2分
		对疼痛无任何反应	1分
15分：意识清楚；12～14分：轻度意识障碍；9～11分：中度意识障碍；3～8分：昏迷			总分
记录方式：如果在晚上六点半测得评分为 9 分，其中 E 2 分，V 4 分，M 3 分，则记作为：GCS 9(2+4+3)18:30 或者 GCS 9=E2+V4+M3 at 18:30			

续　表

选评判时的最好反应计分。注意运动评分左侧右侧可能不同,用较高的分数进行评分 只有患者 GCS 评分达到 15 分时才有可能配合检查者进行认知功能评定
最高分为 15 分,最低分为 3 分,分数越低则意识障碍越重
3～8 分以下为重度损伤,预后差;9～12 分为中度损伤;13～15 分为轻度损伤
改良的 GCS 评分应记录最好反应/最差反应和左侧/右侧运动评分

诊断脊柱休克,可检查球海绵体反射和(或)提睾反射。如果没有,则患者处于脊髓休克;当反射出现时,说明休克期已经结束。

通过腹壁反射,判断脊髓何处损伤。上部消失,第 7～8 颈椎脊髓病变;中部消失,第 9～10 颈椎脊髓病变;下部消失,第 11～12 颈椎脊髓病变。

检测深反射,如肱二头肌反射、肱三头肌反射、桡骨膜反射、膝腱反射、跟腱反射,判断损伤部位。

八、治疗

当涉及头部、胸腔、腹部或四肢受伤并发脊柱损伤时,应优先处理脊柱脊髓损伤,需要通过适当的保护措施防止脊椎不稳定进一步受伤。

(一) 根据水下冲击伤特点与分级救治原则进行治疗

1. *一级救治:舰艇救护站*

(1) 检查伤者的生命状态:观察伤者呼吸频率、声音、胸廓状态。检查脉搏及皮肤颜色、状态、皮温。若有呼吸、心跳骤停,及时进行基础生命支持,主要包括胸外心脏按压及人工呼吸。检查伤员有无开放性伤口,并进行伤口处理和包扎;若有出血,及时止血,防治失血性休克,可采用指压止血法、创面加压止血法、制式器材止血法等。及时复温、保温、补液,避免失温症、高渗性脱水,纠正水电解质紊乱。

(2) 观察伤者意识状态:如对语言与疼痛刺激是否有反应,是否能自行睁眼;若有气道阻塞,需及时清理疏通,可使用 HAINES(the high arm in endangered spine)体位,又称复原卧式(图 22-1)。

(3) 紧急固定搬运。

1) 颈椎:① 切勿过伸颈部;② 头部应与身体轴线保持一线;③ 需要多人配合,一人专门负责稳定颈部;④ 采用滚木式搬运法,最有经验的人负责稳定颈部;⑤ 硬质颈托和沙袋可在转运过程中稳定颈部,所有不稳定的颈椎损伤均应使用颈托固定(Philadelphia collars、Miami J collars),头部和身体应牢靠固定在担架上。

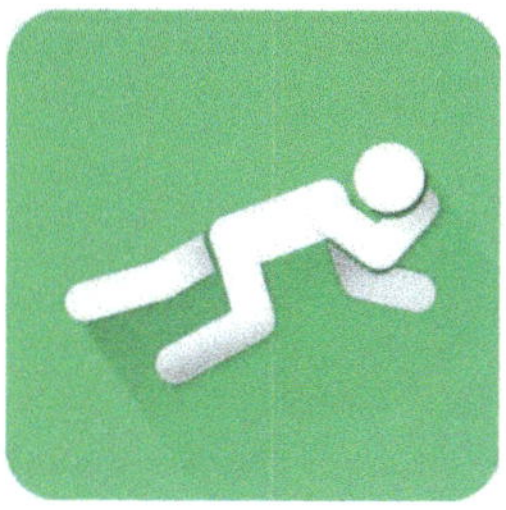

图 22-1　HAINES 体位

2) 胸腰椎:① 使用滚木式搬运法或双人搬梯法;② 双人搬梯法无法保护颈椎;③ 在没有脊柱板的情况下,可以就地取材制成替代品。注意:长时间使用 C 型环和脊柱板可能导致皮肤坏死和骨筋膜室综合征。

(4) 及时后送伤者:可跨级后送,需根据伤者实际情况和当时现实条件进行选择。后送工具(海上后送、空机转运等)需装备有能维持伤者生命状态的设备,如氧气瓶、补液装置、心电监护设备等。

2. *二级救治阶梯:舰艇编队救护所、航母医疗中心*

(1) 对于创伤性脊髓损伤第 1 个小时的处理:固定颈椎直至清理干净;保持收缩压>90 mmHg;对颈椎进行预防保护;做头部 CT;治疗疝。

(2) 对伤口进行清创和冲洗,清创和冲洗不足可能导致脑膜炎。使用随舰 X 线检查明确诊断,并判断是否需要进行紧急手术,早期进行减压手术可改善神经功能,降低并发症发生率。

(3) ABC(airway, breathing, circulation)评估是否需要气管插管。

大多数高颈脊髓损伤的患者会出现四肢瘫痪和呼吸窘迫或停止,需进行气管插管,如果插管失败,则可能需要进行环甲膜切开术。难治疗人群为颈椎下段损伤(第 5～7 颈椎),常因能持续浅呼吸而无明显呼吸窘迫,在数小时至数天的时间内,浅呼吸会导致进行性肺不张、肺实变或肺炎,最终导致急性缺氧失代偿。损伤程度较高(第 5 颈椎以上)、完全瘫痪、有相关损伤的存在(特别是胸壁或胸腔内)以及低肺容积都提示需要早期气管插管。对于需要长期机械通气的患者可能需要手术气道,在紧急情况下,不能由于担心患者的脊柱固定情况而耽误及时正确地为患者气管插管。

紧急气管插管指征如下。

1) 绝对指征：第 5 颈椎以上完全性脊髓损伤、呼吸窘迫、氧合后仍低氧血症、严重呼吸性酸中毒。

2) 相对指征：主诉呼吸短促、出现腹式呼吸/四联呼吸(腹部因吸气而急剧外翻)、肺活量＜10 mL/kg 或肺活量减小。

在条件允许的情况下，测肺活量是有效的辅助手段。为避免紧急插管尝试过程中可能会由缺氧和操作造成创伤而继发脊髓损伤，应该始终遵循尽量减少过多脊柱运动的基本原则。

(4) 单个或多个横突骨折、棘突骨折、小楔形骨折(＜25%高度损失)、骨赘骨折或切屑骨折，最常见的是棘突骨折和横突骨折，通常不需要任何干预或进一步评估。如果神经系统检查正常，则应通过适当的疼痛控制、物理治疗或其他方法进行治疗。

(5) 对于神经功能恶化的患者，建议从椎管中切除碎片；神经系统稳定且椎管内有碎片的患者，延迟手术 7～10 天可减少硬脑膜渗漏的问题，并使硬脑膜修复更直接。对于颈椎骨折伴进行性神经功能损伤患者，行紧急减压手术；颈椎骨折伴脊髓损伤伴脊髓损伤患者，应在 24 小时内进行手术治疗，不建议 48 小时后再行手术治疗；不完全性颈脊髓损伤患者(中央型脊髓损伤综合征除外)，考虑非常早期减压(12 小时)内。

(6) 减少低氧、低血压、发热和水肿引起的继发性损伤，并且减少儿茶酚胺类药物的使用，其可能导致低血压和心动过缓的进一步恶化。患者急性颈髓损伤时，应立即使用阿托品。琥珀胆碱的使用应在损伤后 48 小时内，乙酰胆碱受体上调之前使用，避免大量除极引起高钾血症。类固醇的使用对于钝性创伤是有效的，然而美国急性脊髓损伤研究(NASCIS)表明类固醇的使用可能导致更多并发症的发生。类固醇只能在损伤后 8 小时内开始使用，并且由于感染的风险和缺乏疗效的证明，不应用于穿透性脊髓损伤中。不需要立即手术的伤员，使用 3 天的静脉抗生素治疗，撤离后可以进行手术稳定。与空腔脏器有关的损伤应对内脏损伤进行适当的治疗，再使用适当的广谱抗生素治疗 1～2 周。

3. 三级救治阶梯：医院船

(1) 在二级救治基础上对伤者进行更进一步的检查，可使用 CT、MRI 等影像学方法，实施手术救治，主要分为脊柱的复位固定、脊髓损伤的救治、马尾修复 3 种。

1) 脊柱的复位固定。

脊柱复位：对于小关节交锁或小关节对顶等颈椎骨折-脱位情况，需要进行复位。这在不完全脊髓损伤中尤其重要，因为骨折-脱位形成的畸形可能导致持续的脊髓压迫。可使用 Gardner - Wells 钳可进行颈椎畸形的闭合复位。

稳定脊柱：特点骨折类型的患者更适合 Halo 固定环固定。Halo 固定环固定会使医疗后送难度加大，应由脊柱外科医生决定使用与否。

闭合性脊柱损伤：只需简单的脊柱预防措施(颈环)。神经性休克导致的低血压常被认为是出血引起的，但后续证明并非如此，该低血压对液体复苏反应不良，对升压药物立即有反应。在确保低血压不是由出血引起的之后，治疗包括限制容量复苏和使用升压药来支持血压。通常使用纯血管收缩剂，如新辛内弗林，但对于多发性创伤患者或伴有心动过缓的患者，平衡加压剂如去甲肾上腺素是更好的选择。若出现神经源性休克，需要进行积极地复苏，并使用升压器使得平均动脉压＞85 mmHg。

开放性脊柱损伤：治疗方案与闭合性脊柱损伤的治疗方案无太大区别。处理开放性伤口，对其进行冲洗、清创，以及正确地使用抗生素。若损伤穿过脊柱进入腹部或穿过腹部损伤脊柱，需要多学科会诊。若发生脑脊液泄露，需进行引流和包扎伤口；脊髓完全横断的患者，若损伤平面一下神经功能完全丧失，可进行损伤平面的硬膜囊和脊髓结扎以阻止脑脊液漏。

2) 脊髓损伤的救治：急诊脊柱外科手术适用于脊髓的穿透性或闭合性损伤，伴有持续的脊髓压迫，修复开放性脑脊液泄漏或神经系统恶化的不完全神经系统损伤。

急诊外科手术：胸腰椎损伤分类和严重程度评分(TLICS)分别对损伤形态、后韧带复合体完整性、神经状态进行评估(表 22 - 5)；将所得的分数相加即可获得最后的评分。评分为 3 分或更低表明为非手术损伤；评分为 5 分或更高则表明可以考虑手术干预；总分为 4 分的损伤可以保守治疗或手术治疗。下颈椎脊柱脊髓损伤可联合下颈椎损伤分类(SLIC)评分和 TLICS 共同评估，SLIC 评分＞4 分为有手术指征，TLICS＞4 分为有手术指征。下腰骶椎部位损伤，应用腰骶椎损伤分类与严重程度评分（LSICS）结合 TLICS 判定是否手术。

表 22－5　胸腰椎损伤分类和严重程度评分

评 分 依 据		分值
骨折形态	压缩型	1
	爆裂型	2
	剪力及旋转型	3
	牵张型	4
后方韧带复合体	无损伤	0
	不确定	2
	断裂	3
神经损伤状态	无损伤	0
	神经根损伤	2
	脊髓或圆锥完全性损伤	2
	脊髓或圆锥不完全性损伤	3
	马尾神经损伤	3
治疗选择（总分）	非手术治疗	≤3
	非手术或手术治疗	4
	手术治疗	≥5

急性脊髓损伤时，主要通过手术达到脊髓减压的效果，解除神经压迫，恢复和重建脊柱结构，进行内固定。主要包含前路手术、后路手术及前后路手术。又可依据对椎体的不同处理方式分为椎板切除术及椎管扩大成形术两大类，需根据伤者具体情况进行选择。前路手术常为椎板切除术，自肋间做切口，暴露受伤椎体及上下各一个椎体，处理附近肌肉组织，结扎影响手术的非主要血管，切除损伤的椎间盘，彻底减压，后置入钢钉，撑开复位至合适高度，并固定。后路手术则两者皆有，自后正中切口或脊柱两旁切口入路，切除相应的棘突、关节突及韧带，进行椎板切除或椎板扩大成型术。

但有研究表明后路手术技术较成熟，操作简单，术后恢复较快，但术后易发生椎体高度塌陷、后凸畸形、疼痛等并发症；前路手术可彻底解决来自脊柱前方的压迫，同时在直视状态下切除椎体后壁突入椎管的碎骨快，能达到彻底减压的效果，能更好地保留颈椎运动功能与颈椎稳定性，有效恢复患者 Cobb 角且维持效果较好，但手术创伤较大，操作更复杂，出血量与输血量都要更大。

3）马尾修复：马尾仅受压是可逆性损伤，于减压后可恢复；当马尾断裂时，需进行手术对和修复，可使用无创针缝合或纤维素胶粘合。

（2）药物治疗：目前临床应用的较多药物主要有甲泼尼龙、神经节苷脂等，此外促红细胞生成素、米诺环素、Cethrin（赛生灵）也被验证对治疗脊柱脊髓损伤有益。建议成年急性脊柱脊髓损伤患者伤后超过 8 小时，不提供 24 小时高剂量输注甲泼尼龙；建议成年急性脊柱脊髓损伤患者伤后 8 小时内，提供 24 小时高剂量输注甲泼尼龙但时间不超过 48 小时。

4. *四级救治阶梯：后方医院*　当前三级救治阶梯无法对伤者进行很好的治疗或缺少设备时，应及时稳定伤者的生命情况，处理好致命伤后及时后送医院进行后续治疗，联合各个科室进行会诊，综合考量患者情况，选择适合的方案。

在四级救治阶梯中可进行脊柱的微创手术，减少相关入路的肌肉损伤及不必要的骨韧带的结构复合体损伤，进行微创手术的患者术后恢复更快，出现脊背部疼痛的可能性更小，包括微创后路腰椎体间融合术（MIS－PLIF）、微创经椎间孔腰椎体间融合术（MIS－TLIF）、胸腔镜/腹腔镜下脊柱前路手术。还可以利用增强现实（AR）技术及达芬奇机器人等高精尖技术进行手术，AR 技术可解决术中解剖标志的可视问题，实时监测，减少因视野问题导致的错误，将 AR 技术与 CT、超声结合，有效提高手术精度。

在经过紧急脊髓减压后后送的患者，可采用联合手术治疗，例如椎弓根内固定联合骨水泥成形，减少椎弓根内固定系统的载荷，恢复患者脊柱的序列性。脊髓受到损伤时，需联合神经外科进行脊髓的修复手术，例如带蒂大网膜移植法、骶棘肌脊髓移植、肋间血管神经束脊髓内移植手术。

爆裂性骨折可使用侧前方胸腹膜外入路，取出碎裂骨块，在椎管减压后可取自体骨块进行植骨，稳定脊柱。根据 AO 定位法确定进钉点，同时根据 CT 及 X 线片决定进针角度及深度，手术过程中可使用神经剥离器以防止螺钉穿透椎弓根损伤硬膜或静脉丛。

脊柱骨折合并截瘫时，脊髓多受到压迫，可能继发严重血肿、硬膜内压迫，手术时采用局部冷却疗法，可减少血肿和水肿，术前使用抗生素、地塞米松、甘露醇静点。

进行脊柱脊髓损伤的牵引治疗，对其模式的选择主要由伤者的损伤类型决定，主要分为持续牵引和间接牵引两种。对严重颈臂痛且疼痛侧颈部侧屈、旋转运动受限者,急性颈椎小关节紊乱者,或对松动术无效的上颈段疾患的患者,进行持续牵引;间歇牵引适用于具有显著改变的退行性颈部疾患,且颈部运动明显受限者,伴有老年骨质疏松的退行性颈部疾患(用较柔和的间歇牵引)及有明确的神经根受损体征,但无刺激性疼痛的患者。

牵引位置、牵引带材质及款式都需要依据伤者实际上的不同症状产生不同结构而决定。对于颈椎椎间盘突出或脱出、椎体后缘骨刺形成的患者,不宜采用前屈位;早期症状较轻的患者,以颈椎自然位牵引较好;椎管狭窄及黄韧带肥厚的患者,应避免后伸位牵引。具体牵引的力量和时间可根据患者具体情况和牵引效果而定,一般以牵引时无头晕、疼痛,牵引后症状减轻、无疲乏感觉为宜,在症状缓解或消失较快时,不应过早中止牵引,以减少复发。

脊柱脊髓冲击伤的患者术后需进行科学规律的康复治疗,以促进神经功能的恢复。在专业康复医生的指导下,联合使用多种康复手段,包括运动手段、电刺激、经颅磁刺激、机器人外骨骼支架及虚拟现实康复系统等。

脊柱脊髓损伤伤员还需要进行高级护理支持,以防止并发症的发生,例如压疮、神经源性膀胱障碍。可对患者进行全面的压疮风险评估,使用 Bates-Jensen 伤口评估工具评估压力性损伤程度,应用肌肉电刺激预防压疮。对患者储尿、排尿功能及全身照可见性评估,出现神经源性膀胱的患者首选间歇性导尿术,制订饮水计划,每日进行导尿,并进行相应行为训练改善患者的排尿行为。可使用 Autar 风险评估护理以改善脊柱脊髓损伤患者术后深静脉血栓风险,并使用低分子肝素等药物对其进行预防。

(二) 并发症管理

1. 神经性休克

(1) 创伤性交感神经切除伴脊髓损伤。

(2) 症状包括心动过缓和低血压。

(3) 治疗:① 进行容积复苏以维持收缩压>90 mmHg。② 可以使用去氧肾上腺素(50～300 mg/min)或多巴胺[2～10 mg/(kg · min)]维持血压(在开始加压支持之前,先用液体复苏和氧气治疗).

2. 胃肠道

(1) 肠梗阻很常见,常伴截瘫或四肢瘫,需要使用鼻胃管。

(2) 通过药物预防应激性溃疡。

(3) 肠道训练包括栓剂使用,应在受伤后 1 周内开始。

3. 深静脉血栓形成

(1) 立即开始机械性预防(如穿戴弹力血栓袜子、抬高下肢)。

(2) 停止急性出血后应开始化学预防措施。

4. 膀胱功能障碍

(1) 无法为膀胱减压会导致自主神经功能不全和高血压。

(2) 膀胱通过间歇性或留置导管排空。

(3) 不建议对尿道进行抗生素预防。

5. 压疮溃疡

(1) 体位固定的低血压患者在 30 分钟内即可发生皮肤缺血损伤。

(2) 为了延长运输时间,应从坚硬的脊柱板上卸下伤员,并将其放在立柱上。

(3) 看护者经常辅助翻身,对于保护敏感肢体至关重要。

(4) 每天检查所有骨突起部位。

(5) 尽早开始理疗,以保持所有关节的活动范围,使就座和会阴护理更加容易。

(6) 进行心理疏导,缓解因这种伤害带来的身体瘫痪导致的悲伤和抑郁情绪。

(孙璟川 宿玉 朱健)

第二节 舰船外科四肢及骨盆损伤救治技术

一、致伤机制

水下爆炸产生冲击波导致四肢与骨盆损伤主要有四个机制。

(1) 爆炸产生的冲击波穿过人体并与人体组织接触时,产生的压力和张力会对人体造成直接的冲击伤。目前具体机制仍未探明，但通常认为冲击波能量直接耦合到软组织与骨骼上，使其受到的应力急剧增加，进而导致骨折及周围软组织损伤。该损伤通常发生在四肢长骨，多发于中段，也可发生于关节处，可能会导致创伤性断肢。

(2) 水下爆炸后，爆炸装置产生的破片及爆炸发生时爆炸装置周围的物品形成弹片，随爆炸进入人体内，导致人体的擦伤、盲管伤、穿透伤和撕裂伤等。弹片穿入人体时，形成的伤口可能很小，但是因弹片投射能量急剧传递，损伤区域可能涉及大范围的皮下组织、深层组织、骨与关节。同时，弹片可能留存在伤口里，如清创不彻底，则可能成为持续的感染源。

(3) 水下爆炸后，人体在冲击波动压和气泡射流作用下产生位移，造成四肢甩鞭样损伤，或者撞击到坚硬物体造成撞击伤和锐器伤；爆炸后周围舰船结构或礁石坍塌导致的挤压伤。以上机制可能导致大量骨科相关损伤，包括骨折、挤压伤、创伤性断肢、骨筋膜室综合征和脱套伤等。

(4) 局部烫伤、海水浸泡伤等其他与水下爆炸相关的损伤。

除以上机制外，水下冲击伤还具有以下特点。

(1) 由于水的密度比空气大，冲击波传播速度更快，传导能量更高，且存在气泡射流作用，在爆炸当量相同、与爆炸中心距离相等时，水下爆炸冲击伤比空中爆炸伤对人体传递的能量更高，所导致的损伤可能更严重。

(2) 在海战中，开放性损伤浸泡在海水中，低温、碱性、高渗的海水进入创面，导致局部渗透压升高，组织细胞脱水，加剧出血和组织液体渗出，加重伤口损伤和水电解质紊乱，易导致休克；海水中含有大量病原微生物，浸泡伤口后导致伤口感染率明显增加。

二、损伤特点

(一) 四肢损伤

1. 软组织损伤　包括挫伤、擦伤、神经血管损伤、撕裂伤、脱套伤。擦伤时可见创面有擦痕和细小出血点；闭合性损伤时，可见损伤部位皮下血肿及局部肿胀、疼痛，严重者可出现闭合性潜行软组织脱套伤。发生开放性损伤时，伤口有出血和组织撕裂。发生周围神经损伤时，神经支配区域可出现不同程度的感觉和运动功能障碍。

2. 骨折　可分为闭合性骨折和开放性骨折，闭合性骨折多见，常表现为局部肿胀、疼痛、患肢功能障碍、畸形、纵向叩击痛等。当骨折发生关节处时，可伴有关节脱位。

3. 挤压伤　肢体受到冲击波影响，或者爆炸后导致的重物挤压，均可产生挤压伤，受伤部位表面无明显伤口，可有肢体肿胀、皮下瘀血、发绀，肿胀可逐渐加重，同时伴有肢体运动及感觉障碍，严重者发展至挤压综合征时，可出现少尿、酱油尿、心慌、恶心等，最终导致休克甚至死亡。

4. 弹片伤　包括擦伤、盲管伤(仅有入口)和穿透伤(有入口和出口)，穿入的弹片可能会损伤血管、神经，甚至导致骨折。弹片有可能留存在体内，形成持续的感染源。

5. 创伤性断肢　肢体离断损伤，常伴有出血、皮肤软组织肿胀和肢体大范围缺损，极易导致休克、感染甚至死亡。

6. 骨筋膜室综合征　肢体遭受严重创伤，或创伤后包扎过紧，或肢体受到重物或自重长时间挤压，均可导致骨筋膜室综合征，多见于前臂和小腿。当骨筋膜室综合征发生时，早期表现为肢体持续性剧烈疼痛，疼痛进行性加重，局部皮肤触诊可感到压力增高。如若不早期处理，缺血继续加重，可发展为缺血性痉挛、坏疽以及挤压综合征，导致截肢甚至危及伤员生命。

(二) 骨盆和会阴部损伤

骨盆和会阴部外伤可分为开放性和闭合性。开放性骨盆损伤可仅限于盆外软组织包括臀部及会阴部软组织，而不包括骨盆及盆腔内脏器，但火器性穿透伤几乎均可合并腹腔内和(或)腹膜外的盆腔内脏器伤。骨盆和会阴部闭合性损伤包括骨盆骨折及可能合并的腹膜内和(或)腹膜外脏器伤。如果骨折端刺伤盆腔内脏器，如刺破尿道、膀胱或直肠，则应归类于开放性骨盆骨折。

1. 骨盆骨折　可有骨盆畸形或骨折移位，常表现为腰骶部、臀部疼痛，骨盆挤压试验阳性，或呈开书样损伤表现，有时可表现为双下肢不等长。当髋关节运动受限，或者被动活动时伴有腰部或髋部疼痛，则提示可能有髋臼骨折。骨盆表面有腹主动静脉、髂总动静脉及其分支等重要大血管走行，因此骨盆骨折时，骨折端或者产生的骨碎片可能会损伤以上血管导致大出血，极易引起休克甚至死亡。大量出血时，可沿腹膜后间隙向上蔓延形成腹膜后血肿，常有类似腹膜内脏器伤的症状。因此，任何骨盆稳定性的异常，都提示有骨盆出血的可能。

2. 膀胱、尿道损伤　可表现为排尿困难、尿痛、血尿或者尿道口溢血等。若伤后长时间未排尿而膀胱充盈，应考虑尿潴留；若长时间未排尿，膀胱不充盈，无严重休克或脱水，不排除膀胱破裂。膀胱破裂分为腹腔内破裂和腹腔外破裂。前者多发生在膀胱充盈时，膀胱遭受外力打击，膀胱顶部破入腹腔，导致尿液流入腹腔引起刺激症状，成为潜在的感染因素；后者多发生于骨盆骨折时，常合并耻骨骨折和尿道损伤，严重者可因骨折端刺破导致膀胱直肠瘘和膀胱阴道瘘。尿道损伤时，可表现为排尿困难和尿道口溢血，严重损伤时(如尿道断裂)会阴部可能有血肿形成。

3. 直肠损伤　表现为腹痛、便血，触诊压痛及反跳痛阳性，腹肌紧张，肠鸣音减弱甚至消失，直肠指诊手指套带血，低位直肠损伤可触直肠破口。

4. 生殖器损伤　会阴部常有肿胀和淤青。睾丸损伤时常伴有休克和局部血肿，阴囊破裂时睾丸常脱出。女性子宫或阴道损伤时可见有阴道流血；阴道后穹隆损伤时，常伴有直肠损伤。

三、治疗

根据水下冲击伤特点和分级治疗原则，救治级别分为一级(火线救治)、二级(前沿外科手术队救治)、三级(医院船/码头医院救治)、四级(后方医院/专科医院救治)。

(一) 一级救治

火线救治进行的战(现)场治疗，目的在于稳定生命体征，保护伤肢，便于伤员后送。伤员有手术可能，故转运途中应禁饮禁食。

1. 四肢损伤救治

(1) 软组织损伤：① 开放性软组织损伤，伤口脱离水面后立即止血、包扎，必要时使用无菌止血粉覆盖伤口后再包扎伤口。包扎注意松紧适度，包扎完毕后注意观察包扎部位以远部位肢体感觉及末梢循环情况。② 闭合性软组织损伤，需注意观察局部软组织皮肤颜色及肢体末端血液循环情况；关节处明显肿胀时，应对关节进行外固定。转运过程中应避免损伤肢体下垂。

(2) 骨折：闭合性骨折时，利用现有材料对骨折部位进行临时外固定。开放性骨折时，应先对开放性伤口进行合适的止血、包扎处理，效果满意后再对骨折部位进行临时外固定，同时禁止还纳骨折外露端。外固定松紧度应当合适，避免导致骨筋膜室综合征和局部缺血，同时要尽可能暴露肢体末端以观察末梢循环情况。对骨折进行正确的固定，能有效减轻伤员疼痛，减少软组织的损伤，有利于伤员的搬运和后送。

(3) 弹片伤：首先检查伤员情况，判断伤员是否存在弹片伤。如发现有弹片伤，则根据弹片伤类型进行合适的止血、包扎等处理。在有条件对伤口进行彻底清创和止血前，禁止冲洗伤口和取出伤口中异物。

(4) 挤压伤：尽快解除肢体的压迫状态。解除压迫状态后，均立即对伤肢采取外固定制动措施，能有效减少组织分解毒素的吸收和减轻疼痛，便于转运。如发现伤肢有开放性伤口应进行止血，避免使用加压包扎和止血带进行止血。禁止伤肢抬高、按摩及热敷。应早期建立静脉通道和大量补液，密切关注生命体征、尿量及尿色，积极防治休克。

(5) 创伤性断肢：立即止血，同时包扎断肢、保护创面，临时外固定伤肢，随后迅速转运至后方进行后续治疗，途中注意观察伤员生命体征，必要时进行抗休克治疗。如能在8小时内能将伤员转运至医院船或后方医院，则可用无菌纱布或清洁布料、毛巾等包裹离断的肢体，将其放入装有冰块的保温容器内冷藏保存，随伤员转运。

(6) 镇痛：使用镇痛药物，能够有效缓解伤员疼痛，舒缓伤员情绪，降低伤员代谢水平，有利于伤员生命体征的稳定和转运后送。

(7) 预防感染：当伤员有开放性伤口时，应尽可能早的全身应用广谱抗生素预防感染，如头孢菌素类、喹诺酮类药物。

2. 骨盆损伤救治

(1) 骨盆固定：一旦发现骨盆骨折，应立即对骨盆进行固定，减少盆腔容积，稳定骨折端，有利于转运，防止继发性出血。可采用绷带、弹性绷带、创伤绷带、骨盆固定带、软夹板以及抗休克裤等进行固定。开放性骨折时，应当先止血、包扎后，再进行固定。

（2）防治休克：立即开通两路静脉通道和补液，必要时采用骨髓腔穿刺输液。伤员采取头低足高位，固定在木板或硬质担架上，迅速后送。

（3）注射镇痛药物。

（4）膀胱穿刺：当尿道口或尿液中有血液，应怀疑膀胱和尿道受伤，可能继发尿潴留，必要时可进行膀胱穿刺，避免膀胱破裂。

（5）阴茎、阴囊出血：应对伤口进行适当的止血包扎处理。阴道出血时，应进行纱布填塞止血；阴茎断裂 6 小时内能将伤员转运至医院船或后方医院时，则可用无菌纱布或清洁布料、毛巾等包裹阴茎残端，将其放入装有冰块的保温容器内冷藏保存，随伤员转运。睾丸损伤疼痛严重者，应当给予止痛药物，预防休克。

（二）二级救治

为前沿外科手术队展开的救护所进行的紧急治疗，主要目的是接收和后送伤员，对伤员进行损伤控制性手术，收容治疗 1 周内可康复的轻伤员。

1. 控制出血　采用快速临时的措施控制出血，并迅速结束手术，目的是尽可能打破危重伤员的病情进展，稳定伤员生命体征，为后续治疗赢得宝贵时间。

（1）包括血管修补术、血管吻合术、血管结扎术、血管造影栓塞术、填塞术、临时血管腔内插管分流术和临时血管转流术。一般对不影响肢体存活的非主要血管可予以结扎。

（2）对于骨盆骨折怀疑大量活动性出血的伤员，应尽快进行血管造影栓塞术。若血管造影栓塞术无效或无血管造影条件，则应进行盆腔探查填塞术，必要时可结扎下腔静脉和髂内动静脉；髂外动脉和股动脉损伤时，避免结扎，可使用填塞、临时血管流转术以控制出血。也可在肾动脉平面以下行腹主动脉临时阻断术，为抢救赢得时间；阻断时间不超过 60 分钟。

（3）开通深静脉输液通道，输注全血或者血液制品，恢复有效血容量。

2. 控制污染，预防感染　彻底的伤口清创和冲洗是预防和控制伤口感染的最有效手段，是控制伤口感染的重点，是保肢治疗最重要的一环。在此基础上，合理应用抗生素有助于伤口愈合。

（1）在对开放性伤口和创伤性断肢创面进行有效止血后，应立即积极进行彻底的伤口清创和冲洗。

1）开放性伤口实际损伤的区域可能远远超出外科医生肉眼可见的范围，因此可能需要术者对伤口进行彻底探查，必要时扩大伤口来充分暴露和评估损伤情况，以确定坏死程度和清创范围。

2）仔细去除伤口严重污染和坏死的组织，清除伤口中的异物。在对开放性骨折伤口进行清创时，还应当清除伤口中失去软组织附着的骨碎片以及关节腔内游离的骨碎片、软骨、异物及血块，保留可以清除污染的大块骨折片和骨关节碎片。

3）开放性伤口周围神经断裂伤不进行一期缝合，应留待二期手术时进行修复。清创后，可将神经断端用普通丝线连于一处，方便二期神经修复术时辨认。

4）应使用大量生理盐水进行反复冲洗，条件有限时可使用饮用水进行冲洗；肥皂液、含碘消毒液、氯己定、抗生素溶液等液体冲洗伤口可能会对软组织产生影响，继而影响伤口愈合，故不建议早期使用以上液体进行冲洗。冲洗时应注意低速低压力，避免压力过大的水流将污染冲入组织深部，导致深部组织感染。

5）所有伤口不应早期缝合。清创及冲洗完毕后，可应用负压吸引装置覆盖伤口，生理盐水或抗生素滴注持续冲洗和负压引流；条件有限时可在伤口内置入无菌硅胶管或橡胶引流管，并用无菌纱布覆盖伤口。保持引流管通畅，4～7 天后行延期缝合。如考虑伤口污染较重，或者感染风险较高，则应每 24～48 小时重复清创，直至伤口稳定且无感染发生。开放性关节损伤在清创完毕后，应当缝合关节囊。

6）清创结束后，应临时外固定（夹板或者石膏托）受伤肢体以方便转运，同时注意肢体保暖。

（2）尽早合理应用抗生素，有助于预防和控制感染，降低坏疽、骨髓炎等感染并发症发生的概率。有开放性伤口的伤员应常规使用破伤风抗毒素

1 500 U预防注射。开放性关节损伤清创术后应定期抽出关节腔积液，并在关节腔内注入适量抗生素。

3. 闭合性损伤

(1) 软组织损伤：受伤24～48小时内冰敷伤处，48小时后改用热敷，其间伤肢抬高，可应用脱水、改善微循环等药物改善患处肿胀情况。定期观察伤处及肢体末梢皮肤颜色变化及循环情况。若发现皮肤颜色过于青紫或苍白，或无法触及外周动脉搏动，伴有末端肢体的疼痛或麻木，应当怀疑肢体主要血管损伤或发生骨筋膜室综合征，辅助检查后应尽快进行相关处理。

(2) 关节脱位及肌腱韧带损伤：考虑关节脱位者，经影像学检查后确诊后，应尽快手法复位，复位困难时可在伤员麻醉条件下进行复位。关节脱位通常伴随关节周围肌腱及韧带损伤，故复位后应当石膏外固定4周以维持关节稳定性，有助于韧带修复。若发现髌韧带、跟腱等重要结构完全断裂，根据伤处周围软组织情况，进行早期重建或石膏外固定后二期重建。

(3) 闭合性潜行软组织脱套伤：当伤肢出现局部皮肤明显肿胀伴感觉减退，触之有明显波动感和滑动感时，应考虑伤肢闭合性潜行软组织脱套伤。MRI检查提示可疑部位皮下和深层筋膜间有积液即可诊断。无法进行MRI检查时，可疑部位穿刺后吸出血性液体，超声检查发现皮下和深层筋膜间发现积液均有助于诊断。一经诊断，应立即切开减压抽出积液，加压包扎后放置引流管或持续负压吸引。若皮肤或皮下组织出现坏死表现，应早期扩大伤口进行彻底清创。此外，闭合性潜行软组织脱套伤早期临床表现不典型，存在漏诊可能，易导致广泛皮肤及皮下坏死，故应当在救治及后送全过程中密切注意。

4. 挤压伤　对于挤压伤的伤员，应当尽快对伤员进行血常规、电解质、肝肾功能和尿常规的监测，必要时可让伤员口服碳酸氢钠，同时大量补液。

5. 骨折

(1) 闭合性骨折：稳定闭合性骨折，可手法整复后石膏外固定6周；不稳定者应当在手法复位石膏外固定后，送至医院船或码头医院行进一步治疗。

(2) 开放性骨折处理：在妥善处理伤口后，手法整复尽量使骨与关节达到解剖复位。复位后应使用夹板或者石膏托进行临时外固定。不推荐使用皮牵引和骨牵引。

6. 截肢　如肢体损伤过重，已无保肢可能，甚至危及伤员生命，可考虑截肢。此阶段截肢，应选择在伤口近侧截除损毁的肢体，保留的肢体越长越好。截肢后，残端彻底清创冲洗，放置引流管后用负压吸引装置或无菌辅料覆盖。

7. 骨盆骨折外固定架固定术　骨盆骨折临时外固定不牢靠，在搬运过程中可能出现松动，影响骨盆固定效果。当伤员存在不稳定骨盆骨折时，骨折断端的活动可能会加重盆腔内出血。因此，在对骨盆进行影像学检查明确伤员存在不稳定骨盆骨折的情况后，尽早进行骨盆外固定架固定或骨盆C形钳固定。

8. 泌尿、生殖系统损伤

(1) 尿道损伤者：根据探查情况，采用合适的方法进行尿道修补手术；尿道断裂者，可行尿道会师牵引术，尽早恢复尿道连续性。

(2) 膀胱破裂者：应行膀胱探查和修补术，必要时可行膀胱造瘘。

(3) 生殖系统损伤：① 阴茎开放性损伤应彻底清创后，缺损较小者可缝合阴茎筋膜，缺损较多者应当用无菌辅料或银离子辅料保护创面。阴茎断裂无法再植者，在彻底清创后缝合白膜。② 阴囊闭合损伤，血肿进行性增大时，应切开止血并引流。③ 睾丸严重挫伤，肿痛明显、张力很高，应手术切开白膜减压。切开后，膨出于切口外的睾丸组织应予以切除，然后在缝合白膜。一侧睾丸完全碎裂，血供完全丧失者，可行睾丸切除。④ 怀疑卵巢破裂或输卵管破裂伴休克者，应立即进行手术探查，尽快止血。

9. 直肠、肛管肛门损伤　考虑直肠时应尽早进行直肠探查并清创止血，单个破口可行快速修补术；单纯肛管肛门损伤，在彻底清创后缝合肛门括约肌，伤口不缝合。直肠、肛管肛门复杂损伤应在腹腔探查术后行造瘘术＋直肠周围引流术。术后应给予抗生素预防感染。

(三) 三级救治

为医院船和码头医院进行的早期治疗，主要任务是接收和后送伤员，对轻伤员和部分中度伤员进行紧急治疗和确定治疗，稳定并转运中重度伤员，收容和治疗 1 个月内可康复的伤员。

1. 软组织损伤　彻底清创和冲洗，对无感染和稳定的伤口进行二期缝合。对感染伤口，则应当定期进行清创和冲洗，直至伤口可以缝合。对于缺损较大的伤口，可以行皮瓣移植或全层皮肤移植进行修复。对于周围神经损伤的伤员，在伤口愈合数周内行二期神经修复术。

2. 骨折固定

(1) 闭合性骨折：软组织情况良好，可行骨折切开复位内固定手术治疗；软组织情况较差，内固定治疗感染风险较大，可先行外固定架治疗，待软组织情况转好后再行内固定治疗。外固定也可作为骨折的确定治疗手段。

(2) 开放性骨折：① 由于创面浸泡水中，感染风险较大，应当先对伤口进行彻底清创和冲洗，在此基础上争取尽早闭合伤口，将开放性骨折变为闭合性骨折，待伤口愈合后且软组织无感染，再行内固定治疗。② 如伤口无法早期闭合，或伤口存在感染，或骨折为严重粉碎性骨折或骨折有较大缺损，则行外固定架固定骨折。外固定架应通过伤口周围软组织打入。此类伤员应继续后转至后方医院或专科医院接受进一步治疗。

(3) 骨盆骨折：① 稳定性骨盆骨折：不伴神经功能障碍者，可在此阶段行保守治疗，也可行骨折内固定手术治疗；伴神经功能障碍者，在稳定伤员生命特征后，应当继续后转至后方医院或专科医院进行骨折内固定和神经探查修复手术。② 不稳定骨盆骨折：前环不稳定骨折不伴有神经、血管损伤者，可在此阶段行骨折内固定手术治疗，其余类型的伤员应在稳定生命体征后转运至后方医院或专科医院接受进一步治疗。

3. 截肢与残端修整

(1) 前一级保肢治疗后，经评估被认为无法保肢的，应迅速截肢。此阶段截肢，必须采取有效的截肢手术原则，例如保持骨长度，合适的肌肉固定术，保留软组织和皮瓣用于无张力缝合，以及正确处理血管神经结构。应避免选择斩断术，尽量保留断面周围皮肤和皮下软组织以维持残端长度。

(2) 对于已截肢或者创伤性断肢的伤员，需重复对残端进行清创和冲洗，清除坏死的组织，之后根据残端情况和截肢手术原则进行修整，争取早期伤口闭合和皮瓣重建。

(3) 若创伤性断肢的伤员受伤时间在 8 小时内，残端创面经充分生理盐水冲洗后无明显感染表现且活力较好，离断的肢体保存完好者，可考虑进行断肢再植手术。

4. 抗感染治疗　当伤口有明显渗出和软组织坏死表现时，应当考虑伤口感染。在前期应用抗生素的基础上，留取伤口分泌物进行细菌培养和细菌药敏实验，根据检验结果选用敏感的抗生素进行治疗。

5. 盆腔及生殖系统脏器损伤的修复治疗　对情况相对稳定、伤情相对简单的伤员进行盆腔及生殖系统脏器的修复治疗。

(四) 四级救治

为后方医院和专科医院救治，主要任务是对伤员进行确定治疗，对伤员进行康复锻炼和疗养。包括严重软组织损伤重建与修复、骨折的最终治疗、骨缺损治疗、正规截肢手术、盆腔及生殖系统脏器损伤以及其他损伤的确定治疗，以及指导伤员进行肢体功能恢复和康复锻炼。

四、特殊类型损伤的救治

(一) 骨筋膜室综合征

当四肢损伤后，在任一治疗机构或者转运中，若损伤肢体肿胀严重伴剧烈疼痛，且疼痛持续、进行性加重，被动牵拉痛阳性，皮肤感觉麻木或感觉丧失，无论有无触及肢体末端血管搏动，均应当高度怀疑骨筋膜室综合征，此时应强烈考虑早期预防性骨筋膜室切开术以减压。但是由于骨筋膜室切开术并发症较多，切开时应当避免不加选择地进行筋膜室解压。切开前应移除所有包扎、夹板、石膏或其他紧束型覆盖物，肢体水平放置；切开时应避免过度损伤组织，切开的伤口应该适当以充分减压；切开后用无菌辅料覆盖切口，松散包扎；切开的同时应给予伤员镇痛、补液治疗。当伤员肢体情况稳定后，再对肢体进行相关治疗。

(二) 挤压综合征

(1) 肢体遭受挤压时间过长后解除压迫，或者骨筋膜室综合征未及时处理，导致肌肉缺血坏死、肌红蛋白尿、高钾血症和急性肾功能不全，称为挤压综合征。主要临床表现有少尿或无尿、休克、肌红蛋白尿、高钾血症、酸中毒及氮质血症，可导致死亡。

(2) 由于挤压综合征死亡率较高，早期应进行预防，一旦确诊立刻治疗。

1) 当伤员存在肢体长时间挤压，或者有骨筋膜室综合征表现时，应尽早解除压迫，切开减压，清除坏死组织。同时伤肢制动，避免抬高。

2) 早期补液、碱化尿液、利尿。补液时应注意输液量。早期快速静脉输注20%甘露醇有助于利尿，增加肾脏血流量，配合血管扩张药物，可有效保护肾功能。

3) 必要时应进行截肢。挤压综合征截肢适应证：① 伤肢无血运或严重血运障碍，预计保肢治疗无效者；② 全身中毒症状严重，经切开减压等处理，症状无明显缓解，危及伤员生命；③ 伤肢并发特异性感染，如坏疽。

五、骨盆骨折外固定和填塞止血技术

(一) 骨盆外固定架技术

骨盆外固定架适用于不稳定型骨盆骨折(如分离型和压缩性损伤)，有利于骨盆减少盆腔内出血和休克恢复。常用髂嵴入钉法(图22-2)。步骤如下。

(1) 伤员仰卧于可透视手术床上，全身麻醉后，骨盆周围消毒铺巾。

(2) 定位髂嵴。

(3) 在沿髂嵴距离髂前上棘后方2~3 cm处做一弧形切口。

(4) 切开皮肤、皮下至髂骨嵴，沿髂骨内壁、外壁在肌肉和骨头之间各置入一枚克氏针指示进针方向，深度不超过3~4 cm。

(5) 第一枚骨针尖端定位于髂前上棘后方2 cm处，进针点应位于髂嵴缘的内侧半。

(6) 沿着引导针的方向将骨针插入髂嵴，进针方向约与矢状面呈45°，向中间汇聚，进针约5 cm。

(7) 在第一根骨针插入点后侧1~2 cm处插入第二根骨针。

(8) 对侧用相同方法在髂骨上置入两根骨针。

(9) 安装连接装置和连接杆，用双手向内侧挤压髂骨翼加压，拧紧连接装置上的螺栓完成固定。

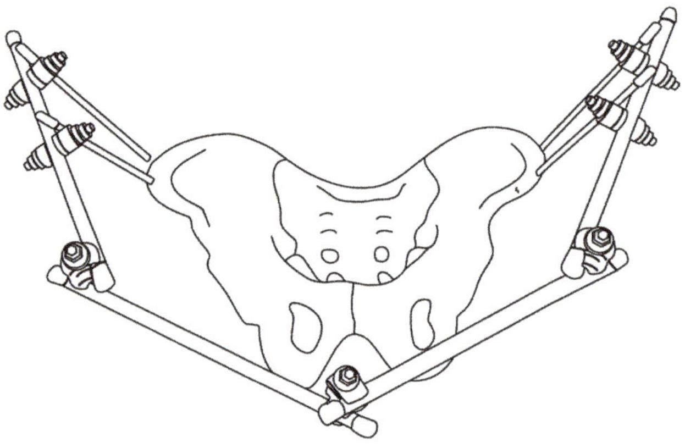

图22-2 骨盆外固定架

(二) 骨盆骨折C形钳固定技术

该方法适用于骨盆后方韧带复合体破坏的垂直不稳定的骨盆骨折，通过加压骨折面、控制骨盆活动，以到达减少骨盆容积、控制出血的目的。髂骨后翼骨折，即C形钳入钉点部位的骨折是该方法的相对禁忌证。步骤如下。

(1) 伤员仰卧位于可透视手术床上，麻醉后骨盆周围消毒铺巾。由于进针点靠近骶尾部，注意该区域的严格消毒。可轻搬患者，使之略倾斜，消毒一侧骶尾部，铺无菌手术单，同法消毒另一侧骶尾部，无菌手术巾保护，再消毒骨盆前方。

(2) 触摸髂前上棘，将股骨干长轴同髂前上棘垂线交点作为进针点。

(3) 在定位的进针点处皮肤做一切口，插入克氏针引导手柄至髂骨表面。C形钳进钉位置应该位于骶髂关节投影处，定位困难时可术中透视协助。进钉点过于偏前，加压时有可能刺穿骨盆造成盆腔脏器、血管损伤；进针点过于偏后，有可能造成臀上神经血管损伤；进针点过于偏向远端，有可能伤及坐骨神经。

(4) 确定进针点后，可沿引导手柄锤入1枚克氏针以确保位置准确。

(5) 将准备好的C形钳空心钉沿置入。

(6) 在加压完成前完成骨折的闭合复位。向远端牵引患侧下肢，复位其向近端的移位；如果骨盆外翻畸形，可以向内推挤髂嵴；如果骨盆旋转畸形，或半骨盆向后移位，则在髂前上棘或髂前下棘打入Schanz螺钉，连接T形手柄进行旋转、提拉复位。

(7) 复位后先横杆加压，然后用扳手旋紧螺钉末端完成加压固定。

(8) 固定后拔除克氏针。

(三) 腹膜后填塞技术

骨盆骨折伴骶前静脉丛和骨折面出血时，很难判断明显出血点，此时宜采取填塞止血法。步骤如下。

(1) 腹部术前准备，取下腹部低位正中切口，如术前 B 超显示有腹腔内出血，可以向近端延长，便于探查腹腔脏器的出血情况。

(2) 逐层切开皮肤、皮下、腹直肌筋膜直至膀胱前间隙，避免损伤膀胱。

(3) 可使用宫纱，将各卷宫纱打结相连，将膀胱牵向一侧，用长镊子将纱布填塞到骶前区域，然后依次沿真骨盆边缘填塞趾耻骨后区，对侧同样自后向前填塞，目的是减少真骨盆容积并压迫骶前区域。也可用纱布卷进行填塞。

(4) 逐层关闭切口，标记填塞物末端。也可待腹腔探查结束后在关闭切口。

(5) 填塞物应于 24～48 小时后根据出血控制情况小心取出或更换。

(朱磊　毛健宇)

第二十三章

舰船外科眼耳鼻喉、口腔颌面部损伤的分级救治

第一节　舰船外科眼部损伤救治技术

一、致伤机制

水下爆炸产生冲击波导致眼外伤主要有四个机制。

（1）水下爆炸产生冲击波导致的原发性直接损伤：爆炸产生的冲击波与眼接触时，产生的压力对眼造成直接的机械性冲击伤。冲击波作用于眼球，通过动压、超压与负压造成眼球的机械性损伤，并传导到眼球内部。冲击波的损伤往往外轻内重，导致眼部多种组织的广泛损伤，如眶内软组织血肿、气肿，眼外肌嵌顿、断裂，眶壁骨折，眼睑及结膜组织充血、水肿、出血、撕裂，角膜混浊、裂伤、上皮脱落、溃疡甚至穿孔，前房房水混浊和出血，虹膜根部离断和出血，晶状体脱位、混浊和破裂，脉络膜血管扩张，血细胞瘀滞，重者可见脉络膜破裂出血，视网膜水肿、渗出、出血，重者可以发生视网膜脱离，偶尔可见视网膜血管内气栓，视神经可因挫伤引起视盘水肿，严重时可见眼球破裂。眼球破裂是由钝性损伤引起的眼壁全层伤口。眼内充满了不可压缩的液体，撞击产生足够的压力，通过一种由内而外的机制，使眼球在其最薄弱处破裂。

（2）继发的次生损伤：水下爆炸后，爆炸装置及其周围物品的碎片，随爆炸进入眼内，导致眼擦伤、穿通伤、贯通伤、撕裂伤、眼眶或眼内异物伤等。异物如留存在伤口里，可能成为持续的感染源；铜、铁性质的眼内异物可产生眼铜质沉着症（铜锈症）、铁质沉着症（铁锈症）。异物导致的眼表创口可能很小，但是因爆炸能量急剧传递，损伤区域可能涉及深部的脉络膜、视网膜及视神经。当碎片侵入眼球和眶壁之间刺伤视神经时，最严重时可能发生视神经撕脱。有突然的，不可逆转的。创伤性视神经病变是一种常见的继发性爆炸损伤，直接由神经轴突的破坏或间接由供应视神经的软脑膜血管收缩引起，从而导致缺血性神经病变。随之而来的神经缺陷通常会降低视力、亮度感和色觉，并会部分恢复。

（3）海水浸泡伤：海水中碱性物质可以和组织细胞中的脂质发生皂化反应，形成的化合物具有脂溶和水溶双重特点，使其能够穿透上皮组织和角膜基质，并继续向深部渗透，严重的甚至可以引起眼球穿孔。

（4）眼部烫伤等其他与水下爆炸相关的损伤。

二、损伤特点

根据损伤部位，眼冲击伤可以分为眼球冲击伤和眼附属器冲击伤（图 23－1）。其中眼球冲击伤根据致伤物性质，可以分为机械性外伤和非机械性外伤（图 23－2）。机械性眼外伤根据是否存在开放性

伤口分为闭合性眼外伤和开放性眼外伤，非机械性外伤主要是烧伤。本节主要介绍水下眼冲击伤中眼球机械性外伤的损伤特点。

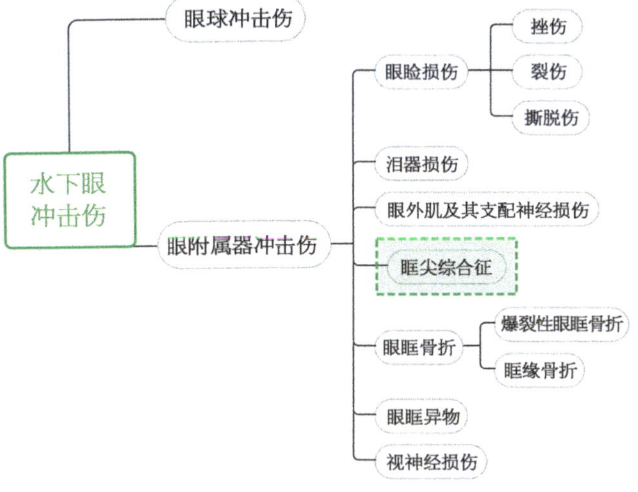

图 23-1　水下眼冲击伤——眼球冲击伤和眼附属器冲击伤

(一) 闭合性眼外伤

1. 眼睑挫伤　可依据受伤史和临床征象做出诊断。其局部表现为眼睑水肿和皮下淤血。瘀斑起初为紫色，几天后转为褐色，以后逐渐变为黄色，2～3周消失。但需注意，如瘀斑是在头部挫伤后1～2天才逐渐显出，则应想到可能是由颅底骨折引起的。

2. 结膜挫伤　除有受伤史外，伤后立即会出现鲜红色的结膜出血，进而引起水肿。出血位于结膜组织内，可随球结膜而移动。如结膜下发生较广泛的出血，伤后1～2天出现呈暗紫色，不随球结膜移动，则可能是由眶壁和颅底骨折引起的。

3. 角膜挫伤　角膜位于眼球最前部，质地坚韧，略有弹性，是眼冲击伤首先伤及的部位。受高压液体冲击后，主要表现为角膜水肿和角膜层间断裂。伤员常出现疼痛、畏光、流泪、睫状充血和视力下降。轻微的角膜挫伤引起局部角膜组织受损，引起角膜的线状、格子状和盘状混浊；较重的挫伤造成角膜内

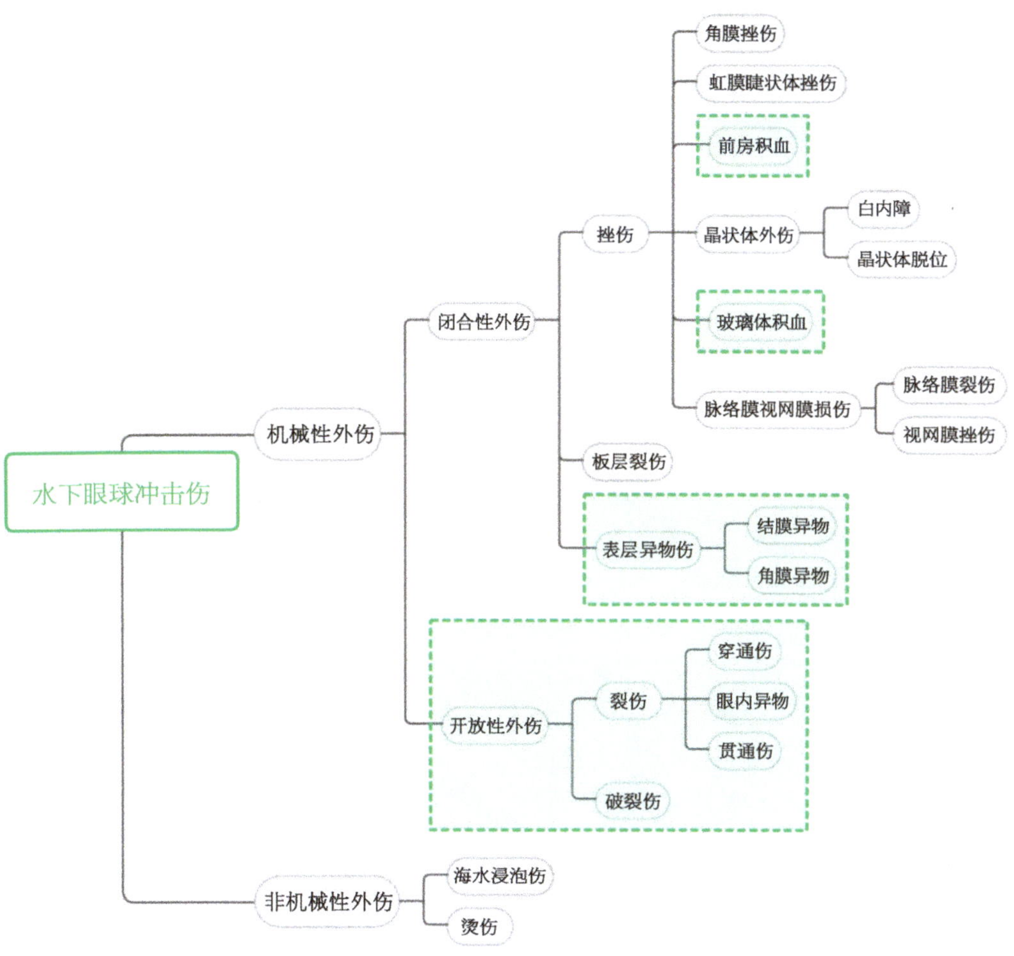

图 23-2　水下眼球冲击伤——机械性外伤和非机械性外伤

皮细胞损伤，使基质内的水泵出功能减弱甚至丧失，导致角膜含水量增加，角膜基质出现团块状或弥漫性水肿。而角膜层间断裂是指短暂的角膜挫伤造成角膜剧烈内陷而发生基质层间胶原纤维或弹力层断裂，随之房水进入角膜基质出现弥漫性角膜水肿。

4. 结膜及角膜异物　伤员在伤后常有异物感。角膜受伤时，伤员有羞明、流泪和疼痛。结膜异物多附着于睑板下沟处。角膜异物多位于睑裂暴露部分。聚光灯下用放大镜检查时，可查出嵌入结膜或角膜表层的异物。

5. 虹膜睫状体挫伤　虹膜是葡萄膜的最前部，最厚处为瞳孔缘，最薄处为虹膜根部，只有一层色素上皮，特别脆弱。当冲击波作用于眼球时，眼球前后径受压，角膜中央凹陷，眼球赤道部扩张，瞳孔括约肌反射性收缩，虹膜根部受牵拉，在角膜压陷的同时，房水被挤到周边，直接冲击虹膜根部，所以易发生虹膜根部离断。当虹膜遭受冲击伤后，会立即发生痉挛性瞳孔缩小，而后出现瞳孔散大及调节麻痹。眼球冲击伤后，组织细胞代谢作用紊乱，并释放出组织胺等炎性介质，房水内前列腺素增加，可引起虹膜睫状体的血管痉挛，继而毛细血管扩张、充血、血管通透性增加。临床表现为伤眼视力减退，畏光，裂隙灯下房水闪辉阳性，可见浮游细胞、纤维素渗出、角膜后表面灰色点状沉降物。行房角镜检查时可以看到细胞及纤维素沉积。

冲击伤可使睫状体在巩膜突处造成睫状体纵行肌与巩膜之间分离，为睫状体分离，可导致睫状体上腔与前房直接交通。若睫状体与巩膜直接分离、睫状体纵行肌与巩膜突未分离，则称为睫状体脱离。两者都会导致睫状上皮水肿，从而使房水生成减少，同时房水引流过畅，造成低眼压状态。

6. 前房积血　虹膜和睫状体血管丰富，结构细致，当冲击波作用于眼球冲击虹膜根部，睫状体前表面被撕裂，导致睫状动脉环主干及分支破裂，引起前房积血，这是最常见的前房积血的原因。反复发生的睫状体静脉及脉络膜血管破裂，虹膜血管破裂、睫状体分离也是引起前房积血的常见病因。

检查时见角膜后呈一片鲜红色，或在前房内有积血平面，一般在数日内可完全吸收。前房积血量不到前房容积的1/3，位于瞳孔缘以下者为Ⅰ级；占据前房容积的1/2，超过瞳孔下缘者为Ⅱ级；超过前房容积的1/2以上，甚至充满整个前房者为Ⅲ级。

7. 晶状体外伤

(1) 外伤性白内障：当角膜遭受冲击波时，由于房水压力的传导，虹膜突然受压贴近晶状体前囊膜，将色素附在前囊表面，称为虹膜印环（Vossius环）。这种改变主要是在瞳孔缘，当冲击波力量去除后，玻璃体和晶状体回弹向前，再次碰撞虹膜，瞳孔后面的色素及纹理再次打印在晶状体前囊。因此，晶状体前表面可以出现双环。年轻人比较容易出现，一般经过几周或几个月后，逐渐消失，亦可持续几年。视力预后良好。

1) 外伤性播散型上皮下混浊、外伤性玫瑰花状混浊：当冲击力较轻时，在晶状体前部的上皮下可发生许多散在的针尖样混浊，主要分布在中心部或赤道部，可以呈大片扩散，也可以是小区域；当晶状体前囊上皮下的纤维结合部位受累及，混浊可呈羽毛状或花瓣状。伤后几天或几周即消失，偶有持续很久者。由于晶状体上皮不断生长，后一类混浊逐渐被移向深层，可以根据混浊所在深度，估计受伤的时期。预后视力良好。

2) 弥散性挫伤性白内障：冲击力较大时，可造成晶状体囊膜破裂，房水被晶状体纤维吸收，水肿混浊，产生白内障。裂伤小者，囊膜裂口最早是由纤维素封闭的，以后有上皮长入；裂口大者，晶状体混浊发展很快，纤维肿胀，可从裂口疝出，进入前房或玻璃体腔。对于年轻伤员，白内障可以被吸收，只留下晶状体囊膜；老年伤员可并发虹膜炎及青光眼。

(2) 晶状体脱位：眼球遭受冲击伤后，压力迫使眼球变形，眼球中间段直径扩大，房水从前向后冲击晶状体；随后，由于反弹力作用，玻璃体回弹从后向前冲击晶状体。如此晶状体前后反复摆动，可扯断晶状体悬韧带，引起晶状体半脱位或完全脱位。可向前脱入前房，或向后脱入玻璃体腔。

当晶状体向前脱位到前房时，晶状体依然可以保持透明，有的几乎占据整个前房，亦可沉于前房偏下。虹膜被推向后，前房加深，瞳孔因有痉挛性收缩而变小，可以导致虹膜睫状体炎及急性青光眼等并发症。晶状体脱入玻璃体腔时，伤眼因无晶状体产生各种症状，如前房变深、虹膜震颤、玻璃体疝入前房、视力下降、复视等。晶状体在玻璃体腔内，早期尚可活动，晚期常固定于下方，眼底检查可见晶状体边缘因扰动玻璃体产生牵拉性视网膜脱离；晶状体前囊上皮变性，晶状体完全混浊，甚至过熟而出现晶状体过敏性眼内炎及晶状体溶解性青光眼。

晶状体轻度不全脱位有时不易发现，可表现为晶状体前后径增加，远视力下降，近视力尚可，形成近视征。检查可见晶状体增厚，向前突，前房变浅，特别是年轻人晶状体皮质多，可塑性大，更为明显。晶状体脱位后向前方突出，该处虹膜随之膨起，前房变浅；而悬韧带断裂部位，则虹膜下陷，前房变深，无晶状体依托部分则可见虹膜震颤。重度不全脱位者瞳孔略大且不圆，虹膜面一部分高一部分低，前房深浅不一。侧照法检查时，瞳孔区内可见弧形明暗相间的两部分，明亮部分为晶状体存在的屈光介质的反光，暗区为无晶状体部分。透照法检查时，有晶状体区发暗，无晶状体区呈新月形红色。

8. 玻璃体积血　当冲击伤造成的挤压、波动传导至视网膜、脉络膜时，常会造成视网膜或脉络膜血管的破裂出血。血液进入玻璃体腔引起伤眼视力下降，其程度与玻璃体内积血的严重程度相关。轻度的玻璃体积血视力的下降程度较轻，重度玻璃体积血伤员的视力可降至光感。少量的玻璃体积血可散瞳检查眼底，了解脉络膜、视网膜损伤情况；血量较多时，眼底窥不入。辅助检查以眼科B超最有参考价值，不但可以反映玻璃体积血的程度，也可提供有无玻璃体后脱离、视网膜脱离和脉络膜出血的证据。积血可全部被吸收。但如果反复发生出血，机化后可出现永久性视力障碍。

9. 外伤性脉络膜视网膜病变

(1) 脉络膜破裂：冲击波经眼球壁及玻璃体传导至脉络膜，可使其血管受损破裂，称为脉络膜破裂。脉络膜破裂形状不规则，单发或多发，愈合后可见有组织断裂形成的半月形瘢痕。伤后破裂处多有出血，可发生组织增殖及脉络膜新生血管，延伸到黄斑中心的破裂严重影响视力。

(2) 视网膜挫伤：轻度挫伤后眼底后极部出现一过性视网膜水肿、视力下降，数日后水肿吸收、视力恢复，不留明显的病理改变，称为视网膜震荡。重度挫伤可使视网膜的外屏障功能破坏，出现细胞外水肿、渗出，组织坏死，视力显著下降且不可逆。此外，严重的冲击伤还可引起视网膜出血、坏死或形成裂孔，尤以黄斑裂孔最常见。

10. 外伤性视神经病变(TON)和眶尖综合征　当冲击波经眼眶或颅脑传导至视神经，可引起视神经的直接挫伤，或引起眶内血肿压迫视神经导致视神经缺血、坏死，也可因眶内异物直接刺伤视神经或眶内其他神经如动眼神经。多表现为外伤后视力下降或丧失，亦可为渐进性下降或延迟性视力丧失。多表现为伤侧，也可表现为双侧。43%～56%的伤员视力损伤至光感或无光感。伤员眶内出血或水肿引起眶压增高，眼球向前突出；眼外肌及其支配神经直接损伤导致眼睑下垂、眼球固定。可表现为眼部知觉障碍。眼睑皮肤或穹隆结膜可见穿孔伤痕。眼底改变早期为视乳头充血，静脉扩张；晚期为视神经萎缩。

轻度损伤者，伤侧直接光反射迟钝，间接光反射存在；健侧直接光反射存在，间接光反射迟钝。重度损伤者伤侧直接光反射消失，间接光反射存在；健侧直接光反射存在，间接光反射消失。前段型TON眼底检查可见视盘水肿，周围可有火焰状出血，视网膜静脉常常不同程度扩张，表现可能与视网膜静脉阻塞相似。一些伤员可能合并视网展中央动脉阻塞、视网膜苍白和水肿。后段型TON早期视盘可能表现正常，4～5周后才出现视盘苍白。

辅助检查可行眼眶CT排查是否有视神经管骨折，部分伤员可发现视神经眶内段不同程度弥漫增粗。如存在异物则可见眶内不规则高密度区，可波及眶尖部。如损伤海绵窦，形成颈动脉-海绵窦瘘，则见眼上静脉扩张。视觉电生理检查常可记录到异常VEP波形。有足够视力者可行视野检查，视野检查多为象限性缺损，以下半象限居多。

(二) 开放性眼冲击伤

1. 眼球穿通伤　冲击波一般由爆炸引起，当爆炸物碎片或冲击波所激发的投射物直接击中眼球，造成眼球壁的全层伤口，称为眼球穿通伤。其中常由爆炸产生的高速金属碎片、石块等引起，多发生在眼球前部，角膜、角巩膜缘、前部巩膜最为多见。

如伤口很小，常无明显的自觉症状，检查时也易于被忽视。如伤口较大，伤员常自觉有疼痛、羞明、流泪、眼睑痉挛及视力减退。检查时可见球结膜、角膜或巩膜上有伤口。

当穿通伤口位于角膜，且伤口较小、前房未见明显变浅时，可以行溪流试验判断伤口是否密闭。较大或不规则的角膜伤口，房水可流出，导致前房变浅、瞳孔变形或移位，常见虹膜嵌顿在角膜伤口处。

巩膜穿通伤伤口处可有结膜出血、裂开及水肿，睫状充血，角膜裂开或变形，前房变浅或消失，房水混浊，或伴有积血，晶状体、玻璃体、葡萄膜等可嵌在裂口处或脱出。伤口较小的巩膜穿通伤和后部巩膜裂伤不易直接查见伤口，尤其是较小的伤口，可能仅见局部结膜出血及水肿。清创缝合术中需要充分剪开球结膜，仔细探查巩膜表面。伤口较大的巩膜裂伤由于较多的出血和眼内容物脱出，可有较多的表现，如结膜下出血、前房积血、眼压下降、眼球运动受限、视力严重损害等。巩膜伤口不易自行闭合，>2 mm的不规则伤口就需要缝合。眼底检查时可见玻璃体积血和视网膜出血。X线检查时常可发现异物。

2. 眼内异物伤　异物经眼球壁穿通，滞留在眼内，成为眼内异物伤；若该致伤物再次从眼球壁穿出，形成两个全层伤口时，称为眼球贯通伤。

眼内异物如果是活泼金属如铜和铁，由于自身的毒性可在近期内造成眼的严重伤害，远期可致锈沉着症，给伤眼带来广泛损害，预后不良。眼内异物，尤其是受伤环境污染严重的有机异物如木质异物等，是外伤后眼内炎最常见的原因。因此，眼内异物伤一经确诊，应尽早手术取出异物。CT扫描对金属异物的显影效果好，MRI适用于非磁性异物的诊断。

3. 眼球破裂伤　当冲击波作用于眼球，眼球受到巨大压迫变形，眼内压急剧升高，对眼球壁的作用力从内到外，超过眼球壁承受限度导致眼球破裂。一般从眼球壁最薄弱处破裂，可以在或者不在受力点处破裂。眼球破裂伤常发生在眼球壁最薄弱的角巩膜缘处。临床统计表明，鼻上象限角膜缘后与Tillaux螺线(通过四条直肌止端的圆)之间、颞上象限Tillaux螺线与赤道后5 mm之间是巩膜破裂最多发的部位，其次是颞上象限角膜缘后与Tillaux螺线之间。

三、水下眼冲击伤的治疗

根据水下眼冲击伤特点和分级治疗原则，救治级别分为一级(火线/战位救治)、二级(前沿外科手术队救治)、三级(医院船/码头医院救治)、四级(后方医院/专科医院救治)。

(一) 一级救治

1. 核心理念　稳定生命体征，减少可预防的死亡，保护伤眼，便于伤员后送。

2. 实施人员和地点　水面战斗舰、潜艇等舰艇及航母作战单元的战斗员、兼职卫生兵、卫生士官在火线或战位救治进行的战(现)场治疗。

3. 实施时间　伤后10分钟。

4. 关键装备　硬质眼罩、宽胶带。

关键点：硬质眼罩的直径需大于眼眶前口直径，即眼罩与前额和脸颊接触，完全不接触眼球，不对眼球施加任何压力。硬质眼罩和眼球之间不要覆盖任何敷料。如有眼球突出，需要拱高更高的硬质眼罩，如图23-3中白色的眼罩。眼罩需要妥善固定，确保转运途中不会移动，不会压迫眼球；如眼罩存在空洞，如图23-3中钢制眼罩，需用胶带遮盖全部空洞，以免转运过程中异物漏入眼罩下。

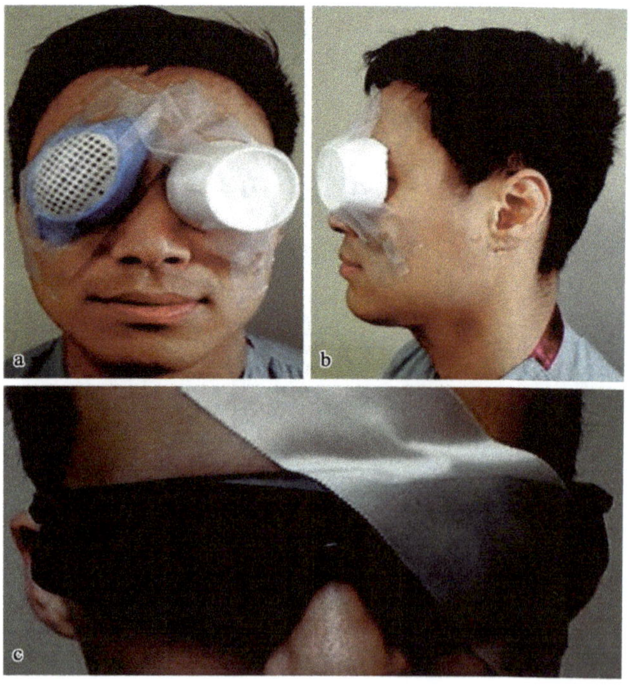

图23-3　用硬质眼罩遮盖伤眼并妥善固定示例。a. 制式硬质眼罩遮盖双眼正面观。b. 自制硬质眼罩遮盖伤眼侧面观。c. 以框架眼镜替代硬质眼罩遮盖伤眼固定法演示

5. 关键技术　识别开放性眼外伤和眶尖综合征、眼内出血等眼部重伤，眼伤包扎固定，急诊外眦

切开减压术。

6. 开放性眼外伤　眼睑有活动性出血的，将出血点压向眶缘骨壁止血，不可压迫眼球，以防存在尚未发现的眼球裂伤导致眼内容物大量脱出。

止血后，硬质材料眼罩遮盖伤眼并妥善固定于前额和面颊，避免压迫眼球以防眼内容物流失。

硬质眼罩遮盖双眼有助于减少眼球运动导致的继发伤害，但会使伤员由可自由行走变为需平卧位担架后送。

7. 眶尖综合征　表现为眼球固定，向前突出，伴有视力下降。需紧急行外眦切开手术解除眼眶高压。以血管钳夹持外眦全层，去除血管钳后沿血管钳压痕剪开外眦全层。

8. 闭合性眼外伤　有眼内积血的，需双眼包扎，坐位或半卧位后送。

（二）二级救治

1. 核心理念　进行紧急治疗和损伤控制性手术，闭合眼部开放性损伤，清除异物，抗感染，接受和后送伤员，收容治疗1周内可康复的轻伤员。

2. 实施人员和地点　登陆舰、补给舰等舰艇军医，舰艇编队救护所医疗队、航母医疗中心军医在前沿展开的救护所进行的紧急治疗。

3. 实施时间　伤后1～48小时。

4. 关键装备　头戴式放大镜和聚光头灯、显微手术器械包（显微持针器、显微有齿镊、显微无齿镊、显微剪、10－0尼龙线、8－0缝线、开睑器、球后注射针）、便携式眼底镜、医用电磁铁。

5. 关键技术　去除表浅异物，开放性眼外伤显微镜下清创缝合，控制眼内炎，识别和治疗外伤性视神经病变、视网膜中央动脉阻塞。

6. 眼睑裂伤　处理原则：消毒清创，去除异物，仔细对位，细针密缝。

具体处理：生理盐水、碘伏、双氧水清创，仔细清除伤口异物，按解剖标志仔细对位，分层细针密缝合。如为眼睑全层裂伤，先经皮肤伤口缝合睑板，由前向后缝合2/3～3/4睑板厚度，勿使缝线穿透睑板，以防缝线摩擦角膜产生医源性损伤。如伤口累及睑缘，需先以三针依次妥善对位缝合睑缘后缘、灰线和前缘，线尾留长，收于后续皮肤面的缝线下，避免线尾刺激角膜。眼睑血供丰富，一般的裂伤、撕脱伤都能很好愈合，且眼部对容貌影响巨大，故清创时需仔细对位，不要轻易剪除组织，以防皮肤缺损、瘢痕挛缩引起睑外翻或眼睑畸形。

7. 眼球开放伤　处理原则：严格无菌，勿压眼球，密闭伤口，恢复前房。建议尽快由掌握眼科显微手术技巧的专业医生完成。

具体治疗如下。

（1）伤口处理。

1）<3 mm的整齐角膜伤口大多可自行闭合，不需要缝合。为防止眼球遭受新的挤压并促进伤口自愈，可佩戴角膜绷带镜，一般需要3～6周伤口愈合稳固。

2）对于伤口不能自行闭合、伤口有葡萄膜或玻璃体嵌顿或眼压极低的开放性角膜或巩膜伤口，原则上必须立即行角/巩膜缝合手术，并建立正常的眼内压。

手术宜在手术显微镜下进行。海战条件下，头戴式手术放大镜和聚光头灯条件也可完成眼球开放伤缝合。需显微持针器、显微有齿镊、显微无齿镊、显微剪。缝合角膜使用10－0不可吸收尼龙缝线，缝合巩膜使用5－0到8－0缝线对位间断缝合。

伤员常因伤口疼痛而引起眼睑痉挛，不能睁眼。故应先滴0.5%～1%地卡因液以麻醉和解痉挛。一般采取球后麻醉，伤口较小且整齐、伤员特别配合的可以表面麻醉，不合作者需全身麻醉。处理伤口时要严格遵守无菌原则。

如伤口累及角巩缘，需先对位缝合角巩缘，再对位缝合尖角，最后缝合边。缝合深度为2/3～4/5角膜厚度，1/2巩膜厚度。

瞳孔区缝线宜跨度小、针距略大，以减少角膜中心区散光，保护视力；周边直线伤口可连续缝合。缝合密闭程度需达到前房密闭效果，至少需要确实的气密，最好是水密。缝合完毕线结需埋入角/巩膜基质内。需避免葡萄膜、玻璃体等眼内容嵌顿甚至缝合于伤口。

眼球破裂伤往往伤情严重，伤口较大且眼内容物脱出，术中需仔细探查，将未被污染的内容物尽可能还纳。眼球破裂伤缝合的目的是保持眼球形态，减少远期并发症，尽可能挽救视力。轻易不要摘除伤员眼球。

（2）抗感染治疗：开放性角膜裂伤，在没有缝合之前局部不主张滴眼药水，以防刺激反射性挤压眼球。角膜裂伤缝合术后，局部和全身应用抗生素，预防感染。

（3）防止眼内出血：对于有活动性出血的伤员，除应用止血药外，还应单眼或双眼包扎、制动和半卧位，有助于减轻出血。

（4）破伤风治疗：破伤风抗毒素皮试阴性者肌内注射 1 500 U 破伤风抗毒素，伤口污染严重或超过 12 小时，剂量应加倍。也可直接注射脱敏破伤风抗毒素制剂。

（5）眼球穿孔伤：伤口附近表面的异物，可用消毒棉签清除，不要用水冲洗。伤口小（5 mm 以内）、对合良好的不必缝合；伤口较大时，剪除脱出的组织后直接缝合，并给予抗菌素治疗。伤后局部用 1%～2%阿托品眼药水或眼膏扩瞳。处理完毕后要让伤员卧床休息，双眼包扎。伤眼不能受压，对眼球内容物脱出过多、无恢复希望者，应行眼球摘除术。所有眼球穿孔伤伤员均需常规注射破伤风抗毒素。

8. *浅层异物伤* 处理原则：清除异物，预防感染。具体治疗如下。

（1）结膜异物：较少的异物可用湿棉签轻轻擦去；如结膜内表面较多细小异物时，可用生理盐水冲洗结膜囊，冲洗时嘱伤者上下左右转动眼球，并翻转上下眼睑，以冲洗穹隆部异物；有些细小异物会嵌顿于上睑板中央平行于睑缘的上睑板沟，需用镊子取出。

（2）角膜异物：在 0.5%～1.0%地卡因/爱尔凯因/奥布卡因眼液表面麻醉下，附在角膜表面的异物，可用盐水冲洗或用棉签轻擦。如异物嵌在角膜内，可在放大镜和聚光灯配合下，用消毒的皮内注射针头或异物针将其取出。当异物较深，无法确定是否为角膜全层穿通时，按照角膜穿通伤方法处理。剔净异物再用氯霉素或左氧氟沙星滴眼液等抗生素眼液冲洗局部，预防感染。

（3）角膜上皮擦伤、浅层裂伤：当冲击波带有爆炸物碎屑作用于眼部时，还会同时造成角结膜上皮擦伤、上皮缺损、浅层裂伤等。清除异物后，需应用广谱抗生素眼药水预防感染，如左氧氟沙星滴眼液，以及促进角膜上皮生长的眼药，如小牛血清去蛋白眼用凝胶等。可佩戴角膜绷带镜，以减轻症状、促进角膜上皮的修复，但要注意防止感染。如角膜板层裂伤较深，伤口哆开的，需要缝合，参见角膜穿通伤处理。

9. *眼内异物* 根据异物的性质、大小、磁性、深度、位置不同而采取不同的手术方式。

如为前段异物合并眼内炎，应急诊及时取出异物；同时需行玻璃体腔注射抗生素如头孢他啶及万古霉素。若伤口大、异物位置浅，可在清创缝合术中经原伤口取出异物。若为磁性异物，即使异物位置较深，在一期缝合穿通伤口时，也可用磁铁探查尝试吸出异物。若异物不能及时取出，为预防眼内炎，可先缝合伤口，同时行玻璃体腔注射抗生素如头孢他啶 2 mg/0.1 mL 及万古霉素 1 mg/0.1 mL。

10. *外伤性视神经病变* 目前多采用大剂量糖皮质激素冲击治疗，同时给予脱水剂 20%甘露醇静脉点滴，降低眶内压，神经营养药治疗。治疗目的是减轻视神经水肿，改善局部血液循环，增加视神经营养，防止视神经进一步损伤。药物治疗应尽早进行。比如，可在伤后即刻起，每 8 小时予 500 mg 甲泼尼龙针静滴，同时奥美拉唑肠溶胶囊护胃，氯化钾片补钾。存在眶内异物伤的需要早期给予抗生素预防感染。有以下几种情况可考虑手术治疗。如眶内异物、血肿或视神经管骨折压迫视神经。刺伤或卡压视神经的眶内异物需急诊手术取出。视神经管减压术在伤后数小时内进行最为理想。对于大剂量糖皮质激素冲击治疗效果不佳的伤员，行视神经管减压术有时也可取得一定的效果。手术治疗的目的在于去除视神经管及其周围的骨折碎片，解除对视神经的压迫或刺伤，开放视神经管以缓解管内压力，改善局部血液循环。

（三）三级救治

为医院船和码头医院进行的早期治疗，主要任务是接收和后送伤员，对轻伤员和部分中度伤员进行确定治疗，稳定并转运中重度伤员，收容和治疗 1 个月内可康复的伤员。

1. *核心理念* 进行早期治疗，确定治疗轻伤和部分中伤员，稳定、后送部分中伤和重伤员。

2. *实施人员* 医院船的专科救治力量。

3. *实施时间* 伤后 48 小时至 2 周。

4. 关键装备　眼科手术显微镜、超乳玻切一体机、眼内显微手术配套器械。

5. 关键技术　白内障摘除手术和玻璃体切割术。

6. 软组织损伤

(1) 眼睑和结膜挫伤：一般可自行恢复，不需特殊处理。如肿胀严重，可在伤后 24 小时内多次冷敷，以促进止血；24 小时后改用热敷，以促使吸收。如附近有伤口则禁用此法，以免发生感染。

(2) 角膜挫伤的治疗：单纯的角膜水肿，随着角膜内皮细胞的修复，数日或数周内水肿可消。有角膜上皮损伤的角膜水肿，可局部应用皮质美固醇眼药水或眼膏。对于单纯的角膜板层撕裂，如断裂范围小，无组织缺损，可不必缝合；如断裂范围较大，且角膜层间对位不良，可在表面麻醉下行间断缝合；对于部分角膜层间撕裂形成角膜瓣的伤员，需清除角膜瓣下的异物，再行解剖对位缝合，使角膜瓣良好贴附。

(3) 虹膜睫状体挫伤：治疗上可用皮质类固醇滴眼液、非甾体抗炎药治疗，同时予短效扩瞳剂托吡卡胺滴眼液活动瞳孔，防止虹膜粘连，当眼压高时可口服醋甲唑胺片或局部滴用阿法根滴眼液。虹膜离断较轻者可以休息及观察，不需要特殊治疗，较重者可行修复术。行超声生物显微镜(UBM)检查发现睫状体有脱离者，若范围小、程度轻，可给予糖皮质激素治疗并观察；脱离范围较大、脱离较高或有分离者，应手术治疗。

(4) 前房积血的治疗：① 遮盖双眼，半卧位休息数日。遮盖双眼能够充分限制眼球运动，并可预防再次出血；半卧位休息可防止血液蓄积在瞳孔处，并可减轻头部、眼部静脉充血。② 可早期全身及局部使用糖皮质激素，同时应用止血药物，如口服云南白药等。关于散瞳或缩瞳，有不同主张，主张缩瞳者，认为可以缩瞳以扩大虹膜面与前房角，前房积血可由虹膜表面隐窝吸收，从 Schlemm 管排出；主张散瞳者认为，70%的前房积血是由于睫状体撕裂和睫状动脉受伤所致，瞳孔散大后，虹膜聚集在根部，可使血管收缩，停止出血。

当前房积血较多且 24 小时仍无吸收征象时，不论眼压有无升高，为了预防青光眼或角膜血染，可应用降眼压药物控制眼压。全身应用的降眼压药物可口服醋甲唑胺、静脉滴注 20%甘露醇溶液，局部可使用酒石酸溴莫尼定滴眼液(阿法根)、盐酸左布诺洛尔滴眼液(贝他根)等降眼压药物。

根据眼压、角膜血染和血凝块大小及存在时间决定是否手术治疗。手术适应证：当前房积血为Ⅱ级，血平面超过瞳孔水平，经过 2～3 天的治疗，未发现血平面下降时，应行前房穿刺冲洗术；当前房积血 5 天不吸收，血液凝固，眼压升高或有角膜血染征象时，应行前房注吸术。

(5) 玻璃体积血处理原则：① 发现视网膜裂孔可密切观察或给予激光预防性凝固治疗。② 轻度玻璃体积血可口服维生素 K 4 mg、维生素 C 100 mg 和叶黄素 20～40 mg，每天 3 次。还可口服云南白药治疗，以促进止血。为促进积血吸收和减少机化，伤后 24 小时做热敷，口服卵磷脂络合碘 2 粒，每天 3 次。结膜下注射透明质酸酶 150～500 U，或肌内注射胰蛋白酶 2.5 mg，每天 3 次，2 天后改为每天 2 次，持续 4 天。肾上腺皮质激素也有一定的疗效，可给予泼尼松 5 mg，每天 3 次。③ 较重的玻璃体积血，在超声检查未发现视网膜脱离或脉络膜出血的情况下观察，4～6 周后出血无明显吸收者应考虑玻璃体手术治疗。④ 有视网膜脱离或脉络膜出血的情况，手术应在伤后 1 周进行。

(6) 一般脉络膜挫伤：可根据炎症反应情况，适当给予抗炎、止血、促进吸收的药物治疗；若有新生血管形成、反复出血时，可采用激光治疗或球内注射抗新生血管因子药物。

(7) 视网膜挫伤性水肿：可局部或全身应用糖皮质激素。对出现视网膜裂孔的伤员行激光治疗，若为黄斑裂孔或者发生孔源性视网膜脱离，需行玻璃体切割术治疗。

7. 小而深的球内异物、非金属异物　异物在眼内存留时间越长，感染风险越大。二级救治中不能取出的眼内异物，需尽量在三级救治中取出。如为眼内积血较多的非金属异物，可待病情稳定 2 周左右择期取出。异物小且深入玻璃体腔，可行玻璃体手术取出异物，玻璃体手术的目的不只是单纯取出异物，还有防止发生远期并发症如增殖性玻璃体视网膜病变，或取出异物的同时清除玻璃体积血以及复位脱离的视网膜。

8. 外伤性白内障　对于闭合性冲击伤所致的外伤性白内障，多数为局限性静止型，对视力没有显著影响，晶状体囊膜完整者，不需要手术。可予托吡卡胺眼液散瞳，每天 3 次，活动瞳孔，防止发生虹膜后粘连；滴用皮质激素眼液，每天 3 次，控制炎症反应。

对于外伤性白内障较重、对视力有明显影响或晶状体囊膜破裂者，可行手术治疗。如果晶状体囊膜破裂口较大，外伤后数小时或数天内晶状体皮质迅速混浊，甚至溢至前房时，需早期行白内障摘除手术。否则，晶状体皮质吸收水分迅速膨胀，同伤口发生粘连，可引起角膜内皮损害，甚至引起晶状体过敏性葡萄膜炎和继发性青光眼等并发症。

如双眼同时受伤，视力极差，生活不能自理时，则应创造条件，尽可能先给一眼施行手术，以使其能够独立生活。

常用的手术方法如下。

(1) 对于年轻伤员的软性白内障行白内障注吸术，可同时行人工晶状体植入术。

(2) 对于单纯外伤性白内障伤员行白内障超声乳化术，可同时行人工晶状体植入术。

(3) 后房型人工晶状体植入的适应证：后囊膜完整或后囊膜缺损范围小于 1/3，保证植入后人工晶状体稳定，不会发生人工晶状体的移位或脱落；如果后囊膜缺损范围大，应采用缝襻睫状沟固定后房型人工晶状体植入术。虹膜如有缺损，残余的虹膜需能够遮盖人工晶状体边缘，否则应植入有人工虹膜的人工晶状体。

(4) 若后囊膜缺损范围大，不适合植入后房型人工晶状体，可以考虑植入虹膜夹持型人工晶状体或前房型人工晶状体。需满足如下条件：角膜内皮细胞计数和前房深度基本正常；瞳孔<5 mm，虹膜能稳定支撑人工晶状体；房角正常，无青光眼；视轴眼组织无明显的混浊性病变。

(5) 散瞳剂和缩瞳剂的应用：晶状体受伤用散瞳剂还是缩瞳剂，要根据具体情况而定。需要掌握缩瞳与散瞳的原则：① 晶状体囊膜破口不大，且尚未完全闭合时，宜用缩瞳剂，使虹膜将晶状体囊膜创口遮盖，由创口与虹膜接触反应，而产生纤维素性渗出物，封闭囊膜创口，以达到房水不再进入晶状体内的目的。② 晶状体皮质脱入前房、堵塞前房角，眼压有升高趋势，瞳孔区无阻塞，无眼内炎症者，可滴用缩瞳剂，密切观察。③ 有虹膜炎症、虹膜与晶状体囊膜粘连，宜用散瞳剂拉开粘连在晶状体前表面的虹膜。④ 晶状体损伤情况不明，为明确诊断，可滴用弱散瞳剂，如 1%去氧肾上腺素或 0.5%托品酰胺眼液。⑤ 因晶状体皮质脱出阻塞瞳孔而眼压升高者，宜用散瞳剂。

9. 晶状体脱位　如晶状体脱位明显，引起的高度屈光不正戴镜不能矫正，可考虑手术摘除晶状体。晶状体若全脱位入前房或嵌顿于瞳孔区者应立即手术摘出。

10. 视网膜脱离　颞上方网膜裂孔所致视网膜脱离尚未累及黄斑区的，需急诊行视网膜脱离复位手术；若已累及黄斑区，限期行网脱复位术。

(四) 四级救治

为后方医院和专科医院救治，主要任务是对伤员进行确定治疗，对伤员进行康复锻炼和疗养。

1. 爆裂性眼眶壁骨折　存在眼球运动障碍或复视、眼球凹陷影响外观的，需全身麻醉下行眶壁骨折修复术，复位疝入鼻旁窦的框内容物，在骨折区植入钛网或人工骨修复缺损。

2. 外伤性白内障　晶状体无水肿膨胀、皮质无脱出、晶状体部分混浊、眼球安静者，一般在伤后 3～6 个月再施手术。

3. 晶状体脱位　晶状体半脱位者，如晶状体尚透明，无严重视力障碍、无虹膜睫状体炎或继发性青光眼等并发症，可不必手术；晶状体全脱位于玻璃体腔者，如无并发症，可观察；如引起葡萄膜炎、继发性青光眼或视网膜脱离，需行玻璃体切割术摘除晶状体。

4. 晶状体缺失伤员，二期植入人工晶状体条件　伤后 6～12 个月，伤情稳定；炎症反应消失；眼 B 超及视觉电生理检查玻璃体无出血，无视网膜脱离，视网膜及黄斑功能正常；矫正视力可提高；为防止出现弱视，儿童伤员应尽早行人工晶状体植入。

（黄潇）

第二节　舰船外科耳鼻喉损伤救治技术

一、耳鼻咽喉的损伤特点

在现代海战中，头颈部创伤的发生率逐渐增加，尤其是爆炸引起的耳部损伤。当遭到水下爆炸的冲击，不同战位的舰员承受的冲击载荷超过人体各部位耐受极限时，就不可避免地产生各类冲击损伤。由于耳部的特殊结构，听觉器官是对爆震伤最敏感的部位。水下爆炸时产生的碎片可导致外耳损伤，冲击波对听觉器官的损伤一般限于中耳和内耳，包括鼓膜穿孔、内外毛细胞缺失、基底膜断裂、耳聋耳鸣、眩晕、言语识别能力降低等，其损伤的程度取决于冲击波的强度、作用时程、暴露时间及个体的感受性等。

根据致伤机制，水下爆炸导致器官损伤可以分为4类。

（1）原发性爆震伤（primary blast injury）：指爆炸产生的冲击波直接作用于机体产生的创伤，其中含气器官（中耳、鼻窦）最容易受损伤，严重时可使个体听力全部丧失。该损伤可导致鼓膜穿孔，听骨链脱位、中断、移位，出现耳聋、耳鸣、眩晕等症状，严重者可因内耳损伤产生永久性听力下降。

（2）继发性爆震伤（secondary blast injury）：水下爆炸后，金属或尖锐物体由于爆震产生的冲击力导致的机体创伤或穿透伤，常见的外伤包括耳廓挫伤、切割伤、撕裂伤、断离伤（耳廓完全切断）等。

（3）三期爆震伤（tertiary blast injury）：指受伤个体由于受爆震力量的反弹而击中其他物体，或者是由于舰体结构或碎块击中而出现的损伤，常见的损伤包括颞骨骨折、震荡性损伤（迷路震荡）等。

（4）四期爆震伤（quaternary blast injury）：指爆震导致的其他损伤，如窒息、热气体导致的体表或呼吸道烧伤、海水浸泡伤等。

（一）耳部损伤

1. 耳部损伤特点　见表23-1。

（1）外耳损伤：包括耳廓外伤和外耳道损伤，一般是由于撞击或其他物体的继发作用，原发冲击波一般不伤及外耳，听觉功能基本保持不变。挫伤、擦伤一般皮肤完整，局部软组织肿胀及皮下淤血；撕扯伤创缘不规则，可伴有皮肤缺损，而切割伤一般较规整。如果不及时处理可使耳廓软骨感染、坏死，导致耳廓畸形和变形。其主要治疗原则为：彻底消毒、预防出血感染、促进血肿引流或吸收。外耳道损伤常合并头颅、颞骨及颞下颌关节损伤，颞骨纵行骨折易损伤外耳道，横行骨折引起外耳道损伤较少。这些损伤会引起外耳道壁骨折从而堵塞外耳道。

表23-1　原发性爆震伤耳科损伤临床表现

表现		临床表现
1	耳聋	听器损伤主要症状，受伤早期即可出现，轻者可逐渐改善，重者可能永久性损伤
2	耳鸣	常见症状，持续最久，其严重程度和持续时间与耳聋不完全一致
3	眩晕	中耳损伤时较常见，内耳损伤时不常出现
4	耳痛	常与鼓膜穿孔同时出现，如继发感染则加重或复发
5	耳道出血	见于鼓膜穿孔或颞骨骨折
6	鼓膜穿孔	不规则裂口，穿孔边缘可见血迹
7	耳溢液	见于鼓膜穿孔后，单侧为主，如脓性提示中耳继发感染，单纯内耳损伤无此症状

（2）中耳损伤：是冲击波致伤的主要部位，主要包括鼓膜外伤和乳突外伤。

1）鼓膜外伤：除了爆震等原因，紧急跳水时耳部接触水面也可导致鼓膜破裂。鼓膜外伤后可出现耳痛、耳鸣、耳闷、听力下降、血样或水样分泌物等症状，检查可发现鼓膜表面或外耳道内少许血液，鼓膜表面不规则裂口，穿孔多位于前下方，同时有可能损伤听小骨。单纯鼓膜破裂听力损失较轻。合并听骨链损伤时会出现较严重的传导性耳聋。

2）乳突外伤：轻者只限于乳突本身骨折，重者可损伤外耳道、鼓室内结构及内耳，导致面瘫、耳聋、脑脊液耳漏等严重并发症。

（3）内耳损伤：冲击波经中耳作用于内耳，造成毛细胞及周围支持细胞损伤，严重者可出现 Corti 器与基底膜分离、内外淋巴液混合、毛细胞凋亡。损伤部位主要为低回，听力检查多表现为高频下降的感音神经性聋。内耳损伤早期即可出现耳痛、耳鸣，耳鸣多呈双侧持续性高调，耳聋则进行性加重。

(4) 耳部大出血：如出血来自浅表颞浅动脉或耳后动脉，可予以压迫耳轮角前方或乳突下方，或结扎止血。耳深部(颞骨)外伤可引起严重大出血，常常伴有颅脑损伤。

2. 耳部损伤检查

(1) 耳镜及电耳镜检查：可以观察外耳道损伤及创伤性鼓膜穿孔情况，电耳镜检查可以直观看到鼓膜穿孔位置、大小及中耳是否有积液情况。

(2) 听功能检查：① 纯音听力检查，鼓膜穿孔常表现为传导性耳聋，内耳损伤常表现为感音性耳聋。两者合并损伤表现为混合型聋，典型听力图为 4 kHz 切迹，重振现象。② 耳声发射，反应耳蜗外毛细胞功能状态。③ 声导抗，可以较客观地反映中耳鼓室内病变情况。

(3) 影像学检查：CT 检查可以对颞骨骨折部位、类型及严重程度进行诊断；听小骨薄层扫描及三维重建技术可以比较直观地反映听小骨的创伤。

(二) 鼻及鼻窦损伤特点

1. 外鼻软组织损伤　外鼻位于面部正中，在水下爆炸时易发生继发性、三期或四期爆震伤，而且可同时出现数种损伤。包括挫伤、擦伤、切割伤、盲管伤和穿透伤。盲管伤和穿透伤一般入口较小，但创伤较深，需要注意出入口大小、方向及深度，肉眼无法判断时可用探针探查。此外，还须注意伤口是否与上气道、口腔相通，对昏迷患者须防止血液经后鼻孔流入咽喉。

2. 鼻骨骨折　鼻外伤最常见者，在水下爆震伤中多由撞击引起。由于鼻骨下部骨质宽且薄，无周围骨质支撑，故骨折一般多发生在下部。可单独发生，严重者可合并鼻中隔骨折，软骨脱位，眶骨骨折等。表现为鼻梁歪斜、塌陷，外鼻肿胀、鼻出血及鼻塞。

3. 鼻窦骨折　一般发生于位于面部前方表面的上颌窦和额窦的前壁，筛窦和蝶窦的位置较深，不易发生骨折，常合并颅脑外伤。上颌窦骨折根据骨折部位不同，可出现眼球内陷、视觉功能障碍、呼吸道阻塞、咬合错位、颜面畸形等症状。一旦气道阻塞和出血情况得到控制，可暂不紧急处理。见表 23－2。

表 23－2　鼻窦骨折的临床表现

部　位	临　床　表　现
额窦骨折	前壁：额部内陷，软组织水肿，眼睑皮下淤血 后壁：颅内并发症，脑脊液鼻漏
筛窦骨折	筛板：嗅觉障碍 纸样板：眶内出血、气肿，视神经管骨折，泪器损伤
蝶窦骨折	常伴发于颅底骨折，引起严重的出血、昏迷和休克；如累及蝶鞍，可出现尿崩症

4. 面中部骨折　约半数为开放性骨折，常波及部分或全部眶壁、眶缘、鼻的骨部支架骨折，可合并颅底骨折、脑外伤、大出血和休克。表现为鼻腔出血、面部畸形、眼部症状、张口困难，甚至出现休克、脑震荡等症状。需联系相关各科协同处理。

(三) 咽喉部损伤特点

咽喉位于颈部正中，上有上颌骨，下有胸骨，两侧有胸锁乳突肌覆盖，后方有颈椎，在海战条件下受外伤的机会不多。但咽喉具有呼吸、吞咽、发声等功能，且周围有颈总动脉、颈内静脉、迷走神经等重要结构，故发生外伤时，轻则影响发声、进食，重则引起呼吸困难、窒息、大出血等危及生命的紧急情况。头颈部外伤患者最常见的气道阻塞部位是舌根部和咽喉部，这些患者常表现为呼吸障碍，以打鼾、粗呼吸声为特征，吸气时明显，钝性损伤或颈部穿透伤也可能导致喉部损伤。颈部开放性损伤解剖分区划分为三区，每个区域的主要风险结构不同，以帮助诊断和制订手术策略。

Ⅰ区(胸骨上窝至环状软骨)：包括胸廓出口的大血管(锁骨下动脉和静脉，颈总动脉)、肺和臂丛。

Ⅱ区(环状软骨至下颌角之间)：包括颈总动脉、颈内静脉、食管和气管。

Ⅲ区(下颌角至颅底)：最主要的是颈内动脉。

咽喉部外伤危及生命的因素主要是呼吸障碍和颈部大血管出血，因此现场急救主要针对这两个方面进行。

1. 闭合性咽喉外伤　多由继发性爆震撞击引

起。来自侧方的外力伤情一般较轻，而来自正前方的外力可导致喉体向后移位与颈椎挤压，造成甲状软骨骨折、环甲关节、环杓关节脱位等。以咽喉部的局部疼痛为主，发声、吞咽时加剧，常伴有声嘶或失声；喉黏膜破裂时可有咳嗽及咯血表现；如有甲状软骨、环状软骨骨折时，可发生进行性呼吸困难，严重者导致窒息死亡。体格检查可发现颈部软组织肿胀充血，如有皮下出血可出现瘀斑。如有喉结消失或位置改变，常意味着出现甲状软骨骨折，触诊可出现甲状软骨活动性增大、软骨摩擦声。

2. 开放性咽喉外伤　多由锐器伤引起。常常合并颈部大血管的损伤，容易引起大出血、休克、窒息等危及生命的急症。严重的咽喉开放性外伤，可见唾液从伤口流出。通过伤口可见咽壁及喉内组织。此类患者情况为重，大动脉外伤多在现场死亡。

二、耳鼻咽喉的分级救治

（一）一级救治

即火线/战位救治进行的战（现）场治疗，目的在于"减少可预防性死亡"，维持生命体征，预防休克，保持呼吸道通畅。

1. 抗休克　按抗休克原则处理，如输血、补液、升压、骨折固定、给氧及维持体温等。

2. 维持呼吸道通畅　清除口咽喉部的血块、异物和碎骨片，置入口咽通气管或开口器；因下颌骨骨折而舌根后倒者，可用舌钳将舌拉出，或以弯针粗线穿过舌后拉出，固定于上衣；如吸入性呼吸困难明显，出现明显的三凹征、口唇发绀等，应首先清除气道中的异物，放置辅助气道装置（鼻咽通气管或口咽通气管），症状无改善行气管插管或环甲膜切开术，如条件不允许可先以粗针头环甲膜穿刺术，以暂时维持呼吸。待条件具备时再行气管切开术开放气道。

3. 软组织损伤　开放性伤口脱离海水后给予止血、包扎，表浅的软组织损伤出血可以局部喷洒止血材料（止血粉、医用胶水），并用止血纱布直接压迫并包扎。耳廓完全离断者，用生理盐水冲洗干净后，用无菌纱布或清洁布料包裹离断端，随伤员转运，以期缝合成形。

耳部大出血：如出血为浅表颞浅动脉或耳后动脉，可予以压迫耳轮角前方或乳突下方，压迫包扎止血。如为耳深部出血，伴有脑脊液耳漏，禁行填塞压迫止血。

对面部创口的出血，可使用止血粉剂后应用纱布加绷带加压包扎；面动脉出血可用纱布卷和绷带压迫咬肌前缘下颌骨下缘面动脉处。

对咽喉部未引起呼吸困难及大出血的开放性外伤，用双氧水和生理盐水反复冲洗切口后，应进行清创缝合。对大出血伤员直接压迫出血区，或用纱布填塞压迫伤口。

4. 骨折固定　上颌骨骨折段下垂移位会阻塞气道，需立即行简易固定，迅速清除口内分泌物或异物后，取一小木棍或压舌板置于两侧前磨牙部位，将上颌骨上提，两端以绷带固定于头部（图 23-4）。

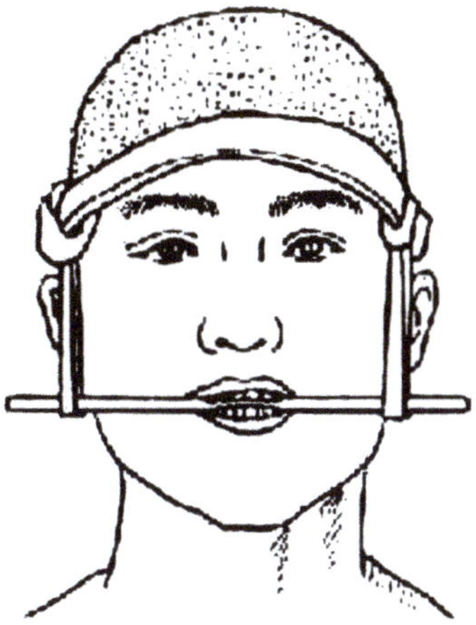

图 23-4　上颌骨骨折简易固定

（二）二级救治

为前沿外科手术队展开的救护所进行的紧急治疗，主要目的是接收和后送伤员，对伤员进行损伤控制性手术，收容治疗 1 周内可康复的轻伤员。

1. 耳部损伤

（1）外耳及软组织损伤。

1）单纯皮肤破裂伤：对于单纯的耳廓皮肤擦伤、破裂伤，或伤及软骨，如未发生感染者应及时进行清创缝合，修整创缘，尽量保留软组织。缝合时间距离损伤时间越短越好，一般受伤 8 小时以内为最佳缝合时间。如创口局部感染，可用生理盐水及抗生素溶液清洗后再缝合。如感染明显全身及局部应用抗生素控制感染，待感染控制后再进行修复。在进行清创缝合时，先用生理盐水冲洗，彻底清除创口内异物，如有感染、坏死组织时应予以切除。如软骨部分缺失而未发生感染者，可将软骨稍修整后对位缝合。缝合时不应贯穿软骨，如皮肤缺损收缩导致软骨边缘外露时，应将暴露部分软骨切除后再缝合。伤口清创、修整完整后，再以双氧水、碘伏酒精消毒后再缝合，以预防伤口感染。

2）耳廓血肿：血肿如较小可自行吸收，血肿机化可能使局部增厚。如血肿较大，可在无菌操作下用粗针抽取积血，穿刺针不要刺伤软骨，抽取积血后以纱布或棉球加压包扎。如反复抽吸后效果不明显，可在血肿上做一与耳轮平行的切口，排除积血或血块，再行加压包扎 1 周。之后需全身应用足量抗生素预防感染。

3）耳廓离断伤：对于离断的耳廓组织，如果全部或部分组织可用，用生理盐水洗净后，放入含有肝素的林格液中低温保存。离断耳再植时间一般不超过 24 小时。再植时以抗生素溶液浸泡 15 分钟后行对位缝合。缝合结束后以抗生素溶液棉球或纱布加压包扎。术后如伤口肿胀，需轻轻压迫以减张引流。如再植端出现紫黑色、红肿时，可予以热敷或药物改善血供，大多数修复组织可以完全或者部分存活。对于离断组织丢失或已无存活可能者，根据耳廓缺失情况进行早期缝合，以待后期行成形术。2 周内耳廓固定，避免移动。术后需及时全身应用足量抗生素预防感染，如发生软骨膜炎，导致软骨坏死，造成耳廓畸形。

（2）外耳道损伤：外耳道外伤后易发生感染，后期肉芽组织丛生，痊愈后常出现外耳道瘢痕性狭窄。

1）皮肤黏膜损伤：首先用抽吸的方法或用耵聍钩清除外耳道异物、耵聍等组织，用 75%乙醇消毒后再使用抗生素或 2%苯酚甘油滴耳。如皮肤缺损较多，可在清除外耳道异物、彻底消毒后，消毒的抗生素软膏纱条或碘仿纱条填塞外耳道，防止感染及形成狭窄。

2）脑脊液耳漏：对伴有脑脊液耳漏者，如情况允许嘱患者保持半卧位或头高位（15°～30°），外耳道口使用 75%乙醇消毒后放置消毒棉球，禁止滴药或外耳道冲洗，嘱伤员避免咳嗽、便秘等。

3）抗生素应用：全身应用抗生素预防或控制感染，如有脑脊液耳漏可使用血-脑屏障通透性较好的抗生素或磺胺类药物。

（3）鼓膜外伤：首先清除外耳道内的血痂、异物等，以乙醇消毒外耳道后，保持外耳道清洁干净，消毒棉球轻塞外耳道口，防止感染。外耳道内勿冲洗及滴药，以免引起中耳继发感染。嘱伤员勿擤鼻涕，以免加重中耳损伤，必要时可将鼻涕吸入鼻咽经口吐出。如已发生化脓感染，在 0.3%氧氟沙星滴耳液、0.25%～1%氯霉素滴耳液、复方利福平液、0.5%金霉素滴耳液中选择一种进行滴耳，避免听力进一步损伤，待炎症完全消退后，穿孔多可自愈。如伤员出现耳鸣、感音神经性聋或眩晕者可给与营养神经药物及改善内耳微循环的药物如银杏叶提取物注射液（金纳多）、维生素 B_1、甲钴胺等，对其恢复具有一定帮助。

如伴有脑脊液耳漏者，要禁止填塞外耳道及耳内滴药。嘱伤员半卧位休息，全身应用抗生素预防感染。如出现头痛、恶心、呕吐、意识障碍及脑神经症状时，需请神经外科诊断及治疗。

（4）颞骨骨折：颞骨骨折常常合并颅脑创伤，应与神经外科医生联合积极抢救，维持生命体征的稳定。① 维持呼吸道通畅，清除上呼吸道分泌物及异物，昏迷者及时放入通气气管，无效时行气管插管或气管切开术。② 维持循环功能，寻找出血并及时止血。③ 脑脊液耳漏者使用 75%乙醇消毒外耳道口后不填塞，并及时更换被脑脊液渗透的敷料。清除外耳道异物和积血，如鼓膜破裂禁止耳内滴药及外耳道冲洗。余处理同鼓膜外伤。

（5）耳部大出血：如见伤口为动脉大出血，必要时可行颈总动脉结扎；如伤口为静脉性大出血，多为乙状窦受伤破裂，其压力随胸腔压力变化，当吸气时胸腔负压，空气进入乙状窦容易发生空气栓塞，可立即凿开乳突，打开乙状窦骨板，碘仿纱条或肌瓣填塞压迫止血，或在乙状窦裂口上下两端将其缝合结扎。

2. 鼻及鼻窦损伤

（1）控制出血：对于外伤性鼻出血可采用鼻腔填塞法或合并后鼻孔填塞法止血，如仍有缓慢渗血可加以面部冷敷观察。对上述处理无效的严重出血，应采取血管结扎止血。如不能断定出血位置，可先暴露可疑一侧颈外动脉并将其阻断，观察出血情况，如此时出血明显减少或停止，则加以结扎。上颌窦后壁粉碎性骨折时，一般均应结扎该侧的颌内动脉。

(2) 维持呼吸道通畅：对于呼吸道梗阻的患者，或置有鼻咽通气管、口咽通气管，或已行环甲膜穿刺、环甲膜切开术，如短期呼吸道梗阻症状无法解除，需行气管插管或气管切开术。

(3) 开放性伤口：一旦伤情稳定，清洗伤口部位的干燥血痂和异物，以评估损伤的深度和程度。伤后 24 小时内，可用生理盐水冲洗伤口；污染较重者，用 1%双氧水冲洗，然后清除创口内的血块和异物，进行止血。伤口缝合前修整创缘，然后将面部标志如口角、鼻唇沟、眼睑及内眦处做定位缝合，最后创口逐层缝合。注意不可以强行拉拢缝合，以免发生畸形、张口困难等。

如创口已发生感染，仔细清创后将黏膜和肌肉对位缝合，而皮肤仅行定位缝合。待感染控制、水肿减轻后再做延期缝合。

对于损伤较大的面部撕裂伤，尽量在 24 小时内分层缝合，清创时用大量生理盐水冲洗，采用填塞、定期清创或负压敷料促进愈合。如面颈部软组织缺损较大，后期可使用局部皮瓣、皮肤、游离血管组织移植进行修复。

(4) 鼻骨骨折：为最常见的鼻部骨折，常伴有鼻出血，大部分可自行止血。如持续活动性出血，可用纱布或膨胀海绵行前鼻孔填塞。对于鼻骨骨折的患者还应评估患者的鼻中隔是否存在血肿，如果存在血肿需立即切开引流，然后进行填塞，防止鼻中隔软骨坏死等并发症。

(5) 控制感染：鼻部、面部开放性损伤后，易继发创口感染或骨髓炎，因此应早期应用抗生素及破伤风抗毒素。

3. 咽喉部损伤　对于开放性咽喉损伤，应对患者进行相应体格检查和辅助检查(胸部 X 线、直接喉镜、颈部 CT 或 CT 血管造影)。如果病情稳定且体格检查阴性的患者，Ⅰ区或Ⅲ区损伤首选非手术治疗，对Ⅱ区损伤进行非手术治疗或行气管切开术(不要通过原始伤口)。如果怀疑伤口穿透颈阔肌，需进入手术室进行探查，首选经胸锁乳突肌前缘的切口入路(图 23－5)。

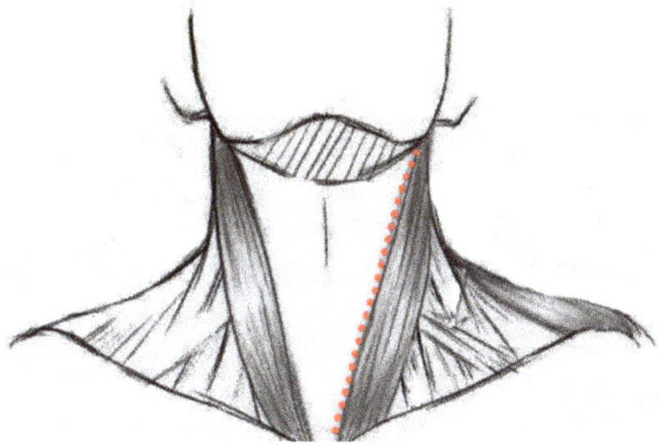

图 23－5　颈部损伤的暴露

(1) 控制出血：对大出血伤员应迅速找到出血位置。在紧急情况下，可直接压迫出血区，或用纱布填塞压迫伤口；在建立静脉通道补充血容量后，行血管探查术，小的动静脉可直接结扎止血，颈内静脉破裂者可及时压迫封闭裂口，扩大皮肤切口，进行血管结扎。如果是大动脉损伤，应立即压迫近心端，大量输血、输液，立即进行血管修补手术。术后应常规注射破伤风抗毒素及全身使用大剂量抗生素防止感染，气管切开伤员应在确定无喉狭窄后再拔管。

1) 颈部动脉伤的处理：① 对于血管的小撕裂伤口，其直径不超过血管直径 1/3 者，清创后可直接横行缝合。② 颈总动脉或颈内动脉的对端吻合，在吻合过程中可采用内分流法减少阻断血流时间过久对大脑血供的影响，将一直径稍小于血管直径的橡胶管插入吻合口的上下端，暂时用细丝线结扎，待血管吻合达到 3/4 时，再把橡胶管取出。开通内分流时必须排净管内的气体，以防止出现空气栓塞。③ 静脉移植术，对颈部动脉损伤较常、吻合有张力时，可行静脉移植术。移植的静脉直径必须接近损伤动脉的直径，一般可采用自体大隐静脉或人造血管移植。④ 颈内、外动脉吻合术，如颈内动脉撕裂严重难以修复，可将撕裂部分切除，将其近心端结扎，然后将未损伤的颈外动脉切断，结扎远端；将颈外动脉近端和颈内动脉远端进行吻合。⑤ 颈动脉结扎术，对颈总动脉、颈内动脉损伤，原则上应避免结扎，否则会引起同侧大脑严重的血液循环障碍，造成偏瘫、失语甚至死亡。

2) 颈部静脉损伤的处理：① 静脉损伤较小的破口，应争取修补缝合，如损伤较大无法进行缝合，颈外静脉可以安全结扎，颈内静脉及锁骨下静脉严重破裂时也均可以给予结扎，而不至于发生严重后果。② 双侧颈内静脉都损伤，如双侧颈内静脉都损伤时，至少保留一侧颈内静脉通畅。对于缺损过多、双侧都无法吻合或修补时，应保留损伤较轻的一侧，将对侧静脉游离结扎，用于移植修补损伤较轻的一侧。

(2) 改善通气：建立安全、有效的呼吸通道是抢救成功的关键。对于出现呼吸困难者，须行气管插管或气管切开术。

(3) 开放性咽喉外伤：对浅表外伤，颈部软组织损伤小而又无感染者，用生理盐水或双氧水反复冲洗后，清创并初期缝合，如伤口较深可放置负压引流，48 小时后拔除。如伤口已感染，则需切除全部失去活力的组织，使深部组织充分暴露，5～7 天后再行延期缝合。

手术方法：环状软骨水平面横行切开颈部皮肤，仔细检查创伤情况，穿破的黏膜使用缝线缝合；软骨骨折复位后使用 26～28 号金属线固定；黏膜缺损或软骨粉碎者，需在咽喉部放置支架，防止狭窄。气管横断部位在膜部时，可用丝线缝合修复。如气管横断，清创后做对端吻合，如果缺损较多无法吻合，可将气管下方断端固定在皮肤下，行气管造瘘术。

(4) 咽喉部损伤：对咽喉部损伤较重者应早期行气管切开术以利于吸出气管分泌物，保持气道通畅。喉头痉挛或水肿者，可使用大剂量糖皮质激素改善症状。可辅以雾化吸入治疗，同时加强全身支持治疗。

(三) 三级救治

为医院船和码头医院进行的早期治疗，主要任务是接收和后送伤员，对轻伤员和部分中度伤员进行确定治疗，稳定并转运中重度伤员，收容和治疗 1 个月内可康复的伤员。

1. 耳部损伤

(1) 外耳及软组织损伤：彻底清创和冲洗创面。对于感染伤口，需每天对伤口进行清创冲洗，情况允许后行二期缝合。对于外耳道狭窄者，继续使用抗生素控制感染，情况稳定后彻底刮出肉芽组织，将外耳道骨部凿去一部分，术后应使外耳道较正常宽 1 倍为宜。对皮片缺损不多者，使皮片复位，并压迫 1～2 周，皮片缺损过多时可进行植皮，扩大外耳道。

(2) 中耳损伤：对于中耳已发生化脓性感染者，须加强全身抗炎治疗及局部清洁，排除颞骨骨折后可应用滴耳药。如感染控制可，鼓膜多能自行愈合；如大穿孔不愈合，可后期再行鼓膜修补术。

(3) 乳突外伤：治疗方案根据损伤的范围和轻重程度来确定。单纯乳突外伤者予清创、去除污物碎屑、已坏死的乳突气房等，应用抗生素预防感染等。如出现外耳道、鼓室及内耳并发症，则应行乳突根治术。术中可同时探查面神经，或日后再行面神经减压或修补术。

(4) 颞骨骨折：嘱伤员采取头高位或半卧位，避免上呼吸道感染、咳嗽或便秘等。脑脊液耳漏多可自行停止，如超过 3 周仍未停止者，可经耳部径路采用颞肌或筋膜覆盖硬脑膜缺损处，修补裂孔。及时全身应用抗生素，控制感染，待炎症完全消退后，鼓膜穿孔多可以自愈，如鼓膜穿孔超过 3 个月，根据情况可行手术治疗修补鼓膜。对于伴有周围性面瘫者，轻伤先观察 1 个月左右，如无恢复病情允许情况下尽早行减压手术。

(5) 内耳损伤：内耳受到损伤时，要尽早治疗，以恢复听力及控制症状为主。及时给予改善内耳微循环及促进细胞代谢的药物，应用糖皮质激素、营养神经、扩血管、抗眩晕等药物改善听力及对症治疗。① 糖皮质激素：早期使用可以减轻水肿及受伤反应，对恢复有帮助，地塞米松、甲泼尼龙等可静脉短期使用，疗程一般为 1～2 周。② 营养神经药物：维生素 B(尤其是维生素 B_{12})、辅酶 A、三磷酸腺苷、细胞色素 C 等。③ 改善微循环药物：银杏叶提取物、丹参、葛根、氟桂利嗪等。④ 氯硝西泮：使用剂量为 0.5 mg，每晚 1 次，共一周。如无效可增量，最大剂量为 0.5 mg，每天 3 次，共 2 周，如无效则停止使用，如有效则减少至每天 2 次或每天 1 次。⑤ 利多卡因：该药物对绝大部分病例耳鸣的减轻或抑制效果是明显的，虽然有时作用时间较短(仅几小时)。常规剂量为 1～2 mg/kg，以 1%溶液缓慢注入静脉注射或溶于 100 mL 生理盐水静脉滴注，每天 1 次，7 天为 1 个疗程，休息 1 周后可以做第 2 疗程。⑥ 卡马西平：100 mg，睡前 1 次，以后每天增加 100 mg，共 1 周，直至达到 200 mg，每天 3 次。⑦ 抗眩晕及头痛的对症治疗：可给予茶苯海明等镇静药，眩晕多能逐渐恢复。

2. 鼻及鼻窦损伤

(1) 开放性伤口：由于鼻面部创口感染风险较大，应对伤口进行彻底清创和冲洗，以防止感染。

(2) 鼻骨骨折：对于对位良好，外观无明显畸形的伤员鼻骨骨折无须复位。而在海战条件下，可对有外鼻畸形的骨折患者进行闭合复位。复位应在局部软组织肿胀消退后进行，一般不应超过伤后2周。闭合复位方法如下：① 0.5%达克罗宁溶液，或2%地卡因加1%呋麻滴鼻液，或1∶1 000肾上腺素行鼻腔黏膜表面麻醉及鼻腔收敛。② 单侧骨折，可用鼻骨复位钳的一叶伸入鼻腔内置于骨折处下方，另一叶置于鼻外，轻轻向上撬动骨片，听到轻微的骨片复位声，同时鼻梁的凹陷或歪斜纠正即可。③ 双侧骨折时，将鼻骨复位钳的两叶分别置入骨折处下方，同时向上向前撬动骨片复位即可。④ 在战场情况下如无鼻骨复位钳，可使用枪状镊或边缘较钝的长条形、不易弯曲的铁片表面缠上纱布代替复位钳进行复位，复位钳的长度不要超过两侧内眦连线水平，以防损伤筛骨水平板，造成脑脊液鼻漏。⑤ 复位后凡士林纱条鼻腔填塞，起到止血和防止再次塌陷的作用。在鼻腔填塞期间，需使用抗生素进行预防性的抗感染治疗，以免发生继发性鼻窦炎。

(3) 鼻窦骨折：① 上颌窦骨折，如为裂缝性骨折而无功能障碍者，可不予手术处理，仅对症治疗面部肿胀及上颌窦炎症即可；若是塌陷性骨折引起颜面部畸形和功能障碍，可按柯-路手术路径进行整复，清除碎骨片，彻底止血。② 额窦骨折，额窦前壁骨质含有骨髓，因此外伤易引起骨髓炎。单纯前壁骨折无移位时无须特别处理，只需使用鼻腔收敛剂喷鼻保持鼻额管通畅即可；若额部有明显塌陷，可在局部麻醉下眉弓处做切口，切开皮肤、皮下组织及骨膜后，将分离器从骨折缝伸入窦腔内，抬起塌陷部分复位。术后常规全身使用抗生素预防骨髓炎。③ 筛窦骨折，一般不需手术处理。有严重鼻出血、鼻腔填塞无效者，可经眶内缘切口结扎筛前动脉。伤后出现视力严重减退者需尽早行视神经管减压术。如合并颅底骨折，应与神经外科共同处理。④ 蝶窦骨折，单独的蝶窦骨折罕见，一般无须处理。碎骨片如刺破颈内动脉，可突然出现喷射状鼻出血，须行血管结扎止血治疗。如合并颅底骨折，应与神经外科共同处理。

3. 咽喉部损伤

(1) 闭合性咽喉外伤：如无明显的呼吸困难，且无软骨骨折，只需对症治疗、噤声、流质饮食、全身使用糖皮质激素及抗生素；喉软骨有骨折而无移位者，与喉挫伤处置方法相同。环甲关节脱位者可在喉外将甲状软骨向后推移，另一手将环状软骨向前推移进行复位；环杓关节脱位者可在支撑喉镜下以喉钳拨动杓状软骨进行复位。

(2) 开放性咽喉外伤：对无清洁创口行二期缝合。对感染伤口应定期清创，对于颈部缺损较大的伤口，可采用颈部皮瓣或胸大肌肌瓣进行修复。如有咽漏需严密缝合，以尽可能恢复原有结构。缝合后需放置喉模。

(四) 四级救治

为后方医院和专科医院救治，主要任务是对伤员进行确定治疗，对伤员进行康复锻炼和疗养。

1. 耳部损伤　包括耳廓成形术、外耳道重建术、鼓膜修补术、耳聋耳鸣的保守治疗及其他确定性治疗等。

2. 中耳损伤　绝大多数鼓膜穿孔可在3～4周内自愈，穿孔较大而不能愈合的鼓膜穿孔可行鼓膜修补术，听小骨创伤根据不同情况行听骨链重建术。

3. 内耳损伤　伴有耳鸣者可采用耳鸣习服疗法、认知行为疗法、声治疗等，减轻耳鸣对日常生活的影响。

4. 鼻及鼻窦损伤　包括严重鼻面部严重软组织缺损重建与修复、鼻骨粉碎性骨折致鼻梁塌陷以及其他确定治疗等。

5. 咽喉部损伤　主要是针对开放性咽喉外伤者进行喉功能重建等。

三、耳鼻咽喉快速急救设备

根据近代以来各国海上作战的数据统计分析，阵亡人员中75.7%为不可避免阵亡，24.3%为可避免阵亡；在可避免阵亡中，91.0%死于致命性出血，7.9%死于窒息，1.1%死于损伤性气胸。据此，约1/4的阵亡人员有可能通过战场急救技术（通气、止血、包扎、固定、搬运和基础生命支持）得以获救。如何做好一线救治工作，挽救可避免阵亡人员的生命，是海军卫勤工作者必须重视和研究的课题。结合第二次世界大战以来数次海战卫勤数据分析，大出血和窒息为海战致死率排名前两位的伤情，而目前缺乏便携、高效、易于掌握的急救系统装备，一种更有效的头颈部血管大出血及伤员气道管理装备迫切需要。基于此，上海长征医院神经外科分别提出了用于针对该伤情的新型设备。

带光源的盲插气管插管引导器(图 23-6)系一种简便可行、易于培训和为广大官兵所掌握的气管插管装备，不需插管喉镜药物辅助，仅一根插管即可数秒成功插管。有效处置头颈部创伤导致的呼吸困难，减少因头颈部创伤引起的致死致残发生率。

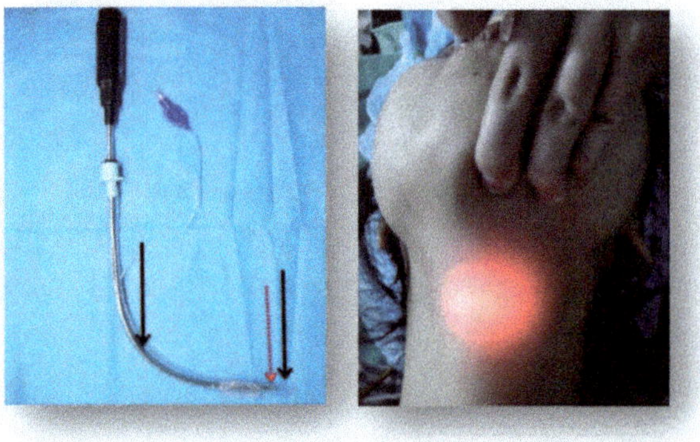

图 23-6 带光源的盲插气管插管引导器

头颈部止血环(图 23-7)系一种简便可行、易于培训和为广大官兵所掌握的头颈部止血装备，有效处置头颈部出血，减少因头颈部创伤引起的致死致残发生率。

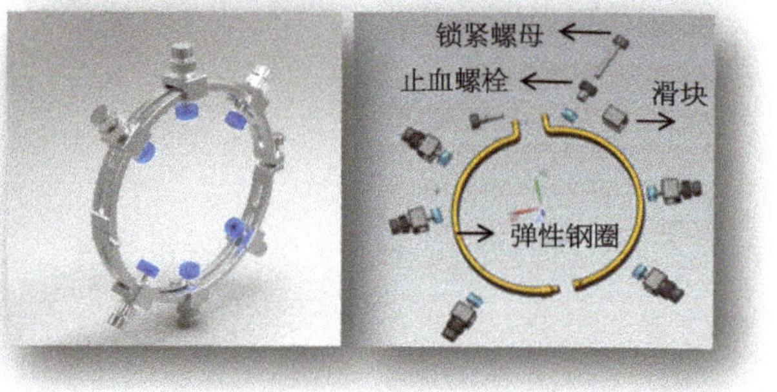

图 23-7 头颈部止血环

该设备定位于战时、战位、一线官兵，辅助实施海战伤一线急救技术，辅助完成快速转运并保证转运途中安全，具有小型化、通用化的优点，干预处置预期造成死亡和残疾的危重伤情，挽救生命，保存功能，减少战斗减员，为伤员战后康复创造条件，解决海战战伤致死、致残率高及救治困难的难题，助力提高海上综合保障能力，做好海上军事斗争准备。

(梁才全 刘环海)

第三节 舰船外科口腔颌面部损伤救治技术

口腔颌面部是口腔与颌面颈部的总称，上起额部发际线，下至锁骨，左右达双侧耳屏。包括颅底以下，躯干以上的除外眼、耳、鼻、咽、喉等器官的区域。

口腔颌面部解剖结构复杂，密度分布不一，软硬组织的密度相差较大，且部分颌骨内含气腔。因其位置突出，在海战伤发生后，颌面部这个占体表面积不足 12%的部位战伤发生率却高达 40%。

一、损伤特点

口腔颌面部的损伤特点与颌面部的独特解剖结构密切相关。

(1) 颌面部血供丰富。

1) 损伤后出血多：颌面部位置表浅且血供丰富，在外伤时极易出血，易引发出血性休克。

2) 组织反应重且易形成血肿：颌面部外伤常引起肿胀、血肿，进而导致呼吸道压迫症状。

3) 组织愈合能力强：颌面部血供丰富，局部恢复能力较强，清创时应尽可能保留组织，避免缺损畸形。

4) 组织抗感染能力强：颌面部血供丰富，局部恢复能力较强，彻底清创后，一期缝合时间可延至 48 小时。

(2) 口腔内存在相对固定的牙齿。

1) 牙齿为硬组织，牙齿的蹦碎易形成二次损伤。

2) 异常的咬合关系提示存在颌骨骨折。

3) 早期可以利用相对位置固定的牙齿固定颌骨骨折和制动。

(3) 口腔颌面部系消化道和呼吸道的始端：颌面

部损伤会影响摄食、吞咽、语言功能，容易发生窒息。

(4) 口腔颌面诸骨相互嵌合且与颅脑相毗邻：颌面部损伤常并发颅脑损伤。

(5) 口腔颌面部有涎腺和神经分布。

1) 颌面部损伤常会引起涎腺漏和涎腺导管漏。

2) 颌面部损伤若损伤面神经会引起周围性面瘫，损伤三叉神经会引起局部麻木。

(6) 颌面部窦腔多：口、鼻、咽、窦腔相通伤口易发生感染，清创时尽早关闭与腔窦相通伤口，预防感染。

(7) 颌面部损伤常并发颈椎与颈部血管损伤。

二、治疗原则

结合颌面部的独特损伤特点，颌面部损伤多伴有身体其他重要脏器的损伤，故在对患者进行治疗时应首先进行全面细致的检查，排除或治疗其他重要部位的损伤，如颅脑损伤或出血性休克等。在合并有呼吸道阻塞的情况下，应第一时间清除异物，开放气道，在紧急情况下可进行器官穿刺以保证伤员呼吸。待生命体征平稳后再行颌面部损伤的修复，对于活动性出血的患者应先行止血或输血治疗，保证循环系统的稳定。

颌面部的修复主要围绕功能和美观方面进行。对于颌面部软组的损伤，常伴有皮肤和黏膜的烧伤和破片的残留，故在伤员运达时应在早期进行初步的清创，保留尽可能多的组织，小而浅的伤口在清创后可不进行缝合；对于组织大范围坏死的伤口短时间内难以区分组织活性，可在48小时后进行二次清创，彻底清除坏死组织，行缝合或者皮瓣移植治疗。小范围的软组织缺损可行邻近皮瓣修复，而缺损较大或者异物嵌入组织深层无法立即取出的，可考虑后送手术治疗，行带血管吻合的皮瓣移植。

颌骨骨折应及早处理，原则是解剖复位、固定和早期功能锻炼。针对损伤部位和程度的不同，可选用不同的处理手段：① 骨折移位不明显，面型改变较小，咬合关系无明显改变的情况下，考虑保守治疗为主；② 患者骨折移位明显，咬合功能丧失，或者断端暴露的应行早期固定，主要以口内牙弓夹板固定、颌间结扎固定、颅颌弹性绷带固定等方式，主要以恢复患者咬合关系为准；伴有牙损伤的，可在伤口处理后酌情行患牙的固定，同样以恢复咬合为准。若保守的固定方式不满意，在脱离危险情况下，应送后方医院行切开复位内固定术，彻底复位骨折。

伤区的污染和感染：口腔颌面部窦腔较多，存在大量的条件致病菌，且战伤情况下污染严重，极易发生感染。在伤后早期应及时清创，并预防性使用抗菌药物，二代头孢配合甲硝唑可以针对大多数口腔颌面部感染。若出现感染控制不佳，则应根据药物敏感试验结果针对性选用抗生素。

三、具体实施方案

口腔颌面部损伤的四级救治流程如下。

(一) 一级救治

战位救治进行的战(现)场治疗，目的在于稳定生命体征，预防休克，保持呼吸道通畅。及时识别和适当的气道损伤处理是挽救伤员生命的关键。快速评估气道损伤的最佳方法是让患者说话，如果患者能清晰地说话，那么气道是完整的，他们有足够的肺储备来发出声音，他们的格拉斯评分很大可能大于8分。如果患者不能说话，则需要紧急气道处置。

(1) 战位安全员巡视战位，发现伤员，与伤员对话，评估格拉斯评分，并呼救.

(2) 观察战位周围情况，判断是否存在进一步损毁风险。

(3) 根据伤员伤情，展开自救互救。

(4) 使用战位急救盒内物品，进行早期救治(通气、止血、包扎、固定)。

(5) 协助担架组转移伤员至医疗救护所。

(二) 二级救治

舰艇救护所展开救治，主要目的是接收和后送伤员，对伤员进行损伤控制性手术，收容需要留观的轻伤员。

(1) 检伤分类：分为轻/中/重伤员，危重伤员送抢救组，及时早期手术救治，挽救伤员生命；中/轻度伤员送医疗组，行早期处置，清创、缝合、进一步固定。

(2) 面部和颈部受伤可能会立即危及生命，且难以处理：需关注ABC优先级。颌面部最常见的气道梗阻部位是舌根部和上咽部。这些患者的典型表现是呼吸受阻，表现为吸气时明显的粗糙鼾声，钝性或穿透性颈部损伤也可导致刺耳的吸气性喘鸣音。无论哪种情况，噪声大的气道都是受损的气道，必须立即处置。

外伤性气道损伤的常见原因包括：血液或分泌物；软组织水肿；舌后坠；骨折导致的自由浮动的“连枷”；下颌骨导致的口咽部塌陷；脱位的牙齿碎片导致的异物梗阻。

解除气道梗阻的方法：取出异物；放置辅助气道装置（鼻咽通气管等）；气管插管；环甲膜切开术或紧急气管切开术。

（3）在气道管理的过程中，须保持头颈部损伤患者的颈椎固定：用直接加压法控制出血，如果直接加压不能控制出血，则须立即进行手术干预，不要盲目夹住颈部血管，尤其是颈动脉窦。对其余损伤（骨折、撕裂伤、眼部损伤等）的完整评估只有在 ABC 被处理后才能进行。

颌面部损伤通常伴有大量出血：面部血管损伤的控制包括轻微出血的简单压迫止血和严重出血的血管结扎。在大规模伤员处置的情况下，头部包扎或气管插管伤员的颞浅动脉和面动脉出血常被忽略，而导致伤员短时间内大量出血，须解除包扎并探查后重新包扎。新的敷料加压包扎和止血纱布包扎可以控制活动性颌面部出血，同时必须控制口内活动性出血，以确保气道安全。小血管结扎应在仔细确认出血血管后进行，避免盲目钳夹出血区域，从而导致面神经或腮腺导管等关键结构的损伤。

（4）解除气道及出血危象后，进行其他伤情处置。

1）软组织损伤的处置：早期清创，组织缺损少的行直接缝合处理，组织缺损较多的行周围瓣修复；对于无法一期缝合的伤口清创后开放，择期二期修复。术后予抗生素使用，预防感染。

2）硬组织损伤的处置：清醒患者，存在咬合错乱的，提示颌骨骨折；对于移位不明显的，行保守治疗；对于存在明显移位的，观察是否影响咬合，咬合无影响可保守治疗；若存在咬合异常，即刻恢复咬合，行牙弓夹板固定、颌间结扎固定、颅颌弹性绷带固定，恢复咬合关系。术后予消肿止痛药物，并使用抗生素，预防感染。

3）牙损伤的处置：① 部分牙体蹦碎未暴露牙神经，清除牙体碎片，择期专科修复；② 部分牙体蹦碎暴露牙神经，清除牙体碎片，止疼药物口服，择期行根管治疗及修复治疗；③ 牙体完全脱出，生理盐水冲洗牙槽突内创口及脱落患牙，将患牙再植入牙槽突内，予牙弓夹板固定，择期行患牙根管治疗和修复治疗。保持口腔内卫生，可予复方替硝唑漱口液漱口。

（5）处置后的伤员转入留观组观察，病情如有变化，及时处置。

（三）三级救治

为医院船和码头医院进行的早期治疗，主要任务是接收和后送伤员，对轻伤员和部分中度伤员进行确定治疗，稳定并转运重度伤员，收容和治疗 1 个月内可康复的伤员。

1. *确切的软组织修复* 对于二级救治场所未能控制的感染伤口，需每天对伤口进行清创冲洗，针对性使用抗生素控制感染，待情况稳定后彻底清创，根据缺损大小，行皮瓣移植术或带蒂肌皮瓣移植术修复缺损。

2. *确切的硬组织修复* 摄片明确骨折部位及程度（平片一般不能取得良好的检查结果，曲面体层片是最好的影像学检查方式，薄层 CT 扫描可以描绘所有下颌骨骨折），根据骨折恢复情况，拆除原牙弓夹板，并行确切的骨折修复，恢复患者咬合关系；对于颌骨粉碎性骨折，先行颌间牵引术，并及时后送行手术治疗。

3. *缺牙的牙损伤修复* ① 对于牙神经暴露的损伤牙，行患牙完备的根管治疗后，根据缺损大小，行修复治疗，恢复牙体功能。② 对于牙神经未暴露的损伤牙，直接修复患牙。③ 对于再植牙，行患牙完备的根管治疗后，行修复治疗。

（四）四级救治

为后方医院和专科医院救治，主要任务是对伤员进行确定治疗，对伤员进行康复锻炼和疗养。包括带血管蒂皮瓣移植术、颌骨骨折切开复位内固定术等。

1. *软组织损伤* 对于三级救治机构未能控制的感染伤口及缺损巨大的伤口，需每天对伤口进行清创冲洗，继续使用抗生素控制感染，情况稳定后彻底刮出肉芽组织，行带蒂皮瓣移植修复缺损。

2. *硬组织损伤* 颌骨 CT 检查，明确骨折部位及程度，对于保守治疗无法恢复咬合关系的骨折及骨性缺损，彻底清创祛除死骨，行腓骨移植及骨折内固定术，解剖复位，并颌间牵引并留观。及早进行功能锻炼，恢复咬合关系。

在四级救治的全程，应严密观测伤员生命体征，若有危及生命的伤情应及时处理。在保证生命体征的情况下，应早期使用抗菌药物预防感染，在有条件的情况下可使用复方替硝唑漱口液保证口腔卫生，以利于后期救治。

（王国栋　陈辰）

第二十四章

舰船外科烧伤及血管损伤的分级救治技术

第一节　舰船外科烧伤救治技术

烧伤是由物理和化学因素作用于体表所造成的皮肤、皮下，以及更深层次组织的损伤，还包括波及眼部、呼吸道和消化道黏膜的损伤。致伤的理化因素以热力烧伤最常见，占各类烧伤的85%～90%，其他致伤的理化因素包括电能、化学物、放射线、光能等，它们直接作用和转化成热能造成组织损伤。

烧伤在军事斗争中是一个"永久的威胁"。不论是在陆地还是海上，烧伤都是战时的常见伤类。舰船的环境特殊，目前一般为全封闭舰艇，舱室狭小，人员密集，通风条件差，管路复杂，非金属材料、油料、弹药等易燃易爆材料多，舱室多，各种燃烧物可产生大量烟雾及多种有毒气体，吸入性损伤的比例较平时大为增加。信息化时代的现代高精尖武器射程远、强度烈度大、精确度高，往往可瞬间造成批量烧伤伤员。受伤后落水概率增加或舰船毁损、被迫弃舰等，合并海水浸泡伤、低体温十分常见，并使病情进一步复杂化。舰船本身医疗条件有限，一旦发生大批量伤员，医疗设备、药物、耗材、医务人员数量均会与救治需求有较大差距，加上一线卫生人员专业水平的限制，往往难以应付。因此，舰船烧伤有其独特的流行病学特点：① 烧伤是海战中的常见伤类，且随着武器性能的提高呈上升趋势；② 烧伤在平时意外事故中也时有发生；③ 舰船烧伤伤员往往呈现为批量出现、救治困难；④ 舰船火灾相关烧伤伤情复杂、治疗难度大。如何利用有限的医疗资源快速分级救治，是战时挽救伤员生命和保留伤处功能的关键。

一、烧伤伤情评估

（一）全身情况评估

评估内容包括止血、气道管理、处理呼吸功能障碍和快速评估循环功能。在评估伤情时，应特别注意暴露、清除可能继续损伤患者的物质，并积极预防低体温。

1. 气道功能评估　应考虑到因爆炸、跌落或接触高压电流的伤员可能发生颈椎损伤。烧伤往往会干扰对其他更严重损伤的评估。且烧伤继发的疼痛以及应用镇痛药物可能干扰颅脑、脊髓损伤的诊断。

2. 呼吸功能评估　在战场烧伤的伤员中，有15%发生吸入性损伤，它常见于广泛的体表烧伤、有密闭性空间损伤史（如建筑物或载具）和面部烧伤的患者，舰船环境多为密闭狭窄空间，一旦发生火灾极易造成吸入性损伤。严重烧伤和吸入性损伤的患者需要进行中心血氧、指脉氧测定、拍摄胸片和测量动脉血气。胸壁全层的环形烧伤会阻碍胸廓进行有效的呼吸运动。在这类患者中，应立即行胸廓环形焦痂切开减张术，作为一种挽救生命的手术以恢复胸廓的呼吸运动。明确诊断下呼吸道吸入性损伤需要依靠纤维支气管镜检查。一氧化碳中毒可引起心脏和神经系统症状。一氧化碳中毒患者需要吸入纯氧至少3小时或直到症状缓解。

3. *循环功能评估*　用缝线或皮肤缝合器固定所有静脉导管和线路；胶带不能黏附在烧伤的皮肤上，环行加压包扎可能导致严重的组织收缩、水肿，并可能导致血管损伤。对于四肢烧伤或水肿的患者，使用袖套手工测量血压可能不准确；因此，应尽可能采用动脉血压监测。

（二）烧伤面积评估

我国多采用中国九分法或手掌估计法。中国九分法计算方法为：成人头面颈部面积为9%，双上肢为18%(2×9%)，躯干为27%(3×9%)，双下肢为46%(5×9%＋1%)。手掌估计法的测量方法为：伤员单手五指并拢后其掌面的面积约为其体表总面积的1%，将创面按照手掌面积衡量计数进行合计，便可以得出烧伤创面的面积。在实际应用中，常将以上两种方法结合使用。

（三）烧伤深度评估

烧伤创面的深度诊断采用三度四分法，即Ⅰ度(first degree)、浅Ⅱ度(superficial second degree)、深Ⅱ度(deep second degree)和Ⅲ度(third degree)。Ⅰ度烧伤仅损伤角质层，生发层健在，所以皮肤的完整性没有破坏，没有创面。由于乳头层毛细血管受热刺激，扩张充血，所以皮肤呈红斑样改变。神经末梢受到热刺激，产生灼痛感。1周内变性的血管神经完全恢复正常。如果损伤到达真皮乳头层，就是浅Ⅱ度烧伤。由于乳头层和生发层的交错连接，因此有部分生发层健在。乳头内毛细血管直接受损伤，有大量渗出，在表皮、真皮间出现大水疱，表皮脱落后，可见创面颜色是红色的。神经末梢直接受损伤，产生剧烈疼痛。2周内依靠残存的生发层上皮细胞增生修复，基本不涉及真皮层的修复，愈合后不形成瘢痕。如果损伤达到真皮网状层，就是深Ⅱ度烧伤。由于乳头内毛细血管坏死，所以渗出少，创面颜色为红白相间。乳头内神经末梢坏死，导致痛觉迟钝。2周后依靠残存的皮肤附件上皮细胞增生修复，在表皮修复前先有真皮的修复，因此愈合后有瘢痕形成。创面越深，残存的皮肤附件上皮细胞越少，愈合速度越慢，瘢痕增生越明显。如果损伤达到脂肪层，就是Ⅲ度烧伤。由于表皮真皮全层坏死，所以创面干燥没有渗出，创面颜色为苍白、焦黄或者碳化。皮肤内神经末梢完全坏死，痛觉消失。创面没有再生的上皮细胞来源，不能自行愈合。

二、舰船烧伤一级救治技术：现场急救(自救互救)

（一）迅速脱离热源

当看到火灾发生或战友被火焰烧伤时，应迅速呼救并报告险情，立即采用灭火器等措施扑灭火焰并将伤员转移至安全位置。如衣物着火时应保持沉着冷静，尽快脱去衣物并避免用双手扑打，不可奔跑呼喊避免火焰燃烧更加强烈或造成火焰吸入呼吸道内，可就地翻滚扑灭火焰。热液烫伤时，应将被热液浸渍的衣物在冷水中冲淋后剪下。

（二）快速科学冷疗

正确且及时的冷疗不仅可以减少创面余热对组织的损伤，防止创面继续加深，还有减轻疼痛的作用。中小面积的四肢烧伤可在自来水下冲淋或者浸入冷水中直至剧痛消失，一般应超过半小时。但对于大面积烧伤者多无法耐受，盲目冷疗也会造成低体温休克贻误抢救时机。当烧伤创面上沾有酸碱性化学物质时不可盲目冲洗，应先轻轻去除创面上的化学物质再用流动水冲洗，以避免化学物质与水结合产生大量热量造成创面进一步恶化。

（三）保持气道通畅

舰船舱室起火时，热力及烟雾易造成吸入性损伤，应密切关注伤员的呼吸情况，及时清除口鼻分泌物，抬高下颌、防止舌后坠，保持呼吸道通畅；鼓励清醒的伤员咳嗽排痰；有呼吸困难者应保持半坐位，有气管痉挛者吸入或注射异丙肾上腺素等支气管扩张剂，以降低气道阻力。如烧伤面积大、面颈部烧伤较严重时，往往需要行预防性气管切开术、环甲膜穿刺术。当出现如下情况时应特别注意：口腔黏膜或鼻腔黏膜苍白、水肿，声嘶、呼吸困难，或头颈部特别是口鼻周围有深度烧伤，并出现呼吸困难，应立即行气管切开，以预防气道水肿而引起窒息，在气管切开前注意保持头高位，避免翻身等体位变动。

（四）建立补液通路

首选建立静脉通路，可采用浅静脉穿刺、深静脉置管或静脉切开等方法建立静脉通路，为后续进行复苏做好准备。中、重度及以上烧伤一般应留置导尿管观察每小时尿量，如伤员出现尿液颜色深甚至呈酱油色(血红蛋白尿)，需及时加大补液速度。对于轻度烧伤，补液可口服烧伤饮料(氯化钠 3 g，碳酸氢钠 1.5 g，苯巴比妥钠 0.05 g，糖适量，溶于 1 000 mL 水中)或其他含盐饮料。

(五) 保护受伤部位

创面若有大水疱形成，可用注射器将水疱液抽出，根据致伤原因一般建议保留水疱皮，处理之后现场可用敷料或者干净的布类保护，或简单包扎后送医院处理。切忌用龙胆紫等有色药物涂抹，影响创面深度的判断。勿用含乙醇的液体消毒创面，容易损伤正常组织而加深创面。若舰船在外航行，可用单层碘伏、氯己定纱布覆盖创面后，无菌敷料包扎，若伤员无法及时后送，创面应定期换药，早期一般每天换药，最外层敷料渗湿后需及时更换。

(六) 预防细菌感染

首选 250 IU 破伤风人免疫球蛋白肌内注射，无免疫球蛋白的情况下可肌内注射破伤风抗毒素 1 500 IU 预防破伤风，后者在注射前需皮试。中小面积烧伤伤员可口服抗生素预防感染，大面积烧伤者应静脉输注广谱抗生素治疗。

三、舰船烧伤二级救治技术：早期医疗救援

(一) 液体复苏

伤员烧伤面积超过 15%总体表面积(TBSA)可出现低血容量性休克，其原因为烧伤发生后血管通透性改变，大量血浆从血管内渗透到组织间隙，造成血容量不足，又称为“白色出血”，进而导致伤员发生休克。

复苏常用液体为晶体液、胶体液、水分(葡萄糖注射液)，目前全国通用的补液公式为：伤后第一个 24 小时补液总量=1.5 mL×Ⅱ度以上烧伤面积(%)×体重(kg)+2 000 mL，其中晶胶比为 1∶0.5。2 000 mL 为基础水分量，前 8 小时补总量的 50%，后 16 小时补总量的 50%。伤后第二个 24 小时晶体和胶体液补充量减半，基础水分不变。

举例：舰员，男性，30 岁，体重为 60 kg，因火焰烧伤全身多处，面积达 50%TBSA，伤后 1 小时送达救治组，一般情况尚可，请拟定该伤员第 1 个 24 小时液体复苏方案。

答案：第一个 24 小时预计补液量为：1.5×60×50+2 000=6 500 mL，其中晶胶体为 4 500 mL，水分为 2 000 mL，第 1 个 8 小时输注 3 250 mL，其余于后 16 小时内输完。常用的复苏液体包括乳酸林格液、血浆、白蛋白或其他胶体液。如果无乳酸林格液可用，可考虑使用其他晶体液，如生理盐水等。对于较严重的烧伤伤员(一般为烧伤面积>50% TBSA)，在伤后 8～12 小时可考虑输注以血浆为主的胶体液。

(二) 补液中的观察指标

尿量适宜，成人尿量应维持在 30～50 mL/h；精神状态良好，神志清楚，能够安静配合补液，如出现伤员烦躁不安，甚至出现精神症状，多为血容量不足、脑缺氧所致，需加快补液速度；维持收缩压在 90 mmHg 以上，脉压差在 20 mmHg 以上，心率在 100 次/分左右；保持呼吸平稳，排除患者疼痛等原因，一般应保持伤员呼吸平稳，条件允许的情况下可测定中心静脉压，以辅助判断血容量情况。整个复苏过程中应避免过度补液，以免导致水肿相关的并发症如骨筋膜室综合征或肺水肿。利尿剂很少用于烧伤休克的治疗，除非容量充足、循环稳定情况下，尿色较深时，可尝试应用小剂量利尿剂。应激性血糖升高是重度烧伤后的常见症状，注意监测血糖，必要时注射胰岛素治疗高血糖。

(三) 吸入性损伤的初步判断与处理

吸入性损伤时，由于喉头水肿变窄出现呼吸困难，严重时可能随时造成窒息威胁伤员生命。吸入性损伤的临床表现头面部烧伤，口鼻周围为甚，出现鼻毛烧焦，口腔黏膜充血水肿，声音嘶哑、咳嗽、炭质痰或呼吸困难。有条件者可进行纤维支气管镜检查，明确诊断有无吸入性损伤。对可能有持续性吸入性损伤的患者应密切监测，如仅有轻微症状则无须插管。有症状的吸入性损伤患者在转运前应先行插管。经插管处理的伤员也有发生气道阻塞的危险，其原因可能是由气管内导管堵塞造成的，如果伤员呼吸状态发生急性改变应考虑此种可能。气管导管一定要用布带妥善固定牢靠。面部烧伤或其他面部外伤的患者应考虑用不锈钢丝将气管导管固定在

前磨牙上。及时且充分的氧疗是治疗吸入性损伤伤员的关键，机械通气治疗中应采取有效措施防止肺部感染。

（四）电击伤

高压电击伤（>1 000 V）会引起肌肉损伤，其面积和程度往往比肉眼可见的体表皮肤损伤大得多。需快速检查伤员四肢是否有骨筋膜室综合征，必要时紧急行筋膜切开术。电击伤也可能导致肌红蛋白尿，必须调整液体复苏以防止肾损伤。肌红蛋白尿可通过尿液呈棕红色来诊断，试纸血检呈阳性，但显微镜下红细胞数量很少。血肌酸激酶（creatine kinase，CK）水平升高，>5 000 IU/L 可帮助预测肌红蛋白尿的严重程度。增加每小时晶体液的输入量，直到尿量达到 100 mL/小时。如果在 3～4 小时内，增加补液仍不能逐步清除色素尿，则可将 12.5 g 甘露醇加至每升晶体液中一起输注。应用碳酸氢钠碱化尿液也可起到作用。清创祛除失活的肌肉是持续性肌红蛋白尿的最终治疗方法。

高钾血症是横纹肌溶解所引发的，必须仔细评估并使用葡萄糖酸钙、胰岛素和葡萄糖进行治疗。处理这类伤员首先要考虑深部肌肉损伤，其可进一步导致横纹肌溶解、高钾血症、急性肾功能不全和骨筋膜室综合征等一系列急症。通常需要对伤员进行心脏功能监测、积极的液体复苏治疗和调节电解质平衡，必要时急行筋膜切开术和清创术。

（五）磷烧伤

磷烧伤引起的皮肤损伤大多是由衣物着火引起的，一般按常规烧伤处理。磷是类似金属样的碎片，一旦与空气接触就会着火，可能会进入软组织。对接触磷颗粒的烧伤伤员的急救处理包括用大量清水冲洗和生理盐水敷料覆盖创面，并时刻保持创面湿润。白磷烧伤可导致严重的低钙血症和高磷血症。检查心电图 QT 间期是否延长。静脉输注钙剂并密切监测患者情况。应进行急诊手术清除可识别的磷颗粒；伍德灯可以用来帮助定位磷颗粒。术后在创面上大量外敷抗菌烧伤膏。

四、舰船烧伤三级救治技术：早期救治

（一）烧伤严重程度评估

1. *轻度烧伤* Ⅱ度烧伤面积<10%TBSA。

2. *中度烧伤* Ⅱ、Ⅲ度烧伤面积为 11%～30%TBSA，或Ⅲ度<10%TBSA。

3. *重度烧伤* Ⅱ、Ⅲ度烧伤面积为 31%～50%TBSA，或Ⅲ度烧伤面积在 11%～20%TBSA；或烧伤面积不足，但有下列情况之一者：① 已有休克或中毒；② 复合伤；③ 中、重度吸入性损伤等。

4. *特重度烧伤* Ⅱ、Ⅲ度烧伤面积>51%TBSA，或Ⅲ度烧伤面积>21%TBSA。

（二）第二次全身情况评估

进行彻底的从头到脚的第二次体格检查，寻找除烧伤外的其他损伤，包括骨折、关节脱位、角膜擦伤和鼓膜破裂。针对角膜撕裂伤和眼球外伤的眼科检查应在液体复苏造成组织水肿前尽早进行，以免影响诊断的准确性。如果存在腹腔外伤的可能，必要时可行诊断性腹腔穿刺。

（三）监护要点

对于烧伤面积 20%TBSA 或以上的伤员，需转入 ICU 接受监护，建立两条静脉通道、留置导尿管、持续心电监测、指脉氧饱和度监测、核心体温监测和放置经鼻胃管。生命体征和液体出入量应每小时准确记录在护理文书上。由于潜在的胃肠道梗阻可能，胃肠减压对于所有烧伤面积超过 20%TBSA 的患者都是必要的。放置导尿管是复苏过程的一个重要部分。阴茎烧伤不是导尿的禁忌证。对阴茎焦痂进行清创时可使用少量的止血剂，以便于导尿管的放置。一般的烧伤伤员均无须行耻骨上膀胱造瘘。

（四）烧伤创面处理

1. *防感染* 烧伤创面本身不会立即危及生命，然而，及时、合理的创面处理可减少感染的风险，感染仍然是烧伤伤员的主要并发症。烧伤创面的早期处理应在清洁、温暖的环境中进行，并给予适当的镇静和镇痛。

2. *创面面积和深度评估* 再次评估创面面积和深度，尤其是四肢环形创面，应评估其张力大小及张力进一步增大的可能，对肢体末梢循环的影响等，必要时行环形焦痂切开减张术。

3. *进行伤口处理时需要适当的控制疼痛* 小剂量、间歇注射吗啡或芬太尼对基础疼痛控制较为有效。

4. *针对小面积的烧伤创面* 一般不建议预防

性使用抗菌药物。如果创面面积较大、污染较重，或伤员合并其他外伤，如开放性骨折、面部外伤或腹腔内损伤等，应静脉输注抗菌药物。

5. *创面处理基本原则* 为简单清创，避免复杂、彻底的清创对创面本身的影响及加重全身应激反应甚至休克。在简单清洁皮肤后，根据创面深度选择适合的覆盖物保护、包扎创面，视创面渗出、感染情况，及时更换覆盖物。

6. *Ⅱ度创面的处理* 基本原则为预防感染、防止创面加深。由于医疗资源的限制，以无刺激性的抗菌溶液如氯己定、碘伏溶液湿敷创面后，以凡士林纱布外加数层无菌纱布包扎。如条件许可，可选用具有吸收渗液、保湿的敷料如银离子泡沫敷料、水凝胶等覆盖。

7. *Ⅲ度创面的处理* 战时医疗环境恶劣、潮湿，中途转运不确定因素多、时间长，为避免创面潮湿、溶解，导致严重感染。建议以碘伏纱布覆盖，较薄的无菌纱布包扎，适当外用烤灯，防止创面潮湿。或者以磺胺嘧啶银粉剂的混悬液外涂创面、暴露，保持创面干燥。如需长途转运时，再以较厚的无菌纱布包扎，防止转动途中污染、损伤创面。

8. *面颈部、外阴部创面的处理* 以暴露为主，可外用生长因子或其他烧伤外用制剂。

9. *清创* 是防止局部感染保护修复的重要措施，要遵循外科清创原则。重伤员，要先静脉补液、复苏，在全身情况稳定的前体下再清创。方法为：清洗创周皮肤，剃尽毛发。以不含乙醇的消毒液如稀释碘伏、氯己定清洗创面，去除污物、碎衣片和游离表皮。完整表皮可底位引流。深Ⅱ度和Ⅲ度创面上的腐皮应尽量去除。清创时操作应轻柔，可用药物镇静止痛，应尽量避免使用麻醉。不能用乙醇、碘酒等药物消毒创面。

10. *局部处理方法* 包扎疗法，目的是隔绝、保暖、固定、制动和引流。适应证：肢体烧伤、保暖条件差的寒冷季节、烦躁不安和需要转运的伤员。方法为：内层敷料仅放一层，紧贴创面；外层敷料要求吸水性好、平整并达到一定厚度(3～5 cm)，超出创缘 5～6 cm，包扎从肢体远端开始，适当均匀加压。肢端如无烧伤，应予暴露。暴露疗法的目的是通过创面敞开暴露于温暖、干燥的空气中，使创面迅速干燥，结成一层干痂，从而减少细菌生长繁殖与入侵。适应证：头颈部、会阴部创面、深度大面积污染重的创面、有铜绿假单胞菌和霉菌感染的创面及炎热夏季不适于包扎的创面。方法：清创后，躺于干净或消毒的床单或面垫上，使创面直接暴露于温暖、干燥的空气中，不盖东西，室温为 32℃，相对湿度为 30%～40%，为防受压部位潮湿，要定时翻身。半暴露疗法目的是减轻感染，保护创面，促进愈合。适应证：为包扎和暴露的中间过渡疗法，常用于Ⅱ度创面。如深Ⅱ度坏死组织脱落后较清洁的创面、不宜包扎部位的Ⅱ度创面如面部、臀部和会阴部。方法：用单层油纱布或浸以抗菌药物的纱布或其他生物敷料贴于创面，大小和创面一样紧贴创面，如有积液应及时更换。

11. *应用银离子敷料* 烧伤创面可以用柔韧的银离子敷料包扎，它通过释放银离子能够有效抗菌。银离子敷料需要微潮湿的环境来保持抗菌效力，可在外层应用一层无菌纱布包裹，并用生理盐水润湿，以保持潮湿的环境。避免纱布含水量过多导致低体温。银离子敷料可以保留较长时间(72 小时)，这保证了伤员转运时创面能够获得良好的保护。

12. *应用抗菌溶液或烧伤药膏* 可配制 5%的磺胺米隆溶液，用于湿润无菌纱布，包扎或覆盖在烧伤创面上。大约每 8 小时在敷料上涂抹 5%的磺胺米隆溶液，以保持敷料的湿润。可使用 1%磺胺嘧啶银和(或)8.5%磺胺米隆烧伤膏，外用时将其厚厚的敷在烧伤创面上，并用无菌纱布包裹。400 g 的药膏能够用于 20%TBSA 烧伤创面的处理。在创面有活动性渗液期间，应在烧伤部位下方放置较厚的敷料以吸收渗出物，有益于创面愈合。在暴露部位的烧伤创面上尽可能频繁地外用烧伤膏，以保证创面的及时覆盖。

(五) 烧伤相关感染的处理

烧伤伤员合并角膜烧伤可导致全层溃疡和失明，需要抗生素软膏积极治疗，最好每 4 小时使用庆大霉素或左氧氟沙星眼膏，每 4 小时交替使用红霉素眼膏。耳部烧伤易患软骨炎。避免将管路固定在耳廓上，在耳廓烧伤部位使用磺胺米隆软膏，能更好地使药物渗入软骨，防止感染。

烧伤创面周围可进展为无菌性化学蜂窝织炎，

创面边缘周围约 1 cm 范围可见红斑样皮损。超出此边缘的红斑,加上其他临床感染的证据,可能代表革兰阳性菌蜂窝织炎(乙型溶血性链球菌或葡萄球菌)。可考虑早期应用万古霉素。静脉使用药物敏感抗生素治疗。

侵袭性革兰阴性菌引起烧伤创面感染的先兆是烧伤创面颜色发生显著变化,以及症状体征上出现类似败血症的表现。推荐使用氨基糖苷类和碳青霉烯类抗生素治疗。创面外用磺胺米隆膏每天 2 次,并在可能的情况下尽快后送。如无法后送,则行手术切除感染坏死组织直至筋膜层。

(六) 四肢烧伤的处理

对于四肢全层环形烧伤形成焦痂的伤员,其肢体水肿不断加剧,可逐渐压迫静脉回流,并最终使动脉灌注受阻。在复苏过程中必须每小时评估肢体的循环情况。处理要点为:患肢提高,每小时锻炼患肢 1 次,每小时评估脉搏和神经支配状况,在有指征的情况下行焦痂切开减张术。

多普勒超声听到动脉血流逐渐减少是行焦痂切开减张术的主要指征。对于烧伤引起水肿的四肢,脉搏可能难以触诊。在没有多普勒超声血流仪的情况下,如果临床条件允许,未扪及脉搏可作为行焦痂切开减张术的指征。需要行焦痂切开减张术的伤员通常会出现肢体紧绷感和水肿。他们有加重为进行性神经功能障碍的可能,如持续性深部组织疼痛或感觉异常和(或)远端发绀。在进行长时间转运之前,可考虑行预防性焦痂切开减张术。注意手掌动脉弓多普勒信号的缺失,即使在能确切触诊到尺桡动脉搏动的情况下,也是行手背焦痂切开术的指征,应在第 2 和第 4 掌骨上行焦痂切开术。对于一些患者也可能需要行手指焦痂切开术。在行焦痂切开术后,记录恢复正常的脉搏并持续监测。如果手术仍不能使脉搏恢复,需重新评估切口的深度和范围,并寻找其他导致灌注不良的原因。焦痂切开术后用烧伤膏覆盖创面,包括焦痂切开术的切口。患者可能仍会进展为骨筋膜室综合征,需行筋膜切开术。合并骨折的伤员最好采用外固定架治疗,以便暴露烧伤部位和局部应用抗菌药物。如果使用石膏,应设计双瓣石膏,以便于护理伤口及根据肢体水肿情况调节石膏松紧。

五、舰船烧伤四级救治技术:专科救治与康复治疗(确定性治疗和康复治疗)

(一) 积极抗休克,防治烧伤并发症

休克平稳后,尽早清创,积极处理创面,定期和根据病情做创面细菌培养和血培养,及时调整抗生素治疗。对躯干环行烧伤,有条件时应卧翻身床,定时翻身。专科医院和后方医院可使用气垫床或悬浮床。

(二) 深度烧伤创面处理

有计划对深度烧伤创面行削痂术或切痂植皮术(自体供皮区缺少时用异体皮、异种皮或人工皮、微粒自体皮),争取在短期内封闭或缩小创面,注意恢复功能和外貌。对感染的深度烧伤创面可根据情况做切痂、削痂或蚕食脱痂,以异体皮、自体皮、异种皮或人工皮覆盖。对于Ⅱ度创面,以保守治疗为主,加强换药,预防创面感染,并维护创面局部适宜的湿润状态,脱除坏死组织,促进创面愈合。对于Ⅲ度创面,尽早行切、削痂后自体断层皮片移植修复创面。

(三) 手烧伤包扎

要注意把手指分开,维持腕背屈、拇指对掌、掌指关节屈曲、手指伸直的位置。手背严重烧伤,经切痂或削痂并大张自体皮片移植后,包扎时仍应维持于抗爪形手位。

(四) 合并骨折的伤员

最好采用外固定架治疗,以便暴露烧伤部位和局部应用抗菌药物。如果使用石膏,应设计双瓣石膏,以便伤口护理及根据肢体水肿情况调节石膏松紧。

(五) 提高机体抵抗力

加强营养(静脉或鼻饲)和支持疗法,提高伤员机体抵抗力,需要时输血或其他血液制品。

(六) 功能锻炼与康复

贯穿于休克期后全治疗过程。四肢因烧伤后长时间包扎、固定,且组织间隙水肿,后期瘢痕增生挛缩,易导致四肢尤其是小关节的功能障碍,应加强四肢被动、主动功能锻炼,综合防治瘢痕增生、挛缩。此外,治疗过程中,应注意脏器功能(如胃肠道功能、呼吸功能、循环功能)和心理的康复,尽早促进家庭和社会回归,提高生存质量。应尽早进行自动或被动运动,也可做局部或全身浸浴等,维护伤部关节的

功能。深度烧伤愈合后，宜用弹性绷带压迫瘢痕。

（七）其他注意事项

1. *烧伤后24～48小时* 患者会出现高代谢状态，伴高热、心动过速、高分解代谢。这些变化与烧伤面积大小成正比，可能很难与早期脓毒症区分开来。

2. *严重烧伤治疗的早期阶段* 静脉应用药物以预防应激性溃疡是至关重要的。一旦患者血流动力学稳定，一般在烧伤后24小时实施早期肠内营养。

3. *呼吸道护理* 声门下吸入性损伤后不久，患者可出现由纤维渗出物、血液、黏液和碎片组成的气道管型。吸入肝素钠，剂量为10 000单位，应每6小时雾化给药，以防止管型的形成，并有助于防止出现可能危及生命的气道梗阻。声门下吸入性损伤的持续时间可能长于有明显临床症状的时间，在充分评估气道后必须谨慎拔管。

4. *重度以上烧伤的患者* 有腹腔间隔室综合征的风险，最好在烧伤后的24小时内保持灌注量<250 mL/kg。

（结祥）

第二节 舰船外科血管损伤救治技术

一、概述

海战伤所导致的血管创伤，伤情特点和救治原则与野战伤大致相同，火器伤、烧伤、冲击伤、复合伤、挤压伤、穿透伤等在海战中均可见到，并均可伤及大血管及周围血管。血管创伤主要包括除脑部血管和心脏以外的胸腹部大血管，以及包括颈部动静脉、髂部动静脉和四肢动静脉血管为主的周围血管创伤。在战时，血管创伤主要由炮弹爆炸或枪弹引起。但海战伤伤情及其处理（包括后送）与野战伤有很大不同，如在渡海登岛作战，战役时间跨度大，作战海域广阔，存在长距离航渡，战场险恶，寻找和接近伤员困难，同时伤员集中，流量大，后送率高，舰船救护力量不足，尤其是救护条件有限，救治技术薄弱，加之船体颠簸、摆动，影响救护时手术的操作准确性、时效性，使船上救护难度增加，救助效率低。

现代战争，血管创伤的发生率为12%。其中四肢血管占血管创伤的70%～80%，颈部创伤10%～15%，胸腹大血管创伤5%～10%。胸腹大血管的创伤都是致命性的，由于伤情重、变化快，常在后送前死亡；其余血管创伤中，有超过20%的战创伤无法返回原战斗岗位。

因此，尽早明确诊断，采取积极有效的急救措施和及时迅速准确的外科干预，可以有效提升伤员的救治成功率，出色的外科技术团队和科学的围手术期管理能挽救更多的生命。因此，提高海战大血管和外周血管创伤的救治水平，认真探讨其病理病因，熟练掌握现代诊断和急救方法，认识其诊治特点，对提高诊断率和治愈率具有非常重要的意义。随着医学科学的进步，通信和多层次交通的发展，更多伤情危重的伤员可以在到达医院后获得救治。

二、血管创伤的损伤特点

在海战中，由于其复杂性，可能出现的各种伤情包括：① 低速投射物/碎片对其路径上的血管造成的直接穿透伤；② 高速弹射伤由于动能较大，往往造成血管和软组织创伤范围更广，高速或低速抛射/破片可能与冲击伤、烧伤或钝性创伤机制有关；③ 钝性创伤类型包括横跨骨隆突部的血管拉伸或压迫，这些创伤可能导致动脉夹层、血栓形成、假性动脉瘤或破裂，钝性创伤模式最常见是由机动车碰撞和跌倒造成的，其次的致伤原因是冲击伤；④ 在高强度战斗之外，通常由于膝关节后脱位继发腘动脉创伤等。

三、血管创伤的发生机制

（一）胸、腹主动脉破裂

主动脉破裂多发生在乘车、乘船时的坠落伤、挤压伤和物体倒塌致伤者。Mason报道空难中主动脉破裂发生率高达43%。主动脉破裂可能是多种因素共同作用的结果，包括撕裂、扭曲、拉伸和静水压力等。当海上作战中发生碰撞时，胸部撞到钢柱上，胸骨和腹部的挤压力使纵隔上移。当胸部受到挤压时，心脏被挤在胸骨和脊柱之间，迫使血流从心脏进入大动脉，大动脉和肺动脉干内血压陡然升高。另外，海上作战中发生碰撞时，腹部受压，大动脉突然在横膈位置受压堵塞，产生明显的压力脉冲，这样一种脉冲波在主动脉弓处明显增强，其可能是导致局部有更高压力的原因。突然血流阻塞可使心脏移位，主动脉弓上移，降主动脉处于一种扭曲和张力负荷状态，进而发生撕裂。

(二) 主动脉弓部创伤

主动脉弓创伤多发生于穿透胸部伤，亦可见复合伤。除胸部穿透伤致伤物直接穿透主动脉弓外，暴力撞击和挤压上胸部或前颈部，致升主动脉和以上血管向后移动，因主动脉弓及其分支近端固定不动或移动很小，引起主动脉弓和其分支连接处撕裂。

(三) 周围血管创伤

海战时血管创伤的原因多种多样，可以是枪弹伤、火器伤、挤压伤或爆震伤等，因而分类也不一致。按作用力情况可分为直接创伤和间接创伤，按致伤因素可为锐性创伤和钝性创伤，按创伤血管的连续性可分为完全断裂、部分断裂和血管挫伤，按血管创伤程度可分为轻、中、重型创伤。根据血管的创伤特点，又可分为 5 类：① 血管完全横向断裂伤；② 非完全横向断裂伤；③ 侧面和穿刺伤；④ 切线伤及挫伤而未伤及内膜；⑤ 大面积血管伤。

四、血管创伤的病理生理特点

在血管创伤中，作用力不同，其血管创伤情况也各异。血管创伤不同程度的病理改变致使其临床表现和预后也不相同。一般说来，锐性创伤可造成血管的完全断裂或部分断裂，以出血为主。钝性创伤可造成血管内膜、中膜不同程度的创伤，形成血栓，以阻塞性改变为主。

(一) 血管痉挛

血管痉挛多由钝性暴力或高速子弹(600 m/s)冲击引起，导致交感神经网受到刺激，造成血管平滑肌收缩，发生长时间的节段性动脉痉挛。如果侧支循环不充分，亦可造成肢体缺血坏死。

(二) 血管内膜挫伤或断裂

根据钝性暴力大小程度，可出现不同程度的血管壁层挫伤。轻度者可出现局限性内膜挫伤，逐步伴发血栓形成；中度或重度者可出现内膜撕裂、壁层血肿及内膜中层断裂，以致发生内膜卷曲形成动脉瘤，使远端组织严重缺血。

(三) 血管部分断裂

多为锐器由血管外壁刺入造成血管部分断裂。其病理改变与完全断裂不同，部分断裂的动脉不能完全回缩入周围组织，且动脉的回缩扩大了裂口，主要特征是血管伤口发生持续性或反复性出血。如果有通向体外或体腔的直接通路，可发生严重大出血，短时间内即可危及生命。出血自动停止的可能性小或短时间停止后发生再出血，有时卷曲的内膜片可导致局部血栓形成，覆盖裂口处，又由于其他动脉壁保持完整性，故有约 20%远端脉搏可持续存在，因此存在掩盖伤情风险。

(四) 血管完全断裂

因完全断裂的血管自身回缩或回缩入周围组织，且断裂的内膜内翻致血栓形成，通常出血量较少，但可因血供中断发生四肢、内脏缺血，引起四肢和脏器坏死。

(五) 外伤性假性动脉瘤形成

动脉部分断裂后，裂口周围形成血肿，血肿机化后通过中央裂孔，血管腔仍与血肿腔沟通，血液反复冲击导致血肿腔瘤样扩张。动脉瘤的外层为机化的纤维组织、内层为机化血栓，瘤壁不含正常三层结构，既可随时破裂，又可有血栓不断脱落，造成远端栓塞、缺血性改变。

(六) 动静脉瘘形成

静脉和动脉同时伴有创伤，通过血肿腔，动脉血流即向低压的静脉流去，形成外伤性动静脉瘘。如不及时处理可造成远端组织缺血或肿胀，严重者由于回心血量过大，可导致心力衰竭。

五、血管创伤的临床表现

出血、休克、伤口血肿或远端肢体缺血为血管创伤的早期临床表现，病情危重。病变后期主要为外伤性动脉瘤和动静脉瘘。如合并其他脏器或组织创伤，还将出现相应的症状。

（一）出血

锐性血管创伤一般在受伤时有明显的伤口出血。急速的搏动性鲜红色出血是动脉出血，而持续的暗红色出血是静脉出血。应该注意，血栓阻塞断裂的血管可暂时停止出血，但血栓被动脉压力冲掉或被外界力量冲掉便可导致再次大出血。

（二）休克

由于出血、创伤及疼痛，患者可发生不同程度的创伤性或失血性休克。开放性创伤可粗略估计出血量，闭合性创伤则很难估计其出血量。大血管的完全断裂或部分断裂常使患者死于现场，少数患者因凝血块的堵塞才有机会得到救治。

（三）血肿

血管创伤出血的途径除流向体表或体腔外，还可以流向组织间隙形成血肿。血肿的特点为张力大、局部坚实且边缘不清。血肿与血管壁裂孔相沟通形成交通性血肿，该血肿具有膨胀性和搏动性，这是诊断钝性血管创伤的局部重要体征。

（四）组织缺血表现

肢体动脉断裂或内膜创伤所致的血栓可使肢体远端发生明显的缺血现象，即所谓的“5P”表现：① 动脉搏动减弱或消失；② 远端肢体缺血疼痛；③ 皮肤血流减少发生苍白；④ 皮温降低；⑤ 肢体感觉神经缺血而出现感觉麻木，肢体运动神经失去功能出现肌肉麻痹。应该注意，约有 20%的动脉创伤患者仍可以摸到脉搏，这是因为创伤血块堵塞裂口可保持血流的连续性，又因为脉搏波是一种压力波，其波速可达 10 m/s，故可越过血管内膜、局限的新鲜血块经侧支循环传向远端。

（五）震颤和杂音

当受伤部位出现交通性血肿及动脉创伤部位有狭窄者，听诊可闻及收缩期杂音。触诊时感到震颤。在外伤性动静脉瘘时可闻及血流来回性连续性杂音。

（六）合并脏器或神经组织损伤症状

当血管创伤合并其他脏器（如肺、肝、脑、肾等）或神经组织损伤时，出现的症状是多种多样的。应该指出，肢体神经的创伤与缺血引起的感觉障碍有所不同，前者按神经支配的区域分布，而后者神经麻木的感觉范围则呈袖套或袜套式分布。

六、血管创伤的辅助检查

（一）多普勒超声

使用多普勒超声可以完成对创伤的识别。最常见的是用踝肱指数（ankle brachial index，ABI）来评估隐性血管创伤，这种测量是通过测量受伤肢体的血压袖带放气时多普勒信号反映的压力来完成的。该指数是通过将该数字除以未受伤肢体的相同测量值来实现的。例如，ABI 将受伤肢体的压力与未受伤的上肢的压力相除。如果 ABI>0.9，则血管创伤的可能性低；如果 ABI<0.9，则需要进一步行数字减影血管造影（digital subtraction angiography，DSA）或计算机断层扫描血管造影（computed tomography angiography，CTA）。

（二）DSA/CTA

当怀疑有血管创伤时，需要使用 DSA 或 CTA 进行后续研究。DSA 是血管检查的“金标准”，然而属于有创操作，技术要求高。CTA 随着技术的进步，临床上基本可以达到 CTA 的成像效果，但会在存在金属弹片干扰的情况下出现伪影而影响评估准确度，且伴有休克和低温症状的年轻士兵肢体血管收缩可能导致假阳性结果。以上两种检查手段对硬件和环境要求很高，基本在三级至四级救治机构才有条件开展，因此在转运伤员的过程中，连续的血管超声检查是必不可少的。

七、血管创伤的临床诊断

单纯急性血管创伤根据致伤暴力、伤及部位、伤口急性出血及肢体远端缺血性改变、远端动脉搏动消失或肢体肿胀、发绀等临床表现，诊断并不困难。但在伴有合并创伤或钝性伤造成动脉内膜挫伤，肢体缺血症状不明显时，有时会被合并伤症状遮盖，未能及时血管探查。所以在处理复杂性创伤时，要警惕血管创伤存在的可能性和熟悉血管创伤的临床特点，一般在出现下列情况时，应疑有血管创伤并应做血管探查：① 喷射状或搏动性反复出血者；② 巨大或进行性增大的血肿，如搏动性血肿等；③ 不明原因的休克；④ 钝性创伤后有远端的血供障碍，疑有动脉内膜挫伤继发血栓者；⑤ 沿血管行径及其邻近部位的骨折和大关节创伤，并有远端血供障碍者。

(一) 直接体征(hard signs)

(1) 活动性出血和广泛渗血。

(2) 搏动和震颤。

(3) 局部缺血：复苏后肢体超声信号的缺失和相关骨折的减少。

直接体征需要在手术室探查。其他诊断检查(如CTA或DSA)往往在海战条件下受限，这些检查耗时较长且难以第一时间完成。

(二) 间接体征(soft signs)

(1) 沿血管走行及其邻近部位的骨折和大关节(如膝关节脱位)创伤：邻近神经损伤、出血史、不明原因巨大血肿或可触及的搏动(如搏动性血肿)等。

(2) 不明原因的休克：钝性创伤后有远端的血供障碍，疑有动脉内膜挫伤继发血栓者，远端血供障碍者。

(3) 血管超声提示出血。

对于血管创伤的间接体征，CTA或DSA可作为下一步辅助检查手段。

(三) 四肢受伤指数

(1) 可使用手动血压袖带或血管多普勒超声计算。

(2) 受伤肢体动脉超声测得的压力作为分子。

(3) 未受伤肢体动脉超声测得的压力作为分母。

(4) 肢体创伤指数>0.90是正常的，对于排除无症状的四肢血管创伤有较高特异性。

八、血管创伤的救治

海战时出现急性血管创伤的治疗原则首先是止血、补充血容量、抗休克以挽救生命，然后是正确修复血管创伤以保证组织恢复正常的灌注来挽救肢体。总的来说，与血管创伤有关的治疗因素包括：① 伤后距手术时间，急性血管创伤应尽量在6小时内进行血管修复重建术，超过24小时后修复者，截肢率达80%；② 血管修复方法的选择，根据创伤情况，创伤部位及患者的全身情况选择合适的血管修复方法是手术成功的关键；③ 受损血管及软组织的彻底清创，血管重建成功的另一关键在于彻底清创，一般血管断裂的两端各切除0.5～1 cm，才能达到血管的彻底清创，否则术后易形成血栓，在血管修复之后，应将健康的肌肉组织或腹膜及大网膜覆盖于修复的血管上予以保护；④ 合并伤的合理处理，对于合并伤与血管创伤的先后处理的问题，以首先处理危及生命或影响重要器官功能的创伤为原则，争取早期修复神经创伤。总之，在血管创伤的治疗上应把握急救措施、手术方法和术后处理三个方面。

(一) 急救措施

1. 首先应保证气道通畅　自身气道条件不能满足时，有条件下尽量采用机械通气。

2. 迅速建立安全可靠的输液通路　当颈部或四肢血管受到创伤时，应避免建立同侧的输液通路。当合并腹部创伤、髂血管或腔静脉创伤的情况下，应建立上肢输液通路。

3. 伤口止血应根据外伤情况而定　首先应考虑血管裂口直接压迫，其次为间接近端动脉压迫止血。如能显露创伤血管，采用无创伤血管钳钳夹血管止血最为理想。用气囊导管充气扩张，血管腔内近心端阻断止血的办法较先进，应争取逐渐推广。

4. 近年来对术前积极输液抗休克做法的质疑　有研究表明，对开放性血管创伤患者术前大量输液并没有使其生存率提高，反而可导致稀释性凝血功能障碍、ARDS等并发症的发生，而且单纯的抗休克治疗延误了手术时机，使出血率和伤死率增高。因此，及时手术是抗休克的重要组成部分，低血压只是一种保护性机制，血压指标并不是复苏过程中监测的理想指标，尿量和神志状态可能更为重要。

(二) 手术方法

1. 血管结扎术　主要用于静脉或非主要动脉，结扎后不产生远端组织坏死情况。当患者情况不稳定无法行血管重建术时，为挽救生命，也可行血管结扎术。

2. 血管修复与重建术　一般常用的方法有5种，需根据创伤情况、血管口径大小、创伤部位和创伤情况而定。① 侧壁缝合法：应根据血管伤口的具体情况决定缝合方式，原则是缝合后不能出现血管狭窄。② 补片缝合法：需将血管壁的缺损修剪整齐，取自体静脉片或人工血管补片缝合于血管缺损处。③ 端端缝合法：口径较大的大中血管可行端端缝合。④ 自体血管或人工血管间置移植法：血管损毁长度较长，端端吻合张力大或不能行端端吻合时，可将一段游离血管移植在创伤的血管上。血管移植物首选自体大隐静脉，其次为聚四氟乙烯(polytetrafluoroethylene，PTFE)人工血管。⑤ 自体血管或人工血管旁路移植法：当动脉血管创伤严重或伴有局部组织严重毁损，可先结扎远近端的动脉，将一段游离的血管移植跨过创伤区与该创伤动脉的近端和远端行端侧吻合。

3. *血管腔内技术* 在某些情况下，血管创伤部位不便开放手术直接显露，或巨大的血肿和假性动脉瘤使解剖结构不清，或动静脉瘘产生静脉高压时，血管修补术变得十分困难。而血管腔内技术可从远端部位进入创伤处进行治疗，不必对创伤部位直接显露，从而可降低死亡率，这些优点使腔内技术越来越广泛施行。目前血管腔内技术对血管创伤的治疗包括栓塞性弹簧圈的应用和腔内覆膜支架的应用，其中后者几乎可用于身体各部位各种类型的创伤，该技术正在蓬勃发展。

(三) 术后处理

(1) 首先应注意患者全身情况，重危患者应在重症监护治疗病房进行监护治疗，严密监测患者的呼吸、循环系统、肝肾和胃肠道功能，特别应该注意防治呼吸窘迫综合征(ARDS)、多器官功能衰竭(MODS)和应激性溃疡等并发症。

(2) 术后规范应用抗生素，如果伤口污染严重应使用足量有效抗生素。

(3) 术后每天用右旋糖酐 40 500 mL，持续 7 天左右，以减低血液黏滞性，改善微循环。术后抗凝药物和溶栓药物应用与否应根据术中情况而定。

(4) 肢体动脉外伤，无论做任何手术都应密切注意肢体的血供、皮温、色泽、感觉运动恢复情况，必要时监测踝肱指数和超声显像监测血栓形成或栓塞。必要时可再行手术或用取栓导管取栓。

(5) 如肢体发生严重肿胀(主要由肢体软组织广泛的挫伤及静脉、淋巴回流不畅引起)，为避免骨筋膜室综合征，应及时行肢体两侧深筋膜纵行切开减压术，以保证患肢血液循环。

九、血管创伤的分级救治

(一) 血管创伤的一级救治

现代化的海战可能突然发生大量伤员，其中大多数伤员都涉及血管创伤，这些伤员的受伤地点发生在舰艇上或海上，伤情和种类非常复杂，这就需要第一现场有一支组织训练有素、装备精良、反应速度快的战伤救治队伍。要求救治医生在现场救治中能够准确判断伤类、伤型、伤情、伤势，并在第一时间完成初步救治。

1. *急救原则* 首先是止血、抗休克，以挽救伤员的生命为主，其次再考虑修复血管，重建肢体的血液循环，保存肢体，同时注意恢复功能。肢体的保存取决于血管伤时贫血的严重程度。

2. *颈部血管伤的现场救治* 颈部血管创伤的急救措施中，对气道的处理尤为重要。对于急性大出血，血流流入气道的患者，应立即用手指压迫颈总动脉近端或创伤部位控制出血，然后行气管插管或环甲膜切开术。另外一种情况是搏动性血肿的压迫使气管明显移位和口腔底部明显抬高以致突然窒息，这种患者应迅速行气管插管或急行环甲膜切开术。有时颈部靠近颅底部的颈内动脉远端出血，通过人工外部压迫或颈部近端颈总动脉压迫仍无法控制，此时，可用 4～6F Fogarty 球囊导管或 Foley 导尿管，经颈总动脉切口插入，置于颅底开放性创伤部位，然后扩张气囊控制出血。对于颈部创伤而无神经系统症状的患者，可持续压迫 48 小时。

3. *四肢血管伤的现场救治* 四肢血管伤的止血应根据外伤情况而定，首先应考虑血管裂口直接压迫，其次为间接近端动脉压迫止血。如能显露创伤血管，采用无创伤血管钳钳夹血管止血最为理想。用气囊导管充气扩张、血管腔内近心端阻断止血的办法较先进，应争取逐渐推广。详细的止血方法主要有以下几种。

(1) 暂时止血法：如指压法、加压包扎法，填塞法和屈曲关节加垫止血法等。如在脊椎 C_2～C_4 横突(颈动脉)、第 2 肋骨(锁骨下动脉)、耻骨(股动脉)等止血点压迫。四肢动脉出血可通过在肘关节和膝关节处最大弯曲肢体进行止血。

(2) 彻底止血法：如钳夹或结扎止血。

(3) 止血带止血法：四肢主要血管创伤，最好用加压包扎法，多能达到止血目的，这样就只压迫了受伤的血管起到止血作用，而不阻断其他血管，保存侧支循环。但是肢体主要血管伤，如出血迅猛，加压包扎不能止血而危及伤员生命时，在迫不得已的情况下，应迅速正确使用止血带，但要尽量缩短时间，否则会造成严重的并发症。应用止血带的注意事项如下：① 止血带应扎在伤口的近端，不强调“标准部位”。② 止血带不能直接扎在皮肤上，要有全周无皱褶的衬垫，以免造成皮肤及神经创伤。③ 止血带的压力，上肢为 33.3～40.0 kPa，下肢为 50.7～66.7 kPa，无压力表时以达到肢体远端动脉搏动消失，恰能止血为度，过松或过紧均不合适。④ 止血带后要做好统一标记并露在外面，以便各分级治疗能很快发现及时处理。⑤ 必须要在伤票上注明止血带时间，原则上应尽量缩短上止血带的时间，避免“止血带休克”或急性肾衰竭。⑥ 在毫无输血、输液及其他抗休克的条件下，一般不轻易放松止血带，如需要时可在有抗休克的措施下，每 2 小时放松 1 次。

4. *后送转运*　对血管创伤伤员的最佳转运时间目前尚无统一标准。研究认为，对已危及生命的伤员(如猝死、大出血、创伤性休克等)，应力争在现场救治，待伤情稳定后才可考虑向医院船或后方医院转运；伤员伤情较轻，可在 30 分钟内到达医院救治，则应尽量缩短现场急救时间，或采取一边转运一边急救的方法。受伤现场离医院较远，估计 30 分钟后才能完成转运任务，且伤员伤情不稳定或难以预测途中伤情变化时，则应先在现场控制伤情后才开始转运。

如血管修复的部位在关节附近或合并骨折，都应用石膏托固定，限制关节活动或稳定骨折，以免因肢体活动刺激或牵拉缝合血管而发生痉挛或断裂，造成血管修复失败。另外，患肢固定也有利于搬运转送。对于已经上止血带的伤员，要定时开放止血带，防止肢体坏死。但是，也要注意，当发现受伤肢体已经坏死时，止血带的开放有可能造成毒素吸收，导致肢体缺血再灌注创伤和重要脏器的中毒反应。

(二) 血管创伤的二级救治

该阶段主要纠正休克和完成损伤控制性手术，要求所有海军军医都需要掌握以下技能，并且在尽量保证在伤后 6 小时内完成。

1. *手术治疗*　手术治疗的前提是进行快速、准确的创伤评估。创伤患者的初始评估应遵循高级创伤生命支持(advanced trauma life support, ATLS)规定的标准顺序。肢体创伤患者大多会在院前放置止血带，首先需要通过触诊中央和远端脉搏评估出血控制的充分性。ATLS 中指出特定脉搏的最低收缩压为：颈动脉 60～70 mmHg、股动脉 70～80 mmHg、桡动脉 90～100 mmHg。严重低血压表现为桡动脉、股动脉和颈动脉脉搏依次丧失。存在出血性休克表现的不稳定患者应尽快手术控制出血。二级救治进行的损伤控制手术侧重于通过快速手术止血和污染控制来缩短手术时间，然后进行积极的复苏。避免在进行最终外科手术之前出现酸中毒、低体温和凝血障碍的“致死三联征”。当存在其他危及生命的损伤时，初级截肢或结扎动脉也是一种可接受的损伤控制技术。

(1) 临时血管转流术(temporary vascular shunting)：临时血管转流术主要适用于周围血管损伤。在解剖并控制受损血管的近端和远端之后、转流管插入之前，应进行 Fogarty 导管取栓并用肝素盐水冲洗，确保良好的流入和流出道。先从远端插入转流管，再从近端插入转流管。转流管的直径应略小于动脉的直径。建议常规行筋膜切开减压以预防骨筋膜室综合征。患者应在接受临时血管转流术后尽快完成后续血管修复治疗。

(2) 复苏性主动脉血管内球囊阻断术(resuscitative endovascular balloon occlusion of the aorta, REBOA)：躯干严重血管损伤患者可能会出现生命危险，需要立即进行近端动脉控制。常用的方法是 REBOA。REBOA 用于暂时性阻断主动脉，完成非压迫性腹腔内和腹膜后出血的控制，推荐适应证为因钝性机制或者腹部、骨盆或连接部位穿透性损伤而继发失血性休克或创伤性停搏的四肢患者。

REBOA 具体步骤为：建立动脉通路、选择阻断球囊和定位、球囊充气、球囊放气和鞘管移除。三个不同的主动脉解剖区域可用于球囊放置：Ⅰ区位于左锁骨下动脉起始处和腹腔干之间的降主动脉，Ⅱ区位于腹腔干和最低肾动脉之间，Ⅲ区是最低肾动脉和主动脉分叉之间的肾下腹主动脉。

在实施 REBOA 时，实现最佳结果的重要因素是快速的动脉通路和最小化阻断时间。然而,REBOA并不能解决左锁骨下动脉起始处近端主动脉的出血、心脏压塞或大面积空气栓塞。对于多发性创伤爆炸事件的伤员来说,很难可靠地排除近端损伤。

(3) 血管结扎术:血管结扎术主要用于静脉或非主要动脉,结扎后不产生远端组织坏死者,当患者情况不稳定无法行血管重建术时可行血管结扎术。该术式虽可有效止血,但致残率高,应严格遵循相关指征。

血管结扎术指征如下:① 前臂尺、桡动脉或小腿的胫前、胫后动脉,其中之一创伤者;② 肢体毁创伤需考虑截肢者;③ 多处重要脏器伤,生命垂危,不能耐受血管修复手术者;④ 缺乏必要的血管外科技术和物质条件,在清创的同时结扎创伤血管,迅速后送。

动脉结扎时应将血管两断端显露。断端用双重结扎,其中一线用缝扎法,以防滑脱。血管不完全断离者,结扎后要切断。创伤部位解剖不清时,可先在伤部近端扩大切口分离血管近端,用血管钳阻断控制出血,再向下分离找出血管远端予以结扎。

需要说明,有些动脉是可以结扎的,如颈外动脉、髂内动脉、肘关节或膝关节以下的一些动脉等;有些动脉结扎后有一定的坏死率,如锁骨下动脉,腋动脉和腘动脉;有的不能结扎,如颈总动脉、髂总动脉、髂外动脉、股动脉等,只能修复,否则会发生严重坏死。动脉结扎术只有在不得已的条件下才进行,如有条件,应尽量争取做创伤动脉的修复术或迅速转到后方医院船或专科医院进行血管修复术。

(4) 早期截肢术:早期截肢术也可在医院船进行,需严格掌握以下指征:① 炸伤、挤压伤或毁损到无法保留肢体;② 主要血管伤不能修复或修复失败,肢体血液循环断绝,肢体出现坏死者;③ 威胁生命的感染经其他治疗无效,如发展迅速的气性坏疽;④ 应用止血带不当,发生严重骨筋膜室综合征致肢体坏死者。

2. *非手术治疗*

(1) 容量复苏:血管创伤引起的休克存在有效血容量及微循环灌注不足的特点,因此容量复苏是休克治疗首先需要解决的。现在认为不仅要补充丢失的血容量,而且还要补充已扩大的毛细血管床,一般比预计正常血容量高 500～1 000 mL 即可,应根据患者的具体情况而定。① 建立静脉输液通道、配血:如表浅静脉充盈较好,可用较大的穿刺针头进行静脉穿刺输液以加快输液速度;如休克较重外周静脉萎陷穿刺困难时可行静脉切开插管;严重休克时可同时建立 2～4 条输液通道补液。有配血条件时,在静脉穿刺的条件下应立即抽取血液标本进行血型检查及配血,以便及时输血。② 复苏液体的选择:应选用晶体液与胶体液进行液体复苏。单纯输注葡萄糖可导致脑及肺水肿、高血糖、低钾及低钠血症。而单纯输注生理盐水可导致高氯血症,加重酸中毒。平衡盐液及高渗盐水则有较好的效果,但也不能单纯使用,应及时输血及补充胶体等。③ 早期液体复苏的原理和方法:输液速度原则上在第 1 个 30 分钟快速滴注平衡盐液 1 000～1 500 mL,右旋糖酐 70～500 mL,或用输液泵加快输液。如休克缓解可减慢速度,否则可再快速注入 1 000 mL 平衡盐液;如血压仍不上升,而交叉配血又未完成时,可先输 O 型全血 400～600 mL。

(2) 抗休克药物治疗:目前有许多新的抗休克药物,如新型肾上腺素能激动药、阿片受体拮抗药、钙通道阻滞药、花生四烯酸代谢产物抑制药、磷酸二酯酶抑制药、休克细胞因子拮抗药及内毒素拮抗药等,为休克治疗展示了广阔的前景。

(3) 止血药物治疗:血管创伤首先涉及组织器官的出血,小的血管出血主要表现为组织渗血,中等或大的血管出血则表现为喷血或血肿形成,所以止血药物的应用也是必需的。常用止血药物有巴曲酶、氨甲苯酸、氨甲环酸、纤维蛋白酶原复合物和凝血酶原复合物等,根据病情可以选择使用。

(4) 抗生素的应用:战伤休克的伤病员有感染及广泛组织创伤时应静脉给予大剂量抗生素。原则是早期足量迅速有效地杀灭细菌、控制感染,有脓肿时应及时引流脓肿。对已知菌种或估计较正确的菌种,可根据病情、机体状态及药物敏感度选用,对暂不能估计菌种者,可根据病情、临床情况选择广谱抗生素或联合用药,对未发生感染的严重创伤及休克患者也可应用广谱抗生素作为非特异性预防。对于海水浸泡伤患者,由于海水菌群复杂,建议常规使用广谱抗生素。

(三) 血管创伤的三级救治

随着辅助舰艇持续专业化发展，医院船的设施配备已经完全满足血管创伤的常规诊断和治疗需求。作为更接近战场的医疗单位，医院船有着强大的机动性和伴随保障能力，目前可承担几乎全部三级救治和部分四级救治任务。但与陆地后方医院相比，医院船毕竟医疗资源有限，单位时间内所能容纳的伤员有限，补给困难。所以在对伤员进行一、二级救治后，多数伤员也需要立即转送至陆地医院完成三级救治。路上的后方医院作为海战伤员后送的最高一级医疗单位，有着驻地稳定、技术实力强、展开床位多、远离战场等不可替代的优势。针对血管创伤的三级救治主要涉及以下几个方面。

1. 继续实施抢救和支持治疗　对于复合伤和重伤员，医院船和后方医院自然成为继续实施各项抢救治疗的医疗单位。包括抗休克、纠正水电平衡、抗感染和改善重要脏器功能等方面。

2. 对血管创伤的治疗效果进行观察和评估　对前期治疗进行评估，判断前期治疗的疗效，如肢体有无血栓或缺血、有些临时性治疗措施是否再做进一步的治疗等，制订下一步的治疗方案。

3. 拆除止血带和(或)血管转流管后　必须进行手术修复受损血管，主要包括下列手术治疗措施。

(1) 血管清创术：海战条件下的血管伤，多有较重的污染，需要认真清创，以防伤口感染，提高血管修复的成功率。术中随时注意有大出血的可能，做好止血的技术准备。如有骨折或脱位，应先予以复位及适当固定，以防骨端活动的刺激引起血管痉挛及血栓形成。如肌肉、神经因清创而有缺损，可适当缩短骨骼，以适应血管等组织长度。血管清创术是战伤条件下必备且常用的技术之一。实施血管清创术需注意遵循以下原则：① 宜在充气止血带控制下进行，以减少出血。② 皮肤消毒范围要大，以便需要时扩大显露范围。③ 行血管修补术时，应消毒健侧下肢，以备必要时切取大隐静脉做血管移植。④ 清创时显露要良好，应由浅入深地清除失活组织。血管火器伤应切除断端至正常部分。⑤ 动脉发生痉挛时，可在其周围及外膜用0.5%普鲁卡因封闭和(或)等渗盐水纱布热敷。如无效，可行血管内液压扩张法，即在血管痉挛段用无创伤动脉夹夹住，向痉挛的血管内注入等渗盐水加压扩张。⑥ 创伤血管经处理后用肌肉缝合覆盖，不可裸露。

(2) 动脉修补术：对破裂性血管伤可以进行血管修补术，以制止出血，恢复血液循环。血管修补的方法是显露伤部血管的上端和下端，用血管夹阻断血流。血管夹应放置在血管的正常部位上，然后用平头针或塑料管伸入血管裂口内，吸出凝血块，再用肝素等渗盐水(肝素 125 mg 加入 100～200 mL 等渗盐水中)和 10%普鲁卡因溶液冲洗血管腔，适当剥离伤部血管外膜的一部分，并将血管裂口修剪整齐，仔细检查血管内膜，如内膜完整即可行修补术，如有内膜挫伤则应剪除这段血管，并进行血管端端吻合或血管移植术。裂口较小时可直接缝合，缝合口要与血管口纵轴垂直，以免狭窄。若动脉壁裂口较大，缝合困难，可取自体静脉一段，剖开成静脉片，缝合在裂口上，缝合血管用 5-0 或 8-0 无创缝合针线。

(3) 血管吻合术：血管吻合术的手术适应证如下：① 血管断离者；② 血管破裂不能修补者；③ 血管虽未断离或破裂，但创伤严重有血栓形成者；④ 血管痉挛处理后不能解除者。在血管吻合之前，必须对血管进行清创，细心修去吻合的外膜 1 cm 左右，以免在缝合血管时将外膜带入血管腔，导致吻合口的血栓形成。用肝素等渗溶液反复冲洗远近侧血管腔，去除血管中可能存在的凝血块。显露正常的血管段，用弹力较小的无创伤血管夹暂时阻断血流。缝合时一般应用二定点或三定点的连续贯穿缝合或间断贯穿缝合，使用 5-0 或 8-0 无创缝合针。间断缝合法或连续缝合法各有优点。应用褥式缝合比较容易引起管腔狭窄，在四肢小血管中很少采用。缝合时要缝合血管壁的全层，除小动脉外，一般缝针离边缘 1 mm 左右，间隔 1 mm。

(4) 血管移植术：当创伤血管进行彻底清创切除后，血管往往有所缺损。为使血管在无张力的条件下进行吻合，对缺损段的血管应进行修复，目前修复缺损血管的方法有：① 自体静脉移植，其中大隐静脉是修复肢体血管损伤的首选；② 人工血管移植；③ 同种异体动脉移植(用 95%乙醇浸泡保存)。人工血管移植对大血管缺损的修复比较适用，对四肢中、小血管缺损的修复效果较差，且在污染伤口或存在局部感染情况下禁用。异体血管移植虽有个别报道，但还有些问题未能解决，影响推广使用。目前比较常用且有效的修复血管缺损的方法是自体静脉移植术。

4. 不同部位血管外科手术修复方法

（1）上肢血管：① 锁骨下动脉、腋动脉、上臂动脉，如果血管内功能和医院条件允许，可以选择覆膜支架植入腔内修复，该术式可有效限制出血风险和手术解剖相关并发症的发病率。转流术或结扎术可作为损伤控制或最终修复，若前期转流术的效果较好，后期可置入覆膜支架或自体大隐静脉旁路（首选微创腔内修复）。开放手术过程中注意避免损伤神经，尤其是臂丛。② 桡动脉、尺动脉，一般推荐选择性修复，至少重建一条血管保持手部血供。由于绝大多数个体以尺动脉为主的灌注，因此主要进行尺动脉的修复或重建。

（2）下肢血管：对于缺血时间较长的损伤，建议预防性远端筋膜切开术。① 股动脉：股动脉损伤往往是致命的，因为该部位的出血控制较为困难。转流或结扎以控制损伤。如果稳定的话可以进行彻底修复（图 24－1）。② 股深动脉：一般进行选择性修复，由于位置较深，难以暴露，可进行覆膜支架腔内修复、倒置隐静脉修复或结扎。③ 股浅动脉：一般进行选择性修复，由于位置较浅，临时转流术的效果较好，可进行支架移植、倒置隐静脉修复或结扎。④ 腘动脉：使用转流以控制损伤。如果稳定的话可以进行彻底修复，临时转流术的效果较好（图 24－2），手术治疗时，对侧倒置的隐静脉是首选。可以在不暴露损伤节段的情况下进行解剖外转流术（图 24－3）；对于可以安全接受俯卧位的孤立性腘动脉损伤，如伴有膝关节后脱位的损伤，可考虑后入路（图 24－4）。

（3）颈部血管：① 颈动脉，一般使用静脉补片或静脉间置移植。腔内修复的效果较好，特别是对于Ⅰ区和Ⅲ区损伤，因为血管内入路可以限制手术暴露的风险和发病率。其中Ⅰ区损伤最好进行胸骨正中切开术，以获得充分的近端暴露。在颈动脉修复过程中，应考虑临时转流和升高平均动脉压。对于无血管损伤或呼吸消化道受累的显症状的患者，选择性入路探查Ⅱ区颈部伤口是可以接受的。② 椎

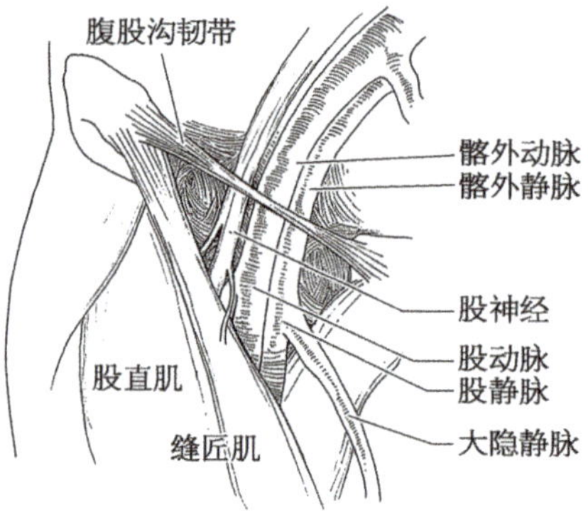

图 24－1 腹股沟解剖

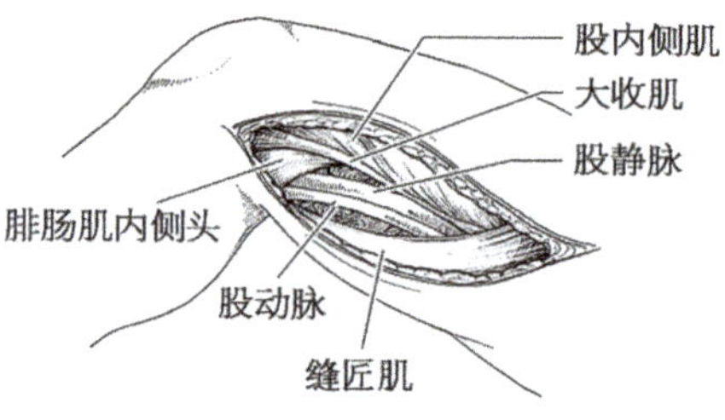

图 24－2 股骨远端和腘血管暴露

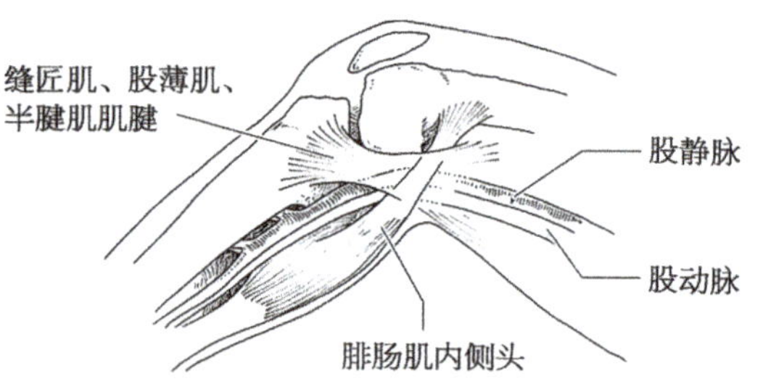

图 24－3 腘血管内侧入路

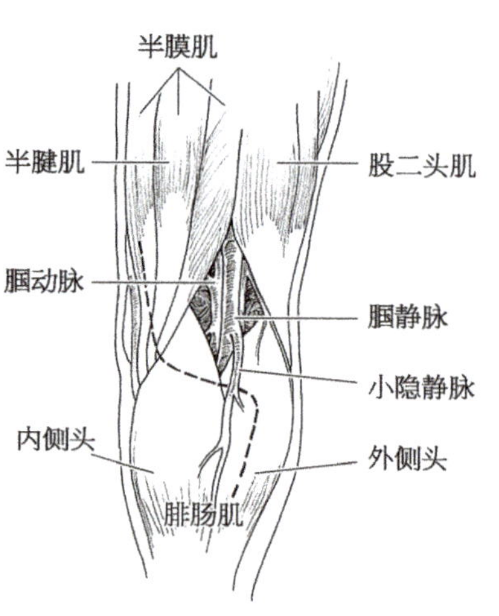

图 24－4 后入路腘血管

动脉，一般选择结扎处理，如果血管条件较好，可以考虑支架植入术；如果没有禁忌证，则应用抗凝治疗椎动脉闭塞。

笔者在表 24－1 中总结了关于可以进行常规血管结扎的血管，以供在各级救治时参考。

表 24－1　可结扎的血管

可进行常规结扎的静脉	可进行常规结扎的动脉
颈内/外静脉	手指的动脉
头臂静脉	桡动脉或尺动脉(尽可能保留尺动脉)
肾下下腔静脉	颈外动脉
左肾静脉	肱远端到腕部
髂内静脉	锁骨下动脉的分支
锁骨下静脉	髂内动脉
肠系膜静脉	股深动脉
胫静脉	肝动脉

5. 术后处理

(1) 首先应注意患者全身情况，重危患者应在监护室进行监护、治疗，严密监测患者的呼吸、循环系统、肝肾和胃肠道功能，特别应该注意防治 ARDS、MODS、应激性溃疡等并发症。

(2) 术后可用石膏托固定伤肢相邻上下关节于半屈曲位以减少血管张力，保持伤肢相当于心脏平面，以利肢体血液循环。

(3) 术后应用抗生素，如果伤口污染严重应使用足时、足量、广谱、有效的抗生素。

(4) 术后每日应用低分子右旋糖酐 500 mL，持续 7 天左右，以减低血液黏滞性，改善微循环。抗凝和溶栓药物应用与否应根据术中情况而定。

(5) 肢体动脉外伤，无论做任何手术都应十分注意肢体的血供、皮温、色泽、感觉运动恢复情况，必要时监测 ABI 和超声，及时发现和处置血栓形成或栓塞。若肢端皮肤苍白、温度降低，提示动脉供血障碍，经解痉措施仍不能缓解时，多为血栓形成所致，应果断手术探查，取出血栓或重新吻合；若肢体显著肿胀、发绀，抬高伤肢亦不缓解，表示静脉栓塞回流障碍，亦应手术探查。必要时可再行手术或用球囊取栓。孤立的血管创伤术后可全身应用肝素，但许多医生认为多发伤、中枢神经系统和眼底创伤的患者不宜全身应用肝素。局部采用浓度为 100 U/10 mL 的肝素盐水冲洗可以冲掉局部的碎屑并延缓局部血栓形成。

(6) 如肢体发生严重肿胀，原因是肢体软组织的广泛挫伤及静脉，淋巴回流不畅，应及时做肢体两侧深筋膜纵行切开减压术，以保证患肢血液循环。

6. 血管创伤并发症的预防与治疗

(1) 继发性出血：伤后早期继发出血多见于血管断端血栓的脱落、血管挫伤后继发破裂，或由弹片、骨折片刺破血管所致，多发生于伤后数日内。早期继发出血的预防，主要是伤肢妥善固定制动，避免剧烈搬动。在检查发现大血管附近有弹片或骨片时，应予相应处理。晚期继发出血多因血管伤段坏死、继发感染，或吻合口破裂，多发生于伤后 7～14 天。晚期继发出血的预防，主要应注意彻底清创，用健康软组织覆盖保护血管，术后加强抗感染措施。

无论早期或晚期继发性出血，少量的出血可以用绷带加压包扎压迫止或止血带临时止血。如果出血量大，压迫无效或判断为较大的血管破裂或吻合口出血，则应尽快手术，探明出血情况，予以相应处理。

(2) 继发动脉血栓形成：主要发生在动脉伤吻合术后或血管的挫伤和撕裂伤术后。临床主要表现为患肢缺血的“5P”特点。多普勒超声和动脉造影可以确诊。动脉血栓形成预防主要是在没有抗凝药禁忌的情况下，可以考虑使用低分子肝素和肠溶阿司匹林等药物。一旦发生应立即手术治疗。根据病情可行血管切开取栓手术，也可行自体血管或人造血管的旁路移植手术。

(3) 筋膜间隙综合征：筋膜间隙综合征是四肢血管伤常见的并发症，其多合并骨关节与软组织伤。由于术后出血、渗血与肌肉组织水肿致使筋膜间隙内压力增高，阻断了血液循环，间隙内的肌肉、神经因缺血而变性坏死，尤易发生于前臂和小腿。遇此情况，清创时应行肢体深筋膜切开减压术。如对已经出现下肢感觉和运动障碍的急性动脉栓塞，在取栓后应立即行预防性的小腿前筋膜间隙切开术，严重者同时行小腿后筋膜间隙切开术。等到下肢肌肉出现典型的不可逆缺血创伤症状，如挛缩、僵硬时，再行筋膜间隙切开是非常危险的。而上肢于前臂屈侧纵行切开深筋膜。筋膜间隙切开术有 3 种术式，即半封闭式、开放式、腓骨切除术。

(4) 继发静脉血栓形成：四肢伤后静脉血栓形

成是常见的并发症，以下肢静脉血栓形成最常见。临床表现为肢体肿胀、疼痛及皮温升高，多普勒超声检查可以明确诊断。预防主要是手术后使用抗凝血药。关于静脉血栓形成的治疗，上肢静脉血栓一般仅用抗凝药，下肢静脉血栓治疗除用抗凝血药物外，还可以考虑使用溶栓药，如尿激酶等。

(5) 肢体感染坏死：海战伤引起肢体坏死，绝大多数与肢体血管伤及创面感染有关。因此，四肢血管伤后，尽管已经进行了治疗，仍有部分伤员出现感染坏死，需要截肢。

(四) 血管创伤的四级救治

1. 恢复肢体功能的血运重建　必要时再次CTA或DSA复查与评估治疗效果，充分评估软组织伤口和组织覆盖的情况。

2. 修复狭窄或组织覆盖不足的创伤　防止缺血性并发症、感染或其他并发症的出现。

3. 功能康复与锻炼　血管创伤后缺血时间越长，远端肢体坏死率越高，造成最大的肢体残疾。患者一旦残疾，不仅生活质量恶劣，也给家庭及社会造成沉重负担。所以在后方医院的良好环境下，医生应指导肢体血管伤患者进行术后的康复功能锻炼，这对伤员术后的肢体保全和功能康复有很大帮助。

(吴鉴今　何天啸　蔡家伟)

第二十五章

舰船外科伤病员的管理与临床护理

第一节　舰船外科重症伤病员的管理与护理

一、概述

在现代化战争条件下的海战中，大量高尖端水中武器的广泛运用已成为现代海战的重要特点之一，如鱼雷、水雷、深水炸弹、反鱼雷和反水雷等武器以及水中爆破器材，这类武器在水下爆炸瞬间产生能量巨大的水下冲击波和气泡脉动等载荷，通过接触或非接触方式对水中人员造成巨大损伤；当水下冲击波到达舰艇时经船体传导变成固体冲击波，对水面舰艇上的人员造成损伤，而这类伤员伤势呈现多元化特点，即损伤部位多、创伤面积大、晚期并发症多、救护难度不断增加等特点。当今国际形势复杂多变，区域性战争或冲突接连不断，做好军事斗争准备仍是军事医学发展的主要任务。卫勤保障是军队保存和恢复战斗力的重要支撑，护士是卫勤保障体系中不可替代的重要力量。结合现代海战伤的特点和伤员受伤机制，如何做好重症伤员的救护至关重要。

二、发病机制

当水下爆炸冲击产生的破坏力至舰船上，会沿舰船上人员的下肢、骨盆、脊柱向上传导，就会导致人体气管组织出现变形、撕裂，骨骼系统严重损伤等。此外，冲击加速后人体会飞离甲板，可能与舱室天花板、周围设备等碰撞，这也会造成脑外伤、骨折、淹溺等二次损伤。舰艇冲击伤具有如下特点：① 骨骼系统损伤明显，主要表现为承重骨的损伤，如下肢、骨盆、脊柱等；② 损伤与冲击时人员姿势有关，站姿易致下肢骨折，坐姿易致骨盆骨折；③ 内脏器官损伤严重且以实质性器官为主，表现为肝脾撕裂伤、肺挫伤、肾出血等，常为闭合性损伤，通常“外轻内重”，容易漏诊；④ 飞离甲板后产生的碰撞、淹溺等二次损伤多见。

冲击波直接作用头颅，应力波可通过颅骨腔隙或孔洞直接传入颅内，如眼窝、筛骨、枕大孔和血管孔等。作用于胸腹部的冲击波，由于脑与躯干通过大血管和脊髓槽相连接，使爆炸冲击波能量可能以弹性波的形式沿着血管传入大脑，血管内的弹性波传播慢，其通常在冲击波直接作用头颅后才抵达颅内，但引起的颅脑损伤仍被归入原发性颅脑冲击伤。

冲击波作用头颅可致头颅瞬间加速运动，因头颈部约束还可使头颅出现旋转加速。头颅线加速或旋转加速均可引起多种类型损伤，如弥漫性轴索损伤、蛛网膜下腔出血和原发性脑干伤。

(一) 一级救护

1. *现场急救措施*　应履行初级急救职能，在 10 分钟之内实施。救治措施仅指采取必要的救护使人员快速归队或稳定伤情能够后送至下一阶梯。具体救护包括检伤评估、伤口止血包扎、骨折固定、口对口人工呼吸与胸外心脏按压、建立静脉通路、患者转运，以及其他抢救措施等。

2. *护理要点* 接诊护士向伤员、目击者及护送人员详细了解询问受伤过程及伤员情况，以及初步抢救过程，处置细节，及早对伤员进行评估。① 初次神经系统检查至关重要。如果患者没有穿透性脑外伤的证据，但表现为精神状态改变，则应考虑脑挫裂伤和脑血管创伤。② 此外，如果患者是封闭空间爆炸伤的受害者，或在火灾发生后在该空间，并表现出精神状态改变，则应排除一氧化碳中毒。这可以通过获得羧基血红蛋白水平来实现，并且应考虑是否根据经验给予氰化物毒性解毒剂。当患者吸入燃烧塑料和现代建筑中使用的其他材料的副产品时，就会发生氰化物中毒。如果患者最初表现出适当的精神状态，并持续变得焦虑、昏睡或心悸，护理人员应筛查患者是否患有谵妄。

（二）二级救护

1. *前沿复苏救治* 前沿复苏救治应当具备提供高级创伤管理和急救的能力，包括持续能够开展伤员复苏。

经历爆震后，伴有记忆障碍和认知障碍的脑震荡综合征很常见，可能与创伤后应激障碍的发展有关。如果爆炸后发生重大创伤性脑损伤(TBI)，应采取预防脑水肿措施改善患者预后。这些措施包括维持正常的钠和葡萄糖血清水平、避免高热、控制癫痫发作和血管痉挛预防药物以及降低颅内压的措施(渗透疗法、过度换气、抬高头部)。

在复苏期间，患者应接受一系列腹部检查，因为腹部器官在爆炸中经常受伤，尤其是在封闭空间。内爆力可导致肠壁各层破裂或分离。与肺部一样，也可能出现动脉空气栓塞并导致肠系膜缺血性血症。

2. *观察要点* 冲击伤伤情特点，内伤大于外伤，如何观察和判断是护理人员的一项非常重要的技能。通过伤员主诉、面部表情、精神状态、生理指标，甚至引流液的变化来发现蛛丝马迹，给予及时处理，为抢救生命争取宝贵的时间。随着患者临床病情的发展，持续性或复发性休克也会随之进展。对于出血未得到控制的患者，建议采用平衡复苏。血液制品复苏前、后和术中应使用已知的比值来改善患者结局。脑、肺和肠等通常受损的器官系统可通过循证复苏措施得到支持。

（三）三级救护(医院船救治)

1. *生命体征支持* 当患者到达重症监护治疗病房时，持续低血容量性休克会导致酸中毒和低体温。重症监护护理团队必须使用积极的加温技术，并在预先期望的复苏过程中对凝血病和酸中毒进行目标性纠正。生理参数的恢复是首要的目标。当考虑在多系统损伤患者中使用晶体输注时，应小心谨慎，因为过量给药或过度复苏可能对大面积烧伤、肺挫伤或头部损伤患者有害。足量的晶体会导致稀释性凝血病、急性呼吸窘迫综合征(ARDS)和腹腔间隔室综合征。预防致死三联征(低体温、凝血机制紊乱、代谢性酸中毒)的损害，这三者之间互为因果，恶性循环，而长时间的复杂外科手术及麻醉进一步引起失血、热量丢失、酸中毒和全身炎症反应综合征和免疫系统损伤，致死三联征将进一步加重大脑缺血缺氧，提升颅内压，加快病情恶性化的进程，终将会导致患者生理功能耗尽而临床死亡。对于重症伤员控制复苏，原则要求在设备和用品方面予以考虑，例如快速液体和血液输注器、护理点血液检测、保暖毯、血库产品和大规模输血方案。对于参与冲击伤患者 ICU 管理的护理人员而言，了解爆炸伤的情况和受伤发生的地点将有助于为患者提供不同类型的受伤和感染风险方面的即时和延续护理。

患者被送入 ICU 继续复苏和监护，应重点针对致死三联征进行包括维持循环和呼吸功能、保护胃肠功能、纠正代谢紊乱及阻断低体温、凝血功能障碍和酸中毒级联反应等多方面的生命支持。迅速建立静脉通路或骨髓腔通路，输入复苏溶液，控制液体输注速度，允许低压复苏，血压为 80～90 mmHg 或平均动脉压为 50～60 mmHg。相对于凝血功能障碍和严重酸中毒，体温的尽早恢复显得更为重要。应从救治起始时开始，包括术中都应重视保温。因为正常的体温是维持有效的凝血及代谢酶链反应的关键，只有中心体温超过 35℃，才可能出现正常的凝血功能。临床上常常选择乳酸水平＜2.5 mmol/L、碱剩余＞4 mmol/L、中心体温＞35.0℃、凝血酶原时间国际标准化比值(INR)＜1.25，作为复苏的终点。

低体温的防治：一般体温低于 35℃ 为低温，低温可使凝血因子活性下降，纤溶亢进，血小板大量聚集在肝脾引起血小板数量急剧降低集和黏附功能下降。尽快止血及纠正休克是治疗的关键，应提高房间温度(27℃)，除去湿冷染血的衣物床单，避免不必要的暴露，可实施低体温的三级管理：① 轻度低体温(中心温度 34～36℃)，实施体外复温，提高室温，输液时加温；② 中度低体温(中心温度 32～34℃)，实施轻度低体温复温措施联合呼吸道复温；③ 重度低体温(中心温度<32℃)，实施轻度、中度低体温复温措施联合腹腔冲洗液加温、体外膜肺氧合，同时需监测体温(直肠测温)、意识状态和心律失常。但需注意，只能在躯干部位加温，因为四肢末梢积聚的乳酸进入循环后可以诱发严重的心律失常(室颤)，老年人和儿童更易发生。

酸中毒的防治：低温和低血容量致组织低灌注，无氧代谢增强致组织中乳酸积聚可引起乳酸酸中毒，呼吸受抑制时可伴有呼吸性酸中毒。酸中毒可抑制凝血酶的形成，与创伤性凝血病密切相关。患者可出现意识障碍、心功能抑制等表现，治疗的基本原则为扩容，改善组织灌注，可采用快速提高红细胞压积及血红蛋白浓度、提高 PaO_2 等方法，同时监测血清乳酸、pH 等指标。血清 pH≥7.2 时不推荐使用碳酸氢盐治疗。

创伤性凝血病的防治：创伤出血消耗大量的凝血因子和血小板，是产生创伤性凝血病的重要原因，低温和酸中毒可抑制凝血及激活纤溶，它们之间可以互相作用，形成恶性循环。长期服用抗凝药和慢性肾衰竭等患者更易发生凝血病。在抗休克过程中，也可出现稀释性凝血病，这是由大量输入晶体液、胶体液和其他血液制品导致凝血因子和血小板稀释造成的。凝血障碍一旦发生将很难纠正，有很高的病死率。因此需监测患者是否有明显的血不凝现象，包括尿量、皮肤黏膜、静脉穿刺部位、外伤伤口、膀胱、胃肠道及脑出血等。凝血活性方面的检查可出现以下异常：凝血酶原时间、部分活化凝血酶原时间延长，血小板和纤维蛋白原浓度下降，纤维蛋白降解产物和 D-二聚体升高。治疗时需积极纠正酸中毒和低体温，改善内环境，可使体内原有和输入的凝血因子发挥更好的凝血效果。

2. 呼吸系统护理　肺挫伤、肺水肿和“冲击肺”紧密相连，会导致额外的气压伤。这些情况可迅速发展为急性呼吸窘迫综合征(ARDS)，尤其是在血液和液体复苏的情况下。采用先进的模式和设置进行积极的呼吸机管理是治疗鼓风肺和 ARDS 的关键。这将需要经验丰富且人员配备良好的呼吸治疗人员、支气管镜检查能力以及可能的额外肺病学同事来协助。在严重的情况下，可能需要体外膜肺氧合(ECMO)治疗。

冲击肺损伤患者可发展为严重 ARDS，通常发生在初始复苏后。已显示有益于 ARDS 患者的干预措施包括采用高水平呼气末正压的低潮气量机械通气策略、使用神经肌肉阻断剂和俯卧位。俯卧位是有益的，因为从背侧到腹侧的肺充气比仰卧位更均匀。这允许通过机械通气输送的呼吸产生更均匀分布的压力和体积。在过去的 20 年里，进行了大量的临床试验来比较 ARDS 患者的俯卧和仰卧位，看是否对死亡率有影响。这些试验的数据表明，PaO_2/FiO_2 比值<100 的患者有生存获益。如果上述措施失败，可使用 ECMO 对患者进行氧合和通气，直至其从与冲击伤相关的严重 ARDS 中恢复。ECMO 已在严峻的军事环境中全面展开，并已安全用于创伤性损伤和热烧伤患者。

给予患者俯卧位是纠正低氧血症的一项有力措施，即使在资源有限的设施中也很容易实现。在一项研究中，将严重 ARDS 患者置于俯卧位，每天 16 小时或以上，并根据 ARDSnet 方案应用呼吸机设置，死亡率和呼吸机使用天数下降，并发症无增加。

俯卧位生命体征的管理：翻身前准确评估患者病情，对于翻身的禁忌证，如明显的血流动力学不稳定、活动性出血、颅内高压、心律失常，要禁止俯卧位护理。在俯卧位过程中治疗性用药不能中断，防止导管的扭曲和移位，翻身后要严密监测心率、血压、呼吸、血氧饱和度等指标，观察呼吸机参数的变化，尤其是呼吸频率、潮气量和气道峰压的改变，必要时对俯卧位通气的前后血气值进行对比。

俯卧位气管导管管理：在行俯卧位通气前，除使用普通胶布固定导管外，可增加绳带固定，避免受唾液或分泌物的影响。相对于经口气管插管的患者比气管切开的患者更加要注意非计划性拔管的发生，定时清理呼吸道和口腔分泌物，防止因口腔分泌物将固定胶布污染。严密观察因镇静剂使用后意识障碍的患者，合理根据医嘱调节剂量，观察患者意识程度变化，避免患者因镇静药物改变而发生气管插管脱出。在为患者翻身时要专人负责，预估导管的长度，妥善固定和放置。

俯卧位发生压力性损伤的概率要比仰卧位的高。患者年龄、皮肤状况、潮湿刺激、通气时间以及导管压迫等均是压力性损伤因素，采取俯卧位通气治疗时，发生皮肤损害的部位通常为前额、眼、面颊、乳部等骨突和下垂部位，特别是患者颜面部处于低垂部位易出现水肿，受压后更容易破损。做好保护措施，在容易发生压力性损伤部位给予软枕保护，需要经常在小范围内挪动患者，避免一个部位长时间持续受压、受潮，对于皮肤问题预防一定比治疗更加重要。

俯卧位并发症的护理：虽然俯卧位并不会显著增加误吸风险，但从临床安全性及患者舒适度方面，对于正在肠内营养的患者可以进行适当调整。评估患者胃内容物，对于有肠内营养的患者要提前 1 小时暂停饮食，有胃排空障碍患者必要时抽吸胃内容物，防止胃内容物反流，引起误吸。同时，使气囊压力维持在 1.96～2.94 kPa，并在鼻饲后 1～2 小时尽量不要放松气囊。俯卧位使局部直接或间接受压，导致腔静脉、神经、器官栓塞及局部软组织损伤等，以致产生血流动力学紊乱。需要护理人员在实施俯卧位过程中，严密监测患者血流动力学变化，根据其各指标的变化对症处理，根据病情调整俯卧位方案，以确保安全有效。

3. *颅脑损伤的护理* 爆炸创伤性脑损伤(bTBI)是由爆炸装置引起的，最常见的是杀伤人员简易爆炸装置(IED)，会导致爆炸波的快速形成。bTBI 的独特病理生理学是由原发性冲击波引起的，证据表明轴突损伤和血脑屏障障碍起主要作用。绝大多数 bTBI 为轻度，即使在爆炸中未明显受伤者中也会出现一系列脑外伤综合征(头痛、记忆问题、易怒、睡眠问题)。

脑损伤将需要足够的脑灌注压和颅内压监测来指导治疗和干预。高渗溶液、渗透性利尿剂和其他专门用于神经损伤的药物仍然是治疗颅内压升高的主要方法。在没有立即可用的神经外科支持的情况下，可能需要进行紧急减压手术。严重创伤性脑损伤(TBI)可能会限制严重肺损伤中使用的几种呼吸机策略。在严重的 TBI 病中可能需要限制呼气末峰值压力(PEEP)，以降低胸内压并促进脑灌注压。高碳酸血症可导致脑血管扩张和颅内压(ICP)升高，缺氧可导致脑损伤病灶周围缺血半暗带增加。

(1) 颅内压增高：颅脑损伤以及手术后常见并发症。

1) 临床表现：① 头痛、呕吐、视乳头水肿。② 生命体征的变化：早期生命体征变化不明显。高峰期表现为血压高、脉压差增大、脉搏缓慢、呼吸深慢等库欣(Cushing)反应。临床上常只出现血压或脉搏一种变化。晚期表现为血压降低，心率增快，呼吸不规则。③ 意识改变，常见于急性 ICP 增高的患者。治疗：第一步基础治疗，包括头位抬高 30°，保持颈部和躯干轴线，维持正常血压和正常血容量，维持正常体温，避免低氧血症，避免低白蛋白血症，维持正常二氧化碳分压目标于 35～40 mmHg，维持血钠 140～150 mmol/L，控制血糖，镇痛镇静，抗癫痫药物治疗。如果有脑脊液引流，通过脑室外引流来辅助控制 ICP。最常用的渗透性降颅压药物是甘露醇和高渗盐水，必要时可辅助甘油果糖、白蛋白、利尿剂等。采取上述措施后，如 ICP 持续增高应启动降 ICP 二线治疗方案，包括亚低温治疗、巴比妥治疗和去骨瓣减压术。甘露醇仍然是目前最常用的渗透治疗药物。尽可能保持甘露醇使用剂量 0.25 g/kg。甘露醇的输注方式建议脉冲式给药，初始剂量为 0.25～1 g/kg 体重经外周或中心静脉导管在 10～20 分钟的时间内静脉输入，其后推荐每 4～6 小时给予低剂量 0.25～0.5 g/kg 维持。

2) 护理：① 摇高床头 15°～30°；吸氧；予清淡饮食，每日盐＜5 g，同时遵医嘱补充因脱水失去的水分；② 慎用镇静、止痛、止吐、降血压药；③ 密切观察病情，观察患者的意识、瞳孔的变化；④ 降低 ICP，减轻脑水肿；⑤ 防止 ICP 突然升高，保持呼吸道通畅避免剧烈咳嗽，防治便秘：禁高压灌肠，预防和控制癫痫发作，防止躁动，对抗高热：中枢性高热，亚低温治疗疗效最佳。

严重 bTBI 的特征是由于脑水肿和颅内出血以及血管并发症(如迟发性血管痉挛和假性动脉瘤)的

存在，导致ICP的动态变化。

对于ICP探头置入术监测ICP的患者，应准确及时记录ICP值。

3) ICP监测指征：① 重型颅脑外伤(GCS为3～8分)头部CT扫描异常(血肿、脑挫裂伤、脑水肿、基底池受压、脑室系统变窄等)。② 重型颅脑外伤头部CT正常时，若患者年龄>40岁、收缩压<90 mmHg、单侧或双侧锥体束征阳性时也应考虑行ICP监测。

4) ICP监测的作用：① 诊断：可以连续地、动态地观察ICP的变化。② 治疗：通过ICP的变化，指导治疗；通过脑室液的引流，降低ICP。③ 判断预后：有助于预测治疗效果。

脑室导管法简便、测压准确，是监护ICP最准确的方法，被称为ICP的"金标准"。可以兼做脑室外持续引流而达到减压治疗的效果，还可进行脑室内注射药物等。

当ICP上限为2.7～3.3 kPa时，应开始降ICP治疗。当ICP<2.7 kPa时，不应该常规使用脱水治疗。治疗方案包括：病因治疗、扩大颅腔容积、缩小颅内容物容积。

甘露醇应用也最好在颅内压监测下，调整用药。临床上多将颅内压大于2.7 kPa，作为需要进行颅内降压治疗的界值。发现异常及时报告医生。另外，应保持导管固定良好，必要时进行约束，防止非计划性拔管。保持伤口敷料的清洁干燥，有渗血、渗液及时给与换药，防止伤口感染。

(2) 高热的护理：凡高热者，必须迅速采取降温措施，因高热可直接加重病情，甚至威胁患者的生命。降低机体代谢率和脑耗氧量，抑制皮质、皮质下中枢和网状结构功能，降低ICP，提高脑组织对缺氧的耐受力，保护脑细胞。凡体温在38.5℃以上者，给予冰袋或湿凉毛巾敷头部。39.5℃以上高热者，需加强物理降温，用50%乙醇进行擦浴，有条件者采用冰毯机进行降温。应用冰毯机时应注意在毯面上铺一层布质中单防止直接接触皮肤引起冻伤，从肛门插入温度传感器。降温开始后，每15～30分钟测量体温、呼吸、脉搏和血压一次，至体温稳定6小时后可改为每小时1次。一般体温维持在32～34℃，不得低于30℃，注意掌握降温速度不可过快。

颅脑损伤后交感神经兴奋综合征的护理：外伤后1周至数周出现，突然出现，突然终止，持续数分钟至数小时，总发作时间较长，可达数周至数月。发作时应及时通知医生，立即给予对症处理。交感神经系统的过度激活能够引起很多疾病，这是要对其采取治疗的潜在的原因。交感兴奋时，患者会出现高代谢现象，导致体重下降，在急性期大概能导致体重下降25%并且易患异位骨化，甚至能引起或加重心肌损伤以及免疫抑制。

当患者出现体温升高、心率和呼吸加快、血压升高、出汗过多、瞳孔散大，肌肉紧张及去皮质或去脑强直症状等症状应高度警惕，并按格拉斯哥昏迷量表评分并记录。阵发性交感神经兴奋的患者还可以出现去皮质强直和去大脑强直，去皮质强直损害主要在大脑皮质水平，去大脑强直损害主要在中脑水平，后者更严重，两者在临床中可见相互转化。两者典型体征：① 去皮质强直，上肢屈曲，下肢伸直。② 去大脑强直，角弓反张，四肢均伸展性强直。损伤较轻者可为阵发性，重者则持续发作。对于此类患者将关节处于功能位，防止关节僵硬。发作期间，避免强压患者的肢体，以免造成骨折。

4. 四肢损伤后并发症的护理　四肢爆炸伤占最近冲突中战斗损伤的50%以上。除了损伤严重程度评分升高和大量输血要求外，已知不稳定骨盆骨折的存在会独立地提高冲击伤患者的死亡率。在这些患者中，一个关键的延长复苏的考虑因素是骨筋膜室综合征。骨筋膜室综合征和横纹肌溶解症可作为冲击伤的直接后果发生，也可因过度复苏而延迟和发展，特别是在伴有烧伤损伤的患者中。因此，在对患有四肢创伤和爆炸烧伤的患者进行复苏时，护理人员应遵循与现有烧伤液体方案类似的Frankland公式，例如10秒的ISR规则、改良的Brooke或Parkland公式，以避免液体蠕变。

触诊紧张的肢体筋膜室和脉搏缺失是骨筋膜室综合征的晚期体检发现。从业人员可以每小时检查脉搏1次，使用筋膜压测量仪检查房室压力，并对血清肌酸酐激酶水平进行趋势分析，以警惕骨筋膜室综合征。高危患者建议早期行筋膜切开术，因为以上所列诊断措施均不够敏感，需要护理人员严密观察，及早发现。

常规系列清创术已成为冲击伤伤口护理的支柱，以减少细菌负荷并检查和清创不可存活的组织平面。侵袭性细菌和真菌感染在这些损伤中已变得非常常见，且越来越难以治疗；额外的软组织损失和截肢通常是阻止脓毒感染这些感染的结果。这一现实要求有足够的外科工作人员熟练掌握积极的清创术、截肢术和筋膜切开术。

5. *营养支持*　危重患者可因高代谢状态导致难以控制的营养不良和免疫功能障碍，并易发生细胞功能损害和难治性感染，甚至死亡。营养支持可维持与改善机体器官、细胞的功能与代谢，促进患者的康复。危重患者并发高热导致高代谢、营养需求更高。对于术后1周联合口服补充营养仍无法满足推荐摄入量的60%时，应考虑管饲肠内营养；若管饲营养仍达不到推荐摄入量的60%时，应给予补充性肠外营养或全肠外营养。根据美国肠内营养协会（ASPEN）指南，TBI手术患者应尽可能在术后或入院后48小时内开始营养支持。对于无法自主进食的TBI患者，首选肠内营养支持，预计喂养>4周的患者可在7天后行经皮内镜引导下胃/空肠造口术，已行脑室-腹腔分流术的患者，为避免感染，应慎用穿刺置管术。患者在符合喂养条件后应给予糖盐水500 mL如耐受良好，次日开始泵入营养制剂。对于不存在急性胃肠损伤（AGI）者或AGI Ⅰ级患者，首日以25 mL/h起始，每12小时评估1次时受性，如为0～2分则按每次增加25 mL/h增加喂养速度，直至达到目标能量需求；对于AGI Ⅱ级患者，首日以15 mL/h起始、每12小时评估1次耐受性，如为0～2分则每次增加10 mL/h，定期评估胃肠功能，如恢复至Ⅰ级可按级增量，直至选到目标能量需求。对于AGI Ⅲ级患者，以10 mL/h起始并维持，滋养型喂养，严密监测耐受性，按评分继续、减速或停止。同时尽早启动肠外营养，保证能量供给，待胃肠功能有所恢复至AGI Ⅱ级后再行增加喂养量。根据ASPEN指南的推荐，监测评估营养状态的最佳方式为应用超声及CT检测患者的全身肌肉含量，而传统的指标受疾病干扰较大。欧洲肠内肠外营养协会（ESPEN）最新重症指南推荐，营养评估应包括既往情况、入ICU前无意的体重丢失、运动能力下降、体格检查、肌肉含量及肌力。但考虑TBI患者的疾病状态及临床可操作性，仍建议除以上指标外，可用白蛋白或前白蛋白水平大致判断患者的营养状态。

给予患者肠内营养时应注意药物导致的肠内营养性腹泻，需考虑患者的药物使用情况，如甘露醇、乳果糖口服液等异山梨糖醇、碳水化合物作为辅料的药物。通过实施肠内营养联合持续胰岛素泵注射，可改善血糖控制不佳的糖尿病患者的腹泻问题。对于腹泻患者，营养液的温度可以稍微偏高，应维持于38～42℃。肠内营养给药护理：鼻饲给药时，应查看药物使用说明书或与管床医生共同核对药物的使用方式，并对药物的性状、能否碾碎等进行评估；鼻饲给药前后，使用至少30 mL的温水冲洗营养管，防止药物与制剂发生混合。营养液开启后，需记录开启时间及日期，未及时使用时，需储存在2～6℃的冰箱中，保存24小时，而在床边使用的营养液建议不超过24～48小时。给予肠内营养时应注意防止误吸。体位管理是防止误吸的重要措施。45°半卧位是加速胃排空最有效的体位，因为胃内容物在这个体位更容易向十二指肠倾斜，床头抬高>30°可减少机械通气行喂养成人患者的口腔分泌物量、反流和误吸，且不会导致压疮的发展。

6. *深静脉血栓形成（DVT）的预防*　患者术后由于肢体瘫痪、活动性差、活动减少、长期卧床等原因血流减慢，血液循环变差。另外，血液凝固性过高，凝血机制紊乱，导致患者发生DVT的概率极高。临床上常采取给患者穿着弹力袜来预防血栓的发生。在有条件情况下，应予间歇充气加压或间歇性充气加压联合弹力袜，以预防DVT。抗凝药物虽然不会扩大血肿或增加病死率，但亦未能降低DVT发生率，故不需常规预防性用药。尤其是脑外伤（TBI），使患者处于高凝状态。DVT和患肺栓塞的风险增加应通过使用静脉血栓栓塞预防系统来减轻。根据患者的病情进行评估后，在患者的静脉血栓栓塞风险与大出血风险之间取得平衡，根据医嘱，做好机械预防或是药物预防。

7. *ICU谵妄的护理*　谵妄常常发生于ICU患者，ICU患者因病情危重，生理、心理及环境各方面因素，导致中枢神经系统的一种急性功能障碍，主要表现为注意缺损、思维混乱、意识模糊、精神状态波动。ICU谵妄严重影响ICU患者原发病的治疗进度，使之主动配合治疗原发病的意识和行为削弱或消失，还延长呼吸机等辅助治疗的时间，增加并发症的发生和延长住院时间，增加治疗费用，增加治疗难度，重者致死亡。

（1）给予患者提供良好的休息环境：治疗护理操作尽量集中，减少不必要的干扰。尤其是夜间，将灯光调整柔和，根据病情需要，尽可能降低监护仪报警的声音。维持良好的昼夜节律，对于睡眠障碍的患者可以提供眼罩、耳塞等措施，保证充足睡眠。

（2）严密观察病情：由于ICU谵妄的波动性，护士至少应该8～12小时对患者评估1次。在谵妄发作时，要注意安全护理。避免发生跌伤和自我损伤，必要时给予约束措施，遵医嘱给予镇静药物使用。

（3）保护患者的自尊：对于谵妄的患者更应该加强基础护理，这样不仅可给予患者安慰，还可增进护患关系。关节练习，早期活动，导尿管和约束带尽早拔除，提供视觉、听觉帮助，必要时纠正脱水和及时的疼痛管理等措施对谵妄的发生恶化的控制有良好效果。

（4）心理支持：伤员长时间与家人分离易产生焦虑、孤独、失落等负面情绪，在实施限制探视制度的同时，可推行预约探视或者视频探视作为补充的方法。这样既满足了患者和家属的心理需要，又相对不干扰医疗护理工作，增强患者战胜疾病的信心，有利于疾病的康复。

8. *心理支持*　临床对重症监护治疗病房患者通常实施常规护理，主要关注患者的生理状况及治疗等方面的护理，但是在实施护理措施的同时需关注患者心理状况。在了解患者的一般资料（包括年龄、性别、性格、社会背景）的基础上，制订不同的护理计划，仔细分析患者心理状况，进行心理疏导，帮助患者树立信心，积极配合治疗。心理护理贯穿于护理整个全过程，大大增强患者的自我保护意识和依从性，并在疾病治疗中发挥积极保护作用。

主要措施：在患者进入重症监护治疗病房后，护理人员可以根据病情酌情增加与其沟通的频率，主动介绍病房环境及医护人员组成情况以降低患者的陌生感，对进ICU的环境不再有抵触情绪；通过护理人员对监护设备的介绍，不再惧怕仪器发出的警示音；了解并尽量满足患者的心理需求，增加病房的生活气息，布置个性化的病房；加强家人及社会支持，发挥支持系统的功能。根据病情护理人员可以安排患者的亲人进行视频通话，及时向家属提供患者的病情进展情况，确立家属的安全感，帮助患者稳定情绪。同时护理人员进行心理护理干预，首先必须要具备良好的专业素质和职业素养，能够及时地发现患者的情绪、情感变化，并且能够及时地和患者沟通，有良好的沟通技巧，对待患者真诚、细致、耐心，更重要的是宽容，摒除自我情绪和感受，体谅患者在特殊状态下表现出的特殊情绪和情感；为保证患者睡眠质量及休息充足，除了在确保睡眠环境舒适以外，还需给予有效睡眠方法指导，对于有睡眠障碍的患者结合病情可根据医嘱使用药物辅助，通过保证有效睡眠以提高免疫力及治疗效果。随着医学模式的转变，现代护理模式已体现生物-心理-社会医学模式特点，心理护理在疾病治疗中显示出重要作用。

（张婷）

第二节　舰船外科伤病员的临床护理

在遭遇大规模爆炸伤亡事件之后，医疗急救分类很容易陷入混乱，在忙乱中爆炸相关伤害很容易被遗漏。护理上应尽快采取合理的伤病员救治体系的运作，首先对伤员进行准确的伤情判断、评估和诊断，同时合理分配大规模爆炸伤亡时有限的卫生资源，提高救治效率。所有救治级别中第一步永远是伤情评估，不同救治级别中伤情判断关注的侧重点也不同。宏观来讲，整个救治护理过程中伤情评估是一个连续的过程，前一级伤情评估及合理的救治都是为下一级成功诊治提供依据和保障。

一、进行检伤分类，快速病情评估

战区批量伤员的检伤分类是保证伤员得到合理、有效救治的最重要环节，直接体现医疗机构对大批量伤亡事件的反应能力，而护士在检伤策略的计划和实施方面起着必不可少的作用。战区批量伤员的检伤分类分为院前和院后两个环节。一旦有大批量伤亡事件发生，空运后送组需第一时间派往急救现场，战区批量伤员一般伤情复杂，往往合并大出血、冲击伤、挤压伤、肢体离断等多种伤情。当医护人员到达现场后需迅速检查周边情况，确保安全后对伤员进行检伤分类，快速伤情评估采用 MARCH（massive hemorrhage，airway，respiration，circulation，hypothermia）法、START（simple triage and rapid treatment）法确定伤员救治和后送的优先顺序。评估完成后分别给伤员佩戴红、黄、蓝、黑四种标识，代表紧急处置、优先处置、常规处置和期待处置。在接到批量伤员入院的通知后，护理团队应立即参与到从伤员检伤分类到救治的每个环节，立即做好人员安排及物品准备等，以便有条不紊地开展救治工作，同时对护理文书的记录不容忽视。

二、战时护理人力和资源的管理与调配

护士长要在发生紧急状况下提前做出预判，做出预案，按照岗位要求合理分配，明确各护理人员在批量伤员救治中的任务分工，突出伤病员基本信息采集、伤势伤情了解、物品准备、各岗位间相互配合及注意事项的重要性，并有效防止重伤患者护理人员扎堆治疗，而轻伤患者无人照顾的不平衡现象。护理人员按照各组分工要求，各司其职而又相互配合，使护理人力资源调配达到最大优化状态，有助于实现有序、快速、高效救治。护理人员采取新老搭配，定人、定位、各司其职并相互配合等措施，确保批量伤员救治有序、高效、快速开展，为抢救伤员赢得宝贵时间，提高批量伤员救治成功率。例如，每组一名护士负责建立静脉通路、抽血、遵医嘱导尿等；另一名护士负责心电监护、吸氧等仪器使用，配合医生伤情处置等。协同完成医嘱及护理记录，有序快速省时；手术组由手术护士和巡回护士担任，配合医生开展各类手术，完成伤员手术室救治工作；护士长统筹安排，合理调配护士工作，给予技术指导，必要时加强到危重伤员抢救组；门诊护士初步评估患者伤情，并进行分类，准确核对伤员信息，做好标记，完善相关医疗文书患者基本信息，必要时作为助手加强到危重伤员抢救组。

护理人员应当认真履行岗位职责，确保基础护理落实到位，特别要做好生活护理，不得让军队伤病员所属部队派人陪护以及参与生活护理，逐步解决生活护理依赖伤病员家属或者家属自聘护工的问题，减轻部队和伤病员家庭的负担。在护士人力暂时不能满足临床护理工作需要的情况下，可以适当聘用经过培训的护理员协助护士从事伤病员生活护理，但需要注意的是：护理员不得从事重症监护伤病员的生活护理，不得从事护理技术工作。

由于院前的战区批量伤员检伤受人员、时间、设备、急救措施等条件限制可能存在检伤不足或过度的情况，且某些伤员可能在转运途中出现较大的病情变化，故入院后再次检伤很有必要，甚至需要多次重复检伤，以避免检伤不当导致病情贻误。为统筹分配医疗护理资源，倘若不能明确是否仍有后续再来的批量伤员，可先给予最低限度的最有效治疗及护理，直至明确批量伤员的总数为止。对于批量伤员到达后的文书记录应当简洁、方便，必要时可以用记号笔在患者身上做记录以避免遗漏必要的操作及抢救措施。当确定批量伤员全部到达后应迅速调配医护人员、床位、救治药物及仪器等，使所有伤员均能得到有效治疗。

各种药品、器材和物品，以及血库中各种血型用血，一定要准备充足，保证批量伤员抢救所需。需要确保急救药品、器材、物品要定位、定人、定期检查并定期补充，每名护士必须熟悉其放置位置。批量伤员不断增多时，库管护士负责药品器材和物品的补充，护士长不定时检查。抢救室内必备仪器有无创呼吸机、心电监护仪、除颤仪、输液泵、注射泵、吸痰器、洗胃机、制氧机、氧气筒、气管插管用物、简易呼吸器等。每名护士熟练掌握这些仪器设备的使用，护士长日常按计划组训考核，要求每名护士对仪器设备的使用熟练程度必须达标。要专人负责，定期保养，每日检查其性能，发现问题，立即上报维修，确保抢救伤员时性能完好。抢救室除填写伤员救治表格外，还需准备抢救单、重症护理单和药品使用单等，以上表格科学统筹设计在一张表格上，一目了然，客观、易懂、简单、节时，避免各种表单太多太乱、记录繁杂的情况。

三、建立战伤护理救护技术程序

创伤早期是死亡的高峰期，应该尽快启动复苏工作，为节省时间，复苏工作可以在原发性和继发性创伤调查以及诊断程序期间同时进行。一旦掌握了有关损伤性质的进一步信息，应该在先前确定的复苏目标（如收缩压、平均动脉压、尿量、乳酸水平和静脉血氧饱和度）基础上实时调整复苏策略。

在创伤救治时，要果断、迅速，争分夺秒地实行各种护理及治疗，并及时发现救治过程中出现的各种情况，是抢救成功的关键，同时还要注意预防其他并发症。成批、重大突发伤害事件的救治工作要求高、难度大，要做好此项工作，平时必须加强护理人员应急能力的培训，提高护士应急能力及综合素质，增强抢救意识，培养护士的预见性、主动性和独立性。提高护理人员应急能力，要求护士在临床护理工作中能敏锐地观察到患者的病情变化，并进行分析、判断，用熟练的技能技巧，沉着、果断地配合抢救和护理。定期对护士进行抢救技术（静脉留置针技术、心电监护仪连接、导尿术、心肺复苏术、输氧术、股静脉穿刺）的系统化培训，提高护士的急救技术、观察病情的能力和抢救配合能力。

许多关于管理爆炸伤的文献都把焦点集中在初始护理上，但照顾爆炸伤病员的护理人员还应该非常熟悉如何管理和应对初始损伤之后出现的问题。例如，对于伤后临床病程早期休克患者，除了应该广泛评估出血情况，寻找出血源并止血外，同时还应该采取平衡复苏替代损失的血液措施来挽救伤病员的生命。对于在出血控制和充分复苏后仍处于休克状态的伤病员，或在临床后期出现休克的伤病员，应该重新评估，以验证复苏是否充分。并采取相应措施预防气胸，预防纵隔创伤导致心脏压塞，预防肺栓塞等损伤，预防骨筋膜室综合征以及感染性并发症。

除了可能对特定器官系统造成损害外，爆炸还会引起全身性炎症反应，导致毛细血管渗漏和未代偿的休克样生理学变化。对于逆转失血性休克引起的生理紊乱，使用平衡输血策略的适当复苏是至关重要的。在一项研究中，对 51 名因严重爆炸伤而进行手术的伤病员的术前和术后病程做了回顾，其间出现的酸中毒、凝血功能障碍和体温过低等情况证实了以上论断。在这一系列病案中，伤病员们平均输注了 27 个单位的浓缩红细胞、27 个单位的新鲜冷冻血浆、2 个单位的冷凝蛋白，以及 4 个单位的血小板。相应地，这些伤病员的平均 pH 从 7.19 增加至 7.45，平均凝血酶原时间从 18 秒缩短为 14 秒，而平均体温从 36.1℃增加至 37.4℃。这种相对现代的术中复苏策略纠正了失血性休克引起的生理紊乱。

初期的神经系统检查是最重要的。如果伤病员没有穿透性脑外伤，但出现了精神变化，则应考虑钝性脑和脑血管外伤。此外，如果伤病员是在封闭空间内爆炸伤的受害者，或者发生火灾后在该空间内，并且出现精神状态改变，则应排除一氧化碳中毒。可以通过获得碳氧血红蛋白水平来完成一氧化碳中毒试验。同时还应该考虑是否采取经验性急救措施，给予氰化物毒性解毒剂。当吸入燃烧塑料和现代建筑中使用的其他材料的副产品时，伤病员会发生氰化物中毒。如果伤病员的精神状态最初表现正常，随后变得激动、昏昏欲睡或精神错乱，则医务人员应筛查伤员是否有谵妄。在一项对 ICU 收治的 50 名伤病员进行的研究中，其中 68%的伤病员遭受爆炸伤，并进行了谵妄筛查，36%在第一次评估时发现谵妄（平均评估时间为入院后 7 小时，伤后 26 小时）。这些伤病员中很多接受了芬太尼和氯胺酮作为止痛药，并用丙泊酚作为镇静剂。研究结果表明：损伤机制或氯胺酮的使用与谵妄的发生之间没有相关性。然而，随着使用呼吸机天数和总住院时间的增长，谵妄风险显著升高。

在经历爆炸后，伴有记忆障碍和认知障碍的脑震荡综合征很常见，并且可能与创伤后应激障碍的发展相关。如果伤病员在爆炸中发生严重的创伤性脑损伤（TBI），应积极采取相应措施预防脑水肿，并优化患者预后，包括维持正常的血清钠和葡萄糖水平，避免高热，针对癫痫发作和血管痉挛采取预防药物，落实降低颅内压的措施（渗透疗法、过度换气、抬高头部）。

爆炸引起的内爆力会对肺泡结构造成创伤，并导致血液和液体从毛细血管泄漏到肺泡空间。掌握复苏进展的程度非常关键，做到既能足以恢复血流动力学稳定性，同时必须非常审慎，以避免肺水肿恶化。这些损伤会导致伤病员呼吸急促、缺氧、咳嗽和咯血。支气管血管损伤可导致空气栓塞，这种情况在需要正压通气的伤病员身上尤其容易发生。这些栓塞可导致流向心脏、大脑、肠道（或动脉可能供应的任何软组织）的血流受阻，对伤病员的生命造成毁灭性后果。因此专家建议，必要情况下应在正压通气的严重爆炸伤患者体内放置“预防性胸管”。经受爆炸性肺损伤的伤病员可能会出现严重的急性呼吸窘迫综合征（ARDS），这种情况通常发生在初次复苏之后。已证明对 ARDS 患者有益的干预措施包括：① 采用高水平呼气末正压的低潮气量机械通气策略；② 使用神经肌肉阻滞剂；③ 采取俯卧位，因为当伤病员采取俯卧位时，其从背侧到腹侧的肺膨胀比仰卧位更均匀，这将使通过机械通气提供的呼吸对应的空气压力和体积分布更加均匀。在过去的 20 年中，已经进行了大型临床试验来比较 ARDS 患者的俯卧位和仰卧位是否对死亡率有影响。这些试验的数据表明采取俯卧位能显著提高 PaO_2/FiO_2（氧合指数）比率＜100 的伤病员的生存率。如果上述措施失败，体外膜肺氧合（ECMO）可用于给伤病员氧合和通气，直至他们从与爆炸损伤相关的严重 ARDS 中恢复。ECMO 已在严峻的军事环境中安全实施，并已安全用于外伤和热烧伤患者。

在复苏过程中，伤病员应该接受一系列腹部检查，因为腹部器官在爆炸中经常受伤，尤其是在封闭空间的爆炸中腹部器官损伤更加常见。内爆力可导致肠壁层破裂或分离。与肺一样，可能会发生动脉空气栓塞并导致肠系膜缺血。受伤的肠道出血过多可导致休克。对腹部器官损伤的复苏工作应该基于其他已知受伤器官系统综合统筹考虑以求平衡。对于孤立于肠道的损伤患者，建议的复苏目标为将收缩压恢复至 80～90 mmHg 以改善预后，直至出血被控制住。一个“平衡”或“受控”的复苏目标也可能有益于并发肠和肺爆炸损伤的伤病员，因为这样能预防或减少肺水肿的发生。而 TBI 患者需要更高的平均动脉压来维持足够的脑灌注压。

对于爆炸伤导致的伤病员而言，他们一般损伤严重程度评分较高，而且治疗过程中需要大量输血。除此以外，不稳定骨盆骨折也是增加爆炸伤患者死亡率的已知因素之一。在这些患者中，一个关键的扩展复苏考虑是骨筋膜室综合征。骨筋膜室综合征和横纹肌溶解可能是爆炸伤的直接后果，也可能是由于过度复苏而耽延并发展。而在伴有烧伤的患者中这种情况尤其常见。出于这个原因，在对四肢创伤和爆炸烧伤患者进行复苏时，提供者应遵循类似于现有烧伤液体方案的公式，例如 10 秒的 ISR 规则、改进的 Brooke 或 Parkland 公式，以预防流体蠕变的发生。通过触诊察觉紧张的肢体隔室和脉搏消失是骨筋膜室综合征的晚期诊断依据。护理人员可以每小时检查 1 次脉搏，使用市售设备检查隔室压力，并关注血清肌酐激酶水平的变化趋势以警惕骨筋膜室综合征。建议对高危患者进行早期筋膜切开术，因为上述诊断措施都不够敏感，无法防止误诊。

外伤，特别是 TBI，使患者处于高凝状态。应通过使用静脉血栓栓塞预防措施来降低形成深静脉血栓形成和肺栓塞的风险。临床医生应平衡患者的静脉血栓栓塞风险和大出血风险，并决定是使用机械预防还是药物预防。止血完成后，应根据已发表的指南开始化学预防。药物预防并不总是与受伤组织的出血或出血率增加相关。在对 67 名穿透性脑损伤患者的回顾中，32 名患者在 24 小时内接受了小剂量的静脉血栓栓塞化学预防。他们与未接受早期化学预防的 35 名患者进行了比较。早期化学预防后颅内出血恶化的发生率为 16%，而未早期给予化学预防的发生率为 17%。早期化学预防后深静脉血栓形成或肺动脉栓塞的发生率为 12%，未及早给予化学预防时为 17%。尽管这种差异在统计学上没有显著意义，但它表明血栓形成风险有增加的趋势，而使用化学预防不会增加出血风险。

需要注意可能使爆炸伤复杂化，引起分布性休克，并导致长时间复苏的感染类型。很多时候，土壤细菌和真菌会被炸入软组织，导致初始和长期的全身炎症反应和感染。由于士兵所在地区的微生物特征不同，战斗伤害后的感染是一个主要问题。发生战斗伤害的地理位置对于在初始复苏后妥善管理这些患者至关重要。了解爆炸伤的情况和受伤发生的地点，将有助于明确患者遭受伤害及感染的类型及其相对应的风险，以便制订有针对性的即时护理和扩展护理方案。随着患者在临床上的病程发展，可以解释持续性或复发性休克的诊断也在不断发展。对于出血不受控制的患者，建议进行平衡复苏。使用血液制品在术前、术后和术中进行复苏，应使用已知的比率，以改善患者的预后。可以通过循证复苏来修复常见受损的器官，例如大脑、肺和肠。

四、高技术战争条件下心理杀伤病员的救护

随着护理工作模式的转变，现代护理模式中越来越重视心理护理的价值，对于患者诊疗过程中出现的一些心理问题，能够及时采用各种心理护理方法进行规避，可以缓解患者相关的负性心理，消除患者的顾虑，帮助患者保持最佳身心状态，提高心理适应能力和自尊水平。多数伤病员对所得疾病缺乏了解，担心疾病带来的痛苦及并发症。通过成立心理座谈小组，向伤病员及时讲解治疗方案、实时病情，并回答患者的疑问，提高伤病员的信任感。同时耐心地对待病伤员，做到语言、举止细致周到，对于伤病员的疾病也有正确的态度，给予同情和理解，不形成不良的刺激；在伤病员进行治疗和护理的同时，进行适当的早期康复干预，组织伤病员之间进行心得交流，以缓解心理压力。对一些病情轻、不影响自理的伤病员，鼓励他们做一些力所能及的事情。了解伤病员的兴趣爱好，有针对性地进行培养和辅助，转移伤病员的注意力，纾解情志、缓解心理矛盾。对手术的患者术后疼痛明显时也可采取转移注意疗法，必要时使用镇痛。

（王冬梅）

第二十六章

舰船外科关键技术理念的实践转化与展望

第一节　从现代医院先进技术到舰船外科适宜技术

一、超声无创监测技术向舰船外科的转化

超声技术具有安全、无创、便捷、无射线、操作简单可重复、实时床旁监测等优点，在颅脑外伤领域不仅可以发现和监测神经系统结构改变，还可提供脑血流动力学的动态变化信息，辅助伤情评估和手术救治。有效的脑保护管理需要精准的监测，神经重症监测是包括脑血流、颅内压、脑氧、脑代谢、脑电活动等多种参数的多模态监测，旨在帮助临床医生明确患者神经系统的病理生理改变，有利于制订个体化的管理策略。术中超声具有实时、简便、高效的优点，已广泛应用于神经外科手术中。B超的以上优势使其成为舰船外科伤情评估、早期诊断和术中辅助的有效手段。将便携式超声用于舰船外科手术具备以下优点：① 可以对战伤后颅内出血、挫裂伤等病灶进行准确、实时定位。② 用于在术中进一步明确手术路径及手术范围，提高损伤控制性手术效率，从而减少并发症。③ 术中实时监测，可以了解血肿或异物的清除程度，避免病变残留。④ 术中超声扫描可以明确血肿周边血管走行，减少对组织、血管和神经的副损伤，降低致残率。

超声可实现舰船外科早期无创颅内压监测。颅内压控制是海战条件下颅脑外伤救治的核心问题。颅内压增高是颅脑外伤后潜在的危害性后果，是引起死亡或神经功能障碍的最主要原因。既往通过脑室内穿刺监测颅内压的方式是临床公认的“金标准”，但其需要经颅钻孔手术操作，有出血、感染等风险，因此超声能提供的早期无创颅内压监测更加适合在舰船外科使用。超声监测视神经鞘直径变化进而评估颅内压可用于海战可视化伤情评估。视神经鞘是硬脑膜的延续，鞘内含脑脊液以及由小梁、间隔和支柱组成的复杂结构，其脑脊液与颅内的蛛网膜下腔相通，是构成颅内压的一部分。当颅内压增高时，压力传导至视神经鞘，视神经鞘内间隙增加，通过超声监测视神经鞘直径变化可间接反应颅内压变化，通常在球后 3 mm 位置测量其直径。

提高舰船外科颅脑海战伤损伤控制性手术质量，减少副损伤和并发症的基础是准确定位。在海战时海上最大的救治平台医院船或二级救治阶梯中的大型舰艇，其检查空间狭小，医疗资源有限，可用于颅脑检查的设备相对固定，术中 MRI、脑立体定向系统和神经导航系统等无法实现，无法对颅脑伤情及颅内血肿做出早期、准确的判断和精确定位进而指导伤情判断和手术开展；颅内血肿清除、颅内异物取出等损伤控制手术仅凭舰上军医的经验而无客观实时的影像支持是无法准确完成的。因此，上海长征医院神经外科将自行研发的便携式超声用于舰船外科水下冲击伤试验伤情评估与术中定位，结果

与术前移动 CT 复查结果显示一致，并且便携式超声具有实时监测手术进程的优势，可即时了解病灶清除程度和清除范围，解决脑组织移位的问题，并取得满意效果。用于超声显示系统的平板电脑可与远程医疗系统融合，作为远程可视化的有效载体，与后方医院或医院船连接，提高救治的准确度，降低死亡率和致残率。

二、影像学重建技术向舰船外科的转化

通过对二维断层图像进行疾病的诊断是目前临床影像学诊断中最常用也容易实现的手段。但是 CT 或 MRI 检查所提供的仅是二维断层面上的信息，其病变组织的具体性状依旧需要临床医生凭借经验和专业知识来判别，这对舰船外科批量化伤员伤情诊断评估的准确性会产生较大的影响，差异化大，准确性不高。目前可用于舰载或车载的影像学设备运用医学可视化技术将一系列连续的 CT 或 MRI 数据重建，并以三维立体的显示方式将致伤部位、损伤性质、周围组织和器官等结构重新构建出来。重建的三维立体模型将帮助舰艇军医充分了解损伤性质和与周边组织的关系，极大地增强了舰船外科海上诊疗的准确性，对于海战伤员的伤情评估、早期治疗和有序后送均有较强的辅助作用。

随着计算机科学技术的发展，医工交叉相关的研究逐渐应用于临床，通过采用数字科学的技术、3D 打印技术等来解决临床问题日趋成熟，如通过数字骨科技术建立骨骼结构相关影像学数据，同时对影像学数据加以整合与处理，使得术前手术设计成为一种可能，能够实现骨折治疗的个性化、准确化等，有助于提高手术效率，提高伤员救治效果。计算机辅助的虚拟手术技术更方便、高效，术前规划时间更短，同时有关研究证实，计算机辅助术前计划可以帮助创伤外科医师了解骨折畸形情况与血管损伤，从而改善术中复位固定和重建。笔者团队对移动 CT(图 26-1)户外适应性的研究发现，不同参数下移动 CT 冷却时间明显不同，不同的电压、电流对 CT 图像质量存在不同的影响。同等电压下，电流越大，移动 CT 的检查后冷却时间越长；同等电流下，随着电压增高，移动 CT 的检查后冷却时间越长(表 26-1)。同等电流下，电压调大，图像质量没有明显提升，且图像噪点增加，容易增加误判(图 26-2)；同等电压下，电流越大，图像质量越好，脑沟、脑回显示更清晰，同时脑内核团显示也更清晰(图 26-3)。

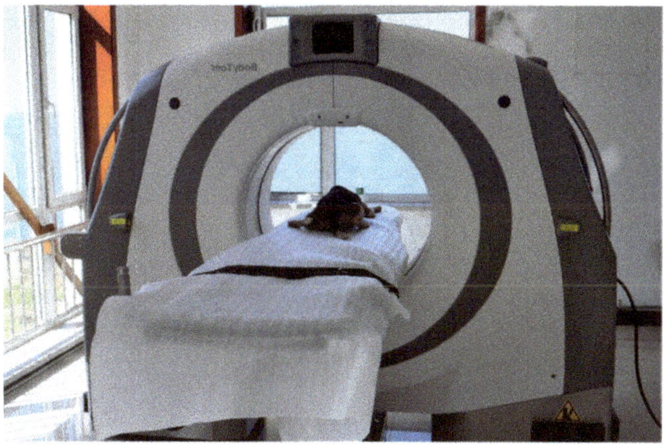

图 26-1　移动 CT 对比格犬进行头部扫描(正面观)

表 26-1　不同参数下移动 CT 冷却时间

参　数	冷却时间(分钟)
120 kV，180 mA	8.3
120 kV，230 mA	14.2
120 kV，280 mA	19.7
140 kV，180 mA	13.1
140 kV，230 mA	17.7
140 kV，280 mA	22.6

三、高清内镜技术向舰船外科的转化

以神经内镜为例，神经内镜硬件系统主要由镜体、光源、计算机成像监视系统及图像记录装置等部分组成，神经内镜可改善术野照明，提高术野可视化程度，最大限度减少脑组织牵拉和损伤。其优势主要体现在操作空间较小时，对骨、血管、肿瘤及其周边结构的暴露更加微创而彻底。神经内镜在经口、经颈、侧方、远外侧及后外侧入路的实用性已得到证实。但目前仍需进一步临床研究证明神经内镜可操作性。在舰船外科脑出血手术中，内镜手术可以归为颅骨钻孔微创血肿清除术的一种，因此既往推荐的针对颅骨钻孔血肿清除术的指征范围可作为内镜手术的参考指征。随着摄像和光学技术设备的不断小型化、手术器械设计的创新、新型导航或机器人系统的引入、新技术的研发和改良，如多端口及 3D、4K 等内镜手术、内镜辅助的显微外科手术等，使神

移动CT参数	120 kV 180 mA	120 kV 230 mA	120 kV 280 mA
头颅CT (轴位)	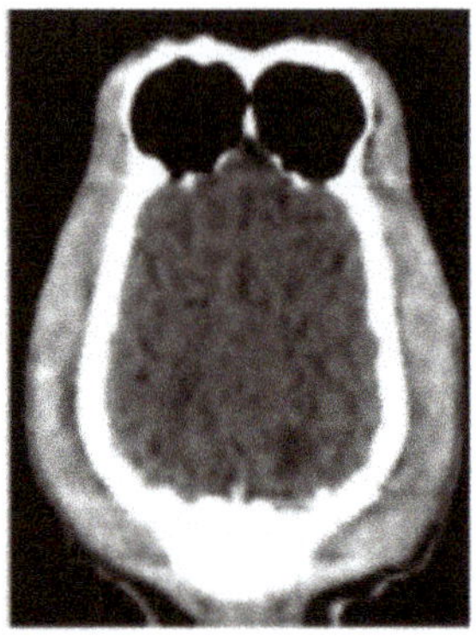	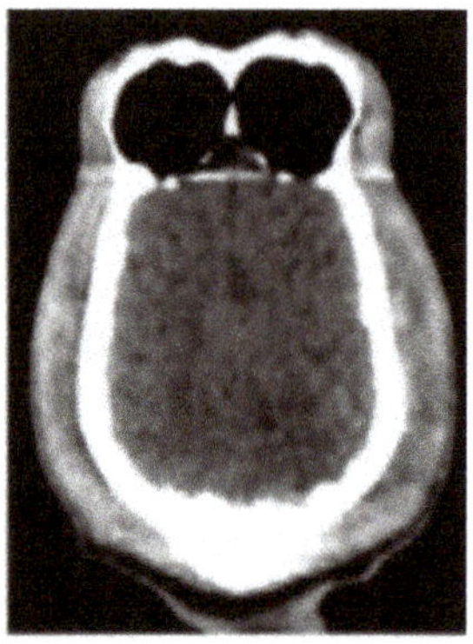	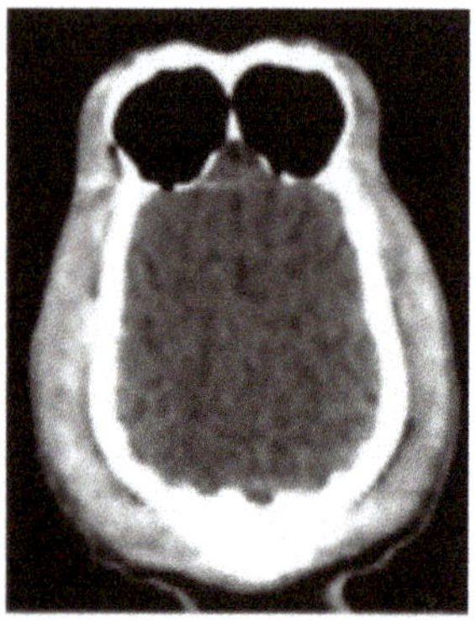
头颅CT (轴位)	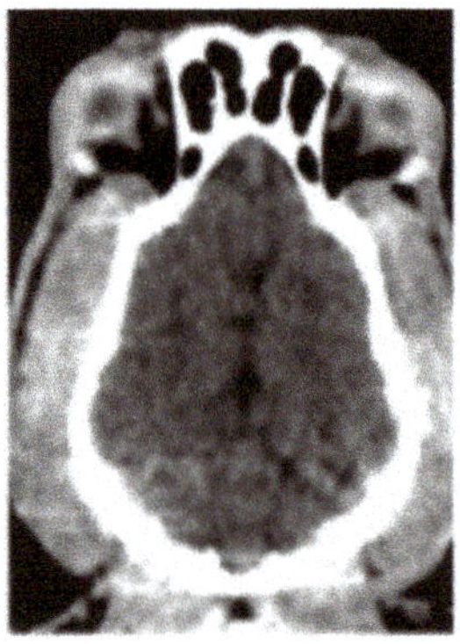	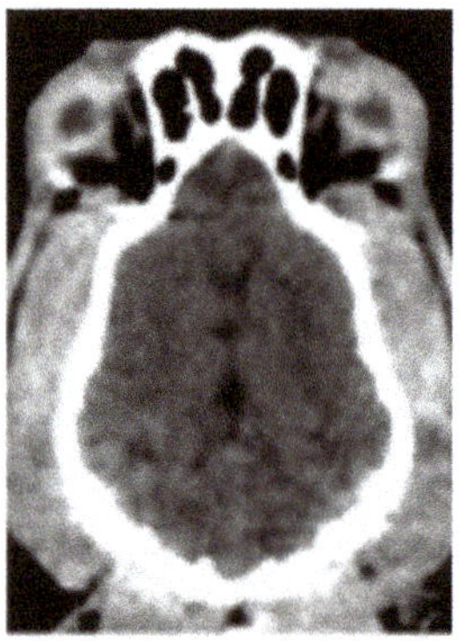	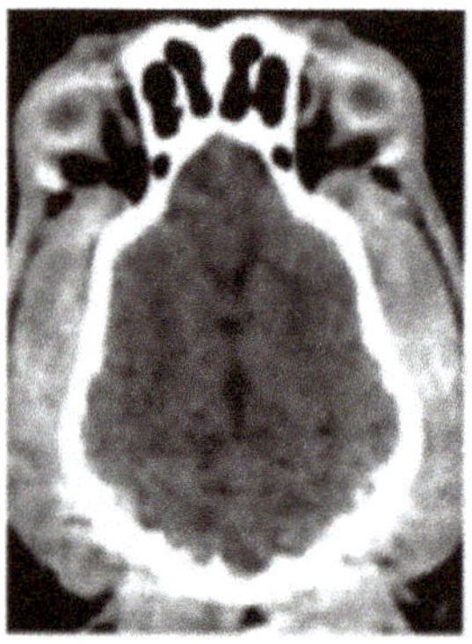
头颅CT (轴位)	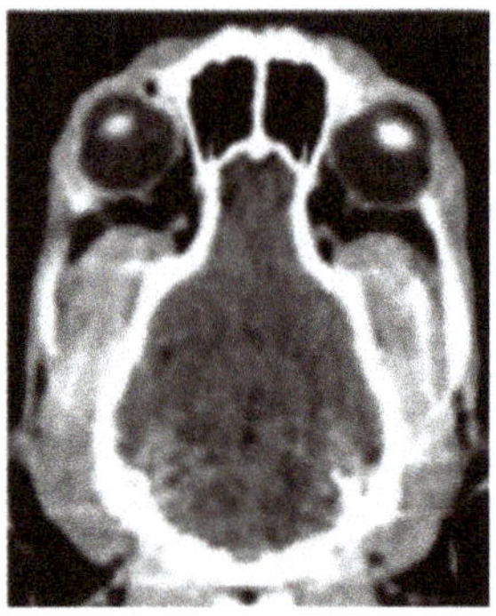	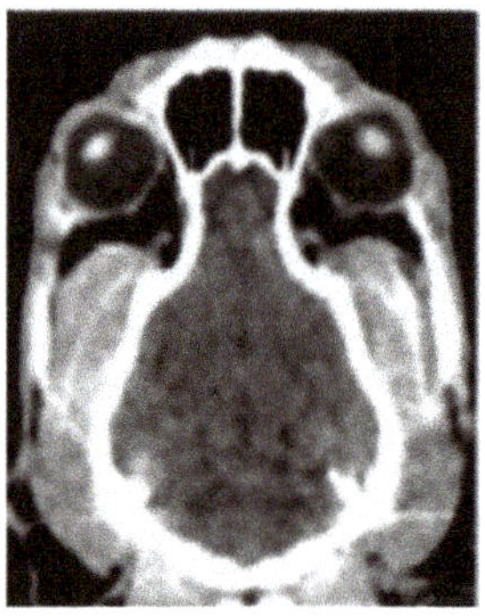	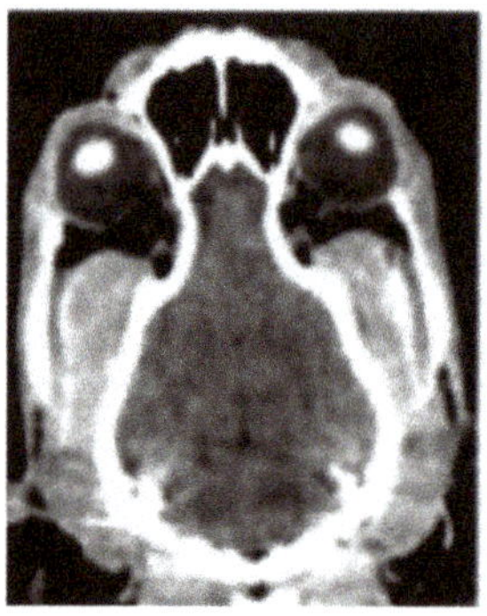

图 26－2 同等电流下，电压调大时图像噪点增加

经内镜治疗具有光明的发展前景。内镜手术将从脑室和颅底病变的治疗扩展到脑实质内病变的治疗，在不久的将来将用于舰船外科颅脑海战伤的救治中。这些进展对内镜辅助的颅脑显微外科技术发展具有重要意义。未来发展目标还包括神经外科的远程机器人控制系统、共享控制系统甚至全机器人远程手术系统。纳米技术的发展有助于实现超显微外科治疗。因此，神经内镜有望成为现代神经外科最常用的检查和治疗手段，为颅脑系统疾病的治疗带来深远的影响和显著的益处。

依据内镜在术中功能定位不同，将神经内镜手术分为三类：① 内镜神经外科手术（endoscopic neurosurgery，EN），即照明、图像采集、冲洗、吸引、电凝等工作通道均集成于单根镜体内，所有手术操作均在内镜内完成，也称为神经内镜内手术，常用于三脑室底造瘘术及颅内囊肿的治疗。② 内镜控制神经外科（endoscope-controlled microneurosurgery，ECM），手术视野暴露完全依赖内镜提供的照明与显像功能，在镜体外完成手术操作，如经鼻蝶入路内镜下鞍区肿瘤切除术，也称为内镜外手术。③ 内镜

移动CT参数	120 kV 230 mA	140 kV 230 mA	120 kV 280 mA	140 kV 280 mA
头颅CT (轴位)	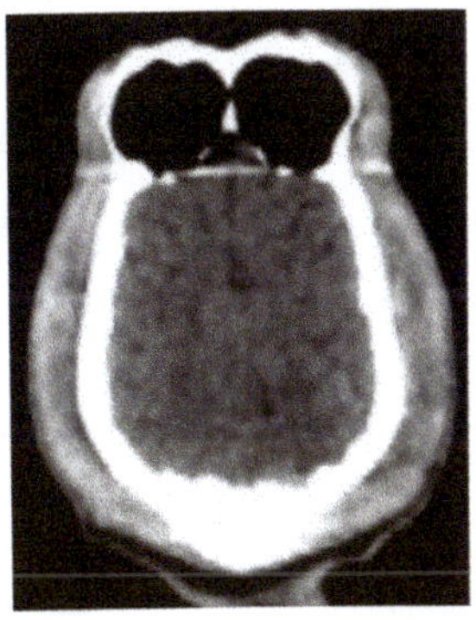	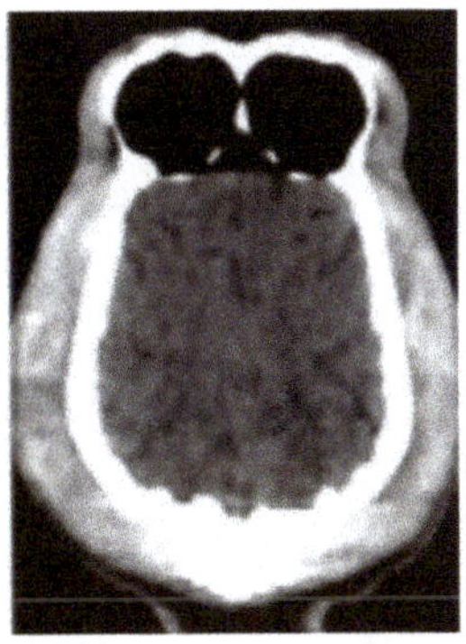	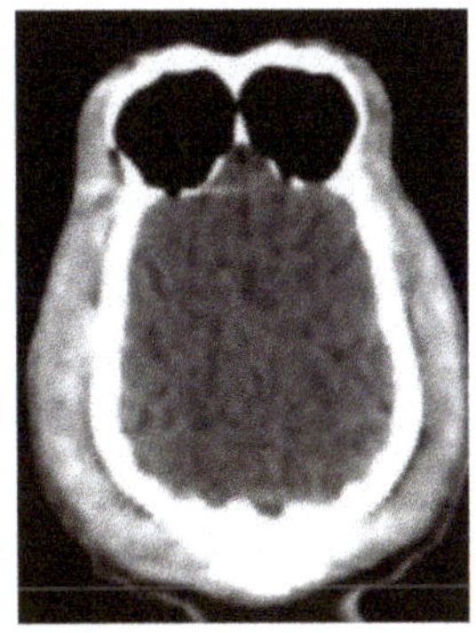	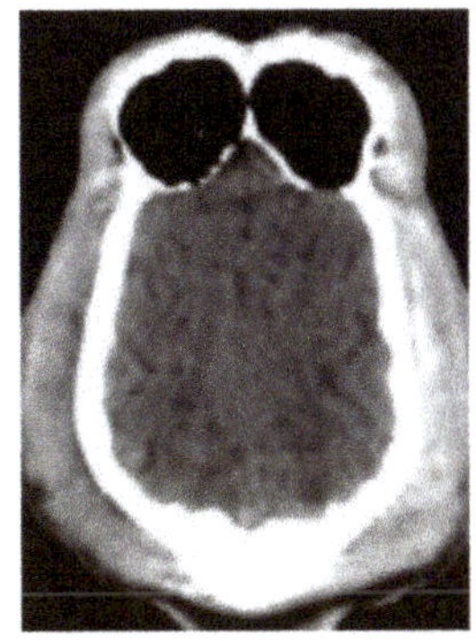
头颅CT (轴位)	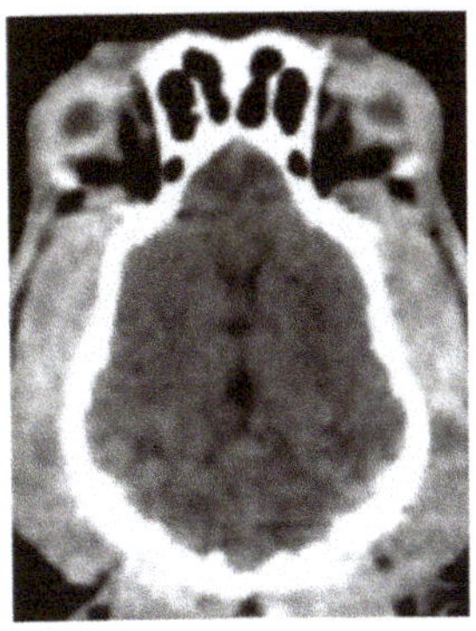	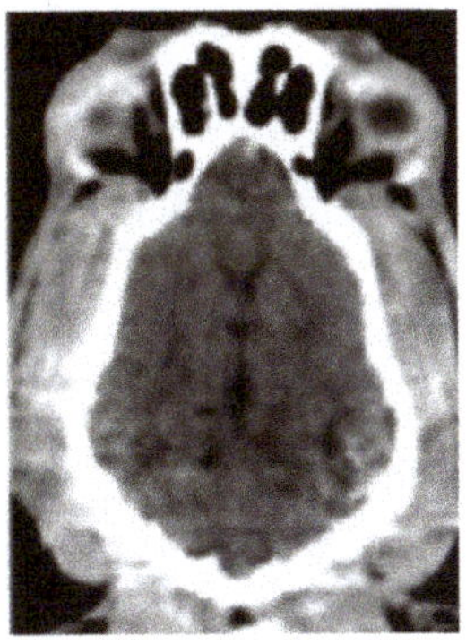	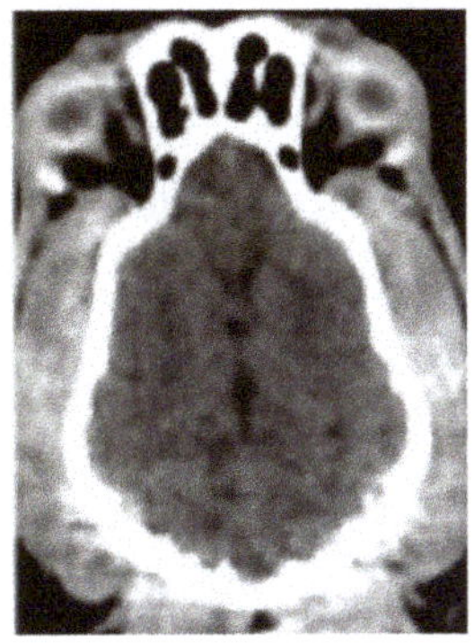	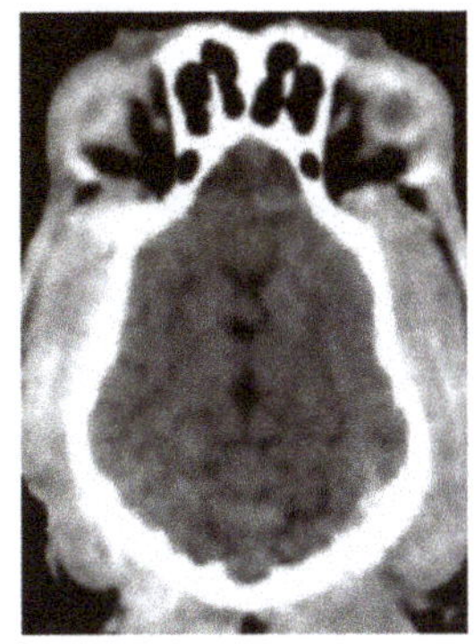

图 26-3　同等电压下，电流调大时图像质量变好

辅助神经外科(endoscope-assisted microneurosurgery，EAM)，不改变原有手术方式，仅将内镜作为显微镜的补充，用于暴露显微镜无法达到或成像的深部结构，如锁孔小骨窗开颅内镜辅助颅内血肿清除术、内镜辅助下桥小脑角肿瘤切除术等。还可以根据内镜手术操作的途径(完全在内镜中或内镜外)将内镜神经外科分为镜内内镜神经外科和镜外内镜神经外科。

对于开放性胸部外伤而言，3D胸腔镜手术仅需利多卡因＋芬太尼局部加全身镇痛为主，必要时予咪达唑仑镇静，该方法对麻醉要求低、经济、微创，有利于舰船外科开展。开放性胸外伤伤员常规的治疗方法是清创加胸腔引流术，观察后再决定是否剖胸探查，但被动的观察等待往往造成不必要失血，错过最佳抢救时机，甚至危及生命。早期清除血胸能有效防止脓胸的形成，小的肺裂伤及渗血虽可自行愈合，但自行愈合时间较长，增加了住院时间及转运后送的压力。对于此类伤员，早期行胸腔镜探查，止血并清除血凝块，修补肺、膈肌、心包裂伤等，创伤小、治疗效果。胸腔镜手术可免去开胸探查清创引流后的观察步骤，改变了传统的战场引流观察模式，通过可视化的方式在诊治上变被动为主动，提高救治效率，降低伤员的死亡率。胸腔镜手术主要有以下优点：① 耐受性好，海战开放性胸外伤员多为青壮年男性，体格健壮，对胸腔镜有较强的耐受性，而且胸腔镜手术不需要单肺通气，伤肺也不需要全部萎缩，对心肺贮备功能差不能耐受单肺通气的胸部伤员也可适用。② 麻醉平稳，研究表明胸腔镜手术探查明确，在局部加全身镇痛镇静下，伤员处于嗜睡状态，生命体征平稳，无呼吸困难和发绀，麻醉效果良好，仅有3名伤员在治疗中有烦躁、呼吸及心率稍快的表现，证明其安全可行。③ 操作便捷，胸腔镜探查不要求伤侧肺全部塌陷，进入后能很快发现出血和漏气部位，可直接进行处理，并且可对邻近脏器损伤情况探查。

海战中腹部外伤起病急且病情重，必须尽早对伤情做出正确判断，采取及时有效的治疗措施，以提高抢救成功率、改善伤员预后。传统剖腹探查造成的创伤较大，以及为明确手术指征需要较长时间观察等原因，导致战场上腹部外伤的确定性治疗被延

误。可视化腹腔镜技术早期诊治腹部创伤能够缩短救治所需时间，减少了开腹探查手术的巨大创伤和感染率，降低伤员致死、致残率。腹腔镜诊断腹外伤准确率可达 97%，高于任何无创检查及腹腔穿刺和腹腔灌洗，对轻伤及伤后早期患者有着明显的优势。目前，对于生命体征平稳的腹部创伤伤员，腹腔镜应用成为替代常规剖腹探查的首选，对于多发伤合并腹部外伤的伤员，早期对腹部损伤进行更精确的定位性诊断和创伤评估，及时采取相应治疗，或在舰船外科开展机器人探查、诊治前行腔镜探查，为机器人手术提供前序准备，避免了反复观察和辅助检查贻误最佳救治时机。随着腹腔镜可视化设备的改进和机器人手术的发展，以腹腔镜为代表的微创救治腹部创伤将会有更广阔的前景。

四、高清 3D 外视镜技术向舰船外科的转化

外视镜是一种汲取神经内镜技术特点，并与传统手术显微镜定位相同的显微镜系统，该系统中镜体置于术野数十厘米处，将手术图像进行光电转换并实时传递至高清显示屏上，术者可通过显示屏观察术区情况，上海长征医院神经外科 2021 年将其用于舰船外科，使用外视镜对水下高爆性武器的全身多系统伤进行研究(图 26 - 4)。外视镜在可视化与便携化方面较当前使用的神经内镜系统及传统手术显微镜均有独特的优势，这对于医院船而言是一种全新的尝试。外视镜由远视镜、光源、高清摄像头、显示屏、支架等元素构成，术区图像传导凭借一个硬性、长杆状镜体，直径约 10 mm，长度约 140 mm，镜头与镜体长轴成 0°或 90°，焦距范围 250～750 mm，视野深度 35～100 mm；外视镜系统光源主要为光纤传导的氙气灯光源，在提供充足照明的同时尽可能减少术区伪影；外视镜可与神经内镜共用支架系统，活动度大，可通过按键迅速敏捷调整镜体位置。外视镜的技术特点源于神经内镜，但在功能定位上与传统显微镜类似。外视镜系统的出现是一种新的手术辅助显微镜系统尝试取代传统手术显微镜的开始。

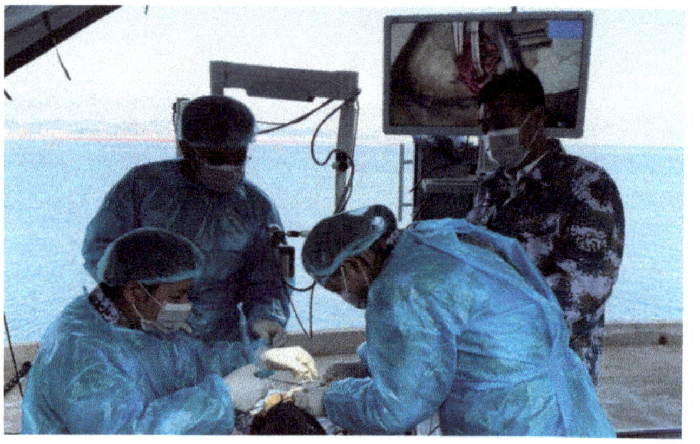

图 26 - 4 岸基 3D 外视镜下行比格犬颅脑侧脑室外引流术

舰船外科使用 3D 外视镜的显著优势有以下几个方面：① 适合舰船外科应用的人机工程学工作模式，舰船外科开展手术必须要克服轻微晃动或术者晕动对术区观察造成的影响，而在舰船上使用传统显微镜则会加重这些因素。在使用外视镜手术时，术者不必低头曲颈注视目镜，而是以直立面向显示屏的方式进行手术操作，并可以自由扭动头部选择舒适角度，从而在长时间的手术进程中尽可能降低术者疲劳程度，术者更加舒适的手术姿势对手术质量将产生积极的影响。② 更广的视野和视野深度，外视镜较传统手术显微镜拥有更长的焦距、更广的手术视野及更大的视野深度，镜体通常置于距离术区 250～750 mm 范围内，从而为手术操作提供更充裕的操作空间，并减少调焦频率。③ 更高的手术图像质量，外视镜拥有高清摄像头与高像素显示屏，可以同神经内镜兼容共用，将为舰船外科手术提供比传统显微镜更清晰的术区图像，手术观摩者可以在显示屏中看到与术者相同质量的图像，有利于舰船外科军医系统培训及教学活动的开展。高质量手术图像及显示屏可以为术者提供沉浸式的手术体验，增加术者手术专注度。④ 便携性强，机动性高，外视镜镜头、摄像头与光源一体化的设计使其具备体积小、空间小、可移动性好的明显优势，且其成本较传统手术显微镜有明显的优势，在舰船外科上更容易推广。外视镜易于手术室内导航、神经内镜、虚拟现实(VR)眼镜等设备进行整合，兼容性更强。

五、手术机器人技术向舰船外科的转化

达芬奇手术机器人是美国 FDA 批准用于普通外科和泌尿外科腹腔镜手术的第一个机器人系统，其主要优点在于优越的人体工程学、手术视野放大及高度的灵巧性、稳定性、精确度。既往观点认为，

譬如达芬奇、ROSA 等手术机器人系统昂贵，安装条件苛刻，在舰船上难以普及。而 2018 年《海军时报》报道美军在"仁慈"号医院船上使用达芬奇手术机器人开展了第一台手术，这是世界范围内将手术机器人系统用于舰船外科的首次尝试。舰船外科适用于远海，必须克服海上风浪带来的颠簸以及随舰军医的眩晕感。海战伤死亡率最高的是颅脑外伤，在舰艇军医实施精细化损伤控制手术时又离不开稳定的设备支撑，这使得手术机器人成为既适用于舰船环境又能保证手术稳定性的迫切需要。

颅脑解剖复杂，功能密集。神经外科手术对精准性要求极高，在功能神经外科领域甚至达到 0.01～0.1 毫米级。目前，神经外科机器人的功能多为手术机械臂功能，未来可能还会出现精细的微血管缝合、实时定位、触觉反馈、人工智能等多种功能。机器人可以替代医生操作，实现例如快速的颈内动脉切开与缝合、脑血管造影与介入栓塞、深部肿瘤完整切除等神经外科手术，克服外科医生疲劳、手抖手慢、医源性辐射、精细程度等诸多不足，达到手术目的。最好的机器人应该是使用最简单、操作界面最方便的机器人，而不是操作复杂、耗时耗力的机器人。未来手术机器人的发展会使操作更加便携，医生经过简单培训就可以上手操作和使用，应用门槛更低。这也意味着，不仅在三级甲等医院等大型医院，在海军医院船上也可能引入手术机器人，并且广泛使用。

以神经外科手术机器人为例，舰船外科手术过程可简要概括为以下步骤：① 在伤员头上粘贴个性化标志点 Marker 后进行影像学扫描，并通过网络将影像数据输入机器人计算机，利用手术规划软件进行三维重建，确定病灶靶点，进行手术路径规划。② 在舰船上手术时，伤员头部相对固定，用机器人在手术空间范围对伤员头上的四个标志点进行注册，建立空间影射关系，移动机器人机械臂末端的手术探针，使机器人实际操作路径与规划手术路径重合，锁定机器人，进行手术操作。③ 手术完毕后移开机器人，伤口采用无菌贴覆盖或简单缝合即可。

六、混合现实技术向舰船外科的转化

混合现实(mixed reality，MR)技术通过在真实的物理世界中引入虚拟对象并实现这些对象与真实世界之间的交互，该技术结合了虚拟现实(virtual reality，VR)技术和增强现实(augmented reality，AR)技术的众多优势，在医疗领域具有诱人的前景。混合现实技术是一种在计算机图形学、仿真技术、人机接口技术以及传感技术的基础上发展起来的多学科交叉渗透的一门新兴技术，其具有沉浸性、交互性以及构想性等特征，通过计算机技术生成一个逼真生动的感觉世界，允许使用者通过头部转动、眼球转动、手势及其他动作对虚拟实体进行交互考察，以此模拟或体验真实过程。20 世纪 80 年代以后，随着混合现实技术的进一步完善，其更加精确、直观和形象化，并逐渐应用于医学、军事、设计以及艺术等诸多领域。随着 5G 时代的到来，混合现实等新一代信息技术已呈现跨越式的发展。5G＋混合现实技术将会为舰船外科理念、教学训练平台与载体的发展带来突破性的进展。

胸部海战伤多为由爆炸引起的钝性损伤，是造成伤员死残的重要原因，气胸是主要表现形式，且常合并多个胸腔脏器损伤，或合并头颅、腹部及四肢损伤，因此对伤情进行整体评估非常重要。远海作战情况复杂，与平时医疗环境有较大差异，战伤救治是一个连续分阶梯的过程，强调分级救治，以最大限度地利用有限救治资源，因此平时贴近实战化的战救技能培训是提高战伤救治能力的重要举措。研究表明利用混合现实技术可进一步提高海战伤救治技能的培训效果。混合现实技术的出现和迅速发展为实战化胸部外伤技能培训提供了有力的技术保证，也催生实战化综合性战伤救治技能培训系统的建立和培训标准的完善。混合现实技术可以提供多元感知，在伤情评估和诊断阶段，高仿真的感觉信息输入非常重要。

混合现实技术主要是将 CT、MRI 设备采集到的 DICOM 原始数据导入三维重建软件系统，运用不同颜色依次对扫描区域内的各种组织进行区分，使用多个不同蒙版进行可视化分割、提取及计算生成 3D 虚拟模型，并保存导出 STL 格式(stereo lithography)的三维网格模型，将经过重建及渲染的 3D 虚拟模型载入混合现实设备中，通过佩戴 Hololens 眼镜实现基于混合现实技术的术前计划及术中指导、术前沟通、教学查房等。混合现实系统应提供良好的实时交互体验和反馈信息。模拟伤员应该能够根据用户的提问和操作进行实时信息反馈，并可实时记录操作表现。在伤情评估阶段，可根据用户的提问和体格检查等操作反馈模拟伤员的伤情信息；在救治处置阶段，能够模拟人体解剖结构，结合多通道感知系统反馈给用户信息，如胸腔穿刺时进入胸腔瞬间的落空感、正确操作后症状体征的改善等。在实际海战环境下，伤员救治多以小组为单位进行，在救治、转运过程中都需要与他人交流合作。要提升沉浸感和交互体验，在技术发展层面除实现多元感觉输入外，进一步拓展方便多用户实时沟通的社交工具也很重要。同时，将混合现实系统应用于教学应该能够实时追踪、记录和评估海军卫生人员的学习行为表现，让学员自己能掌握学习状态，或可设置培训自动纠错模式和考核记录模式两种不同模式，以适应不同培训阶段需要。

Seymour 与 Grantcharov 先后使用虚拟现实手术模拟系统对住院医师开展了腹腔镜胆囊切除术训练，并通过随机对照试验，确认了 VR 手术模拟是训练腹腔镜手术技能的有效工具，显著提升了医生的手术水平，提出基于虚拟现实的培训方法可应用于医生的评估、培训和认证等多种场景。Reznick 在《新英格兰医学杂志》发表文章确认了虚拟现实技术具有增加手术技能培训的潜力，并通过计算机测量手术精度、准确度和错误率。也提出虚拟现实腹腔镜模拟器确实可以提高住院医师的解剖速度、减少手术错误，对学习者有益。

与传统教学方式相比，MR 有许多优势。它可以提供沉浸式体验，规避安全风险，在有限的空间内设计不同伤情和情景，便于反复使用等。但在技术发展和应用中仍存在诸多挑战，如提高环境拟真度、避免认知负荷超载、发展和完善系统评估学习成果的功能等。同时，即使 MR 不断发展，能提供给用户良好的沉浸感和交互体验，也不能最终取代现实场景下的操作实训和演习等。应用 MR 最终要实现 MR 集成，实现 MR 与其他技术的融合，为传统技能培训提供辅助，为实战救治做好准备。

（陈荣彬）

第二节　舰船外科远程医疗

一、混合现实技术与舰船外科远程医疗

与传统远程通信相比，混合现实（MR）技术有许多优势。它可以提供沉浸式体验、规避安全风险、在有限的空间内设计不同伤情和情景，便于反复使用等。但在技术发展和应用中仍存在诸多挑战，如提高环境拟真度、避免认知负荷超载、发展和完善系统评估学习成果的功能等。

混合现实全息影像技术在舰船外科教学中具有很好的应用前景。我们应用混合现实全息影像技术进行现场教学，取得很好的效果（图 26－5）。混合现实技术能够直观、立体地显示正常人或者患者的全息影像，整个全息影像可以从任意角度观看、调节亮度与对比度、隐藏与透明化各种颅脑组织等，甚至还可以通过缩放大小进入内部进行观察，从而使影像信息的判读简单易懂。通过混合现实技术全息显示颅底解剖结构，使海军卫生人员更直观、多角度、立体观察血管、神经走行及毗邻，培训教员可以结合全息影像所示直观讲解，达到更好的教学，从而提高教学效率，提升海战伤情的救治能力。

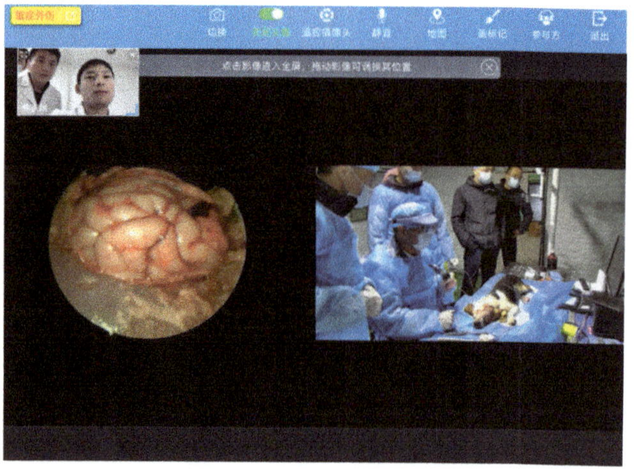

图 26－5　远程 AR 诊疗系统联合便携式内镜可进行远程手术指导及教学

二、手术机器人与舰船外科远程医疗

手术机器人远程医学是以计算机图形学为基础，以 X - CT、MRI、血管造影等影像学为主要手段，在手术前由计算机通过伤员的诊断图像来构造出伤员内部结构的三维模型。以三维模型和机械臂跟踪为基础，辅以机器人内置软件和远程通信系统，舰艇军医在外科手术前后可以在以下三方面构建可视化：第一，在开始手术前，舰艇军医模拟手术部位的三维重建图像，从而对该损伤部位及邻近区域的解剖结构有清晰的认识，然后进行手术规划，如勾画损伤灶的轮廓，确定手术路径；第二，规划完成后，军医可以在三维图像上进行手术的仿真操作，还可借助远程手段和后方医院联系，以确定最佳的手术方案；第三，在手术过程中，军医可以观察到手术器械在人体组织中的位置和器械周边的组织信息，确保手术安全进行。传统的手术方法不可预见手术部位，手术过程亦不能预演，手术效果依赖医生的经验，差异化较大。手术的风险、出血和组织损伤都比较大。而在机器人手术规划导航系统上进行手术方案选择时，医生可以借助国内顶级专家的经验融于其中，使手术方案的可行性和安全性得到进一步的提高。机器人特有的手术辅助功能是在手术规划导航完成后，将手术方案的技术参数从导航系统传输至机器人控制器，通过映射算法将计算机图像空间的规划参数变换到机器人操作空间，机器人按预先确定的手术方案完成指定的辅助手术操作。

达芬奇手术系统是美国 FDA 批准用于普通和泌尿外科腹腔镜手术的第一个机器人系统。与传统腹腔镜相比，它的优点包括优越的人体工程学，手术视野的光学放大，更高的灵巧性、稳定性和更高的精确度。这些优点可以有效减少舰船摇摆产生的手术失误。当 5G 通信技术赋能于机器人手术系统时，实时化、精准化的机器人远程手术系统便诞生了。机器人远程手术系统可以将伤情复杂的伤员交给后方具有足够经验的医生进行治疗，或者是在前方医生进行手术时给予手术指导，提高救治率；同时也可以由不同医生操作各自机器人手臂进行联合手术，达到更高效的合作，这样的合作手术在当下复杂的战时环境是难以完成的。

三、早期可视化诊断与舰船外科远程医疗

（一）远程可视化诊治系统

可视化诊治系统可以使肉眼无法看到的体内病变通过某些手段直观地呈现在医生面前，医生从而可以在此基础上进行疾病的诊断和治疗。神经内镜、腹腔镜、消化内镜等内镜诊治系统便是可视化诊治系统的一部分，就神经内镜而言，它与其他内镜类似，具有手术视角大、照明强度高、直视性强、手术创伤小、术中出血少、术后反应轻、住院时间短、预后好等特点。舰船外科医生通过可视化诊治系统可以更好地处理海战伤提高救治率。当现代通信技术赋能于可视化诊治系统中，远程可视化诊治系统便诞生了。可视化诊治系统获取的可视化信息通过 5G 等通信技术实时传输到远端的后方医院，后方医院可以让更具经验的医生对前线舰船外科医生进行技术指导，从而解决前线遇到的技术难题。这对于提高舰船外科救治成功率起到了不可忽视的作用。

（二）远程超声

海战伤的早期处理对于抢救和避免不必要的并发症是至关重要的。超声监测可以增强危重患者和受伤患者的床边护理，是一种不可或缺的工具。随着超声技术变得越来越小且价格越来越便宜，有良好经验的超声检查师和超声机器之间常常脱节，这是战场中常常发生的情况。除此之外，便携式超声仪是火线救护常用的装备，但是可能需要非专业的医疗工作者对其他伤员进行关键性诊断和侵入性治疗。这种情况不仅发生在海战时期，在航空领域也常有，这使得美国国家航空航天局的调查人员开创了远程超声技术，其中国际空间站上的一名新手护理人员操作超声仪，地面专家获得有意义的超声图像，以指导诊断和治疗。这样的远程超声系统对于提高海战伤的早期诊断率和治疗率有重要的意义。

四、无线监测技术与舰船外科远程医疗

（一）无线监护系统

创伤伤员的初步评估、复苏和稳定是一项非常重要和具有挑战性的任务。紧急医疗服务提供者是创伤受害者的第一个照顾点，负责提供伤员的转运

和恰当的医疗支持。这种医疗支持的质量对于提高患者的存活率非常重要，因此训练有素的人员和较为高效的装备是必不可少的。目前监护系统大多都是有线的、非便携式的，并且大多无法直接传递到后方救治医生手上，在遇到特殊状况时，前线的救援队可能难以处理得当。无线监护系统由于其便携性，可以在前线救护的第一时间给予生命体征的监护，并且可以将数据实时传送到后方基地，这样既可以节省伤员分类的时间又可以指导前线救援队进行伤员救治。这对于提高战时医疗资源的利用效率有重大意义。

（二）电子伤票

伤票是战时救治伤员最主要的医疗后送文书，在历次战争中发挥了重要的作用。但是在进行海战时，纸质伤票容易破损、信息描述不完整、信息不统一，从而导致各救治阶梯重复验伤，严重影响医疗资源的分配，影响救治的连续性。在现代信息技术的支持下，电子伤票系统应运而生。电子伤票可以使得战场伤员伤情、救治等信息的采集、处理、储存、传输、利用更加快捷、准确和有效，极大提升战救作业能力，提升舰船外科的运行效率。除此之外，电子伤票记录的信息可以作为战场救治资料得到保存和利用。因此，电子伤票在舰船外科的应用将会产生巨大的军事效益。

（三）电子抗晕腕带

晕船病是一种常见的航海疾病，表现为头晕、上腹部不适、恶心、呕吐等一系列自主神经反应的体征和症状。大量的调查研究表明，初次出海者晕船病发生超过 50%。战时情况下，舰船中很多医护人员都是从不同医院、不同科室抽调而来的，然后组成临时救援小组，这些救援小组中很多人可能都是初次出海，因此必须加强此类人员的抗晕防治工作。电子抗晕腕带结合中医手法在防治晕动病方面具有良好的效果。抗晕腕带通过细微电流刺激心包经的内关穴位来预防晕动病，研究表明给予该穴位持续强烈的刺激可以产生显著的抗晕动病效果。舰船医护人员晕船的防治可以更好地提高伤员救治的效率，对舰船外科的开展有重大的意义。同时，电子抗晕腕带还可以监测生命体征，数据可以实时传输至后方的数据库平台，这样的数据可以为日后的舰船训练提供信息支持。

（侯晓翔　桑贤正　郭彦谷）

第三节　舰船外科可视化技术

一、医学可视化技术的发展历程

可视化(visualization)是指利用计算机图形学和图像处理技术，将数据转换成图形或图像在屏幕上实时、动态、高分辨率显示，并进行智能联动处理的方法和技术。

从 1895 年伦琴拍摄第一张手掌 X 线片起，这种图像化影像诊断开启了医疗可视化的大门。在影像诊断技术出现之前，医生仅凭肉眼和既往经验做出的诊断往往是不够精准的。随着更多影像技术的发展，肌肉、组织、血管等结构越来越清晰地展现。随着 2011 年精准医学(precision medicine)概念的提出，标准化与个体化相结合的医疗模式开始进入大众视野。高清图像能够帮助医生提高临床诊断的准确性，提升诊疗效率，以肉眼可见的方式打破疾病表征与影像学之间的认识壁垒。链接疾病的临床表征及其分子表型，为微创和其他生物治疗提供个体化生物信息，是现在和未来医疗可视化的趋势。

医疗可视化同样离不开数据的处理，现代可视化设备通过信息技术将抽象的医疗数据信息借助图形化手段以可见的形式表现出来，清晰有效地传达与沟通医疗信息，可以快速处理大规模、多样化、多类型的数据信息。在需要医疗数据统计和多维度对比时，可视化技术可以用动态数据图表现数据的变化效果，增强其数据自身的直观性和展示效果。传统医学影像技术可以获取二维投影图像或断层图像，但通过二维影像来精确定位病变的空间位置、大小及周边组织结构的空间关系则需一定的临床经验，且理解差异化较大。而可视化的三维重建显示就是把数据处理后转换成视觉可以直接感官到的三维图像，清晰直观地呈现出病变的分布和层次关系。用于实现可视化的3D虚拟现实技术可将计算机模拟的三维图像与真实场景叠加融合，具有虚实融合、实时交互、辅助增强的特点，将使医学科学研究方式发生根本性变化。

二、舰船外科可视化技术理念

现代海战中水下高爆性武器的广泛应用导致海战伤情复杂，常产生批量化伤员，致死、致残率高；远海舰船航行时间长、航程远，作战区域条件限制导致海战伤后送困难。海战伤与陆战伤明显的特征区别对海军卫勤保障尤其是舰船外科开展提出了更高的要求。如何准确、高效地做好海战伤员的检伤分类工作，早期一线损伤控制手术救治和海空后送途中的监护护理对于舰船外科至关重要。

（一）舰船外科伤情评估中的可视化

可视化器械可以通过技术手段直观呈现肉眼无法判断的体内病征，或在阳性体征出现之前呈现诊断依据，这对于远海舰船外科中批量伤员的准确、迅速检伤分类至关重要。可视化器械则成为舰船外科必不可少的工具之一，对伤情的正确诊断可以使伤员正确分类至不同的医疗模块，在舰上救治条件有限的情况下确定救治优先顺序，进而大大降低伤员的死亡率和并发症。

（二）舰船外科早期救治中的可视化

在医院船尚未实现高度发展的时期，伤员转运至岸基医院是外科救治的首要原则。随着医院船设备的不断完善，大型舰艇不断服役，舰艇上医疗模块化发展是未来的趋势，因此在二、三级救治阶梯上发展的舰船外科作为海上外科救治链条中的重要环节，在海战伤员救治过程中将发挥不可替代的作用。现代海战中，水下高爆性武器的应用造成中、重型伤员比例不断增加，以及“白金1分钟，黄金1小时”和早期损伤控制性手术救治理念深入人心，海战伤员的早期救治常常在医院船之前的救治阶梯中进行。可视化技术是用于辅助手术、提高手术精确性、减少手术创伤的关键性技术，可视化技术、可视化器械的发展对于舰船外科军医精准定位手术部位，确定手术入路，明晰手术目的进而安全、快速地完成损伤控制性手术有重大支撑作用。

（三）舰船外科转运后送中的可视化

舰船外科伤员的转运和后送途中，实时监测伤员伤情变化，并通过远程通信反馈至下级救治阶梯，将是未来海战的重要研究方向。伤情数据可视化系统可将伤员病情全面、完整地展示，配用多功能模块显示伤员信息、伤情、用药情况、已完成操作及影像学结果进行持续更新记录展示，如伤员损伤部位监测、基础生命体征监测、主诉和监护仪器监测到的数据，还可提供伤员术前、术中、术后等状态分析，做到海上伤员转运途中的数据透明化，以便实时和下级救治阶梯做出反应，更加直观地展现、记录伤后过程，对伤情可能恶化的风险进行提早干预，并在研究展示的对比下找出最佳的治疗途径，降低伤员的损伤救护成本，同时伤情数据可视化系统下也更利于完善伤员存储信息，提高救治效率。

（四）舰船外科海上救护新模式中的可视化

海上移动战伤单元是未来海战环境中医疗救护的新模式，其具备快速到达致伤地点、快速准确诊断、快速精准施救及安全快速后送的完备功能，形成战场急救、监测转运、后方专科救治一体化的“海上连续救治链”，有力提升海战救治技术水平，降低死残率。而在这完整的海上救治链条中，都离不开可视化技术、可视化器械的辅助作用，因此，舰船外科可视化研究极有必要。

三、舰船外科便携式超声可视化

提高舰船外科颅脑海战伤损伤控制性手术质量，减少副损伤和并发症的基础是准确定位。在海战时海上最大的救治平台医院船或二级救治阶梯中的大型舰艇，其检查空间狭小，医疗资源有限，可用于颅脑检查的设备相对固定，术中MRI、脑立体定向系统和神经导航系统等无法实现，无法对颅脑伤情及颅内血肿做出早期、准确的判断和精确定位，进而指导伤情判断和手术开展；颅内血肿清除、颅内异物取出等损伤控制手术仅凭舰上军医的经验而无客观实时的影像支持是无法准确完成的。因此，上海长征医院神经外科将自行研发的便携式超声用于舰船外科水下冲击伤试验伤情评估与术中定位，结果与术前移动CT复查结果显示一致，并且便携式超声具有实时监测手术进程的优势，可即时了解病灶清除程度和清除范围，解决脑组织移位的问题，并取得满意效果。用于超声显示系统的平板电脑可与远程医疗系统融合，作为远程可视化的有效载体，与后方医院或医院船连接，提高救治的准确度，降低死亡率和致残率。

在用比格犬作为动物实验模型模拟海战条件下损伤控制手术时，在对其行侧脑室钻孔引流术中，先用超声探头沿骨孔探测脑室和重要血管位置，在超声引导下脑室外引流管进行穿刺，管中见脑脊液流出后，撤除超声和管芯，见脑脊液搏动良好，固定引流管并缝合(图 26－6)。在行比格犬颅内异物取出术时，先应用穿刺针在超声引导下穿刺，将到达异物时撤除超声探头和穿刺针，将内镜镜头沿穿刺道缓慢进入颅内至异物处，用取瘤镊在内镜下取出异物。为避免损伤颅内大血管造成不可控的出血，术中反复用彩超探查异物周围及穿刺道周围血管，设计最佳手术路径。术中多方位超声探测时，术腔应彻底止血，充满生理盐水，避免采用棉片及明胶海绵填充，以免影响图像质量。术中骨瓣大小是否合适很关键，要选择大于超声探头直径的骨窗，这样既方便探头多方位探测，又有利于手术器械同时进入；必要时可在手术骨窗的远隔部位开第 2 个骨窗，这样方便手术和超声引导同时进行。笔者团队在舰船外科海战伤神经外科手术中引入便携式可视化超声，用于术前伤情评估、术中精确定位和手术路径设计。便携式超声体积小、便于携带、安全可靠、成像质量高，小体积变频探头易于通过颅骨缺损处(如钻孔、弹道、开放性骨折等)发现颅内异常，具有实用、高效、安全、省时的特点，具有较高的军事医学价值。

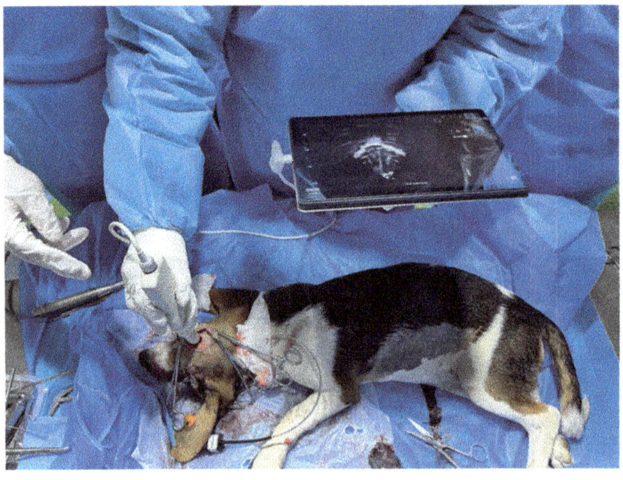

图 26－6 便携式超声引导下行比格犬侧脑室钻孔引流术

四、舰船外科内镜系统可视化

神经内镜对于创伤性脑脊液鼻漏的可视化诊治优势明显，可在舰船外科常规开展，其定位漏口更为准确。经鼻孔插入神经内镜从顶前部、后部、蝶筛隐窝、中鼻道、咽鼓管咽口等 5 个部位观察，一般漏口附近可见有积液，漏口处有肉芽组织形成。脑脊液持续外流时，内镜可直接发现清亮液体呈搏动性自中鼻道或嗅裂处流出，从而可大致判定脑脊液漏的来源。若漏口小、不易发现，术前可行腰椎穿刺，并经鞘内注射少量荧光素，以便发现漏口。检查时压迫双侧颈内静脉致颅压升高，有利于帮助观察到漏口。神经内镜一次手术修补的成功率 90%，二次手术的成功率高达 97%。神经内镜修补术是治疗筛顶窦和蝶窦脑脊液漏的首选术式，根据漏口的位置，可采用不同手术入路。

笔者团队根据舰船外科的特点和海战颅脑伤的救治需求，研制出适合海上舰船使用的便携式可视化神经内镜系统(图 26－7)，通过对神经内镜整体大小及相关配件的优化，提高对海战时颅脑创伤、颅内血肿、颅脑异物取出、脑室出血、脑挫裂伤等急危重疾病的救治能力，满足海军各级舰艇在海战条件下迅速实施颅脑战创伤手术的需要。便携式神经内镜可充分发挥内镜技术创伤小、耗时短、疗效好的特点，可即时开展损伤控制性手术，实现颅内止血、血肿清除、颅底异物取出、缓解脑疝、脑室内治疗等有效措施(图 26－8)，可视条件下彻底止血，降低颅脑创伤并发症的二次损害，同时减少伤员输血。此外，便携式内镜还可用于水下冲击伤伤情的可视化研究。针对不同舱室战位体外冲击波在液体和固体中传导的特点，便携式神经内镜可以对水下冲击伤动物实验脑组织的伤情评估可视化研究，充分发挥神经内镜创伤小、视野清晰的优势，实验动物在麻醉状态下活体观察脑室内及室管膜下组织的出血、肿胀、变性等神经损伤情况，为水下冲击伤实验和水下冲击伤伤情评估与救治的研究提供可视化途径。

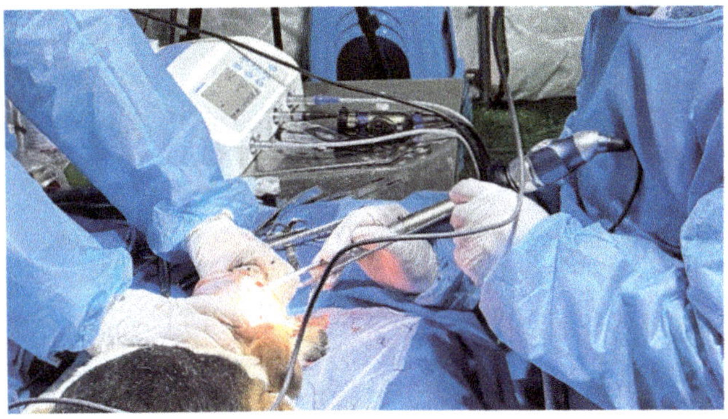

图 26－7　便携式可视化神经内镜系统

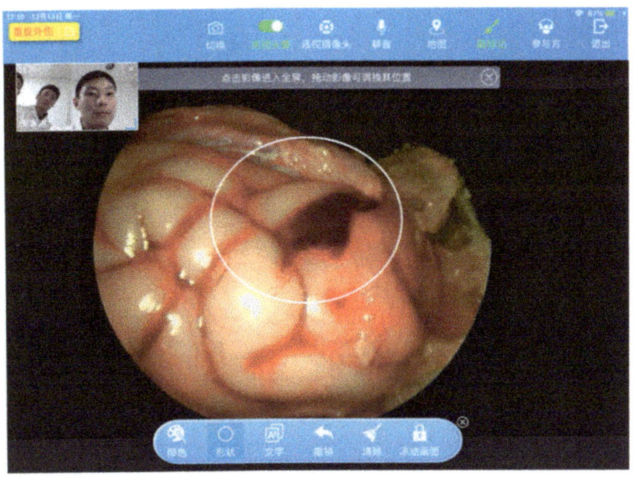

图 26－8　便携式可视化神经内镜行比格犬颅内血肿清除术

五、舰船外科手术机器人可视化

机器人手术可视化是以计算机图形学为基础，以 CT、MRI、血管造影等影像学为主要手段，在手术前由计算机通过伤员的诊断图像来构造出伤员内部结构的三维模型。以三维模型和机械臂跟踪为基础，辅以机器人内置软件和远程通信系统，舰艇军医在外科手术前后可以在以下三方面构建可视化：首先在开始手术前，舰艇军医模拟手术部位的三维重建图像，从而对该损伤部位及邻近区域的解剖结构有一个清晰的认识，然后进行手术规划，如勾画损伤灶的轮廓，确定手术路径；第二，规划完成后，军医可以在三维图像上进行手术的仿真操作，还可借助远程手段和后方医院联系，以确定最佳的手术方案；第三，在手术过程中，军医可以观察到手术器械在人体组织中的位置和器械周边的组织信息，确保手术的安全进行。传统的手术方法不可预见手术部位，手术过程亦不能预演，手术效果依赖医生的经验，差异化较大。手术的风险、出血和组织损伤都比较大。而在机器人手术规划导航系统上进行手术方案选择时，医生可以将国内顶级专家的经验融于其中，使手术方案的可行性和安全性得到进一步的提高。机器人特有的手术辅助功能是在手术规划导航完成后，将手术方案的技术参数从导航系统传输至机器人控制器，通过映射算法将计算机图像空间的规划参数变换到机器人操作空间，机器人按预先确定的手术方案完成指定的辅助手术操作。

以神经外科手术机器人为例，舰船外科手术过程可简要概括为以下步骤：① 在伤员头上粘贴标志点 Marker 后进行影像学扫描，并通过网络将影像数据输入机器人计算机，利用手术规划软件进行三维重建，确定病灶靶点，进行手术路径规划。② 在舰船上手术时伤员头部相对固定，用机器人在手术空间范围对伤员头上的四个标志点进行注册，建立空间影射关系，移动机器人机械臂末端的手术探针，使机器人实际操作路径与规划手术路径重合，锁定机器人，进行手术操作。③ 手术完毕后移开机器人，伤口采用无菌贴覆盖或简单缝合即可。

手术机器人空间与计算机虚拟空间的映射技术是构建可视化的重要环节之一。空间映射是一系列坐标系的变换关系，可以用齐次变换矩阵表示。当在图像空间获得目标靶点和手术路径信息后，通过空间映射关系可以在机器人操作空间中获得描述。空间映射关系的获得是机器人辅助操作系统得以实现的重要保证。在结构化舰上环境的模拟系统中，从手术空间到机器人运行空间的映射关系由系统结构设计决定，只要系统结构不发生变化，则映射关系保持不变。在工作于非结构化环境的系统中，该映射变换在手术开始时确定，对于不同的手术，映射关系一般不同。在远程操作系统中，特别是异构远程操作系统（即远程操作主机与舰船上从机结构不同），还存在一个由主机空间到从机操作空间的映射变换，该映射关系由远程操作系统的结构和后方医院专家控制策略决定。通过轮廓线重建出三维模型后，可以通过旋转函数、光照函数、材质函数对人体组织三维模型进行逼真的显示。在确定好手术路径后，也就是确定了机器人末端手术器械行走的轨迹。可以通过机器人的运动学每一时刻的各关节姿态，即实现了虚拟手术的仿真。这样在手术开始前就可以模拟手术过程，判断手术过程中有无障碍阻挡，手术能否达到预想的安全程度，如果不是最佳方案，返回重新进行手术规划。这样可极大提高手术成功度，显著降低伤员死残率、社会医疗资源损耗和部队减员，将产生良好的经济、社会和军事效益，显著提升海上卫勤能力。

六、舰船外科混合现实技术可视化

混合现实技术主要是将CT、MRI设备采集到的DICOM原始数据导入三维重建软件系统，依次对扫描区域内的各种组织运用不同颜色进行区分，使用多个不同蒙版进行可视化分割、提取及计算生成3D虚拟模型，并保存导出STL格式(Stereo Lithography)的三维网格模型，将经过重建及渲染的3D虚拟模型载入到混合现实设备中，通过佩戴Hololens眼镜实现基于混合现实技术的术前计划及术中指导、术前沟通、教学查房等。混合现实系统应提供良好的实时交互体验和反馈信息。模拟伤员应该能够根据用户的提问和操作进行实时信息反馈，并可实时记录操作表现。在伤情评估阶段，可根据用户的提问和体格检查等操作反馈模拟伤员的伤情信息；在救治处置阶段，能够模拟人体解剖结构，结合多通道感知系统反馈给用户信息，如胸腔穿刺时进入胸腔瞬间的落空感、正确操作后症状体征的改善等。在实际海战环境下，伤员救治多以小组为单位进行，在救治、转运过程中都需要与他人交流合作。要提升沉浸感和交互体验，在技术发展层面除实现多元感觉输入外，进一步拓展方便多用户实时沟通的社交工具也很重要。同时，将混合现实系统应用于教学应该能够实时追踪、记录和评估海军卫生人员学习行为表现，让学员自己能掌握学习状态，或可设置培训自动纠错模式和考核记录模式两种不同模式，以适应不同培训阶段需要。

在海战颅脑外伤中，舰船外科军医可通过CT/CTA影像数据重建的颅骨结构，可较好地显示冠状缝、人字缝及矢状缝等骨性结构，可清晰显示病变与颅骨病理解剖关系；通过MRA/MRV、CTA影像数据重建动脉和静脉血管，可显示外伤出血与动脉、静脉血管解剖关系；通过MRI影像数据重建脑组织可显示皮质沟回；通过MRI影像数据重建血肿的三维关系，可显示血肿的位置、大小及形状等，了解血肿与周边结构解剖关系。① 将重建的3D虚拟模型导入星图影像系统，应用平板电脑上的星图操作系统分别对模型赋予不同的颜色和透明度，通过Hololens进行可视化渲染，得到包含所有模型的全息影像，血肿位置、形状、大小及其周围解剖结构与患者影像资料所示结果一致；② 混合现实全息影像所显示的皮肤、颅骨、动静脉、脑组织、血肿及标记点可同时显示出来，可依据需要显示不同模型，亦可将其透明化，明确不同模型间的解剖结构，从而更好地显示血肿；③ 混合现实全息影像显示的模型能以任意角度进行旋转、放大、缩小，甚至可以进入模型内部进行观察，从不同角度显示血肿与周边解剖结构，也可将血肿投射至皮肤表面，对血肿进行定位。术前依据标记点将患者全息影像与头部标记点原位配准融合显示，并指导设计皮肤切口、骨瓣大小等，与依据传统影像资料进行术前计划相比更加精确。依据混合现实全息影像进行术前评估、设计手术方案及术中引导，还可以对颅内深部血肿进行体表定位，减少靠传统经验定位的盲目性，术中规避风险，从而提高手术成功率，适合在舰船外科中推广应用，实现海战颅脑外伤的早期、及时、安全救治。

（陈荣彬）

参考文献

[1] 白光荣. 人体跌落冲击预试验[R]. 中国船舶科学研究中心，1994：94128.

[2] 北京工业学院八系. 爆炸及其作用：下册[M]. 北京：国防工业出版社，1979.

[3] 卞金俊，薄禄龙. 创伤麻醉精要[M]. 北京：北京大学医学出版社，2020.

[4] 曹淑玉，郭云，黄士霖，等. 水下爆炸冲击试验中舰员及舰体监测结果分析[J]. 空军医学杂志，2018，34(6)：365－368.

[5] 陈长海，朱锡，侯海量，等. 接触爆炸作用下舰船箱型梁结构的止裂效应仿真分析 [J]. 中国舰船研究，2013，8(01)：32－38.

[6] 陈吉钢，张丹枫，王春晖，等. 水下冲击波致比格犬肺和颅脑损伤特点[J]. 第二军医大学学报，2019，40(07)：763－768.

[7] 陈吉钢. 水下爆炸致颅脑损伤的特点及3′-脱氧腺苷的保护作用研究[D]. 上海：中国人民解放军海军军医大学，2019.

[8] 陈鹏宇，侯海量，刘贵兵，等. 水雾对舱内装药爆炸载荷的耗散效能试验研究 [J]. 兵工学报，2018，39(5)：927－933.

[9] 董银峰，周松柏，刘忠于，等. 爆炸冲击波性腹部损伤的研究进展[J]. 实用医药杂志，2015，32(2)：97－99.

[10] 杜永成，杨立，张士成. 细水雾遮蔽红外辐射的数值分析 [J]. 红外与激光工程，2013，(8)：1967－1972.

[11] 高建华，陆林，何洋扬. 浅水中爆炸及其破坏效应[M]. 北京：国防工业出版社，2010.

[12] 郭栋，贺祯，何伟华，等.阿富汗战争美军“黄金1小时”时效救治效果分析及对我军的启示[J]. 中国急救复苏与灾害医学杂，2019，14(9)：843－846.

[13] 哈里斯. 冲击与振动手册[M]. 刘树林，王金东，李凤明，等译. 北京：中国石化出版社，2007.

[14] 浣石，黄风雷，汪保和. 冲击波致伤作用实验研究进展[J]. 医用生物力学，2006(02)：163－168.

[15] 黄建松，华宏星，周建鹏. 模拟舰船冲击对人体下肢骨骼轴向压缩损伤特性研究[J]. 中国生物医学工程学报，2008，27(3)：410－415.

[16] 黄建松，汪玉，杜俭业，等. 水下爆炸引致舰员冲击损伤的生物力学研究方法进展[J]. 北京生物医学工程，2012，31(03)：320－324.

[17] 黄建松，汪玉，李政年，等. 舰员抗冲击鞋性能试验及评估方法研究 [J]. 中国生物医学工程学报，2012，31(03)：466－470.

[18] 黄建松. 水下冲击伤的特点及研究进展[J]. 海军医学杂志，2004(02)：168－170.

[19] 黄熙龙，刘金宏，廖深飞，等. 高速气流中液滴变形破碎的实验研究 [J]. 中国科学：物理学、力学、天文学，2018，48(5)：47－55.

[20] 柯文棋，乐秀鸿，杨军，等. 垂直受压下人体下肢骨骼的抗压性能[J]. 中国生物医学工程学报，1986(04)：202－207.

[21] 柯文棋，杨军，乐秀鸿，等. 水下爆炸对舰船上动物冲击损伤效应的观察与分析 [J]. 振动与冲击，1989(01)：9－15＋60.

[22] 孔祥韶，徐维铮，郑成，等. 多层防护结构舱内爆炸试验 [J]. 船舶力学，2017，21(1)：76－89.

[23] 乐秀鸿，柯文棋，李政年，等. HYS-Ⅱ型舰艇防冲击鞋的性能测试与评估[J]. 海军医学杂志，2005，26(3)：207－210.

[24] 乐秀鸿，柯文棋，刘新祥，等. 水面舰艇冲击对人体作用安全限制[C]//中国系统工程学会. 第三届全国人的可靠性和人-机-环境系统可靠性专题研讨会论文集. 北京，2002.

[25] 乐秀鸿，柯文棋，杨军，等. 垂直受压下人体下肢骨骼损伤特点的研究[J]. 中国运动医学杂志，1987(01)：4－6.

[26] 冷华光，王正国，杨志焕，等. 生物激波管及动物耐受性的实验研究[J]. 爆炸与冲击，1993(03)：272－279.

[27] 李春伶，高永艳，沈丹，等. 超声造影对腹部实性器官闭合性创伤的诊断[J]. 中国危重病急救医学，2009(8)：499.

[28] 李光华. 水下爆炸及冲击伤的研究[D]. 上海：复旦大学，2004.
[29] 李汶蔚，黄威. 金属蜂窝夹芯结构抗水下冲击性能 [J]. 高压物理学报，2020，34(3)：169 - 178.
[30] 李彦腾，程岗，魏铂沅，等. 水下爆炸致水面泅渡战位比格犬脑和肺的损伤特点[J]. 第二军医大学学报，2021，42(07)：755 - 761.
[31] 李翼祺，马素贞. 爆炸力学[M]. 北京：科学出版社，1992.
[32] 李营，任广为，张玮，等. 水介质对舱内爆炸抑制作用的实验研究 [J]. 爆炸与冲击，2017，37(6)：1080 - 1086.
[33] 李营，张磊，赵鹏铎，等. 舰船抗反舰导弹技术研究进展与发展路径 [J]. 中国造船，2016，57(04)：186 - 196.
[34] 李政年，张磊，黄建松，等. 防冲击头盔：CN201571540U [P]. 2010 - 09 - 08.
[35] 连赟猛. 典型密闭装置内爆炸试验及其数值模拟[D]. 南京：南京理工大学，2013.
[36] 蔺世龙，刘景昌，王建军，等. 水中冲击伤动物伤情特点与脏器组织病理学的变化[J]. 中国微循环，2003(06)：348 - 351.
[37] 蔺世龙，刘景昌，辛佩珠，等. 水下爆炸损伤生物力学及病理形态改变的实验研究[C]. 福建，2005.
[38] 刘大维，杨志焕，周继红，等. 水下冲击伤后犬主要脏器的病理学改变[J]. 西北国防医学杂志，2009，30(01)：1 - 4.
[39] 刘国振，汪俊，刘建湖，等. 水下爆炸下充水多壳体结构动响应计算方法[J]. 北京理工大学学报，2018，38(4)：364 - 370.
[40] 刘建湖. 舰船非接触水下爆炸动力学的理论与应用[D]. 江苏：中国船舶科学研究中心，2002.
[41] 刘晓明，张世联. 有泄爆口的防爆舱在爆炸载荷下的响应研究[C]//2007 年上海市船舶 CAE 技术研讨会论文集. 江苏，2007：106 - 111.
[42] 刘新祥. 站姿人体冲击响应理论分析模型研究(阶段报告)[R]. 中国船舶科学研究中心，1992：92826.
[43] 刘新祥，李国华，柯文棋，等. 动物与人对垂向冲击耐受力的关系[R]. 中国船舶科学研究中心，1995.
[44] 刘新祥，李国华，侍坚，等. 纯种家兔浮动冲击平台水下爆炸冲击试验研究[R]. 中国船舶科学研究中心，1992：93034.
[45] 刘新祥，刘建湖. 水下爆炸时舰船-舰员冲击动响应系统仿真[R]. 中国船舶科学研究中心，1995.
[46] 刘新祥，侍坚，潘建强. 中国人椎间盘一维本构方程[R]. 中国船舶科学研究中心，1995：95195.
[47] 刘新祥. 028G 艇实艇水下爆炸时典型战位上坐姿舰员时域动响应与损伤估计[R]. 中国船舶科学研究中心，1993：94165.
[48] 刘新祥. 纯种家兔浮动冲击平台水下爆炸冲击试验研究[R]. 中国船舶科学研究中心，1992.
[49] 刘新祥. 人体冲击动响应分析软件包使用说明[R]. 中国船舶科学研究中心，1995.
[50] 刘新祥. 人体耐受冲击载荷能力研究总结报告[R]. 中国船舶科学研究中心，1995.
[51] 刘新祥. 无约束站姿人体冲击动响应仿真模型[R]. 中国船舶科学研究中心，1995.
[52] 刘新祥. 一个表征坐姿舰员的无约束人体非线性模型[J]. 医用生物力学，1994，19(1)：34 - 40.
[53] 刘新祥. 站姿人体冲击响应理论分析模型研究(阶段报告)[R]. 中国船舶科学研究中心，1992：92826.
[54] 刘新祥. 坐姿舰员对水下爆炸引起的舰船冲击运动的时域响应理论研究[R]. 中国船舶科学研究中心，1991：91331.
[55] 刘新祥. 坐姿人体非线性模型时域响应理论研究[R]. 中国船舶科学研究中心，1992：92825.
[56] 鲁开智，张利东. 战创伤疼痛管理专家共识[J]. 麻醉安全与质控，2020，4(05)：256 - 261.
[57] 陆智杰，袁红斌，卞金俊. 海域环境战创伤麻醉指南[J]. 解放军医学杂，2019，44(08)：631 - 635.
[58] 马春生，黄世霖，张金换. 汽车正面碰撞法规中乘员保护指标探讨[J]. 公路交通科技，2004.
[59] 米卫东，葛衡江，张铁铮，等. 战创伤救治气道管理指南[J].麻醉安全与质控，2020，4(04)：191 - 195.
[60] 米卫东，葛衡江，张铁铮，等. 战创伤麻醉与救治循环管理指南[J]. 麻醉安全与质控，2020，4(01)：19 - 24.
[61] 全军麻醉与复苏学专业委员会. 战创伤麻醉指南(2017)[J]. 临床麻醉学杂志，2017，33(11)：1119 - 1128.
[62] 侍坚，乐秀鸿，王学佑，等. 人体脊柱功能段的动态压缩极限载荷[M]//张作生. 生物医学工程前沿. 合肥：中国科学技术大学出版社，1993.
[63] 侍坚. 人体离体材料冲击及蠕变试验研究[R]. 中国船舶科学研究中心，1994：93034(3).
[64] 侍坚. 人体离体材料动态载荷试验及家兔冲击试验研究[R]. 中国船舶科学研究中心，1993：93034(2).
[65] 水面舰艇冲击对人体作用安全限值：GJB 2689—96[S]. 北京：国防科工委军标出版发行部，1996.
[66] 唐佳炜. 动物爆炸冲击试验报告[R]. 中国船舶科学研究中心，2016.
[67] 童宗鹏，汪玉，李玉节，等. 舰船新型冲击防护层的水下爆炸特性研究 [J]. 船舶力学，2007，11(6)：924 - 932.
[68] 王昌理，卞金俊，王嘉锋. 扩展创伤超声重点评估在大批量伤员检伤分类中的研究进展[J]. 医学研究生学报，2021，34(5)：534 - 538.
[69] 王峰，周继红，杨志焕，等. 水下冲击伤伤情特点的实验研究[J]. 创伤外科杂志，2007(06)：540 - 543.

[70] 王国林，仓静，邓小明. 成年人非阿片类镇痛药围手术期应用专家共识[J]. 国际麻醉学与复苏杂志，2019，40(1)：1-6.
[71] 王国喜. 人体跟骨冲击损伤的生物力学研究[J]. 医用生物力学，2004(04)：240-244.
[72] 王婷，陶崇铸. 海军核武器毁伤试验研究[M]. 北京：海潮出版社，2020.
[73] 王正国，蒋建新. 爆炸冲击伤原理与实践[M]. 北京：人民卫生出版社，2020.
[74] 王正国，孙立英，杨志焕，等. 系列生物激波管的研制与应用 [J]. 爆炸与冲击，1993，(01)：77-83.
[75] 王正国. 冲击伤[M]. 北京：人民军医出版社，1983.
[76] 王正国. 水下冲击伤[J]. 国外医学·军事医学分册，1986：3-6.
[77] 吴用舒，李国华，赵本立. 028G 艇典型战位冲击环境与舰员受力分析[Z]. 028G 实艇水下爆炸试验资料汇编(内部资料)，1982.
[78] 项丰. 船舶中压细水雾系统灭火实验研究[D]. 辽宁：大连海事大学，2008.
[79] 肖巍. 基于双渐近法的水下爆炸流固耦合效应研究[D]. 黑龙江：哈尔滨工程大学，2014.
[80] 许英博，王大志. 垂直冲击载荷下人体冲击安全防护研究. 舰艇水下爆炸冲击分析技术[J]. 2012.
[81] 薛安军，陈国良. 现代水雷的发展及对战伤救治的启示[J]. 国防卫生论坛，1999，8(8)：28.
[82] 杨益，李晓军，朱大明，等. 超高速碰撞材料毁伤效应研究进展 [J]. 2014，37(5)：8.
[83] 杨志焕，李晓炎，宁心，等. 水下冲击波与空气冲击波对生物内脏损伤效应的对比研究[J]. 中华航海医学与高气压医学杂志，2006(02)：65-68.
[84] 杨志焕，朱佩芳，蒋建新，等. 水下冲击波的生物效应[J]. 爆炸与冲击，2003(02)：134-139.
[85] 杨志焕，朱佩芳，蒋建新，等. 水下冲击伤处理原则的初步探讨[J]. 创伤外科杂志，2006(03)：234-237.
[86] 杨志焕，朱佩芳，蒋建新，等. 水下冲击伤的量效关系研究[J]. 解放军医学杂志，2004(02)：95-96.
[87] 杨志焕，朱佩芳，蒋建新，等. 水下冲击伤损伤特点的初步探讨[J]. 中华创伤杂志，2003(02)：45-48.
[88] 曾梦容，相阳，申晓军，等. 海上前沿外科手术队培训研究现状及展望[J]. 海军医学杂志，2020，41(3)：356-358.
[89] 张社荣，孔源，王高辉. 水下和空中爆炸冲击波传播特性对比分析[J]. 振动与冲击，2014，33(13)：148-153.
[90] 张岫竹，周继红，蒋建新，等. 水下冲击伤后肺与血气的变化及其意义[J]. 解放军医学杂志，2004(02)：100-102.
[91] 张晏铭，张丹枫，陈吉钢. 水下爆炸致水面舰艇人员损伤的特点及研究现状[J]. 第二军医大学学报，2019，40(5)：573-576.
[92] 章振华，谌勇，华宏星，等. 超弹性夹芯覆盖层抗冲击性能分析及实验研究 [J]. 振动与冲击，2012，31(5)：132-4，43.
[93] 赵鹏铎，黄松，尹建平，等. 泄爆薄板厚度对舱室破坏及舱内载荷影响的数值仿真 [J]. 中国舰船研究，2019，14(3)：58-65，82.
[94] 赵松，刘晓波，童卫东，等.腹部爆炸冲击伤临床诊疗规范(建议)[J].中华创伤杂志，2014，30(10)：971-973.
[95] 振动与冲击编辑委员会. 振动与冲击手册[M]. 北京：国防工业出版社，1992.
[96] 周太成，黄恩民. 切口疝腹腔镜 IPOM 修补七步法操作指南(2022 版)[J]. 中国普通外科杂志，2022，31(4)：421-432.
[97] 邹猛，张金换. 爆炸冲击环境真人与假人动态响应对比分析[C]//第三届全国舰艇抗冲击技术交流会会议论文集. 2009.
[98] Ae H. A comparison of the responses of men and dummies to ship shock motions[C]//A symposium held at Brooks Air Force Base, Nov. 27-29, 1961: National Academy of Sciences-National Research Council. Washington, D.C., 1962.
[99] Albert IK. Fundamentals of impact biomechanics: Part I Biomechanics of the head, neck, and thorax[C]. Annual Review of Biomedical Engineering, 2000.
[100] Arons AB, Cole RH. Design and use of piezoelectric gauges for measurement of large transient pressures [J]. Review of Scientific Instruments, 1950, 21(1): 31-38.
[101] Axelsson H, Yelverton JT. Chest wall velocity as a predictor of nonauditory blast injury in complex wave environment [J]. The Journal of Trauma, Injury, Infection and Critical Care, 1996, 40(3).
[102] Bass CR, Panzer MB, Rafaels KA, et al. Brain injuries from blast[J]. Ann Biomed Eng, 2012, 40(1): 185-202.
[103] Bebb AH, Wright HC. Injury to animals from underwater blasts[R]//Medical Research Council. Royal Navy Physiological Report 53/732, Underwater Blast Report 31. 1953.
[104] Bebb AH, Wright HC. Lethal conditions from underwater blast[R]//RNP Report 51/654, RNPL 3/51, National archives reference ADM 298/109. 1954.
[105] Bebb AH, Wright HC. Protection from underwater blast. Ⅲ Animal experiments and physical measurements[R]//

RNP Report 54/792, RNPL 2/54. 1954.
[106] Bebb AH, Wright HC. Protection from underwater blast. Ⅱ Physical measurements and animal experiments[R]//RNP Report 52/723, RNPL 7/52. 1952.
[107] Bluman EM, Ficke JR, Covey DC. War wounds of the foot and ankle: causes, characteristics, and initial management [J]. Foot and Ankle Clinics, 2010, 15(1): 1 - 21.
[108] Bogdan Szturomski. The effect of an underwater explosion on a ship[J]. Scientific Journal of Polish Naval Academy, 2015.
[109] Boiko VM, Poplavski SV. Experimental study of two types of stripping breakup of the drop in the flow behind the shock wave [J]. Combustion, Explosion, and Shock Waves, 2012, 48(4): 440 - 445.
[110] Burrell C, Fusina G, Lee J. Use of weak shock theory to reproduce and extend 60-series safe swimmer ranges from underwater explosions[J]. 2016.
[111] Cao X, Duan S, Liang J, et al. Mechanical properties of an improved 3D-printed rhombic dodecahedron stainless steel lattice structure of variable cross section [J]. International Journal of Mechanical Sciences, 2018, 145: 53 - 63.
[112] Catalano O, Cusati B, Nunziata A, et al. Active abdominal bleeding: contrast-enhanced sonography [J]. Abdom Imaging. 2006, 31 (1): 9 - 16.
[113] Cernak I. Animal models of head trauma[J]. NeuroRx, 2005, 2(3): 410 - 422.
[114] Cernak I. Blast-induced neurotrauma models and their requirements[J]. Front Neurol, 2014, 5: 128.
[115] Chahine CL, Bovis AG. Pressre field generated by non-spherical bubble collapse [J]. Cavitation Erosion in Fluid Systems, ASME, 1981: 27 - 40.
[116] Cole RH. Underwater Explosion[M]. Princeton: Princeton University Press, 1948.
[117] Courtney E, Courtney A, Courtney M. Note: Device for underwater laboratory simulation of unconfined blast waves [J]. Rev Sci Instrum, 2015, 86(6): 66103.
[118] Cudahy E, Parvin S. The effects of underwater blast on divers. NSMRL Report No. 1218. Groton, CT[R]. Naval Submarine Medical Center, Submarine Medical Research Lab, 2001.
[119] Cudahy E, Parvin S. The effects of underwater blast on divers[R]. NSMRL Report No. 1218, 2001.
[120] Dagro AM, Mckee PJ, Kraft RH. A preliminary investigation of traumatically induced axonal injury in a three-dimensional (3-D) finite element model (FEM) of the human head during blast-loading[R]. 2013.
[121] DeRuntz JA. The Underwater Shock Analysis (USA) Manual[J]. Unique Software Applications, Colorado Springs, CO, 1996.
[122] DeRuntz JA. The underwater shock analysis code and its applications[J]. Proceedings of the 60th Shock and Vibration Symposium I, 1989: 89 - 107.
[123] Dosquet, Frank. Analysis of thoracolumbar spine and pelvis criteria for vehicular mine protection[R]. NATO-RTO-HFM-090, 4th Meeting, WTD 91, Meppen, Germany, 2004.
[124] Dosquet. Thoracolumbar spine and pelvis criteria for vehicular mine protection [R]. NATO-RTOHFM-090, 3rd Meeting, TARDEC, Warren, USA, 2003.
[125] Dosquet F. Vehicular mine protection, biomechanical assessment of lower legs and feet impact due to loads in mine protection tests, WTD 91, Report No. 9-400/67/02[R]. 2002.
[126] Edward C, Stephen P. The effects of underwater blast on divers[R]. NSMRL Report No. 1218, 2001.
[127] Eiband AM. Human tolerance to rapidly applied acceleration, NASA Memorandum 5-19-59E[R]. National Aeronautics and Space Administration, Washington, USA, 1959.
[128] Elder GA, Stone JR, Ahlers ST. Effects of low-level blast exposure on the nervous system: is there really a controversy? [J]. Front Neurol, 2014, 5: 269.
[129] Felippa CA, DeRuntz JA. Finite element analysis of shock-induced hull cavitation[J]. Computer Methods in Applied Mechanics and Engineering, 1984, 44: 297 - 337.
[130] Fletcher ER, Yelverton JT. The thoraco-abdominal system's response to underwater blast[R]. Office of naval research, 1976.
[131] Frank BT, John WT. The improved displacement velocity (IDV) for predicting head injuries[C]. The 69th Shock and Vibration Symposium, Minnesota(U - 47), 1998.
[132] Funk JR. The axial injury tolerance of the human foot/ankle complex and the effect of Achilles tension[J]. Journal of

Biomechanical Engineering, 2002, 124: 750 - 757.

[133] Galle LF, Erkel AG. On TNO - PML developments of blast resistant structures for the Royal Netherlands Navy[J]. 2002.

[134] Garth RJN. Blast injury of the ear[C]. Scientific Foundations of Trauma, Jordan Hill, Oxford, 1997.

[135] Geers TL, Zhang P. Doubly asymptotic approximations for submerged structures with internal fluid volumes: Formulation[J]. Journal of Applied Mechanics, 1994, 61: 893 - 899P, 900 - 906P.

[136] Geers TL. Doubly asymptotic approximations for transient motions of submerged structures[J]. The Journal of the Acoustical Society of America, 1978, 64: 1500 - 1508.

[137] Günther M, Arborelius U, Risling M, et al. An experimental model for the study of underwater pressure waves on the central nervous system in rodents: a feasibility study[J]. Annals of Biomedical Engineering, 2022, 50(1): 78 - 85.

[138] Hirsch AE. Man's response to shock motion, Report 1797[R]. David Taylor Bassin Model, Washington, D.C., USA, 1964.

[139] Hirsch AE. Man's response to shock motions[J]. ASME-63-WA-283, 1963.

[140] Jenkins AK, Dahl PH, Kotecki SE, et al. Physical effects of sound exposure from underwater explosions on Pacific mackerel (Scomber japonicus): Effects on non-auditory tissues[J]. J Acoust Soc Am, 2022, 151(6): 3947.

[141] Jin YY, Jae HL, Hyun SP. Comparison of transorbital ultrasound measurements to predict intracranial pressure in brain-injured patients requiring external ventricular drainage[J]. Neurosurg, 2021, 23: 1 - 7.

[142] John EC, David DB. Studies to predict response of building occupants to blast-induced blunt trauma [C]. The International Symposium of Defence Construction Singapore, 2001.

[143] Joseph DD, Belanger J, Beavers GS. Breakup of a liquid drop suddenly exposed to a high-speed airstream [J]. International Journal of Multiphase Flow, 1999, 25(6): 1263 - 303.

[144] Kato K, Fujimura M, Nakagawa A, et al. Pressure-dependent effect of shock waves on rat brain: induction of neuronal apoptosis mediated by a caspase-dependent pathway[J]. J Neurosurg, 2007, 106(4): 667 - 676.

[145] Koziarz A, Sne N, Kegel F, et al. Bedside optic nerve ultrasonography for diagnosing increased intracranial pressure: a systematic review and metaanalysis[J]. Ann Intern Med, 2019, 171: 896 - 905.

[146] Krieger R, Georges L. Chahine acoustic signals of underwater explosions near surface[J]. Acoustic Society of American, 2005, 118(5): 2961 - 2974.

[147] Kyle Baker, Fisheries Biologist National Marine Fisheries Service Southeast Regional Office. Assessment and mitigation of marine explosives: guidance for protected species in the southeast U.S.[J]. 2008.

[148] Lance RM, Bass CR. Underwater blast injuries: a review of standards[J]. Diving and Hyperbaric Medicine. 2015, 45(3): 190 - 199.

[149] Lance RM, Capehart B, Kadro O, et al. Human injury criteria for underwater blasts[J]. PLoS One, 2015, 10(11): e143485.

[150] Leanne RY, Geoffrey L, Tim W, et al. Champion state of the science: blast injury pathophysiology[J]. Springer Nature Switzerland AG, 2020, (3): 35 - 49.

[151] Li L, Han B, Zhang QC, et al. Dynamic response of clamped sandwich beams: analytical modeling [J]. Theoretical & Applied Mechanics Letters, 2019, 9(6): 391 - 396.

[152] Liu GZ, Liu JH, Wang J, et al. A numerical method for double-plated structure completely filled with liquid subjected to underwater explosion[J]. Marine Structures, 2017, 53: 164 - 180.

[153] Liu X. Nonlinear lumped parameter model of unstrained standing postured personnel subjected to vertical upward shock [C]. Crashworthiness, Occupant Protection and Biomechanics in Transportation System, ASME, 1998.

[154] Liu XX, Shi J, Li GH. Biodynamic response and injury estimation of ship personnel to ship shock motion induced by underwater explosion[J]. Proceedings of 69th Shock and Vibration Symposium, 1998(18): 1 - 18.

[155] Lv F, Tang J, Luo Y, et al. Percutaneous treatment of blunt hepatic and splenic trauma under contrast-enhanced ultrasound guidance[J]. Clin Imaging. 2012, 36 (3): 191 - 198.

[156] Ma X, Aravind A, Pfister BJ, et al. Animal models of traumatic brain injury and assessment of injury severity [J]. Molecular Neurobiology, 2019, 56(8): 5332 - 5345.

[157] Mertz HJ, Hodgson VR, Murray TL, et al. An assessment of compressive neck loads under injury-producing conditions [J]. The Physician and Sport Medicine, 1978.

[158] Mertz HJ, Patrick LM. Strength and response of the human neck[R]. Proc. Stapp Conf. 15th, 1971: 710855.
[159] Mertz HJ, Weber DA. Interpretation of the impact responses of a 3-year-old child dummy relative to child injury potential[R]. Proceedings of the Ninth International Technical Conference on Experimental Safety Vehicles, 1982.
[160] Mertz HJ. Injury assessment values used to evaluate hybrid Ⅲ response measurements: USG 2284[S]. 1984.
[161] Mertz JH, Prasad P, Irwin AL. Injury risk curves for children and adults in frontal and rear collisions: SAE 973318 [S]. 1997.
[162] Munawar K, Khan MT, Hussain SW, et al. Optic nerve sheath diameter correlation with elevated intracranial pressure determined via ultrasound[J]. Cureus, 2019, 11: e4145.
[163] Nakagawa A, Manley GT, Gean AD, et al. Mechanisms of primary blast-induced traumatic brain injury: insights from shock-wave research[J]. J Neurotrauma, 2011, 28(6): 1101-1119.
[164] Newton RE. Finite element analysis of shock-induced cavitation[J] ASCE Spring Convention, 1980: Preprint 80-110.
[165] Oglesby DB. Human male and female biodynamic response to underwater explosion events[C]. Master Thesis of Science in Mechanical Engineering. Monterey, California: Naval Postgraduate School, 1998.
[166] Owers C, Morgan JL, Garner JP. Abdominal trauma in primary blast injury[J]. Br J Surg, 2011, 98(2): 168-179.
[167] Parvin ECS. The effects of underwater blast on divers[J]. Naval Submarine Medical Center Groton Conn, 2001.
[168] Payne PR, Band EGU. A four-degree-of-freedom lumped parameter model of the seated human body[J]. Engineering, 1971.
[169] Phillips YY. Primary blast injuries[J]. Ann Emerg Med, 1986.
[170] Pike JA. Neck injury — the use of X-rays, CTs, and MRI to study crash-related injury mechanisms[R]. Society of Automotive Engineers, Inc., Warrendale, PA, USA, 2002.
[171] Pitzen T, Geisler F, Matthis D. A finite element model for predicting the biomechanical behaviour of the human lumbar spine [J]. Control engineering practice, 2002, 10(1): 83-90.
[172] Poletti PA, Mirvis SE, Shanmuganathan K, et al. Blunt abdominal trauma patients: can organ injury be excluded without performing computed tomography? [J]. J Trauma. 2004; 57 (5): 1072-1081.
[173] Rachel ML, Bruce C. Human injury criteria for underwater blasts[J]. Underwater Blast Injuries, 2015.
[174] Rezaei A, Salimi JM, Karami G. Computational modeling of human head under blast in confined and open spaces: primary blast injury[J]. Int J Numer Method Biomed Eng, 2014, 30(1): 69-82.
[175] Richardson WJ, Greene CR. Marine mammals and noise[R]. Academic Press Inc., San Diego, 1995.
[176] Richardson WJ, Greene CR, Malme CI, et al. Effects of noise on marine mammals. OCS Study MMS 90-0093. Report for U.S. Marine Management Service, NTIS P191-168914[R]. 1991.
[177] Roberts JC, Harrigan TP, Ward EE, et al. Human head-neck computational model for assessing blast injury[J]. J Biomech, 2012, 45(16): 2899-2906.
[178] Safari KH, Zamani J, Khalili SMR, et al. Experimental, theoretical, and numerical studies on the response of square plates subjected to blast loading [J]. The Journal of Strain Analysis for Engineering Design, 2011, 46(8): 805-16.
[179] Samuel AE, Chakrapani A, Moideen F. Accuracy of extended focused assessment with sonography in trauma (e-FAST) performed by emergency medicine residents in a level one tertiary center of India. [J]. Adv J Emerg Med, 2018, 2: e15.
[180] Sawyer TW, Lee JJ, Villanueva M, et al. The effect of underwater blast on aggregating brain cell cultures[J]. J Neurotrauma, 2017, 34(2): 517-528.
[181] Sawyer TW, Ritzel DV, Wang Y, et al. Primary blast causes delayed effects without cell death in shell-encased brain cell aggregates[J]. J Neurotrauma, 2018, 35(1): 174-186.
[182] Shin YS, Ham IB. Damping modeling strategy for naval ship system, Report NPS-ME-03-003[R]. Naval Postgraduate School, 2003.
[183] Shin YS, Park SY. Ship shock trial simulation of USS John Paul Jones (DDG 53) using LSDYNA/USA: three dimensional analysis[J]. 70th Shock and Vibration Symposium Proceedings, Vol. I, 1999.
[184] Sprague MA, Geers TL. A spectral/finite-element analysis of a frigate-like structure subjected to an underwater explosion[J]. Computer Methods in Applied Mechanics and Engineering, 2006, 195: 2149-2167P.
[185] Sprague MA, Geers TL. Spectral elements and field separation for an acoustic fluid subject to cavitation[J]. Journal of Computational Physics, 2003, 184: 149-162P.
[186] Stacy A. Shackelford management of thoraco-abdominal blast injuries[J]. Springer Nature Switzerland AG, 2020: 453-

464.

[187] Stech E L, Payne PR. Dynamic models of the human body[R]. Aerospace Medical Research Laboratory, Wright Patterson Air Force Base, Ohio, USA, 1969.

[188] Su B, Luo ZM, Wang T, et al. Experimental and numerical evaluations on characteristics of vented methane explosion [J]. Journal of Central South University, 2020, 27(8): 2382 - 2393.

[189] Tang J, Lv F, Li W, et al. Percutaneous injection of hemostatic agents for severe blunt hepatic trauma: an experimental study[J]. Eur Radiol. 2008; 18 (12): 2848 - 2853.

[190] Tan XG, Przekwas AJ, Gupta RK. Computational modeling of blast wave interaction with a human body and assessment of traumatic brain injury[J]. Shock Waves, 2017, 27(6).

[191] Thibault LE, Gennerelli TA, Margulies SS, et al. The strain dependant pathophysiological consequences of inertial loading on central nervous system tissue[C]. Proceedings of the International Research Council on the Biomechanics of Impact (IRCOBI conference), 1990.

[192] Tortora GJ, Grabowski SR. Principles of Anatomy & Physiology[M]. 10th ed. New York: John Wiley & Sons, Inc., 2003.

[193] Van der Horst MJ. Methods for human body response after being exposed to a threat, Phase 1: inventory and future approach[R]. Internal TNO report DV2 2005-IN002, TNO Defence, Security and Safety, Rijswijk, The Netherlands, 2005.

[194] Wang Z, Sun L, Yang Z, et al. Development of serial bio-shock tubes and their application[J]. Chin Med J (Engl), 1998, 111(2): 109 - 113.

[195] Wani I, Parray FQ, Sheikh T, et al. Spectrum of abdominal organ injury in a primary blast type[J]. World J Emerg Surg, 2009, 4: 46.

[196] Willauer HD, Ananth R, Farley JP, et al. Mitigation of TNT and Destex explosion effects using water mist [J]. Journal of hazardous materials, 2009, 165(1/3): 366 - 371.

[197] Yeh DD, Schecter WP. Primary blast injuries — an updated concise review [J]. World Journal of Surgery: Official Journal of the Societe Internationale de Chirurgie, Collegium Internationale Chirurgiae Digestivae, and of the International Association of Endocrine Surgeons, 2012, 36(5): 966 - 972.

[198] Yoganandan N, Arun MW, Pintar FA, et al. Optimized lower leg injury probability curves from postmortem human subject tests under axial impacts[J]. Traffic Inj Prev, 2014, 15 Suppl 1: S151 - S156.

[199] Yoganandan N, Arun MW, Pintar FA, et al. Optimized lower leg injury probability curves from postmortem human subject tests under axial impacts[J]. Traffic Inj Prev, 2014, 15 Suppl 1: S151 - S156.

[200] Yoganandan NA, Pintar FA, Boynton M, et al. Dynamic axial tolerance of the human foot-ankle complex[J]. Society of Automotive Engineers, 1996.

[201] Yoganandan N, Pintar FA, Kumaresan S, et al. Axial impact biomechanics of the human foot-ankle complex[J]. J Biomech Eng, 1997, 119(4): 433 - 437.

[202] Yoram K, Hany B, Assaf H. Blast injuries: tips, evaluation, and management[J]. Springer Nature Switzerland AG, 2021, (21): 289 - 297.

[203] Zamyshlyayev BV. Dynamic loads in underwater explosion[R]. AD - 757183, 1973.

[204] Zander NE, Piehler T, Boggs ME, et al. In vitro studies of primary explosive blast loading on neurons[J]. J Neurosci Res, 2015, 93(9): 1353 - 1363.

[205] Zong Z, Hung KC, Lam KY. Modeling and simulation of human body response to ship shock motion[C]//Proceedings of the 71st Shock and Vibration Symposium, Arlington, VA, USA, 2000.

www.ingramcontent.com/pod-product-compliance
Lightning Source LLC
LaVergne TN
LVHW071507061026
849580LV00017B/2467
* 9 7 8 7 5 4 7 8 6 4 3 5 7 *